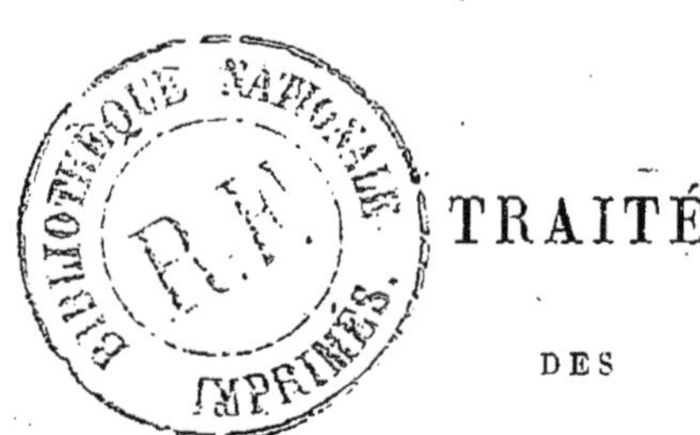

TRAITÉ

DES

MALADIES DES VOIES URINAIRES

TRAITÉ

DES

MALADIES DES VOIES URINAIRES

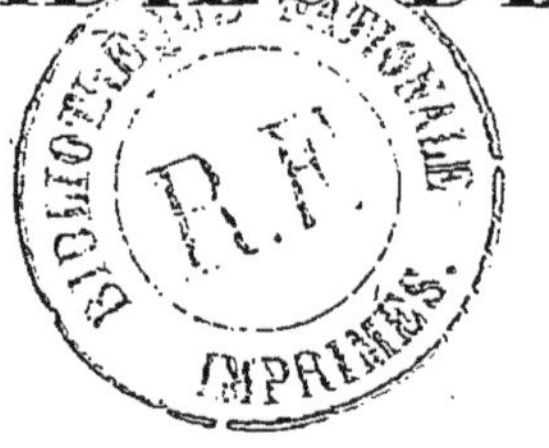

PAR

E. DESNOS
Ancien interne des Hôpitaux
de Paris.

ET

H. MINET
Ancien interne des hôpitaux
de Paris.

AVEC 289 FIGURES DANS LE TEXTE
et huit planches en couleurs hors texte.

PARIS
OCTAVE DOIN ET FILS, ÉDITEURS
8, PLACE DE L'ODÉON, 8

—

1909

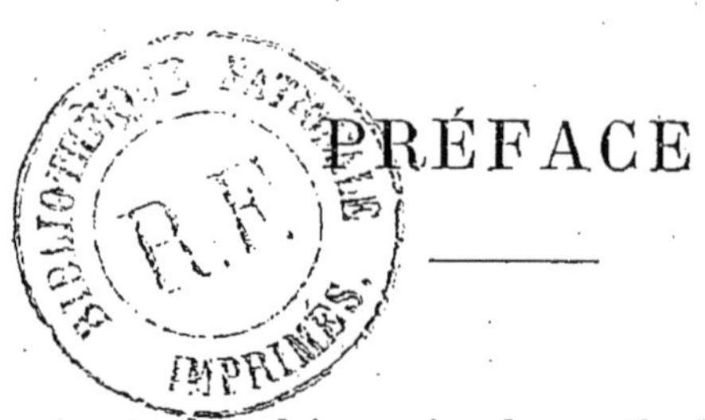

PRÉFACE

Ainsi que toute la chirurgie, la pathologie des voies urinaires a subi une transformation complète depuis que la période des méthodes antiseptiques est ouverte ; mais l'application de ces dernières dans toute sa rigueur a paru et a été longtemps irréalisable pour l'appareil urinaire en raison de son anatomie et de sa physiologie propres. Aussi, tandis que la chirurgie générale a fait des progrès rapides et est arrivée en une quinzaine d'années à un état si voisin de la perfection que peu de modifications lui ont été apportées depuis lors, la chirurgie urinaire, timide à ses débuts, a pris ensuite un développement tellement rapide que plusieurs de ses conquêtes paraissent être définitives, si ce terme devait être jamais accueilli dans le langage scientifique. A quelques années d'intervalle, il semble que cette pathologie ne soit plus la même, tant se sont profondément modifiées les méthodes d'étude, de diagnostic et de traitement.

La rapidité de cette évolution n'est qu'apparente, car elle était préparée depuis longtemps, mais tout d'abord d'une manière vague et incertaine. Elle l'a été au contraire à l'aide d'une méthode sûre et précise depuis près d'un demi-siècle. Beaucoup de savants ont apporté leur contribution à ces progrès, mais un nom les domine ; il est superflu de le proclamer, car il est présent à l'esprit de tous, c'est celui du professeur Guyon.

L'œuvre qu'il a accomplie est immense et son action incessante pendant quarante années, exercera longtemps encore une influence décisive sur l'orientation des études de pathologie urinaire. Qu'il s'agisse, soit de ses découvertes personnelles — et elles sont nombreuses — soit de méthodes opératoires antérieures à lui qu'il a modifiées, transformées et faites siennes en les rendant inoffensives et efficaces, partout on retrouve son grand sens clinique et son talent d'observation. Enfin, avec une sollicitude qui ne s'est jamais démentie, il a su grouper autour de lui une pléiade d'élèves et de collaborateurs à qui il n'a cessé de prodiguer conseils et exemples, à qui il a montré le chemin et dont il a rendu les travaux plus féconds en les désignant au monde savant. Beaucoup d'entre eux, devenus maîtres à leur tour, s'honorent en l'imitant, et l'École de Necker, grâce à lui connue dans le monde entier, continue son œuvre dans une pensée de reconnaissance filiale.

Si la méthode créée par Guyon a produit les résultats que l'on sait, elle doit plus que jamais été retenue, suivie et développée au moment où une ère nouvelle s'est ouverte pour la pathologie urinaire. Le domaine qui lui appartient, le champ d'études qui lui échoit s'agrandissent de jour en jour, car elle accentue sa tendance à ne pas rester limitée à la chirurgie pure ; les sciences chimiques et biologiques, la bactériologie, lui fournissent un puissant appui. Mieux encore, la médecine elle-même contracte avec elle une union de plus en plus intime. Elle a commencé par demander à la chirurgie de lui apporter son concours, qui a été puissant et a contribué à guérir des affections réputées incurables : à son tour la chirurgie lui emprunte aujourd'hui dans bien des cas ses ressources thérapeutiques, ainsi que ses méthodes. Aussi la pathologie urinaire exige-t-elle des connaissances approfondies, variées, longuement mûries et coordonnées, et portant à peu près sur toutes les branches des sciences médicales.

A ce titre, mais à ce titre seulement, cette spécialité, comme toutes les autres d'ailleurs, a droit de cité dans le domaine scientifique. Si elle se confine dans une étude restreinte et limitée si elle se désintéresse des questions générales et élevées, elle risque de demeurer stérile. Le spécialiste spécialisé, si l'on veut bien nous permettre cette expression, celui qui croit mieux faire en se consacrant tout entier à l'étude d'un appareil unique de l'économie et même de tel ou tel organe de celui-là, se détournera facilement du but scientifique et les fruits de sa pratique seront moins bons.

Au contraire, un savant imbu de ces principes qui, après avoir acquis des connaissances étendues, concentre ses efforts sur un point spécial de la pathologie, y apporte une contribution féconde et rend peut-être plus de services à l'humanité que celui qui continue à disperser ses travaux. Aujourd'hui les découvertes se précipitent dans toutes les parties de la science, et se multiplient tellement qu'elles rendent impossible une connaissance parfaite de leur ensemble. Ainsi, un chirurgien érudit et instruit appliquera à merveille les règles de telle ou telle technique opératoire, mais saisira-t-il les indications de l'intervention avec opportunité et précision, saura-t-il en diriger les suites, aussi bien que celui pour qui cette observation est familière? Il est permis d'en douter.

Ces doctrines, nous ne craignons pas de le dire, ont été et sont encore celles de l'École de Necker dont le rayonnement s'est étendu sur les nations voisines. De toutes parts, des travaux importants, des découvertes de premier ordre, capitales même pour le développement de la pathologie urinaire, se sont produites et souvent imposées. Nous les acceptons d'où qu'elles viennent; elles sont nombreuses; leur diversité d'origine indique combien il serait puéril aujourd'hui de vouloir établir si une nation est dans son ensemble supérieure à une autre dans telle ou telle partie de la science. Mais partout il faut reconnaître, rechercher et honorer les hommes supérieurs, réunir leurs travaux et leurs études, et les discuter; il en résulte une vaste collaboration qui profite au bien de chacun.

C'est dans cet esprit que le livre que nous présentons au public médical a été conçu. Nous nous sommes efforcés, de mettre en valeur d'abord les enseignements reçus de nos maîtres, ceux de nos contemporains et enfin les connaissances que notre expérience nous a permis d'acquérir. Pour cela il fallait prendre dans les innombrables travaux qui se publient chaque jour, non pas tout ce qui s'est publié, mais en faire une sélection, tâche délicate entre toutes. Nous n'avons jamais perdu de vue que là résidait un écueil et nous avons tâché de ne pas y tomber, en évitant de surcharger notre texte de citations, d'indications dont le trop grand nombre produit une sorte de scintillement aux yeux et à l'esprit qu'il détourne des faits fondamentaux. Aussi les noms de beaucoup d'auteurs n'ont pas été mentionnés : nous n'avons retenu que ceux dont l'importance semblait définitivement confirmée. Si des travaux paraissent avoir été laissés dans l'oubli, nous nous en excusons, mais la clarté du livre se serait ternie, croyons-nous, au milieu de détails trop multipliés.

Notre but a été de composer un ouvrage qui permette à l'élève d'y trouver les éléments nécessaires à son instruction, au praticien un guide toujours prêt, au spécialiste un moyen de préciser ses souvenirs. Pour cela il était nécessaire de consacrer aux différents chapitres une étendue assez considérable, de résumer et de mettre en lumière les découvertes les plus récentes. Nous pensons avoir proportionné chaque chapitre à l'importance qu'il a actuellement dans le domaine de la pathologie; les nouveaux moyens d'investigation : l'urétroscopie, la cystoscopie, la bactériologie, la chimie biologique, l'anatomie pathologique y ont été l'objet de nos études, mais c'est au traitement, si prodigieusement transformé depuis quelques années, que nous nous sommes surtout attachés.

Nous croyons que les descriptions gagnent à être confirmées, précisées, justifiées pour ainsi dire, par une représentation visuelle qui permet en outre d'abréger certains détails. Pour plus de clarté nous avons retracé plusieurs opérations au moyen de schémas et de demi-schémas, d'autres au contraire par des dessins plus poussés qui en donnent une idée plus complète.

Quant aux pièces anatomiques et aux figures microscopiques, nous avons cherché à en donner une reproduction aussi exacte que possible; pour plusieurs d'entre elles la chromolithographie nous a semblé nécessaire, et indispensable pour l'urétroscopie et la cystoscopie; toutes originales, elles proviennent soit de notre collection particulière, soit de celles des Drs Letulle et René Marie, que nous ne saurions trop remercier de l'obligeance avec laquelle ils ont mis à notre disposition et leur érudition et leurs richesses scientifiques.

Nos remerciements doivent s'étendre à notre dessinateur M. Warisse dont le talent est au-dessus de tout éloge, et à notre éditeur, M. Doin, pour les soins qu'il a apportés à la publication de cet ouvrage.

Dr Desnos.

Dr Minet.

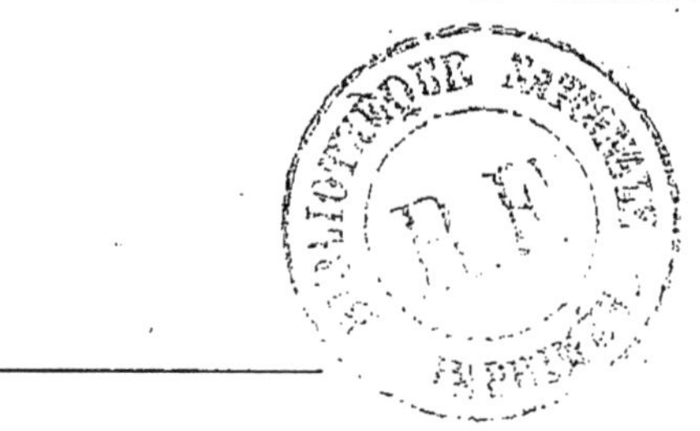

TRAITÉ

DES

MALADIES DES VOIES URINAIRES

PREMIÈRE PARTIE

MALADIES DE L'URÈTRE

CHAPITRE PREMIER

EXAMEN ET CATHÉTÉRISME DE L'URÈTRE

BIBLIOGRAPHIE GÉNÉRALE [1]

THOMPSON. *Traité des maladies des voies urinaires*, 1869-77-82; Clinical lectures on diseases of the urinary organs. Eight ed. 1888. — VOILLEMIER et LE DENTU. *Traité des maladies des voies urinaires.* — VAN BUREN and. KEYES. *Genito-urinary diseases.* New-York, 1884. — GUYON. *Leçons cliniques sur les maladies des voies urinaires*, 1881-1885-1893. *Éléments de chirurgie clinique*, 1874. *Leçons cliniques sur les affections chirurgicales de la vessie et de la prostate*, 1884. — GUYON et BAZY. *Atlas des maladies urinaires*, 1883. — HARRISON. *Lectures on the surgical disorders of the urinary organs. Fourth ed.* London, 1893. — DUPLAY-RECLUS. *Traité de chirurgie.* Tome VII (Tuffier, Forgue). — LE DENTU-DELBET. *Traité de chirurgie.* Tomes VIII et IX (Albarran et Legueu). — POUSSON. *Précis des maladies des voies urinaires*, 2e éd. 1900. — MARTIN. *Traité des maladies des voies urinaires.* Baltimore, 1906. — FRISCH u. ZÜCKERKANDL. *Handbuch d. Urologie* Wien, 1904. — HARTMANN. *Organes gén. urin.* (in *Traité de méd. opér.*).

Les moyens d'examen de l'urètre sont l'*inspection*, la *palpation*, le *cathétérisme* et l'*endoscopie*.

I. — INSPECTION ET PALPATION

L'*inspection* du méat et du trajet de l'urètre n'est jamais à négliger; elle permettra de découvrir les anomalies du méat, les vices de confor-

[1] Nous ne donnons ici l'indication que des principaux ouvrages qui concernent l'ensemble des maladies des voies urinaires et qui ont un intérêt pratique; le lecteur pourra s'y reporter non seulement pour ce premier chapitre, mais pour tous les autres de ce livre.

mation de l'urètre, les fistules, certains abcès péri-urétraux, etc. ; mais elle n'est guère utilisable en dehors de la partie pénienne. Chez la femme, elle suffit souvent au diagnostic des polypes, du prolapsus de la muqueuse, de l'urétrocèle, etc.

La *palpation* fait reconnaître les modifications de la sensibilité et les déformations du canal. A la partie pénienne, dans l'état de flaccidité, l'urètre ne se distingue à la face inférieure de la verge que comme une saillie médiane, molle et peu sensible à la pression ; il en est autrement quand le canal enflammé a pris une certaine rigidité, quand des grains de folliculite miliaire en hérissent la paroi, quand l'inflammation du corps spongieux ou celle des tissus péri-folliculaires forment le long de l'urètre des saillies plus ou moins considérables, quand un calcul obstrue en un point la lumière du canal; on isolera bien la lésion et on pourra la reconnaître en pinçant doucement l'urètre par ses faces latérales, entre le bout des doigts (Guyon). Au périnée, ces sensations sont encore nettes; au cul-de-sac du bulbe, l'épaisseur du bulbe les rend moins précises ; aux régions membraneuse et prostatique, l'urètre n'est plus perceptible par le palper périnéal. C'est alors le toucher rectal qui permet de percevoir, au-dessus du rebord du sphincter anal, une légère dépression médiane et longitudinale de la prostate, où la pression éveille le besoin d'uriner; le toucher rectal sert peu au diagnostic des lésions de l'urètre postérieur. Chez la femme, l'urètre est perceptible sous la colonne antérieure du vagin et ne présente pas de sensibilité spéciale à la pression, à l'état normal.

II. — CATHÉTÉRISME

Le cathétérisme est l'opération qui consiste à introduire dans l'urètre et dans la vessie un instrument destiné à l'exploration ou au traitement de ces organes. Il est dit *urétral*, tant que l'instrument ne dépasse pas les limites du canal, et *vésical*, lorsque la traversée de l'urètre n'est qu'un temps préliminaire pour permettre d'aborder la vessie. D'après son *but*, le cathétérisme est tantôt *explorateur*, tantôt *thérapeutique ;* ce dernier est lui-même thérapeutique proprement dit, ou évacuateur. Nous étudierons ici seulement la technique du cathétérisme, qui diffère suivant les instruments employés ; nous exposerons d'abord les règles de *l'asepsie* du cathétérisme, communes à toutes les manœuvres urétrales, et celles de l'*anesthésie* locale.

Asepsie et antisepsie du cathétérisme. — Elle comprend l'asepsie des instruments, celle du chirurgien, celle de l'urètre lui-même.

A. *Asepsie des instruments.* — On l'obtient par des procédés différents suivant leur composition. Nous décrirons seulement ceux que nous employons couramment.

Les *instruments métalliques* sont stérilisés facilement, après nettoyage minutieux, par le séjour à l'étuve sèche à 150-200°, ou à l'autoclave, ou à défaut de ce moyen par l'ébullition prolongée. Le flambage dans la flamme d'un bec de Bunsen peut être utilisé, au cours des consultations, pour certains instruments polis, comme les Béniqués et les explorateurs métalliques.

La stérilisation des instruments non métalliques réclame des soins un peu plus compliqués. Dès qu'une sonde a servi et quel que soit le procédé que l'on veuille suivre pour la stériliser, elle doit être nettoyée et débarrassée des corps gras qu'elle a conservés. Le lavage à l'alcool ou plutôt à l'éther pourra être fait dans ce but, mais le moyen le plus pratique est le lavage à l'eau de savon épaisse et chaude : on frotte tout d'abord avec une brosse douce ou un tampon d'ouate, l'extérieur de la sonde, puis on fait passer un courant de cette eau de savon dans la lumière, on rince à l'eau bouillie chaude et on fait sécher soit sur une claie, soit sur une compresse propre, à l'abri de la poussière. La dessiccation peut être complétée en mettant la sonde dans un vase clos contenant du chlorure de calcium (Janet).

Les sondes, ainsi nettoyées ne sont pas stériles; on les stérilise alors soit par la chaleur soit par des antiseptiques liquides ou gazeux.

Pour *les sondes de caoutchouc* vulcanisé, la stérilisation est obtenue aisément par l'*ébullition* prolongée. L'appareil représenté (fig. 1) remplit bien ce but, les sondes sont plongées dans l'eau bouillante pendant dix minutes; on peut ensuite soit les employer aussitôt, soit même les conserver pendant quelques heures dans le récipient où elles ont bouilli, ou encore dans des tubes de verre à bouchon de caoutchouc également stérilisés par l'ébullition : on évitera de les conserver longtemps dans une solution antiseptique ou dans l'eau stérilisée, où les sondes deviennent rapidement molles et rugueuses. Les malades exposés à l'obligation du cathétérisme hors de leur demeure, emporteront sur eux des sondes traitées par l'ébullition et conservées dans des récipients bouillis, d'une forme appropriée à cette destination, et fermant hermétiquement.

On peut aussi désinfecter les sondes de Nélaton dans le formol gazeux sec, comme nous le verrons pour les sondes en gomme.

Les *sondes de gomme* seront aseptisées par l'un des moyens suivants. 1° L'*ébullition* ne détériore pas trop rapidement de bonnes sondes : celles-ci sont immergées dans l'eau déjà bouillante et y séjournent de cinq à dix

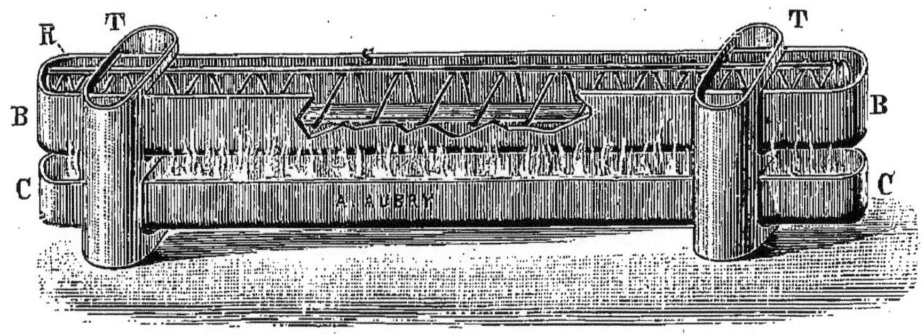

Fig. 1. — Califacteur de Duchastelet.

minutes; on évite de les y laisser refroidir. 2° La stérilisation par la *vapeur d'eau* à 100°, est très employée à l'étranger : les sondes enveloppées de papier à filtre qui absorbera l'eau de condensation, sont maintenues de dix à quinze minutes dans des boîtes métalliques, de modèles variés, où elles ne sont pas en contact avec l'eau bouillante, mais seulement avec la vapeur qui s'en dégage. 3° La stérilisation à l'*étuve sèche*, demande environ une

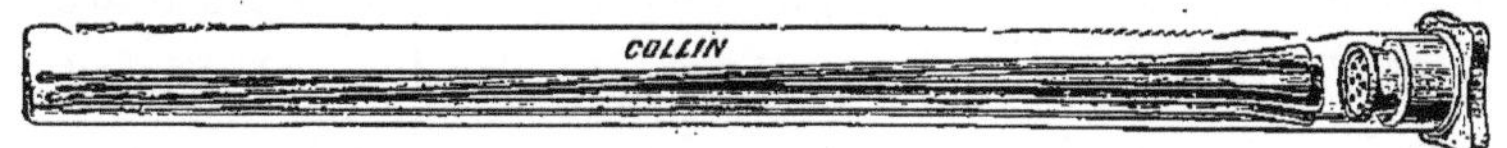

Fig. 2. — Tube stérilisateur de Desnos.

heure à 130°; elle présente l'inconvénient d'être longue; elle rend les sondes dures et cassantes et les détruit si la température est excessive : elle les colle les unes aux autres si elles ne sont pas soigneusement isolées. 4° La stérilisation par le *formol gazeux sec* est préférable aux vapeurs dégagées par le formol du commerce, dont l'humidité ramollit assez rapidement le revêtement de la sonde : en pratique cette désinfection est facile, mais lente. Pour de petites quantités de sondes, on emploie le tube de Desnos (fig 2). Il se compose d'un bouchon creux formé d'un cylindre métallique entouré de caoutchouc pour s'adapter exactement à un tube de verre contenant la sonde. La cavité de ce bouchon est elle-même recouverte d'un couvercle tandis que sa partie inférieure est formée d'une grille;

on remplit cette cavité de trioxyméthylène granulé ou en pastilles et on remet le couvercle. A de grandes quantités conviennent des boîtes de métal ou de cristal, à tiroirs multiples (fig. 3). A la température ordinaire, la désinfection des instruments, *préalablement bien nettoyés* et séchés, demande de un à trois jours suivant qu'il s'agit de bougies pleines, de sondes de gros calibre ou de sondes fines; on peut réduire cette durée à quelques heures en maintenant l'appareil à une température plus haute (45 à 60°). L'étuve thermo-formogène d'Albarran réalise cette stérilisation

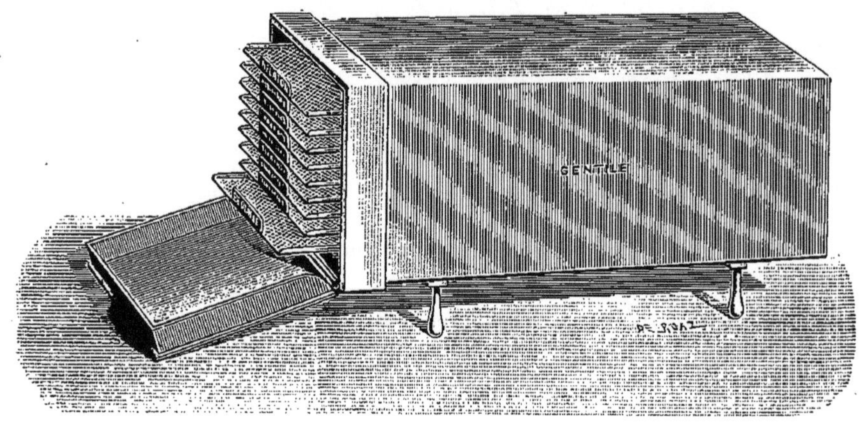

Fig. 3. — Étuve de Janet.

en quelques minutes. Les sondes conservées dans ces vapeurs sont irritantes pour l'urètre et doivent être passées dans l'eau bouillante ou dans l'alcool avant l'emploi. La conservation des sondes est parfaite si l'on prend soin de les sécher. 5° La stérilisation par les *antiseptiques liquides* est facile; on nettoie les sondes au savon; on les plonge dans une solution antiseptique, sublimé à $\frac{1}{1000}$; biiodure à $\frac{1}{2000}$, nitrate d'argent à $\frac{1}{500}$. Mais ce procédé n'est pas très bon, car il faut laisser les sondes assez longtemps dans ces liquides pour obtenir la stérilisation, et les meilleures sondes s'altèrent vite. L'acide borique n'a pas un pouvoir stérilisant suffisant pour les sondes infectées et l'on ne peut guère l'utiliser que pour garder les instruments aseptiques.

En tout cas une sonde retirée d'une solution antiseptique forte devra avant l'emploi être plongée dans de l'eau bouillie ou boriquée afin d'enlever le liquide caustique qui a imprégné son tissu et pourrait causer une urétrite.

Les sondes et autres instruments doivent être lubrifiés avec des produits stérilisés. Parmi ceux-ci nous devons recommander les liquides : l'huile de vaseline, les huiles végétales, ou encore la glycérine, quoique moins favorable au glissement. Les produits de consistance molle (vaseline, pommade) doivent être étalés sur toute la sonde, ce qui expose à des fautes d'asepsie dans la pratique. On recommandera aux malades l'huile de vaseline, qu'ils peuvent stériliser eux-mêmes chaque jour par le chauffage à 100° ou plus ; pour l'usage du chirurgien l'huile sera stérilisée à feu nu ou à l'étuve sèche. On combattra l'emploi trop répandu encore de la vaseline boriquée et de la vaseline non stérilisée.

Les *récipients* où l'on placera les solutions antiseptiques et l'eau bouillie seront préalablement flambés et mis à l'abri des poussières.

La stérilisation des *seringues* est assez difficile ; elle est indispensable, l'intérieur du corps de la seringue pouvant être souillé par des liquides septiques au cours même d'un lavage vésical. Pour rendre possible la stérilisation des seringues, on emploiera de préférence des pistons garnis de caoutchouc ou d'amiante ; on fabrique aussi des pistons métalliques qui sont d'un fonctionnement irrégulier, ou de cristal, fragiles et lourds ; les pistons de cuir peuvent à la rigueur supporter la stérilisation à l'étuve sèche ; les pistons de caoutchouc se prêtent surtout à l'ébullition, qui est en somme le procédé de choix. Les seringues stérilisées doivent être conservées dans des vases clos et remplis de vapeurs d'aldéhyde formique ; dans ce cas, on y fera passer de l'eau bouillie avant l'emploi. On stérilisera de même, par l'ébullition ou le formol, les embouts olivaires des seringues, les canules de verre et les tubes de caoutchouc des bocks à lavage, eux-mêmes bouillis ou flambés.

B. *Asepsie du chirurgien.* — Les mains seront désinfectées comme avant toute opération chirurgicale ; on s'appliquera surtout à ne pas les contaminer par le contact du pus, des urines septiques, etc., en se protégeant quand il y a lieu avec des doigtiers ou des gants de caoutchouc. On évitera, toutes les fois que la chose est possible, de toucher la partie de la sonde qui doit être introduite profondément : à ce point de vue les sondes de gomme sont préférables à celles de caoutchouc, à l'hôpital et dans les cliniques où le grand nombre des malades traités expose à une insuffisante asepsie des mains. En toute circonstance, le chirurgien veillera à ce que tout ce dont il a besoin pour un cathétérisme aseptique soit préparé d'avance, pour n'avoir plus à toucher qu'à la sonde après le lavage des mains.

C. *Asepsie de l'urètre.* — L'urètre est normalement septique, de plus il est fréquemment infecté par la maladie en traitement : on ne tentera le cathétérisme, en principe, qu'après une désinfection suffisante de l'urètre. Dans ce but, après miction, on pratique le lavage de l'urètre antérieur (voir Urétrites) au moyen de solutions faiblement antiseptiques et non astringentes telles que l'eau boriquée, pour ne pas rendre le cathétérisme plus difficile ; 200 à 300 grammes de liquide sont suffisants en général. Cette quantité pourrait être augmentée dans les cas de suppuration.

On s'attachera particulièrement à la désinfection du gland et de l'orifice urétral, par le lavage d'abord avec l'eau savonneuse, puis avec une solution antiseptique ; on évitera tout contact de l'instrument avec le gland.

Au moment du retrait de la sonde, il peut être utile, dans le cas d'infections vésicales et prostatiques, de laver l'urètre au moyen d'un liquide injecté dans cette sonde elle-même. Mais, il ne faudra injecter du liquide qu'avec beaucoup de douceur pendant cette manœuvre qui produit facilement une distension des parois urétrales.

Anesthésie locale. — L'anesthésie locale peut être réalisée au moyen d'injections d'une solution de cocaïne ou de stovaïne, dont le titre sera de 1 à 3 p. 100. Elle est souvent utile, soit pour ménager la sensibilité du malade, soit pour éviter la contraction réflexe du sphincter membraneux. Après lavage de l'urètre, on injecte doucement, en fermant exactement le méat, 5 ou 6 centimètres cubes de la solution de cocaïne, que l'on maintient dans l'urètre de une à trois minutes, suivant la concentration. Pour l'urètre postérieur, on peut aussi se servir d'une petite sonde à instillations, qui évite l'emploi d'une trop grande quantité de la solution. Pour la vessie, une sonde est introduite jusqu'au col vésical pour évacuer tout le contenu du réservoir, et sert alors à l'injection de 2 à 4 centimètres cubes de la solution, qu'on peut évacuer après quelques minutes ou laisser dans la vessie pendant toute la durée de l'examen, diluée dans le liquide injecté ensuite par la même sonde.

Chez les enfants, chez certains névropathes, l'anesthésie générale par le chloroforme, l'éther ou le bromure d'éthyle est exceptionnellement indiquée.

Cathétérisme explorateur. — C'est l'opération par laquelle on recherche les lésions de l'urètre, ses dimensions et sa souplesse. Elle doit toujours précéder l'introduction de tout autre instrument dans l'urètre.

Instruments d'exploration. — Le premier instrument qui doit servir à l'exploration de l'urètre est une bougie de gomme à renflement terminal dite *bougie à boule* (fig. 4). Elle se compose d'une tige beaucoup plus petite que ce renflement; la partie qui l'unit à la boule, ou col, doit être également mince et souple. Quant à la boule elle est de forme olivaire; son extrémité antérieure est un peu allongée et à pointe mousse; l'autre extrémité qui la relie au col, ou talon, présente au contraire un évasement assez large pour accrocher et faire reconnaître toute saillie intra-urétrale, et pour permettre aux sécrétions urétrales de s'y déposer et d'être ramenées au dehors.

On a construit des instruments métalliques de même forme; ils sont utiles dans des cas exceptionnels et réservés à l'urètre antérieur. Car ils sont

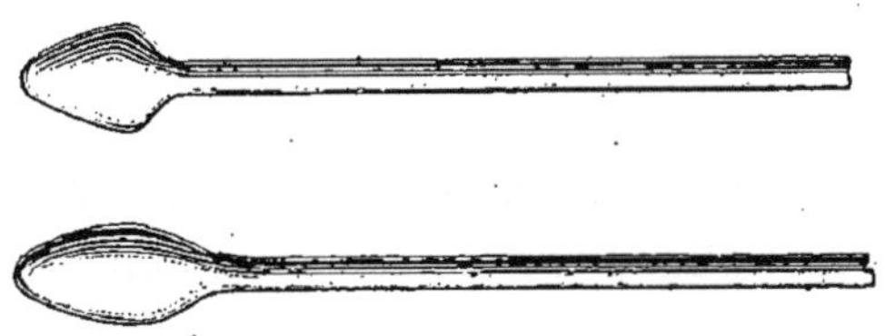

Fig. 4. — Explorateurs à boule.

mauvais pour la région prostatique, qui est courbe, souvent irrégulière et exige un instrument souple qui se prête à toutes ses sinuosités : une tige métallique n'y pénétrera pas sans effort; or les sensations recueillies n'auront une netteté parfaite qu'à la faveur de manœuvres très douces.

Il est bon de posséder une série complète d'olives du n° 6 ou 7 au n° 25 ; dans la pratique ordinaire, on peut facilement sauter un numéro sur deux et même deux sur trois.

Dans certains cas de spasme membraneux il est utile de se servir d'explorateurs à boule munis d'une fine bougie *filiforme conductrice*. Plus rarement on recueillera des renseignements sur le siège latéral d'un obstacle au moyen de l'explorateur à *boule latérale*.

Bien que moins précises que les sensations données par l'explorateur à boule, on peut utiliser aussi celles que donnent le passage, ou l'arrêt, des *bougies olivaires* de divers diamètres. Les instruments à renflements successifs ne permettent pas une localisation exacte.

Quelques personnes se servent d'explorateurs à boule, dont la tige est *graduée* en centimètres; il faut en éviter l'emploi qui conduit à des erreurs de diagnostic (Guyon). La longueur de l'urètre varie, suivant les sujets et les âges, de plus de 10 centimètres et une sonde ayant dépassé le méat d'un même nombre de centimètres peut suivant les cas être dans la vessie ou à peine au bulbe. Dans les observations comme dans le langage chirurgical, il faut donc indiquer la région anatomique atteinte et non le nombre de centimètres introduit.

Divers modèles d'instruments destinés à mesurer le calibre de l'urètre en ses divers points, ont été construits, et rendent des services dans les parties larges de l'urètre; cependant ils ne sont pas très supérieurs à l'explorateur à boule. Ce sont les *urétromètres*. Les plus connus sont :

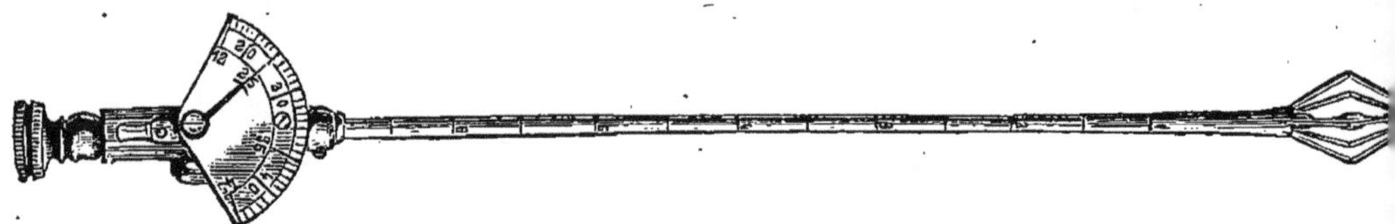

Fig. 5. — Urétromètre d'Otis.

1° celui d'Otis (fig. 5), le premier en date, composé essentiellement d'un faisceau de baguettes métalliques articulées, que l'on peut écarter ou rapprocher de l'axe longitudinal de l'instrument au moyen d'une vis ; l'écartement est noté sur un cadran fixé au manche de l'instrument ; 2° celui

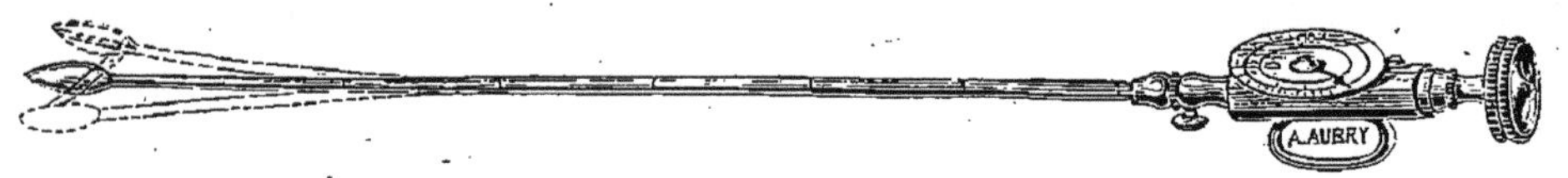

Fig. 6. — Urétromètre de Weir.

de Weir (fig. 6), formé simplement de deux tiges, à extrémités renflées et arrondies que l'on écarte l'une de l'autre par une vis; 3° celui de Kollmann, qui n'est qu'un court dilatateur à quatre branches analogue aux autres dilatateurs de ce chirurgien. Citons encore l'urétrographe d'Hamonic, l'urétrocalibro-manomètre de Vajda qui indique en même temps la pression exercée par l'urètre sur les branches de l'instrument.

Technique du cathétérisme explorateur. — Le malade est placé dans le décubitus dorsal, la tête peu élevée, les membres inférieurs allongés, les bras le long du tronc, le corps entier dans le relâchement musculaire, que le malade facilite en respirant largement, la bouche entr'ouverte. Le chirurgien, placé en général à droite, saisit latéralement et tend légèrement la verge entre deux doigts de la main gauche, de manière à effacer l'angle péno-scrotal de l'urètre, et choisit un explorateur de moyen volume (16 à 18), qu'il introduit dans les lèvres du méat écartées et qu'il conduit lentement, régulièrement, et sans saccades. Dans l'urètre normal, quand l'angle pénien est bien effacé, aucune résistance n'est perçue jusqu'au sphincter membraneux. En ce point, le chirurgien redouble de précautions, pour ne pas déprimer la paroi inférieure du cul-de-sac du bulbe, mais au contraire pour glisser sur elle et entr'ouvrir l'urètre membraneux. Si, comme il arrive souvent, celui-ci résiste, le chirurgien appuie très doucement et longuement, le sphincter finit par céder, en général. On sent alors la boule légèrement serrée, dans la traversée du sphincter, puis brusquement plus libre dans la traversée prostatique, jusqu'au col vésical qui ne donne aucune sensation, si l'explorateur est petit, ou un ressaut moelleux, différent de celui de la traversée membraneuse ; la boule est alors entièrement libre, et n'est arrêtée que par le contact avec la paroi postérieure de la vessie. Pendant ces derniers instants du cathétérisme, le malade éprouve d'abord une sensation désagréable au passage du sphincter membraneux, puis une légère sensation de chaleur et de besoin d'uriner, dans la traversée prostatique.

Le retour de l'explorateur se fait avec la même douceur et en interrogeant les sensations qui sont les mêmes. C'est au retour, que l'on perçoit le mieux les diminutions de calibre de l'urètre, grâce au talon de la boule. En outre, cette exploration rend compte de la sensibilité du canal, de sa friabilité, de son calibre, des déviations de l'urètre prostatique, des corps étrangers, de l'existence de sécrétions pathologiques ramenées par le talon de l'instrument.

Une lésion reconnue, on doit la localiser, en examinant par le palper à travers les téguments la position de la boule, manœuvre très importante, comme nous le verrons, pour le diagnostic du spasme membraneux.

Si l'explorateur moyen est arrêté, on emploie des numéros décroissants ; s'il n'y a pas d'obtacle, il peut être utile d'employer un numéro plus fort (voir Rétrécissements).

Cathétérisme thérapeutique. — Les instruments introduits dans un but thérapeutique varient suivant qu'on a en vue le traitement des lésions de l'urètre ou de la vessie et suivant la conformation de l'urètre. La technique est différente selon qu'il s'agit d'instruments souples, demi-souples ou rigides, droits, courbes ou coudés.

A. **Instruments souples.** — Le type en est la *sonde de Nélaton* (fig. 7), en caoutchouc vulcanisé. On la choisira solide, car les vieilles sondes peuvent se casser pendant le cathétérisme, et assez ferme, surtout pour certains prostatiques ; les précautions d'asepsie des mains doivent être minutieuses, à cause des contacts multiples qu'elles auront avec toute la longueur de la sonde.

La verge est modérément tendue de la main gauche, d'une manière continue ; la main droite introduit la sonde dans l'urètre, puis la fait progresser

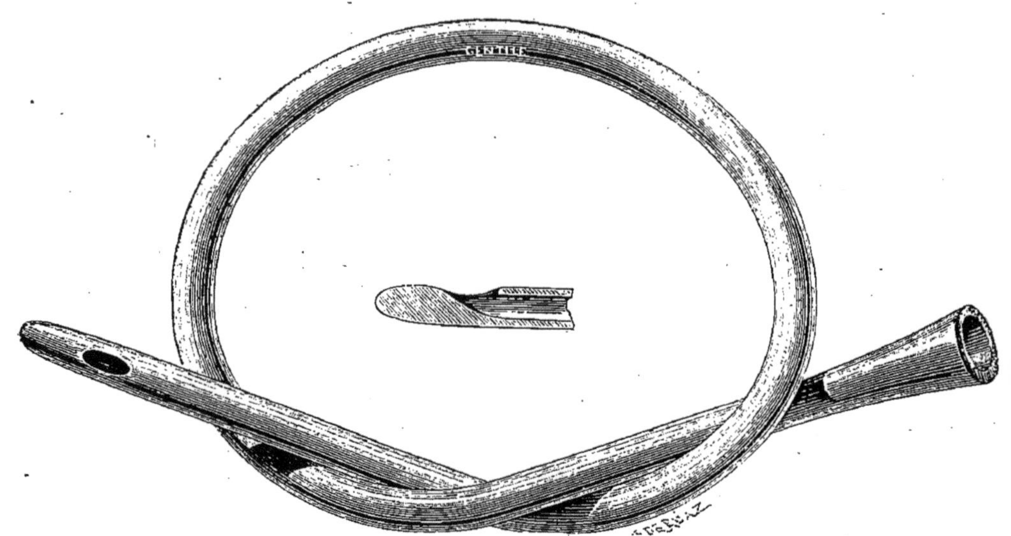

Fig. 7. — Sonde de Nélaton.

par petits coups, en la saisissant très près du méat. A la région membraneuse, on laisse la sonde appuyer un instant sur l'obstacle jusqu'à ce qu'il cède ; de même, dans la région prostatique, si l'on y rencontre des difficultés. On parvient ainsi enfin dans le réservoir vésical, qui se vide par la sonde, si toutefois celle-ci n'a pas été poussée trop loin, cas où l'œil de la sonde peut être oblitéré par la paroi de la vessie, et doit être ramené peu à peu vers le col.

B. **Instruments de gomme.** — Ce sont des instruments qui se rapprochent de la sonde souple, sans l'égaler en innocuité, et qui exigent de plus grandes précautions pour ne pas blesser l'urètre. La règle principale doit être de ne chercher à vaincre aucun obstacle par la force, et d'agir avec la même prudence que s'il s'agissait d'un instrument rigide.

La technique varie suivant qu'il s'agit d'instruments droits ou coudés, ou de sondes à bout coupé manœuvrées sur conducteur.

a) Les instruments DROITS sont les *bougies dilatatrices* et les *sondes-bougies* (fig. 8). Les bougies et sondes seront choisies munies d'un *renflement terminal olivaire*; pour les sondes, on veillera à ce que les yeux soient assez rapprochés du bec. L'introduction est généralement facile; la verge tendue et sa courbure effacée, la sonde progresse doucement sans obstacle jusqu'au cul-de-sac du bulbe où elle peut être arrêtée, les instruments droits tendant à se coiffer de ce cul-de-sac qu'ils creusent devant

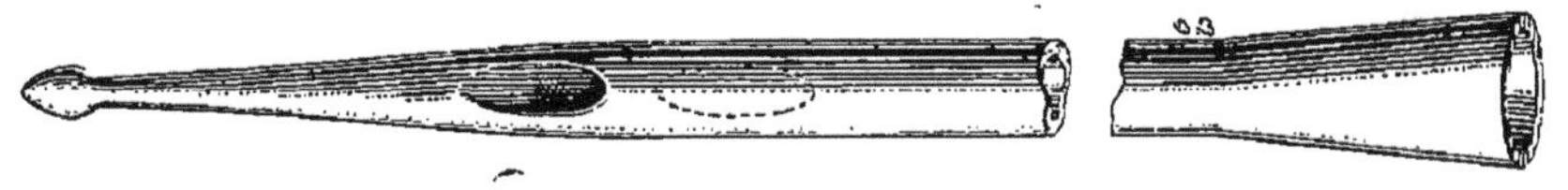

Fig. 8. — Sonde-bougie.

eux : on évitera ce danger en retirant un peu la sonde, pour la pousser ensuite avec plus de douceur en exerçant une faible traction sur la verge. Dans la prostate normale, la bougie progresse sans difficulté; il n'en est pas de même dans les cas pathologiques, en particulier chez les prostatiques, pour qui cet instrument est contre-indiqué.

b) Les instruments COUDÉS de gomme sont d'un emploi extrêmement fréquent. Le type est la *sonde-béquille* (fig. 9), qui présente à peu de

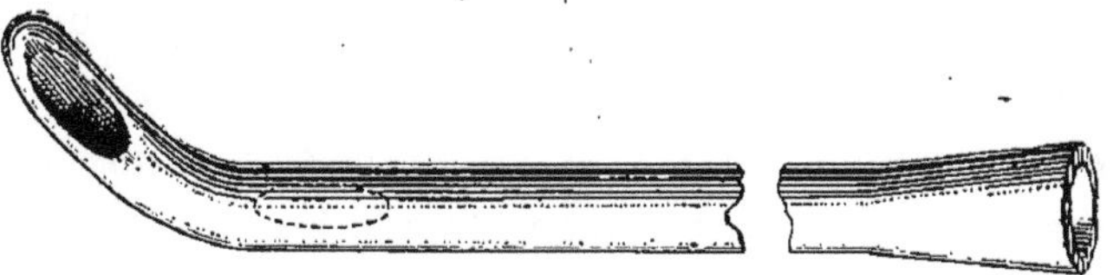

Fig. 9. — Sonde béquille.

distance du bec (1, 1/2 à 2 centimètres) un angle obtus, plus ou moins ouvert suivant les cas (Mercier, 150°). On préférera les sondes à deux yeux latéraux, à bec non évidé (fig. 9), pour en éviter l'encrassement, à pavillon large, et dans certains cas muni d'un index placé du même côté que le bec de la sonde (Nicolich), ou encore à pavillon taillé en biseau (Guyon), afin de connaître toujours la situation du bec de la sonde.

La principale règle qui préside à l'introduction de cette sonde, c'est que le bec en soit toujours dirigé en haut, c'est-à-dire maintenu bien exactement dans l'axe du corps sur la ligne médiane et le long de la paroi supérieure de l'urètre : elle est destinée en effet à éviter les obstacles placés sur la paroi inférieure. Elle doit être maniée avec une très grande douceur au niveau du sphincter membraneux. La main gauche pendant ce temps effacera par une forte traction de la verge la dépression bulbaire. Dans l'urètre prostatique, le bec peut parfois s'incliner à droite ou à gauche pour contourner un obstacle latéral, on le ramènera ensuite doucement à la ligne médiane ; ailleurs le toucher rectal est utile pour relever le bec en avant.

Les sondes *bicoudées* (fig. 10) sont d'un emploi moins fréquent ; elles présentent, outre la coudure des précédentes, une autre coudure à 2 ou 3 centimètres, qui exagère le relèvement du bec contre la paroi supérieure.

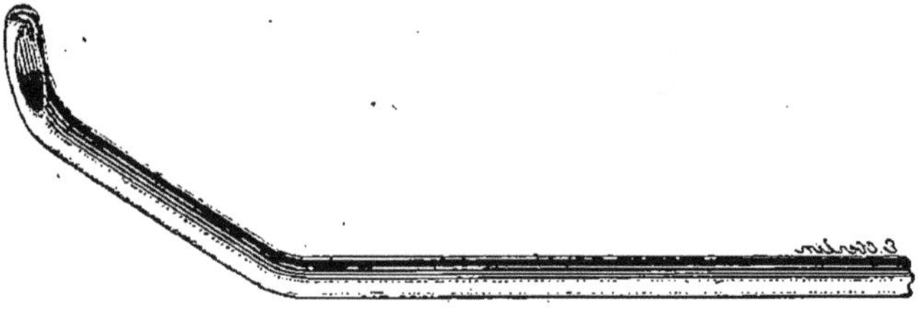

Fig. 10. — Sonde bicoudée.

Elles s'introduisent de même que les sondes à une seule coudure. On peut extemporanément transformer une sonde béquille en sonde bicoudée au moyen d'un mandrin coudé, l'angle du mandrin, poussé à quelques centimètres de la coudure de la sonde, y détermine une seconde coudure, et le bec de la sonde est d'autant plus relevée que l'angle du mandrin en est plus éloigné (fig. 13).

C'est sur cette particularité qu'est basée la *manœuvre du mandrin* (Guyon), utile chez certains prostatiques, dont la lèvre inférieure du col est fortement hypertrophiée. Elle consiste à introduire la sonde, munie du mandrin de telle sorte que les deux coudures soient peu distantes, jusqu'à l'obstacle prostatique ; puis, tandis que la main gauche maintient la sonde au voisinage de cet obstacle mais un peu en deçà, la droite commence le retrait du mandrin, et le continue pendant que la main gauche pousse la sonde vers la vessie ; le bec de la sonde, ainsi relevé, franchit la lèvre saillante du col. Cette manœuvre, surtout utile dans l'hypertrophie de la prostate, sera décrite en détail plus loin.

On peut enfin donner aux sondes coudées diverses *courbures*, suivant les cas, au moyen de mandrins courbes (fig. 11) l'introduction ne diffère pas de celle des instruments rigides de même forme.

c) La *sonde à* BOUT COUPÉ glisse sur une fine bougie, plus de deux

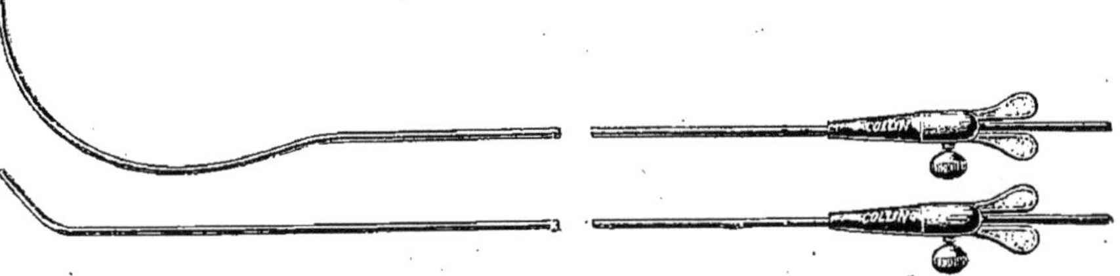

Fig. 11 et 12. — Mandrins coudé et courbe.

fois plus longue, qui a été introduite jusqu'à la vessie; on s'assure à

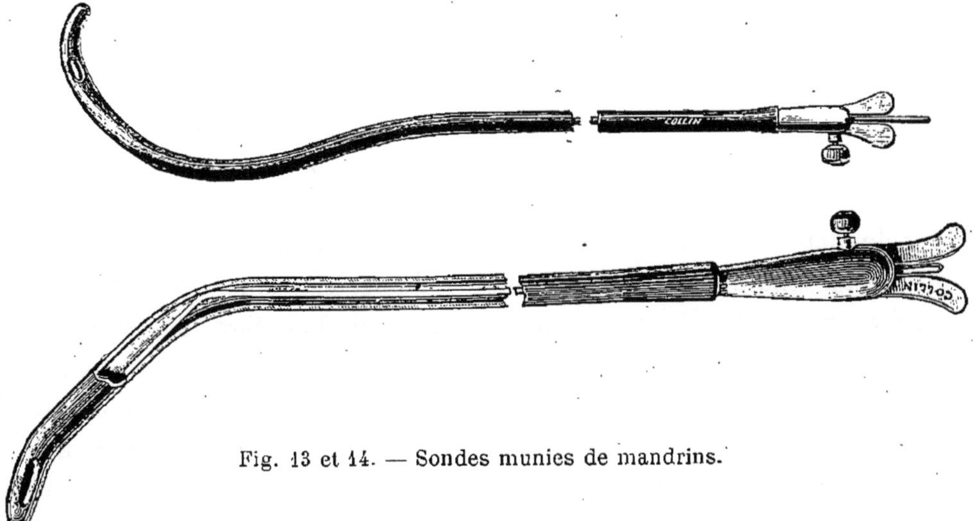

Fig. 13 et 14. — Sondes munies de mandrins.

l'avance que le diamètre de la bougie est en rapport avec la lumière de la sonde (voir Urétrotomie interne).

C. **Instruments métalliques.** — Ils se rattachent à trois types principaux : coudés, courbes et droits.

a) *Sondes coudées et sondes à petite courbure.* — A ce type appartiennent la sonde de Mercier dont l'angle très ouvert est à 2 centimètres du bec, assez offensive, diverses sondes à angle plus mousse et plus obtus, comme la sonde exploratrice de Thompson, les *explorateurs métalliques* de Guyon pour les calculs vésicaux. Ces explorateurs, dont il existe quatre modèles de courbure et de calibre progressifs (voir Exploration vésicale), appropriés à la longueur et à la courbure de l'urètre prostatique, ont le bec court, aplati et renflé à son extrémité ; la tige y est reliée par une courbure de petit rayon.

Le malade est placé dans le décubitus horizontal, mais le siège relevé par un coussin carré plat, haut de 15 centimètres environ, qui doit s'avancer jusqu'au voisinage du pli fessier. Chez certains sujets il est bon de faire l'anesthésie locale de l'urètre et de la vessie : on remplit la vessie d'une quantité modérée (100 à 150 cm^3) de liquide ; si les urines sont aseptiques, elles peuvent constituer le milieu où évoluera l'explorateur, et, dans ce cas, la vessie sera plus tolérante qu'après l'injection du liquide ; sinon, on évacuera, lavera et remplira la vessie au moyen d'une sonde molle. On introduit alors l'instrument de la manière suivante :

Premier temps. Traversée de l'urètre antérieur. — Le chirurgien étant placé à droite du malade, sa main gauche tend la verge et efface l'angle péno-scrotal de l'urètre ; sa main droite introduit l'instrument de telle sorte que son bec reste dirigé vers la cuisse droite du malade, jusqu'à ce qu'il atteigne le cul-de-sac du bulbe ; la tige de l'explorateur reste écartée du plan médian dans toute la portion pénienne.

Arrivé au fond du cul-de-sac du bulbe, le bec est ramené vers la ligne médiane en haut, par un mouvement de rotation de la tige, de manière à s'appliquer sur la paroi supérieure de l'urètre, et à y rencontrer l'orifice du sphincter membraneux ; la traction modérée que la main gauche exerce sur la verge, efface le cul-de-sac du bulbe et place le bec dans la bonne direction. Une traction exagérée placerait au contraire le bec de l'instrument trop en avant du sphincter. Si le cul-de-sac du bulbe est très vaste, la manœuvre ne réussit pas toujours ; il faut alors ramener l'instrument dans la position primitive, transversale, et ne tourner le bec en haut que pendant une traction assez forte de la verge. Dans d'autres cas on passe plus facilement en repoussant le bec de l'instrument en avant avec la main appliquée au périnée, très doucement. Jamais on n'essaiera de passer en abaissant de force l'instrument ; ce mouvement de levier pourrait amener les plus grands désordres (Guyon).

C'est dans le cul-de-sac du bulbe que réside l'écueil le plus commun du cathétérisme. La figure 15 qui représente le moulage d'un urètre normal distendu par une injection de cire, montre quelle énorme dilatation présente l'urètre au niveau du bulbe : cette disposition est encore exagérée chez les vieillards de même que chez les sujets dont l'urètre est rétréci.

Une sonde droite de même qu'une sonde à petite courbure risque donc de buter, de s'accrocher dans la muqueuse flasque qui tapisse cette cavité et de s'en coiffer. La figure 16 fait voir le bec d'une sonde à très petite cour-

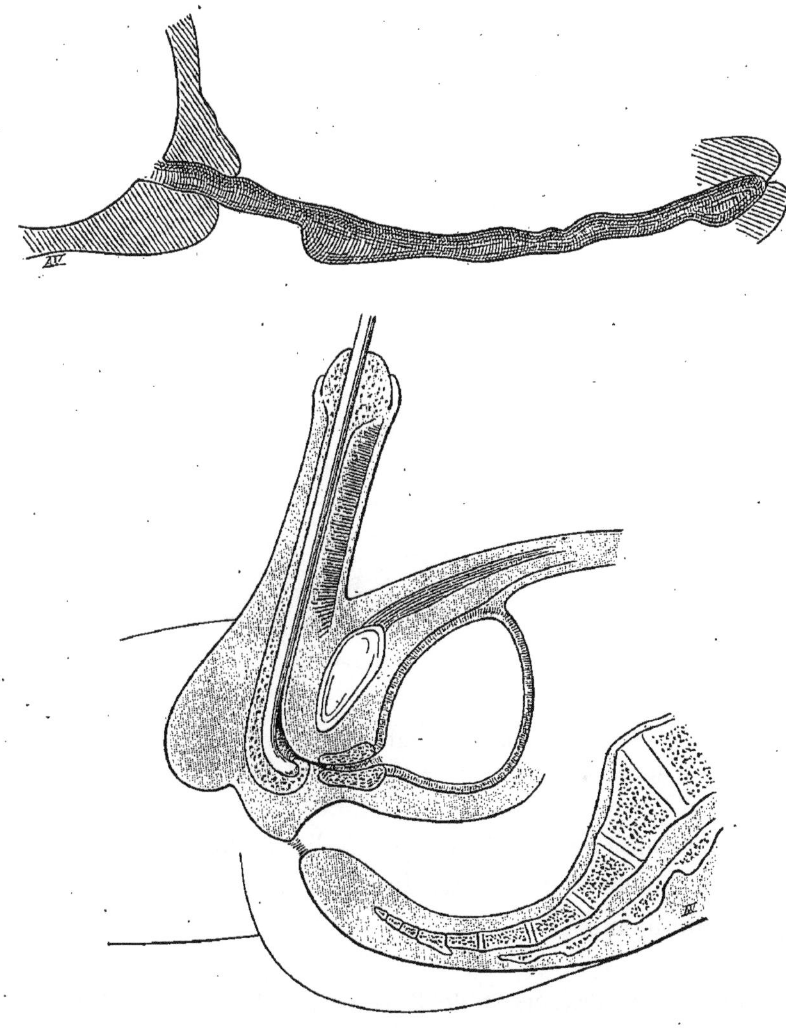

Fig. 15 et 16.

bure ainsi arrêté et en train de s'encapuchonner de cette muqueuse flottante. La fausse route est amorcée et il suffirait d'un mouvement d'abaissement un peu violent pour produire une déchirure.

Deuxième temps. Traversée de l'urètre membraneux. — Quand on sent le bec pénétrer librement (fig. 17), on abaisse l'instrument entre les jambes du malade, le bec toujours maintenu dans le plan médian. Pour faciliter cette manœuvre, la main gauche, appliquée à plat sur l'hypogastre, abaisse tous

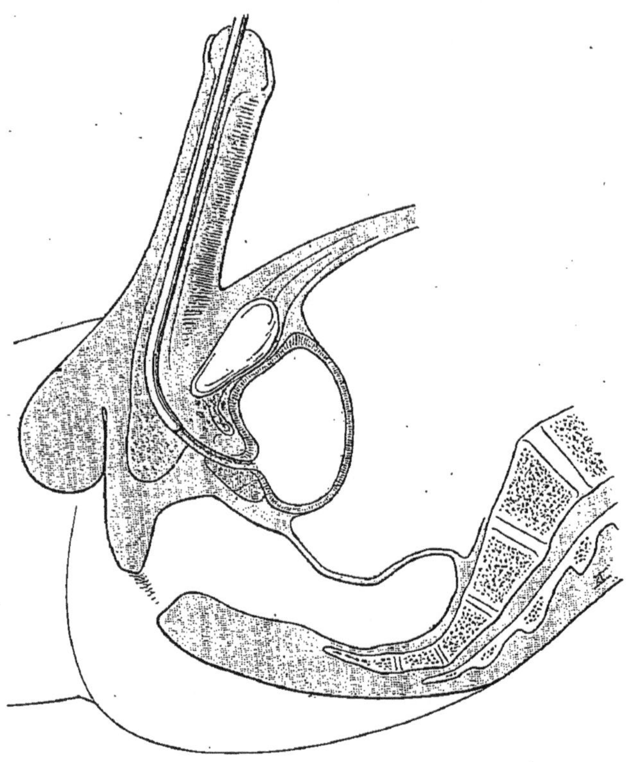

Fig. 17 [1]. — Deuxième temps. Pénétration dans la portion membraneuse. D'après un sujet congelé (sujet de 30 ans environ).

les téguments prépubiens vers la verge : le ligament suspenseur se trouve ainsi relâché, la courbure de l'urètre diminue, et la pénétration de la tige se fait presque d'elle-même.

Troisième temps. Traversée de l'urètre prostatique. — L'abaissement de la tige opéré, on pousse légèrement cette dernière, qui pénètre aussitôt dans la vessie si l'urètre prostatique est court et normal, et le bec peut évoluer librement à droite, à gauche et d'avant en arrière. Quand la prostate est hypertrophiée et déformée, ce temps peut au contraire devenir extrêmement difficile, comme nous le verrons (fig. 18).

[1] Ces recherches et les suivantes ont été faites par nous sur des sujets congelés à l'amphithéâtre de Clamart, grâce à l'obligeance de M. Sébileau.

b) *Sondes à grande courbure.* — Le diamètre de la courbure des sondes

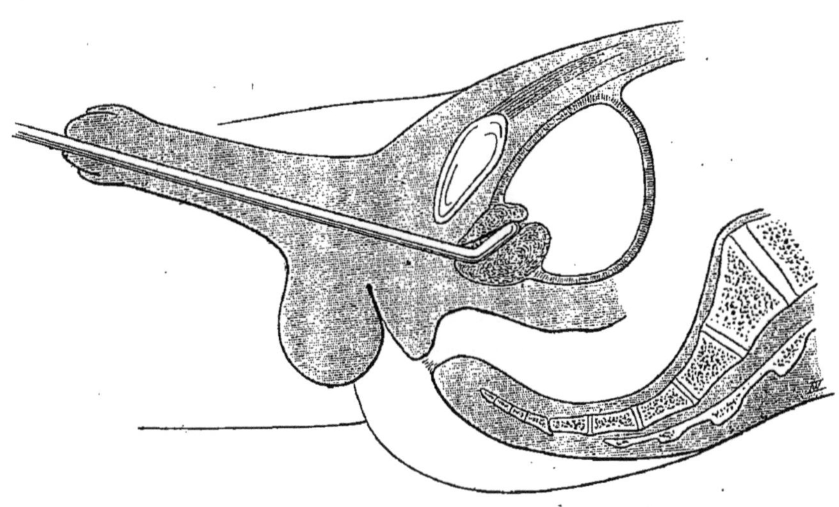

Fig. 18. — Traversée d'une prostate hypertrophiée, par une sonde coudée. (3e temps.)

constitue un des points les plus importants. Il est déterminé depuis long-

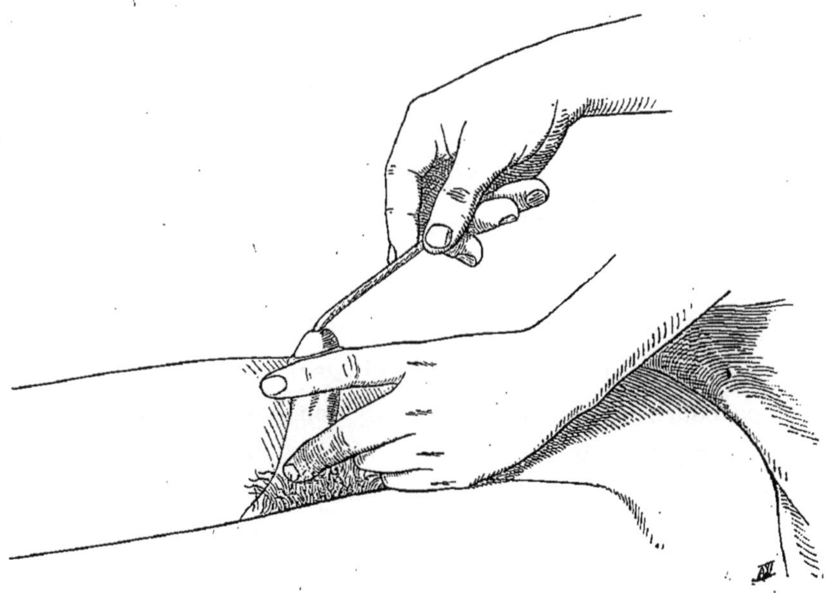

Fig. 19. — Introduction de la sonde à grande courbure.

temps, grâce aux recherches de Gély (de Nantes), qui a montré que la courbe de la partie postérieure du canal appartenait à un cercle de 12 centimètres de diamètre. La sonde doit donc posséder une courbe égale pour s'y accommoder; de plus, cette traversée est longue et la sonde doit présenter un arc de cercle d'une *longueur* égale à un tiers de circonférence. Suivant les cas et les âges, des différences font varier la courbure entre 10 et 13 centimètres de diamètre. Une courbure convenable sera donnée sur-le-champ à toute sonde molle, grâce à l'introduction d'un mandrin convenablement préparé.

En jetant un coup d'œil sur une sonde métallique, dite sonde de trousse, on voit que cet instrument ne remplit aucunement ces conditions : sa courbure est trop petite et trop courte ; aussi dans beaucoup de cas où elle est employée, notamment dans l'hypertrophie prostatique, elle vient buter contre la paroi urétrale ; c'est à elle que sont imputables la plupart des fausses routes qu'on observe. Son emploi ne s'est généralisé que grâce à la facilité avec laquelle on peut la transporter et à ses dimensions qui lui permettent d'être contenue dans une trousse ordinaire. Une sonde Nélaton possède les mêmes avantages et peut elle aussi être stérilisée extemporairement par l'ébullition. En pratique, elle suffit dans la plupart des cas et c'est avec elle qu'on devra toujours essayer de faire un cathétérisme évacuateur.

Les précautions préalables sont les mêmes que pour la manœuvre des instruments coudés ; mais il est inutile la plupart du temps d'élever le bassin du malade à l'aide d'un coussin. Le chirurgien se place indifféremment à la gauche ou à la droite du malade. Cette dernière position est cependant préférable (fig. 19).

Premier temps. — On saisit la verge de la main gauche, en écartant légèrement les lèvres du méat ; le chirurgien tient la sonde de la main droite, comme une plume à écrire et la dirige parallèlement au pli de l'aîne. Il lui fait parcourir, dans cette position, doucement, lentement, la partie initiale de la région pénienne, puis, à mesure qu'il avance, il conduit le pavillon de la sonde vers la ligne médiane par un mouvement de rotation, de telle sorte que le manche de l'instrument devient parallèle à cette ligne au moment où le bec de la sonde se trouve à l'entrée de la portion membraneuse : pendant ce temps, la verge est modérément tendue puis ramenée obliquement et presque couchée sur l'abdomen. Dans cette position, le bec est appliqué contre la paroi supérieure, à l'entrée de la portion membraneuse et s'y engage de lui-même en transmettant une sensation particulière de liberté qu'un peu d'habitude permet bientôt de reconnaître (fig. 20).

Si l'engagement tarde à se faire, on laisse la sonde en contact avec le sphincter qui cède généralement au bout de peu de temps, mais on évite de pousser avec force et surtout de faire basculer l'instrument avant que l'engagement ne soit complet. On peut encore le faciliter en pressant très

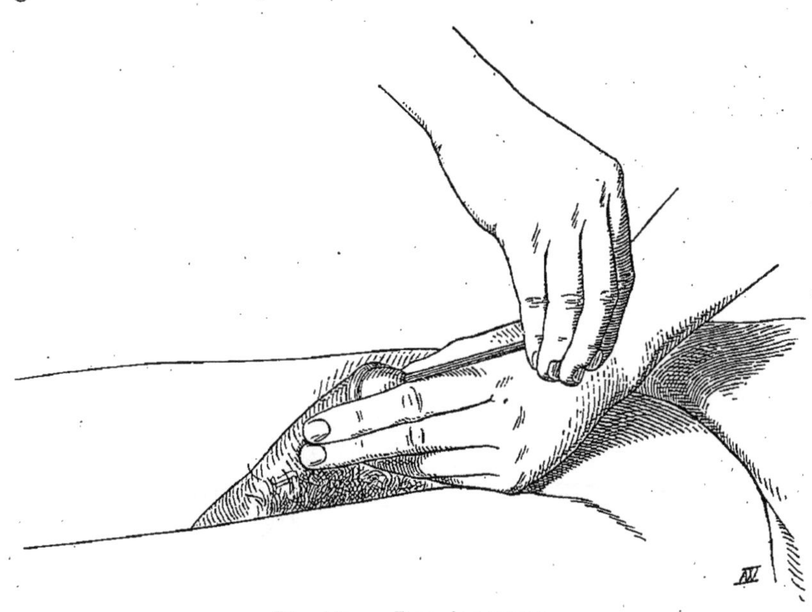

Fig. 20. — Premier temps.

légèrement à travers le périnée sur la convexité de la sonde, mais sans en changer la position, en se gardant bien de la porter en bas entre les jambes du malade; on la ferait ainsi pivoter sur le point d'appui que lui offrent les doigts appliqués au périnée; la sonde serait transformée en un levier puissant et le bec, pressant contre l'urètre, en déchirerait la paroi.

Ce contact médiat des doigts à travers le périnée peut d'ailleurs aider au cathétérisme simplement en soutenant la sonde et en empêchant que le bec ne quitte la paroi supérieure et ne se coiffe de la muqueuse du cul-de-sac du bulbe.

La manœuvre autrefois si vantée du *tour de maître* est aujourd'hui rejetée, en France tout au moins, car elle est à juste titre considérée comme dangereuse. Elle consiste, on le sait, à introduire la sonde en tournant la concavité en bas et en portant le pavillon entre les jambes du malade; puis lorsque le bec est en contact avec le sphincter membraneux, à ramener rapidement la sonde vers l'abdomen en dirigeant la concavité en haut, enfin à abaisser de nouveau le pavillon entre les cuisses. Dans les cas difficiles on est parfois autorisé à employer cette manœuvre, mais en lui faisant subir une modification qui est capitale, c'est-à-dire en l'exécutant en plusieurs temps et avec la même lenteur et la même douceur que les autres opérations intra-urétrales.

Deuxième temps. — Il consiste dans un mouvement d'abaissement.

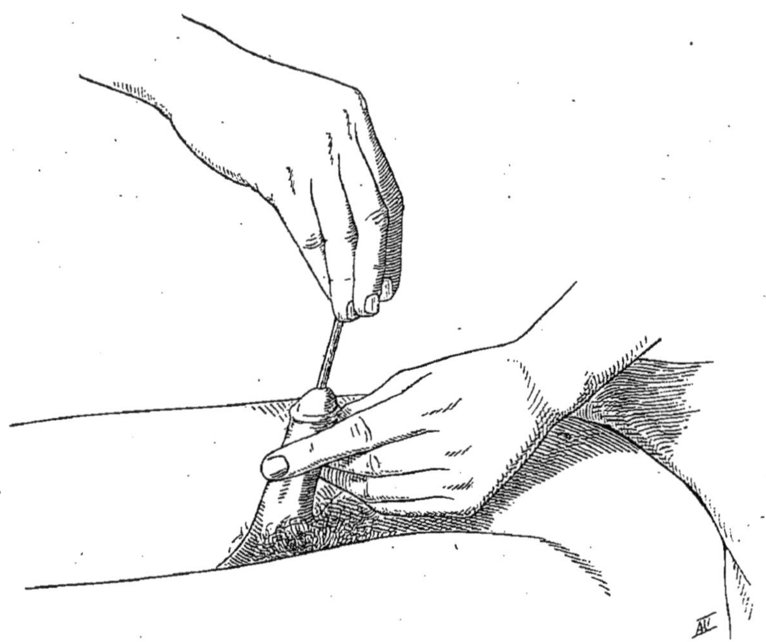

Fig. 21. — Deuxième temps.

Celui-ci ne peut et ne doit être commencé que lorsque le bec a déjà pénétré dans l'urètre profond, ce qui a eu lieu à la fin du premier temps. Le pavillon de la sonde est alors porté entre les jambes du malade, lentement ; on imprime en même temps un très léger mouvement de propulsion en avant ; d'ordinaire la sonde progresse d'elle-même (fig. 21).

Troisième temps. — Le troisième temps est la continuation du mouvement d'abaissement avec une propulsion en avant un peu plus marquée. Dans une prostate saine il se fait de lui-même (fig. 22). Il n'en est pas de même dans les altérations pathologiques de cette glande qui existent presque toujours sur la paroi inférieure. Il faut alors appliquer le bec de l'instrument contre la paroi supérieure et pour cela rien n'est plus utile que le

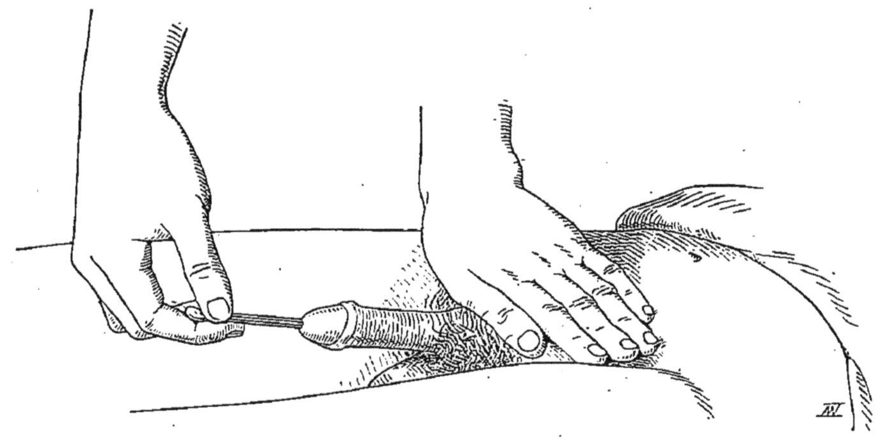

Fig. 22. — Troisième temps.

toucher rectal. A travers la prostate, le doigt exerce une pression sur la

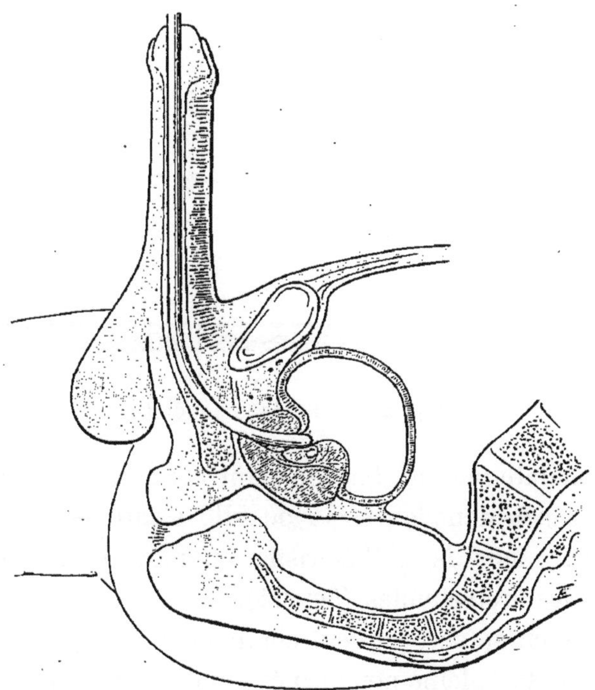

Fig. 23. — Troisième temps. Coupe d'un sujet congelé pratiquée le long d'une sonde à grande courbure ; le sujet présente une hypertrophie de la prostate.

courbure de la sonde, dont le bec se relève et s'éloigne ainsi des irrégularités et des saillies où elle pourrait s'accrocher (fig. 23).

c) *Sondes droites.* — La position du chirurgien et celle du malade sont les mêmes. L'instrument est porté jusqu'au cul-de-sac du bulbe où il s'arrête toujours ; pour l'engager dans l'orifice membraneux, il est nécessaire de l'abaisser entre les jambes du malade afin que le bec suive la paroi supérieure, de petits mouvements de propulsion lui seront imprimés à travers le périnée, jusqu'à ce qu'on ait le sentiment d'avoir passé. Le troisième temps pourra rencontrer des difficultés et la traversée prostatique ne se fera le plus souvent qu'en abaissant fortement le pavillon entre les jambes du malade. Ce procédé, anciennement employé, notamment par Amussat, a été repris par Bigelow et est mis quelquefois en pratique en Amérique ; il ne trouve guère d'application que pour l'évacuation des fragments après la lithotritie, pour l'introduction des sondes sur mandrin droit (Malécot, Lebreton) et pour celle des tubes urétroscopiques droits.

Cathétérisme a la suite. — Ce procédé consiste à introduire d'abord une bougie fine dont le talon est muni d'un pas de vis. Sur celui-ci on visse

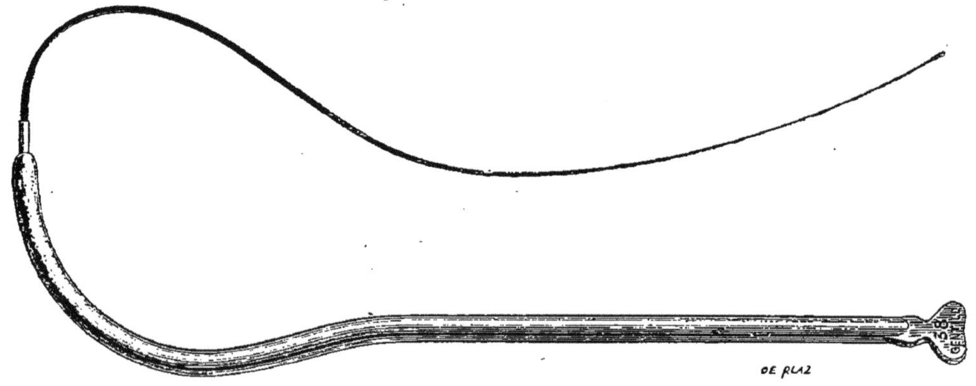

Fig. 24. — Béniqué conduit.

un instrument métallique qui, tout en étant conduit par la bougie filiforme, la chasse peu à peu dans la vessie où elle s'enroule sur elle-même ; on l'emploie surtout dans le cathétérisme au moyen des bougies Béniqué-Guyon et dans les urétrotomies (fig. 24).

En Amérique on se sert souvent comme conducteur d'une longue bougie de gomme ou de baleine non armée qu'on introduit tout d'abord dans l'urètre et la vessie. Le cathéter métallique dont on veut se servir, un Béniqué par exemple, est percé d'un canal étroit et long de quelques centimètres, qui est placé tout près du bec, au niveau de la partie convexe de l'instrument. On engage la bougie fine dans ce petit tunnel et on exécute le cathétérisme ; l'instrument est ainsi guidé et évite les obstacles urétraux et prostatiques. Hamonic a présenté une instrumentation analogue.

Sondes a demeure. — Le choix, le placement et la fixation d'une sonde à demeure sont d'autant plus importants que ce moyen thérapeutique est indiqué dans des cas de pronostic sérieux. La plupart des objections qu'on lui a adressées sont motivées par l'inobservation de certains principes.

Il arrive qu'on n'a pas le choix entre plusieurs sondes ; après un cathétérisme très laborieux chez un rétentionniste, on laisse quelque temps

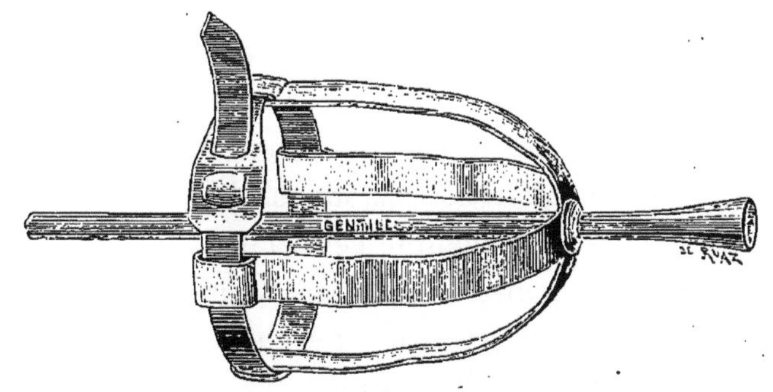

Fig. 23. — Muselière d'Escat.

à demeure la sonde qui a passé, fût-ce une sonde métallique. Plus souvent ce sera une sonde de Nélaton, que certains malades pusillanimes préféreront à un autre modèle : quoique cette sonde se déplace très facilement, cependant un malade calme peut la conserver, si elle est bien fixée aux poils comme nous l'indiquerons, et si l'on prend la précaution de soutenir la verge par quelques tours d'une bande taillée dans un emplâtre à l'oxyde de zinc ou dans le diachylon. On a même conseillé le traitement ambulatoire de l'hypertrophie de la prostate par la sonde de Nélaton fixée à demeure au moyen de la muselière élastique d'Escat (fig. 23).

La sonde de choix est la *sonde coudée*, à cause de son large calibre intérieur, de sa demi-rigidité qui lui fait prendre la forme du canal tout en s'opposant à l'expulsion spontanée, de la brièveté de son bec qui n'irrite pas la vessie, de ses deux yeux larges, assurant une bonne évacuation. On donnera la préférence aux sondes tissées en *soie*, plus souples que les sondes de tissu de coton ; enfin on aura pris les précautions d'asepsie les plus parfaites.

Le *numéro* de la sonde doit être choisi de telle sorte qu'elle *joue libre-*

ment dans l'urètre : on assure ainsi le drainage intérieur de l'urètre, dont les sécrétions s'écoulent facilement entre le canal et la sonde, on évite les pressions qui altéreraient la paroi ; on laisse un espace ouvert aux lavages pratiques par le méat si l'urine trouve une issue facile. On évitera aussi une sonde de trop petite lumière, qui risque de s'oblitérer facilement.

Les *yeux de la sonde doivent rester au voisinage du col.* Pour la placer on note le point où l'urine commence à s'écouler, puis on enfonce l'instrument de un travers de doigt environ : plus loin elle heurterait la paroi vésicale, et risquerait de déterminer un sphacèle localisé (Guyon), ou, plus souvent, d'amener l'intolérance de la vessie.

La *sonde doit être changée fréquemment,* sans que cependant on puisse assigner une limite fixe à la durée du maintien de chaque sonde ; cette durée dépendra du degré d'infection, de la tendance à l'incrustation, de la qualité de la sonde ; la même sonde restera en général de deux à six jours au maximum et, pendant son séjour, on *lavera l'urètre,* on détergera fréquemment les sécrétions accumulées au méat, on changera les fils fixateurs souillés ainsi que le pansement antiseptique ; au moment du retrait de la sonde, on fera un lavage urétral d'arrière en avant. On assurera spécialement l'*asepsie à l'intérieur de la sonde :* c'est souvent par l'orifice extérieur de la sonde que pénètrent les germes qui décomposent l'urine et précipitent les sels calcaires ; on devra donc pratiquer des lavages de la vessie et de la sonde, et laisser l'extrémité de celle-ci plonger dans une solution antiseptique efficace de sublimé ou de cyanure de mercure. Un urinal de Duchastelet remplit bien ce but.

Le procédé de *fixation* que nous recommandons consiste à attacher la sonde aux poils du pubis (fig. 26). Un lien double de fil de coton, un peu épais, est noué sur elle à une très faible distance du méat. On le porte latéralement sur un des côtés du gland, jusqu'à sa base où un nœud permet de séparer les deux chefs qui entourent chacun une moitié de la couronne du gland ; au point opposé, ils se rejoignent et on les réunit par un nouveau nœud, en ménageant entre ces lacs et la verge un espace ; assez grand pour qu'une érection puisse se produire sans étranglement. Les deux chefs sont alors portés ensemble en arrière jusqu'au niveau d'un bouquet de poils qu'on aura isolés et roulés et auxquels on les fixe par un double nœud. La même manœuvre est répétée du côté opposé. Escat et Bazy ont proposé divers procédés de fixation à l'aide de muselières en caoutchouc fixées à la couronne du gland (fig. 23).

Ce moyen est souvent insuffisant quand la verge est très petite ; on fixe alors les fils qui enlacent la sonde au moyen de bandelettes de sparadrap à la base du gland. Pour protéger la sonde et l'urètre contre l'infection extérieure, on entoure la verge d'une couche épaisse de gaze aseptique : celle-ci est coupée en triangle ; la base du triangle est passée sous la verge, tandis que les angles latéraux sont repliés par-dessus et fixés aux poils comme les fils ; l'angle médian est attaché à la sonde elle-même.

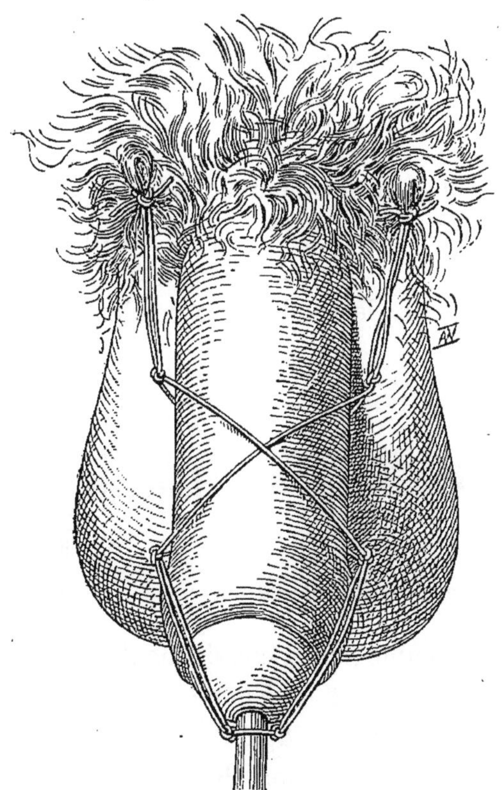

Fig. 26. — Procédé de fixation des sondes fixées aux poils du pubis.

Quand les poils du pubis manquent, on fixe les fils à des épingles attachés à un bandage de corps. On peut encore ficher une épingle de sûreté en travers de la sonde à 1 centimètre du méat déjà protégé par la gaze, puis recouvrir le tout d'un carré de gaze perforée pour le passage de la sonde, et fixée par ses angles au bandage du corps et aux sous-cuisses.

La fixation au moyen de bandelettes de diachylon ou d'un emplâtre à l'oxyde de zinc a l'inconvénient de devenir rapidement septique : néanmoins il faut savoir l'employer en cas de nécessité : on imbrique

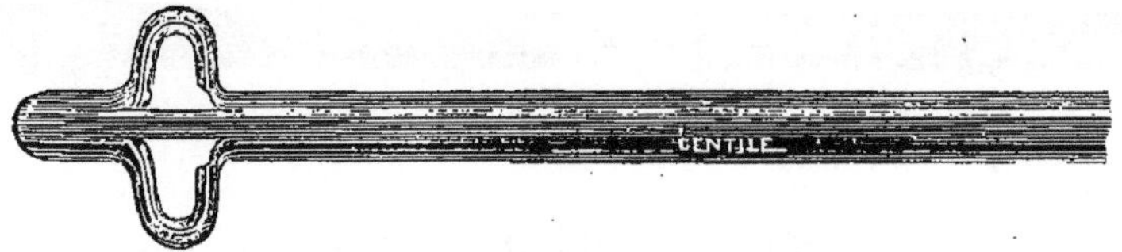

Fig. 27. — Sonde de Malécot.

des bandelettes minces qui forment une sorte de carapace où sont incluses l'extrémité libre de la sonde et la verge.

Enfin dans certains cas, on peut se servir de *sondes à fixation automa-*

tique. La sonde de Malécot est une sonde de caoutchouc, dont le bec est relié à la tige de la sonde par 4 ailettes latérales de caoutchouc dont 2 plus longues que les autres font saillie en dehors (fig. 27), tant qu'un mandrin n'allonge pas la sonde entière pour en permettre l'introduction.

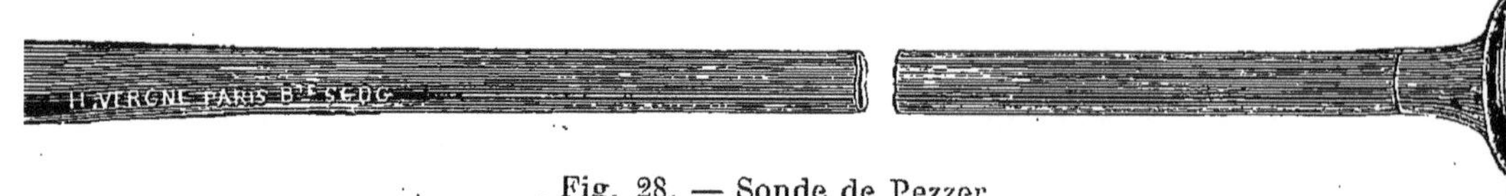

Fig. 28. — Sonde de Pezzer.

La sonde de Pezzer (fig. 28), est une sonde de caoutchouc munie à son bec d'une sorte de ballon aplati et perforé de deux yeux; avec un mandrin, cette partie large s'étire pour la traversée du canal, et reprend ensuite sa forme première qui empêche l'expulsion de la sonde; ces sondes s'introduisent difficilement dans l'urètre de l'homme; elles conviennent à l'orifice artificiel après les cystostomies, et à l'urètre de la femme. La sonde de Desnos (fig. 29) est une sorte de sonde de Nélaton dont l'extrémité s'ouvre en deux demi-cylindres : elle s'introduit, par le rapprochement simple de ces deux parties que l'urètre maintient accolées. La sonde de Lebreton (fig. 30) est une sonde en gomme terminée par le bec d'une sonde de Pezzer en caoutchouc ; elle s'introduit facilement avec un mandrin.

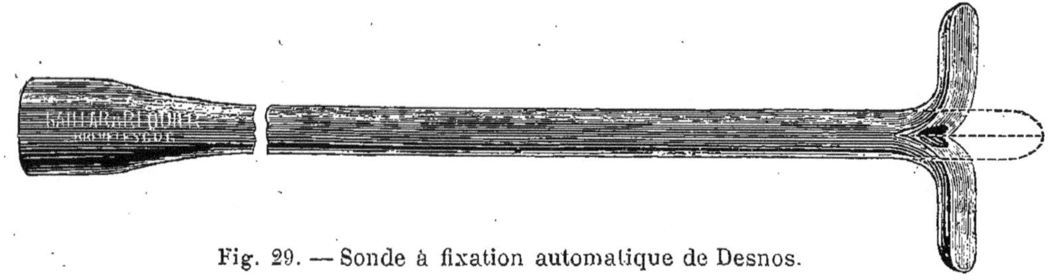

Fig. 29. — Sonde à fixation automatique de Desnos.

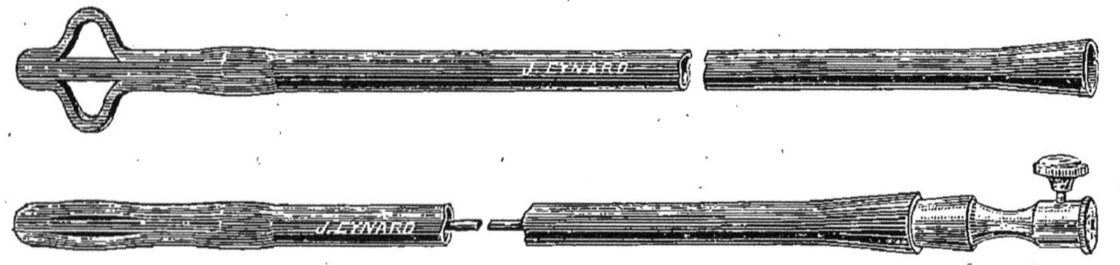

Fig. 30 et 31. — Sonde de Lebreton.

Malgré ces progrès dans la fabrication des sondes, la sonde coudée reste la plus usitée.

Cathétérisme chez la femme. — La brièveté et l'extensibilité de l'urètre féminin suppriment toute difficulté de cathétérisme. Depuis l'avènement de l'antisepsie, il n'est plus question du « cathétérisme à couvert », qui se faisait sous les vêtements, par pudeur. Les mêmes soins d'asepsie, la même douceur des manœuvres que chez l'homme sont recommandables chez la femme. On emploiera soit la sonde de Nélaton, soit la sonde de verre à bec court (qui ne se prête pas aux lavages), soit même les sondes de gomme. S'il y a lieu de fixer une sonde à demeure, on l'attachera également aux poils du pubis ou à un bandage en T ; on emploiera plutôt la sonde de Pezzer.

III. — ENDOSCOPIE

L'urétroscopie est l'examen direct de la surface intérieure de l'urètre, convenablement éclairé ; l'instrument qui permet cet examen est le tube urétroscopique, qui présente peu de variétés, tandis que l'éclairage n'est arrivé que récemment à sa perfection. Nous n'étudierons ici que l'instrumentation et la technique.

Instrumentation. — Le premier essai d'urétroscopie a été fait en 1865 par Désormeaux : l'éclairage était fourni par une lampe dont la flamme,

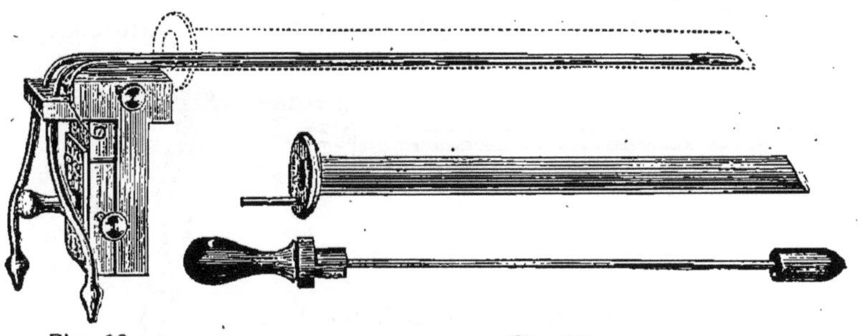

Fig. 32. Fig. 33.

Fig. 32 et 33. — Urétroscope de Nitze-Oberländer

située au centre de courbure d'un réflecteur sphérique concave, projetait ainsi sa lumière dans l'axe d'une sonde.

Depuis, l'urétroscopie n'a cessé de se perfectionner, à mesure que les progrès de l'éclairage électrique l'ont permis : l'on doit retenir surtout les noms de Grünfeld, de Nitze et d'Oberländer (fig. 32 et 33). L'éclairage fut d'abord extérieur et reflété par le miroir frontal (Grünfeld), puis une lampe électrique fut adaptée à l'extrémité extérieure du tube, où les faisceaux lumineux étaient projetés par des lentilles, des miroirs concaves, des prismes (Casper) : puis il fut placé à l'intérieur même du tube, au voisinage de la partie éclairée : dans l'urétroscope de Nitze-Oberländer (fig. 32 et 33), la source lumineuse est une anse de platine portée au blanc par un courant

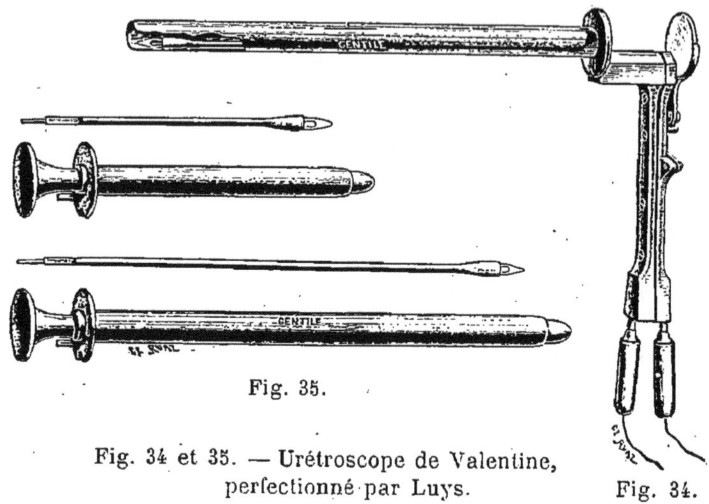

Fig. 35.

Fig. 34 et 35. — Urétroscope de Valentine, perfectionné par Luys.

Fig. 34.

électrique de grande intensité, analogue à un cautère ; un courant d'eau froide circulant dans deux fins conduits, refroidit le tube au niveau de l'anse ; dans l'*urétroscope de Valentine*, qui s'est substitué maintenant à tous les autres, la lumière est donnée par une lampe à incandescence mi-

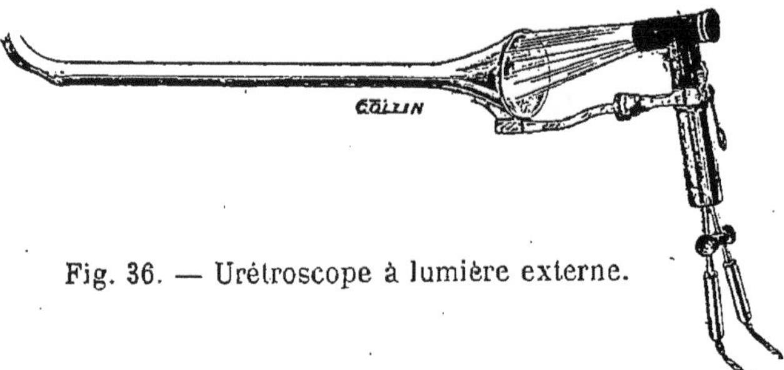

Fig. 36. — Urétroscope à lumière externe.

nuscule, placée à l'extrémité d'une tige qui parcourt toute la longueur du tube. L'urétroscope de Luys est construit dans le même modèle ; le perfectionnement consiste dans l'adaptation au manche de l'instrument d'une loupe qui agrandit l'image et lui donne du relief (fig. 34 et 35).

Nous avons nous-mêmes employé successivement les deux modes d'éclairage (fig. 36) ; obtenant d'abord l'éclairage extérieur au moyen d'une petite lampe contenue dans une monture qui se fixait au tube endoscopique et dont une loupe projetait la lumière au fond du tube, nous avons adopté maintenant l'urétroscope de Lyus, réservant l'éclairage externe pour certaines interventions où la lampe à l'intérieur est gênante.

Les tubes offrent peu de variétés : on emploie surtout les tubes métal-

Fig. 37. — Tube de Desnos pour l'urètre postérieur.

liques, qui donnent un plus long espace intérieur à la lampe et aux instruments ; nous employons aussi des tubes de cristal dépoli. On peut avoir des tubes de longueur inégale : les uns courts, pour l'urètre pénien, d'autres longs, pour l'urètre antérieur et postérieur : ces derniers suffisent en pra-

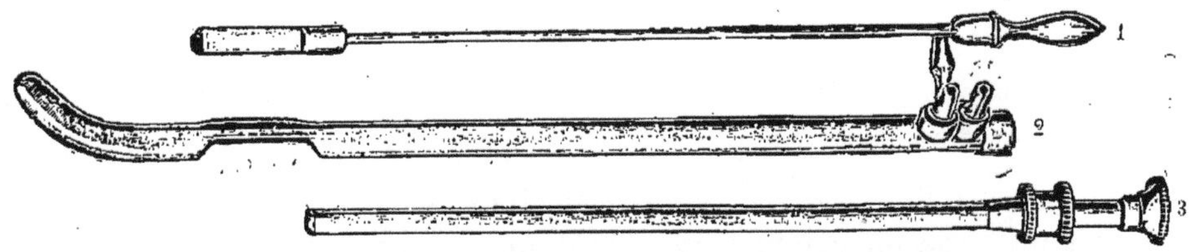

Fig. 38. — Urétroscope de Goldschmidt pour l'urètre postérieur.
1. Mandrin. — 2. Tube urétroscopique. — 3. Partie optique.

tique à tous les cas ; ils mesurent 14-15 centimètres de long, et peuvent être terminés par un orifice coupé obliquement, de manière à mieux étaler la paroi urétrale. Pour l'urètre postérieur, on peut aussi se servir de tubes

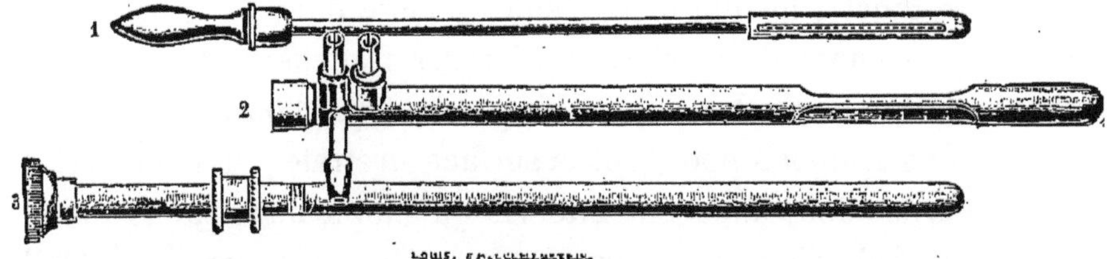

Fig. 39. — Urétroscope de Goldschmidt pour l'urètre antérieur.
1. Mandrin. — 2. Tube urétroscopique. — 3. Partie optique.

à extrémité présentant un bec recourbé (fig. 37) et une fenêtre ovalaire sur la paroi inférieure. Tous ces tubes sont introduits munis d'un mandrin cannelé, permettant l'accès de l'air pendant le retrait du mandrin. Parmi les divers modèles dérivés de ce type, citons les urétroscopes permettant l'*insufflation d'air* (Antal) ou l'*injection d'eau* (Goldschmidt) pour distendre la paroi urétrale (fig. 38 et 39), ceux où l'image est transmise par un système optique qui peut glisser dans le tube urétroscopique ; ailleurs le tube se termine par des valves susceptibles d'être écartées par la manœuvre d'une vis pour étaler la paroi (Kollmann-Wiehe).

Les tubes doivent être d'un diamètre assez grand, si l'on veut bien voir; on peut cependant parfois être obligé de se contenter d'un n° 20 dans un canal étroit. On se sert surtout des tubes 23-25 Charrière, et de tubes plus grands dans les urètres qui le permettent.

La source électrique consiste à une pile, ou mieux en un accumulateur muni d'un rhéostat à fil très fin, pour ne pas brûler les lampes, d'un voltage minime.

Enfin l'instrumentation est complétée par des porte-ouate, de fines canules, des curettes, stylets, ciseaux, serre-nœuds, anses galvaniques, électrodes de métal, etc. Kollmann a pu obtenir par la photographie directe, d'excellentes images urétroscopiques.

TECHNIQUE. 1° *Urètre antérieur.* — Le malade qui n'aura pas uriné depuis plusieurs heures, est placé dans la position horizontale, les cuisses écartées et légèrement fléchies, ou encore dans la position de la cystoscopie. on choisit un tube en rapport avec le diamètre du méat et des parties les plus resserrées de l'urètre, autant que possible le n° 25 qui donne un bon champ d'examen. L'urètre n'est pas anesthésié, dans la crainte d'en modifier l'aspect; le tube est enduit de glycérine ; si le méat est étroit, on y dépose une goutte d'huile de vaseline afin de faciliter le glissement. Le tube est introduit jusqu'au cul-de-sac du bulbe, puis abaissé pour se présenter au sphincter membraneux, enfin poussé dans l'axe de cette dernière portion du canal de manière à dépasser franchement les limites de l'urètre antérieur. Le mandrin est retiré, pendant que l'on maintient le tube en place ; de fins tampons épongent la surface urétrale ; la lampe est alors introduite dans le tube, fixée par une vis ou simplement par la main. La partie qui se présente d'abord à la vue est la portion membraneuse. Celle-ci observée, le tube est retiré lentement et l'on examine successivement, d'arrière en avant, tout l'urètre, tantôt en maintenant le tube dans l'axe du canal, tantôt en l'inclinant de part et d'autre pour modifier les reflets lumineux, voir la paroi sous des angles différents, étaler les régions les plus larges ; pendant que l'on change de place, on étanche la glycérine qui s'accumule dans l'entonnoir urétral, on prélève les sécrétions dignes d'examen avec le stylet ou l'ouate, on apprécie la rigidité de l'urètre pendant le va-et-vient de l'extrémité du tube. On évite de pousser le tube en arrière sans mandrin.

2° *Urètre postérieur.* — Le tube, qu'on choisit peu volumineux (23-24), franchit le sphincter membraneux. On continue la progression s'il ne rencontre pas de résistance, en l'abaissant fortement entre les cuisses, et en déprimant les parties molles au-devant du pubis. On ne voit bien, généralement, que la paroi inférieure, la plus importante à examiner. Cet examen nécessite la position de la cystoscopie. Les diverses parties de l'urètre prostatique et membraneux sont examinées d'arrière en avant, comme dans l'urètre antérieur.

Aspect de l'urètre normal. 1° *Urètre antérieur.* — L'urètre, à la sortie du sphincter membraneux, apparaît complètement fermé, et sa paroi est garnie de nombreux plis radiés très fins, qui rayonnent de la lumière ponctiforme de l'urètre jusqu'aux bords du tube (pl. I, fig. 3); la coloration est rosée, sans orifices glandulaires visibles. Au cul-de-sac du bulbe, l'extrémité du tube n'arrive pas à étaler à la fois toute la circonférence de l'urètre, qui présente, surtout à sa partie inférieure, de hauts plis; l'entonnoir urétral est peu allongé, la lumière urétrale apparaît verticale; on voit nettement la coloration rosée assez vive, et la striation longitudinale de l'urètre, qui consiste dans l'alternance de bandelettes blanches et rosées (vaisseaux); près du tube, l'empreinte circulaire, blanche et déprimée, qu'il a laissée sur la paroi, apparaît fortement. Les glandes de Littre ne sont pas visibles à l'état normal; parfois on peut voir, en bas, les orifices allongés des glandes de Cowper. L'épithélium est brillant et laisse transparaître une coloration rouge plus vive que dans le reste de l'urètre (pl. I, fig. 2).

Dans la portion périnéo-bulbaire, l'entonnoir urétral apparaît bien régulier, rosé, garni d'un fin plissement radié et de stries longitudinales colorées; la lumière urétrale (*zentrale Figur* des Allemands), devient facilement béante pendant le retrait du tube, sans présenter de rigidité; quelques lacunes de Morgagni apparaissent, rose pâle, sur la paroi supérieure. Dans la portion pénienne, l'aspect est plus blanchâtre, à peine rosé; les plis sont effacés par le tube; la striation colorée est très visible, ou bien on distingue l'élégant lacis des capillaires sur un fond blanc rosé; de nombreuses lacunes, de la même coloration que le reste de l'urètre, apparaissent sur les parois de l'entonnoir d'aspect plus allongé, plus tendu que dans la portion périnéale ; la lumière de l'urètre est béante, transversale, puis peu à peu verticale au niveau du méat.

L'attention du médecin doit se porter surtout sur la coloration de chaque région, sur la régularité et la souplesse de l'entonnoir urétral, sur la présence d'orifices glandulaires anormaux ou d'une rougeur inusitée, sur le plissement et les stries colorées de la muqueuse, sur l'éclat de l'épithélium.

2° *Urètre postérieur.* — L'urètre postérieur, dont le saignement facile au contact du tube entraîne la difficulté de l'examen, apparaît plus rouge que l'urètre antérieur. La région la plus intéressante est celle du verumontanum, dont la saillie pisiforme, rougeâtre, occupe le centre du tube, entourée en haut et latéralement par un sillon en fer à cheval qui la sépare de la paroi urétrale opposée ; plus bas, on voit latéralement les deux orifices des conduits éjaculateurs et quelques glandes prostatiques. Quand on se rapproche du sphincter, le verumontanum disparaît peu à peu et fait place à une paroi lisse, puis plissée au niveau du sphincter lui-même.

URÈTROSCOPIE CHEZ LA FEMME

Elle peut être pratiquée avec le tube urétroscopique, choisi d'un diamètre aussi fort que possible pour bien déplisser la muquesue ; on évitera d'atteindre le col vésical, pour ne pas être inondé par l'urine. On se sert aussi d'un spéculum à deux valves (fig. 39 *bis*). Dans le premier cas, l'éclairage peut être celui du tube de Valentine ; dans le deuxième, un bon éclairage extérieur suffit. L'urétroscopie chez la femme est d'ailleurs rarement intéressante, en dehors des grosses lésions (polypes, abcès, etc.).

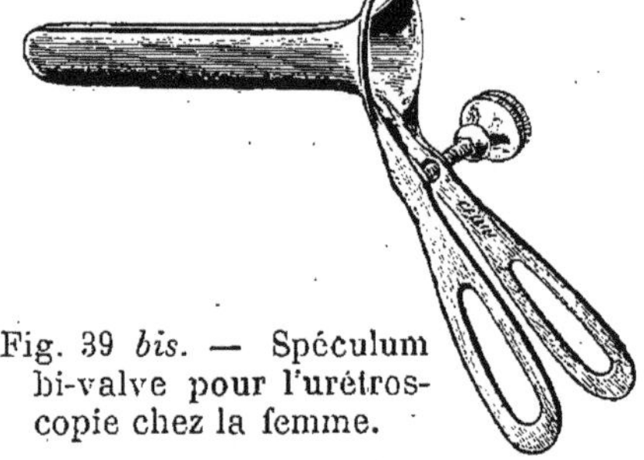

Fig. 39 *bis*. — Spéculum bi-valve pour l'urétroscopie chez la femme.

CHAPITRE II

TRAUMATISMES DE L'URÈTRE

BIBLIOGRAPHIE

PONCET. Siège précis des rupt. de l'ur. *Lyon médical*, 1871. — CRAS. Rupt. de l'ur. *Bull. Soc. chirurg.* 1878, et *rapport de Guyon*, *ibid.* — TERRILLON. Rupt. de l'ur. *Th. d'agrégat*, Paris, 1878. — KAUFFMANN. D. Chirurg. v. Billrott, 1889. — PETIT. Des rupt. de l'urèt. *Th. Paris*, 1877. — HÆGLER. Behandlung. d. Harnröhre. (*Deutsch. Zeitsch. f. Chir.* 1891. — ESTOR. Cathétér. rétrog. de l'ur., Paris, 1895. — NOGUÈS. Réparation de l'urètre périnéal. — PASTEAU et ISELIN, *loc. cit.*

Les traumatismes de l'urètre sont causés, les uns par des agents vulnérants qui l'atteignent de dehors en dedans, les autres par ceux qui l'atteignent de dedans en dehors.

Dans la première catégorie, outre les traumatismes chirurgicaux tels que l'urétrotomie externe, les résections urétrales, on range les *plaies nettes*, les *plaies contuses*, les *ruptures*. Dans la deuxième catégorie, à côté de l'urétrotomie interne, se trouvent les traumatismes causés par les instruments de cathétérisme, le passage de calculs et de corps étrangers; nous étudierons les plus importants et les plus fréquents, qui sont les *fausses routes*.

I. — TRAUMATISMES DE DEHORS EN DEDANS

Ce sont les plaies nettes, les plaies contuses et les ruptures de l'urètre.

A. — PLAIES DE L'URÈTRE

Les *plaies contuses* de l'urètre se rapprochent des ruptures et ne méritent pas une description distincte.

Les *piqûres* présentent peu d'importance. Aseptiques, elles n'amènent qu'une légère urétrorragie et une petite ecchymose. Septiques, elles peuvent entraîner les complications infectieuses communes.

Les *plaies par instrument tranchant*, ou coupures, sont rares, mais méritent une plus grande attention ; nous étudierons séparément celles de l'urètre profond et celles de l'urètre pénien.

1° Les plaies de *l'urètre profond* (membraneux et prostatique) sont rares, et l'on ne peut en faire une description anatomo-pathologique basée sur des faits accidentels. Les symptômes sont : l'hémorragie, qui tantôt se fraye une voie vers le méat, tantôt va refluer vers la vessie, en particulier le long d'une sonde placée à demeure ; la rétention d'urine ou la dysurie, quand la section amène un recroquevillement de la muqueuse du bout interne de l'urètre, ou que l'hémorragie, très abondante, a rempli la vessie de caillots. L'issue de l'urine au périnée, pendant ou plutôt quelques instants après la miction, se produit ordinairement, mais est variable suivant la direction de la plaie.

Le traitement consiste, suivant l'importance des symptômes, soit dans le placement d'une sonde à demeure, soit dans l'urétrotomie externe suivie, quand la chose paraîtra possible, de la suture de l'urètre. Il est surtout dominé par l'existence des complications qui sont à peu près les mêmes que celles de rupture de l'urètre dont on trouvera plus loin la description.

2° Les plaies de *l'urètre pénien* et de l'urètre périnéo-scrotal sont moins rares ; l'urètre n'étant abrité que par des parties molles, est vulnérable en même temps que ces dernières (corps caverneux, bulbe de l'urètre, scrotum).

Leur anatomie pathologique est mieux connue. Elle offre une analogie avec les plaies des artères, au point de vue de l'écartement des bouts. Les plaies longitudinales ne présentent pas d'écartement ou en présentent peu ; elles se réunissent assez facilement et exposent peu à la persistance de fistules urinaires : le type de ces plaies est celle de l'urétrotomie externe pratiquée en vue de l'extraction de corps étrangers. Les plaies obliques et surtout les plaies transversales sont suivies au contraire d'écartement plus ou moins considérable des deux bords de la plaie : partielles, elles entraînent cependant l'issue de l'urine en dehors de l'urètre ; totales, elles tendent en outre à empêcher la reconstitution de l'urètre, et si l'on n'intervient pas, elles sont fatalement suivies de cicatrices étendues et irrégulières ; le bout antérieur est oblitéré dans cette cicatrice ; un bloc fibreux occupe l'espace intermédiaire, et les urines sont définitivement détournées vers la peau.

Bien que les lèvres de la section soient un peu altérées, on peut ranger parmi les plaies nettes celles qui sont consécutives à la *ligature* de la verge, pratiquée par ignorance ou dans un but érotique, ou encore contre une incontinence d'urine, au moyen d'un fil ou d'un cheveu, et généralement placée dans la portion du pénis voisine du gland. Ces ligatures amènent une nécrose des tissus et perforent la paroi inférieure de l'urètre. On a observé la réparation spontanée; plus souvent une fistule persiste.

Les symptômes particuliers aux plaies de l'urètre sont l'urétrorragie et les troubles de la miction.

L'urétrorragie, ou écoulement de sang par le méat, est d'importance variable; elle est due à la section des aréoles du corps spongieux; en même temps on peut observer une hémorragie plus ou moins abondante par la plaie, surtout en cas de contusion ou de plaie concomitante des corps caverneux. S'il y a défaut de parallélisme entre les lèvres de la plaie urétrale et celles de la plaie cutanée, ce qui est fréquent quand le traumatisme a eu lieu pendant l'érection, un hématome se forme ou, accident plus fréquent, on observe le développement d'une infiltration d'urine.

Les troubles de la miction sont la dysurie, si les caillots ou le déplacement des bouts s'opposent au passage de l'urine, ou même la rétention d'urine, et surtout le passage de l'urine par la plaie pendant la miction.

Si le sang et l'urine s'écoulent librement au dehors et ne se collectent pas sous la peau, les complications inflammatoires sont rares et comportent un pronostic immédiat bénin.

Il n'en est pas de même pour l'avenir, et la gravité des plaies de l'urètre vient surtout de la tendance au rétrécissement traumatique et de la formation de fistules permanentes dont la production varie avec la direction et l'étendue de la plaie; elle est par conséquent plus fréquente dans les plaies transversales totales avec écartement des deux bouts.

Heureusement, le chirurgien n'est pas désarmé. Dans les cas de plaies peu étendues, la sonde à demeure introduite en suivant la paroi saine peut suffire pour éviter fistules et rétrécissements.

Dans la plupart des cas, il vaut mieux ne pas se contenter de la sonde à demeure, mais pratiquer l'urétrotomie externe et la suture des lèvres de l'urètre, en général facile en pareil cas. On suture de même les plans superficiels (voir la technique aux Ruptures de l'urètre).

B. — Plaies contuses et ruptures de l'urètre

Les blessures de l'urètre par agents vulnérants, mais non tranchants, agissant de dehors en dedans peuvent être accompagnées ou non de solution de continuité des téguments. On appelle *ruptures* de l'urètre, les solutions de continuité du canal, complètes ou incomplètes, avec intégrité de la peau ; on donne le nom de *plaies contuses*, à celles qui intéressent en même temps la peau. Ces dernières sont plus rares, et ne diffèrent sensiblement des ruptures ni par leur étiologie, ou leur pathogénie, ni par leurs complications ou leur traitement ; nous ne les étudierons qu'incidemment.

Étiologie, siège et mécanisme. — La portion périnéo-bulbaire de l'urètre est de beaucoup la plus exposée aux ruptures ; la portion pénienne est rarement contusionnée, de même que la portion membraneuse et l'urètre prostatique.

1° *Portion pénienne.* — L'urètre est protégé dans la portion pénienne par les corps caverneux qui lui forment une gouttière, et de plus par la mobilité de la verge. Aussi à l'état de *flaccidité*, les contusions directes sont-elles très rares (rupture par projectile, par coup de pied de cheval, par chute d'un morceau de bois sur la verge pendant la miction (Martens), etc.) ; cependant quand l'urètre est pris entre le corps contondant et une surface résistante, la rupture peut se produire, comme dans les cas bien connus de Voillemier (verge serrée par un tiroir de commode) et de Bollard (écrasement de la verge sur la cuisse par le passage d'une roue de voiture).

A l'état d'*érection*, l'urètre est plus souvent rompu, à cause de la rigidité de la verge et de la position du canal qui n'est plus abrité en arrière des corps caverneux. L'urètre est alors déchiré, seul ou en même temps que les corps caverneux, soit par des contusions *directes*, comme un coup de pied, un coup de pincette (Voillemier), soit, et bien plus souvent, *indirectement* par torsion ou coudure pendant le coït (faux pas du coït Guyon) ou par écrasement contre le pubis. Ces cas de fractures de la verge sont favorisés par l'inflammation de l'urètre. A ces contusions indirectes, on rattache la rupture de la corde, volontaire ou accidentelle, dans la chaudepisse cordée où cette corde n'est autre que l'urètre induré et peu extensible, sous-tendant les corps caverneux en érection.

L'inextensibilité de l'urètre enflammé l'expose dans l'érection, à de petites ruptures, dont nous verrons l'importance dans la pathogénie des rétrécissements blennorragiques.

Les lavages urétro-vésicaux sous pression excessive occasionnent également de semblables déchirures, dont l'urétrorragie est l'indice.

2° *Portion périnéo-bulbaire.* — Plus fréquentes que toutes les autres, les ruptures périnéales sont de deux ordres : d'une part elles résultent du *choc d'un agent vulnérant sur le périnée :* ce sont surtout des coups de pied d'homme ou de cheval; le coup de pied peut avoir été dirigé d'avant en arrière, si le blessé est étendu les cuisses écartées, ou au contraire d'arrière en avant, si le blessé est penché en avant. D'autre part elles sont produites par une *chute à califourchon :* les plus fréquentes sont celles des marins sur une vergue, celles des ouvriers sur une barre d'échafaudage, sur le bout d'une planche, sur le bord d'un tonneau, celles des cavaliers sur le pommeau de la selle, celles des bicyclistes sur le bec de la selle ou sur la roue d'arrière.

Kauffmann sur 239 cas a trouvé 198 chutes (82 p. 100), 28 chocs sur le périnée, 9 cas après des chutes de voiture, 4 lésions chez les cavaliers. L'énumération de ces causes fait comprendre comment les ruptures de l'urètre sont un accident fréquent surtout dans la jeunesse et l'âge adulte. D'après Kauffmann, environ 30 p. 100 des ruptures se produisent de dix à vingt ans, et environ 20 p. 100 dans chacune des deux décades suivantes; au delà de quarante ans, la fréquence décroît rapidement. Burckhardt relève des chiffres analogues.

Le *mécanisme* de ces ruptures a été l'objet de nombreuses discussions. On a admis longtemps que le corps contondant écrasait l'urètre contre le bord inférieur ou contre la face antérieure du pubis, dans l'axe médian du corps. Pour Velpeau, contre la face antérieure s'écrasait la portion bulbaire, contre le bord inférieur, la portion membraneuse.

Poncet et Ollier montrèrent expérimentalement que, à la portion membraneuse, la partie la plus fréquemment rompue était la paroi supérieure, coupée par le bord inférieur tranchant du ligament transverse de Henle. Poncet a pratiqué l'expérience suivante : après introduction d'une bougie de cire dans l'urètre, et application d'un coup sur le périnée, la bougie de cire porte l'empreinte de l'arête vive du ligament sur son bord supérieur. Terrillon, Forgue, répétant cette expérience, observèrent cependant l'aplatissement de la cire sur la face antérieure du pubis. Les cas cliniques ne confirment pas la théorie de Poncet et Ollier. Ceux-ci admettaient d'ailleurs également l'écrasement de la portion bulbaire contre le pubis.

Les travaux les plus importants sont ceux de Cras (1876), de Guyon (1877) et de Terrillon.

Cras conclut de ses investigations chez les blessés et de ses recherches expérimentales, que la partie *bulbaire* est le siège exclusif des ruptures directes de l'urètre périnéal, et que l'urètre est écrasé *latéralement* contre la lèvre tranchante de la branche descendante du pubis.

Terrillon étudia surtout le résultat des chutes à califourchon, sur des cadavres, qu'il laissait retomber sur un corps dur dirigé dans l'axe du périnée, le torse et la tête penchés en avant. Il conclut que le mécanisme diffère suivant le volume du corps contondant ; dans le cas de corps peu volumineux, celui-ci refoule latéralement l'urètre, qui est écrasé à la partie moyenne du bulbe sur la branche descendante du pubis comme l'avait montré Cras (*écrasement latéral*) ; au contraire, un corps volumineux ne peut s'insinuer entre l'urètre et la branche descendante, mais il appuie l'urètre directement sur le pubis, et la rupture siège sur la paroi *inférieure* de la portion bulbaire (*écrasement médian*).

Sur le vivant, les ruptures se produisent souvent d'une manière différente. Les opérations et les autopsies ont montré que les ruptures les plus fréquentes sont celles de la portion bulbaire, que la paroi supérieure est généralement respectée ; cependant l'existence de ruptures directes de la portion membraneuse est avérée. Le siège exact de la rupture dépend non seulement du volume du corps vulnérant, mais de la direction et du point d'application du coup : la partie membraneuse serait rompue quand la force agit en arrière du bulbe, et se dirige en haut et en avant, écrasant l'urètre contre la partie inférieure de la face postérieure du pubis (Kaufmann). L'inclinaison du corps en avant ou en arrière, pendant la chute, produit l'écrasement plus en avant ou plus en arrière ; dans la chute en arrière, il y aurait section sur le ligament transverse (Legueu). La régularité des bords de la solution de continuité, ou au contraire leur aspect morcelé et écrasé, ne dépendent pas seulement de l'arête osseuse ou ligamenteuse, mais de l'interposition du bulbe et des tissus péri-urétraux.

L'inflammation de l'urètre joue un rôle important : on a vu des ruptures se produire en amont d'un rétrécissement, dans une partie dilatée et enflammée de l'urètre, à distance du point où avait porté le choc. Enfin il ne faut pas oublier le rôle tardif, mais important, des essais intempestifs de cathétérisme.

3° *Portion membraneuse.* — Protégé et profondément situé dans l'angle des pubis, adhérent à l'aponévrose moyenne et aux fibres lisses de la région qui lui laissent peu de mobilité, l'urètre membraneux est moins souvent rompu que l'urètre bulbaire. Cependant, nous venons de voir qu'il peut être atteint directement par le traumatisme. Dans la majorité des cas, la rupture de l'urètre membraneux est de *cause indirecte*, et liée aux *grands traumatismes du bassin*, comme ceux qu'on observe dans les écrasements, les tamponnements, les chutes sur le bassin. Tantôt c'est une esquille, un fragment acéré du pubis qui embroche la paroi urétrale, tantôt l'urètre s'enclave entre deux fragments qui l'écrasent, tantôt la dilacération de l'urètre est produite par l'aponévrose moyenne entraînée par le chevauchement et la disjonction des fragments ; la fracture a pu quelquefois même passer inaperçue. Même sans fracture, mais plus rarement, la rupture se fait par les tractions de l'aponévrose dans les cas de luxation de la symphyse pubienne, ou même de disjonction brève des pubis : les autopsies de Voillemier et de Coctaud, les cas plus récents de Chaput, de Mignon, ont montré ces ruptures sans fracture du bassin. Cette entorse passagère se verrait en particulier chez les enfants (Lannelongue).

Dans les chutes sur le périnée, avec fractures du bassin, celles-ci peuvent aussi n'être qu'une complication de la rupture, quand le même traumatisme atteint successivement le périnée, puis l'ossature pelvienne.

On a fait intervenir aussi la contraction musculaire (Thompson), par exemple par adduction forcée des cuisses ; ce mécanisme est généralement rejeté.

4° *Urètre prostatique.* — L'urètre prostatique échappe par sa situation aux traumatismes directs ; même les fractures du bassin ne l'atteignent presque jamais, puisque Terrillon n'en a retrouvé qu'un seul cas.

Anatomie pathologique

A. *Portion pénienne.* — Le siège de la rupture varie avec le point d'application du traumatisme direct : dans les ruptures indirectes qui s'observent au cours de la blennorragie (redressement de la corde, faux pas du coït, érections), les points d'élection de la rupture sont la partie moyenne de la verge et le voisinage de l'angle péno-scrotal. L'urètre est rompu partiellement, et c'est à la paroi inférieure que siège cette rupture transversale, qui intéresse au plus la moitié de la circonférence du canal. La rupture est superficielle, limitée à la muqueuse, plus rarement étendue au corps spongieux ; la gaine fibreuse est indemne. Exceptionnellement, la rupture est totale, et souvent s'accompagne alors de rupture du corps caverneux.

B. *Ruptures directes de la portion périnéo-bulbaire.* — Depuis les travaux de Reybard et de Terrillon, on décrit aux ruptures de l'urètre trois degrés.

Au premier degré, les trabécules du corps spongieux se sont rompues, les aréoles mises en communication entre elles forment une poche sanguine, un hématome, mais celui-ci reste circonscrit, ni la muqueuse urétrale en dedans, ni l'enveloppe fibreuse en dehors n'ayant cédé (*rupture interstitielle*).

Au deuxième degré il existe, en outre, une déchirure de la muqueuse ; le sang se déverse dans l'urètre et en retour l'urine et les microbes de l'urètre peuvent envahir le foyer hématique.

Au troisième degré, l'enveloppe fibro-élastique du corps spongieux est elle-même rompue ; du foyer spongieux, le sang coule dans l'urètre et dans le tissu cellulaire périnéal : les tissus contusionnés deviennent le siège de deux poches sanguines largement communicantes : l'une dans le corps spongieux, l'autre qui diffuse dans le tissu cellulaire en suivant la voie que lui tracent les aponévroses, vers les bourses et la verge. Dans les deux premiers degrés, la rupture est dite *partielle*, dans le troisième, elle est *totale*.

La gravité de la rupture dépend encore de l'étendue de la solution de continuité par rapport à la circonférence de l'urètre. A ce point de vue on les divise en *complètes* et *incomplètes*.

Les ruptures *incomplètes* n'intéressent pas la totalité de la circonférence de l'urètre ; c'est le cas de beaucoup le plus fréquent dans les ruptures par cause directe, c'est-à-dire dans presque toutes les ruptures au deuxième degré. La rupture porte le plus souvent sur la paroi inférieure ou la paroi inféro-latérale, comme dans les expériences de Terrillon ; il y a écartement des bords, mais persistance de la continuité du canal par la paroi supérieure qui constitue un guide précieux pendant l'opération.

Les ruptures *complètes* permettent l'écartement considérable des deux bouts du canal, par suite de l'élasticité ; le bout postérieur, en particulier, se rétracte vers l'aponévrose moyenne, où sa recherche devient très laborieuse dans les tissus écrasés et injectés de sang et l'écart peut atteindre 5 à 6 centimètres (Nogués) ; cependant la rétraction est parfois empêchée par des tractus celluleux ; la muqueuse peut être séparée du tissu spongieux et recroquevillée ; suivant les cas, les bouts sont plus ou moins œdématiés, frangés, déchiquetés et leur vitalité plus ou moins compromise ; aucun repère ne conduit l'opérateur de l'un à l'autre, quand ils ont quitté le plan médian du périnée.

C. *Ruptures indirectes de la portion membraneuse.* — Plus grand a été le déplacement des fragments osseux ou plus forte la disjonction symphysaire, plus la rupture de l'urètre est complète et l'écartement des bouts considérable, puisqu'ils sont entraînés par l'aponévrose dans des directions divergentes ; aussi la recherche du bout postérieur est-elle presque impossible. Le plus souvent la rupture est complète ; cependant, on a observé des ruptures incomplètes, avec persistance d'un pont de muqueuse saine appartenant à la *paroi inférieure* de l'urètre membraneux.

Pousson fait remarquer que la rupture n'a jamais lieu exactement dans la portion intraligamenteuse, et que l'urine et le sang s'épanchent au-dessus de l'aponévrose moyenne, d'où ils peuvent gagner tout l'espace pelvi-rectal et prévésical.

D. *Ruptures de l'urètre prostatique.* — Rares et mal connues, elles ne peuvent être décrites avec précision et passent souvent inaperçues au milieu des désordres plus importants.

Lésions de voisinage. — En même temps que l'urètre, le traumatisme atteint plus ou moins les parties molles ; les corps caverneux peuvent être le siège de ruptures soit interstitielles, c'est-à-dire sans déchirure de leur aponévrose, soit au contraire ouvertes dans le foyer principal de la contusion ; on a vu l'arrachement de la racine des corps caverneux.

Dans les fractures du bassin, les déchirures de l'aponévrose peuvent permettre la communication des foyers périnéaux avec la cavité pelvienne ; les foyers de fractures sont souillés par le sang, l'urine et les produits septiques provenant de la rupture urétrale : ce sont donc des fractures compliquées où l'infection acquiert une gravité extrême.

Plaies contuses. — Quand le traumatisme cause en même temps une solution de continuité de la peau, les désordres anatomiques sont en tout semblables à ceux des ruptures proprement dites. En général l'évacuation du sang et de l'urine par les plaies cutanées est insuffisante et le chemin de l'infection se trouve tout préparé.

Symptômes

La symptomatologie est sensiblement différente suivant que le traumatisme intéresse la portion périnéale, membraneuse ou pénienne.

I. *Urètre périnéal.* — Au moment de l'accident, le seul symptôme est la *douleur* que ressent le blessé, provoquée par la contusion du périnée autant que par celle de l'urètre, douleur tantôt atroce, tantôt si brève qu'il peut continuer son travail.

Mais une triade de *symptômes immédiats* ne tarde pas à se produire : ce sont l'urétrorragie, la dysurie qui peut aller jusqu'à la rétention d'urine, la tuméfaction périnéale. Disons de suite que l'importance de chacun de ces symptômes est très variable ; suivant leur intensité, le professeur Guyon a proposé la classification en cas graves, cas moyens, et cas légers.

Tantôt l'*urétrorragie* est immédiate : le malade se sent mouillé peu après l'accident et trouve son linge souillé du sang qu'il a perdu inconsciemment ; tantôt elle tarde plusieurs heures, soit qu'elle n'apparaisse qu'après une tentative de cathétérisme, soit qu'un caillot ait d'abord obstrué la lumière de l'urètre. L'abondance varie du suintement lent goutte à goutte jusqu'au jet rouge vif continu, suivant la béance de la perforation urétrale, la présence de caillots, l'importance des vaisseaux lésés. L'urétrorragie est souvent intermittente ; l'hémostase une fois établie cédant à des mouvements, aux efforts de miction, à l'infection secondaire. Exceptionnellement, l'hémorragie est dangereuse par son abondance. Au contraire, elle peut manquer, même dans les cas graves, mais le fait est des plus rares.

La *dysurie* ou la *rétention* sont précoces : la première fois que le blessé veut uriner, après l'accident, il est surpris de ne pouvoir émettre une goutte d'urine ; un essai ultérieur reste encore infructueux ; cependant le besoin d'uriner devient pressant et douloureux, et c'est bientôt la souffrance angoissante de toute rétention aiguë, avec les efforts douloureux, le besoin incessant, le ténesme vésical, la douleur hypogastrique et rénale. En même temps l'on perçoit au palper l'ascension du globe vésical qui remonte peu à peu jusqu'à l'ombilic, ou bien le malade peut obtenir un mince jet d'urine, au prix d'efforts violents et de vives douleurs au moment du passage de l'urine. En effet l'obstacle n'est pas toujours le même : caillots obstruant l'urètre, écartement des deux bouts qui emprisonne l'urine dans la poche périnéale, gonflement des parois urétrales contuses ou rompues, recroquevillement de la muqueuse, souvent spasme membraneux réflexe.

Quelques heures plus tard, l'épanchement sanguin dans le tissu cellulaire périnéal y forme une *tuméfaction* appréciable, que l'on a vu atteindre jusqu'au volume d'une tête de fœtus (Voillemier) ; cette tuméfaction est médiane, allongée d'avant en arrière, étendue de la région préanale jusqu'à la racine des bourses. En même temps une ecchymose noirâtre s'avance dans les bourses œdématiées, jusque dans la verge et les régions inguinales. Le palper fait percevoir au niveau de la tumeur la crépitation sanguine, due à la présence des caillots ; la pression peut expulser du sang par le méat. Quand la rétention n'est pas complète, cette tumeur peut augmenter à la suite d'un effort de miction, qui la remplit d'urine.

Tandis que persistent ces symptômes immédiats, une phase nouvelle ne tarde pas à évoluer si l'on n'intervient pas : c'est la *période d'infection*. Elle apparaît plus rapidement si l'urètre lésé est le siège d'une infection chronique, si le cathétérisme fait pénétrer des germes dans l'hématome ; mais elle est presque fatale, même dans un urètre sain : l'urine se fait le véhicule des germes normalement présents dans l'urètre antérieur, l'hématome et les tissus meurtris forment un milieu de culture favorable. A la symptomatologie que nous avons décrite succède celle de l'*infiltration d'urine*. Au milieu des phénomènes généraux dus à la septicémie ou même à la pyohémie, on voit éclater localement un phlegmon diffus gangréneux qui s'étend du périnée aux bourses, à la verge, à l'hypogastre et aux régions inguinales. Si l'aponévrose moyenne est déchirée, le phlegmon diffus envahit les fosses ischio-rectales, la cavité pelvienne, la cavité de Retzius, et fuse dans les fosses iliaques.

Dans les infections moins graves, la suppuration n'a pas ces caractères diffus et gangréneux : l'hématome s'infecte un peu plus tardivement, et la suppuration reste circonscrite, c'est en somme un *abcès urineux*, et l'infection générale n'a pas l'extrême et immédiate gravité des cas précédents.

Quant à la réparation, dans les cas de survie, elle est très lente, souvent incomplète, et l'on observe plus fréquemment la persistance de la suppuration au niveau des anfractuosités périnéales, la formation de callosités irrégulières, et par suite, la permanence des fistules urinaires.

Cette description correspond aux *cas graves* (Cras, Terrillon, Guyon) : les symptômes y sont au complet, les désordres anatomiques sont ceux de la rupture totale.

Il existe heureusement des cas où de moindres lésions se révèlent par une symptomatologie atténuée et une marche moins grave.

Dans les *cas moyens*, on retrouve encore la même triade symptomatique, mais l'urétrorragie peut être moins abondante et moins durable, la miction n'est pas absolument impossible, la tumeur périnéale se forme lentement et s'infecte tardivement.

Dans les *cas légers*, la rupture n'intéresse qu'une minime étendue de la muqueuse et du corps spongieux, elle est le plus souvent partielle. L'urétrorragie peut manquer complètement, par exemple dans les ruptures interstitielles, ou bien elle est peu abondante et diminue rapidement. La douleur de la miction est plus ou moins vive, parfois excessive, syncopale, mais la douleur s'atténue peu à peu, et surtout point n'est besoin d'intervenir pour l'évacuation de la vessie. Une ecchymose apparaît, mais s'étend peu ; aucune tuméfaction périnéale ne témoigne de l'accumulation du sang et des caillots dans le foyer contusionné. L'infection, si elle se produit, prend le caractère d'une péri-urétrite très limitée.

II. *Urètre membraneux.* — Ses ruptures s'accompagnent des mêmes symptômes ; elles tirent une plus grande gravité de l'étendue des lésions urétrales, de l'envahissement de la cavité pelvienne par le sang et l'urine, de l'infection des foyers de fractures osseuses. Comme dans les cas graves de ruptures de l'urètre bulbaire, on note la rétention complète, la production d'une tumeur sanguine périnéale, l'urétrorragie, mais avec quelques particularités : l'urétrorragie manque plus souvent, si le bout antérieur rétracté et contus ne draine pas la cavité résultant de la rupture ou si le sang reflue dans la vessie ; l'ecchymose et la tuméfaction envahissent non seulement le périnée antérieur, mais aussi la région anale, les fosses ischio-rectales ; le foyer principal devient pelvien, au-dessus de l'aponévrose moyenne et du releveur anal, autour de la vessie et du rectum. L'infiltration d'urine peut remonter jusqu'aux fosses iliaques et aux régions rénales. A ces symptômes s'ajoutent ceux des fractures du bassin, dont le foyer ne tarde pas à être envahi par la suppuration et l'ostéomyélite.

III. *Urètre pénien.* — Dans ces ruptures les symptômes sont moins graves. L'urétrorragie est généralement peu abondante, et cependant on cite des cas où elle mit en danger les jours du malade. Les désordres de la miction se réduisent à une douleur plus ou moins vive, et à une difficulté passagère. L'ecchymose, quand elle se produit, est limitée à la face inférieure de la verge, et on ne sent d'autre tuméfaction que l'épaississement annulaire du corps spongieux; la suppuration péri-urétrale est rare.

Pronostic

La gravité des ruptures réside, aussitôt après l'accident, dans l'*infection;* plus tard, dans la possibilité de fistules persistantes, surtout dans la production *fatale d'un rétrécissement traumatique.*

L'hémorragie, l'urémie consécutive à la rétention ont donné parfois aux ruptures une terminaison fatale, mais la gravité immédiate vient surtout de l'infection. Le pronostic des ruptures péniennes est donc bénin; celui des ruptures périnéales est déjà beaucoup moins favorable, surtout si l'urine est septique avant l'accident : il dépend surtout de la précocité de l'intervention. Sans doute on a pu voir l'hématome suppurer, et les accidents céder à l'issue du pus et de l'urine au périnée; ces guérisons spontanées sont exceptionnelles, surtout si les liquides ne sont pas collectés. Le pronostic des ruptures de la région membraneuse produites par les traumatismes du bassin est encore plus sombre : l'infiltration d'urine dans le tissu cellulaire pelvien, la suppuration des foyers osseux, la pyohémie, sont difficiles à conjurer.

Terrillon a trouvé 12 morts dans 170 cas. D'après Kaufmann, la mortalité générale des ruptures sans fractures du bassin est de 14,15 p. 100; celle des ruptures compliquées de fractures, de 41,7 p. 100. Dans la première catégorie, l'infiltration d'urine causa la mort dans 35,71 p. 100 des cas. Avec l'intervention précoce et aseptique, la mortalité est devenue presque nulle dans les ruptures périnéales; elle reste plus forte dans les ruptures par fractures du bassin.

Le pronostic tardif est toujours grave, par suite de la formation d'un *rétrécissement* traumatique de l'urètre. Les petites ruptures de l'urètre pénien chez les blennorragiens n'en sont pas exemptes, mais elles sont partielles et produisent des cicatrices peu épaisses qui n'oblitèrent pas complètement l'urètre; leur importance est réelle cependant, car nous verrons que les rétrécissements ainsi produits résistent aux divers traitements. Au périnée et à la région membraneuse, la cicatrisation de l'urètre et du foyer de la contusion produit des noyaux fibreux rétractiles qui mettent rapidement obstacle à l'émission de l'urine; ces rétrécissements se forment même dans des cas où la rupture a été méconnue par suite de l'absence des grands symptômes. L'opération, en empêchant les grandes destructions de tissus, en dirigeant la formation d'un nouveau canal autour de la sonde à demeure, diminue la gravité des rétrécissements consécutifs.

DIAGNOSTIC.

Le diagnostic est en général facile, en particulier dans les ruptures périnéales par choc direct ou chute à califourchon. Il ne présente de difficultés qu'en l'absence des grands symptômes, et la rupture doit être recherchée dans toute contusion du périnée et dans tout traumatisme pelvien. On connaît un certain nombre de cas où l'apparition tardive d'un rétrécissement fut expliquée par une fracture du bassin; dans un cas de Bazy, le malade avait été soigné quarante ans auparavant pour une fracture du bassin, par Voillemier et Richet qui l'avaient simplement sondé pendant trois semaines avec une sonde molle. A plus forte raison les ruptures interstitielles péniennes peuvent être méconnues.

Dans le cas de fracture du bassin, on doit rechercher en même temps s'il s'est produit une rupture extra-péritonéale de la vessie. Rupture de l'urètre et rupture de la vessie ont des signes communs : rétention d'urine, empâtement de la région périvésicale et périprostatique. Mais dans le cas de rupture de la vessie, celle-ci est vide, et c'est par le toucher rectal combiné au palper hypogastrique qu'on doit s'en assurer.

L'importance des symptômes, leur analyse attentive, les commémoratifs, permettent en général de faire le diagnostic du siège de la rupture, et dans une certaine mesure celui de son étendue. L'*exploration urétrale* renseignerait également sur le siège de la rupture et surtout sur la possibilité de la franchir, sur la présence de sang dans la vessie, sur la localisation périnéale ou prérectale de l'hématome. Est-il au début permis de la pratiquer?

A notre avis, le cathétérisme uniquement *explorateur* est absolument interdit, dans tous les cas, même dans les simples ruptures interstitielles qu'il peut compliquer de rupture de la muqueuse. Le cas d'Englisch et Johnston, où un hématome périnéal accompagné de rétention simulait une infiltration d'urine, restera en effet exceptionnel. Quant au cathétérisme *évacuateur*, la dysurie ou la rétention invitent à l'essayer. Cependant on s'en abstiendra, surtout si d'autres symptômes laissent peu de doute sur l'existence d'une rupture. En tout cas on ne le pratiquerait qu'avec d'extrêmes précautions de douceur et d'asepsie, et s'il ne rencontrait aucun obstacle. Nous ne pouvons donc pas le considérer comme un moyen de diagnostic, mais comme un moyen de traitement pour les « cas légers » avec dysurie ou rétention réflexe. A titre de curiosité, nous mentionnerons qu'il a pu servir à confirmer le diagnostic de fracture, en pénétrant dans le foyer crépitant (Burckhardt).

A une période un peu plus tardive, même dans les cas peu graves on devra faire le diagnostic de l'infection du foyer de la rupture, qui poserait une indication opératoire. On surveillera donc l'apparition de la fièvre, d'un gonflement de la région, de la suppuration par l'urètre.

Traitement

1° Dans les ruptures légères de l'urètre pénien, et parmi les ruptures périnéales, dans les cas légers où nul symptôme alarmant et nulle complication infectieuse ne se manifestent, l'abstention de tout traitement opératoire et de tout cathétérisme s'impose. Une sonde à demeure ne pourrait qu'infecter la rupture ; elle ne devrait être placée que si le blessé avait auparavant des urines septiques, ce qui arrive rarement à l'âge où l'on observe ces accidents. En particulier, dans le cas de blennorragie, la sonde serait mal tolérée et aggraverait parfois l'urétrite en même temps qu'elle favoriserait l'infection du foyer de la rupture. En revanche, la cicatrisation faite, ou l'urétrite guérie, on explorera et on dilatera l'urètre.

2° Les autres cas, moyens et graves sont justiciables d'une même thérapeutique, c'est-à-dire arrêt immédiat de l'hémorragie et suppression de la rétention, asepsie et préservation du foyer de la rupture, préparation d'une cicatrice non rétractile de l'urètre et des tissus voisins.

Or, dans un certain nombre de ruptures partielles, une sonde pourrait être assez facilement introduite le long de la paroi restée intacte jusqu'à la vessie, et mettrait fin à la rétention ou à l'inondation périnéale par l'urine; cette manière d'agir a été longtemps considérée comme le traitement normal des ruptures, et elle a compté des succès. Sans affirmer qu'on doive la rejeter absolument, elle est maintenant considérée comme dangereuse : même dans un cas d'apparence assez bénin, on ne sait pas en introduisant la sonde, si celle-ci n'augmentera pas la déchirure, ne pénétrera pas dans le corps spongieux, y portant les germes qui pullulent dans l'urètre normal, à plus forte raison dans l'urètre suspect; même sans effraction apparente, on n'empêche pas la plaie urétrale d'être souillée par l'urine si celle-ci filtre le long de la sonde; la suppuration est du reste habituelle autour de la sonde à demeure. Il est donc préférable de ne pas tenter le cathétérisme. Si l'on devait différer l'acte opératoire, mieux vaudrait gagner du temps avec la ponction aspiratrice de la vessie, sans vouloir faire de celle-ci un véritable traitement. Au contraire, l'intervention opératoire précoce, en évacuant les caillots et le sang extraversé, en détournant l'urine, en permettant l'élimination facile de tissus mortifiés, supprime la réceptivité du terrain à l'infection; enfin, elle seule permet de diriger la réparation vers une cicatrisation régulière et d'éviter les rétrécissements traumatiques, si graves par leur évolution rapide et leur retentissement précoce sur la vessie et les reins.

Intervention opératoire. — L'acte opératoire, pour remplir parfaitement les indications que nous venons d'exposer, devra comprendre : 1° l'incision et le drainage des tissus atteints par la contusion ; 2° le placement d'une sonde dans les deux bouts de l'urètre ; 3° le rétablissement de la continuité de l'urètre par une cicatrice peu étendue et non rétractile. Cette dernière partie a été comprise de plusieurs manières, qui portent l'empreinte des tendances successives de la chirurgie générale, et qui méritent d'être mises encore en parallèle.

1° *Incision et drainage.* — Après qu'un cathéter a été placé dans la partie perméable de l'urètre, une longue incision médiane, étendue de la naissance du scrotum jusqu'au niveau du bord antérieur du sphincter anal ouvre tous les tissus jusqu'à la poche sanguine périnéale; celle-ci est évacuée, lavée à l'eau oxygénée s'il y a infection. Les bords de l'incision sont alors écartés pour permettre la recherche des deux bouts de l'urètre. S'il n'y a pas d'hématome périnéal, on incise couche par couche les tissus infiltrés de sang, sans quitter la ligne médiane, sans s'attarder à vouloir arrêter l'hémorragie en nappe, jusqu'à l'urètre. Éventuellement on lie les vaisseaux qui donnent un jet.

2° *Recherche des bouts de l'urètre ; placement de la sonde à demeure.* — Le bout antérieur est facilement trouvé, grâce au cathéter, et deux fils sont passés dans les parties latérales de la tranche urétrale. On peut suivre alors la paroi supérieure quand elle a été conservée : elle conduira assez facilement sur l'orifice du bout postérieur, que l'on pourra repérer comme l'antérieur avec des fils.

Si la rupture est totale, la recherche du bout postérieur déchiqueté, rétracté, déplacé au milieu de tissus dilacérés, peut être excessivement laborieuse. On facilite souvent cette recherche en comprimant la vessie et en examinant le point où jaillit l'urine ; la sonde cannelée est l'instrument de choix pour les essais de cathétérisme du bout postérieur, l'urine s'écoulant par la cannelure quand on est parvenu dans la vessie ; une sonde cannelée à stylet convient mieux encore. Une sonde à bout olivaire ou une sonde coudée est glissée sur la cannelure.

Si, malgré tous les artifices et tous les tâtonnements, le bout postérieur reste impénétrable, on aura la ressource du *cathétérisme rétrograde*. Par l'incision ordinaire de la cystotomie sus-pubienne, le cathéter cannelé à forte courbure est introduit dans le col vésical et poussé jusqu'au périnée. Il sert alors à repérer le bout postérieur, et ramène à sa suite, jusque dans la vessie, le bec de la sonde qu'on laissera à demeure.

Au cathétérisme rétrograde par la vessie, plusieurs chirurgiens (Demarquay, Forgue), ont préféré la découverte de l'urètre prostatique par une incision prérectale comme dans la prostatectomie périnéale ; le bec de la prostate trouvé, on incise à ce niveau l'urètre profond, et l'on y introduit un conducteur qui, d'arrière en avant, arrive à l'orifice recherché du bout postérieur, et sert alors à l'introduction définitive de la sonde : manœuvres plus laborieuses, moins sûres et dont les résultats protègent moins bien que la taille hypogastrique contre les accidents ultérieurs.

Nous verrons que dans les rétrécissements *membraneux* consécutifs aux traumatismes pelviens, l'éloignement des bouts et la dilacération des tissus sont tels, que la recherche du bout postérieur par le périnée reste presque toujours infructueuse ; aussi a-t-on recommandé de ne pas s'y attarder mais de faire *d'emblée le cathétérisme rétrograde* par la vessie.

PLANCHE I

URÉTROSCOPIE

(*Toutes ces figures sont grossies.*)

Fig. 1. — Portion pénienne de l'urètre, légèrement enflammée. On voit quelques lacunes d'aspect normal; la muqueuse est un peu rouge et les détails de la vascularisation ont disparu. La pression du tube urétroscopique a laissé un cercle pâle contigu à une zone plus congestionnée.

Fig. 2. — Urètre bulbaire normal. Striation longitudinale très marquée.

Fig. 3. — Urètre membraneux normal. La muqueuse, plus colorée que dans le reste de l'urètre, présente de nombreux plis radiés, et l'entonnoir est peu profond.

Fig. 4. — Verumontanum et urètre prostatique. Le verumontanum un peu augmenté de volume, est plus pâle qu'à l'état normal (infiltration dure).

Fig. 5. Urètre bulbaire. Période d'inflammation subaiguë (infiltration molle). Disparition des plis fins et des stries vasculaires. Rougeur et gonflement uniformes de la muqueuse.

Fig. 6. — Lésions d'urétrite chronique. Épithélium mat, pâle, un peu jaunâtre. Ni plissement, ni striation vasculaire. En haut trois groupes de glandes apparaissent comme de petits points rouge vif. En bas, au contraire, deux orifices de glandes de Littre très dilatés et bordés d'un liseré inflammatoire.

Fig. 7. — Végétations inflammatoires de l'urètre périnéal. Urétrite subaiguë.

Fig. 8. — A droite, sur le diamètre transversal, orifice d'un trajet fistuleux, bordé d'une collerette muqueuse, et contenant un bouchon purulent. Le bourrelet muqueux se continue avec un pli œdématié qui simule une végétation. Alentour, urétrite chronique avec exulcération de l'épithélium.

Fig. 9. — Rétrécissement de l'urètre. L'épithélium, à qui la transformation cornée donne une coloration blanchâtre, manque dans une partie du champ urétroscopique. Cette érosion, de cause mécanique, est due à la dilatation. En ces points, le derme apparaît jaunâtre, friable et saignant. La lumière de l'urètre est presque fermée.

Fig. 10. — Rétrécissement dur. Le tube est arrêté à l'entrée du rétrécissement. La lumière de l'urètre apparaît comme une simple fente, difficile à entr'ouvrir, et d'où partent des fissures. L'épithélium est érodé mécaniquement, et le tissu fibreux apparaît jaunâtre, avec des points rouge vif dus à l'exhalation sanguine.

Fig. 11. — Rétrécissement cylindrique avec transformation leucoplasique très accentuée, donnant à la muqueuse un aspect nacré, d'un blanc très vif. Le tube, retiré d'arrière en avant, allonge l'entonnoir urétral dont les bords lui adhèrent fortement.

Fig. 12. — Mêmes lésions que figure 10. On voit en haut l'incision d'une urétrotomie interne, à droite une ancienne fissure ; la lumière de l'urètre reprend sa forme arrondie.

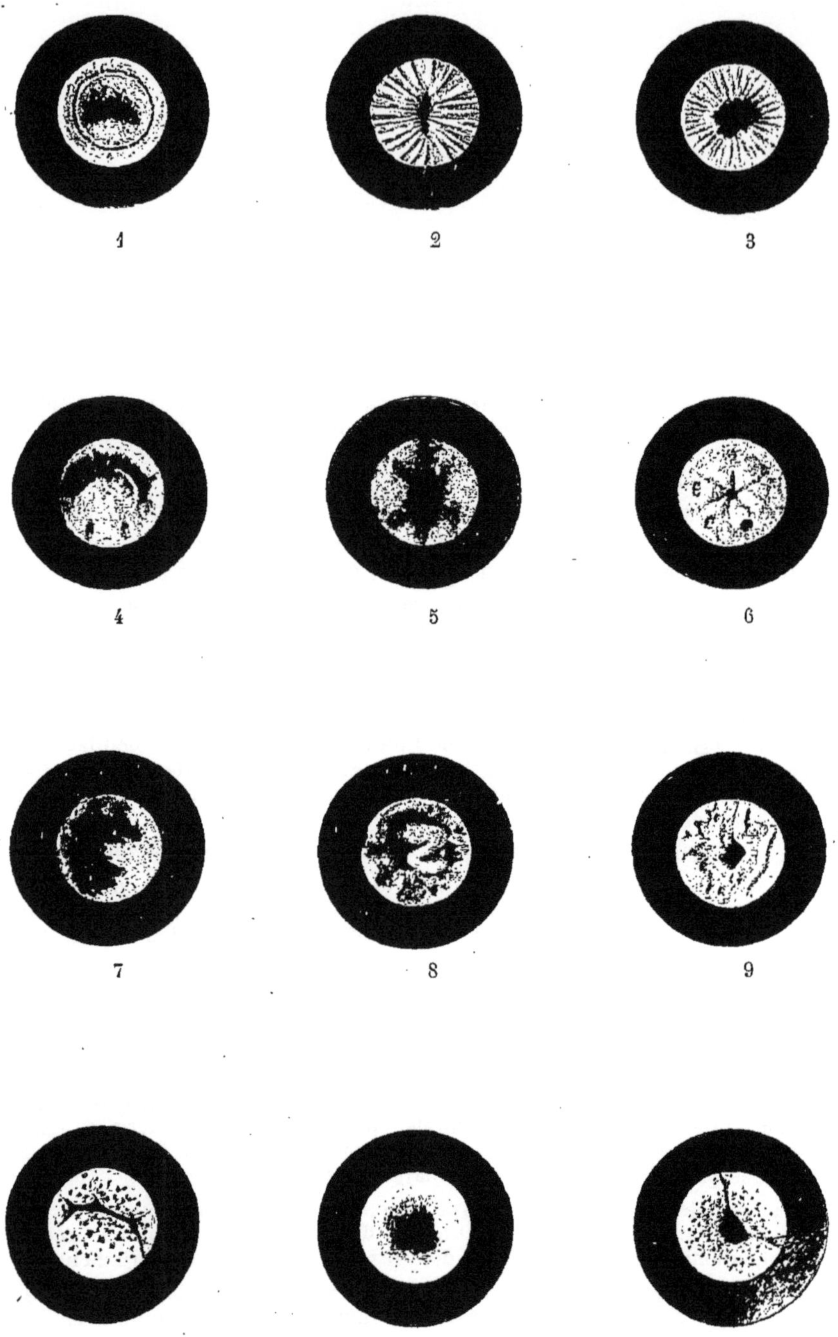
1
2
3
4
5
6
7
8
9
10
11
12

Quoi qu'il en soit, les deux bouts étant repérés, et le bec de la sonde placé dans la vessie, on se comportera comme pour une urétrotomie externe.

3° *Réparation de l'urètre.* — A ce moment de l'opération, les indications les plus pressantes auront été remplies. Mais quelle est la conduite à tenir pour éviter le rétrécissement traumatique?

On a d'abord assigné au traitement opératoire comme but principal le drainage de la plaie et la réparation du fond vers les bords, par réunion secondaire : on supprimait donc la troisième partie de l'opération, et l'on comptait pour la formation du nouvel urètre sur la coalescence des tissus du périnée autour de la sonde; c'est par la dilatation consécutive qu'on s'opposait à l'oblitération cicatricielle de l'urètre. Quand les progrès de la chirurgie aseptique permirent d'espérer une réunion par première intention, les efforts tendirent à obtenir soit par la suture des deux bouts, soit par la suture des plans périnéaux à l'exception de l'urètre, une cicatrice linéaire mince, totalement différente de celles qui constituent les rétrécissements traumatiques.

Nous exposerons la technique de ces trois méthodes :

a) *Pas de réunion de l'urètre ni du périnée.* — La sonde mise en place, un drain est placé dans la plaie et fixé à la peau; quelques mèches peuvent être placées pour faire cesser le suintement sanguin par compression ; si la plaie est très étendue et peu infectée, on la raccourcit par deux points de suture à ses extrémités. L'opération est donc très vite terminée.

D'une manière générale la cicatrisation demande quelques semaines, en moyenne un mois ; quand elle paraît assez avancée, on retire la sonde à demeure et l'urine ne tarde pas à passer tout entière par l'urètre. Il ne reste plus qu'à dilater périodiquement avec les Béniqués. S'il persistait une fistule, le curettage de ses parois et le débridement des anfractuosités permettrait la fermeture après une nouvelle période de sonde à demeure.

b) *Suture du périnée sans suture urétrale.* — Ce procédé qui a été employé avec succès par Lucas-Championnière et par Estor conviendrait aux cas où l'éloignement des deux bouts s'oppose à la suture urétrale. Après avoir mis en place la sonde et réséqué tous les fragments de tissus trop atteints par la contusion, on suture toutes les parties molles en un ou plusieurs plans. Il serait très imprudent de ne pas laisser un drainage pendant quelques jours. En cas de succès la sonde à demeure serait enlevée vers le dixième jour.

c) *Suture de l'urètre.* — Déjà réalisée par Franco et A. Paré après urétrotomie pour corps étrangers, elle a été reprise en 1866 par Birkett (qui se contenta d'un point de suture), oubliée, puis reprise par les chirurgiens modernes : elle est considérée actuellement comme l'opération de choix, malgré la forte proportion d'échecs qu'elle a donnés.

Avant de faire la suture, on résèque les lambeaux contusionnés des bouts urétraux voués au sphacèle ; de même on régularise les surfaces de section du corps spongieux et des tissus périnéaux. Alors, suivant que la rupture est totale ou partielle, on place un plus ou moins grand nombre de fils de catgut qui, perforant le corps spongieux, non la muqueuse, assurent la coaptation exacte des deux tronçons urétraux. Puis on suture en un plan, ou plusieurs plans solidaires les parties molles du périnée. On recommande de ne pas drainer, et la sonde est laissée en place huit ou dix jours, pendant lesquels on la renouvelle plusieurs fois.

En cas de succès, la réunion se fait dans ce délai par première intention : le périnée est complètement fermé, l'urètre est continu, aucun clapier ne subsiste autour du canal. Ultérieurement, la cicatrice de l'urètre est linéaire et peu rétractile, et le calibre normal du canal est facile à maintenir.

S'il y a infection, ce que la flore normale de l'urètre suffit à expliquer, une désunion partielle ou totale de la suture urétrale se produit ; les deux bouts peuvent cependant rester plus rapprochés qu'avant l'opération, ce qui constitue encore un léger avantage. Les plans périnéaux se désunissent parfois aussi, ou bien le chirurgien est forcé de les désunir lui-même pour établir le drainage. Dans toutes ces éventualités, la suppuration envahit le périnée, et le blessé est exposé aux fistules persistantes, aux callosités péri-urétrales, au rétrécissement traumatique comme s'il n'avait subi que l'urétrotomie externe.

Aussi la crainte de l'infection a-t-elle suscité, de la part des défenseurs de la suture urétrale, plusieurs modifications à cette technique. Les principales sont : la suture urétrale sans suture du périnée (Zadoc) ; la suture urétrale différée jusqu'après la chute des eschares (Delorme) ; la suture urétrale sans sonde à demeure, en détournant l'urine par une cystostomie (Weir, Lennander). En raison du grand nombre d'insuccès dus à l'infiltration périnéale, nous croyons préférable de faire les sutures des plans périnéaux, mais *sans suture complète de la peau.*

Plus récemment, s'appuyant sur la rareté des réunions par première intention des sutures urétrales, sur la production presque fatale de rétrécissements quand la réunion n'a pas été parfaite, Pasteau et Iselin ont recommandé, expérimenté sur les animaux et réalisé avec succès sur l'homme une technique différente : aussitôt après l'urétrotomie externe et l'hémostase, ils pratiquent la suture des deux bouts de l'urètre à la peau et laissent la plaie périnéale ouverte. La cicatrisation se fait d'abord sur la sonde à demeure qu'ils ne laissent que quatre à cinq jours ; puis ils pratiquent des séances de dilatation progressive. En général la fistule s'oblitère spontanément ; sinon, on pratique plus tard sa fermeture par autoplastie. La fermeture se fait par une mince membrane cutanée et muqueuse qui ne rétrécit pas le calibre de l'urètre.

Valeur respective des méthodes de réparation de l'urètre. — Le choix du procédé s'impose souvent. Dans les ruptures de l'urètre membraneux, les désordres sont si grands, l'écartement des bouts est si prononcé qu'on ne peut pas, en général, penser à une suture urétrale ; la possibilité d'une suppuration de la cavité pelvienne invite du reste à tout sacrifier au drainage : on se contentera donc de l'urétrotomie externe et l'on se tiendra prêt à poursuivre l'infection jusque dans l'étage supérieur du périnée, par la voie hypogastrique ou la voie prérectale. De même, quand le chirurgien n'intervient qu'au moment des accidents infectieux, infiltration d'urine ou phlegmons périnéaux, il ne peut songer qu'à l'incision des foyers infectés. Même le placement de la sonde doit être différé jusqu'à la désinfection complète des tissus.

Au contraire, dans les cas où les deux bouts de l'urètre, amputés des parties écrasées, peuvent être amenés en contact et où l'infection n'a pas encore débuté, l'intervention de choix est la suture urétrale, car l'urétrotomie externe simple ne suffit pas à prévenir les rétrécissements traumatiques dans tous les cas. Les résultats parfaits obtenus expérimentalement par Kaufmann, par Hägler, ont été confirmés par les opérations sur l'homme, et une série de cas de guérison éloignée ont été rapportés dans la thèse de Nogués dès 1892. Malheureusement les cas de réunion primitive ne constituent qu'une minorité parmi ceux de suture de l'urètre. D'après Pasteau et Iselin, sur 35 cas, 2 seulement ont été guéris sans aucune désunion. Or, les cas où la réunion est imparfaite peuvent être suivis de fistules, tout au moins de noyaux cicatriciels qui constituent plus tard des rétrécissements traumatiques. En examinant les résultats éloignés, les mêmes auteurs trouvent « 6 observations de suture immédiate de l'urètre qui donnent à longue échéance : 1 rétrécissement très serré, 2 rétrécissements modérés et 3 guérisons ». Cependant on a constaté que, même après désunion partielle, nombre d'opérés restaient facilement dilatables.

Nous poserons donc les indications opératoires suivantes :

I. Dans les cas infectés opérés tardivement : urétrotomie externe et drainage sans tentative de suture. On interviendrait secondairement en cas de persistance de fistules, on de production de rétrécissement.

II. Dans les cas non infectés, mais où les deux bouts n'arrivent pas en contact : suture des deux bouts au voisinage de la peau, à l'imitation de Pasteau et Iselin ; ou bien urétrotomie externe simple.

III. Dans les cas non infectés et favorables à la réunion par première intention : suture de l'urètre et du périnée. En cas d'échec partiel ou total, désunion complète faite délibérément pour retrouver les deux bouts et les fixer à l'incision périnéale.

II. — TRAUMATISMES DE DEDANS EN DEHORS

FAUSSES ROUTES

On nomme fausses routes les traumatismes causés par la pénétration d'un instrument de cathétérisme dans la paroi de l'urètre.

Les diverses portions de l'urètre sont inégalement exposées aux fausses routes que certains états pathologiques rendent parfois difficiles à éviter. En dehors de ces derniers cas, elles sont produites surtout par des opérateurs inexpérimentés, et le meilleur moyen de les éviter est de suivre les règles établies pour le cathétérisme méthodique.

1° *A l'état normal*, à la portion pénienne, de fines bougies peuvent s'engager dans les lacunes de Morgagni de la paroi supérieure de l'urètre, encore faut-il des bougies rigides conduites par une main brutale. Un repli muqueux, transversal, au niveau de l'angle péno-scrotal, peut arrêter aussi une bougie, quand la verge n'est pas assez tendue. Ces fausses routes n'ont été que rarement signalées : elles n'ont d'ailleurs pas une grande importance.

A la portion bulbaire, la courbure de l'urètre et la dépressibilité de la paroi inférieure de l'urètre prédispose cette région aux fausses routes. La paroi inférieure est en effet souvent dilatée en cul-de-sac : cette dilatation s'observe dans l'urètre soumis aux lavages sous pression, dans les urètres où le spasme membraneux arrêtant les instruments invite à une pression prolongée qui ne s'exerce pas toujours exactement dans l'axe de l'urètre membraneux ; les vieillards ont la région bulbaire fréquemment dilatée, par suite de la flaccidité du bulbe, en même temps devenu plus friable. Même dans l'urètre normal (Charon a publié un cas de fausse route chez un enfant de deux mois), si la verge n'est pas fortement tendue, c'est au niveau de la courbure bulbaire que viennent butter les instruments droits : il suffira que le cathéter soit conduit trop rapidement et trop brusquement pour qu'il puisse perforer la muqueuse, malgré sa résistance assez grande. Les instruments courbes eux-mêmes peuvent ne pas suivre la paroi supérieure lisse et non dangereuse : dans une dilatation bulbaire, le Béniqué abaissé trop tôt, soulève et menace un repli muqueux de la paroi inférieure qui lui barre l'accès de l'urètre membraneux. Les instruments fins et rigides sont les plus dangereux.

A la portion prostatique, les fausses routes sont plus rares. Toutefois le bec d'un instrument de petite courbure, comme l'explorateur métallique, abaissé trop tôt et trop brusquement, a pu exceptionnellement perforer la paroi supérieure immédiatement au-dessus de l'aponévrose moyenne, et produire une fausse route entre le pubis et la face antérieure de la prostate. A la paroi inférieure, de fines sondes peuvent s'insinuer dans les orifices glandulaires du verumontanum et les déchirer surtout s'ils sont développés anormalement.

2° *A l'état pathologique*, les principaux obstacles qui favorisent les fausses routes sont les rétrécissements, et l'hypertrophie prostatique ; les lésions sont préparées par l'inflammation de la muqueuse urétrale.

Mentionnons cependant d'abord quelques autres causes plus rares : les *néoplasmes*, sur lesquels la facilité de la fausse route devra même attirer l'attention ; les *abcès* ouverts dans l'urètre : sur l'un de nos malades, qui avait été atteint antérieurement d'une cowpérite, traitée par l'incision, les sondes s'engageaient presque invariablement dans l'ancienne cavité de la suppuration et auraient pu facilement en déchirer la paroi ; au niveau de la prostate, les cavités d'abcès anciens exposent au même traumatisme ; les *calculs* de l'urètre, à l'occasion des tentatives de cathétérisme à côté du calcul, ou des essais d'extraction ; les indurations fibreuses saillantes dans l'urètre que l'on observe dans certaines *prostatites chroniques* et surtout à la suite des suppurations de cet organe, cause possible de rétrécissements de l'urètre postérieur.

Les fausses routes occasionnées par les *rétrécissements* sont en général situées en aval de la stricture ; cependant elles peuvent se trouver en amont, quand des culs-de-sac s'offrent à la sonde : celle-ci, serrée dans l'anneau rétréci, ne transmet plus au chirurgien de sensations tactiles assez nettes, et les fines bougies rigides, les bougies de baleine en particulier, viennent perforer le cul-de-sac du bulbe, dilaté en amont du rétrécissement, ou bien l'une de ces valvules de l'urètre prostatique, si bien figurées dans l'atlas de Guyon et Bazy.

Chez les *prostatiques* le plus grand nombre de fausses routes sont produites à cause de la présence des saillies adénomateuses qui dévient l'urètre, et surtout du lobe médian qui en obture le col. Si le bec de la sonde ne suit pas exactement la paroi supérieure, il vient buter contre l'obstacle saillant à la paroi inférieure et tend à le transpercer, grâce à la friabilité des tissus congestionnés. C'est ce qui se produisait si souvent avec les sondes métalliques de trousse : c'est ce qu'on rechercha même jadis comme moyen thérapeutique sous le nom de « cathétérisme forcé ».

On divise les fausses routes en *incomplètes*, se terminant en cul-de-sac après un trajet sous-muqueux plus ou moins long, et *complètes*. Dans ce dernier cas l'instrument continue sa route parallèlement au canal et vient aboutir à la vessie, créant une sorte de tunnel urétro-vésical. Ce trajet est parfois très long ; il commence, par exemple, au cul-de-sac du bulbe, contourne la prostate et s'ouvre dans le trigone. En général, la fausse route complète intéresse la région prostatique. Ailleurs on a vu la sonde s'ouvrir un chemin à travers la paroi rectale et même perforer le péritoine.

La fausse route ne se produit pas toujours d'emblée ; très souvent l'instrument refoule devant lui la muqueuse du cul-de-sac du bulbe, creuse une dépression où la sonde s'engage facilement ; cette difficulté du cathétérisme se présente souvent chez les vieillards, dont la muqueuse flasque et mobile se plisse facilement au-devant de l'instrument. Il n'y a pas encore fausse route, mais il existe déjà une *fausse direction* (Guyon). Une fois cette dépression produite, les instruments courent grand risque d'y tomber chaque fois.

Au moment où la muqueuse se rompt, le chirurgien éprouve une sensation de résistance vaincue ; la progression en avant se fait difficilement et par saccades ; les mouvements en arrière sont au contraire faciles.

Par la sonde il ne s'écoule pas d'urine : rarement apparaissent quelques gouttes de sang. Lorsque la fausse route a lieu dans la région périnéale, le doigt introduit dans le rectum sent alors le bec de la sonde séparé de lui par une faible épaisseur de tissus. En retirant l'instrument, un saignement plus ou moins abondant se montre au méat. La douleur, variable, est d'ordinaire assez vive.

L'*hémorragie*, d'une abondance variable, ne persiste longtemps que dans les cas de blessures très graves, lorsque, par exemple, le bulbe a été déchiré; par contre, toute manœuvre intra-urétrale provoque un écoulement sanguin.

Les *troubles de la miction* consistent surtout et le plus souvent en une légère cuisson ; ailleurs la rétention est complète aussitôt après la blessure, elle peut persister ou céder au bout de peu de temps ou encore reparaître par *intermittences ;* ces différences s'expliquent par la présence de caillots, le gonflement inflammatoire, l'irrégularité de la plaie et le spasme.

Pendant les jours suivants, il est rare que l'infiltration ou des phénomènes d'intoxication urineuse se produisent, immunité qui tient à ce que l'orifice de la plaie regarde en avant et que l'urine a peu de tendance à y pénétrer; le contraire a lieu dans les plaies urétrales par calcul venant de la vessie (Maisonneuve). La raison en est surtout dans ce fait qu'il y a rarement oblitération de l'urètre et que l'urine, s'écoulant à peu près librement, n'est pas chassée avec force dans la plaie par les contractions vésicales.

Le diagnostic est facile lorsque le chirurgien est présent au moment même de l'accident. Il est plus fréquent d'avoir à poser un diagnostic rétrospectif qui s'appuiera sur les commémoratifs; une abondante hémorragie survenue après le cathétérisme chez un malade qui n'en présente pas habituellement, est un signe de présomption des plus importants.

Le *siège* de la fausse route est révélé par l'*explorateur à boule*. Instrument droit, il suit forcément la paroi inférieure de l'urètre et tombe dans la cavité accidentelle ; en s'aidant du toucher rectal, on saura si la fausse route siège au cul-de-sac du bulbe ou dans la prostate.

Un tube uretroscopique, introduit jusqu'au bulbe, montre, superposé, l'orifice urétral véritable et la dépression ou la fausse route bulbaires ; on peut aussi, par l'endoscopie, découvrir la fausse route en aval d'un rétrécissement, et l'éviter ainsi plus facilement.

Traitement. — La conduite à tenir est différente, suivant que le calibre de l'urètre est normal, ou qu'il existe un rétrécissement.

1° *Le calibre est normal.* — On sait que la fausse route intéresse presque toujours la paroi inférieure ; aussi est-ce la supérieure qu'on s'efforcera de suivre. Les instruments à grande courbure conviennent bien à cet effet, ainsi que les sondes coudées et bicoudées. En général, il suffit d'instruments de gomme tels qu'une sonde-béquille de moyen volume (nos 16 à 18) armée d'un mandrin ; mais les instruments métalliques permettent des manœuvres plus précises. Quoi qu'il en soit, on doit se rappeler que le meilleur moyen de ne pas abandonner la paroi supérieure, surtout au niveau du point blessé, est de tendre assez fortement la verge et de l'attirer sur le ventre.

L'instrument tenu très obliquement est presque parallèle à la paroi abdominale au moment où le bec arrive à l'entrée de la portion membraneuse. Il conserve ainsi un contact intime avec la paroi supérieure, et, quand on commence le mouvement d'abaissement, il passe par-dessus l'obstacle sans s'y engager.

Aussitôt qu'on a pénétré dans la vessie, il est indispensable de laisser une *sonde à demeure*, seul moyen d'obtenir une bonne réparation de la plaie urétrale. Une sonde de gomme sera donc fixée aussitôt après son introduction.

Exceptionnellement, quand un explorateur à boule a pénétré dans la vessie sans rencontrer d'obstacle, on est en droit de supposer que la fausse route siège sur la paroi supérieure ; un instrument droit, tel qu'une sonde-bougie, passe alors facilement.

2° *Il existe un rétrécissement.* — La situation peut être d'emblée très grave, dans le cas par exemple de rétention complète, car la vessie n'est pas vidée, et les manœuvres ultérieures sont rendues très difficiles. En pareille occurrence, les tentatives de cathétérisme seront modérées et de courte durée ; si elles ne réusissent pas, on aura recours sans tarder à la *ponction hypogastrique* de la vessie. On peut la renouveler plusieurs fois sans danger. Cette ponction devra, bien entendu, être faite dans tous les cas, qu'il s'agisse ou non de rétrécissement, si les manœuvres restées infructueuses n'ont pas permis d'évacuer la vessie. Très souvent, en maintenant au repos la région blessée pendant quelques jours, on pénètre facilement dans un urètre où l'on avait été arrêté.

La plupart du temps, la miction est possible et on doit alors tenter de faire le cathétérisme. Il est très rare qu'une sonde, si petite qu'elle soit, pénètre dans la vessie. Pour franchir l'obstacle on essaiera l'emploi de *bougies tortillées* d'un calibre n° 3 ou 4 : leur extrémité, se présentant successivement sur tous les points du canal, s'engage quelquefois assez facilement; lorsqu'une d'elles aura passé, elle sera laissée à demeure et tracera en général un chemin suffisant à l'urine.

Le cathétérisme, à l'aide de bougies tortillées, rend des services même en l'absence de rétrécissement, alors que les sondes à grande courbure n'ont pas pénétré. On en choisit une, armée d'un pas de vis qui, permet de fixer à sa suite un conducteur et d'introduire une bougie à bout coupé.

Enfin une dernière ressource consiste à pratiquer l'urétrotomie externe sans conducteur ou le cathétérisme rétrograde. On ne doit pas hésiter à recourir à ces opérations dès que les moyens ci-dessus indiqués ont échoué.

CHAPITRE III

URÉTRITE BLENNORRAGIQUE

BIBLIOGRAPHIE

JAMIN. Étude sur l'uret. ch. blen. *Thèse*, 1883. — M. SÉE. Le gonocoque. *Thèse*, 1896. — WASSERMANN. *Z. f. Hyg. u. Infections Krank*, 1898. et *Annales g°-urin.*, 1898. — DE CHRISTMAS. *Ann. I. Pasteur*, 1900 et *Congrès de Moscou*. — FINGER. Die Blenn. der Sexualorg, 6 éd., 1905. — WASSERMANN et HALLÉ. *Annales g°-urin.*, 1894. — GUIARD. La blennorragie chez l'homme, 1894. — OBERLANDER u. KOLLMANN. Die chronische Gonorrhoe der männlichen Harnröhre. Leipzig, 1905. — JANET. Repaires microbiens de l'urètre. *Annales g°-urin.*, 1901. — JULLIEN. Blennorragies aberrantes, 1905. — LEBRETON. Glandes bulbo-urétrales. *Thèse*, 1904. — DIVERS. Rapports et discussion. *Assoc. d'Urologie*, 1896-1907 — JANET. D. et Trait. de la blenn. *Annales g° urin.*, 1892. — MINET, AVERSENQ, VERCHÈRE. Complic. et trait. de la blenn. *Bull. de la Soc. médico chirurgicale*, Paris, 1904.

L'urétrite blennorragique est l'urétrite spécifique causée par le gonocoque, *micrococcus gonorrhoeæ* de Neisser. Ce micro-organisme avait été déjà vu en 1878 par Bouchard ; en 1879 parut le mémoire de Neisser qui prouvait la spécificité de la blennorragie par la constance du gonocoque, et en donnait la description complète. Toutefois le gonocoque ne fut cultivé et isolé que plus tard par Bumm (1885) et par Wertheim (1892). On en trouvera l'historique dans la thèse de Sée (1896).

LE GONOCOQUE. — Les gonocoques apparaissent au microscope comme des diplocoques, c'est-à-dire des cocci groupés deux par deux ; chaque couple forme un ensemble ovalaire, divisé suivant son grand axe par une fente claire, d'où la comparaison avec deux grains de blé ou de café, se regardant par leur face plane ou légèrement concave. Les dimensions de chaque élément, assez variables, en particulier dans les cultures, sont en moyenne de 1 μ. 2 sur 0 μ. 5.

Leur groupement est caractéristique : on les rencontre en amas plus ou moins considérables, irrégulièrement disposés dans chaque amas ; d'autres apparaissent isolés, ou en petits groupes de deux ou trois diplocoques, et ne sont pas alors aussi faciles à identifier : c'est ce qui se produit dans les urétrites à une période avancée de traitement, et dans les formes chroniques.

La situation des groupes de diplocoques par rapport aux cellules épithéliales et aux leucocytes est très importante pour le diagnostic. Tout à fait au début on rencontre de rares diplocoques dans les espaces inter-cellulaires, et souvent alors le diagnostic reste hésitant jusqu'à ce que la maladie ait pris un certain développement ; quand la goutte de pus est nette, on y trouve, entre les leucocytes et les éléments épithéliaux, des diplocoques en amas, d'autres isolés ; en outre on commence à trouver des amas englobés dans le protoplasma des leucocytes polynucléaires autour des noyaux. A la période d'état, l'épithélium a disparu, les gonocoques sont répartis en amas de 20, 30, 40 éléments situés les uns dans les leucocytes, les autres dans les espaces libres ; à cette période l'aspect est absolument caractéristique. Plus tard, pendant le déclin de la maladie, le nombre des gonocoques diminue ; la proportion des amas extra-cellulaires augmente, ainsi que celle des diplocoques isolés ; on en trouve sur les cellules épithéliales qui ont reparu dans le pus. C'est aussi à une période avancée de la blennorragie, que les gonocoques se montrent associés à d'autres microbes plus ou moins abondants.

Le gonocoque se colore facilement par les couleurs basiques d'aniline, et la coloration la plus simple est obtenue avec une solution aqueuse de bleu de méthylène à 1/100, qu'on laisse agir un temps assez court ; les gonocoques se teintent fortement, même quand les leucocytes sont peu colorés, et cette intensité de la coloration a une certaine valeur diagnostique. Mais le diagnostic différentiel se fera par la méthode de Gram ; le gonocoque ne prend pas le Gram, tandis que les autres diplocoques restent colorés. On procédera donc à une double coloration suivant le procédé usuel : coloration par la méthode de Gram, puis par un autre colorant : solution hydro-alcoolique de fuchsine, ou de brun de Bismarck, etc. Toutefois, des discussions se sont élevées sur la valeur de la méthode de Gram pour le diagnostic bactériologique de la blennorragie, les gonocoques pouvant rester colorés, si la solution colorante était très concentrée et la décoloration par l'alcool trop courte ; pour obtenir des résultats exempts de toute incertitude, il faut éviter absolument l'emploi de l'eau (Noguès), et décolorer avec l'alcool absolu ; on évitera de laisser la seconde coloration agir sur les microbes qui ont pris le Gram, en employant une solution de brun de Bismarck froide et peu concentrée (Weinrich). Les doutes seraient levés par les cultures, les pseudo-gonocoques cultivant sur les milieux ordinaires.

Parmi les autres colorants récemment recommandés, le « neutralrot » jouirait de la propriété de ne pas colorer les gonocoques vivants et de colorer au contraire en rouge les gonocoques morts ou doués d'une moindre vitalité. Cette question ne paraît pas tranchée.

Les gonocoques ne cultivent pas dans les milieux ordinaires (bouillon, gélatine, gélose) ; ainsi s'expliquent les échecs des premiers expérimentateurs qui essayèrent les cultures. C'est dans le sérum humain que Bumm parvint à les cultiver pour la première fois. Les milieux favorables à la culture du gonocoque doivent en effet contenir soit du sérum humain, qui lui convient le mieux, soit du sérum de sang d'animaux. On emploie surtout le sérum-gélose, ou le sang gélosé (Bezançon et Griffon), répartis dans des tubes ou dans des boîtes de Petri, et conservés, après ensemencement, à la température de 36° ou 37°. En vingt-quatre heures (Wertheim), et même seize (Griffon) apparaissent à la surface des stries, les colonies caractéristiques « arrondies, plates, brillantes, transparentes, ou de teinte légèrement blanchâtre ou blanc grisâtre » (Griffon) ; ces colonies, d'abord punctiformes, s'étalent pendant quelques jours, et deviennent hémisphériques et légèrement sinueuses.

La résistance et la vitalité du gonocoque sont faibles; il résiste peu à la dessiccation, à la chaleur, au froid ; à 40° il meurt en quelques heures, à 55° en quelques minutes ; une culture est stérilisée également en quelques heures à 0°. Même dans de bonnes conditions de température et d'humidité, les gonocoques en cultures meurent en deux ou trois semaines, et dans les ensemencements en série, après quatre à cinq passages. Le gonocoque ne résiste pas aux antiseptiques faibles, ni à l'eau. La plupart des auteurs considèrent les milieux légèrement alcalins comme plus favorables.

On reconnaît, dans les cultures, les gonocoques dégénérés à leur coloration moins facile par le bleu de Löffler.

Quant à la virulence des microbes, elle est très éphémère dans les cultures. Il en est autrement, de même que pour leur vitalité, quand il s'agit de l'organisme humain, où le gonocoque peut persister des mois et peut-être des années. Cependant, même sur l'homme, on observe l'action des antiseptiques et celle de la chaleur, car l'écoulement disparaît pendant la fièvre, et l'atténuation de la virulence avec le temps.

On a recherché l'influence des associations microbiennes sur le gonocoque, en particulier celle du Bac. pyocyanique (Schaeffer) et de sa toxine (Grosz et R. Kraus) qui dans une certaine mesure entraveraient le développement des colonies de gonocoques.

I. — Urétrite blennorragique aigue

Étiologie. — La contagion de la blennorragie se fait par le coït dans presque tous les cas; on a vu aussi l'urétrite blennorragique de l'homme succéder au coït anal ou au coït buccal, plus rarement à la contagion par des objets contaminés ; seringues, canules, linges. La contagion est favorisée par la menstruation qui exagère la virulence et sans doute l'expulsion des gonocoques, par la difficulté de dépister chez la femme certains foyers de gonocoques, comme ceux qui restent inclus dans les glandes de Bartholin ou de Skene; l'homme y est prédisposé par la durée du coït, par certaines particularités anatomiques (hypospadias, largeur du méat, trajets para-urétraux, phimosis), par une prédisposition momentanée (mets épicés, alcool, équitation, bicyclette) ou générale (lymphatisme, arthritisme, surmenage).

Il faut noter aussi qu'une première blennorragie ne confère pas l'immunité, au contraire on peut contracter une blennorragie aiguë, aussitôt après la guérison de la précédente, ou même au cours d'une blennorragie chronique.

Anatomie pathologique. — Presque inconnue pendant longtemps à cause de la rareté des autopsies de blennorragiens, quoique Laurentius Terraneus et Morgagni eussent constaté la localisation aux glandes et aux sinus du canal, l'anatomie pathologique de l'urétrite blennorragique est établie maintenant sur les autopsies de Voillemier, sur les examens urétroscopiques, sur les travaux récents de plusieurs auteurs (Bumm, Legrain, Licht, de Nancy, von Frisch, Finger, etc.).

Un des points les plus intéressants était l'étude de la *progression des gonocoques;* elle a été faite par Finger, qui inocula la blennorragie à des moribonds. Il put montrer que les gonocoques se propagent rapidement à la surface de la muqueuse urétrale, et, fait bien plus important, que dès les premiers jours, ils peuvent pénétrer dans les sinus et dans les glandes de l'urètre, et même dans les espaces intercellulaires de l'épithélium, jusqu'au derme de la muqueuse. Quant à l'extension de la maladie vers l'urètre postérieur, elle est presque constante malgré le temps d'arrêt qu'elle subit au niveau de la portion membraneuse, et qui paraît en rapport avec la rareté des glandes en ce point autant qu'à l'occlusion de la lumière de l'urètre par le sphincter : l'envahissement de l'urètre postérieur est plus ou moins rapide suivant les cas ; précoce d'après Janet (du 4e au 8e jour), tardif pour Finger (3e semaine), il paraît en tous cas presque inévitable dans la blennorragie non soignée ou mal soignée.

Quoi qu'il en soit, les *lésions de la période aiguë* sont les suivantes. L'épithélium desquame, ce qui donne à la surface interne de la muqueuse un aspect dépoli ou même érodé ; dans les cas les plus intenses, on peut observer la production de fausses membranes. L'inflammation du derme se manifeste par la rougeur et le gonflement de la muqueuse : les vaisseaux y sont dilatés et thrombosés, et la diapédèse aboutit à la formation d'infiltrats embryonnaires considérables. Le maximum de profondeur des lésions se voit au niveau des glandes. Les gonocoques remplissent les conduits excréteurs et les leucocytes de la surface de la muqueuse, ils s'insinuent entre les cellules, surtout entre les cellules cylindriques, parviennent même jusque dans le tissu conjonctif. Les infiltrats embryonnaires peuvent atteindre dans les cas graves les couches musculaires et le corps spongieux. L'hypertrophie du derme peut donner lieu à la production de papilles végétantes intra-urétrales.

Avec la diminution de l'inflammation, on observe la résorption des infiltrations, et la réparation de l'épithélium, qui cependant devient pavimenteux, au lieu de reprendre l'aspect de l'épithélium cylindrique normal. Mais il est très fréquent que la guérison soit incomplète, et que l'urétrite aiguë terminée, on voie persister, au moins en certains foyers, les lésions glandulaires et les infiltrations embryonnaires de l'urétrite chronique.

L'examen microscopique du *pus urétral* présente des caractères correspondant à cette évolution. Au début, la sécrétion n'est pas absolument purulente, et l'on y trouve, à côté des leucocytes, un plus ou moins grand nombre de cellules épithéliales desquamées ; en même temps les gonocoques se voient soit isolés, soit en amas extra-leucocytaires, et les amas intra-leucocytaires apparaissent (fig. 40). En pleine suppuration, les éléments épithéliaux font défaut, on ne trouve que des leucocytes, et parfois

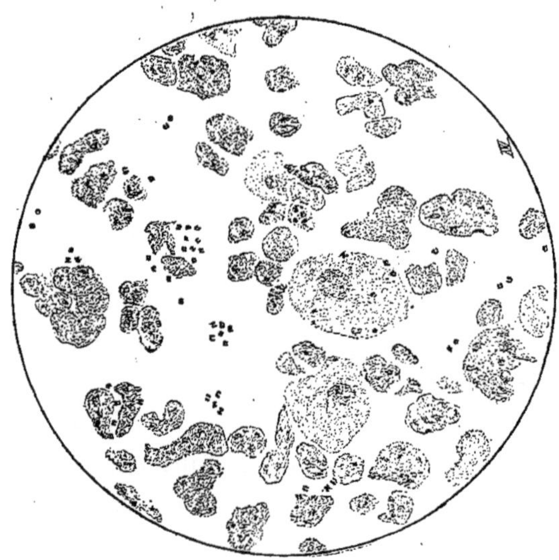

Fig. 40. — Pus blennorragique au 2e jour de la maladie.

quelques hématies. Aux périodes de déclin et de réparation, les leucocytes diminuent, les cellules épithéliales deviennent de plus en plus nombreuses

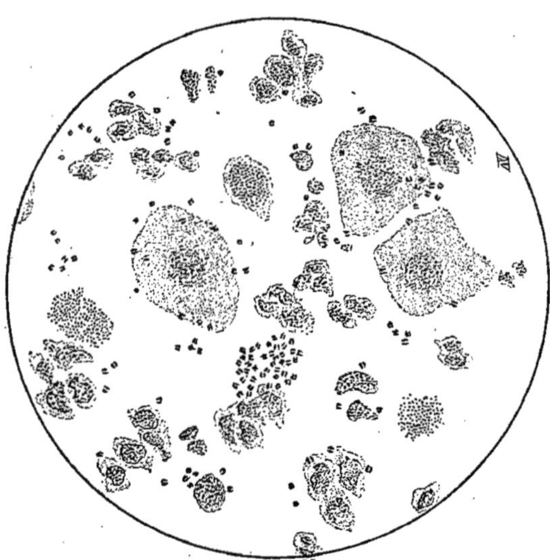

Fig. 41. — Pus blennorragique au déclin de la maladie. Infections secondaires.

à mesure que la guérison se complète. Quant aux gonocoques, ils deviennent rares, puis disparaissent.

C'est aussi pendant la période de déclin que les associations microbiennes peuvent se produire (fig. 41). Toutefois ces associations sont moins fréquentes qu'on pourrait le croire ; il ne faut en effet pas considérer comme telles la présence de bactéries saprophytes du méat et de la fosse naviculaire, si fréquentes dans les préparations prises au méat ; c'est surtout par l'examen de filaments que l'on éliminera cette cause d'erreur ; on n'y verra qu'assez rarement des associations microbiennes (streptocoques et staphylocoques, saprophytes). Les cultures seraient parfois nécessaires pour les dévoiler à cause du trop petit nombre des microbes dans les sécrétions.

Parmi les formes de leucocytes, les plus constantes sont les polynucléaires, qui se trouvent dans le pus à toutes les périodes de la maladie. On a recherché aussi l'influence des périodes sur le nombre et la présence des mononucléaires et des cellules éosinophiles. D'après les travaux de Posner, de Joseph et Polano, les mononucléaires existent dans le pus à toutes les périodes de la blennorragie, mais augmentent avec sa durée : leur abondance caractériserait les cas chroniques, avec commencement d'« infiltration molle » de la sous-muqueuse ; les cellules éosinophiles, peu nombreuses au début, deviennent abondantes de la quatrième à la sixième semaine ; les « mastzellen » ne se verraient que 3 fois sur 20 et varieraient suivant les personnes, non suivant les stades de la maladie.

Symptômes. — Le début est marqué par une sensation de prurit, bientôt suivie de l'apparition d'un liquide opalin et visqueux et, au bout de quelques heures, d'une gouttelette purulente : c'est la *période de début*. Vingt-quatre heures après, le pus devient jaunâtre, plus épais et enfin d'une teinte verdâtre plus ou moins foncée pendant toute la *période d'état*. L'écoulement est continu tant que l'inflammation n'a pas dépassé la région membraneuse. Le gland est rouge, les lèvres du méat tuméfiées, surtout pendant la période d'augment ; le prépuce et même la verge sont souvent un peu œdématiés. L'urètre est dur et sensible, mais les douleurs spontanées sont peu intenses et assez rares ; il existe un sentiment de tension pénible.

La douleur de la miction, d'une intensité très variable, manque rarement : elle persiste pendant toute la durée de cet acte en conservant la même intensité et cesse généralement aussitôt après. Le jet d'urine est déformé et aminci.

Les érections, pénibles dans certaines formes très aiguës, sont le résultat de l'état congestif où se trouve l'organe ; l'urètre, rendu peu extensible, ne se prête pas à l'élongation de la verge qui est alors recourbée en arc ; ce tiraillement y détermine des douleurs souvent très vives ; des ruptures partielles et une urétrorragie consécutives ne sont pas rares dans ces circonstances : on dit vulgairement alors que la chaudepisse est cordée.

On reconnaît l'urétrite aiguë postérieure à l'apparition brusque d'un flot purulent peu abondant qui s'ajoute d'une manière intermittente à l'écoulement continu ; c'est le pus sécrété par la région prostatique qui s'accumule entre le sphincter membraneux et le col vésical et se déverse par intermittences ; les efforts de la défécation amènent aussi parfois une goutte au méat. Les besoins sont un peu plus fréquents, rarement très impérieux ; la douleur, assez vive pendant la miction, s'accroît au moment de l'expulsion des dernières gouttes. Une tension douloureuse irradie au périnée ; parfois on observe du ténesme rectal. Si l'on fait uriner le malade dans deux verres, le premier contient une urine très trouble, presque sans flocons en cas d'urétrite antérieure, et le second verre une urine claire ; au contraire, si l'urètre postérieur est envahi, l'urine de ce second verre est parfois un peu trouble, mais surtout chargée de flocons.

Marche. Durée. — L'incubation dure en général de deux à cinq jours à partir du coït infectant, parfois beaucoup plus longtemps, quinze, vingt et même trente jours ; les incubations très courtes (trente heures), nous paraissent caractériser des formes très virulentes ; l'écoulement reste d'abord limité à la fosse naviculaire et s'étend lentement, au bout de plusieurs jours seulement, jusqu'au cul-de-sac du bulbe. Le sphincter membraneux oppose une barrière à son extension à l'urètre profond que l'inflammation gagne lentement lorsque le cours de la maladie est régulier et sans écarts de régime. On l'a vue, il est vrai, devenir postérieure 29 fois sur 100 dans les vingt-quatre premières heures et 40 fois sur 100 dans les quatre premiers jours (Janet). Notre observation ne nous amène pas aux mêmes conclusions et nous considérons comme exceptionnelle l'urétrite blennorragique postérieure avant le quatrième jour ; la propagation peut être spontanée, mais elle se fait surtout sous l'influence d'excès ou simplement de l'usage de boissons alcooliques, de la reprise du coït, de la masturbation, de pollutions, d'érections prolongées, etc. L'inflammation profonde apparaît souvent à la suite de l'introduction d'une sonde ; plus souvent encore il s'agit d'une *injection* qui, copieuse et poussée avec violence, force le sphincter urétral, transporte dans l'urètre profond qu'elle contusionne en même temps le pus blennorragique accumulé dans le cul-de-sac du bulbe. Elle agit ainsi en produisant une sorte d'inoculation. C'est de traumatismes de ce genre, qui joignent à l'action contusive le transport d'éléments septiques, que relèvent non seulement les urétrites postérieures, mais la plupart des cystites et des prostatites blennorragiques. Nous ne parlons ici que des injections d'une petite quantité de liquide ; les grands lavages urétro-vésicaux sont moins offensifs.

La blennorragie peut se limiter à la portion antérieure du canal et cesser en quelques jours ; c'est une exception ; presque toujours elle progresse jusqu'au cul-de-sac du bulbe. Entre cette forme subaiguë et avortée et la chaudepisse cordée, tous les degrés d'intensité s'observent. La durée moyenne est de cinq à six semaines ; très souvent la décroissance n'est pas régulière et graduelle et on observe des recrudescences provoquées surtout par des écarts de régime.

Diagnostic. — Il est en général facile de ne pas se laisser abuser par l'*urétrorrée* caractérisée par un liquide filant, hypersécrétion des glandes urétrales normales. La suppuration provenant d'une *balano-posthite* sera reconnue dès qu'on aura pratiqué un examen direct, difficile parfois en cas de phimosis ; d'ailleurs, cette affection complique souvent la blennorragie. Enfin, dans des cas rares, une *collection purulente* périurétrale ou prostatique s'ouvre dans le canal et donne lieu à un écoulement plus ou moins prolongé.

La présence d'un *chancre* dans l'urètre détermine un écoulement ; s'il s'agit d'un chancre simple la suppuration est sanieuse, souvent sanguinolente et enfin il existe en un point bien limité une douleur vive à la pression de l'urètre ; la sécrétion du chancre induré est séreuse et peu abondante ; la pression de l'urètre n'est pas douloureuse, mais on sent une induration en un point limité. La coïncidence d'un chancre et d'une blennorragie rendrait très difficile le diagnostic qui ne pourrait se faire que par un examen minutieux des signes physiques, des produits de sécrétion et par les commémoratifs.

Nous avons indiqué les caractères distinctifs des urétrites antérieure et postérieure ; dans les cas douteux on aura recours à l'expérience de Kromayer, qui consiste à injecter dans l'urètre antérieur une solution de pyocianine et à faire ensuite uriner le malade ; si des filaments blancs se trouvent mélangés à des filaments colorés en bleu, c'est que l'urètre postérieur, non impressionné par les matières colorantes, est aussi le siège d'une suppuration.

Enfin on distinguera l'urétrite postérieure de la cystite du col par ce fait que, dans la première, le besoin d'uriner est fréquent, mais rarement impérieux et jamais irrésistible ; la douleur terminale est très faible et peu prolongée ; de plus, il est rare qu'une urétrite postérieure donne lieu à un suintement sanguin.

Traitement

Bien avant l'avènement des méthodes antiseptiques et la découverte du gonocoque de Neisser, les deux méthodes suivantes de traitement étaient mises en pratique. Les uns cherchaient par des injections de substances astringentes ou caustiques, à obtenir dès le début des symptômes, une modification heureuse de la marche de la blennorragie ; les autres respectaient la marche naturelle de la maladie, se bornant d'abord à un traitement hygiénique et symptomatique, puis aidant à la guérison, au déclin de la maladie, par l'emploi des médicaments internes et locaux ; de ces deux méthodes, la dernière était la plus généralement adoptée et ce traitement « méthodique », « antiphlogistique », si bien décrit par Fournier, n'est pas encore abandonné actuellement, seul applicable dans les formes suraiguës et en cas d'intolérance absolue de l'urètre aux applications locales.

Depuis que l'antisepsie a donné l'espoir de vaincre plus rapidement la blennorragie, le renouvellement des méthodes de traitement n'a pas été absolu. Nous avons à décrire encore des traitements abortifs, qui ne diffèrent pas essentiellement de ceux de la période pré-antiseptique, et des traitements voisins de celui de Fournier, comme lui d'abord antiphlogistiques, puis « suppressifs » (nous disons maintenant antiseptiques), mais les moyens de traitement locaux l'emportent définitivement sur la médication suppressive par la voie stomacale, réduite à un rôle secondaire. Nous donnerons la technique de ces divers traitements et nous comparerons leur valeur ; auparavant nous exposerons les précautions hygiéniques applicables à tous les cas.

1° Hygiène. — Le malade doit s'appliquer à éviter la dissémination des gonocoques au sortir de l'urètre. Dans ce but, un petit tampon d'ouate hydrophile, maintenu entre le gland et le prépuce, ou par tout autre moyen de contention, absorbe le pus; il doit être renouvelé à chaque miction ou même plus souvent, et détruit; des lavages antiseptiques fréquents s'opposeront à l'inflammation de la surface du gland et du prépuce; on emploiera l'acide borique à 4 p. 100, le permanganate de potasse à 0,50 p. 1 000, ou un autre antiseptique non irritant. Les linges souillés, les canules, seront isolés avant d'être désinfectés, ou détruits; les mains seront lavées chaque fois qu'elles auront pu être contaminées, et l'on évitera de les porter aux yeux. Le malade sera averti de son devoir strict de ne pas reprendre les rapports sexuels avant la disparition complète des gonocoques.

En outre, une hygiène sévère est indispensable à toutes les périodes. On interdira les fatigues, les veilles, les marches prolongées; on écartera toute cause, vénérienne ou congestive, de nature à provoquer des érections. Le malade évitera les boissons alcooliques quelles qu'elles soient, et surtout la bière; exception est faite pour le cidre ou le vin en petite quantité, coupé de deux tiers d'eau; le thé, le café, les aliments épicés et le gibier faisandé, les crustacés, les truffes, les asperges, les condiments tels que l'ail, sont interdits, etc. La constipation sera combattue.

Contre les érections, souvent très pénibles, on emploiera les compresses d'eau froide, ou mieux les affusions d'eau très chaude sur la verge et les bourses. On se trouvera bien du bromure (2 à 3 gr.) qui agit mieux que l'opium, de petits lavements avec 2-3 grammes d'antipyrine, des suppositoires à la morphine ou à l'héroïne (0,01 centigr.); en présence de douleurs très vives, on peut employer la morphine par voie hypodermique. Dans les cas légers il suffira au malade de se lever, ou d'uriner, pour supprimer la douleur et l'érection.

2° **Traitement méthodique.** — L'ancien traitement, traitement méthodique ou antiphlogistique, a été bien réglé par Fournier. Il comporte des indications différentes suivant la période de la maladie.

Pendant la période d'augment et la période d'état de la blennorragie, on « laisse couler ». Le traitement vise à diminuer la douleur et la violence de l'inflammation. On fera prendre des boissons délayantes, des tisanes d'orge, de graines de lin, de chiendent, de stigmates de maïs, etc., auxquelles on ajoutera 5 à 8 grammes de bicarbonate de soude; ou le lait, les eaux de lavage telles que Vittel, Evian; ou les tisanes préparées à froid :

par exemple, dans une bouteille de limonade au citron, faire dissoudre deux cuillerées à café de la poudre suivante (Balzer) :

Bicarbonate de soude.	40 grammes.
Salicylate de soude.	10 —

De grands bains seront donnés tous les deux jours ; enfin dans certains cas d'inflammation intense, on fera des applications de sangsues au périnée ; ces émissions sanguines diminuent rapidement l'état congestif, et, en particulier, les douleurs dues aux érections prolongées.

Quand la blennorragie est arrivée à la période de déclin, c'est-à-dire au plus tôt à la troisième ou à la quatrième semaine, on commence la *médication suppressive*, qui consiste dans l'emploi de médicaments internes et de médicaments intra-urétraux.

La suppression de l'écoulement est amenée par les *balsamiques*, qui agissent par leurs principes éliminés par l'urine. Les plus employés ont été le copahu, le cubèbe et le santal. On donnait surtout le copahu associé au cubèbe, sous forme d'opiat ou de potion (potion de Chopart). Mais ce mode d'administration est justement abandonné aujourd'hui ; on donne presque exclusivement sous forme de capsules le copahu (3 à 6 grammes par jour) et surtout le santal aux mêmes doses, qui représentent de 6 à 15 capsules du commerce, en 3 ou 4 fois par jour au commencement du repas. Les autres balsamiques recommandables sont le kawa-kawa, la térébenthine, le baume de tolu, etc. On a conseillé également le santalol, l'arrhéol, principes actifs du santal qui sont efficaces. Sous l'influence des balsamiques administrés à la période de déclin, on voit l'écoulement diminuer rapidement dès les premiers jours de leur emploi, prendre les caractères d'un liquide séreux ou muqueux, puis rester stationnaire pendant un temps plus ou moins long ; l'action des balsamiques cesse de progresser vers le septième ou huitième jour. C'est alors qu'on entreprend le traitement topique local par les injections astringentes, en continuant l'usage des balsamiques jusqu'à la disparition de l'écoulement, ou mieux huit jours après sa disparition.

Avec une hygiène sévère, et dans un délai toujours long, les balsamiques peuvent guérir la blennorragie, non sans présenter de sérieux inconvénients : troubles digestifs fréquents, depuis de simples éructations odorantes jusqu'à la perte de l'appétit, nausées, vomissements, diarrhée ; des érythèmes, des douleurs lombaires obligent parfois à cesser le traitement.

Le traitement interne n'est plus en faveur, sinon auprès des malades qui le trouvent facile et ne recherchent trop souvent qu'une demi-guérison.

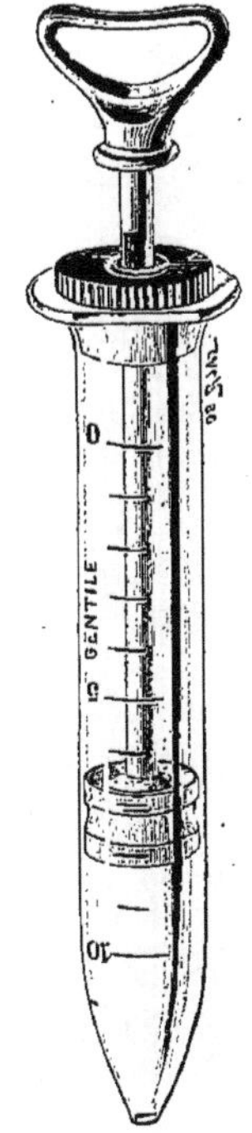

Fig. 42. — Seringue à injections urétrales.

Cependant on emploiera encore les balsamiques, et de préférence l'essence de santal ou ses extraits actifs, quand le traitement local ne peut être pratiqué, et d'une manière générale, dans les formes douloureuses de la blennorragie.

Localement, la médication suppressive consiste en *injections astringentes*. L'injection, bien faite, doit être pratiquée avec une seringue stérilisée (fig. 42) à gros embout (embout de Janet), d'une capacité proportionnée à celle du canal (6 à 12 centimètres cubes) ; elle doit être pratiquée après la miction, injectée lentement, et limitée à l'urètre antérieur pour éviter la projection des sécrétions urétrales au delà du sphincter. Le liquide injecté est maintenu dans l'urètre pendant quelques minutes, au moyen du doigt appliqué sur le méat et non par pression latérale.

Les substances injectées sont extrêmement nombreuses. Un certain nombre sont réellement antiseptiques. Rappelons celles dont la réputation est la plus ancienne : le tannin (0,50 à 1 p. 100), les sulfates de fer, de zinc et de cuivre (mêmes doses), l'acétate de plomb, l'alun. Les injections de sous-nitrate de bismuth en suspension dans l'eau, la résorcine (2 à 3 p. 100) ont été employées plus récemment, ainsi qu'un certain nombre de préparations argentiques.

Appliquées au moment opportun, c'est-à-dire alors que la suppuration

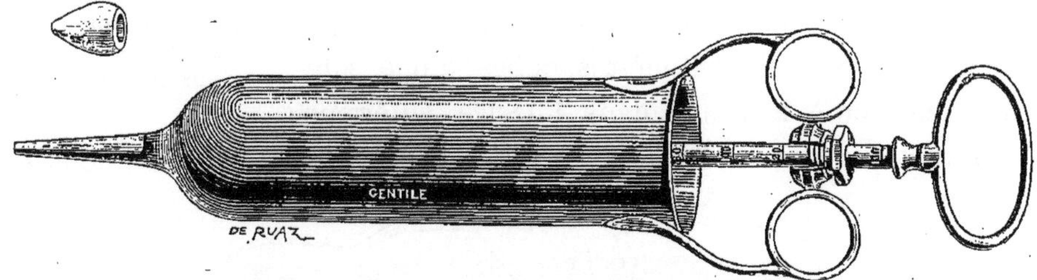

Fig. 43. — Seringue pour lavages urétro-vésicaux.

est déjà réduite à peu de chose, et probablement alors que les gonocoques ont presque complètement disparu, les injections donnent de bons résultats. Cependant leur action, limitée du reste à l'urètre antérieur, reste trop souvent insuffisante, et l'urétrite passe à l'état chronique, souvent à l'insu du malade.

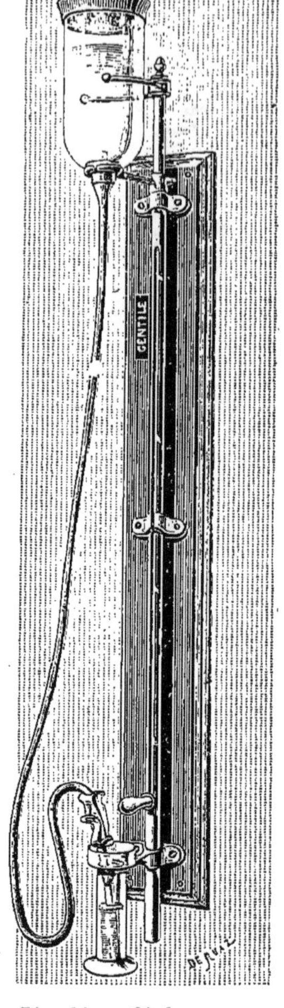

Fig. 44. — Siphon pour lavage de l'urètre sans sonde.

3° Traitement méthodique, modifié par l'emploi des lavages antiseptiques. — Actuellement, on emploie surtout les solutions faibles de permanganate de potasse, en *lavages urétro-vésicaux* sans sonde d'après la méthode de Janet, dont nous exposerons la technique avec les modifications que nous y avons apportées.

Le lavage est pratiqué soit au moyen d'une seringue de 150 centimètres cubes (fig. 43), munie d'un embout olivaire en caoutchouc, soit au moyen d'un siphon qu'on désigne couramment sous le nom de bock (fig. 44) relié à une canule olivaire, non effilée, et dont l'élévation doit être calculée pour ne jamais dépasser $1^{m},20$ de pression, et rester au contraire la plus basse possible. Quelle que soit l'instrumentation, le débit doit être modéré, et la pression du liquide varier suivant l'état d'ouverture ou d'occlusion du sphincter, en restant aussi peu élevée que possible dans chacune de ces alternatives ; la seringue bien maniée remplit mieux que le bock ces indications dans les cas difficiles.

Le lavage est précédé par la miction, et, dans les cas douloureux, ou dans ceux où une pression trop forte serait nécessaire pour forcer le sphincter, par l'injection de 3 ou 4 centimètres cubes d'une solution de cocaïne à 2 p. 100 dans l'urètre antérieur.

On pratique alors le *lavage de l'urètre antérieur ;* le méat est détergé ;

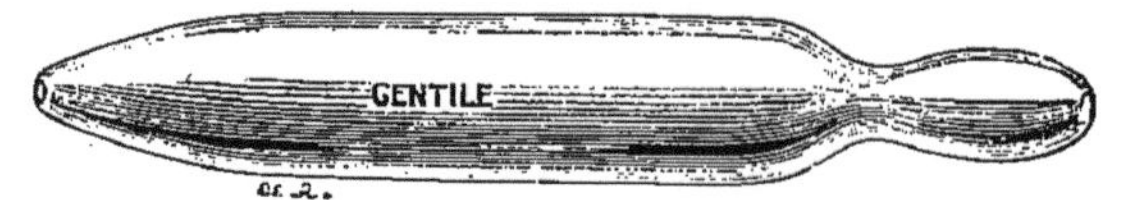

Fig. 45. — Canule de Janet.

l'olive (fig. 45) est appliquée quelques instants sur le méat, et un jet minime nettoie la fosse naviculaire, puis est rejeté. On continue, en obturant et en ouvrant alternativement le méat, à faire pénétrer et sortir des quantités croissantes de la solution, qui lave ainsi progressivement tout l'urètre antérieur pour éviter de transporter le pus du méat vers les parties plus profondes. On emploie ainsi de 250 à 500 grammes de la solution, si la douleur ne s'y oppose pas.

Quand l'urètre antérieur est seul atteint, on se contente de ce lavage; sinon, on pratique alors *le lavage de l'urètre postérieur*. Dans ce but, l'olive ferme hermétiquement le méat; on laisse le liquide emplir lentement l'urètre antérieur, puis la pression augmenter, sans excès, jusqu'à ce que le courant pénètre dans la vessie. Le malade aidera à la pénétration en s'efforçant de relâcher volontairement le sphincter membraneux, comme s'il voulait uriner; pendant le passage du liquide, il ne souffre pas et n'éprouve qu'un vague besoin d'uriner. Soit que le lavage passe d'une manière continue, soit que des spasmes membraneux l'interrompent de temps en temps, on laisse le liquide s'accumuler dans la vessie jusqu'à l'apparition d'un besoin net d'uriner, que le malade est alors invité à satisfaire. Si la quantité de liquide injecté ne paraît pas suffisante, on reprend ensuite le lavage une ou plusieurs fois, et l'on fait pénétrer ainsi en moyenne 250 à 500 grammes de solution.

La température du liquide sera de 35° environ; les solutions chaudes sont plus actives, mais plus mal supportées par l'urètre postérieur que les solutions tièdes.

La concentration moyenne de la solution est de 0gr,25 de permanganate de potasse pour un litre d'eau bouillie. Cette dose peut être abaissée à 0,20 et 0gr,15 si l'inflammation est vive et l'urètre postérieur intolérant; dans le même but on diminuerait la quantité totale du lavage. Quand la guérison se fait attendre, on peut élever la concentration, surtout pour l'urètre antérieur, jusqu'à 0,40 ou 0,50 par litre; dans les cas rebelles on montera à 0,75 et même 1 gramme par litre.

Nous pratiquons en général deux lavages par jour, à douze heures d'intervalle, l'un limité à l'urètre antérieur, l'autre urétro-vésical. A l'approche de la guérison, on se contente d'un lavage par jour.

Le traitement par les grands lavages au permanganate de potasse, appliqué à la période de déclin de la blennorragie, peut être considéré comme l'un de ceux qui amènent le plus sûrement la guérison. On les continue jusqu'à disparition définitive des gonocoques dans les sécrétions, disparition qui doit être confirmée par des examens microscopiques répétés après la cessation du traitement antiseptique, puis du traitement hygiénique. La disparition demande un temps variable, quinze à vingt jours en moyenne, dans les cas non compliqués.

On peut employer aussi d'autres antiseptiques, et d'une manière générale tous les antiseptiques non irritants, à l'exclusion du bichlorure de mercure qui, même à doses faibles, est mal toléré, et du nitrate d'argent qui ne doit pas être employé tant qu'il persiste des gonocoques. Les solutions faibles de cyanure et d'oxycyanure de mercure (0,25/1000), de protargol, d'argyrol à 1/1000 et d'innombrables antiseptiques, ont été employées surtout contre les infections associées, mais aucune ne paraît supérieure au permanganate; on s'est servi également des lavages au sérum physiologique, à l'eau stérilisée, qui sont certainement beaucoup moins actifs. Les succès ont été d'inconstance égale avec les solutions très chaudes, malgré l'action de la chaleur sur le gonocoque, avec les solutions acides, en dépit de l'influence défavorable des acides constatée dans les cultures par certains expérimentateurs.

S'il persiste, après la disparition des gonocoques, un certain degré d'inflammation de l'urètre, caractérisé par la présence de filaments dans l'urine ou d'un suintement au méat, riches en globules du pus, on empruntera aux anciennes méthodes les médicaments astringents ou modificateurs de l'épithélium. Tels sont les sulfates, la résorcine, en injections dans l'urètre antérieur, ou en instillations; on emploiera surtout les sels d'argent, en solutions fortes, sans atteindre les doses caustiques. Le plus employé est le nitrate d'argent, soit en lavages urétro-vésicaux (solutions de 1 p. 3000 à 1 p. 1000), efficaces mais douloureux, soit en instillations (0,50 à 2 p. 100), limitées en général à l'urètre antérieur, et qui, à doses progressives, peuvent toujours être tolérées assez facilement. On obtient aussi de bons résultats avec les instillations de protargol (5 à 10 p. 100), d'albargine, d'ichtargan, etc. A la même période, nous avons reconnu également l'utilité d'instillations de permanganate de potasse (2 à 5 p. 1000) et de permanganate d'argent (1 p. 200).

Enfin, dans le but d'assurer l'antisepsie de l'appareil urinaire, on a utilisé les antiseptiques par *voie stomacale*. Les plus employés sont le salol et l'urotropine, qui peuvent être associés. Le salol est administré en cachets, à la dose de 1 à 2 grammes par jour; il agit moins activement que l'urotropine, qui rend l'urine très impropre au développement des bactéries, par l'aldéhyde formique qu'elle laisse dissoudre dans l'urine; mais si cette stérilisation de l'urine est importante dans certains cas de bactériurie et d'infection du milieu vésical, elle a peu d'effet sur les lésions inflammatoires de la paroi urétrale, et sur les gonocoques qui y ont pénétré : ce n'est donc pas un médicament curatif de la blennorragie, mais un médicament préventif contre l'infection ascendante. L'urotropine s'emploie aux doses de 0,50 à 2 grammes par jour; c'est aussi par le formol qu'agit l'helmitol (1 à 4 grammes par jour).

4° **Traitements abortifs.** — Des traitements abortifs ont été proposés bien avant la période antiseptique; de celle-ci datent surtout le traitement par les grands lavages et l'emploi de certaines préparations argentiques de découverte moderne. Ils ont pour but d'arrêter la propagation de la blennorragie avant l'envahissement total de l'urètre et de détruire rapidement les gonocoques dans les parties déjà contaminées : nous examinerons dans quelle mesure ce but peut être atteint.

On peut diviser ces traitements en deux groupes : les traitements par les caustiques, et les traitements par les antiseptiques et les astringents.

A. *Le caustique* principalement employé a été le nitrate d'argent en une solution concentrée, au moins à 1/30, qui était injectée ou mieux instillée, dès les premiers symptômes de la blennorragie, dans la fosse naviculaire et les premiers centimètres de la portion pénienne; on la répétait 1 à 2 fois par jour, pendant quelques jours seulement, 4 ou 5 au plus, quel que fut le résultat. Les cas favorables sont explicables par la destruction immédiate des gonocoques et des couches superficielles de l'épithélium, quand d'heureuses conditions permettaient d'agir avant qu'ils se fussent étendus à une certaine longueur de l'urètre et surtout qu'ils eussent pénétré dans les glandes et les couches profondes de la muqueuse. Pousson le recommande encore, sans dépasser une instillation par jour pendant deux ou trois jours au plus. Mais ce traitement douloureux, infidèle, augmente la violence et l'inflammation dans les nombreux cas non guéris, et nous avons observé la sténose du méat consécutive. Le sublimé, le sulfate de cuivre ont été employés de la même manière avec des résultats encore plus inconstants.

B. *Les antiseptiques et astringents* sont utilisés soit en *injections*, avec des solutions fortes, soit en *lavages*, avec des solutions faibles.

Injections. — Les injections sont destinées à l'urètre antérieur exclusivement. La pénétration en arrière du sphincter peut être préjudiciable, en inoculant directement l'urètre postérieur ou en y développant une inflammation, de cause chimique, qui diminue ensuite la résistance à la propagation et prédispose aux complications ; c'est un des arguments les plus sérieux contre les injections, qui méritent aussi inversement le reproche d'être insuffisantes, quand l'inhabileté du malade l'empêche de remplir exactement le canal et de déplisser toute la muqueuse.

Quoi qu'il en soit, on a pu obtenir de bons résultats, au début de la blennorragie, par les injections de permanganate de potasse (1/1000), de sulfate de zinc, d'acétate de plomb, de sublimé, etc. C'est en injections que Neisser a préconisé l'emploi du protargol ; généralement, il ordonne trois injections par jour, à 0,25 à 1 p. 100 pendant toute la durée de la maladie, et fait pénétrer le liquide dans l'urètre postérieur quand celui-ci est atteint ; nous avons nous-même obtenu d'assez bons résultats par ce moyen qui n'est cependant pas exempt de la plupart des inconvénients communs à toutes les injections fortes. En recommandant le traitement de Neisser nous ne faisons qu'en apparence une exception à l'interdiction des injections dans l'urètre postérieur, car cet auteur prescrit de faire passer une assez grande quantité de liquide (50 à 60 grammes) qui tombent dans la vessie : c'est en réalité un procédé mixte entre les injections et les grands lavages.

Lavages. — La technique est celle que nous avons indiquée plus haut. Les solutions antiseptiques faibles sont seules tolérées. La plus employée, la plus active et la plus usitée est celle de permanganate de potasse à 0,20, ou 0,30 pour 1000 ; nous conseillons des lavages toutes les huit heures environ pendant une période de trois à cinq jours, puis toutes les douze heures jusqu'à l'époque présumée de la guérison. S'il n'existe aucun signe, aucune probabilité d'envahissement de l'urètre postérieur, les lavages sont limités à l'urètre antérieur ; sinon, à la fin du lavage antérieur, on procède, une fois par jour, au lavage de l'urètre postérieur. La quantité à injecter dépend surtout de la douleur ressentie par le patient ; quelquefois nulle, elle persiste parfois pendant quelques jours, surtout si le lavage est trop prolongé. Pour l'atténuer, nous conseillons pendant la période douloureuse de faire dissoudre des parties égales de permanganate de potasse et de sulfate de magnésie ; ces lavages sont moins irritants, mais moins efficaces, et l'on doit revenir au permanganate seul le plus tôt possible.

Les autres solutions les plus employées sont l'oxycyanure et le cyanure de mercure (0,20 à 0,30 p. 1000), et quelques sels d'argent en solutions étendues (protargol, argyrol, albargine à 1/1000). Mais aucune n'est supérieure au permanganate de potasse, plus soluble, de conservation facile et d'un prix peu élevé.

Les lavages agissent en partie mécaniquement, en partie par une action antiseptique directe sur les microbes, en partie par une irritation utile de la muqueuse urétrale : les doses que nous avons indiquées sont celles qui répondent à ces indications. Plus faibles, les solutions n'empêcheraient pas la suppuration et la pullulation des gonocoques ; plus fortes, elles rendraient le traitement difficile à supporter et risqueraient de déterminer des lésions inflammatoires durables.

D'une manière générale, on essayera le traitement abortif les trois premiers jours après l'apparition de la blennorragie, à moins qu'elle n'ait pris déjà des caractères très aigus (douleur, gonflement du méat ou du prépuce, absence de cellules épithéliales dans le pus) ; les chances de guérison rapide sont d'autant plus grandes que la maladie est prise plus tôt et qu'elle se manifeste avec moins d'intensité au premier jour; mais tant que le traitement n'est pas douloureux, on peut l'entreprendre, quel que soit le jour de la maladie. Il ne s'agit plus d'un traitement abortif au sens strict du mot, mais d'un traitement approprié à la période de début.

Pratiqué par le médecin lui-même tant que l'éducation du malade n'est pas suffisante, et sans aucune interruption, ce traitement donne des résultats excellents, mais non toujours très rapides. La suppuration et la douleur s'atténuent ; au début l'envahissement de l'urètre postérieur peut être évité et l'on observe rarement des complications. Celles-ci n'apparaissent en général qu'après une interruption prématurée des lavages, qui permet la réinfection rapide d'une partie ou de la totalité de l'urètre. Aussi est-il sage de s'assurer par des examens répétés, sinon quotidiens, de la persistance des gonocoques et de prolonger le traitement longtemps après la guérison apparente. Les statistiques publiées nous paraissent en général trop optimistes ; il serait fort imprudent d'arrêter le traitement au sixième jour pour les blennorragies traitées dès le premier jour, et quelques jours plus tard pour celles qui ont été prises au deuxième et au troisième jour. On le continuera environ huit jours après la disparition de la douleur et des filaments de l'urine, en tenant compte de l'ensemble des symptômes. Si nous considérons, non pas la durée exacte de la maladie, mais la durée d'un traitement prudent, nous sommes donc conduits par nos propres observations à dire que la période de lavages, d'autant plus courte que le malade a été traité plus tôt, est de dix à vingt jours pour les blennorragies traitées le premier et le deuxième jour apparents, et de quinze à vingt pour celles qui ont été traitées le troisième jour; toute interruption des lavages compromet gravement ce résultat. La méthode dite abortive, même si sa durée doit être longue, présente d'ailleurs l'avantage de transformer en une maladie presque sans symptômes, une affection par elle-même malpropre, douloureuse, et dangereuse.

5° **Autres traitements.** — Nous ne ferons que mentionner d'autres traitements, qui se rattachent plus ou moins aux précédents. On a conseillé la *thermothérapie* (A. Reverdin, Luys, etc.), basée sur le peu de résistance des gonocoques à la chaleur et pratiqué au moyen de lavages urétraux à 50° (et même 58°), d'enveloppement chaud de la verge; le traitement par le repos au lit, bon, mais lent et sans sécurité; les lavages à l'eau stérilisée ou au sérum physiologique, très inférieurs aux lavages antiseptiques faibles. Enfin des essais de traitement sérothérapique ont été tentés, jusqu'à présent sans résultat, par de Christmas.

Il convient de s'assurer avec la plus grande attention de la *réalité de la guérison.*

A une période rapprochée du début, si le traitement, après avoir supprimé tout écoulement, est interrompu avant la disparition des gonocoques, la suppuration reparaît rapidement, après un intervalle de vingt-quatre à quarante-huit heures, avec des caractères très nets, soit au méat, soit seulement dans les urines dans le cas de récidive limitée tout d'abord à l'urètre postérieur. A une période plus tardive, la suppuration demande à être recherchée, par exemple plusieurs heures après une miction, ou au réveil; de plus, les gonocoques peuvent n'apparaître qu'au bout de plusieurs jours, et même, dans des cas plus rares, rester latents plus d'une semaine. Enfin, même après disparition définitive des gonocoques, les symptômes d'urétrite chronique peuvent persister avec plus ou moins d'intensité, ou n'apparaître que quelque temps après la cessation du traitement. Il est donc très important de ne pas conclure trop vite à la guérison, ni au point de vue de la présence de gonocoques, ni au point de vue du passage à l'état chronique de certaines lésions, d'abord minimes, mais capables de s'accroître ultérieurement.

On vérifie la guérison, d'abord en observant les urines et le méat pendant quelques jours après la fin du traitement; puis, en continuant les mêmes observations après reprise du régime ordinaire et même quelques excès (alimentation épicée, bière, vins généreux), plus tard encore, après la reprise du coït. Si l'examen microscopique répété ne décèle pas de gonocoques dans les sécrétions, à plus forte raison si celles-ci manquent totalement, la guérison est considérée comme certaine; mais le médecin est tenu à une grande prudence, les gonocoques pouvant reparaître tardivement. Dans les cas douteux, on provoquera une légère suppuration par des instillations de nitrate d'argent à 1/200 ou 1/100 dans l'urètre antérieur; ce n'est que dans des cas chroniques que les gonocoques pourraient rester latents après ce traitement. On a conseillé aussi les injections d'eau oxygénée, qui, par le dégagement gazeux, entraîneraient le gonocoque hors des glandes. Enfin si les gonocoques ne reparaissent pas, on se préoccupera des symptômes d'urétrite persistante pour les soigner si le repos de l'urètre et une bonne hygiène ne les font pas disparaître.

Conclusions. — Nous conseillons donc l'usage des lavages de l'urètre, au permanganate de potasse en solution assez faible, chez tous les malades qui présentent les conditions suivantes : urétrite peu violente, possibilité de pratiquer les lavages régulièrement. Nous lavons l'urètre postérieur toutes les fois qu'il paraît atteint, excepté dans les cas de symptômes très aigus, et dans ceux où une pression modérée ($1^{m},10$ au maximum) ne suffit pas à triompher de la résistance du sphincter. Le santal est associé aux lavages, toutes les fois que ceux-ci sont pratiqués imparfaitement ou que les symptômes douloureux n'ont pas disparu. Nous réservons le traitement méthodique de Fournier aux malades qui, pour une raison quelconque, ne peuvent pas faire un traitement régulier par les lavages (sujets nerveux, urétrites suraiguës, etc.), mais les lavages seront repris si la guérison se fait trop attendre. Au permanganate nous substituons d'autres antiseptiques s'il est mal supporté, fait rare quand le traitement est bien conduit.

Ce n'est qu'après la disparition des gonocoques qu'on doit employer les instillations aux sels d'argent ; ailleurs des injections astringentes conviendront aux malades qui ne peuvent venir se soumettre aux instillations faites par le médecin, mais en cas d'échec, ces instillations seront indispensables. On négligera tout traitement local, sans cesser de surveiller le malade, dans certains cas d'hypersécrétion muqueuse. C'est alors qu'un traitement général tonique, ou celui des diathèses est parfois des plus utiles.

II. — Urétrite blennorragique chronique

Deux catégories d'urétrites chroniques succédant à l'urétrite aiguë blennorragique s'offrent à l'étude, ce sont les urétrites à gonocoques récidivantes et les urétrites blennorragiques chroniques proprement dites.

1° Urétrites à gonocoques récidivantes. — La maladie est entretenue par la résistance de certains foyers de gonocoques au traitement. Si faible que soit la vitalité du gonocoque, démontrée expérimentalement, il est certain que celui-ci peut vivre pendant des mois et probablement plusieurs années sur un terrain favorable, quand il se trouve en même temps hors d'atteinte du traitement antiseptique local. Tantôt ces foyers rebelles sont situés dans les glandes et les annexes de l'urètre, il s'agit alors des *complications de la blennorragie*, que nous étudierons ultérieurement; tantôt ils se trouvent dans les *canalicules anormaux* ouverts dans l'urètre ou au voisinage du méat, en particulier quand celui-ci présente des malformations; les plus communs viennent s'ouvrir sur les bords latéraux du méat, vers sa commissure supérieure, et sont alors faciles à diagnostiquer par l'issue du pus sous la pression du doigt; d'autres sont voisins du frein et leur infection ressemble aux folliculites de cette région; plus rarement, on a vu l'inflammation de canaux s'ouvrant dans l'urètre lui-même, ou encore de canaux d'une longueur considérable situés dans le pénis, parallèlement à l'urètre : ceux-ci peuvent même être atteints de blennorragie sans que l'urètre lui-même soit infecté.

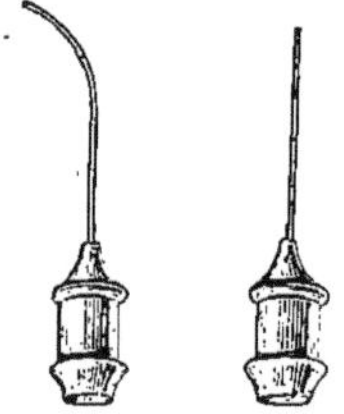

Fig. 46. — Aiguilles mousses.

Dans tous les cas de blennorragie rebelle, il faut rechercher ces « repaires microbiens » (Janet), par un examen minutieux du gland, du méat, du prépuce, et surtout par l'urétroscopie; les récidives sont d'ailleurs moins fréquemment expliquées par ces anomalies que par les complications proprement dites, et en particulier par la prostatite.

Le traitement de ces diverticulites consiste, quand la chose est possible, en lavages au moyen d'une fine aiguille mousse (fig. 46); plus souvent il sera nécessaire de les ouvrir comme un abcès, en prenant soin de diviser leur paroi sur toute sa longueur, soit pour les faire communiquer largement avec l'urètre (fig. 47), soit par une incision cutanée, suivant les

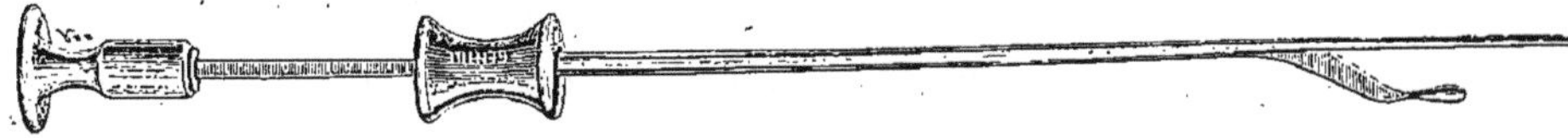

Fig. 47. — Trajectotome de Janet.

cas. L'électrolyse de ces trajets est un moyen très infidèle; la cautérisation galvanique est plus efficace quand elle est possible.

2° **Urétrites blennorragiques chroniques.** — Favorisée ou non par une longue persistance des gonocoques dans certains foyers urétraux ou tributaires de l'urètre, l'inflammation présente fréquemment une tendance à la formation de lésions chroniques, soit en petits foyers limités, soit sur une grande étendue de l'urètre. La plupart des urétrites chroniques sont ainsi causées par la blennorragie, mais les lésions des urétrites non gonococciques chroniques sont à peu près les mêmes. Cliniquement, c'est surtout au point de vue de la contagion et du traitement, que la notion de la présence des gonocoques demeure importante.

Étiologie. — Lorsque, après avoir diminué d'intensité, l'urétrite persiste à l'état stationnaire, cette persistance reconnaît en général une des quatre causes suivantes : mauvaise hygiène, traitements intempestifs ou mal dirigés, tare constitutionnelle (Jamin), dispositions anormales, congénitales ou acquises.

Les *écarts de régime*, nuisibles à toutes les époques, sont commis bien plus fréquemment à la période de déclin, parce que le malade croit n'avoir plus de précautions à prendre ; il en est de même des fatigues, du retour au genre de vie habituel, et surtout de la reprise trop hâtive des rapports sexuels.

La *mauvaise direction du traitement* a une grande influence sur la durée de l'écoulement ; tel est l'usage prématuré des balsamiques ou encore la durée trop prolongée du traitement antiphlogistique, l'emploi simultané de médications contradictoires, par exemple de tisanes émollientes associées aux balsamiques. Les injections et les grands lavages, mal administrés, deviennent une cause de complication aiguë ou chronique, ou, pratiqués avec un liquide caustique trop violent, font reparaître une nouvelle urétrite. Les instillations de nitrate d'argent, pratiquées prématurément, causent des urétrites très difficiles à guérir. Enfin certains malades cessent tout traitement dès que les phénomènes aigus ont disparu.

Les *états constitutionnels* jouent un rôle important. Il en est ainsi chez les rhumatisants, les arthritiques en général et surtout les individus porteurs d'une affection cutanée récidivante telle que le psoriasis, l'eczéma. Les individus menacés de tuberculose ou qui en présentent des lésions dans d'autres organes voient, sans autre cause appréciable, leur urétrite blennorragique s'éterniser et gagner la prostate.

Les *blennorragies antérieures* créent également une prédisposition : si on peut dire, avec Ricord, que plus on a eu de blennorragies, plus on en contracte de nouvelles, il faut reconnaître également que ces récidives ne sont souvent qu'un retour aigu d'une affection chronique mal guérie.

Longtemps discuté, le rôle des rétrécissements dans la persistance des urétrites chroniques est aujourd'hui bien établi ; nous ne parlons pas seulement des strictures étroites qui forment obstacle à l'émission de l'urine, mais des brides, des saillies, des inégalités, surtout des rétrécissements larges bien décrits par Otis ; en arrière de chacune de ces saillies, les produits de sécrétion et l'urine s'accumulent et entretiennent des foyers d'infection. Ces brides, qu'on doit toujours rechercher par les moyens que nous indiquerons plus loin, se rencontrent très fréquemment. L'influence de l'atrésie du méat paraît moins importante.

Anatomie pathologique. — Elle a pu être établie par l'examen macroscopique sur le cadavre et surtout par l'endoscopie, par l'examen microscopique des tissus prélevés aux autopsies (Wassermann et Hallé, Finger, etc.), et sur le vivant (curette de Lohnstein).

Les lésions ne sont pas généralisées, si ce n'est au moment de certaines poussées inflammatoires, mais au contraires localisées en foyers disséminés ou agglomérés, et siégeant en certains *points d'élection* : bulbe, fosse naviculaire, voisinage de l'angle pénien, si l'on en juge par les résultats de l'exploration. En se basant sur l'examen anatomique, Finger indique la répartition suivante, sur 24 cas :

Portion spongieuse seule	17 cas
— — et bulbe	4 —
— — membraneuse	1 —
Bulbe seul	1 —
Portion membraneuse seule	1 —
Prostate	7 —

D'après les examens endoscopiques, d'après les lieux d'élection des rétrécissements inflammatoires, d'après l'examen des sécrétions séparées des deux urètres, cette proportion nous paraît inexacte : les points les plus constamment et surtout les plus gravement atteints sont le bulbe et l'urètre prostatique, et les lésions disséminées dans tout l'urètre sont fréquentes.

L'aspect *macroscopique* doit être étudié à l'urétroscope ; cependant les examens nécropsiques permettent de voir un certain nombre de lésions de l'épithélium : exulcérations (rares), aspect leucoplasique, végétations, saillies glandulaires ou lacunaires quand ces orifices sont oblitérés et les culs-de-sac distendus, épaississements et retrécissements de la lumière. Nous insisterons plus loin sur l'examen urétroscopique.

Les *coupes* examinées au microscope permettent de suivre l'évolution de la maladie et montrent des lésions caractéristiques. L'*épithélium* passe du type cylindrique au type pavimenteux stratifié, et dans certains cas extrêmes subit même l'épidermisation. Dans les cas moyens, on trouve un épithélium stratifié et polymorphe ; les cellules profondes sont cubiques, les couches moyennes polygonales, les couches superficielles plates et même cornées ; dans un cas de véritable épidermisation, Wassermann et Hallé ont constaté des cellules profondes et cylindriques, puis plusieurs couches de cellules polygonales dentelées, une couche granuleuse à éléidine, enfin une couche de strates cornées. A côté de ces lésions principales d'hypertrophie et de transformation épithéliale, on peut trouver des lésions de desquamation, allant jusqu'à l'érosion de l'épithélium.

Le *derme* présente les lésions capitales de l'urétrite chronique : l'infiltration embryonnaire de la période aiguë ne disparaît que d'une façon incomplète ; les infiltrats, composés de cellules embryonnaires, de cellules épithélioïdes et de globules du pus, épaississent plus ou moins le derme, et prédominent autour des glandes et des lacunes ; en même temps les papilles s'hypertrophient et se multiplient ; elles peuvent aboutir à la formation de véritables papillomes intra-urétraux. Peu à peu, les infiltrats subissent des transformations très importantes : aux cellules embryonnaires, on voit se joindre des cellules fusiformes, puis des fibres conjonctives ; *progressivement, l'infiltrat embryonnaire deviendra un ilôt scléreux*, et tous les états intermédiaires se verront, à des étapes variées, dans une même zone de l'urètre. Le tissu de sclérose tendra à étouffer les glandes ou à oblitérer leurs conduits excréteurs, ailleurs à les maintenir béantes ; si les infiltrats sont volumineux ou confluents, la lumière du canal sera rétrécie, avant même que les tissus, devenant de plus en plus rétractiles, constituent les vrais rétrécissements de l'urètre.

Au niveau des *lacunes* de Morgagni, on observe les mêmes altérations épithéliales et sous-épithéliales que dans la muqueuse ; ces lésions aboutissent, tantôt à l'atrophie des lacunes, tantôt à leur transformation kystique, avec ou sans suppuration ; nous étudierons ailleurs ces folliculites.

Les lésions *glandulaires* et périglandulaires sont très importantes. A leur niveau prédominent les infiltrats, qui en les comprimant, produisent soit l'atrophie, soit l'oblitération du conduit excréteur avec dilatation kystique de la glande elle-même, qui peut aussi suppurer ; l'épithélium glandulaire est souvent détruit. L'infiltration péri-glandulaire peut s'observer en plein tissu caverneux, à cause de la profondeur de certains acini.

Dans certains cas, le *tissu spongieux* lui-même est envahi par l'infiltration, et la sclérose, envahissant les travées conjonctives, les épaissit, étouffe les aréoles sanguins, et transforme le tout en un bloc fibreux rétractile et rebelle au traitement.

L'*urètre postérieur* présente, avec une moindre intensité, les mêmes altérations épithéliales et sous-épithéliales ; le verumontanum est tuméfié ; les conduits éjaculateurs peuvent être comprimés ; les glandes s'atrophient, ou, souvent, suppurent et deviennent l'origine de petits îlots cicatriciels.

Bactériologie. — Les gonocoques persistent plus ou moins longtemps dans l'urétrite chronique ; on les retrouve dans les glandes enkystées, dans les lacunes, même au niveau des infiltrations embryonnaires ; ils peuvent du reste persister plus longtemps encore dans les annexes de l'urètre, épididyme, vésicules séminales et surtout prostate. A la longue, ils disparaissent spontanément ; ils peuvent, au contraire, y rester inclus longtemps sans qu'on les trouve dans les sécrétions urétrales. La moitié des cas d'urétrite chronique présentent des gonocoques, d'après Neisser et Fürbringer. D'autres auteurs admettent une proportion de 1/3 ou 1/4 seulement. Ces différences s'expliquent par le fait que les gonocoques sont d'autant plus rares que le cas est plus ancien.

Associés aux gonocoques ou postérieurement à leur disparition, on trouve fréquemment d'autres bactéries. Mais la plupart sont des saprophytes habituels de l'urètre ; moins souvent on trouve le staphylocoque, le streptocoque, le coli-bacille, etc. ; encore faut-il remarquer que ces bactéries peuvent habiter l'urètre sans prendre part à l'urétrite, et restent souvent confinées dans la fosse naviculaire ou la portion pénienne, où le mucus accumulé leur offre un milieu de culture favorable.

Nous ne pouvons guère qu'énumérer quelques-unes des formes bactériennes le plus souvent signalées : parmi les micrococci, les staphylocoques, très fréquemment observés, des diplocoques de plusieurs sortes, en particulier des pseudo-gonocoques, ne prenant pas le Gram, mais différenciables par les cultures, des streptocoques, divers cocci ne prenant pas le Gram, des sarcines fréquentes à la fosse naviculaire, le pneumocoque (1 cas d'Urbahn, associé au gonocoque) ; parmi les formes bacillaires : le colibacille ; le bacille pseudo-diphtérique ; le streptobacillus uretræ, que Pfeiffer trouva dans 42 p. 100 des cas, plus rarement le bacille de Friedländer, le bacillus subtilis, le proteus vulgaris, et d'autres formes moins bien connues et difficiles à différencier. Tous ces microbes ne sont pas résistants, et sur le même malade, il n'est pas rare qu'on les trouve à un examen, non à un autre ; d'après von Hofmann les plus constants sont les pseudo-diphtériques, les plus fugaces les staphylocoques. Les bactéries anaérobies ont été à peu près complètement négligées dans les examens.

Symptômes. — Il est d'usage de séparer la description de l'urétrite antérieure de celle de l'urétrite postérieure, et les symptômes paraissent en effet assez différents dans les descriptions classiques. Si l'on tient compte de la fréquence de la prostatite chronique et de la participation habituelle des deux urètres à l'inflammation, il faut bien reconnaître que l'on a sans doute prêté le plus souvent à l'urétrite postérieure les symptômes de la prostatite ; en pratique, la recherche des foyers, antérieurs ou postérieurs, d'urétrite demande un examen minutieux, et la distinction de deux formes cliniques, pour chaque partie de l'urètre, est artificielle. Nous exposerons donc la symptomatologie générale de l'urétrite chronique, avant l'examen méthodique des deux urètres.

1° *Signes fonctionnels*. — Ils sont pour ainsi dire nuls dans l'urétrite chronique, en dehors des poussées inflammatoires assez communes dans cette affection, sous l'influence des fautes d'hygiène (coït, boissons et mets excitants, fatigue) : quelques picotements ou chatouillements le long de l'urètre, un peu plus accusés chez les sujets nerveux, aucune douleur vraie ni au cours, ni en dehors de la miction. A l'urétrite postérieure, appartiennent une légère fréquence des mictions, ou plutôt une sollicitation facilement réprimée, une sensation de passage de liquide dans l'urètre, quelques vagues sensations de chaleur ou de lourdeur au périnée, de chatouillement de la fosse naviculaire, symptômes qui semblent dépendre surtout de la prostatite concomitante et qui, pendant les phases aiguës, deviennent plus marqués.

2° *Signes objectifs.* — Ce sont l'écoulement, la présence de filaments dans l'urine, les résultats de l'exploration, de l'endoscopie et de l'urétrométrie.

L'*écoulement* est fort différent suivant les cas. Abondant, il s'échappe spontanément sous la forme de gouttes plus ou moins grosses et nombreuses, quoique sécrété d'une manière continue; il tache le linge, agglutine les bords du méat. Rare, il n'apparaît que le matin, au réveil (goutte militaire), ou quelque temps après le lever s'il y a urétrite postérieure et prostatite; il colle simplement les lèvres du méat, et ne se voit que par l'expression de l'urètre d'arrière en avant. L'écoulement intermittent caractérise l'urétrite postérieure : le pus s'accumule en arrière de la portion membraneuse; s'il est peu abondant, il est entraîné avec les premières gouttes d'urine dont l'aspect lactescent frappe le malade et rien n'apparaît au méat; si la sécrétion est copieuse, elle remplit la cavité de l'urètre profond et reste d'abord confinée entre le col vésical et le sphincter membraneux, mais ce dernier finit par s'entr'ouvrir, et l'on voit apparaître au méat une masse de pus plus ou moins considérable; tantôt cette sorte d'éjaculation s'accompagne d'une sensation de chatouillement, de titillations vagues du périnée, tantôt le malade ne s'en aperçoit que parce qu'il se sent mouillé; l'issue du pus peut être provoquée par la défécation. Ce mode d'éjaculation ne permet d'ailleurs pas de distinguer si le lieu de la production du pus est urétral ou prostatique.

L'aspect de l'écoulement varie depuis celui d'un mucus presque incolore, filant, légèrement teinté de blanc, jusqu'à celui d'une goutte blanche, crémeuse, ou même jaune verdâtre; sur le linge, la teinte jaunâtre s'accentue par la dessiccation. L'aspect macroscopique permet de supposer que la sécrétion est muqueuse, ou muco-purulente, ou purulente, mais non de faire un diagnostic, car la coloration est souvent donnée par la flore microbienne, et il arrive qu'une goutte blanc jaunâtre ne contient pas de globules du pus, tandis qu'une desquamation épithéliale intense peut colorer fortement la sécrétion. La qualité du produit de sécrétion n'est pas en rapport avec son abondance; certaines prostatites, certaines urétrites avec hypersécrétion muqueuse, donnent un écoulement abondant et peu riche en globules du pus, alors que des urétrites bulbaires peu étendues mais évoluant déjà vers le rétrécissement, ne donnent qu'une goutte matinale inconstante.

L'examen microscopique est donc nécessaire, au moins de temps en temps, pour surveiller la marche de l'urétrite. Le pus sera recueilli avec soin, après lavage du méat entr'ouvert et expression du canal, au moyen d'un fil de platine flambé ou d'une simple tête d'épingle, étalé sur la lame, desséché lentement, coloré simplement au bleu de méthylène ; d'autres lames seront réservées s'il le faut pour d'autres modes de coloration. On distinguera : des sécrétions *muqueuses*, où les éléments cellulaires, rares, apparaissent de place en place parmi un enchevêtrement de filaments de mucus faiblement coloré ; des sécrétions *muco-purulentes* où les globules de pus apparaissent en amas plus ou moins considérables, mais avec des filaments muqueux abondants ; des sécrétions nettement *purulentes*, rappelant celles de l'urétrite aiguë ; des sécrétions *épithéliales*, où les globules blancs sont rares, et le champ du microscope occupé par un dallage épithélial, en général à larges cellules avec des noyaux granuleux assez bien colorés. Dans les cas les plus vulgaires, on rencontre peu de mucus, de nombreux polynucléaires, quelquefois des mononucléaires, quelques éléments épithéliaux polymorphes.

Les progrès de la guérison se manifestent par la diminution des globules de pus, de même que dans l'urétrite aiguë. En même temps l'examen microscopique fait connaître la flore de l'urétrite : il doit être pratiqué en particulier après l'irritation mécanique ou chimique de l'urètre (dilatations, instillations argentiques) pour déceler les gonocoques qui pourraient, à l'état habituel, faire défaut dans les sécrétions.

L'examen des *filaments* des urines permet d'établir des comparaisons d'un jour à l'autre, d'une période du traitement à une autre période et, appuyé sur des recherches microscopiques il constitue le meilleur moyen de suivre la marche de la guérison. Ces filaments doivent être examinés au moment même de la miction, avant leur imbibition par l'urine ; un intervalle de plusieurs heures aura été laissé depuis la miction précédente, autant que possible le même nombre d'heures à chaque examen d'un même malade ; s'ils sont rares, on ne les recherchera qu'au réveil.

Des filaments épais, lourds, quelle que soit leur longueur, sont nettement purulents; des masses petites, globuleuses ou punctiformes, et très denses, sont généralement des bouchons purulents provenant des lacunes ou des conduits glandulaires; des filaments volumineux et nombreux témoignent d'une forte suppuration superficielle ou d'un abcès, et, font craindre la persistance des gonocoques. Minces comme des fils, restant en suspension au milieu du liquide, assez courts, ils représentent une suppuration en voie d'amélioration, ou même, s'ils sont très peu nombreux, une urétrite presque guérie. Légers, comme formés d'un chevelu mucilagineux qui surnage à fleur de liquide, ils correspondent aux sécrétions muqueuses. On a décrit comme caractéristiques de la prostatite les petits filaments, d'une faible densité, contournés comme un C ou comme une virgule; il est plus problable qu'ils sont simplement issus d'un conduit excréteur quelconque. Chez les rétrécis, on observe souvent des filaments blancs, épais et rubanés, en général très denses, qui vraisemblablement se sont enroulés et moulés en arrière des points rétrécis. D'une manière générale, avec les progrès du traitement, les filaments doivent devenir de moins en moins nombreux et de plus en plus légers; mais il est rare que l'urétrite se termine tout d'un coup par la restitution *ad integrum;* aussi voit-on habituellement persister quelques fils ténus et légers, contenant peu de globules purulents, qui indiquent le moment favorable pour cesser la médication.

La répartition des filaments dans les parties de chaque miction, permet jusqu'à un certain point d'en établir l'origine, ainsi que nous le verrons. En outre, l'examen des urines, tant chimique que microscopique, permet de diagnostiquer éventuellement la bactériurie, la phosphaturie, les pyuries non urétrales. Rarement, dans l'urétrite chronique simple, on trouvera dans les dernières gouttes de la miction, des traces de sang, qui, sauf le cas de traumatisme de l'urètre pendant l'examen, témoignent de l'inflammation de l'urètre postérieur ou d'une complication vésicale.

L'examen direct de l'urètre sera pratiqué d'abord au moyen de la *palpation;* ordinairement négative, elle peut faire constater une certaine rigidité de l'urètre, du moins dans les portions pénienne et scrotale, ou bien une sensibilité exagérée en quelques points, souvent aussi de petites indurations de périfolliculite, ou les petits grains de mil des folliculites péniennes que l'on recherchera en grattant, pour ainsi dire, l'urètre du bout de l'ongle; dans les cas graves, on trouverait facilement la large virole indurée des corps spongieux sclérosés.

Par le cathétérisme pratiqué avec l'*explorateur* à boule du professeur Guyon et avec nos explorateurs à olive latérale, on recueille deux sortes de renseignements : d'une part, le passage de quelques olives de calibre différent renseigne sur la souplesse générale de l'urètre antérieur, sur l'existence de points douloureux, surtout sur la présence de points rétrécis par la tuméfaction inflammatoire ou par d'anciennes strictures ; on acquiert ainsi quelques notions sur l'épaississement de l'urètre et la localisation des lésions principales. D'autre part, l'examen des sécrétions ramenées par le talon de l'explorateur précise le diagnostic des localisations inflammatoires ; on a pu déceler ainsi des gonocoques méconnus. On procède de la manière suivante : deux heures après une miction, une bougie à boule olivaire, 18 ou 20, est conduite jusqu'au niveau de la traversée scrotale ; dans la majorité des cas, elle ne provoque pas de sensation douloureuse et le talon de l'instrument ne ramène aucune sécrétion. Si, au contraire, l'instrument est poussé dans le cul-de-sac du bulbe, jusqu'à l'entrée de la portion membraneuse, mais sans entrer dans cette dernière, on éveille ordinairement une légère sensibilité et on voit la saillie de la boule enduite de pus semblable à celui qui apparaît au méat. Nous avons constaté souvent par ce même procédé d'exploration la présence du pus en arrière de la fosse naviculaire en particulier. Il est probable que le dépôt purulent constaté dans ces points est situé dans un pli valvulaire ou dans un conduit glandulaire.

Pour l'urètre postérieur, une bougie à boule, conduite avec les précautions déjà indiquées, après un lavage de l'urètre antérieur, provoque dans la région prostatique une douleur qui cesse aussitôt que le col vésical a été franchi ; en ramenant la boule au dehors on remarque sur son talon des mucosités plus ou moins abondantes, verdâtres, mélangées de grumeaux.

Mais c'est grâce à l'*urétroscopie* qu'on arrive à localiser encore mieux les lésions épithéliales et glandulaires de l'urétrite, et jusqu'à un certain point les lésions sous-épithéliales. L'importance de cette méthode d'examen, les discussions qui se produisent encore sur sa valeur, nous incitent à décrire l'aspect urétroscopique des lésions d'après Kollmann et Oberländer, avant d'exprimer notre opinion personnelle.

Rappelons d'abord que les écoles allemandes donnent à l'urétrite chronique deux périodes, ou deux formes principales : l'infiltration molle, où l'on ne trouve presque pas de tissu fibreux, et l'infiltration dure qui est en partie transformée en tissu fibreux. L'*infiltration molle* se voit dans les blennorragies intenses, après la période aiguë, à la fin du deuxième mois de la maladie. L'*infiltration dure*, que nous savons déjà formée par les foyers de sclérose, ou par des foyers mixtes embryonnaires et fibreux, prédominant autour des glandes, présente plusieurs degrés : au premier degré, le calibre de l'urètre est normal ; au deuxième degré, il y a modification du calibre, et cette catégorie renferme les rétrécissements larges d'Otis, et des rétrécissements plus graves, jusqu'au n° 23 environ ; le troisième degré est constitué par les rétrécissements proprement dits, et comprendrait tous les cas qui n'admettent pas le passage du tube urétroscopique 23. En outre, les *lésions des glandes* créent parmi les infiltrations dures deux formes très importantes à connaître : ou bien les conduits excréteurs restent perméables, et les glandes elles-mêmes sont dans un état hypertrophique qui rend leurs orifices visibles à l'œil nu, c'est la *forme glandulaire*, ou bien les conduits sont oblitérés, soit par rétraction de leur paroi, soit par la compression des infiltrations qui les entourent, et les produits de sécrétion remplissent les glandes enkystées, c'est la forme *sèche* ou *folliculaire* ; ce qui ne veut pas dire avec absence d'écoulement ; cette forme s'observe dans plus de la moitié des cas, mais le traitement par la dilatation lui fait perdre ses caractères, tandis que la forme glandulaire garde le même type jusqu'à la guérison. Dans l'une et l'autre forme, le tissu conjonctif évolue peu à peu vers l'état adulte, et le traitement instrumental seul peut arrêter cette évolution, quoiqu'il échoue lui-même trop souvent.

L'aspect endoscopique varie suivant ces diverses formes. Les *infiltrations molles*, que l'on voit surtout dans la portion pénienne, moins souvent au bulbe, se manifestent par un gonflement rougeâtre, de coloration plus vive que la normale, qui obstrue la lumière de l'urètre (*Centralfigur*), efface le plissement normal de la muqueuse ou le transforme en plis épais et moins nombreux, et fait disparaître la striation longitudinale de la muqueuse ; l'épithélium est plus brillant que normalement, plus rarement dépoli et saignant facilement ; les glandes de Littre ne se voient pas ; les lacunes de Morgagni sont rouges et laissent sourdre la sécrétion mucopurulente. En comparant les figures 2 et 5 de la planche I, on se rendra bien compte de l'aspect urétroscopique d'une même région de l'urètre, à l'état normal et dans le cas d'infiltration molle.

Dans le cas d'*infiltration dure au premier degré*, l'entonnoir urétral (*Centralfigur*) reste toujours béant à cause du manque de souplesse de la paroi urétrale, et la coloration est plus pâle que la normale. Les autres modifications varient suivant les lésions des glandes. Dans la *forme glandulaire*, les stries ont disparu, les plis sont peu nombreux et épaissis; l'épithélium desquame, surtout au voisinage de groupes de glandes; on peut voir souvent des plaques opalines gris-perle dues à la prolifération épithéliale, ou seulement un aspect mat de la muqueuse. Les lacunes sont rouges et saillantes; les glandes de Littre apparaissent par groupes, formant des taches de la grosseur d'une lentille ou plus grosses encore, surélevées, piquetées de petits points rouge vif, ou des orifices béants, rougeâtres avec une aréole rouge, tandis que normalement les orifices de ces glandes sont invisibles (v. planche I, fig. 6).

La *forme sèche* présente outre l'effacement des stries et des plis, et l'absence de glandes, une coloration uniforme, gris jaunâtre ou rose pâle, sans taches, causée par l'anémie de la muqueuse; la desquamation de l'épithélium est très forte et l'on aperçoit de grosses écailles épithéliales; c'est l'*Uretritis sicca proliferans* d'Oberländer; pendant le traitement il reste au moins une surface mate et inégale; avec les progrès du traitement, l'épithélium une fois aminci, on peut distinguer quelques conduits excréteurs enflammés, qui disparaissent peu à peu, ou des saillies glandulaires, comme de petites têtes d'épingles, très persistantes; c'est à l'approche de la guérison qu'on voit, par transparence, surtout autour des glandes et des lacunes, de petits faisceaux fibreux.

Dans les *infiltrations dures au deuxième degré*, qui admettent un tube 23, on retrouve plus intense les altérations du degré précédent. L'urètre n'a ni stries, ni plis, ou des plis très épais à la périphérie des infiltrats, et apparaît rigide au retrait du tube. La forme glandulaire, se caractérise par la pâleur, les taches épithéliales opalines, les altérations glandulaires de la première période; autour des lacunes et des glandes on voit des cicatrices circulaires ou étoilées, et du tissu fibreux sous-épithélial en fins réseaux ou d'aspect granuleux. Dans la forme sèche, les zones infiltrées sont plus étendues que dans la forme glandulaire, la coloration est jaune rougeâtre, sans lacunes ni glandes; l'épithélium est desquamé, souvent par masses épithéliales épaisses.

L'*urètre postérieur* présente des lésions analogues, mais les formes glandulaire et sèche se confondent; on y rencontre les infiltrats mous ou les infiltrats durs, comme dans l'urètre antérieur; dans ce dernier cas, le verumontanum est pâle et aplati. Les orifices des conduits éjaculateurs peuvent apparaître enflammés. Le tissu cicatriciel est analogue à celui de l'urètre antérieur, parfois en grosses masses après la cicatrisation d'abcès.

Par ce court exposé, on voit quels importants services l'urétroscopie a rendus pour la connaissance de l'anatomie pathologique de l'urétrite chronique ; mais cette méthode ne nous paraît pas destinée cependant, dans la pratique courante, à tenir la première place parmi les procédés d'investigation et de traitement. La principale raison réside dans les difficultés d'interprétation de l'aspect urétroscopique et même de simple observation des détails méticuleux si bien étudiés par Kollmann et Oberländer. Il faut pour les vaincre, une pratique longue et quotidienne. Poussée à la perfection dont nous venons d'exposer les résultats, l'urétroscopie est une méthode d'anatomo-pathologiste.

Dans la pratique courante, elle nous paraît devoir être conservée comme un moyen journalier d'exploration des urétrites chroniques. C'est qu'en effet, nous ne disposons pas de procédé meilleur pour nous rendre compte de l'étendue des lésions, de la gravité des altérations de l'épithélium, de l'importance et du pronostic des lésions glandulaires, et que, rarement à la vérité, l'urétroscopie permet parfois seule l'emploi de modes de traitement indispensables dans certains cas. L'explorateur à boule donne des renseignements sur le degré de rigidité et sur le rétrécissement de l'urètre, mais ne nous apprend rien des urétrites sans diminution de calibre, ni des parties non rétrécies d'un urètre inégalement atteint. L'examen des filaments et des sécrétions permet jusqu'à un certain point de localiser le lieu de production de ces sécrétions, mais avec quelle infidélité ! N'existe-t-il pas des urétrites à tendance sclérosante, qui ne se trahissent que par une minime sécrétion, tandis que d'autres, avec une abondante sécrétion, ne sont menaçantes ni par une large étendue, ni par l'évolution fibreuse des zones infiltrées ? Et pour tout dire, le traitement des urétrites chroniques donne-t-il tant de sécurité qu'on puisse négliger un seul moyen de mieux connaître la maladie ?

A la période subaiguë de la blennorragie, sans doute, même sans urétroscopie, on sait que l'on a affaire à des infiltrats embryonnaires, et que la maladie, plus profonde en certains points, reste à peu près générale : au surplus, le traitement est simple ; à cette période, l'urétroscopie nous paraît donc inutile. Elle est au contraire très recommandable dans toutes les urétrites plus anciennes, et nécessaire toutes les fois que le traitement bien conduit ne donne pas les résultats espérés. Il existe en effet un certain nombre d'aspects de l'urètre, assez faciles à voir et à interpréter, qui présentent une grande importance au cours du traitement. Telles sont certaines suppurations glandulaires ou lacunaires, ouvertes dans l'urètre, mais insuffisamment drainées par cette ouverture, et qui persistent longtemps sans élargissement de leur orifice ; telles sont certaines folliculites tendant à s'ouvrir spontanément ; les végétations papillomateuses (planche I, fig. 7), qui témoignent d'une forte inflammation dermique, et guérissent mal par le traitement ordinaire ; les ulcérations de l'épithélium, rares, mais importantes à connaître pour ne leur imposer ni un traitement mécanique, ni des antiseptiques trop violents ; les lésions de prolifération et de desquamation épithéliale, dont on ne pourrait suivre la marche vers la guérison sans le secours de l'urétroscopie. On examinera : la localisation des lésions glandulaires, qui ne peut être précisée par aucun autre moyen ; la forme glandulaire ou folliculaire, à laquelle elles se rattachent, et dont dépend le pronostic ; la région qui avoisine les rétrécissements larges diagnostiqués à l'exploration. On recherchera les gonocoques dans les repaires isolés ; on s'assurera de la réalité de la guérison et on surveillera les récidives, etc.

Quant aux *urétromètres*, on peut s'en passer souvent, en pratique ; en indiquant le profil de la lumière urétrale, ils donnent cependant d'utiles renseignements sur l'épaississement et la rigidité de l'urètre, en particulier dans les régions larges de l'urètre, comme le cul-de-sac du bulbe.

DIAGNOSTIC. — Un écoulement chronique de l'urètre, la présence de filaments plus ou moins abondants dans l'urine, les antécédents révélant l'existence d'une urétrite blennorragique aiguë préalable, tels sont les éléments primordiaux du diagnostic de l'urétrite chronique. Cependant cette suppuration peut avoir une autre origine : les annexes de l'urètre y déversent naturellement le pus qu'elles ont formé, qu'il soit abondant comme dans certains abcès chroniques de la prostate, ou minime et mêlé aux sécrétions normales comme dans les prostatites et les vésiculites chroniques, ou encore qu'il provienne d'abcès ouverts dans l'urètre antérieur, comme certains abcès péri-urétraux et ceux de la glande de Cowper. Encore faut-il remarquer que dans la plupart des suppurations de provenance extra-urétrale, on observe en même temps de l'urétrite, et que l'urétrite chronique est dans un grand nombre de cas accompagnée et entretenue par une prostatite chronique. L'examen du malade doit donc être dirigé de telle sorte qu'il conduise méthodiquement au diagnostic du siège de l'urétrite, de sa nature et de sa gravité, et en même temps au diagnostic des complications de voisinage.

Aussi faut-il examiner d'abord les sécrétions du méat. Sont-elles transparentes et filantes comme le liquide normalement sécrété par l'urètre, on conclut, sous réserves d'un examen plus complet, à une simple hypersécrétion ou *urétrorrée*. Dans les autres cas, on recherche dans les sécrétions muqueuses ou purulentes, les éléments histologiques et surtout les gonocoques; les autres bactéries ont moins d'importance.

On procède ensuite à l'*examen des urines et de leurs filaments* en s'efforçant d'établir la *provenance* de ces derniers par rapport aux diverses portions de l'urètre. Dans ce but, avant la miction, on lave abondamment l'urètre antérieur. Le malade urine alors successivement dans *trois verres* pour permettre de recueillir séparément le commencement, le milieu et la fin du produit d'une même miction (Guyon) : en général, toutes les sécrétions contenues dans l'urètre postérieur et provenant soit de l'urètre même, soit de la prostate et des voies génitales sont balayées dans la première partie de la miction et se voient dans le premier verre. Quelquefois les dernières gouttes d'urine sont plus troubles que les précédentes, altération qui est due à l'expression physiologique de la prostate et de l'urètre postérieur par la contraction des fibres musculaires de ces organes, et témoigne de leur inflammation. Si le deuxième verre contient alors une urine limpide, on conclut à l'existence d'une suppuration rétro-membraneuse. Lorsque les trois verres contiennent mélangé à l'urine du pus qui les trouble en masse on est en face d'une suppuration vésicale ou rénale. Enfin s'il existe plutôt que des filaments proprement dits, d'abondants et d'épais flocons de pus, si on les observe surtout dans le premier et le troisième verre, il s'agit d'une suppuration trop abondante pour que l'urètre postérieur l'ait produite : on doit en rechercher l'origine dans des abcès prostatiques, ou dans une affection des voies urinaires supérieures, mais alors avec des caractères spéciaux que nous établirons plus loin.

Toujours en vue d'examens microscopiques qui doivent être, nous le répétons, renouvelés souvent, on recueillera les sécrétions ramenées de diverses portions de l'urètre par le talon des explorateurs à boule et celles que fournit le massage de la prostate et des vésicules séminales : dans les cas suspects, on provoquera l'issue des gonocoques hors des glandes et de la paroi urétrale, et leur pullulation, par une ou plusieurs instillations de nitrate d'argent, par la dilatation modérée, par la dilatation électrolytique : on ne concluera à l'absence définitive des gonocoques qu'après des examens répétés; en même temps on verra si l'urètre contient les bactéries des infections secondaires, contre lesquelles un traitement spécial n'est pas toujours négligeable.

On s'efforcera de distinguer, par l'interprétation de ces divers symptômes, les *formes superficielles* des urétrites, des formes *profondes*, c'est-à-dire les formes qui n'atteignent que l'épithélium et très peu le derme et la muqueuse, de celles qui infiltrent fortement le derme et occasionnent de graves altérations des culs-de-sac glandulaires. En général, avant tout traitement, ces deux sortes de lésions coexistent, ou du moins les lésions profondes sont toujours accompagnées de lésions superficielles; aussi faut-il attendre l'amélioration, en général rapide, de ces dernières pour distinguer les altérations profondes, très tenaces au contraire et souvent difficiles à apprécier. Elles ne sont évidentes par les moyens d'investigation ordinaires que dans des cas extrêmes, où le palper et l'exploration, et aussi l'inefficacité des premiers traitements, démontrent l'importance des lésions dermiques. Quand l'exploration reste négative, le caractère rebelle de l'affection prouve qu'il ne s'agit plus de lésions superficielles, et l'urétroscopie permet de les préciser jusqu'à un certain point. Quant à l'examen bactériologique, il ne présente aucune valeur à ce point de vue ; les formes superficielles sont les plus riches en microbes, et les poussées d'inflammation superficielles guéries, la flore microbienne disparaît, mais les lésions profondes n'en continuent pas moins leur évolution, trop souvent inévitable, vers la sclérose.

L'examen ainsi pratiqué, il devient facile d'achever le diagnostic *différentiel*. Nous insisterons ailleurs sur le diagnostic avec la prostatite chronique; les *abcès péri-urétraux* et les cowpérites seront reconnus à la palpation, les *chancres* de l'urètre aux caractères que nous avons énoncés à propos de l'urétrite aiguë; la *cystite cervicale*, qui s'accompagne d'urétrite postérieure, peut être reconnue grâce aux douleurs et à la fréquence plus grandes, aux besoins plus impérieux, au sang qui s'écoule au moment de l'expulsion des dernières gouttes, au trouble de l'urine du deuxième verre, enfin, si cela est nécessaire, au moyen de la cystoscopie. L'absence d'antécédents blennorragiques, quand on peut l'établir, ou la chronicité d'emblée, aideront au diagnostic de l'urétrite blennorragique avec les *urétrites non gonococciques*. *L'urétrite tuberculeuse*, apparaissant isolément, spontanément et sans lésion inflammatoire concomitante, est une affection fort rare. Il n'en est pas de même des *tubercules qui évoluent à la suite d'une blennorragie chronique ;* l'urètre prostatique devient un *locus minoris resistentiæ* où le bacille descendu des voies supérieures trouve un terrain favorable à son extension ; en clinique, il est extrêmement difficile de saisir le moment précis où le tubercule fait son apparition ; ce sont là des *cas limites* (Guyon) dans lesquels les deux affections évoluent sans doute simultanément pendant quelque temps. Le doute n'est pas, en général, de longue durée et, dans ces infections mixtes, les lésions tuberculeuses ne tardent pas à prédominer ; c'est surtout d'après la constatation de lésions similaires dans d'autres organes, reins, vésicules, prostate, etc., ainsi que sur l'examen histologique des sécrétions que le diagnostic sera établi.

Traitement des urétrites chroniques

1° Traitement général. — L'hygiène en est un agent important. On renouvellera toutes les recommandations qui sont habituelles dans les cas d'urétrite aiguë, au point de vue de l'alimentation, des boissons, de la fatigue, des excès de toute sorte. Le coït sera rigoureusement interdit, malgré les assertions d'un grand nombre de malades qui prétendent s'être guéris par la reprise et même l'usage excessif des rapports sexuels. Des toniques à l'intérieur, une stimulation cutanée sous forme de douches, surtout de frictions sèches, sont utiles ; enfin, certains états diathésiques, le rhumatisme, la scrofule et surtout la tuberculose commandent une médication générale particulière.

C'est surtout en vue de ces dernières indications qu'un séjour à une station thermale sera profitable. Les eaux faiblement minéralisées, telles que Vittel, Contrexéville, Evian, Capvern, etc., conviennent dans des cas où l'urine provoque par son passage une certaine irritation. L'absorption d'une grande quantité de liquide agit à la manière d'un lavage fréquemment renouvelé. Plus souvent est indiquée l'action stimulante des eaux sulfureuses, celles, par exemple, des Pyrénées centrales, en particulier chez les scrofuleux et certains rhumatisants. Chez les arthritiques et surtout chez les sujets atteints d'éruption cutanée, les eaux de Vichy, de Pougues, etc., nous ont donné de bons résultats, mais il faut choisir les sources les moins minéralisées et nous avons vu des recrudescences à la suite d'ingestion de bicarbonate de soude à haute dose. Ailleurs, l'infection tuberculeuse et l'herpétisme sont combattus par les eaux arsenicales, parmi lesquelles La Bourboule tient le premier rang. Les médicaments internes n'ont aucune efficacité, et en particulier les balsamiques à haute dose dont l'usage prolongé devient préjudiciable au tube digestif.

2° Traitement local. — Nous décrirons d'abord les principaux moyens thérapeutiques, puis nous exposerons la manière de diriger le traitement suivant les formes et les périodes de la maladie.

A. Moyens thérapeutiques. — Nous passerons en revue les injections et lavages, les topiques solides, les instillations, les agents physiques et mécaniques (dilatation, massage, électrothérapie, etc), les applications thérapeutiques de l'endoscopie.

1° *Injections et lavages*. — On les pratique comme dans les urétrites aiguës, et pour les mêmes raisons on donne la préférence aux lavages qui, suivant les cas, seront antérieurs ou postérieurs ; ils seront faits avec une pression modérée, soit au moyen du siphon, soit à la seringue, et généralement sans sonde. Cependant on emploiera la sonde quand une pression trop forte est nécessaire pour franchir le sphincter, et aussi pour obtenir un plus parfait déplissement de l'urètre, une direction différente du jet par rapport aux orifices glandulaires et lacunaires, des remous du liquide plus détersifs ; le traumatisme par la sonde n'étant pas à craindre comme à la période aiguë, on emploiera de préférence des sondes en gomme, soit la simple sonde à béquille, d'un faible numéro, soit plutôt nos sondes à trous en pomme d'arrosoir, droites ou coudées (fig. 47 et 48).

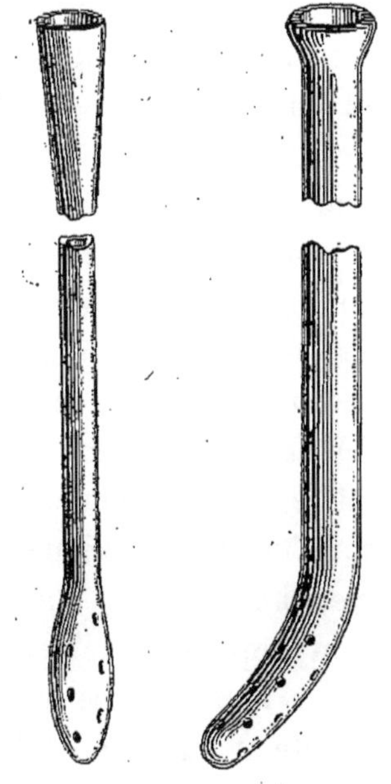

Fig. 47 et 48. — Sondes en pomme d'arrosoir (Desnos).

Les solutions pourront présenter plus de variété que dans la blennorragie aiguë ; le permanganate de potasse reste indiqué surtout dans le cas d'urétrite à gonocoque, à des doses progressives (1/4 000 à 1/1 000 et au delà) suivant la tolérance du malade, et avec la précaution de n'employer les solutions très fortes que dans l'urètre antérieur. On se sert aussi, en particulier dans les cas d'infections microbiennes variées, des sels de mercure : sublimé (1/20 000 à 1/12 000), oxycyanure et cyanure de mercure (1/1 000), ou d'autres antiseptiques, parmi lesquels le formol à 1/1 000, le sulfate de cuivre à 1/1 500, etc. Les lavages au nitrate d'argent (1/2 000 à 1/1 000) sont très actifs, mais douloureux ; tant que des lavages sont indiqués, nous lui préférons les autres médicaments et plus tard les instillations argentiques ; les malades supportent mieux les combinaisons organiques de l'argent, telles que le protargol de 2 à 4 p. 1 000, l'albargine de 1/2 à 1 p. 1 000, etc.

Dans les cas d'urétrite antérieure, on pourra cependant ne pas renoncer systématiquement aux injections, en particulier aux injections astringentes : sulfate de zinc ou de cuivre, tanin, etc.

L'effet des lavages et des injections est d'aseptiser l'urètre au moins dans ses couches superficielles, d'éviter les réinoculations d'un point à un autre, de déboucher les orifices glandulaires et de supprimer tout reste d'acuité de l'inflammation. En outre les lavages argentiques activent la desquamation de l'épithélium malade et sa régénération. Les astringents agissent sur la circulation et l'hypersécrétion glandulaire et muqueuse.

2° *Topiques solides.* — C'est aux injections qu'on peut le mieux les comparer ; ils sont introduits, soit sous forme de crayons plus ou moins rigides, destinés à fondre à la température du canal, soit sous forme de pommades : celles-ci sont portées dans l'urètre au moyen d'instruments cannelés, ou de sondes spéciales. Les crayons peuvent irriter l'urètre comme un corps étranger, y transporter des microbes pathogènes, et exposent à des blessures par le malade lui-même, et nous paraissent à rejeter. Les pommades peuvent être employées dans l'urètre antérieur, car l'urètre postérieur les tolère mal ; on les injectera de préférence au moyen d'une sonde, afin de localiser le point d'application le mieux possible ; on emploiera exclusivement des préparations à base de lanoline, qui adhère à la muqueuse et est miscible à l'eau, par exemple la pommade au nitrate d'argent au 1/50, celle au sulfate de cuivre de 1/100 à 5/100.

En théorie, les pommades assurent une action plus lente et plus prolongée des médicaments ; en fait, avec une instrumentation peu commode, elles ne présentent aucun avantage sur les instillations, qui peuvent être faites avec des solutions aussi faibles qu'on le désire.

3° *Instillations.* — L'instillation consiste dans le dépôt, dans une région donnée de l'urètre, d'une petite quantité d'un médicament énergique, qui ne serait pas supporté à pareille dose en injection ou en lavage.

Les instruments nécessaires aux instillations consistent en : 1° un explorateur de gomme à boule olivaire, percé d'un canal dans toute sa longueur, dit *instillateur ;* le centre de la boule terminale présente ainsi un pertuis filiforme ; 2° une seringue de Pravaz, de dimensions assez grandes, d'une contenance de quatre-vingts gouttes environ (seringue de Guyon) ; à son embout s'adapte une canule conique, munie d'un pas de vis à l'extérieur, et dont l'extrémité est filiforme.

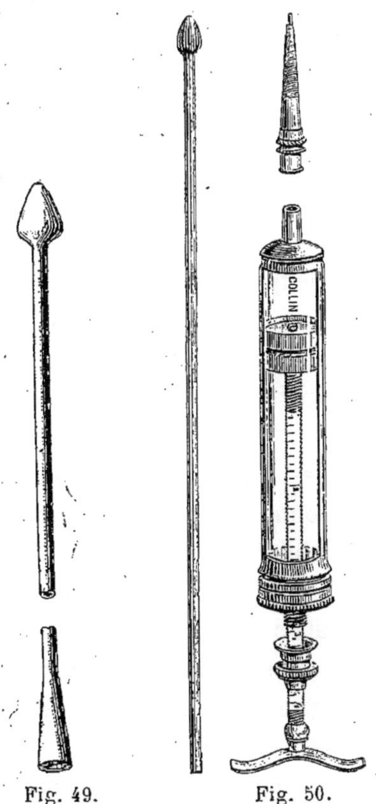

Fig. 49. Fig. 50.

On commence par charger la seringue ; la canule est fixée à l'instillateur au moyen de son pas de vis, puis ajustée à la seringue ; il faut alors amorcer, c'est-à-dire faire tourner le piston jusqu'à ce que le liquide apparaisse à l'extrémité de la boule olivaire ; chaque tour imprimé au piston déterminant l'issue d'une goutte, on se rendra facilement compte de la quantité de liquide injecté. Une très grande précision n'est nécessaire que si on emploie une solution très concentrée.

Si l'instillation est destinée à l'urètre antérieur, au cul-de-sac du bulbe, par exemple, on choisit une boule assez volumineuse (n°s 18 à 22) pour qu'elle entre en contact assez intime avec les parois urétrales et empêche le reflux du liquide.

L'instillateur est alors conduit jusqu'à la portion membraneuse dont la résistance sert de point de repère ; puis on le ramène en avant, on maintient la boule à une distance de 1 à 3 centimètres de la barrière membraneuse et on instille un nombre variable de gouttes de liquide (de 6 à 12). L'appareil est laissé en place pendant quelques minutes, puis la sonde une fois retirée, le liquide s'écoule librement par le méat.

Son action sur la portion la plus antérieure du canal est nulle, car le passage est rapide. Il est d'ailleurs possible d'empêcher même ce contact rapide en aspirant le liquide contenu dans le cul-de-sac du bulbe avec la seringue avant de retirer l'instillateur. Si une boule volumineuse est mal supportée on en choisit une plus petite et pendant qu'on fait l'instillation on comprime l'urètre à l'aide de deux doigts immédiatement en avant de la boule sentie à travers les téguments du périnée.

Pour l'urètre postérieur, quelques précautions sont à prendre. Le malade devra uriner immédiatement avant, car si la vessie était remplie, une certaine quantité d'urine s'épancherait dans le canal prostatique et sa présence modifierait l'action du liquide. Un lavage de l'urètre antérieur est inutile. Il n'est plus nécessaire d'employer un instrument volumineux, mais une boule de dimensions assez grandes pour que la traversée membraneuse donne lieu à des sensations bien nettes (n°s 13 ou 14). Une fois dans la prostate, on instille de 15 à 25 gouttes, quantité suffisante pour remplir cette portion de l'urètre. Le liquide séjourne en arrière du sphincter membraneux et n'apparaît pas au méat.

L'action des instillations sur l'épithélium est énergique et provoque une réaction inflammatoire légère jusque dans le derme muqueux ; on a pu s'assurer expérimentalement de l'imbibition d'une épaisseur notable de la muqueuse par les médicaments argentiques, et surtout par certains d'entre eux ; Lohnstein a retrouvé le nitrate d'argent jusque dans la sous-muqueuse, à l'autopsie de lapins soumis à des lavages nitratés, et constaté le développement d'infiltrats embryonnaires dans la muqueuse et la sous-muqueuse, après l'action de divers sels d'argent. Il est donc injuste de n'attribuer aux instillations, comme on l'a fait récemment, qu'une action toute superficielle ; les faits prouvent d'ailleurs l'efficacité des instillations dans les lésions profondes d'urétrite.

Les instillations de nitrate d'argent et d'autres sels organiques d'argent agissent donc sur l'épithélium malade, qui desquame rapidement, et dont les couches profondes deviennent le siège d'une prolifération active de cellules saines ; en outre, elles déterminent une inflammation temporaire qui aboutit en même temps à la résorption des cellules rondes infiltrées sous l'influence de ce traitement et à celle des infiltrats embryonnaires plus anciens ; mais il est difficile de savoir jusqu'à quelle étape de la transformation conjonctive et fibreuse des infiltrats s'exerce leur action. Parmi les sels d'argent, nous recommandons surtout le nitrate (progressivement de 1/150 à

1/50 et même au delà), le protargol, plus facile à supporter (de 1/50 à 1/10), l'ichtargan aux mêmes doses; le collargol nous a paru beaucoup moins efficace.

Quand il ne persiste que des lésions très anciennes et légères de l'épithélium et une hypersécrétion muqueuse, la régénération de l'épithélium sera recherchée au moyen d'autres médicaments; nous employons surtout l'acide picrique, en solution aqueuse saturée, ou l'acide pyrogallique au 1/30, moins efficace.

La réaction apparente diffère suivant les médicaments, mais surtout suivant leur concentration. Le nitrate d'argent et à un moindre degré, le protargol, produisent une cuisson quelquefois assez vive, qui, sans devenir jamais insupportable quand la dose a été bien calculée, augmente progressivement pendant quelques minutes, et décroît peu de temps après, pour cesser après la première miction, que l'on doit retarder une heure et demie ou deux heures. Puis l'écoulement spécial apparaît, persiste pendant douze à vingt-quatre heures, et ne tarde pas à disparaître, en même temps que diminuent ou s'allègent les filaments de l'urétrite. L'acide picrique ne produit qu'une légère douleur immédiate, qui disparaît en deux minutes, et une suppuration consécutive peu durable.

Bien supportées par l'urètre antérieur, les instillations le sont moins bien par l'urètre postérieur, où on les emploiera à doses plus faibles et progressives, avec prudence. On les pratique en séries, à deux ou trois jours d'intervalle, on les continue, suivant leur efficacité, de deux à trois et quatre semaines, pour les interrompre alors temporairement, quel que soit le résultat obtenu.

4° *Dilatation.* — La dilatation est pratiquée soit avec des Béniqués, soit avec des dilatateurs à quatre branches, tels que ceux de Kollmann ou de Frank.

On commence, dans tous les cas, la dilatation par les Béniqués, progressivement pour ménager l'urètre, mais en s'efforçant d'atteindre rapidement les numéros supérieurs à 50, pour monter peu à peu jusqu'au n° 60, et au delà si le calibre normal de l'urètre le permet; très souvent on sera forcé d'inciser un méat trop étroit, et cette simple incision pourra contribuer par elle-même à guérir certaines urétrites de la fosse naviculaire entretenues par l'étroitesse congénitale.

Si l'urètre pénien n'admet pas d'aussi grosses bougies, ou si l'on veut dilater au delà du n° 60 une portion ou la totalité de l'urètre, on emploie les dilatateurs à quatre branches de Kollmann, ou encore des dilatateurs-laveurs. On se servira, suivant le cas, de l'un des trois principaux types

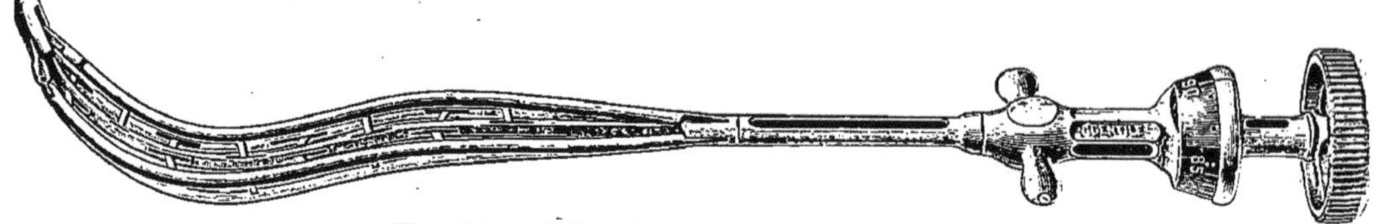

Fig. 51. — Dilatateur courbe de Kollmann.

de ces dilatateurs : tantôt, du modèle long (fig. 51) à courbure de Guyon, qui dilate l'urètre antérieur et l'urètre postérieur simultanément, l'urètre pénien à un moindre degré que le reste du canal; tantôt, du modèle droit

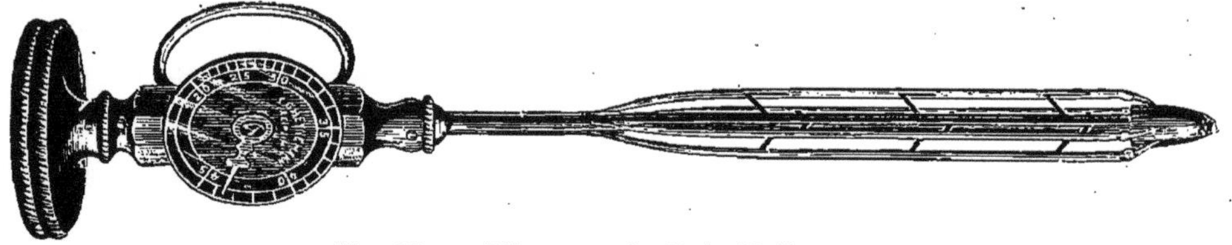

Fig. 52. — Dilatateur droit de Kollmann.

(fig. 52) dont la longueur correspond à celle de l'urètre antérieur; tantôt d'un modèle court permettant une dilatation encore plus localisée. Les dilatateurs-laveurs de Kollmann, de Franck, etc. possèdent, entre les branches,

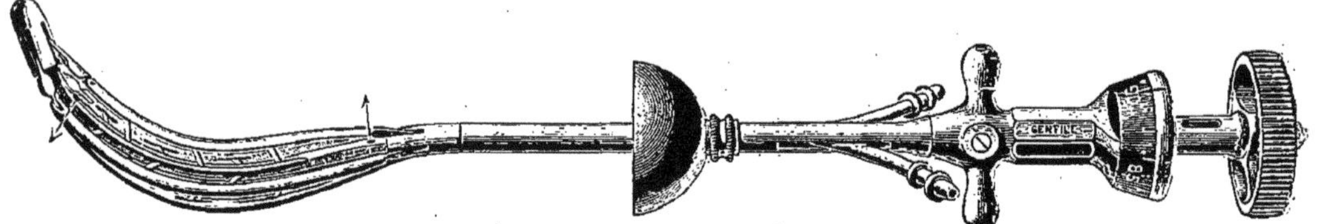

Fig. 53. — Dilatateur-laveur.

des conduits qui permettent jusqu'à un certain point le lavage simultané de l'urètre mis en tension (fig. 53). En outre le degré d'écartement des branches est indiqué sur un cadran mobile.

La technique de l'introduction et du maniement de ces instruments sera décrite à propos des rétrécissements. En ce qui concerne spécialement les urétrites, la dilatation doit être à la fois très haute et très prudente; en particulier dans l'usage des instruments à branches, on ne produira l'écartement qu'avec une extrême lenteur ; il sera proportionné au calibre normal de l'urètre pour chaque individu, afin d'éviter des traumatismes auxquels ces instruments exposent particulièrement : la faute la plus fréquente, font remarquer justement Kollmann et Oberländer, est de monter trop vite et trop haut. Tout vestige d'acuité de la maladie doit avoir disparu quand on tente un haut degré de dilatation.

Les dilatations ont pour effet d'exprimer le contenu des glandes et des lacunes, de rompre les petits kystes, de modifier la circulation dans les vaisseaux comprimés par les infiltrats ou partiellement thrombosés, de produire des effets résolutifs par le massage des foyers d'infiltration et la réaction consécutive. Cette réaction, et plus encore l'inoculation de l'urètre par les microbes expulsés des glandes, nécessitent des lavages faiblement antiseptiques; on fera donc suivre la dilatation d'un lavage de l'urètre; en outre, dans l'intervalle des dilatations, espacées de quatre à huit jours, on pratiquera quelques autres lavages, ou des instillations.

5° *Massage externe.* — A ce massage interne, on peut joindre le massage digital de tout l'urètre, qui produit, à un moindre degré, des effets

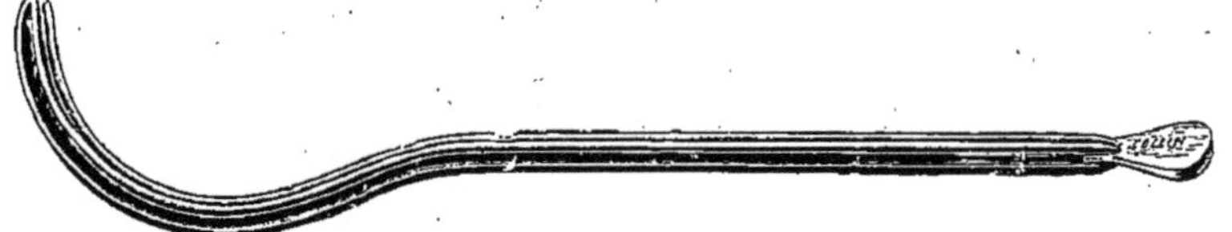

Fig. 54. — Béniqué cannelé de Minet.

analogues, et possède une action plus directe sur les lésions péri-urétrales. On peut simultanément dilater et masser l'urètre, sans tomber dans l'excès, où il semble qu'une certaine mode pousse quelques-uns des partisans du traitement mécanique exclusif. Pour ce massage combiné à la dilatation, nous employons nos bougies cannelées (fig. 54) qui n'oblitèrent pas les canaux excréteurs, et expriment plus efficacement la paroi urétrale.

6° *Autres agents physiques.* — Parmi les plus utiles, nous citerons l'*électrolyse circulaire*, soit avec les Béniqués, simples ou cannelés, soit au moyen de la sonde de Kollmann, où l'électrode est isolée de la paroi urétrale par une couche liquide et l'*ionisation*, ou électrolyse médicamenteuse.

Nous utilisons cette dernière méthode de la façon suivante. Une sondeélectrode très souple, composée d'une sonde à boule et à jet récurrent, et d'un ruban d'argent enroulé en spirale autour d'elle, est introduite dans l'urètre; on injecte alors par la sonde (fig. 55) une petite quantité

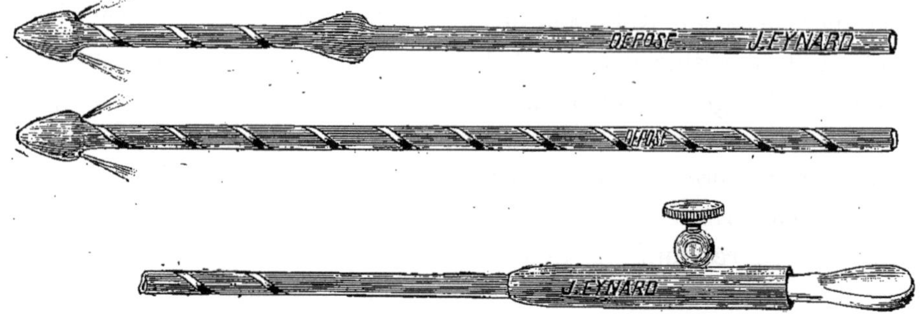

Fig. 55. — Sondes électrodes pour l'ionisation.

de solution de collargol à 1/100, puis on ferme la sonde au moyen d'un fausset, et l'urètre par une ligature élastique peu serrée. La sonde est reliée au pôle positif de la pile, pendant que l'électrode négative est appliquée sur la cuisse ou l'abdomen. Un courant de 5 à 10 milliampères est établi pendant cinq minutes. On répète ces soins tous les deux jours.

7° *Traitements endoscopiques.* — Le rôle de l'urétroscopie dans le

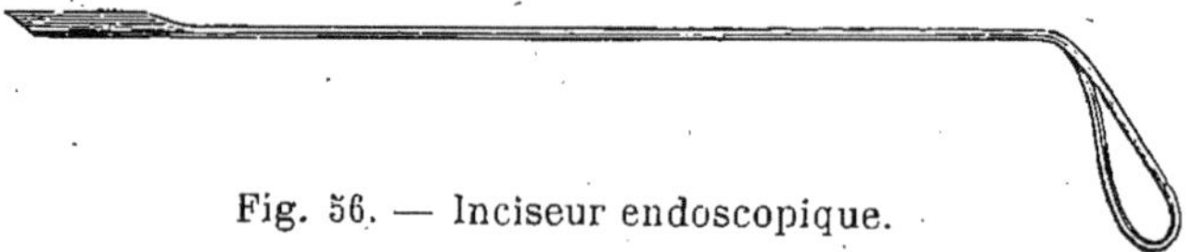

Fig. 56. — Inciseur endoscopique.

traitement des urétrites chroniques est double : 1° contrôler l'efficacité des traitements ou même, d'après les écoles allemandes, servir de base prin-

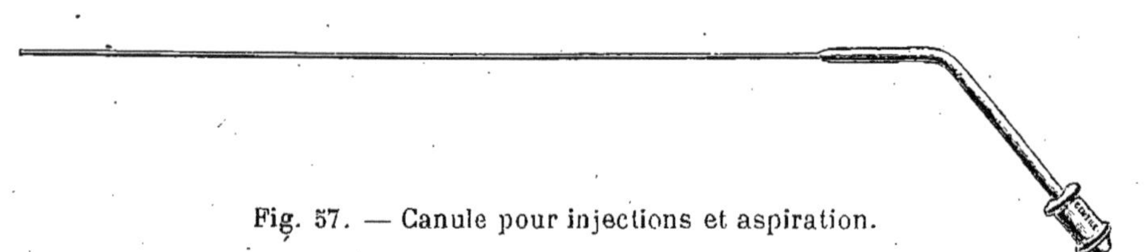

Fig. 57. — Canule pour injections et aspiration.

cipale aux indications thérapeutiques ; 2° permettre l'emploi direct, par le tube endoscopique, de certains moyens d'actions.

Ces moyens ont pour caractère commun d'être appliqués à des *lésions nettement localisés* à des zones exiguës de la paroi. Les principaux sont l'incision (fig. 56) de petits kystes suppurés saillants dans la lumière du canal ;

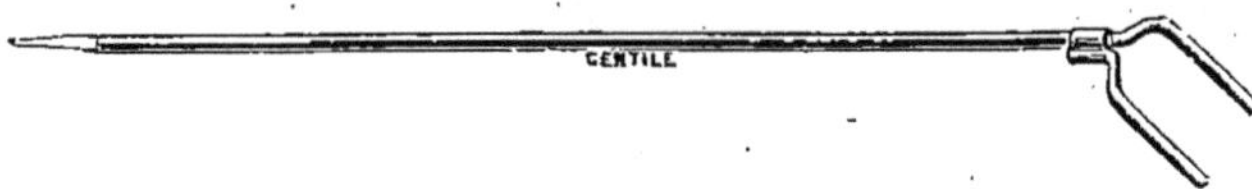

Fig. 58. — Galvano-cautère.

l'élargissement d'orifices glandulaires ; l'aspiration, par une fine canule

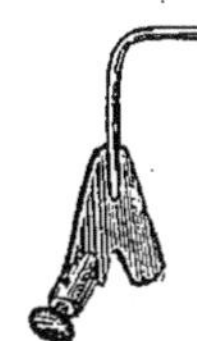

Fig. 59. — Aiguille électrolytique de Kollmann.

d'argent, des mucosités qui les obstruent (fig. 57) ; l'ablation des papillomes,

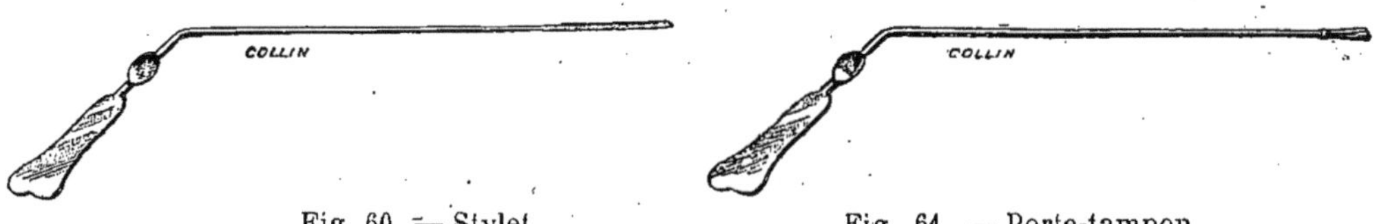

Fig. 60. — Stylet. Fig. 61. — Porte-tampon.

au moyen de sécateurs (fig. 62), de curettes, de l'anse galvanique (fig. 58) ; l'injection de solutions caustiques ou antiseptiques dans les cavités d'abcès et

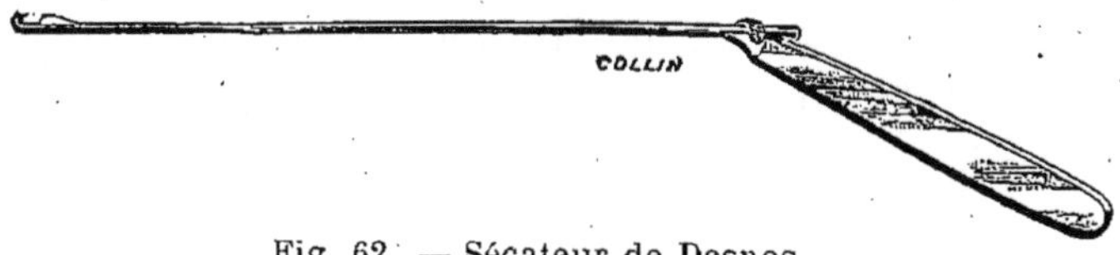

Fig. 62. — Sécateur de Desnos.

les trajets anormaux ; l'électrolyse des glandes et conduits au moyen de la

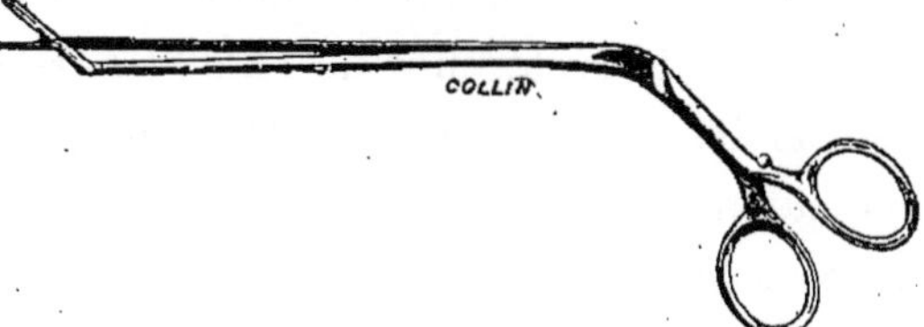

Fig 63. — Pince à corps étrangers.

fine électrode de Kollmann (fig. 59) ; l'application de topiques (teinture d'iode, nitrate d'argent concentré, etc.) sur les exsudats pseudo-membraneux, sur les fissures, sur les ulcérations infectées; l'incision de brides cicatricielles ou scléreuses rétrécissant l'urètre. Nous y ajouterons, sans expérience personnelle qui nous permette de ne pas être surpris de l'emploi fréquent qu'en font les spécialistes allemands, le traitement de certaines infiltrations dures très rebelles par l'ablation à la curette, les scarifications, l'électropuncture répétée.

La valeur de l'endothérapie n'est pas contestable pour les lésions que nous venons d'énumérer dont plusieurs resteraient peut-être incurables sans son secours. Mais dans la majorité des cas, les autres méthodes de traitement suffisent pour obtenir la guérison des urétrites chroniques, et même avec le secours de l'endoscopie, trop souvent certaines lésions défient tous les essais de *restitutio ad integrum ;* le traitement endoscopique restera donc exceptionnel, mais le chirurgien se tiendra prêt à l'employer en cas d'échec des traitements par la dilatation et les instillations.

B. Indications thérapeutiques. — Les indications thérapeutiques s'appuient sur les données du diagnostic, que l'on précisera le plus possible, avant et pendant le traitement, et sans négliger l'urétroscopie dans les cas rebelles. Bien que, en pratique, les formes d'urétrite chronique soient mal délimitées, souvent associées, bien que la présence des complications prostatiques joue un rôle extrêmement important dans l'évolution et la durée de l'urétrite, nous exposerons le traitement : 1° dans les *formes à gonocoques ;* 2° dans les formes post-gonococciques à *lésions superficielles ;* 3° dans les formes à *lésions profondes.*

1° *Urétrites chroniques à gonocoques.* — On continuera les lavages au permanganate de potasse, bi-quotidiens dans les cas rebelles, quotidiens dans les cas favorables, en augmentant ou décroissant les doses suivant l'irritation de l'urètre, mais de préférence de 1/2000 à 1/1000 dans l'urètre antérieur. Dans les cas les plus favorables, surtout quand ce traitement n'a pas été fait, ou a été mal fait auparavant, on peut espérer l'élimination des gonocoques en deux à trois semaines. Quand les gonocoques reparaissent malgré des lavages continus pendant plusieurs semaines, à plus forte raison plusieurs mois, on doit rechercher leurs « repaires » par l'examen de la prostate, et par l'urétrocospie. La pludart du temps la prostatite est la cause de leur persistance ; on la traite par l'expression combinée aux lavages, sans négliger les vésicules séminales. Eventuellement on incise les abcès folliculaires, les conduits para-urétraux, on exprime ou on incise les glandes de Cowper. On s'informe de la possibilité de réinfection par des coïts contagieux.

Si ces moyens échouent, on pratique les lavages à la sonde; en outre, bien que, en principe, on doive s'abstenir de dilatation dans un urètre à gonocoques, on devra employer de prudentes dilatations associées aux lavages, toutes les fois que le processus blennoragique sera localisé à une région très limitée de l'urètre, comme on l'observe au cul-de-sac du bulbe. On s'abstiendra de lavages ou d'instillations au nitrate d'argent; on pourra essayer les instillations de solutions fortes de permanganate de potasse à 1/200 et 1/100.

2° *Urétrites post-gonococciques superficielles.* — Quand on entreprend le traitement d'une urétrite chronique sans gonocoques, les lésions superficielles existent presque toujours, et souvent il y a un développement intense de la flore bactérienne. Aussi est-il indiqué de commencer ce traitement par quelques lavages antéro-postérieurs avec le permanganate ou d'autres antiseptiques. Au bout de quelques jours, les symptômes subaigus ont disparu, et l'on passe au traitement par les instillations; celles-ci sont pratiquées avec une solution de protargol, ou de nitrate d'argent; selon la douleur ressentie par le patient, et suivant le résultat obtenu on continue la même substance, ou on la remplace par d'autres. Si la diminution des filaments et l'amélioration de l'aspect urétroscopique restent insuffisantes, après 6 à 10 instillations, on emploie la dilatation progressive, en se maintenant autour du n° 50 si la réaction de l'urètre est vive, en se rapprochant du 60 seulement dans les urètres larges et peu sensibles; on évitera toujours de provoquer un saignement. On peut dire que presque toujours les instillations et quelques dilatations font disparaître l'urétrite superficielle ; la rougeur œdémateuse de l'urètre s'efface, la sécrétion diminue et les filaments deviennent ténus et légers; mais si des lésions profondes concomitantes persistent, il faut s'attendre à de nouvelles poussées d'urétrite superficielle quand on aura cessé le traitement depuis plus ou moins longtemps.

3° *Urétrites post-gonococciques profondes.* — Ce sont des urétrites anciennes, mais il en est qui brûlent les étapes et qui arrivent en quelques semaines à rétrécir l'urètre à cause de l'épaisseur des infiltrats ; tantôt elles sont microbiennes, tantôt elles ont l'apparence aseptique ; tantôt elles s'accompagnent d'une forte suppuration, tantôt elles ne se manifestent que par quelques filaments. Le diagnostic d'urétrite profonde est évident quand l'explorateur à boule décèle des zones rétrécies, assez molles, douloureuses et irritables, capables de se rétrécir même encore pendant les premières phases du traitement ; on ne négligera pas leur recherche au moyen de boules volumineuses (n° 25), nécessaires pour de légers rétrécissements de la région bulbaire ; il est plus difficile de les reconnaître quand cet explorateur ne donne pas de renseignement : l'urétroscopie est indispensable.

Mais dans l'un et l'autre cas, le traitement est le même. Après une courte période de lavages ou d'instillations, il faut rapidement en venir à la dilatation. Si l'exploration est négative, on emploiera le plus tôt possible les dilatateurs à branches, mais ce n'est qu'après une amélioration déjà appréciable qu'on atteindra les hautes dilatations, 60 et au-dessus ; les séances seront rares, et leurs intervalles qui vont de huit jours à quinze jours seront occupés par des lavages avec des solutions antiseptiques faibles, ou par quelques instillations, choisies suivant le degré des lésions épithéliales : les formes marquées par une forte prolifération épithéliale bénéficieront plus des dilatations elles-mêmes que des instillations. Si l'exploration indique une stricture, on dilatera longtemps avec les Béniqués, sans chercher à progresser rapidement, car on déterminerait ainsi de petites ruptures susceptibles de produire des noyaux cicatriciels rétractiles ou même de créer des lésions du corps spongieux ; on se basera donc sur le numéro révélé par l'explorateur à boule et on dilatera, une ou deux fois par semaine, sans monter de plus de un ou deux numéros à chaque séance ; en général, cette forme est accompagnée d'une assez forte sécrétion, et de prostatite : on fera donc des lavages réguliers, et l'on traitera la prostate jusqu'à ce que les filaments aient pris des caractères bénins. On peut employer en même temps le massage et l'électrothérapie.

Le traitement de ces formes est fort long ; il nécessite en général plusieurs séries de séances de traitement, alternant avec des périodes de repos. Même très améliorés, ces cas doivent être surveillés de temps en temps pour éviter des récidives.

Si, au lieu de rétrécissements jeunes et mous, l'exploration a démontré l'existence de ces brides dures, saillantes dans l'urètre que l'on rencontre surtout dans la région bulbaire au voisinage du sphincter (rétrécissements larges), on devra les traiter également par la dilatation. Mais, dans de tels cas, il arrive assez fréquemment que les rétrécissements sont très élastiques et peu modifiés par la dilatation : ils nécessitent alors l'urétrotomie, soit sous le contrôle de l'urétroscopie, soit plus simplement à l'aide de notre urétrotome à olives interchangeables, qui permet de pratiquer, d'arrière en avant, une ou plusieurs sections très limitées, et portant exactement sur les points reconnus saillants au moyen de l'explorateur à boule latérale.

Enfin, dans des cas spéciaux, on emploierait les traitements urétroscopiques que nous avons décrits plus haut.

URÈTRITES CHEZ LA FEMME

L'urétrite chez la femme est simple ou blennorragique.

L'*urétrite simple* est presque toujours traumatique ; nous ne connaissons pas d'exemples d'urétrites *ab ingesta* ou constitutionnelles. Le traumatisme est chirurgical (dilatation forcée, ablation de tumeur) ou accidentel (pratiques d'onanisme, introduction de corps étrangers, épingles, étuis, calculs, etc.), ou bien il s'agit de matières septiques introduites le plus souvent par le cathétérisme.

La flore normale de l'urètre de la femme permet d'expliquer certaines urétrites, comme nous l'avons vu aussi chez l'homme. Parmi les hôtes normaux de l'urètre féminin, citons surtout les staphylocoques, les streptocoques, le coli-bacille. Savor, sur des urètres indemnes de blennorragie, n'en trouva que 1/3 environ aseptiques, et rencontra surtout des staphylocoques et le coli-bacille. Schenk et Austerlitz ont pourtant trouvé l'urètre aseptique dans plus de 50 p. 100 des cas.

Ailleurs l'inflammation se développe par propagation et est chez les petites filles consécutive à la vulvo-vaginite, chez la femme enceinte à l'inflammation et à la congestion des organes génitaux externes qui lui sont particulières. Exceptionnellement, on l'observe au cours du cancer, de la tuberculose, de l'estiomène des parties génitales externes.

L'*urétrite blennorragique* est caractérisée par la présence dans le pus urétral du *gonocoque*. Elle constitue la première et souvent l'unique manifestation de la blennorragie chez la femme (Horand, Aubert) et existe à peu près constamment lorsque la vulve et le vagin sont envahis (Verchère).

Les *symptômes* sont peu différents de ce qu'ils sont chez l'homme, mais ils présentent en général une intensité et surtout une durée moindres; la cuisson est souvent très vive, l'écoulement spontané peu appréciable. La muqueuse est rouge, congestionnée et apparaît souvent sous forme d'un petit bourrelet au méat; la pression exercée sur le vagin, sur la face inférieure du canal, est douloureuse; elle permet le plus souvent de faire sourdre une goutte de pus au dehors. L'époque d'apparition après le coït infectieux est très dificile à préciser; l'incubation paraît être un peu moins longue que chez l'homme. Sa durée moyenne est de trois semaines avec recrudescence au moment de l'époque menstruelle.

On distingue d'après Verchère diverses formes d'urétrite chronique; l'urétrite antérieure localisée dans les lacunes glandulaires qui occupent le pourtour du méat et l'urétrite postérieure ou plus exactement totale. Les symptômes fonctionnels sont à peu près nuls; les signes physiques consistent en une rougeur et en un gonflement du méat et surtout dans l'apparition d'une gouttelette apparaissant par pression externe de l'urètre; on y retrouve les mêmes microorganismes que chez l'homme. Signalons l'existence de deux variétés: l'urétrite proliférante, caractérisée par la production de saillies polypiformes occupant tout ou partie du calibre de l'urètre, et l'urétrite fibreuse qui aboutit au rétrécissement.

La cystite est une complication fréquente, moins cependant que ne pourrait le faire croire la brièveté du canal qui reste au point de vue pathologique indépendant de la région cervicale de la vessie. Elle reconnaît ici les mêmes causes que chez l'homme; une cause déterminante est nécessaire à sa production.

Le *traitement* varie avec la nature de l'urétrite. Les urétrites simples guérissent très facilement dès que la cause en a disparu, par exemple après l'ablation d'un calcul urétral, d'un corps étranger quelconque. Quant à l'urétrite blennorragique, souvent elle s'éteint d'elle-même; lorsqu'elle persiste, c'est à la médication locale qu'on aura recours, et en particulier aux instillations de nitrate d'argent. Un curettage après dilatation est souvent nécessaire dans les formes rebelles. Le traitement interne trouve ici les mêmes indications que chez l'homme.

CHAPITRE IV

COMPLICATIONS DE L'URÉTRITE BLENNORRAGIQUE

Les complications générales de la blennorragie sortent du cadre de notre étude. Les complications génito-urinaires peuvent être résumées dans le tableau suivant.

1. Complications de l'urétrite antérieure.
   Folliculites.
   Cowpérites.
   Phlegmons périurétraux.
   Phlébites et lymphangites péniennes; adénites.
2. Complications de l'urétrite postérieure.
   Prostatite.
   Spermatocystite.
   Épididymite et déférentite.
   Cystite.
   Pyélite et néphrite.

Nous étudierons seulement ici les folliculites, les cowpérites, les phlegmons périurétraux, le phlébites lymphangites et adénites. La plupart des autres complications devant être étudiées plus tard.

1° Folliculites et périfolliculites

Ce sont surtout des complications de l'urétrite blennorragique aiguë. Celle-ci enflamme toujours les lacunes et les glandes de l'urètre. Aussi ne considère-t-on comme des complications que les cas où ces cavités se sont transformées en kystes suppurés, par suite de l'oblitération des canaux excréteurs.

Une catégorie spéciale est constituée par les *folliculites miliaires de la portion pénienne* : au cours des premières semaines de la blennorragie, même quelquefois pendant le traitement local, on peut sentir, à la condition de les bien rechercher, de petites granulations de la grosseur d'un grain de millet environ, qui hérissent la paroi inférieure de l'urètre pénien. Ces granulations sont des lacunes ou des glandes enkystées, qui peuvent contenir une sécrétion purulente ou muqueuse, et servir de repaires aux gonocoques ; elles échappent à peu près complètement à l'examen endoscopique, et présentent une évolution bénigne. On les voit persister très longtemps, mais sans accroissement de volume ni phénomènes inflammatoires péri-folliculaires ; bien qu'on les rencontre dans un certain nombre d'urétrites longues et difficiles à guérir, il ne nous semble pas que ces folliculites soient responsables de la durée de l'urétrite : elles témoignent plutôt de l'intensité et de la profondeur de l'inflammation et nous font redouter la coïncidence de la prostatite et des infiltrations périglandulaires dans d'autres parties de l'urètre. Elles se terminent par induration et transformation fibreuse.

Les autres folliculites sont plus facilement appréciables et peuvent atteindre la grosseur d'un pois ou d'une noisette ; elles sont souvent multiples ; ce sont de *pseudo-abcès* dans des cavités glandulaires distendues (kyste suppuré de Morgagni). Presque toujours on observe alors un épaississement du tissu cellulaire ou du tissu caverneux qui entoure la glande (*péri-folliculite*), ce qui contribue à augmenter le volume de la saillie perçue au palper. Cette saillie est dure, adhérente à l'urètre avec lequel elle se confond, en général peu douloureuse ; la pression peut, dans certains cas, en évacuant son contenu dans l'urètre, en faire diminuer le volume. L'urétroscope montre au niveau de la folliculite une inflammation vive et localisée, quelquefois la saillie du follicule, et même l'issue du pus s'il s'est fait jour dans l'urètre. Dans les cas de folliculites assez grosses, les symptômes fonctionnels de l'urétrite sont plus accusés ; la suppuration est imparfaitement tarie pendant l'intervalle des lavages, de légères urétrorragies se produisent fréquemment, la douleur est plus vive pendant la miction ; exceptionnellement on observe un peu de dysurie, ou même la rétention d'urine. La terminaison la plus commune est l'ouverture dans l'urètre, suivie de la diminution de la saillie folliculaire, et plus tard de sa disparition progressive ; mais la suppuration peut s'y perpétuer longtemps et devenir une cause de blennorragie récidivante. Dans d'autres cas l'inflammation périfolliculaire se rapproche de la peau, et l'abcès s'ouvre aux téguments : s'il ne communique pas avec l'urètre, la guérison survient rapidement ; s'il communique avec la lumière urétrale, une fistulette urétro-cutanée peut persister.

TRAITEMENT. — Les folliculites miliaires ne réclament aucun traitement spécial ; nous croyons utile de ne pas leur faire subir un traitement mécanique tel que le massage, dans la crainte de les transformer en folliculites plus graves.

Les pseudo-abcès folliculaires pourront être incisés par le tube urétros-

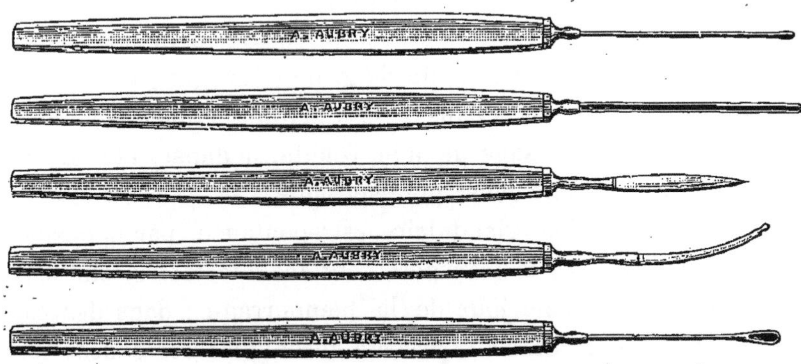

Fig. 64. — Instruments pour le traitement des folliculites.

copique, au moyen de lames fines (fig. 64) ; en même temps on continuera les lavages de l'urètre. On ne devra recourir à l'incision externe que si la menace d'ouverture spontanée aux téguments est prochaine : les applications humides très chaudes, la modération dans le traitement par les lavages empêcheront le plus souvent cette évolution vers l'extérieur.

Enfin les folliculites ouvertes spontanément ou chirurgicalement dans l'urètre seront traitées par les applications chaudes en même temps que par les lavages à basse pression de l'urètre ; en cas de chronicité, on pratiquera des lavages de ces cavités au moyen d'une fine canule d'argent (fig. 46). Les gonocoques éliminés, on entreprendra le traitement par la dilatation et le massage ; on pourra détruire la muqueuse glandulaire par l'électrolyse unipolaire au moyen de fines électrodes reliées au pôle négatif d'une pile (3 à 5 milliampères pendant une à deux minutes). Les indurations péri-folliculaires persistantes, qui ont souvent tendance à se scléroser, seront traitées par le massage et la dilatation électrolytique ; on a employé également les rayons Roentgen (Kaufmann).

2° Cowpérite et péri-cowpérite

On désigne sous le nom de cowpérite l'inflammation des glandes bulbo-urétrales ou de Cowper. La participation de ces glandes à l'infection blennorragique a été mise pour la première fois en évidence par Gubler dans sa thèse inaugurale de 1847.

Étiologie. — L'inflammation des glandes de Cowper succède généralement à une urétrite; la cause la plus commune est la *blennorragie*. Il n'est pas nécessaire que l'urètre postérieur soit envahi. La cowpérite peut éclater à la suite d'injections précoces, surtout pendant les premiers jours de la blennorragie ou à la suite de grands lavages ; un cathétérisme septique en est plus souvent la cause. On a invoqué également une fatigue prolongée, l'équitation, l'usage de la bicyclette, la danse, etc. L'existence d'un rétrécissement est une cause prédisposante.

Lorsque l'inflammation glandulaire est spontanée, par opposition aux cas où le traumatisme et le transport sont incontestables, elle arrive en moyenne vers le vingtième jour de la blennorragie; dans des cas plus rares, elle se montre au cours de l'urétrite chronique. Les causes occasionnelles sont d'ordre banal et souvent difficiles à découvrir.

C'est sans doute à la longueur du canal excréteur que sont dues l'époque tardive et la rareté relative de cette complication. Elle paraît peu fréquente, tout au moins est-elle rarement diagnostiquée : 5 cas en six ans à l'Antiquaille (Jullien) ; 1 cas sur 4 000 blennorragies (Audry). Cependant Lebreton, dans sa thèse, a réuni 10 cas de cowpérite suppurée, dont 3 au cours d'urétrites chroniques.

Bactériologie. — Comme les autres infections glandulaires de la blennorragie, la cowpérite est due soit au gonocoque seul, soit à des infections mixtes ou secondaires. Sur 7 cas examinés par Lebreton, 2 sont dus au gonocoque seul, 2 au gonocoque associé aux staphylocoques, 3 aux staphylocoques.

Anatomie pathologique. — Très rarement bilatérale, plus fréquente à gauche (17 fois sur 23 cas, en réunissant ceux de Gubler, Nicolle, Hardy, Lebreton), ce qui paraît dû au développement normalement plus parfait de la glande gauche (Lebreton), la cowpérite est *folliculaire* ou *parenchy-*

mateuse (Gubler), suivant que l'inflammation est limitée à la glande et à son canal, ou bien qu'elle s'étend également au tissu péri-glandulaire. Elle peut être enkystée.

Symptômes. — 1° *Forme aiguë.* — La cowpérite blennorragique se montre presque toujours pendant la période aiguë. Elle se manifeste le plus souvent par une vague sensation douloureuse au niveau du périnée, perçue plus vivement dans la station assise. Cette douleur est généralement mise sur le compte de l'urétrite ; aussi on ne se contentera jamais de la déclaration du malade. Il faudra toujours explorer le périnée ; dans ce but on place le malade dans la position de la taille et l'on percute, à petits coups, la surface périnéale d'avant en arrière. On provoque alors une douleur vive, étroitement limitée à un point correspondant au siège anatomique de la glande, c'est-à-dire latérale et située le plus souvent à gauche.

Cette localisation précise de la douleur est déjà un symptôme important ; quelquefois même c'est le seul, dans un premier degré de l'inflammation. Les cowpérites qui ne le dépassent pas sont fréquentes ; l'affection avorte et dans l'immense majorité des cas elle reste inaperçue si on n'a pas pris le soin d'examiner le périnée.

A une période plus avancée apparaît une petite tumeur dure, unilatérale, ovalaire, du volume d'une noisette, à grand diamètre antéro-postérieur, à grosse extrémité tournée vers l'anus. Sous l'influence du repos, associé ou non à quelques révulsifs, la tumeur peut encore disparaître. Lorsque au contraire elle doit suppurer, elle ne tarde pas à acquérir le volume d'un œuf de poule, tuméfaction limitée en arrière par la ligne biischiatique (Mauriac et Guiard). Sa surface rougit, l'induration disparaît pour faire place à de la mollesse, à de l'empâtement qui annonce l'existence d'une péricowpérite, et bientôt à de la fluctuation. Le pus se fait jour, du côté soit du périnée, soit de l'urètre, et le malade alors est exposé à une série de complications dont la plus importante est une fistule urétro-périnéale, car il est rare que l'abcès ne s'ouvre pas à la fois dans l'urètre et à la peau.

Les troubles fonctionnels sont peu différents de ceux d'une urétrite très aiguë ; cependant la marche est entravée, la station debout pénible ; les mictions sont plus ou moins gênées, surtout à cause de la tumeur qui comprime le canal. La rétention d'urine est rare, et paraît due non à la compression par l'abcès, mais à la prostatite concomitante ou à un spasme membraneux.

La *marche* est en général rapide. Si l'affection ne dépasse pas le premier degré, on voit dès le cinquième ou sixième jour la douleur disparaître. Lorsque la tumeur s'est déjà montrée, la résolution est encore possible et semble être la règle (Critzmann) ; en cas contraire, la fluctuation est manifeste au bout d'une dizaine de jours. L'abcès s'ouvre, nous l'avons vu, soit au périnée, soit dans l'urètre, terminaison défavorable, car en général cette double ouverture persiste et une fistule consécutive est constituée.

2° *Forme chronique.* — La cowpérite chronique est peu commune ; elle se caractérise par un écoulement blanchâtre et visqueux, abondant surtout le matin, et généralement mis sur le compte d'une urétrite chronique. Dans ces cas, il faut toujours explorer le périnée. La palpation fournit une sensation de résistance, d'induration localisée au niveau du siège de la glande ; le centre de la masse indurée, occupé par la glande, est presque toujours plus résistant que la périphérie. Enfin on ne négligera jamais d'examiner au microscope le produit de l'écoulement. La rencontre de cellules cylindriques et de petites cellules cubiques est une forte présomption en faveur d'une cowpérite ; d'ailleurs, ces éléments anatomiques peuvent être expulsés pendant la miction sous la forme de filaments de deux à trois centimètres de longueur, sur un millimètre d'épaisseur.

On voit que ces caractères présentent une certaine ressemblance histologique avec ceux de l'urétrite prostatique ; ils n'ont donc de valeur diagnostique qu'autant qu'ils s'accompagnent de la tuméfaction périnéale ci-dessus décrite.

La péricowpérite, qui est un phénomène accessoire de la cowpérite aiguë, est presque constante dans la forme chronique, soit que l'évolution de l'inflammation glandulaire ait abouti à l'état chronique, soit qu'il s'agisse d'une suppuration de longue durée consécutive à un abcès aigu de la glande ouvert incomplètement. Le tissu conjonctif périglandulaire s'organise, limitant une poche bientôt remplie de pus. Ces abcès périnéaux rappellent de très près par leur forme et leur situation les abcès aigus, mais leur marche est beaucoup plus lente. Ils s'ouvrent spontanément au périnée et sont l'origine d'une fistule à trajet induré et à bords calleux. Tantôt ces fistules font communiquer plus ou moins largement l'urètre et le périnée ; tantôt et plus souvent la communication avec l'urètre est imparfaite ; il s'agit alors d'une fistule urétrale non urinaire (Reliquet), par laquelle l'urine ne passe pas et qui laisse néanmoins refluer dans le canal les liquides qu'on injecte par la fistule.

Diagnostic. — Le diagnostic est délicat à la période initiale ou de douleur. Pour distinguer cette douleur du ténesme anal ou vésical propre à la blennorragie, il faudra procéder comme nous l'avons indiqué plus haut. Celle qu'on provoque par la pression au niveau d'un point exactement localisé et correspondant au siège anatomique de la glande enlève toute hésitation.

A la période de tumeur, le diagnostic est généralement facile, et se base sur le siège latéral de la lésion à la région bulbaire ; cependant parfois le diagnostic est difficile avec un abcès urineux ; celui-ci est ordinairement médian, il succède à un rétrécissement et sa marche est moins rapide que celle de la cowpérite ; cependant il est des cas où, en face d'abcès périurétraux du périnée, il est impossible d'en préciser l'origine et le point de départ.

La *tuberculose* des glandes de Cowper est rare et demande à être recherchée ; elle est d'autant plus difficile à diagnostiquer qu'elle paraît être primitive et qu'elle peut ne pas s'accompagner d'infection spécifique des organes avoisinants ou éloignés (Critzmann).

On soupçonnera la tuberculose dans les cowpérites chroniques qui ne présentent pas de tendance à la guérison. Le diagnostic sera précisé par l'examen bactériologique du pus obtenu par pression.

L'oblitération des conduits excréteurs des glandes bulbo-urétrales donne naissance à de petits kystes par rétention. Le contenu de ces kystes est muqueux et devient rarement purulent. Chez les enfants ces kystes peuvent provoquer des difficultés de miction. L'affection est d'ailleurs fort rare.

Pronostic. — La cowpérite aiguë guérit presque toujours ; l'ouverture dans l'urètre aggrave le pronostic, mais le plus souvent l'issue en est heureuse.

Il en est autrement de la cowpérite chronique ; affection rebelle par excellence, elle dure quelquefois des mois et des années et amène des complications qui, comme les fistules périnéales, sont très difficiles à guérir.

Traitement. — On aura recours pendant toute la première période aux antiphlogistiques, bains, cataplasmes et même sangsues au périnée si l'inflammation est très intense. On s'abstiendra de toute manœuvre intra-urétrale à l'exception de celles que nécessiterait une rétention d'urine.

Dès que la fluctuation est manifeste, il faut évacuer le pus ; malgré les succès obtenus au moyen d'une simple ponction, il est préférable de faire une large incision, d'absterger et de modifier au besoin avec de la teinture d'iode les parois qu'on bourrera de gaze stérilisée pour que la cicatrisation se fasse de la profondeur vers la superficie ; c'est le meilleur moyen d'empêcher la production d'une fistule.

Contre celle-ci, le seul traitement est l'extirpation du trajet fistuleux (English) et des débris de la glande qui se présentent sous l'aspect d'une masse granuleuse spongieuse.

3° Phlegmons et abcès péri-urétraux

Les phlegmons du tissu cellulaire péri-urétral se développent au cours de la blennorragie aiguë et sont exceptionnels dans la forme chronique. Ils reconnaissent pour cause efficiente une congestion ou une irritation du canal, un excès, une fatigue, ou plus souvent une érection ou une pollution nocturne, une injection mal faite, un lavage sous forte pression. Leur point de départ est le plus souvent une folliculite ; celle-ci peut cependant n'être pas appréciable.

Ces *phlegmons* affectent trois sièges de prédilection : les parties latérales du pénis, l'extrémité postérieure de la fosse naviculaire et le cul-de-sac du bulbe : c'est aussi en ces points que se cantonne le plus volontiers la blennorragie. Ils peuvent ne pas être immédiatement adjacents à l'urètre.

Des phlegmons proprement dits, il faut distinguer la suppuration des *cavités péniennes, d'origine endodermique ou ectodermique ;* nous avons enlevé récemment une de ces poches, développée entre l'aponévrose et la peau au 1/3 antérieur du pénis, sur la ligne médiane. Audry, dans un cas d'abcès sous-urétral de la verge, trouva la paroi formée par « une épaisse bande d'épithélium malpighien », et conclut à la suppuration d'un « kyste dermoïde de l'urètre ».

Les *symptômes* des phlegmons péri-urétraux au début, se confondent souvent avec l'inflammation urétrale ou folliculaire. Bientôt apparaît un empâtement de la région, et enfin une *tuméfaction* assez mal limitée. La peau ne rougit qu'assez tardivement et, déjà, à ce moment, la fluctuation est manifeste. L'œdème de la verge peut être considérable, le gland disparaît sous le prépuce distendu par la sérosité ; la direction de l'urètre est parfois fortement déviée : dans un cas de suppuration très diffuse, l'urètre occupait le bord latéral de la verge énorme et méconnaissable, et le cathétérisme était impossible.

Les troubles fonctionnels résultent de la compression du canal; le volume et la force du jet ont diminué ; la rétention complète passagère n'est pas commune.

Ces phlegmons se résolvent rarement ; la suppuration est la terminaison habituelle (Fournier). Le pus, une fois collecté, fait une saillie d'aspect variable suivant les régions. Au niveau du frein dont ils occupent un des côtés, les abcès péri-urétraux se présentent sous la forme d'une tumeur plus ou moins arrondie variant du volume d'un pois à celui d'une noisette. Ils sont rarement doubles, mais occupent assez souvent la ligne médiane et la présence du frein leur donne alors un aspect bilobé. Sur le trajet de la fosse naviculaire, leur disposition est à peu près la même ; ils paraissent cependant moins saillants et plus aplatis. Enfin, au niveau du bulbe, on voit en arrière du scrotum une tumeur assez mal limitée, à grosse extrémité tournée en arrière et affectant la forme d'une raquette (Rollet). Les téguments ne contractent d'adhérence avec eux qu'à une période assez tardive.

Trois terminaisons sont possibles (Fournier) : 1° ouverture urétrale ; 2° ouverture cutanée ; 3° ouverture urétro-cutanée.

L'ouverture par l'urètre paraît la plus fréquente ; l'abcès se vide dans le canal, mais l'orifice de communication permet à l'urine de pénétrer dans la cavité de l'abcès. En pareil cas, on a vu se développer, rarement il est vrai, de graves accidents d'infiltration d'urine ; souvent celle-ci y séjourne comme dans une poche ou un abcès urineux, sans tendance à faire issue hors de la poche ; bien plus souvent encore, quoiqu'il y ait un orifice de communication, elle passe au-dessus de lui sans pénétrer dans l'abcès, qui guérit spontanément ; ce fait trouve son explication dans la forme, la direction de l'orifice et la faible pression de l'urine.

La terminaison la plus heureuse est l'ouverture cutanée qui assure le mieux une guérison complète. Une double ouverture urétro-cutanée, beaucoup plus rare, ne se produit pas d'emblée ; à la suite de l'évacuation d'un abcès dans l'urètre, le pus dont l'issue est insuffisante pointe vers la peau ; une fistule en est la conséquence.

Le traitement consistera en antiphlogistiques et en émollients tant qu'aucun signe n'indiquera pas la production du pus. L'antisepsie de l'urètre sera faite avec soin ; toutefois les fortes pressions intra-urétrales doivent être évitées pendant les grands lavages. Dès qu'un *abcès sera soupçonné*, il faudra lui donner issue par une incision cutanée suffisamment large ; plus tôt elle sera faite et mieux on évitera la perforation de l'urètre : elle doit être prématurée (Ricord).

Si le pus s'est fait jour dans le canal, il ne faut pas se hâter d'intervenir, car les guérisons spontanées sont fréquentes, mais on sera prévenu du danger possible d'infiltration et on pratiquera une contre-ouverture à la moindre menace de cette complication.

4° Phlébites, lymphangites, adénites

Nous ne nous étendrons pas sur la phlébite des veines de la verge, sur les lymphangites péniennes, sur les abcès lymphangitiques qui peuvent les compliquer. Les adénites inguinales, qui accompagnent aussi bien l'urétrite postérieure (Campana) que l'antérieure, paraissent souvent en rapport avec des lésions extra-urétrales (balano-posthite, abcès des canalicules juxta-urétraux). Elles sont fréquentes dans la blennorragie, mais n'acquièrent pas une grande intensité ; elles rétrocèdent en même temps que l'urétrite, et reparaissent pendant les rechutes ; la suppuration ne s'y développe qu'exceptionnellement. Plusieurs fois on a trouvé dans le pus de l'adénite des gonocoques (Hansteen, Colombini), et d'autres micro-organismes.

CHAPITRE V

URÉTRITES NON BLENNORRAGIQUES

BIBLIOGRAPHIE

LEGRAIN. *Thèse*, 1889. Les microbes des écoulements de l'urètre. — NOGUÈS, ÉRAUD, Rapports. *Assoc. fr. d'Urol.*, 1896. — GUIARD. *Annales g° urin.*, 1897. — STRUBEL. *Thèse* Nancy, 1901. — WÆLSCH. Chron. nicht. gon. Ureth. *Prag. med. Woch.*, 1901. — AUDISTÈRE. *Progrès méd.* 1902. — GALEWSKY. D. naturforscher. u. Aerzte 1902 (In *Centralblatt f. H. u. S.*, 1903) et *Centralblat f. H. u. S.*, 1904. — PICKER. Le pneumocoque de Frænkel dans la pathol. urin. *Centralb., f. H. u. S.*, 1905. — MALHERBE. *Semaine méd.*, 1905, etc.

On décrit des urétrites microbiennes et des urétrites aseptiques.

I. — URÉTRITES MICROBIENNES

Les urétrites microbiennes, non blennorragiques, sont encore assez mal connues. Même en n'y faisant pas rentrer celles qui succèdent, de près ou de loin, à l'urétrite gonococcique, on les observe assez fréquemment sans doute, mais elles ne sont pas toujours reconnues; l'exclusion de ce cadre des urétrites microbiennes chez les malades qui ont un passé blennorragique, justifiée par tout ce que nous savons de la durée des urétriques chroniques blennorragiques, ne doit cependant pas être absolue, car ces dernières constituent certainement la prédisposition principale à l'éclosion des urétrites non gonococciques.

Une autre lacune de nos connaissances sur les urétrites non gonococciques, plus considérable encore, tient à l'insuffisance des examens bactériologiques pratiqués jusqu'à présent : en regard de quelques observations nettes, où la flore urétrale a été bien examinée, la plupart des publications portent sur des cas où l'examen a été nul ou incomplet, surtout parmi celles qu'on nomme diathésiques, constitutionnelles.

Classification. Étiologie — On ne peut songer actuellement à une classification basée sur la bactériologie, bien que nous considérions comme prochain le moment où, de nos groupes artificiels, s'isoleront quelques types d'urétrites spécifiques; une classification étiologique et pathogénique est seule possible.

Suivant que les agents microbiens proviennent, ou non, d'autres foyers infectieux de l'organisme, on distingue des urétrites secondaires à ces infections, ou des urétrites primitives.

1° *Urétrites secondaires.* — Elles surviennent au cours de *maladies infectieuses générales*, ou à la suite d'*infections des organes génitaux et urinaires*. Au premier groupe n'appartiennent que des cas très rares; les agents infectieux, même alors, sont véhiculés d'ordinaire par l'urine grâce à des lésions rénales ; on peut y ranger des urétrites infectieuses sans microbes connus. Les quelques cas publiés, et qui paraissent probants, concernent la fièvre typhoïde, les oreillons, le paludisme (Moscato), la staphylococcie (Biland).

Les *urétrites* consécutives à des suppurations génito-urinaires forment au contraire un groupe très important, mais ne doivent pas être confondues avec les simples *infections urétrales*, où la flore urétrale se trouve modifiée, comme il arrive très fréquemment, sans aucune réaction de l'urètre : celle-ci ne survenant qu'à l'occasion d'un micro-traumatisme, où quand elle elle se greffe sur des lésions antérieures d'urétrites. Ainsi des pyuries ou des bactériuries, d'origine rénale, peuvent souiller l'urètre pendant des mois sans l'enflammer d'une manière appréciable.

Mais que les conditions locales deviennent favorables, on assistera à la production d'urétrites, en général d'ailleurs subaiguës, plus ou moins tenaces suivant la durée de la pyurie causale. Ainsi interviennent les infections suppuratives des reins et des uretères, les cystites, et plus communément les prostatites : ce mode de pathogénie est appréciable dans les prostatites primitives, qui se propagent à l'urètre, et souvent sont confondues avec des urétrites primitives. L'inflammation de l'urètre peut être due encore à une inoculation par effraction, sans intervention d'un agent extérieur, pendant le passage ou le séjour des calculs septiques dans l'urètre. Enfin aux suppurations extra-urinaires, mais ouvertes dans les voies urinaires, s'attachent les mêmes conséquences inflammatoires, ou au contraire la même innocuité.

2° *Urétrites primitives.* — Elles se développent soit par suite d'un apport microbien externe, soit par le réveil du microbisme normal de l'urètre, dont certains saprophytes deviennent alors pathogènes.

A. Les microbes de l'extérieur pénètrent soit grâce à l'introduction de corps étrangers, chirurgicaux ou non, soit par contagion, en général pendant les actes sexuels ; d'où deux classes d'urétrites : *traumatiques* et *contagieuses* ou vénériennes. On comprend que les corps étrangers peuvent se faire aussi les instruments de la contagion.

Les causes les plus fréquentes de traumatisme infectant sont les corps étrangers divers, et le cathétérisme septique : les précautions antiseptiques ont rendu ce dernier rare entre les mains des médecins, mais il n'est pas encore exceptionnel de la part des malades négligents. Les expériences de Voillemier, celles de Welander et de Legrain, prouvent que les infections par instruments méritent le nom de traumatiques, l'introduction du pus ne déterminant d'urétrite que si la sonde est manœuvrée brutalement.

Les urétrites contagieuses non gonococciques suivent le coït, normal ou anormal, et sont favorisées par les circonstances qui augmentent la virulence des microbes pathogènes du vagin et de la vulve, comme la menstruation ; ce groupe renferme d'ailleurs des urétrites très diverses soit par la forme clinique, soit par la bactériologie.

B. Le réveil de la virulence des microbes normalement contenus dans l'urètre est un des faits les plus intéressants de la pathologie urétrale.

Flore de l'urètre normal. — Rappelons, sans en faire l'historique, que cette flore est connue par les travaux de Lustgarten et Mannaberg, Petit et Wassermann, Barlow, Rovsing, Melchior, Franz, Pfeiffer, etc. Ces travaux ont établi qu'il existe une flore abondante dans l'urètre normal de l'homme, flore variable suivant les individus, presque constante (1 exception sur 24 jeunes gens, d'après H. Pfeiffer, qui put isoler 13 espèces bactériennes), et composée de microbes saprophytes et même de microbes pathogènes. Parmi les pathogènes, on trouve surtout les staphylocoques, les streptocoques (14 fois sur 112 fosses naviculaires examinées, soit 12,5 p. 100, d'après Asakura), rarement le bacillus coli (1 fois sur 40, Franz ; absent dans la plupart des statistiques). Les autres espèces principales appelées à jouer un rôle dans les urétrites chroniques, et en particulier dans la période post-gonococcique, sont le strepto-bacille et le bacille pseudo-diphtérique (Pfeiffer). Nous ne pouvons citer toutes les espèces isolées par les bactériologistes, d'autant plus que quelques-unes sont imparfaitement identifiées; mentionnons les pseudo-gonocoques, les sarcines, le leptothrix urétral.

Les régions de l'urètre normalement occupées par cette flore n'ont pas été peut-être nettement déterminées, à cause de la difficulté de prélever des microbes dans les régions profondes sans y transporter ceux des parties plus antérieures. La fosse naviculaire est la plus habitée, puis l'urètre pénien; l'urètre postérieur, qui paraît isolé de l'urètre antérieur, contiendrait cependant lui-même des germes d'après Pfeiffer.

Les causes de l'augmentation de virulence de ces formes microbiennes, sont générales ou locales. Parmi les causes *générales*, on range les états diathésiques (urétrites *constitutionnelles*), goutte, arthritisme, diabète, dont l'action s'explique peut-être en partie par une composition des urines (Rayer, Pousson) capable d'amener la desquamation épithéliale, par des modifications vaso-motrices et sécrétoires (Faitout), et l'absorption des substances toxiques éliminées par l'urine (urétrite *ab ingestis* et urétrites consécutives à certaines *médications*) ; on a incriminé les asperges, les fraises, les épices, les crustacés, la bière en excès, l'alcool, et divers médicaments, que nous citerons d'après Pousson ; « cantharide absorbée volontairement comme chez l'étudiant dont parle Tardieu, ou involontairement comme chez les soldats cités par Guyon et Boucher, qui avaient consommé des grenouilles nourries de ces coléoptères; nitrate de potasse (Lallemand), arsenic (Delioux, Delacour, Saint-Philippe), iodure de potassium (Mercier), vins diurétiques et antiscorbutiques (Desruelles) ».

Parmi les causes *locales*, on range les excès *génésiques* (urétrite ex libidine, masturbation, coït), les *traumatismes extérieurs* de l'urètre (ruptures, petites ruptures du coït, bicyclette), et surtout les *traumatismes internes* (calculs, cathétérismes, sonde à demeure, caustiques, injections intempestives de substances antiseptiques ou irritantes, par exemple dans un but prophylactique, etc.).

Microbes pathogènes. — Le nombre des cas d'urétrites non gonococciques où un examen bactériologique complet a été pratiqué, est encore assez restreint, bien qu'il se soit beaucoup accru de cas mieux observés, depuis la statistique de Noguès qui comprenait 26 cas, la plupart sans précision bactériologique.

Les urétrites les mieux individualisées sont celles à *staphylocoques*, qui paraissent assez fréquentes (Noguès, Malherbe, Ware, Vannod), à *coli-bacille*, plus fréquentes encore (Josipovice, Ledermann, van der Pluym et Ter Laag, Ritter von Hofmann, etc.), à *streptocoques* (Goldberg, Galewsky) à *pneumocoques* (Picker, Blake), à pneumo-bacilles de *Friedländer* (Hofmann, Johnston (cas douteux), Picker), enfin à diverses formes de cocci ou de bacilles moins bien connus : microccocus cereus albus (Legrain), cocci prenant le Gram (Rauzier), bacilles prenant le Gram (Bodländer), entérocoques (Dreyer), bacille grêle perdant le Gram (Galewsky, Wälsch) bacille de Steinscheider et Galewsky, bacille-fourmi (Janet), micrococci de forme « diploconique » (Janet), etc.

La *contagiosité* paraît nette d'après quelques observations et probable dans beaucoup d'autres. Bockhart a inoculé avec succès sur un urètre sain d'homme les petits cocci d'une urétrite. Cependant d'autres cas concernent des hommes atteints de semblables urétrites qui ne contaminèrent pas leur femme. La contagion de l'urètre par des bactéries a du reste été démontrée expérimentalement par Legrain (micrococcus cereus albus), par Grosz et Kraus (pyocyanique, coli-bacille, staphylocoque doré).

Anatomie pathologique. — L'anatomie pathologique des urétrites microbiennes reste à étudier, mais les lésions ne diffèrent sans doute pas de celles des urétrites chroniques gonococciques et post-gonococciques. L'examen clinique a permis de constater la production d'infiltrations épaisses dans certains cas : à l'endoscope, les infiltrats seraient plus étalés, la muqueuse malade par zones plus diffuses ; dans la sécrétion, on trouverait plus souvent des cellules épithéliales.

Symptômes. — D'après cet aperçu des conditions étiologiques et de la bactériologie des urétrites microbiennes, on comprend qu'une description symptomatique d'ensemble doive être impossible. Cependant, tant qu'on n'aura pas appuyé sur un plus grand nombre de faits une description symptomatique pour chaque sorte bactérienne d'urétrite, il faut se contenter de grouper ces urétrites en quelques formes cliniques.

On peut décrire des formes aiguës et des formes chroniques.

Les *formes aiguës*, qu'il vaudrait mieux appeler formes brèves, répondent à ce que l'on a appelé « échauffement », ou aux blennorroïdes de Diday. Elles se développent rapidement après l'inoculation extérieure ou l'action d'une autre cause ; par exemple, pour ce qui concerne les urétrites vénériennes, elles apparaissent souvent dès le lendemain du coït. Les symptômes ne méritent pas la qualification d'aigus : l'écoulement est généralement modéré et peu épais, il n'existe qu'une légère cuisson de l'urètre; la durée de la maladie est courte, de quelques jours, tout au plus de quelques semaines dans certaines observations. Comme complications d'ailleurs extrêmement rares on note des prostatites sans acuité. Le traitement antiseptique faible paraît agir favorablement et diminuer la durée de ces urétrites.

Les *formes chroniques* qui semblent être les plus fréquentes sont les plus étudiées jusqu'à présent. Leurs caractères principaux sont : une longue durée de l'incubation après l'irritation ou la contagion sexuelles (huit à seize jours d'après Wälsch, neuf à vingt et un d'après Galewsky), la chronicité d'emblée, des troubles fonctionnels légers, des lésions endoscopiques très étendues en surface, une résistance au traitement telle que la guérison semble plus rapide quand on abandonne la maladie à elle-même, la rareté des complications (rares cas d'orchite), si l'on excepte cependant la participation de la prostate ; la durée en est extrêmement longue.

Certaines urétrites, occasionnées par de légers *traumatismes* chirurgicaux, chez des malades à urines septiques, nous paraissent mériter une mention spéciale. C'est ainsi qu'à l'occasion des sondages, et à plus forte raison du passage d'instruments volumineux comme ceux de la lithotritie, chez des malades à urines chroniquement infectées, chez des rétentionnistes médullaires ou prostatiques, on observe certaines urétrites caractérisées par un léger degré de suppuration, et par la tendance à la formation rapide d'infiltrats épais, qui diminuent sensiblement le calibre de l'urètre et ne rétrocèdent que peu à peu et incomplètement. Elles s'accompagnent même d'inflammation diffuse du corps spongieux ; dans tous ces cas le traumatisme joue un rôle capital dans la production du rétrécissement.

Quant à la description des urétrites d'après les espèces bactériologiques elle ne peut qu'être qu'ébauchée. Les urétrites à coli-bacille auraient une incubation courte (variant de deux à trois jours), un début quelquefois fébrile, un écoulement séro-purulent modéré ; les unes ont été courtes et améliorées par les lavages, d'autres sont restées chroniques et désespérantes. Dans les urétrites à staphylocoques, l'incubation serait courte, les symptômes, peu intenses, céderaient au traitement antiseptique. Le pneumocoque a produit des urétrites après une incubation très différente, variant de trois à quinze jours, avec un écoulement et les symptômes fonc tionnels peu prononcés, et faciles à guérir. L'urétrite à bacille de Friedländer observée par von Hofmann, qui était peut-être post-gonococcique, dura plusieurs années malgré des traitements rationnels, et les lavages ne diminuaient même pas le nombre des bacilles. Au contraire l'urétrite à Friedländer de Picker, survenue cinq jours après le coït, guérit en peu de temps par les lavages au nitrate d'argent.

Diagnostic. — Le diagnostic doit être fait par l'examen microscopique des sécrétions, en éliminant autant que possihle celles du méat et de la fosse naviculaire, normalement riches en microbes; on les découvrira plutôt dans les filaments, et par expression de l'urètre, après lavage du méat et de la fosse naviculaire. Les cultures sont indispensables pour l'identification des espèces, mais nous ne pensons pas que l'inoculation soit nécessaire pour prouver qu'un microbe donné est bien la cause de l'urétrite : on interprétera plutôt les commémoratifs.

Quant au diagnostic avec la blennorragie, il ne présente de difficultés que s'il s'agit de pseudo-gonocoques; dans les cas d'urétrites microbiennes post-gonococciques, le plus souvent on aurait observé une continuité de symptômes entre la blennorragie et l'urétrite examinée.

Traitement. — Il consiste, dans la suppression de la cause locale de l'urétrite telle qu'une sonde à demeure, des traitements irritants ou trop prolongés, etc., dans une bonne thérapeutique des états constitutionnels et infectieux. Si l'urétrite est contagieuse, on emploiera les lavages antiseptiques comme dans la blennorragie; mais d'une manière générale on évitera les antiseptiques forts; une bonne asepsie suffit dans la grande majorité des cas.

II. — Urétrites aseptiques

Classification. Étiologie. — Les urétrites aseptiques sont celles dont les produits de sécrétion ne renferment aucune espèce microbienne ; tantôt elles représentent simplement une phase des urétrites primitivement septiques, tantôt elles sont d'emblée aseptiques.

1° Les urétrites aseptiques *consécutives aux urétrites septiques* sont fréquentes; à vrai dire cependant, on peut douter que l'asepsie soit toujours réelle. Elles se voient fréquemment après la blennorragie, causées par l'action des toxines gonococciques, soit par l'action chimique des traitements trop prolongés, soit par la persistance de gonocoques latents enkystés dans certains foyers très souvent chez des névropathes : quelques cas de réapparition tardive des goconoques pourront en faire foi ; un grand nombre d'urétrites chroniques rentreraient donc dans ce groupe d'urétrites appelées à tort aseptiques. Il se grossit également de toutes les urétrites aseptiques qui, examinées au début, auraient pu être classées dans les urétrites microbiennes précédemment décrites.

2° Les vraies *urétrites aseptiques* sont celles qui ont d'emblée ce caractère ; on peut y grouper certains suintements urétraux survenant chez les diathésiques, des urétrites *ab ingestis* ou traumatiques, ou par excès sexuels. Mais il est facile de reconnaître à ces urétrites une identité étiologique avec les urétrites microbiennes, et l'on peut se demander si presque toutes ne sont pas en réalité microbiennes, à un moment de leur évolution, les examens bactériologiques ayant été mis en défaut.

Reconnaissons cependant qu'il n'est pas impossible que l'urètre subisse de légères inflammations du fait du passage de substances toxiques dans l'urine, car l'injection de toxine gonococcique fournit un exemple de l'existence d'urétrites toxiques, ou de leur existence dans le sang. L'urètre réagit par des modifications au moins sécrétoires, comme la peau par certaines dermatoses ; la simultanéité d'herpès génital et de suintement urétral, avec petites ulcérations, en montre la possibilité, si toutefois ces herpès ne sont pas infectieux.

Symptômes et traitement. — Les symptômes sont ceux des urétrites microbiennes ; l'examen bactériologique donne seul des résultats différents. Quelquefois on observe des particularités dues aux conditions étiologiques : écoulement urétral survenant au moment de la cessation d'éruptions cutanées, coïncidence avec l'herpès génital, apparition et variations d'un suintement en rapport avec des poussées d'oxalurie, de phosphaturie, d'urines uratiques.

Parfois tenaces, ces suintements sont d'ordinaire bénins et non contagieux ; leur traitement est celui de l'état général ; l'abstention ou la suspension de tout traitement intra-urétral est une règle absolue. Cependant, des écoulements aseptiques n'étant pas rares au cours d'urétrites chroniques post-gonococciques, on tiendra le malade en observation, et l'on sera prêt à traiter les réinfections possibles, ainsi que les lésions anatomiques que révélera l'exploration et en particulier l'urétroscopie.

CHAPITRE VI

RÉTRÉCISSEMENTS DE L'URÈTRE

BIBLIOGRAPHIE

DUCAMP. Rétentions d'urine. Paris, 1825. — BÉNIQUÉ. Traité des rétrécissements. Paris, 1844. — REYBARD. Rétrécissements de l'urètre. Paris, 1853. — SYME. On strict. of the ur. Edimburg, 1855. — MAISONNEUVE. Urétrot. d'av. en arr., *Acad. Sc.* 1855. — BOECKEL. Urétrot. ext. Strasbourg, 1868. — OTIS. Remark on Strict. ur., *New-York med.*, 1872. — LE FORT. Rétrécissements de l'ur. *Bull. gén. de thérap.*, 1877. — GRÉGORY. Méthode sanglante dans le traitement des rétrécissements. *Th.* Paris, 1879. — TRIPIER. Électrolyse appliquée au traitement des rétrécissements de l'urètre. *Th.* Paris, 1881. — MALHERBE. Dilatation progressive des rétrécissements. *Ann. gén.-urin.*, 1885. — LADROITTE. Oblitération de l'ur., *Th.* Paris, 1885. — BRISSAUD et SEGOND. Anat. pathol. des rétr. *Gaz hebd.*, 1881. — WASSERMANN et HALLÉ. Anat. pathol. des rétréc. *Annales gén.-urin.*, 1871 et 1894. — NOGUÈS. Répar. de l'ur. périnéal. *Th.* Paris, 1892. — DESNOS. Nouvel urétrotome. *Congrès fr. de chir.*, 1894. — POUSSON. Urétrectomie. *Ann. gén.-urin.* 1895. — GRANEL. Urétrot. complément. *Th.* Paris, 1900. — DESNOS. Résultats durables du trait. des rétrécissements. *Annales gén.-urin.*, 1903. — ALBARRAN. Résultats éloignés des interv. sangl. Congrès de 1900. — DESNOS. Rech. expérim. sur l'électrolyse de l'ur. *Annales gén.-urin.*, 1893. — DESNOS. De la dilat. électrolyt. de l'urètre. *Annales gén.-urin.*, 1903. — MINET. Expériences sur l'électrolyse circulaire, *Ass. d'Urol.*, 1903. — AVERSENQ. Électrolyse circulaire, *Th.* Paris, 1903. — MINET. Dilatation électrolytique rapide. *Assoc. d'Urol.*, 1904. — MINET. Résultats de la dilat. électr. rap. Cong. d'Électrol. Milan, 1906. — RAFIN. Valeur de l'élect. linéaire. *Lyon médical*, 1903. — PONCET et DELORE. Traité de l'urétrostomie périnéale dans les rétrécissements incurables de l'urètre. 1900. — ZADOK. Suture des parois ur. sans suture des p. molles. *Th.* 1901. — PASTEAU et ISELIN. Réfection de l'ur. périnéal. *Annales gén.-urin.*, 1906.

On désigne sous le nom de rétrécissement de l'urètre la diminution permanente du calibre de ce canal due à la production de tissu fibreux dans ses parois, d'origine soit inflammatoire, soit traumatique. Cette définition élimine :

1° Les rétrécissements spasmodiques de la région membraneuse ;

2° Les rétrécissements dus à une inflammation actuellement aiguë ;

3° Les rétrécissements congénitaux (voy. Vices de conformation) ;

4° Les rétrécissements dus à la compression des parois par une tumeur voisine ;

5° Les rétrécissements dus aux néoplasies urétrales, auxquelles nous rattachons la tuberculose et la syphilis.

ÉTIOLOGIE

Les rétrécissements proprement dits de l'urètre se divisent, au point de vue étiologique comme au point de vue clinique et anatomique, en deux classes :

1° Les rétrécissements inflammatoires ;

2° Les rétrécissements cicatriciels. La forme scléro-cicatricielle qui emprunte ses caractères aux deux précédentes sera décrite avec les rétrécissements inflammatoires dont elle constitue une complication.

1° Rétrécissements inflammatoires

Les rétrécissements inflammatoires succèdent aux urétrites, et en premier lieu à l'*urétrite blennorragique*, qui cause à elle seule environ 90 p. 100 des rétrécissements d'après la plupart des statistiques; d'après nos observations la proportion est encore plus élevée. Ils sont l'aboutissant naturel des urétrites blennorragiques chroniques, mais ne se produisent pas après les urétrites blennorragiques rapidement et complètement guéries, exception faite pour les rétrécissements scléro-cicatriciels sur lesquels nous devons revenir. Toute cause qui favorise la durée indéfinie des urétrites prédispose donc en même temps aux rétrécissements ; telles sont les malformations comme l'atrésie du méat, le phimosis, l'hypospadias. On incriminera aussi l'absence de traitement, les traitements intempestifs, comme les injections fortes et les dilatations trop précoces, la masturbation et le coït avant la guérison, probablement aussi la phosphaturie habituelle. Enfin il est possible que l'état général du malade, que le terrain prédispose plus ou moins à l'apparition et aux progrès du tissu fibreux : c'est une explication très vague qu'on a proposée de l'absence de rétrécissements chez des malades qui portent de très anciennes urétrites ;

certains auteurs ont observé des rétrécissements influencés nettement par la goutte (Thompson, Burckhardt).

Les *urétrites chroniques* non gonococciques passent pour bénignes au point de vue de la formation de rétrécissements, ce qui paraît dépendre surtout de leur courte durée ; nous avons vu cependant qu'elles peuvent y aboutir. Nous ne pouvons admettre ni théoriquement, ni cliniquement, que la masturbation, les excès vénériens, les érections prolongées déterminent par eux-mêmes des rétrécissements, à moins d'une rupture concomitante de la muqueuse ou de la sous-muqueuse.

L'*âge* du malade n'a pas par lui-même d'influence sur la formation des rétrécissements ; c'est de trente à cinquante ans qu'on en observe le plus grand nombre ; d'autres se manifestent pour la première fois chez les vieillards, parfois en même temps que l'hypertrophie de la prostate. On en voit exceptionnellement chez de jeunes enfants à la suite d'urétrites ; le plus jeune de ces petits malades n'avait que trois ans.

Voici d'ailleurs, d'après un relevé personnel de 2 388 cas, l'âge des rétrécis observés par nous :

Avant 20 ans	14
De 20 à 25 ans	101
— 25 à 29 —	396
— 30 à 34 —	436
— 35 à 39 —	328
— 40 à 44 —	263
— 45 à 49 —	258
— 50 à 54 —	221
— 55 à 59 —	159
— 60 à 64 —	109
— 65 à 69 —	50
— 70 à 74 —	35
— 75 à 80 —	16
82 et 84 ans	2

Une preuve indirecte de l'influence de la blennorragie est fournie par ce fait que les rétrécissements sont moins fréquents aujourd'hui qu'il y a vingt ans ; on peut en effet rapprocher les progrès réalisés dans le traitement de la blennorragie qui en atténuent l'intensité et la durée, de la diminution des cas de rétrécissements.

L'apparition des rétrécissements inflammatoires est presque toujours *tardive* ; nos observations nous donnent une moyenne de deux ans, avec de grandes différences, le début le plus rapproché étant de six mois, le plus éloigné de vingt ans. Thompson en a observé deux à trois mois après le début de la blennorragie, Burckhardt a vu des cas extrêmes de deux mois et trente-six ans. Les rétrécissements blennorragiques *précoces* sont plutôt des rétrécissements scléro-cicatriciels, liés à de minimes ruptures. Nous avons vu, à propos des urétrites, que certaines d'entre elles, chez des gens âgés ou diathésiques en particulier, favorisées par l'infection des urines et par de petits traumatismes urétraux, peuvent aboutir en quelques semaines à des diminutions de calibre permanentes si on ne les soigne pas, et même parfois malgré les soins.

2° Rétrécissements cicatriciels

Les rétrécissements cicatriciels succèdent aux plaies nettes, aux plaies contuses et *ruptures* de l'urètre ; à côté de ces grosses lésions, il faut connaître les *petits traumatismes*, qui, beaucoup plus fréquents, atteignent l'urètre pénien en état d'urétrite. Ils se produisent surtout pendant l'acte sexuel ; ce sont les faux pas du coït (Guyon), amenant des déchirures interstitielles pendant l'érection et le coït ; on en voit aussi à la suite d'injections sous pression.

Les traumatismes endo-urétraux, quand ils portent sur la muqueuse sans dépasser ses limites, sont rarement l'occasion de rétrécissements : telles sont les déchirures par *calculs*, par *corps étrangers*. A la suite du séjour d'un calcul ou d'un corps étranger, on voit, assez rarement d'ailleurs, des ulcérations de la muqueuse qui guérissent rapidement dès que la cause en a disparu, sans produire de cicatrices saillantes. Parfois les blessures sont *chirurgicales* ; on les observe après des manœuvres malheureuses de cathétérisme (fausses routes), pendant le retrait d'une sonde ou d'un brise-pierres entraînant avec eux un fragment calculeux, après une amputation de la verge, etc.

Rarement le rétrécissement est consécutif à des *ulcérations* ; exceptionnelles dans les urétrites, observées après la varicelle (Monié), les plus fréquentes sont les ulcérations chancrelleuses syphilitiques, presque toujours voisines du méat. On en a vu après l'injection de substances caustiques employées par erreur (acide nitrique, potasse caustique) ou en solutions médicamenteuses trop concentrées ; les instillations de nitrate d'argent ont été souvent incriminées à tort : en réalité, elles ne doivent jamais être employées à un degré de concentration qui permette la formation d'eschares ; les reproches faits au nitrate s'adressent seulement à l'urétrite elle-même qu'il ne suffit pas toujours à guérir. *L'électrolyse* linéaire, ou encore l'électrolyse circulaire, avec de trop grandes densités électriques, peuvent causer des rétrécissements cicatriciels.

Les rétrécissements post-traumatiques apparaissent en général *rapidement*, ce qui les distingue des rétrécissements inflammatoires ; on en a vu se former en trois semaines et même en onze jours ; plus souvent quelques mois sont nécessaires pour que les symptômes appellent l'attention. Rarement (2 fois sur 100, d'après Delbet) le rétrécissement traumatique est *tardif*, et n'apparaît qu'après plusieurs années : six ans (Berthier, Routier), quinze ans (Legueu), quarante ans (Bazy) ; il s'agirait alors constamment de rétrécissements de la portion membraneuse.

ANATOMIE ET PHYSIOLOGIE PATHOLOGIQUES

1° Rétrécissements inflammatoires

Siège et nombre. — Le siège d'élection est le cul-de-sac du bulbe ; les rétrécissements sont en général multiples : tels sont les deux principaux caractères des rétrécissements inflammatoires. Toutefois on observe aussi des rétrécissements uniques, presque toujours situés au cul-de-sac du bulbe : la fréquence de cette éventualité est appréciée diversement : 31 rétrécissements uniques sur 168 cas (Martin), 245 sur 500 (Desnos), ou au contraire 41 rétrécissements multiples sur 270 préparations anatomiques (Thompson). Plus souvent, l'urètre est lésé dans une grande partie de son étendue, et les lésions atteignent leur maximum au cul-de-sac du bulbe, où se trouvent les strictures les plus étroites, qui peuvent avoir attiré seules l'attention ; tantôt les parties étroites, au nombre de 7, 8, 10 et plus, sont séparées par des intervalles plus ou moins longs, tantôt l'urètre présente de longs segments rétrécis ; il peut même l'être en totalité ; dans ces cas, l'étroitesse n'est pas uniforme d'un bout à l'autre. Après le bulbe les régions le plus souvent rétrécies sont l'angle pénien, la portion pénienne et la fosse naviculaire.

Les rétrécissements se rencontrent presque uniquement dans l'urètre antérieur. Ceux de l'*urètre prostatique*, niés par Voillemier, par Dittel, par Albarran, paraissent en tous cas exceptionnels, et ne doivent pas être confondus avec les déformations et diminutions de calibre dues à des lésions de la prostate elle-même. La région *membraneuse* est aussi atteinte, exceptionnellement, et il ne s'agit que de l'extension à cette région de la sclérose de l'urètre bulbaire (Bazy et Decloux, Héresco, etc.).

La prédominance au cul-de-sac du bulbe est en rapport avec le grand nombre de glandes de Littre, avec la présence des glandes de Cowper et des glandes intra-bulbaires, qui favorisent la chronicité de l'inflammation en cette région.

Longueur et forme. — Le rétrécissement peut être extrêmement court, et présenter l'aspect d'une mince membrane tendue en travers de l'axe de l'urètre, d'où la comparaison avec une bride, une valvule ; multiples, ces rétrécissements donnent l'urètre *en escalier*. Souvent il n'est long que de quelques millimètres, ailleurs il dépasse plusieurs centimètres ; la confluence d'îlots sclérosés rétrécit l'urètre sur une plus grande longueur, par exemple dans toute l'étendue de la verge et de la traversée scrotale, rarement dans tout l'urètre antérieur. Au point de vue de la forme il est classique de décrire des rétrécissements valvulaires ou cylindriques, annulaires ou latéraux ; la forme peut être très irrégulière et suivant l'épaisseur et la disposition du tissu scléreux le trajet est rectiligne, ou sinueux, ou en Z. On décrit généralement au rétrécissement une extrémité postérieure en infundibulum, dû à la pression exercée par l'urine ; une extrémité antérieure irrégulière, souvent décentrée, parfois entourée de saillies faussement comparées à des végétations. La lumière de l'urètre est déformée : souvent simplement aplatie comme une fente transversale, parfois très irrégulière quand de la fente principale partent des fissures séparant les blocs scléreux (V. planche I, fig. 10). L'urètre est dilaté en amont du rétrécissement ; dans l'intervalle de deux rétrécissements peut se former aussi une dilatation, souvent due au cathétérisme ; il en est de même en aval du rétrécissement.

Degré. — Tous les degrés existent entre le calibre normal et une étroitesse extrême. L'oblitération complète est possible (Ladroitte), mais exceptionnelle ; les rétrécissements, dits infranchissables, le sont à cause de leurs irrégularités plus que de leur étroitesse ; le passage de l'urine n'est même pas toujours indispensable pour le maintien de la perméabilité, comme l'ont montré certains cas de fistules. Inversement les strictures les plus légères sont difficilement perçues par l'explorateur, et échappent sur les préparations anatomiques quand on fend longitudinalement l'urètre : cependant Voillemier a décelé ainsi des brides à peine apparentes. Comme le calibre de l'urètre varie suivant les régions et les individus, il est impossible de fixer par des chiffres le degré où commence le rétrécissement; mais la constatation d'inégalités de la surface interne de l'urètre a la plus grande importance pour le diagnostic ; une boule exploratrice permet d'apprécier les brides et les ressauts et lorsqu'une boule, même d'un gros calibre, rencontre ces obstacles ou des ressauts dans une région où normalement il n'en existe pas, on doit dire qu'il y a rétrécissements : ce sont ces brides qu'on a appelées *rétrécissements larges* (Otis) ; ils restent perméables à des sondes et boules exploratrices de numéros élevés, dont la limite est d'ailleurs arbitraire.

Plus importante à considérer que le calibre est la *qualité* du rétrécissement, c'est-à-dire l'ensemble de ses propriétés physiologiques, base du pronostic : sous ce titre nous réunirons donc la dilatabilité, la rétractilité, l'élasticité, propriétés très variables suivant les cas. La *dilatabilité* dépend de la souplesse des fibres conjonctives, de l'étendue de la zone scléreuse en épaisseur et en largeur, et de sa consistance : elle est à peu près annihilée dans les cas de lésions scléreuses formant un anneau complet et d'une dureté ligneuse ; la dureté augmente avec l'ancienneté, mais il existe de grandes variations individuelles qui tiennent soit à l'absence ou à l'abus du traitement, soit au terrain, à l'artério-sclérose, à l'alcoolisme ; elle peut être étendue à une grande partie de l'urètre. C'est là l'origine de ces *urètres durs*, qui opposent une grande résistance au cathétérisme. La *rétractilité* se mesure à la rapidité de la récidive, toutes causes inflammatoires exclues. L'*élasticité* s'apprécie par les résultats que donne un explorateur à boule introduit immédiatement après une bougie dilatatrice : très prononcée, elle annihilerait les avantages de la dilatabilité.

Structure. — Au moyen de coupes longitudinales de l'urètre, qui montrent bien la répartition des foyers de tissu scléreux et des lésions accessoires, et de coupes transversales, qui font voir surtout l'épaisseur de ces tissus et l'envahissement du corps spongieux, on constate que le tissu néoformé occupe constamment la muqueuse urétrale, et en outre, à des degrés variables, les tissus péri-urétraux : corps spongieux, tissu cellulaire péri-urétral. Par sa dureté, sa densité, sa coloration blanc jaunâtre, il se différencie des tissus normaux ou moins altérés avec lesquels il se fond en général peu à peu vers ses limites. Les lésions histologiques sont bien connues depuis les recherches de Wassermann et Hallé, de Baraban, de Dittel.

Urétral ou péri-urétral, le tissu qui constitue essentiellement le rétrécissement est le *tissu scléreux*. Dans les rétrécissements jeunes, à côté de fibres conjonctives, on trouve des infiltrations embryonnaires, des cellules rondes et fusiformes en assez grand nombre ; dans les rétrécissements plus anciens, les cellules conjonctives diminuent progressivement pour ne laisser persister que les fibres conjonctives ; cette transformation s'étend peu à peu à tous les tissus atteints d'inflammation chronique qui entourent les foyers initiaux de sclérose. Les lésions doivent être examinées dans la muqueuse et dans le corps spongieux.

La *muqueuse* présente une transformation fibreuse du *chorion*, en foyers plus ou moins étendus ; à côté des fibres conjonctives, les coupes peuvent y déceler, dissociées par le développement de la sclérose, des éléments des tissus normaux, fibres musculaires lisses, quelquefois en voie de dégénérescence granulo-graisseuse, fibres élastiques, vaisseaux souvent enflammés ou thrombosés. Les glandes de l'urètre, primitivement enflammées, disparaissent ou deviennent méconnaissables, étouffées par le tissu fibreux, dont le point de départ est si souvent périglandulaire. Parfois, au sein même du tissu de sclérose, se développent de nouveaux foyers d'inflammation (Dittel) caractérisés soit par des amas embryonnaires, soit même par de petites cavités abcédées. Les papilles qui s'élèvent du chorion peuvent être hypertrophiées et former même des végétations dans la lumière de l'urètre ; jeunes, ces végétations sont formées de cellules rondes, parfois riches en capillaires néoformés et dilatés (Wassermann et Hallé), plus tard elles deviennent fibreuses. L'*épithélium*, qui présente fréquemment des *fissures* (voir planche I, fig. 9, 10, 12) produites par le cathétérisme et parfois dangereuses comme portes ouvertes à l'infection, est atteint de lésions caractéristiques. Tandis qu'à l'état normal on trouve quelques rangées de cellules polygonales, recouvertes de deux assises de cellules hautes, cylindriques, au niveau du rétrécissement, l'épithélium est *pavimenteux*, *stratifié*, et les cellules les plus superficielles y forment une couche *cornée* plus ou moins épaisse : on trouve donc une couche basale de cellules cubiques ou cylindriques, puis une zone de cellules polygonales dentelées du type malpighien, qui peut manquer, plus superficiellement la zone granuleuse, à cellules aplaties, et enfin des cellules cornées, sans noyaux apparents et disposées en lamelles stratifiées.

Le *corps spongieux*, qui a été considéré comme le point de départ du tissu fibreux par Guérin et Mercier, est le siège d'infiltrations embryonnaires, puis fibreuses, constantes, mais plus ou moins étendues : la profondeur de certaines glandes et la continuité des fibres conjonctives du chorion avec celles des trabécules du tissu spongieux expliquent la continuité des lésions elles-mêmes de la muqueuse à ce tissu. Les trabécules apparaissent épaissies, les espaces alvéolaires aplatis ou même annihilés ; le tissu compact, inextensible, ainsi formé, est disposé en îlots irréguliers ; parfois il forme un manchon complet autour de l'urètre ; plus souvent il est disposé en travées minces, en ilôts plus ou moins épais.

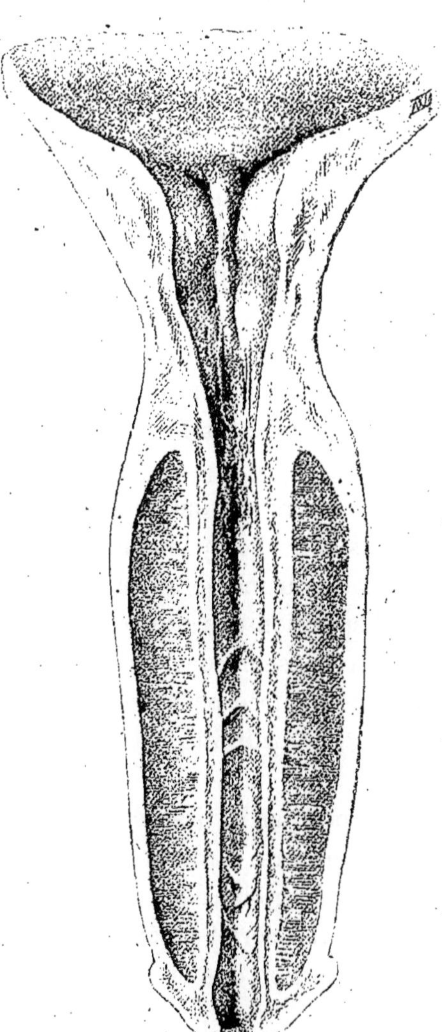

Fig. 65. — Rétrécissements scléro-cicatriciels.

Enfin le *tissu cellulaire* lui-même peut subir la transformation fibreuse, autour du corps spongieux et spécialement au niveau des glandes profondes. Ainsi parfois la lumière de l'urètre est diminuée plus par les lésions du corps spongieux et du tissu cellulaire que par celles de la paroi urétrale elle-même, qui cependant leur ont donné naissance.

Rétrécissements scléro-cicatriciels. — Sous ce nom, le professeur Guyon désigne des rétrécissements qui participent à la fois de la forme blennorragique et de la forme cicatricielle. Ils occupent exclusivement la *région pénienne* où on les rencontre disposés en îlots (fig. 65). Quoique friables, ils résistent cependant à la dilatation et sont formés d'un tissu cicatriciel très serré. Ils prennent naissance à la suite de *traumatismes légers* survenus au cours d'une blennorragie sous l'influence du coït, de la masturbation, d'érections ou d'injections violemment poussées. La muqueuse est déchirée en un point; il s'écoule à peine quelques gouttes de sang, mais cette éraillure est suffisante pour déterminer la production d'un rétrécissement dont l'évolution est rapide.

2° Rétrécissements cicatriciels

Les rétrécissements cicatriciels proprement dits, succédant à des ulcérations de l'urètre, sont rares et ne comprennent guère que ceux qui suivent les chancres inoculés au voisinage du méat. La plupart des rétrécissements cicatriciels sont des rétrécissements *traumatiques* et succèdent aux *ruptures* de l'urètre.

Leur siège est donc en rapport avec celui de la rupture, et leur étendue avec la largeur de la solution de continuité et avec les fusées purulentes qui l'ont compliquée.

Un des caractères distinctifs du rétrécissement traumatique est d'être *unique*. Son étendue, faible en général dans la portion pénienne, peut être considérable dans les régions périnéo-bulbaire ou membraneuse à la suite des grands traumatismes. Le trajet et la disposition des orifices sont très irréguliers; la consistance en est dure, l'étroitesse en devient rapidement très grande et l'oblitération complète, mal démontrée pour les rétrécissements blennorragiques, est ici hors de doute : Ladroitte en a réuni dix-neuf observations.

La paroi inférieure est tout d'abord occupée par le tissu cicatriciel qui envahit peu à peu les parties latérales et supérieure. Le corps spongieux, presque toujours compris dans ce travail, est englobé dans le tissu cicatriciel; d'après Voillemier, la muqueuse seule serait atteinte dans les rétrécissements de la région membraneuse, assertion que les examens anatomiques ne confirment pas.

Les déviations du canal ne sont pas seulement le résultat de l'irrégularité de la masse cicatricielle; un épanchement sanguin, un abcès de voisinage, peut faire contracter à l'urètre une position vicieuse qui devient définitive.

3° Lésions concomitantes

Une fois que le rétrécissement est constitué et forme un obstacle à l'urine, il survient souvent, mais non toujours, un certain nombre de complications qui tiennent le pronostic sous leur dépendance. Tels sont les

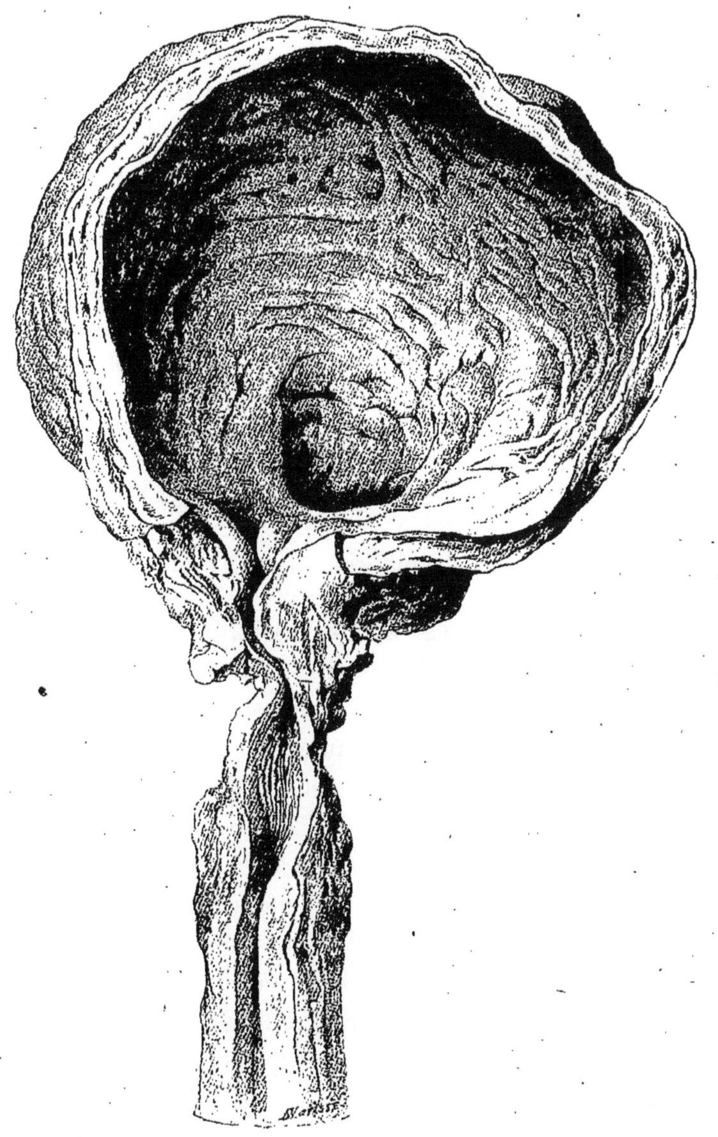

Fig. 66. — Rétrécissement bulbaire inflammatoire. Dilatation en amont. Altérations séniles de la prostate. Énorme dilatation et épaississement des parois de la vessie. (Collection du Dr R. Marie.)

poches, les tumeurs urineuses, les abcès urineux, l'infiltration d'urine, les fistules; les calculs de l'urètre sont décrits dans un chapitre spécial. Il en est de même des lésions ascendantes, qui intéressent la vessie et les voies supérieures ; elles sont constantes lorsque l'obstacle est considérable et ancien. Celles des reins et des uretères seront exposées plus loin ; quant à la vessie, elle se présente aux autopsies sous quatre aspects différents :

1° Une vessie grande avec des parois minces indique que la distension a été rapide et le muscle vésical forcé (rétrécissements traumatiques) ;

2° Une vessie grande à parois hypertrophiées a lutté au contraire contre un obstacle lentement progressif (rétrécissements blennorragiques) (fig. 66).

3° Une vessie petite, rétractée, revenue sur elle-même, mais à parois non épaissies, ne se rencontre guère que dans les cas de fistule : la vessie est physiologiquement supprimée ;

4° Une vessie petite, rétractée, à parois épaisses, est ou a été le siège d'une cystite ancienne et intense qui a accompagné le rétrécissement.

SYMPTOMES ET MARCHE

1° Rétrécissements inflammatoires

I. Symptômes fonctionnels et généraux. — Avant que le tissu fibreux, apparu au bout de quelques mois d'urétrite, ait pris un développement suffisant pour amener des troubles par diminution du calibre urétral, plusieurs années s'écoulent, comme nous l'avons déjà vu ; pendant toute cette période, les symptômes sont ceux de l'urétrite chronique, et c'est par l'exploration méthodique de tous les urètres enflammés qu'on arrive à ne pas méconnaître les rétrécissements à leur début. Pendant longtemps, aucun symptôme n'attire l'attention du malade ; peu à peu des troubles légers peuvent cependant l'avertir : ce sont quelques modifications de la forme et de l'ampleur du jet, une durée un peu plus longue de la miction, un retard de l'évacuation des dernières gouttes d'urine après la miction, signes non pathognomoniques. Le malade prend inconsciemment l'habitude de faire des efforts plus grands pendant la miction, et le muscle vésical, s'hypertrophiant peu à peu, soumet l'urine à une pression plus forte, de sorte que le débit est peu diminué. Cette première période, « période latente » (Pousson), est donc une *période d'urétrite chronique ;* rarement les signes d'urétrite eux-mêmes ont disparu.

Tôt ou tard apparaissent des troubles de la miction dont l'intensité augmente avec l'étroitesse et la rigidité de l'obstacle, avec l'ancienneté du rétrécissement, avec l'âge du malade, parfois aussi sans rapport évident avec ces conditions ; c'est ainsi que des rétrécissements larges peuvent s'accompagner de rétention, même chez des sujets d'âge moyen : on peut incriminer en pareils cas la prostatite, les spasmes réflexes du sphincter membraneux, qui seraient d'autant plus intenses que le rétrécissement siège plus près du méat, l'atonie habituelle du bas-fond vésical de certains névropathes, et d'une manière générale l'état nerveux du sujet. Nous décrirons les troubles de la miction dans l'ordre où ils apparaissent ordinairement, et qui est aussi leur ordre de gravité progressive.

La diminution du calibre cause d'abord un *amincissement* du jet; en même temps celui-ci peut être *déformé*, en spirale, en vrille, aplati, bifurqué : mais cette déformation ne révèle rien du siège, du degré, ni même de l'existence du rétrécissement; contrairement à l'opinion des malades qui en voient là un signe caractéristique, elle dépend surtout de la forme du méat, de son agglutination, et peut s'observer dans l'urétrite simple. De même un *égouttement tardif* d'une petite quantité d'urine après la miction, parfois dû à un rétrécissement, s'explique souvent par le manque de tonicité des parties larges du canal, ou par un plissement muqueux prononcé à l'angle pénien.

Si l'on joint à ces phénomènes ceux d'une urétrite concomitante que nous étudierons, là se borne la symptomatologie des rétrécissements au moment où la grande majorité des malades vient consulter. Cette période, dite de début, se prolonge souvent sans aggravation pendant de longues années, nous avons vu des rétrécissements rester les mêmes pendant dix et quinze ans.

Plus tard, la fatigue du muscle vésical s'accuse, d'où *la diminution du débit et de la force* du jet, qui indiquent non pas l'étroitesse de la stricture, mais le début de la déchéance physiologique de la vessie : « on urine avec sa vessie et non pas avec son urètre » (Guyon). A un faible degré, on ne constate que la durée excessive de la miction ; à un degré plus avancé, le jet tombe perpendiculairement, puis il devient filiforme, et l'urine enfin ne s'échappe que goutte à goutte : les malades « urinent sur leurs chaussures » ; quelquefois un jet très mince reparaît pendant quelques heures. Tous ces symptômes sont en effet influencés par les congestions fréquentes de l'appareil urinaire et par les poussées inflammatoires de la muqueuse urétrale, en amont de l'obstacle. Déjà avaient apparu les *efforts*, d'abord inconscients ou limités au moment des dernières gouttes, puis continus, volontaires, parfois favorisés par la position accroupie, par la défécation.

Souvent, à cette période, il existe de la *rétention incomplète*, d'abord passagère, puis chronique ; elle se manifeste par une plus grande *fréquence* des mictions, la limite de capacité vésicale étant plus vite atteinte à cause de la présence d'un résidu abondant. On observe alors simultanément la dysurie et la fréquence, et déjà le malade est extrêmement incommodé par son rétrécissement; la rétention complète est imminente, et cependant trop souvent le malade attend encore avant d'avouer et de soigner son infirmité. Cette fréquence est au début *plus grande pendant le jour*, mais bientôt les nuits sont également troublées ; on a vu les malades uriner plus de cent fois en vingt-quatre heures ; quoique l'urine ne puisse être retenue et que l'écoulement en soit presque continu, une telle fréquence, due à une cystite concomitante, est à distinguer de l'*incontinence par regorgement*.

Enfin la *rétention* est presque complète : le malade n'urine que quelques gouttes à chaque miction, au prix d'efforts volontaires et involontaires extrêmement pénibles, et les besoins se répètent incessamment. Il cherche instinctivement, pour venir en aide à la contraction vésicale insuffisante, diverses positions pour augmenter l'efficacité de ses efforts, debout, ou le corps penché en avant, ailleurs accroupi, courbé sur lui-même, il prend un point d'appui en saisissant les objets environnants. Il croit aider à la miction en exerçant des tiraillements sur la verge, ou en la plongeant dans l'eau froide, ou en prenant un bain de siège. On observe alors les accidents qui accompagnent les efforts violents : la syncope, la congestion et l'hémorragie cérébrale, plus souvent l'issue des gaz ou des matières par le rectum ou le prolapsus de la muqueuse.

Un pareil accès de rétention ne dure pas très longtemps, en général ; il reconnaît souvent des causes précises et cesse avec elles : ce sont les excès ou la pratique du coït, une érection prolongée, des libations copieuses. Cependant la rétention peut devenir *complète*, jeter le malade dans une situation des plus pénibles et, si la miction ne se rétablit pas, l'exposer à des accidents terribles tels que l'infiltration d'urine ou la rupture de la vessie.

L'*incontinence* d'urine est un symptôme des dernières périodes ; quelquefois cependant elle se montre au début. Dans ce cas on ne peut admettre une dilatation de l'urètre en amont du rétrécissement ; il est probable que les quelques gouttes qui s'écoulent involontairement sont retenues à la fin de la miction par un spasme de la région membraneuse. A une période avancée, on peut observer d'abord l'incontinence diurne : on l'attribue à la dilatation de l'urètre et du col vésical ; le rétrécissement, qui seul forme barrière au contenu vésical, se trouve en effet au point le plus déclive du réservoir; au contraire, dans la position horizontale, le col vésical se trouve dans une position haute par rapport au bas-fond qui se laisse distendre longtemps avant que l'urine ne s'échappe. Plus tard l'incontinence est continuelle, quelle que soit la position, la vessie distendue se vidant par regorgement.

Des *douleurs* sont constantes à ce moment; elles accompagnent généralement la miction et ne sont guère plus intenses vers la fin même quand il y a une urétrocystite, contrairement à ce qui se passe dans les autres variétés d'inflammation vésicale. C'est que la vessie se vide mal et que les contractions nécessaires pour l'expulsion des dernières gouttes ne se produisent pas dans les mêmes conditions que lorsque les parois vésicales arrivent au contact. Plus tard se montrent en outre des douleurs continues, sourdes, occupant le périnée, les cuisses, les reins et l'hypogastre.

Les *urines sont altérées* lorsqu'il existe une inflammation des organes situés en amont du rétrécissement. On voit alors au fond du vase un dépôt muco-purulent plus ou moins abondant, caractéristique d'une cystite ; il devient souvent glaireux et est l'indice de la transformation ammoniacale des urines, phénomène commun chez les rétrécis dont les parois vésicales sont souvent altérées (Guiard). Ailleurs, la masse de l'urine qui surmonte le dépôt, au lieu de rester limpide par le repos, prend un aspect lactescent : ce sont des *urines* dites *rénales* (Guyon), symptomatiques d'une pyélonéphrite.

L'urètre participe certainement à cette inflammation et cela à toutes les périodes ; cette urétrite, à peu près constante, s'accompagne rarement d'un écoulement urétral abondant, elle est l'expression de l'état d'infection du segment de l'urètre en amont de l'obstacle ; la stagnation de l'urine en ce point ne suffit pas pour la produire.

L'urétrite n'est nullement proportionnelle au degré d'étroitesse du canal : une simple bride qui ne donne lieu à aucun symptôme fonctionnel, et qu'on ne découvre qu'avec une exploration attentive, peut entretenir un foyer d'urétrite chronique. Enfin, dans une autre catégorie de faits, la suppuration peut provenir d'une ulcération ; ces faits, quoique rares, existent, mais ils appartiennent à une période avancée.

En arrière du rétrécissement, le cours du *sperme* est retardé comme celui de l'urine ; l'éjaculation parfois sanglante s'accompagne de douleurs souvent vives, irradiant dans les régions lombaire et périnéale. Dans quelques cas il y a aspermatisme, le sperme ne s'écoulant qu'après le retour de la verge à l'état de flaccidité.

L'*état général* s'altère bientôt et on voit se dérouler une série de symptômes caractéristiques de l'intoxication urineuse, tels que : appétit irrégulier, digestions pénibles et difficiles, langue sèche et rouge, ainsi que le pharynx, difficultés de la déglutition avec les caractères particuliers désignés par le professeur Guyon sous le nom de dysphagie buccale, la fièvre se montrant par accès intermittents d'abord, puis devenant continue ; tous ces phénomènes indiquent une profonde atteinte de l'organisme, qui est souvent elle-même sous la dépendance d'une altération rénale. Plus tard encore ces accidents s'accentuent et conduisent le malade à la cachexie urinaire ; le facies devient jaune et pâle, les yeux se creusent, le nez est pincé, les forces se perdent rapidement et le malade succombe dans un coma plus ou moins prolongé.

§ II. Signes physiques. — *Examen de l'urètre rétréci.* — Après avoir examiné les sécrétions au méat et dans les urines, pour apprécier l'importance de l'urétrite et de la prostatite qui manquent rarement dans les cas de rétrécissement, et éventuellement pour s'assurer de l'existence d'une pyurie vésicale ou rénale, on précise le diagnostic des rétrécissements par l'exploration externe, par l'exploration interne, et par l'urétroscopie ; l'exploration interne est la partie fondamentale de cet examen.

La *palpation* peut montrer l'induration d'une partie de l'urètre ; les sensations ne sont toutefois nettes que dans les portions pénienne et scrotale, pour devenir de moins en moins précises à mesure qu'on se rapproche de la portion membraneuse. Les résultats sont meilleures quand la palpation est faite sur l'urètre distendu par un cathéter. On distingue l'épaississement de l'urètre, sa rigidité « en tuyau de pipe » ; on perçoit surtout d'une façon très nette les callosités péri-urétrales ; dans des cas plus rares, c'est le corps spongieux, induré en bloc, qui forme autour de l'urètre un épais manchon scléreux. On ne négligera pas d'apprécier le diamètre et la conformation du méat.

L'exploration interne se fait surtout avec l'*explorateur à boule ;* celle-ci est conique et émoussée par son extrémité libre, et terminée par un talon abrupt du côté de la tige (fig. 4) aussi les sensations sont-elles plus nettes au retour de l'instrument ; c'est d'ailleurs également au retour de la boule que les erreurs sont plus facilement évitées, les obstacles autres que les rétrécissements étant écartés par la tige qui maintient libre la lumière de l'urètre ; c'est ce qui a fait dire au professeur Guyon que les rétrécissements ne peuvent être diagnostiqués que quand on les a franchis.

La technique est simple : après antisepsie du gland et de l'urètre, et anesthésie locale, si on le juge à propos, on introduit d'abord un explorateur à boule moyenne, par exemple n° 17 Charrière, et l'on note les arrêts qu'il

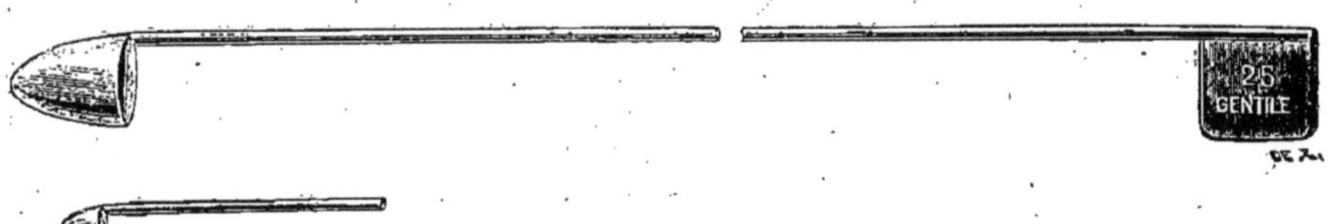

Fig. 66 *bis*. — Explorateur à boule latérale de Desnos.

subit, ou les ressauts qu'il communique à la main pendant l'aller et surtout pendant le retour de la boule ; si ce numéro ne pénètre pas jusqu'au sphincter, on emploie successivement d'autres boules de plus en plus petites, en notant de même les sensations recueillies ; s'il n'existe que des rétrécissements larges, on termine par le passage de boules plus volumineuses, n°s 23 et même 25. Dans ces derniers cas, pour des brides ou des épaississements latéraux de l'urètre, en particulier dans ses parties larges (cul-de-sac du bulbe), il est utile d'employer les explorateurs métalliques munis d'olives à arêtes vives et d'une tige placée latéralement (fig. 66 *bis*) : car l'explorateur de gommes peut les effacer sans les faire reconnaître, quelle que soit la boule employée, la sensation que fournit à la main son retrait au passage de la stricture est absolument caractéristique ; sensation nette, courte, précise, comme celle d'un choc, presque vibrante dans certains cas ; aucune autre lésion telle qu'un foyer localisé d'urétrite, une tumeur urétrale et surtout le spasme de la région membraneuse, ne peut fournir la même sensation ; le contact en est beaucoup plus mou, diffus, *flou*, et il suffit de l'avoir observée attentivement pour ne plus s'y tromper.

Mais on ne doit pas dédaigner complètement les *bougies olivaires et métalliques* comme instruments d'exploration ; dans bien des cas, leur passage à frottement plus ou moins rude, les ressauts éprouvés à l'entrée et à l'issue du rétrécissement, la douleur provoquée, la comparaison des sensations rencontrées par l'explorateur avant et après le passage de bougies, permettent de se faire une idée de la dureté, de l'élasticité, de la disposition annulaire ou latérale des zones fibreuses. Mais, trop souvent, ce n'est que par le résultat du traitement que l'on peut juger la qualité des rétrécissements. De même que par l'essai de la dilatation, mais bien plus rapidement, on peut se rendre compte de la qualité des rétrécissements par le passage d'électrodes métalliques négatives, qui permettent d'apprécier la *dilatabilité électrique* de l'urètre : on se rappellera que celle-ci dépend non seulement des propriétés physiologiques des tissus examinés, mais aussi de la disposition, annulaire ou non, de la sclérose. La *douleur*, pendant le passage des bougies, est en rapport soit avec la forte distension de la zone rétrécie, soit avec l'urétrite, soit avec des fissures : dans ces derniers cas, la douleur est plus vive quand on commence à pénétrer et quand on commence à dépasser le rétrécissement, et une petite urétrorragie peut suivre la manœuvre.

Pour les rétrécissements larges, ou encore quand la portion pénienne présente un calibre beaucoup plus étroit que le bulbe, il est utile d'employer les urétromètres.

Enfin l'*urétroscopie* (v. planche I), très utile au point de vue du diagnostic de l'urétrite qui accompagne la sclérose urétrale, de certaines fausses routes, des rétrécissements latéraux, montre, dans tous les cas où un tube d'un calibre suffisant est admis, l'aspect des tissus malades : la surface muqueuse est pâle, gris-jaunâtre ou même blanc nacré quand l'épithélium a subi la transformation cornée (planche I, fig. 6 et 7) ; la lumière urétrale est déformée : tantôt dans des rétrécissements peu étroits, on remarque seulement la béance de l'entonnoir urétral anormalement allongé (planche I, fig. 7) ; tantôt, dans les cas de rétrécissement épais et durs, l'urètre apparaît formé par des masses jaunâtres que sépare une fente aplatie, en ligne droite ou brisée, souvent terminée à ses extrémités par des fissures profondes du bloc scléreux. (V. pl. I, fig. 10 et 12.)

Nous connaissons déjà, par l'anatomie pathologique, les diverses variétés de nombre, de calibre, de siège, d'étendue, des rétrécissements que l'exploration permet de percevoir. Dans les cas post-blennorragiques, on rencontre surtout les types suivants : ou bien des ressauts multiples, de plus en plus serrés à mesure qu'on va du méat vers l'urètre membraneux, reposant en outre sur des zones épaissies que la boule ne perçoit pas parfaitement; ou bien des brides minces dans l'urètre pénien, de calibre étroit qui caractérisent les strictures scléro-cicatricielles, coïncidant avec un ou deux rétrécissements bulbaires moins étroits ; ou encore un rétrécissement unique bulbaire, plus ou moins long. Dans les rétrécissements traumatiques et cicatriciels, il n'existe qu'une seule zone étroite, dont le siège est en rapport avec sa cause.

III. Marche. — La plupart des rétrécissements ont une marche lente, mais progressive ; en même temps que, du côté de l'urètre, la sclérose prend une consistance plus dure et réduit le calibre du canal, du côté de la vessie, se produisent d'abord une hypertrophie musculaire qui compense quelque temps la diminution de la lumière urétrale, plus tard une atonie progressive qui se manifeste par les diverses formes de rétention ; cette parésie reste longtemps transitoire, subordonnée à l'existence de l'obstacle, de sorte que, dès que celui-ci a cédé au traitement, la vessie peut se vider parfaitement ; mais elle devient à la longue définitive. Nous savons que la vessie finit par céder, soit très rapidement sans avoir eu le temps de s'hypertrophier, soit après avoir lutté pendant de longues années. L'infection de l'organe joue un rôle, mais l'état antérieur du muscle vésical est à considérer. C'est dire que la vessie sclérosée des vieillards cède presque d'emblée, tandis que les sujets jeunes paraissent souvent ne pas se ressentir d'une stricture même étroite.

A côté de ces cas moyens, il en est certains qui constituent les formes graves où les troubles de rétention apparaissent en quelques mois ; dans d'autres, très favorables, les rétrécissements restent larges et la vessie conserve sa tonicité. Enfin les accidents infectieux peuvent interrompre la marche lente des symptômes ; on voit éclater d'une façon aiguë les symptômes de l'infection générale, mais un traitement opportun conserve longtemps le pouvoir de les modifier heureusement. A la dernière période, l'infection ascendante des reins finit par dominer la scène, et conduit à la mort soit par infection aiguë, soit par cachexie urinaire.

Les *rétrécissements larges* méritent une mention spéciale. Les uns sont destinés à devenir de plus en plus étroits et ne représentent qu'un stade du développement des sténoses ; d'autres restent à peu près stationnaires, et cette propriété peut coïncider avec un degré marqué d'inextensibilité ; dans la portion pénienne on rencontre assez fréquemment ces rétrécissements peu dilatables, mais peu rétractiles, auxquels un traitement imprudent peut imprimer une marche toute différente : qu'une dilatation excessive les fissure ou les enflamme, la sténose pourra s'accentuer aussitôt. Quoique larges, les rétrécissements imposent à la vessie un surcroît de travail, surtout quand ils causent le spasme de la portion membraneuse ; enfin, ceux de la région bulbaire, les plus fréquents de tous, sont presque toujours accompagnés d'une urétrite postérieure et d'une prostatite qu'ils contribuent à rendre chroniques.

Cystite des rétrécis. — Cette complication imprime à la maladie un caractère déterminé, et a une telle influence sur son évolution que nous devons en signaler les principales particularités. Le développement de l'inflammation de la vessie est subordonné à l'intégrité de structure de ses parois. Lorsque la vessie fonctionne d'une façon normale, parce que le rétrécissement est peu serré, ou parce que le muscle hypertrophié compense, grâce à la puissance de ses efforts, la faible dimension du canal, la muqueuse reste saine. C'est ce qui arrive chez un sujet jeune dont le rétrécissement s'est formé lentement. Si, au contraire, son développement a été rapide, comme il arrive après un traumatisme, s'il atteint un vieillard dont la vessie sclérosée est facile à distendre, celle-ci cède dans la lutte qu'elle doit soutenir contre l'obstacle.

Les malades arrivent rapidement à la rétention incomplète que favorise la congestion, pendant que le séjour prolongé d'une certaine quantité d'urine crée un milieu favorable pour le développement des germes infectieux.

Aussi la cystite est-elle aussi fréquente chez les rétrécis parvenus à une période avancée que rare au début. A cette altération des parois qui joue le rôle de cause prédisposante, il faut joindre les causes occasionnelles qui relèvent de la congestion : un excès de fatigue ou de boisson, le coït, la masturbation.

Ailleurs, la cause agit d'une façon plus directe ; c'est une injection forcée ou, plus souvent, c'est le cathétérisme. Tantôt il s'agit d'une simple exploration, tantôt c'est après des manœuvres de dilatation que la cystite éclate. Une bougie à demeure en est quelquefois la cause tellement nette que les accidents cessent dès qu'on l'a retirée ; mais c'est aussi lorsqu'on a voulu aller vite, faire usage de bougies trop volumineuses que l'accès éclate. Ici la congestion partielle provoquée par une irritation de voisinage peut être incriminée ; mais il n'est pas douteux non plus qu'un élément septique a dû être introduit par les instruments ou repoussé par eux du canal dans la vessie.

L'état et la nature de l'infection de l'urètre jouent donc un rôle considérable dans la production de la cystite ; rarement le gonocoque en est la cause : il n'en est pas de même des organismes qui tiennent sous leur dépendance les infections secondaires de l'urètre.

Cette notion, si importante qu'elle soit pour l'étiologie, ne doit pas faire oublier que l'influence du malade et en particulier celle de son état diathésique sont prépondérantes dans le mécanisme des propagations inflammatoires vers la vessie (Guyon).

Des trois symptômes fondamentaux des cystites, fréquence, douleur, pyurie, les deux premiers n'ont de véritable valeur que dans les phases initiales de la maladie. La cystite, surtout spontanée, est rare alors : mais à ce moment l'apparition plus ou moins rapide de la fréquence et de la douleur est un signe des plus nets et qui ne laisse pas de doute sur l'envahissement de la vessie. Dès que la rétention incomplète s'est installée, les besoins deviennent incessants et sont incomplètement satisfaits ; l'élément inflammatoire ajoute peu de chose à cette fréquence. Quant à la douleur de la fin de la miction, elle est modérée ou du moins elle se distingue mal de la gêne douloureuse qui est constante alors.

La présence du pus dans l'urine est plus caractéristique ; non seulement on constate au fond du vase un dépôt verdâtre constitué par du pus, mais il est fréquent d'observer ces masses glaireuses et filantes qui sont l'indice de la transformation ammoniacale de l'urine et d'un degré avancé de cystite.

La masse de l'urine reste ordinairement claire après repos : un aspect trouble et lactescent doit faire porter un pronostic sérieux, car on ne peut douter alors que les reins ne soient envahis.

La marche est influencée par toutes les causes congestives et présente par conséquent des poussées aiguës. Au début, la cystite peut disparaître avec la cause, mais lorsque les parois de la vessie sont altérées ou lorsqu'il y a rétention, la cystite, une fois installée, diminue quelquefois d'intensité, mais ne cède pas complètement. Il est très rare de voir des urines redevenir parfaitement limpides.

Un autre fait caractéristique est la résistance de la cystite aux divers traitements s'adressant directement à la vessie et, au contraire, l'extrême facilité avec laquelle elle disparaît dès que le rétrécissement a cédé, soit après dilatation, soit après urétrotomie. Dans l'espace d'une journée, parfois en quelques heures, les urines redeviennent acides, reprenant leur limpidité et tout phénomène inflammatoire disparaît.

Le diagnostic se fera en observant l'ordre dans lequel se sont succédé les symptômes. Aux difficultés de la miction s'ajoutent des symptômes plus douloureux qui offrent des recrudescences fréquentes. L'examen des urines, recueillies dans trois verres différents, au commencement, au milieu et à la fin d'une même miction, permettra de constater dans le dernier un dépôt purulent plus abondant, ce qui indique une inflammation vésicale et non exclusivement urétrale.

L'inflammation peut remonter plus haut; les uretères, les bassinets et les reins sont envahis à leur tour ; nous ne pouvons qu'indiquer ici cette complication que nous retrouverons en faisant l'histoire des pyélonéphrites. Tous les rétrécis n'y sont pas exposés également et la résistance de la vessie tient sous sa dépendance l'ascension vers les voies supérieures. Chez un homme jeune, à vessie vigoureuse, l'obstacle peut être compensé pendant longtemps et les uretères ne sont pas influencés ; au contraire, si les parois sont altérées soit primitivement, soit par le fait de l'ancienneté de l'inflammation, l'ascension des lésions est la règle et se produit presque fatalement dans des conditions énoncées plus loin.

Pronostic. — Tant que parmi les symptômes, si effrayants et si douloureux qu'ils soient, on n'observe ni fièvre, ni troubles digestifs, le pronostic peut être considéré comme bénin ; la cystite dont les symptômes sont prédominants, guérit en effet avec une merveilleuse facilité dès que l'obstacle a cédé : du matin au soir les douleurs se calment et disparaissent. Lorsque l'état général, la fièvre, le trouble des urines dénotent une inflammation des bassinets et des reins, le pronostic n'est pas encore forcément grave et une intervention rapide peut encore amener une guérison. Mais si les lésions des voies supérieures sont anciennes ou avancées, elles continuent à évoluer et la pyélo-néphrite est définitivement constituée.

En résumé, la gravité du pronostic dépend de la cause et de la rapidité mais surtout de l'état du muscle vésical, car il tient sous sa dépendance l'intégrité des voies supérieures. D'une manière générale, un rétrécissement constitue une affection sérieuse, qui cède facilement sans doute à un traitement bien dirigé, mais dont les retours sont inévitables. Ainsi que nous le verrons, il n'existe pas de traitement qui mette à l'abri des récidives ; si elles peuvent être conjurées la plupart du temps, c'est au prix d'une surveillance prolongée et d'une docilité dont les malades ne sont pas toujours doués.

2° Rétrécissements traumatiques

Symptômes fonctionnels et généraux. — Examinés individuellement, les symptômes fonctionnels ne diffèrent pas de ceux des rétrécissements inflammatoires, mais la marche des accidents est tout autre.

Les rétrécissements traumatiques *brûlent les étapes* que parcourent lentement ceux qui sont d'origine blennorragique. La vessie, surprise par la rapidité de la formation d'un obstacle, par la rigidité et l'inextensibilité de la sclérose cicatricielle, ne s'hypertrophie pas assez vite et se laisse rapidement forcer. La dysurie est précoce ; la rétention apparaît quelques mois après le traumatisme ; la distension vésicale entraîne aussitôt l'insuffisance des orifices urétéraux : l'uretère, le bassinet et le rein se laissent distendre à leur tour, et cette distension se manifeste rapidement par l'intoxication urineuse ; dans d'autres cas l'infection vésicale accompagne la distension et envahit aussitôt les reins. Si l'on considère en outre que les moyens ordinaires de traitement sont peu efficaces, que leurs résultats sont peu durables par suite de la rétractilité du tissu cicatriciel, on comprend pourquoi la marche des accidents est rapide et conduit presque fatalement aux complications rénales et générales qui n'apparaissent que tardivement dans les rétrécissements blennorragiques. Toutefois, il faut excepter de cette description les rétrécissements traumatiques tardifs, dont nous avons parlé, et, d'une manière générale, ceux qui sont dus aux ruptures incomplètes qui ont respecté une grande partie de la circonférence de l'urètre : ces cas évoluent plus lentement et cèdent mieux au traitement.

Signes physiques. — L'exploration ne diffère pas, quant à la technique, de celle des rétrécissements inflammatoires ; elle montre en général un rétrécissement unique, dont la longueur, l'épaisseur, le siège, la disposition annulaire ou latérale, dépendent de la rupture initiale. Comparés aux rétrécissements inflammatoires, ils s'en distinguent par la dureté et la résistance opposée à la dilatation ; l'irrégularité et la rétractilité du trajet rendent le cathétérisme plus difficile.

PRONOSTIC. — A part les cas exceptionnels où la marche est lente, les rétrécissements traumatiques sont graves, par suite de la précocité des lésions rénales et de l'infection générale. Aussi, verrons-nous qu'ils sont justicables d'une thérapeutique spéciale où la suppression radicale de l'obstacle constitue le point essentiel.

DIAGNOSTIC

Il importe de ne pas méconnaître les rétrécissements à la période latente, où n'existent en apparence que des signes d'*urétrite* chronique : c'est en effet la période où le traitement s'attaquera à des lésions en évolution, et en grande partie curables ; aussi faut-il *explorer systématiquement* l'urètre dans toutes les urétrites chroniques, et non pas seulement quand il existe des modifications du jet, ou quand les commémoratifs font craindre des brides scléro-cicatricielles, à la suite des petites ruptures interstitielles communes dans la blennorragie. De plus, il est nécessaire de rechercher, au moyen de grosses boules exploratrices ou d'urétromètres, les rétrécissements larges. Inversement, on ne portera pas le diagnostic de rétrécissement d'après les symptômes observés ou décrits par le malade, mais on pratiquera l'exploration quand le malade se plaint de modifications du jet, de retard ou d'irrégularité de la miction, ou encore de dysurie, de rétention, d'incontinence, tous ces symptômes appartenant aussi à d'autres affections.

Le diagnostic de rétrécissement se fait avec l'*explorateur à boule*, et dans la mesure où nous l'avons indiqué, avec les autres instruments de cathétérisme. Le ressaut brusque au retour de l'explorateur est pathognomonique. : il ne peut se produire qu'au niveau d'un rétrécissement, ou dans des conditions exceptionnelles, telles que la compression urétrale, par des abcès péri-urétraux, un calcul ou un corps étranger. La boule de l'instrument accroche et s'arrête, mais quand elle se dégage, ce n'est jamais avec la même netteté, qui donne presque une sensation de vibration à une main quelque peu exercée. Au contraire, la constriction ou l'arrêt de la boule, à l'aller, doivent être interprétés avant qu'on n'adopte le diagnostic de rétrécissement : ainsi l'on peut percevoir au voisinage de l'angle péno-scrotal, à cause du plissement de la muqueuse, un faux rétrécissement qui disparaît si l'on allonge la verge en même temps qu'on rectifie l'axe de l'urètre. On ne croira pas non plus à un rétrécissement quand l'instrument s'arrête dans le cul-de-sac du bulbe anormalement déprimé.

Le point le plus délicat du diagnostic est celui du rétrécissement vrai avec le *spasme membraneux*, c'est-à-dire la contraction du sphincter strié et des fibres circulaires lisses qui entourent l'urètre membraneux. Ce spasme est fréquent chez les névropathes, dans les affections rénales comme la lithiase, chez les malades atteints de cystite ou de prostatite, de tuberculose urinaire, dans les cas d'atrésie préputiale, d'atrésie du méat, peut-être aussi de rétrécissements péniens (Verneuil); en aucune autre partie de l'urètre antérieur, on ne trouve des fibres circulaires assez développées pour causer un spasme urétral. Le spasme membraneux peut n'exister qu'au moment du cathétérisme, le contact de l'instrument éveillant une contraction réflexe; il se produit aussi pendant la miction, et cause alors des troubles fonctionnels qui doivent être distingués de ceux des rétrécissements. A un degré très faible, le départ du jet est plus lent et exige quelques efforts, mais la miction se fait normalement ensuite; ailleurs des efforts sont nécessaires pendant toute la durée de l'écoulement de l'urine; ailleurs encore la miction ne s'achève pas; la rétention incomplète s'établit. Dans un degré encore plus élevé, il y a rétention complète avec un bruyant cortège symptomatique. Enfin, dans d'autres cas, la miction, plus ou moins facile, s'interrompt brusquement. Il est rare que dans ces différentes formes le spasme conserve la même intensité pendant un temps très long; il y a presque toujours des intermittences qui permettent de faire le diagnostic.

Quand le spasme se produit au moment où l'explorateur atteint la portion membraneuse et s'arrête, les moyens suivants permettent de le distinguer d'un vrai rétrécissement : 1° Le rétrécissement est rarement membraneux, mais plutôt pré-membraneux, c'est-à-dire bulbaire; or, au travers du périnée, le doigt sent la boule de l'explorateur quand elle est arrêtée dans le bulbe, mais non dans l'urètre membraneux : si donc la boule, après avoir franchi l'obstacle, n'est plus perceptible au périnée, et l'est au contraire par le toucher rectal, l'obstacle est membraneux, et presque toujours spasmodique; quand la boule n'a pu franchir l'obstacle, elle est nettement perceptible et moins profondément située s'il y a rétrécissement vrai bulbaire, on la distingue difficilement ou pas du tout s'il y a spasme. 2° Quand la boule heurte un rétrécissement, elle communique une sensation de choc assez dur; mais si elle s'arrête à l'urètre membraneux, cette sensation est molle et élastique, suivie du renvoi de l'instrument si la main l'abandonne. 3° Le spasme peut arrêter un explorateur moyen, ou fin, et ne pas arrêter un Béniqué plus volumineux; on en triomphe parfois avec une fine bougie molle, armée d'un pas de vis, conduite avec une extrême douceur, et on constate alors qu'elle n'est pas serrée comme dans un rétrécissement; une telle bougie, adaptée comme conducteur à l'olive de l'explorateur, facilite le passage de ce dernier, et, au retour, les sensations sont nettement analysées. Il est même plus simple d'y fixer un Béniqué dont l'introduction facile démontre qu'il n'y a pas d'obstacle permanent. 4° La boule de l'explorateur peut passer après un moment de pression douce sur l'obstacle : celui-ci, en pareil cas, cède brusquement et l'instrument s'engage en produisant une certaine douleur; un rétrécissement ne cède pas devant une pression aussi douce. 5° Au retour, on sent toujours une résistance, non un ressaut brusque; cependant parfois le spasme oppose une résistance assez rude, et d'autre part il est difficile de distinguer du spasme un rétrécissement large contigu à la portion membraneuse. 6° Le spasme peut arrêter un explorateur ou un autre instrument à une première tentative, et ne plus exister à une autre, ou encore il disparaît après *anesthésie locale à la cocaïne*, moyen de diagnostic des plus précieux dont nous ne saurions trop recommander l'emploi. Il peut être exagéré pendant la période d'excitation de la chloroformisation.

On diagnostiquera aisément les calculs de l'urètre, avec ou sans rétrécissements; chez les prostatiques, l'explorateur n'est arrêté que dans l'urètre profond, où les rétrécissements vrais sont si exceptionnels qu'on ne les admet pas encore unanimement.

Par les antécédents et par la marche des accidents, par le siège et le nombre des sténoses, on fera le diagnostic des rétrécissements traumatiques, de ceux qui succèdent aux chancres, et par élimination, des rétrécissements congénitaux.

En analysant l'histoire de la maladie, les sensations recueillies par l'exploration et le cathétérisme thérapeutique, par l'essai de la dilatabilité électrique, on obtiendra quelques indications sur le pronostic des rétrécissements : mais les résultats du traitement confèrent seuls la certitude.

Enfin on terminera le diagnostic par celui des lésions vésicales et rénales, ou des autres complications locales. Inversement, on devra rechercher les rétrécissements quand on observe leurs complications : abcès urineux, cystites, prostatites, épididymites, etc.; ils ne pourront passer inaperçus si l'on s'astreint comme à une règle absolue, à l'obligation d'explorer l'urètre de tout malade présentant un trouble fonctionnel quelconque de l'appareil urinaire.

TRAITEMENT

Nous étudierons successivement les *méthodes* et les *indications* thérapeutiques.

I. — Méthodes thérapeutiques

Parmi les méthodes, nous n'exposerons que celles qui sont ou ont été récemment en usage; nous laissons de côté la *cautérisation* (destruction au moyen du nitrate d'argent (Hunter, E. Home), de la potasse caustique (Watheley), etc.), qui exposait à des récidives rapides et qui est tombée dans un juste oubli; le *cathétérisme forcé*, qui consistait à introduire de force des instruments coniques jusqu'à la vessie (Boyer, Mayor).

Les procédés en usage se rattachent à cinq méthodes :

1° *Dilatation.*

2° *Divulsion.*

3° *Section* { de dedans en dedans : urétrotomie interne.
de dehors en dedans : urétrotomie externe. }

4° *Résection.*

5° *Traitements électriques.*

Nous verrons en outre que l'*urétroscopie* a été utilisée pour l'application de plusieurs de ces méthodes.

DILATATION

La dilatation consiste à augmenter le calibre de l'urètre rétréci au moyen du passage d'instruments d'un diamètre de plus en plus grand. C'est une méthode de douceur, nécessitant un traitement de longue durée; pour lui conserver ce caractère de douceur, on doit n'employer que des bougies du diamètre admis facilement par l'urètre.

Les modifications que la dilatation imprime aux tissus ont été interprétées de diverses façons. Bichat, le premier, proposa une théorie d'après laquelle la compression déterminerait une *adhérence* de la portion rétrécie avec les tissus sous-jacents. Dupuytren, après Hunter, reconnut à la dilatation une action mécanique très faible et une *action vitale* prépondérante qui « opère, soit en excitant une force d'expansion, soit en déterminant une sécrétion de mucosités et, par suite, le dégorgement des parties ». Voillemier fait jouer un rôle considérable et nécessaire à l'inflammation, sous l'influence de laquelle les tissus musculaires et élastiques réagissent. C'est la *dilatation inflammatoire atrophique ;* d'autre part, le maintien à demeure d'une sonde volumineuse finit par ulcérer la muqueuse et produit une *dilatation inflammatoire ulcérative.*

Pour nous le mode d'action est complexe : pendant la séance, c'est un léger degré d'extension mécanique de la paroi urétrale ; après la séance, c'est une réaction inflammatoire modérée et peu durable, dont le résultat le plus apparent est un assouplissement de la partie rétrécie qui permet le passage d'instruments de plus en plus volumineux à chaque séance. Histologiquement, sous l'influence des modifications vaso-motrices, il se produit une résorption de cellules embryonnaires et peut-être d'éléments conjonctifs plus adultes, et l'on peut supposer que les fibres conjonctives sont assouplies et dissociées. Faute de douceur, la dilatation peut causer au contraire une inflammation excessive caractérisée cliniquement par des signes d'urétrite aiguë ou subaiguë et par la diminution du calibre, des hémorragies par rupture de la muqueuse, des troubles réflexes sphinctériens et vésicaux aboutissant à la rétention, ou enfin des complications infectieuses locales et générales.

Technique. — On obtient cette dilatation lente, soit par le maintien d'une bougie à demeure dans l'urètre (*dilatation lente, progressive, permanente*), soit par le passage de bougies de calibre progressivement plus fort, qui ne sont pas maintenues dans l'urètre (*dilatation lente, graduelle, temporaire*). Nous exposerons ces deux méthodes et nous en apprécierons la valeur thérapeutique.

Auparavant, nous indiquerons les *moyens employés pour pénétrer dans les rétrécissements difficiles à franchir.* La difficulté d'introduction des instruments tient en général moins à l'étroitesse qu'à l'irrégularité de l'orifice et du trajet du rétrécissement. Aussi la plupart des procédés ont-ils pour but de modifier la forme de cet orifice ou de le contourner.

Les *injections forcées* étaient faites autrefois avec de l'huile qui servait en même temps de véhicule à diverses substances, telles que la belladone, l'opium. Délaissée pendant longtemps, l'huile a été de nouveau conseillée par Thompson. Amussat employait de l'eau destinée, d'après lui, à débarrasser l'orifice des mucosités. Reybard a injecté du mercure qu'il soumettait à une pression soutenue pendant une heure ou deux.

La *pression hydraulique* a donné des succès au professeur Guyon. Une sonde de moyen calibre étant introduite dans l'urètre, on place une ligature sur la verge et on adapte à la sonde un tube communiquant avec un réservoir porté à une hauteur variable. Une colonne d'eau de 1 mètre et une demi-heure de pression sont des maxima qu'on ne doit pas dépasser.

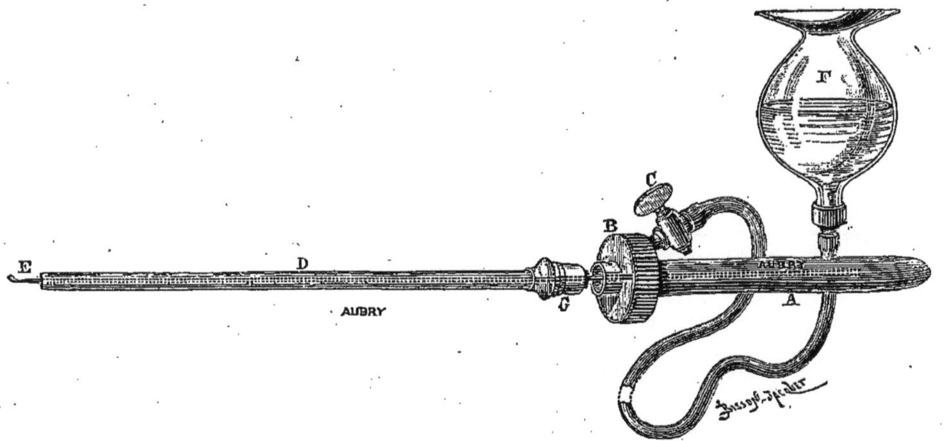

Fig. 67. — Appareil hydraulique de Duchastelet.

L'eau s'engage en général peu à peu et le malade se plaint d'un besoin croissant d'uriner; ailleurs, au contraire, l'irruption est brusque; ailleurs, enfin, aucune goutte ne s'engage. De toute façon, aussitôt après avoir enlevé le siphon, on tente de passer à l'aide d'une bougie filiforme. Des appareils imaginés par Reybard, par Duchastelet (fig. 67) permettent d'essayer l'introduction de la bougie pendant que la pression hydraulique s'exerce.

On a aussi utilisé, souvent avec succès, les effets de la pression exercée d'arrière en avant en faisant le cathétérisme *pendant la miction*.

Le *cathétérisme appuyé* se pratique à l'aide d'une bougie de gomme conduite sur le rétrécissement et maintenue appuyée *doucement* sur lui pendant quelques heures. L'effet probable de ce contact est de modifier la disposition de l'orifice et de créer un infundibulum. Toujours est-il que ce moyen est très efficace.

Tous ces procédés ne sont que des opérations préliminaires destinées à faciliter l'introduction d'une bougie filiforme. Malgré tout, celle-ci rencontre souvent beaucoup de difficultés. On essaiera tout d'abord une bougie filiforme droite ou légèrement coudée; si elle ne passe pas, on peut en faire pénétrer un *faisceau* dans l'urètre antérieur et exercer sur chacune d'elles successivement des mouvements de propulsion. Les *bougies de baleine* seront employées très prudemment, car elles déchirent facilement la muqueuse.

C'est avec des bougies fines à extrémité contournée dites *bougies tortillées* qu'on réussit le plus souvent. On doit en posséder en réserve une certaine quantité de formes variées, en spirale, en vrille, en S, en baïonnette (fig. 68), etc., maintenues dans cette forme de torsion au moyen d'une couche de collodion; certaines bougies, montées sur un crin de Florence, gardent assez bien la forme qu'on leur donne, sans collodion. Les succès

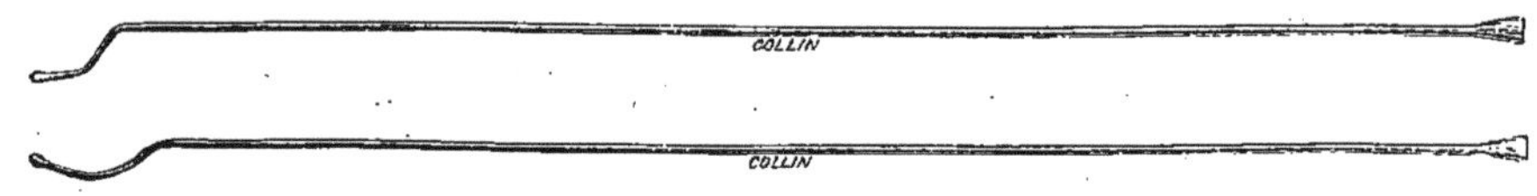

Fig. 68. — Bougies filiformes tortillées.

obtenus ainsi s'expliquent par la situation ordinairement excentrique du rétrécissement.

Cette recherche se fait d'ailleurs par tâtonnements; sans se départir de la plus grande douceur, on doit multiplier les tentatives, employer des bougies de formes variées et ne pas se rebuter; un rétrécissement qui aura résisté pendant des jours et des semaines, se laissera quelquefois franchir tout d'un coup avec des instruments déjà essayés.

Une première bougie ayant été introduite, on emploiera, suivant les cas, une des méthodes de dilatation que nous allons exposer.

Bougies à demeure. — Soit un rétrécissement très étroit que l'on veut ainsi modifier; après avoir lavé l'urètre et pratiqué la cocaïnisation si on le juge utile, on choisit une bougie d'un diamètre tel qu'elle puisse *jouer facilement* dans l'urètre; dans l'espèce, il s'agit d'une bougie filiforme. Cette bougie est introduite jusqu'à la vessie, puis fixée à demeure de la manière indiquée dans un chapitre précédent. On recommande au patient de ne pas la laisser s'échapper de l'urètre : dans ce but, il ne marchera que très prudemment, et gardera plutôt le lit ou la chaise longue; pendant les efforts comme la toux, la défécation, la miction, il maintient la bougie dans l'urètre en la saisissant tout près du méat. La présence de cette bougie se manifeste à peine par une gêne temporaire, rarement par une légère douleur. Quand le besoin d'uriner se produit, le malade urine *autour* de la bougie; exceptionnellement, dans des cas de rétention, la miction est empêchée pendant quelques heures, et reparaît ensuite, de plus en plus aisée à mesure que la durée du séjour augmente; quelques cataplasmes au périnée ou à l'hypogastre, ou un grand bain, faciliteront au besoin la miction. Chaque jour, l'urètre est lavé, au moyen de solutions faiblement antiseptiques ou mieux avec de l'eau bouillie. La bougie est retirée au bout de vingt-quatre ou quarante-huit heures, suivant les cas. On remarque alors que le jet est plus fort et plus volumineux, et ce résultat se maintient plus ou moins longtemps; en outre, le canal admet aussitôt des bougies plus volumineuses.

On passe alors à la dilatation temporaire; très exceptionnellement on place une nouvelle bougie, plus volumineuse, à demeure : mais on évitera de prolonger l'emploi de cette méthode pour ne pas causer de suppuration urétrale.

Dans certains cas, au lieu d'une bougie, on placera une sonde à demeure, soit une fine sonde n° 7 s'il s'agit d'un rétrécissement assez étroit, soit même une sonde de calibre moyen (16 ou 17), s'il s'agit de préparer un urètre peu rétréci au passage d'instruments volumineux, comme à la veille d'une cystoscopie ou d'une lithotritie.

La bougie à demeure, maintenue ainsi un temps assez court, est un excellent moyen de dilatation; en pratique, *elle prépare* surtout la *dilatation graduelle* quand celle-ci est impossible au début d'un traitement.

Dilatation graduelle. — Quelles que soient la forme et la nature des bougies employées, la dilatation est pratiquée en des séances successives, séparées par des intervalles assez longs pour calmer l'inflammation, assez courts pour utiliser tout l'assouplissement de l'urètre : en moyenne tous les deux jours, s'il s'agit de calibres étroits, tous les trois à six jours, pour les hauts calibres, mais en tenant compte de la réaction individuelle. A chaque séance, nous passons généralement 3 bougies : l'une sensiblement inférieure au calibre déjà obtenu, lubrifie et aplanit la muqueuse, et permet de réduire au minimum la douleur et les dangers du cathétérisme; la deuxième est égale ou même inférieure au dernier numéro de la séance précédente; la troisième est plus élevée que la seconde de 1 à 2 numéros suivant les cas, mais doit toujours passer à frottement doux. On repète ainsi les séances, en s'efforçant d'atteindre le calibre normal de l'urètre.

Chaque séance de dilatation est suivie d'une très légère poussée d'urétrite, par exemple d'un suintement urétral le soir et le lendemain ; la sensibilité de l'urètre peut être impressionnée pendant le même temps, plus ou moins suivant les individus, l'état nerveux, l'habitude du cathétérisme, parfois aussi suivant des dispositions passagères de l'urètre. Les soins antisep-

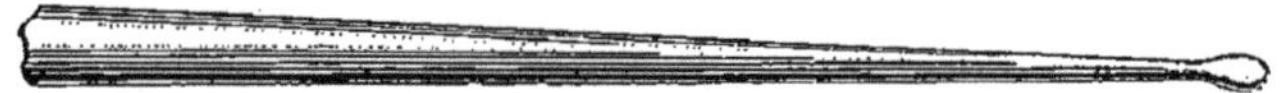

Fig. 69. — Bougie conique à bout olivaire.

tiques ont une grande importance : dans les cas simples, sans urétrite ni pyurie, on peut se borner à la toilette antiseptique du gland et du méat urétral entr'ouvert ; en cas d'urétrite, on fera suivre la dilatation d'un lavage

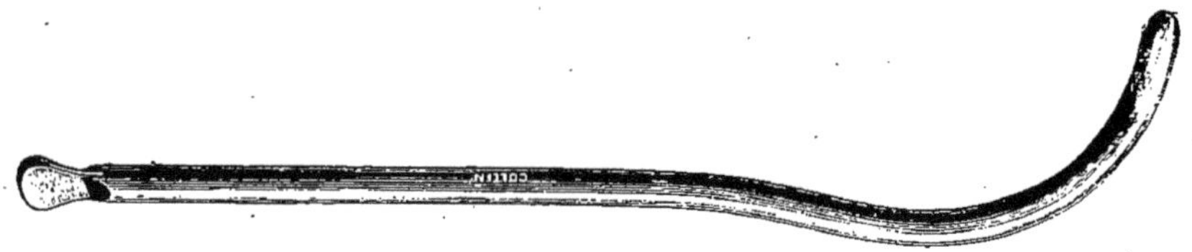

Fig. 70. — Bougie Béniqué.

à faible pression, avec ou sans sonde ; en cas de pyurie, la dilatation pouvant être suivie de fièvre, on doit laver l'urètre et la vessie : dans ce but, après la dilatation, nous lavons l'urètre antérieur sans sonde, puis la vessie

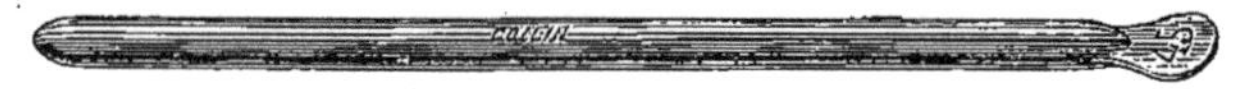

Fig. 71. — Béniqué droit pour l'urètre antérieur.

avec la sonde, afin d'évacuer l'urine stagnante et de laisser une petite quantité de liquide antiseptique dans la vessie, ou bien, avant la dilatation, nous remplissons la vessie d'un liquide antiseptique que le malade expulsera aussitôt après le passage de la dernière bougie. Les antiseptiques internes seront conseillés en pareil cas.

Les instruments de la dilatation sont les bougies de gomme et les instruments métalliques. Les *bougies de gomme* (fig. 69) seront choisies assez rigides, coniques et terminées par un renflement olivaire qui les rend peu offensives ; elles conviennent au début du traitement, quand le rétrécissement est étroit et l'urètre doué d'une vive sensibilité, parfois à un degré avancé de dilatation, si l'urètre présente des difficultés de cathétérisme avec les instruments métalliques, si l'opérateur est peu exercé à l'usage de ces derniers, ou s'il s'agit du malade lui-même. Les instruments métalliques les plus usités sont les bougies Béniqué (fig. 70 et 71) : au modèle primitif, en étain, malléable, on préfère maintenant les bougies de métal nickelé, à courbure « de Guyon », à bout arrondi et muni d'un pas de vis pour les bougies conductrices ; on sait qu'elles sont graduées par 1/6 de millimètre, tandis que les instruments de gomme sont gradués par 1/3 de millimètre (filière Charrière). Les bougies Béniqué seront préférées aux bougies de gomme toutes les fois qu'elles ne rencontrent pas de difficultés exceptionnelles de cathétérisme : celles-ci sont presque toujours surmontées par l'emploi des bougies conductrices, dont la solidité devra être essayée avant chaque dilatation ; on peut les employer dès les numéros 18 ou 20, mais jusqu'à 35 à 40 l'emploi de la bougie conductrice est souvent nécessaire. Bazy se sert d'un Béniqué dont l'extrémité est faiblement conique.

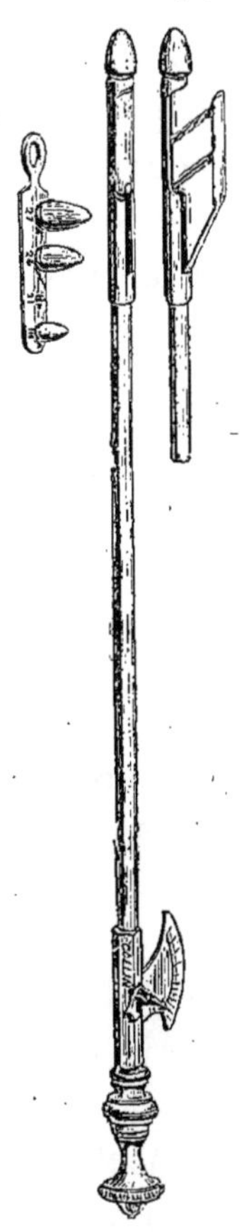

Fig. 72. — Dilatateur de Desnos.

Le traitement par la dilatation ne sera considéré comme terminé que quand le calibre aura atteint les plus hauts numéros des Béniqués (55 à 60 ou même 62) : on tiendra compte pourtant des particularités individuelles.

On pratique encore la dilatation lente avec des instruments métalliques formés de plusieurs pièces ou branches qu'un pas de vis permet d'écarter plus ou moins les unes des autres. Les plus employés sont les *dilatateurs à quatre branches* de Kollmann, que nous avons décrits au traitement des urétrites ; citons encore ceux d'Oberländer à deux branches, et celui que nous employons depuis longtemps : il est muni de deux branches courtes et d'olives interchangeables qui permettent de repérer le rétrécissement et de ne faire porter la dilation qu'à son niveau (fig. 72). Ces instruments rendent service surtout dans les cas de méats étroits, quand la portion pénienne, peu dilatable, n'admet pas des bougies suffisantes pour les rétrécissements situés plus profondément, enfin dans les rétrécissements larges bulbaires qui doivent être dilatés au delà du n° 60 ; en revanche, la pression, inégalement appliquée à la circonférence de l'urètre, est moins efficace et expose aux déchirures de la muqueuse : on les réservera donc aux cas où les Béniqués ne peuvent convenir. Leur mode d'action les rend d'ailleurs plus souvent applicables aux procédés de dilatation rapide qui sont décrit plus loin.

La *valeur thérapeutique* de la dilatation est telle qu'on peut la considérer comme le moyen le plus puissant pour *modifier* les tissus qui constituent le rétrécissement ; parfois cette modification est suffisante pour permettre de parler de guérison ; plus souvent, cette guérison est temporaire, avec des récidives parfois très lentes ; enfin certains cas se montrent rebelles, et l'on est obligé de rechercher non plus la guérison des tissus, mais un simple accroissement du calibre, au moyen d'opérations : quelle que soit la méthode employée, nous verrons que la dilatation progressive est un *complément de traitement indispensable* non seulement pour obtenir un résultat complet immédiat, mais pour entretenir ensuite le calibre reconquis.

DIVULSION

Avant la divulsion proprement dite, nous écrirons deux procédés intermédiaires à la dilatation et à la divulsion : ce sont la dilatation rapide et la dilatation immédiate progressive.

Dilatation rapide. — Par cette méthode on produit, dans un temps très court, une distension de l'urètre suffisante pour en rétablir le calibre normal ; ces procédés diffèrent du cathétérisme forcé en ce qu'un instrument plus ou moins fin ait préalablement franchi le rétrécissement.

Les dilatateurs de Michelena et de Rigaud (de Strasbourg) se composent d'une tige divisée en deux moitiés sur toute sa longueur, de façon à former deux demi-cylindres de très petit diamètre reliés sur toute leur longueur par une série de tiges très courtes, cachées entre les deux moitiés de l'instrument quand celui-ci est fermé. Une fois introduit, une vis de rappel produit l'écartement des deux moitiés de l'instrument. Perrève, Charrière ont apporté à cet instrument des perfectionnements qui l'ont rendu plus pratique.

Le cathéter composé de Buchanan (de Glascow) consiste en une série de cylindres métalliques emboîtés les uns dans les autres, qu'on introduit successivement dans une même séance.

Corradi a inventé deux instruments dilatateurs. Le *dilatateur à cha-*

pelet est formé d'une tige rigide à l'extrémité de laquelle sont fixées de petites perles métalliques augmentant graduellement de volume. Le *dilatateur à archet* est un cathéter courbe qui cache dans sa concavité un fil métallique, lorsque l'instrument est fermé ; une traction exercée sur le fil le fait saillir et, en sous-tendant la courbe, il produit une section mousse. Nous savons déjà que plus récemment Weir, Otis, Oberländer, Kollmann, etc. se sont servis de leurs dilatateurs à branches.

Dilatation immédiate progressive (Le Fort). — Maisonneuve avait déjà, en 1855, proposé de dilater les rétrécissements en introduisant une série de bougies de gomme adaptées à une bougie conductrice. Le professeur Le Fort emploie des cathéters métalliques : un cathéter de maillechort (n° 12), à extrémité conique, est vissé sur une bougie armée et on procède au cathétérisme à la suite ; dès que le rétrécissement est franchi, on ramène la bougie conductrice au méat et on passe de même successivement un cathéter n° 17 et un n° 22. L'opération terminée, on laisse à demeure une sonde n° 16 ou 18 pendant trois ou quatre jours.

La méthode de Le Fort a donné entre ses mains de nombreux succès, mais des accidents, même mortels, ont suivi son application par d'autres chirurgiens. Les *récidives* sont rapides et de caractère cicatriciel ; il est donc difficile de porter sur cette méthode un jugement définitif.

Divulsion (Voillemier). — Cette opération consiste à diviser un rétrécissement brusquement et d'un seul coup, par une pression excentrique. L'action est ici instantanée et diffère par conséquent de celle de la dilatation.

Holt a modifié l'instrument de Perrève à cet effet et a construit un instrument composé de deux tiges dont on produit un écartement plus ou moins considérable à l'aide de mandrins de différentes dimensions. Holt vide la vessie après l'opération, mais ne laisse pas de sonde à demeure. Janet a présenté récemment un instrument construit sur le même modèle, qui évite plusieurs de ses inconvénients et qui agit beaucoup moins brutalement.

Le divulseur de Voillemier (fig. 73) est composé de lames très minces qui forment, une fois appliquées l'une contre l'autre, un petit cathéter de deux millimètres de diamètre dont l'introduction est en général facile. Le mandrin est conique et creusé sur ses faces latérales de deux gouttières dans lesquelles s'engagent les tiges conductrices. Le conducteur étant en place, on pousse brusquement le mandrin une fois qu'il est bien engagé dans les rainures, puis on retire séparément, le mandrin d'abord, puis le conducteur. On laisse une sonde à demeure. La douleur est en général modérée et très passagère ; un écoulement sanguin insignifiant s'arrête dès que la sonde est en place.

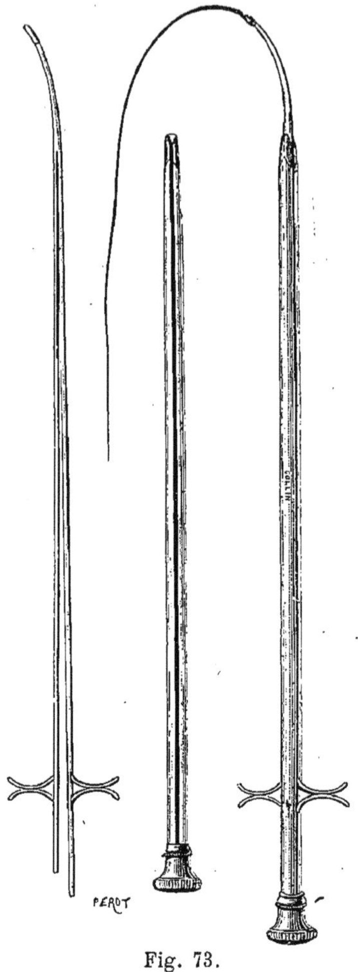

Fig. 73.

La *divulsion* est peu employée ; c'est néanmoins l'opération qui peut le mieux être mise en parallèle avec l'urétrotomie interne (Le Dentu). Elle serait réservée aux rétrécissements relativement souples et élastiques, mais qui ont une tendance à la récidive. Elle produit une plaie contuse, une déchirure sur la *paroi inférieure*, c'est-à-dire dans un point où un tissu fibreux abondant donnera naissance à une cicatrice très rétractile. Des accidents graves ont été signalés à la suite de la divulsion, tels que la phlébite, l'infection purulente ; reconnaissons toutefois qu'ils sont rares et que l'hémorragie est d'ordinaire peu abondante. Les statistiques les plus étendues qui donnent comme proportions 2 décès sur 120, 1 sur 80, 0 sur 19, 2 sur 26, montrent que la divulsion est moins bénigne que d'autres méthodes.

TRAITEMENTS ÉLECTRIQUES

Les premières applications de l'électricité aux rétrécissements paraissent être celles de Crusell, de Ciniselli, et en France celles de Mallez et Tripier (1864) ; dans ces tentatives, il s'agissait d'applications du courant voltaïque, l'électrode négative placée dans l'urètre, mais les deux médecins français furent les premiers à se placer dans des conditions d'expérience vraiment scientifiques : ils cherchèrent à *détruire* le tissu scléreux au moyen des produits de l'électrolyse dégagés au niveau de l'électrode négative, l'eschare alcaline ainsi produite devant produire une cicatrice molle et non rétractile. Quelque temps après, leur élève Jardin voulut opérer, par la même action chimique, une *section linéaire* du rétrécissement ; mais, d'après Tripier, il ne paraît pas certain que cette section fut réellement produite. La méthode de Jardin fut reprise par Fort qui modifia l'instrumentation ; depuis, cette opération, appelée électrolyse linéaire, fut diversement jugée ; des expériences sur les animaux nous montrèrent qu'elle peut produire des cicatrices rétractiles et créer ainsi de nouveaux rétrécissements ; plusieurs chirurgiens, après quelques essais, l'abandonnèrent comme dangereuse, immédiatement par les complications septiques, et ultérieurement par la récidive aggravée ; il semble cependant qu'elle est utilisable dans des cas simples, mais nous verrons que les résultats peuvent être diversement interprétés.

Cependant, à côté de cette méthode, une autre application du courant galvanique était l'objet de travaux plus sérieux : on essayait d'obtenir une *résorption* du tissu malade par des courants faibles ou peu prolongés, et de bons résultats étaient obtenus par Newmann, qui, dit-on, aurait pourtant jugé trop paternellement sa méthode. En France, l'*électrolyse lente* que nous avons beaucoup pratiquée, a acquis droit de cité à côté de la dilatation, et nous avons pu établir expérimentalement les conditions dans lesquelles le courant galvanique reste inoffensif. Enfin l'action spéciale du courant sur l'urètre, remarquée par Tripier depuis longtemps, consistant dans une sorte de relâchement de la paroi que l'on a cru musculaire, a été démontrée expérimentalement par Bergonié et appliquée par nous à la dilatation. D'autres applications de l'électricité, sur lesquelles nous n'insisterons pas, ont été conseillées ou tentées, la faradisation (Tripier), l'action d'électrodes métalliques positives, l'acupuncture, les rayons X, dans les infiltrations péri-urétrales.

Nous diviserons l'exposé des méthodes principales en deux parties : l'une comprendra les méthodes *modificatrices* des tissus : ce sont la chimicaustie (Mallez et Tripier), l'électrolyse lente (Newmann) et la dilatation électrolytique (Desnos), la dilatation électrolytique rapide (Minet) ; l'autre comprend la méthode *opératoire :* section par production d'eschares linéaires : électrolyse linéaire (Jardin, Fort).

Expérimentation

Il nous paraît nécessaire de résumer ici le résultat d'expériences que nous avons instituées, l'un et l'autre, à des époques différentes, en vue d'établir les effets physiologiques de l'application du courant galvanique sur l'urètre et de déterminer les dangers qu'elle pourrait présenter. Ces expériences ont porté sur l'électrolyse linéaire, et sur l'électrolyse circulaire.

Électrolyse linéaire. — Nous sommes arrivés aux conclusions suivantes :

1° Lorsqu'on applique *sur un rétrécissement* de l'urètre une électrode négative, en employant un courant de 10 à 12 milliampères, il se produit dès les premières secondes une action de diérèse assez marquée qui s'arrête bientôt ; si le rétrécissement est serré ou étendu il faut doubler ou tripler l'intensité du courant pour le diviser complètement ;

2° Lorsqu'on a franchi de la sorte un rétrécissement, il se produit une récidive rapide : le tissu qui la forme est dur et peu extensible ;

3° Le courant négatif, porté au moyen d'une lame mousse sur un point limité d'un *urètre normal*, produit une action de diérèse peu marquée sur la partie la plus superficielle de la muqueuse ; il faut employer une intensité considérable pour y creuser un sillon profond. Dans ce cas, la destruction n'est pas limitée au point touché par la lame électrolytique, mais elle s'étend en surface : il en résulte une eschare superficielle ;

4° Sous l'action du passage du courant, une congestion vive se produit au point électrolysé ; si l'intensité augmente, une ecchymose et de petits épanchements sanguins sous-muqueux apparaissent ;

5° L'application du courant négatif sur la muqueuse saine y détermine à bref délai un rétrécissement produit par la cicatrice de la muqueuse cautérisée et du petit épanchement sanguin sous-jacent, suivant un processus comparable à celui des rétrécissements traumatiques chez l'homme ;

6° Lorsque les courants faibles (3 à 5 milliampères) sont appliqués sur la muqueuse pendant un temps court, il n'en résulte aucun phénomène appréciable, soit immédiat, soit consécutif.

Voici d'ailleurs le détail de l'expérience à la suite de laquelle nous avons recueilli la pièce que représente la figure 74 :

Chien de forte taille. L'urètre admet un n° 15. Le 8 avril 1892 un instrument semblable à ceux qu'on emploie pour l'électrolyse linéaire et dont la lame correspond à un n° 15 Charrière est introduit dans l'urètre, passe à frottement dans la portion osseuse et est fixé à 2 centimètres environ au delà de cette portion. Un courant de 15 milliampères passe pendant dix minutes, et un courant de 20 milliampères pendant cinq minutes.

Il se produit pendant l'opération un léger suintement sanguin qui continue les jours suivants.

Le soir de l'opération et les jours suivants l'animal semble uriner difficilement, puis la miction normale se rétablit. Néanmoins, au bout d'un mois l'animal est triste, mange peu, maigrit et fait des efforts fréquents pour uriner. Pour permettre une observation plus exacte des phénomènes consécutifs à cette électrolyse aucun instrument n'est introduit dans le canal.

12 *juillet*. — On constate depuis deux semaines une matité étendue dans la région abdominale inférieure. L'animal est abattu.

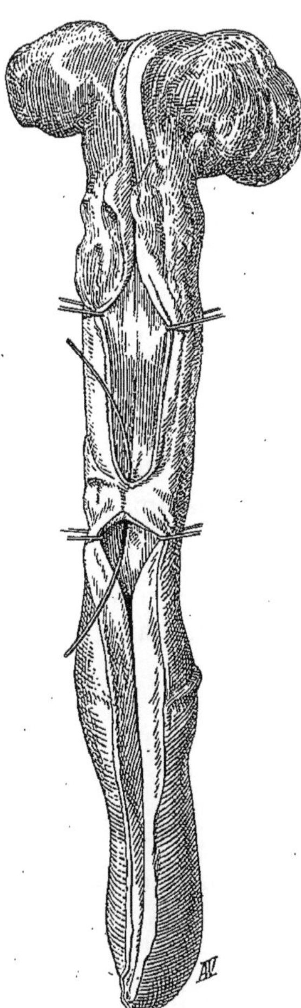

Fig. 74. — Rétrécissement produit expérimentalement par l'électrolyse.

Autopsie. — La vessie, énormément distendue, occupe les deux tiers de l'abdomen et contient près de 2 litres de liquide : incisée, elle est amincie, les fibres musculaires sont comme dissociées, la muqueuse est pâle. Les uretères sont un peu dilatés ; les reins paraissent normaux.

L'urètre est exploré alors par sa portion antérieure : une bougie exploratrice à boule est arrêtée à 1 centimètre environ en arrière de la portion osseuse ; une bougie filiforme ne peut dépasser ce point. Le même obstacle se rencontre quand on cathétérise d'arrière en avant. L'urètre (Planche 74) étant incisé en arrière et en avant du rétrécissement jusqu'à lui, on constate que son calibre est rempli par un tissu blanchâtre, un peu irrégulier ; on cherche un pertuis à l'aide de fines bougies qui ne peuvent passer ; un crin de Florence parvient seul à pénétrer. Cette masse fibreuse s'étend sur une étendue d'un centimètre et demi ; elle présente une dureté plus grande que celle des tissus environnants tout en conservant une certaine souplesse.

Électrolyse circulaire. — Les effets observés sur l'urètre sain dépendent des quantités électriques employées, pour une surface donnée ; en d'autres termes on doit tenir compte non seulement de l'intensité du courant, mais aussi de la durée d'application et de la surface de l'électrode.

Les résultats qui suivent se rapportent à une électrode de 1 centimètre carré de surface.

De très faibles densités, inférieures à 1 ou 2 milliampères pendant dix minutes, ne produisent aucune lésion appréciable à la vue ; ce sont les densités vraiment thérapeutiques.

Avec 1 coulomb 8, nous avons constaté déjà des ecchymoses sous-muqueuses bénignes. Au-dessus de 2 coulombs, il se produit un large décollement de la muqueuse par une nappe hémorragique, et une infiltration de toute la paroi dont l'épaisseur peut être triplée. Une densité de 4 coulombs et demi produit une énorme infiltration sanguine suivie de la mortification et de l'ulcération de la paroi dans toute son épaisseur laissant dénudée l'enveloppe des corps caverneux. La cicatrice consécutive, examinée après soixante-quinze jours, était épaisse et assez indurée, mais cependant extensible : la circonférence était réduite de $\frac{1}{4}$ environ.

On doit conclure de ces expériences que la quantité maxima ne doit pas dépasser 2 coulombs par centimètre carré. Il faut encore tenir compte de la constriction plus ou moins grande de l'électrode par l'urètre ; la couche isolante constituée par la vaseline qui lubrifie l'instrument atténue en effet l'action du courant, plus ou moins, suivant son épaisseur.

1° Méthodes modificatrices

1. **Chimicaustie de Mallez et Tripier** (1864). — Produire une eschare alcaline au niveau du rétrécissement, au moyen de l'électrode négative, de la même manière qu'on la produit avec un fragment de potasse caustique ; s'abstenir ensuite de toute dilatation : telle est essentiellement cette méthode qui a paru donner de bons résultats à ses auteurs. Nous croyons cependant devoir la déconseiller : la cicatrice, au pôle négatif, ne devient rétractile, nous dit Tripier, que si on la tourmente, par exemple par des dilatations. Mais l'érection et le passage de l'urine ne suffisent-ils pas à rendre cette cicatrice rétractile ? Les expériences que nous avons faites sur des chiens nous ont montré le canal assez souple, mais notablement rétréci après cette opération. L'eschare protège-t-elle le corps spongieux et le tissus péri-urétraux contre l'infection, comme le veut Tripier, ou ne crée-t-elle pas plutôt un foyer d'infection comme tout tissu nécrosé exposé au contact des bactéries ?

Nous déconseillons de même tous les procédés « d'électrolyse » où les quantités d'électricité sont excessives, et nous avons constaté qu'il en est souvent ainsi dans des procédés en apparence inoffensifs, quand on omet de calculer ces quantités. Nous avons vu qu'on doit tenir compte non seulement de l'intensité du courant, comme on se contente trop souvent de le faire, mais aussi de la surface de l'électrode, du temps d'application, et même de l'adhérence plus ou moins étroite de l'électrode aux tissus ; on ne devra pas dépasser 2 coulombs par centimètre carré, ni répéter fréquemment les séances quand on atteint ce maximum : au delà se produisent des *hémorragies* interstitielles (Minet et Aversenq), puis le sphacèle.

2. **Électrolyse lente** (Newmann); **dilatation électrolytique** (Desnos); **électrolyse circulaire.** — Newmann a cherché à produire, non pas des eschares, mais une « résorption » assez vaguement définie, appréciable en pratique par l'assouplissement des tissus qui permet le passage de bougies progressivement plus grosses ; il se défend de faire de la dilatation, et attribue ses résultats à l'électrolyse des tissus. Le mot « électrolyse » est pris ici dans une acception très large, et paraît englober les phénomènes chimiques de l'électrolyse, la dépolarisation à l'ouverture du circuit, etc. Dans ce but il emploie des courants faibles (3 à 5 milliampères), pendant quelques minutes, et comme électrodes des olives métalliques montées sur des bougies de forme variée. La technique est simple : il passe successivement 3 olives qu'il laisse un instant dans l'urètre, et répète les séances tous les huit jours. Les résultats sont bons : on arrive peu à peu à un calibre large et la récidive est lente. Au procédé de Neumann se rattachent plusieurs procédés qui en dérivent et qui diffèrent surtout par la forme de l'électrode (Doumer, Bordier, Debedat, Vernay, Lang, etc.).

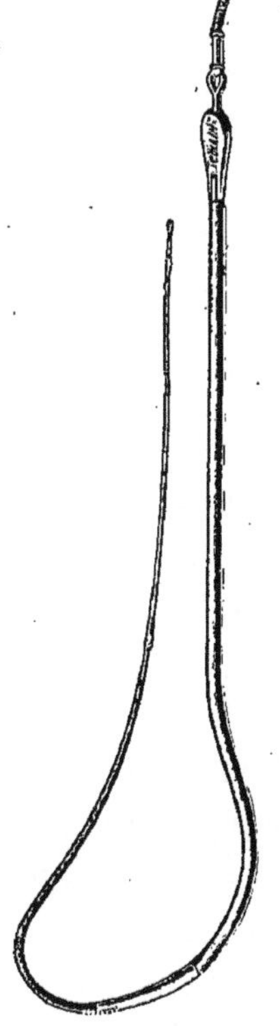

Fig. 75. — Béniqué isolé partiellement pour la dilatation électrolytique (Desnos).

Mais il n'y a pas antagonisme entre l'électrolyse lente, pour continuer à employer ce mot dans le sens imprécis que lui a donné Newmann, et la dilatation : les effets, très comparables, de ces deux méthodes peuvent être associés, et c'est dans ce but que nous avons recommandé depuis longtemps l'emploi du courant galvanique fait sur une bougie Béniqué, isolée partiellement (fig. 75) ou même non isolée, qui sert d'électrode négative ; c'est la *dilatation électrolytique* (Desnos).

La technique est la suivante : le malade étant préparé comme pour toute dilatation, on réunit le Béniqué isolé au pôle négatif de la pile, tandis qu'une large électrode garnie de feutre et de peau de chamois, reliée au pôle positif, est placée sur la peau de la cuisse, ou mieux, pour éviter des variations de résistance pendant les mouvements, sous le bassin du malade. Pendant l'introduction du Béniqué, un aide gradue le courant, en l'augmentant peu à peu jusqu'à 3, 4 ou 5 milliampères ; on passe successivement 3 numéros, et le dernier est laissé dans l'urètre pendant cinq à dix minutes, toujours relié à la pile. Les séances sont renouvelées tous les huit jours.

Les résultats sont excellents : dans les cas favorables, le traitement est un peu plus rapide que la dilatation simple, exempt de douleur, et *la récidive est moins fréquente et surtout plus lente* à se reproduire ; dans les cas défavorables de rétrécissements très durs, la dilatation électrolytique est parfois insuffisante, mais souvent nous l'avons vue permettre d'arriver à un calibre inespéré et de l'entretenir aisément avec des séances bien moins nombreuses que par la dilatation simple.

3. **Dilatation électrolytique rapide** (Minet). — Pendant l'application d'une électrode négative dans l'urètre, celui-ci est dans un état de relâchement, myolèthe (Heurteloup), relâchement musculaire (Tripier), qui a été démontré expérimentalement par Bergonié et Ravarit (1903). Nous avons reconnu que cet état est obtenu même avec des courants de très faible intensité, et généralement dès le début de l'application du courant ; aussi avons-nous cherché à utiliser cette « dilatabilité » contemporaine du passage du courant, pour passer aussitôt des bougies de calibre rapidement croissant, sans déchirer ni enflammer l'urètre. Ainsi tel urètre où est arrêté un Béniqué d'un certain calibre, admet, sans divulsion, un calibre plus fort que le précédent si on fait passer par ce Béniqué un courant galvanique de quelques (5 à 10) milliampères ; l'explication de ce fait est d'ailleurs mal connue : Bergonié l'attribue à la lubrification par la soude dégagée au pôle négatif, Tripier à l'atonie musculaire ; nous admettons plutôt une action physiologique sur les nerfs vaso-moteurs ou sur les

vaisseaux (vaso-constriction suivie de vaso-dilatation) et sur les fibres conjonctives elles-mêmes.

On procède ainsi : le diamètre d'une bougie qui franchit très aisément le rétrécissement étant connu, on introduit un Béniqué non isolé, muni, s'il y a lieu d'un conducteur, et d'un numéro sensiblement supérieur à celui de la bougie précédente; arrivé au rétrécissement, on attend qu'il n'oppose plus de résistance au Béniqué appuyé modérément contre lui, pendant qu'un aide gradue le courant en surveillant le milliampèremètre ; on passe ainsi en une séance 2 ou 3 Béniqués distants de 3 à 6 numéros environ, suivant que la bougie est plus ou moins serrée ; le progrès est plus grand dans les numéros bas et moyens que dans ceux qui se rapprochent du calibre normal. On doit éviter soigneusement toute pression forte sur les points rétrécis, diminuer les difficultés de cathétérisme au moyen de bougies conductrices, ne pas faire saigner l'urètre, ne pas chercher une dilatation excessive; on renoncerait à ce procédé si l'on ne réussit pas à franchir le rétrécissement rapidement et avec un courant faible; il reste en effet presque impuissant dans les rétrécissements très durs, justiciables de l'urétrotomie. Si l'on réussit, une nouvelle dilatation peut être pratiquée quand toute réaction inflammatoire a disparu; en général nous espaçons les séances de huit à quinze jours, d'autant plus que le traitement approche de son terme. Il faut ordinairement 3 à 5 séances pour conduire un rétrécissement étroit aux limites de sa dilatabitité ; on peut ensuite avantageusement pratiquer quelques séances d'électrolyse lente.

2° Section électrolytique

Le contact prolongé d'une électrode mince avec un anneau urétral y produit une eschare linéaire : quand celle-ci atteint une profondeur suffisante, l'anneau se trouve interrompu et permet le passage d'un instrument volumineux. Tel est le principe de l'*électrolyse linéaire*.

L'instrument consiste en une lame mousse qui fait saillie sur une bougie ordinaire, munie elle-même d'une bougie conductrice; la saillie de la lame diffère suivant l'étroitesse du rétrécissement; la même bougie peut porter deux ou trois lames mousses, destinées à sectionner l'anneau urétral sur des points différents de sa circonférence. Cet instrument est relié au pôle négatif d'une pile, et un galvanomètre indique l'intensité du courant; l'électrode positive est appliquée en un point quelconque des téguments du malade. Le malade étant préparé comme pour une urétrotomie, et une filiforme à demeure ayant au besoin préparé le passage de l'instrument ou fait cesser les accidents de rétention, on introduit un électrolyseur jusqu'au niveau du rétrécissement qui en arrête la lame saillante ; on fait alors passer le courant en même temps qu'on cherche à faire pénétrer l'instrument au delà de l'obstacle, et l'on augmente l'intensité jusqu'à ce que ce résultat soit obtenu, parfois jusqu'à 50 milliampères, si l'on en croit les observations, mais beaucoup moins si l'on ne veut pas se départir de la prudence nécessaire. Quand il existe plusieurs points rétrécis, on agit de même pour chacun d'eux. On termine par un cathétérisme évacuateur au moyen d'une sonde olivaire et par un lavage vésical et urétral antiseptique. On ne met pas de sonde à demeure ; on devrait en placer une, ajouterons-nous, toutes les fois que la section a été réelle, au même titre qu'après une urétrotomie ; et c'est vraisemblablement en partie à cette omission que sont dus tant d'accidents, légers ou graves, signalés après l'électrolyse : frissons, accès de fièvre urineuse, accidents rénaux infectieux, phlegmons péri-urétraux et prostatiques, épididymites, etc. Ultérieurement, on dilatera l'urètre comme après une urétrotomie.

Nous avons exposé plus haut les résultats défavorables de l'expérimentation de cette méthode. Certains faits cliniques confirment ces résultats pour l'urètre de l'homme : des malades atteints d'urétrite chronique, traités par l'électrolyse, sont bientôt atteints de rétrécissements aux points en rapport avec l'électrode négative ; d'autres, examinés avant et après l'électrolyse linéaire, présentent à ce dernier examen des rétrécissements dont ils étaient exempts auparavant.

Il est donc certain que l'électrolyse linéaire, qui, vu l'exiguïté de la surface métallique de l'électrode, est toujours pratiquée avec de fortes densités électriques, peut causer immédiatement des hémorragies interstitielles et un sphacèle étendu, et secondairement des rétrécissements de caractère cicatriciel, c'est-à-dire plus graves et plus rapides que ceux qui étaient traités. Mais ces accidents ne se produisent pas dans tous les cas : quand le rétrécissement résiste très peu de temps à un courant minime, il ne se produit qu'une eschare linéaire peu profonde, sans hémorragies interstitielles importantes, et la section pratiquée ne devient pas l'origine de tissu cicatriciel. En pratique, en pareil cas, le rétrécissement a été, grâce au courant galvanique, plus dilaté que sectionné, et un résultat appréciable ne peut être obtenu, dans ces conditions, que sur un rétrécissement bénin, soit très mince et facile à rompre, soit très mou, *où la dilatation simple aurait donné des résultats équivalents.* Dans les rétrécissements durs, des courants d'une densité excessive sont nécessaires pour produire une section d'une profondeur toujours imprécise, et l'on peut s'attendre à des récidives plus graves que le rétrécissement primitif; souvent même, *le rétrécissement ne peut pas être sectionné,* et l'on doit en venir à l'urétrotomie.

Quelles indications peuvent donc rester à l'électrolyse linéaire? Elle n'est pas recommandable dans les cas faciles à dilater, puisqu'elle ne dispense pas de la dilatation et qu'en réalité il ne se produit, la plupart du temps, aucune section; elle échoue dans les rétrécissements durs, tandis qu'on peut dire de l'urétrotome qu'il passe partout; quand elle produit une section, la profondeur de celle-ci, l'étendue de l'eschare et des dégâts hémorragiques échappent aux prévisions et au contrôle de l'opérateur: elle n'est donc permise que dans des cas de rétrécissements *valvulaires mous et peu épais,* où une section peu profonde obtenue avec des courants faibles, détermine un accroissement du calibre; on devra, en tous cas, calculer la surface active de l'électrode, limiter la durée de l'application, et ne pas dépasser quelques milliampères, de manière à rester au-dessous de 2 coulombs ou 2 coulombs et demi par centimètre carré d'électrode : si cette quantité reste insuffisante, on renoncera à l'électrolyse.

A l'insuffisance de l'opération et aux lésions urétrales qu'elle favorise s'ajoutent d'autres dangers : l'abstention de la sonde à demeure, destinée à permettre au malade de ne pas s'aliter, l'expose en réalité à de graves accidents infectieux; la dilatation consécutive n'est pas faite ou est trop souvent laissée insuffisante, pour rendre le traitement plus séduisant par sa brièveté; l'électrolyse prévient mal les récidives, laisse le canal peu dilatable. Pour notre part, consécutivement à des électrolyses linéaires, nous avons observé, outre les récidives rebelles au traitement, des pyélonéphrites aigues et chroniques, des arthrites infectieuses, des cystites, des prostatites, en somme la plupart des accidents que cette méthode prétend éviter. L'absence de douleur, d'hémorragie, la préservation de la plaie opératoire par l'eschare, existent moins avec l'électrolyse qu'avec l'urétrotomie interne : celle-ci ne provoque pas plus de douleur que l'électrolyse; les hémorragies y sont extrêmement rares; quant aux accidents infectieux, ils relèvent pour toutes les méthodes des conditions exposées plus loin.

Pour nous résumer, dans les rétrécissements faciles à dilater, aucune section n'est indiquée, pas plus la section électrolytique que l'urétrotomie ; dans les rétrécissements où existe une indication opératoire, l'urétrotomie est la *seule* opération qu'on puisse conduire avec la certitude de la mener à bien quelles que soient la dureté et l'irrégularité du rétrécissement et cette raison, à elle seule, doit faire rejeter l'électrolyse. Tout au plus peut-on l'*essayer* avec prudence, dans des cas simples, sans dépasser des densités électriques déterminées : elle n'offre, même alors, aucun avantage sur l'urétrotomie.

TRAITEMENTS ENDOSCOPIQUES

Dans le traitement des rétrécissements larges, où l'urétrite chronique mérite une attention particulière, l'urétroscopie est utile pour contrôler les effets du traitement, parfois pour quelques manœuvres intra-urétrales comme la destruction de végétations, la *cautérisation* iodée de fissures. En Allemagne, on paraît attacher de l'importance à faire, sous le contrôle de la vue, quelques-unes des interventions contre les rétrécissements : ainsi on a modifié les instruments français destinés à l'*urétrotomie* complémentaire d'arrière en avant, pour les adapter au tube urétroscopique. On a proposé même une sorte de résection partielle des indurations saillantes dans la lumière urétrale, au moyen de *curettes;* cette opération aurait donné de bons résultats à Lohnstein, à Asch, etc. ; nous ne pouvons que nous fier à leurs descriptions, quelque optimistes que nous les croyons. Quant à l'urétrotomie endoscopique et à la modification des tissus par des aiguilles électrolytiques, nous les considérons comme des manœuvres aussi ingénieuses que peu pratiques. Dans les rétrécissements étroits que le tube aborde sans y pénétrer, l'endoscopie paraît au premier abord devoir faciliter le cathétérisme de trajets excentriques ou irréguliers et éviter les orifices des fausses routes ; en fait, elle n'est utile que tout à fait exceptionnellement.

URÉTROTOMIE INTERNE

Avant que Maisonneuve eût présenté son instrument à l'*Académie des Sciences* (1855), diverses tentatives avaient été faites pour sectionner les brides intra-urétrales ; mais certains instruments agissant d'avant en arrière sans guide produisaient des scarifications insuffisantes ; tels étaient ceux de Physick, d'Amussat, de Leroy d'Étiolles, etc. ; d'autres chirurgiens se servaient, pour franchir le rétrécissement et agir d'arrière en avant d'instruments volumineux qui dilataient fortement l'urètre et rendaient presque inutile la section (urétrotome de Charrière, de Civiale); ou bien comme Reybard, ils pratiquaient des incisions trop profondes ou trop étendues. C'est à Maisonneuve que revient le mérite d'avoir rendu pratique l'urétrotomie interne.

Procédés opératoires : **Incisions d'arrière en avant.** — Le type des instruments qui servent à pratiquer l'incision urétrale de cette manière est l'*urétrotome de Civiale* (fig. 76). Il se compose d'une gaine creusée d'une rainure longitudinale et terminée à l'une de ses extrémités par un renflement olivaire dans lequel est cachée la lame coupante. Une fois que l'olive a franchi le rétrécissement, le mandrin qui porte la lame est attiré en avant et lui imprime un mouvement de bascule pendant lequel elle s'élève obliquement du fond de la rainure où elle est cachée ; elle vient alors sectionner le point rétréci quand on l'attire en avant.

L'instrument de *Ricord*, premier en date, est analogue au précédent; il porte en avant un conducteur en forme de stylet cannelé long de 4 centimètres. L'urétrotome de Charrière a comme conducteur une bougie filiforme qui se visse sur l'extrémité de l'instrument.

Thompson, pour qui l'instrument de Maisonneuve ne présente pas une sécurité suffisante, a modifié celui de Civiale; l'olive ne proémine que d'un des côtés de la tige. En ramenant l'instrument d'arrière en avant, le chirurgien peut mieux accrocher le rétrécissement; la lame n'est rendue saillante qu'à ce moment et on coupe les parties dans toute l'étendue où on éprouve une résistance.

L'*urétrotome de Reybard* est d'un mécanisme fort compliqué. A l'aide d'une lame, introduite cachée, à laquelle on faisait faire dans le canal une saillie considérable, on pratiquait des sections multiples et profondes des parois. Deux bandes d'acier minces et flexibles produisaient immédiatement un écartement des parois du canal. De graves accidents et en particulier des hémorragies ont suivi l'emploi de cet instrument.

Beaucoup plus simple est la disposition de l'*urétrotome d'Albarran* (fig. 77); il se compose d'une gaine creusée d'une gouttière longitudinale terminée en cul-de-sac et d'un diamètre total égal au numéro 9 ou 10 Charrière; dans cette gaine est cachée une tige mince se terminant par une lame qui est très étroite puisqu'elle se cache entièrement dans la cannelure ; à son extrémité est articulé un petit levier qui peut également disparaître dans la cannelure. L'extrémité externe se termine par un pas de vis actionné par le manche : lorsqu'on tourne celui-ci de gauche à droite, la tige est repoussée contre le cul-de-sac de la cannelure, le petit levier articulé force la lame à faire une saillie d'autant plus prononcée que le mouvement de rotation imprimé au pas de vis a été plus prolongé et est plus considéra-

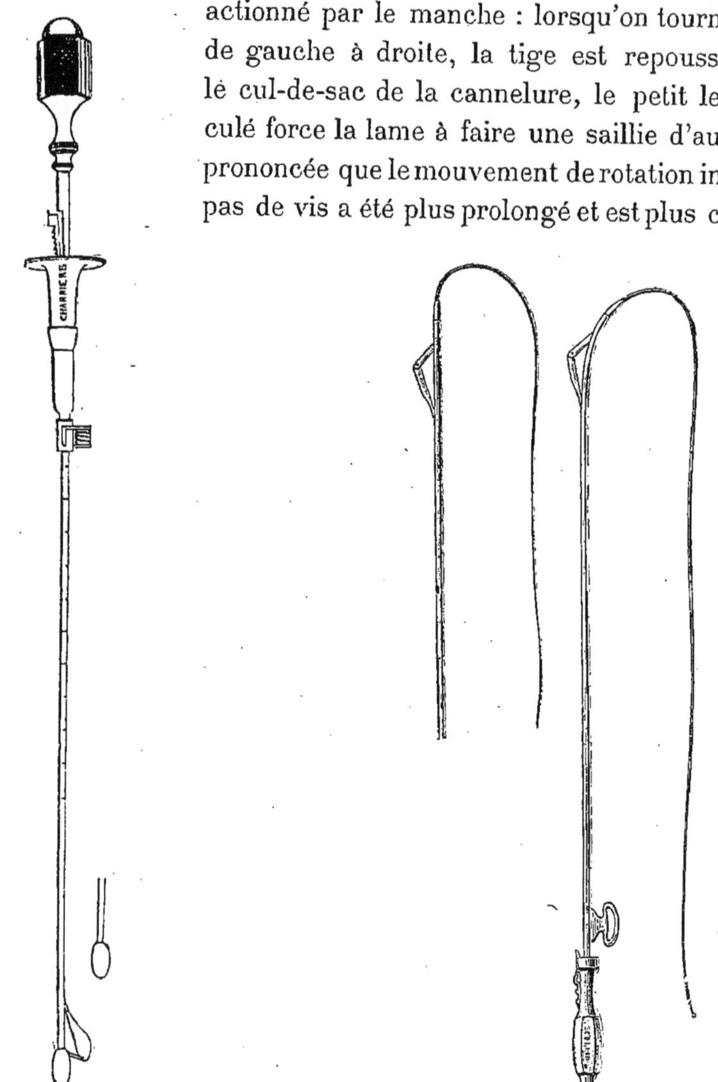

Fig. 76. — Urétrotome de Civiale. Fig. 77. — Urétrotome d'Albarran.

ble. Chaque tour correspond à une saillie déterminée. Quand on veut pratiquer une urétrotomie, on introduit l'instrument fermé ; dès que le rétrécissement est franchi, on fait saillir la lame et on pratique la section en ramenant l'instrument en avant. Si l'on veut faire des incisions multiples sur différents points, on fait rentrer la lame et on incline l'urétrotome dans la direction voulue.

Pour donner plus de précision aux sections d'arrière en avant, nous avons fait construire l'instrument suivant (fig. 78), qui n'est pas applicable aux rétrécissements étroits; le dispositif général est le même que dans l'instrument d'Albarran, mais au niveau de la lame nous avons fait placer sur la gaine un pas de vis auquel peuvent se fixer des olives de grosseurs différents; chacune d'elle porte une fente longitudinale qui permet à la lame de se développer. Le calibre du rétrécissement étant connu, on adapte à l'urétrotome une olive de dimensions en rapport avec ce diamètre et on introduit l'instrument jusqu'au delà du rétrécissement; la main en est avertie par un ressaut net et brusque, de sorte qu'on connaît exactement le point où l'incision doit porter. La lame est également différente ; comme l'olive constitue pour elle une protection pendant l'introduction, on peut en laisser saillir une partie en dehors de la gaine, lui donner ainsi une largeur plus grande et doubler sa force, ce qui n'est pas inutile, car nous avons vu les lames trop minces sauter par-dessus un rétrécissement sans l'inciser lorsqu'il présentait une certaine dureté. Enfin un cadran fixé au manche de l'instrument permet de suivre le développement donné à la lame. Il est préférable d'introduire l'instrument guidé par une bougie conductrice ; celle-ci n'est pas indispensable.

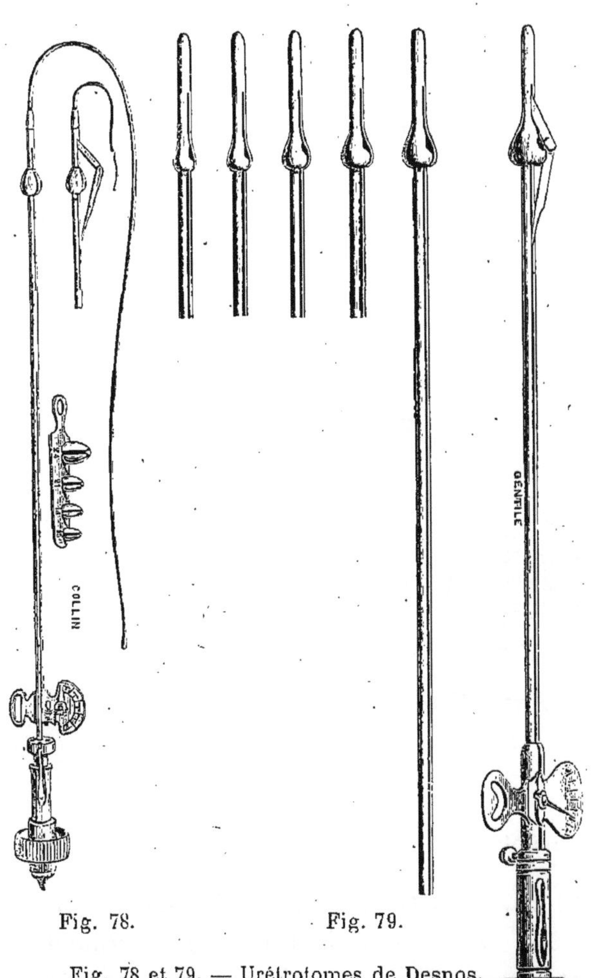

Fig. 78. Fig. 79.

Fig. 78 et 79. — Urétrotomes de Desnos.

Dans une nouvelle disposition de cet instrument ce n'est plus la boule seule qui est mobile mais toute la tige de l'instrument se démonte ; des olives de grosseurs différentes sont soudées sur des tiges interchangeables, ce qui répond au reproche qu'on a pu faire aux olives de se déplacer sur leur pas de vis (fig. 79). La figure 80 montre la mode d'action de cet instrument.

Un dispositif ingénieux de l'*urétrotome* de Bazy permet d'agir successivement d'avant en arrière et d'arrière en avant.

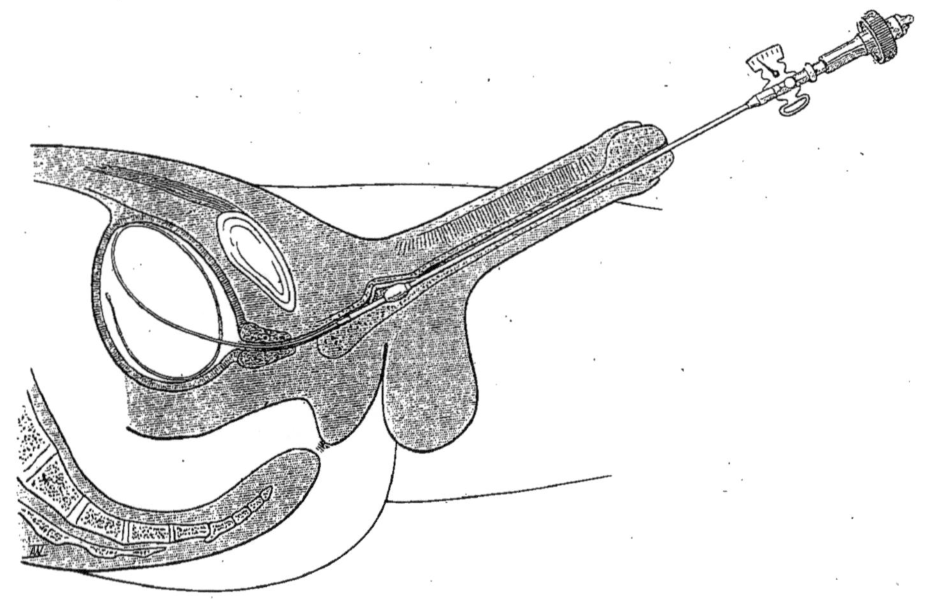

Fig. 80. — Urétrotomie d'arrière en avant.

Incisions d'avant en arrière. — *Urétrotome de Maisonneuve.* — Il se compose (fig. 81) : 1° d'une *bougie fine* dont le talon est armé d'un pas de vis; 2° d'un *conducteur métallique courbe* pourvu, dans toute sa longueur, d'une cannelure qui doit occuper sa face concave; à l'une de ses extrémités, ce conducteur porte un pas de vis sur lequel vient se fixer la bougie filiforme. L'autre extrémité est pourvue d'un anneau métallique qui sert à maintenir l'instrument quand il est dans l'urètre; 3° dans la rainure du conducteur s'engage une *lame* coupante portée par un mince mandrin métallique. La lame a la forme d'un triangle dont la base repose dans la rainure du conducteur où elle est maintenue par deux ailerons latéraux. Le sommet du triangle est mousse de façon à écarter devant lui la paroi urétrale sans l'intéresser : les deux côtés du triangle sont tranchants et destinés à sectionner le rétrécissement, d'abord d'avant en arrière, puis d'arrière en avant. Une lame n° 21 à 23 produit une section suffisante et met à l'abri des accidents ; 4° une *tige métallique* munie d'un pas de vis peut s'adapter à la bougie conductrice pour guider l'introduction d'une sonde à demeure ; 5° enfin une *sonde à bout coupé* n° 15, 16 ou 17 et percée de deux yeux latéraux devra être préparée d'avance.

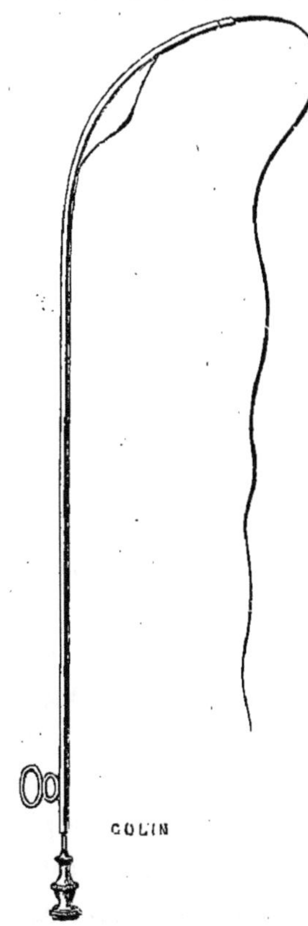

Fig. 81. — Urétrotome de Maisonneuve.

Manuel opératoire. — Le malade aura été purgé la veille de l'opération et aura pris un grand lavement le matin même. Quand les voies urinaires sont infectées, il est bon de donner quelques jours avant des antiseptiques par la voie stomacale de 1 à 3 grammes d'urotropine par exemple de préférence au sulfate de quinine dont l'utilité n'est pas démontrée. De toute façon on observera une rigoureuse antisepsie : stérilisation des instruments métalliques et de gomme, lavage des mains, de la verge et du gland, protection de toute la région au moyen de compresses stérilisées, etc. ; on lavera l'avant-canal avec une solution de nitrate à $\frac{1}{1000}$; si le rétrécissement n'est pas très étroit on pourra pousser ce liquide dans l'urètre postérieur et la vessie, mais il faut que les antiseptiques injectés puissent être librement rejetés.

On s'assure du bon fonctionnement des instruments ; on fait glisser la lame jusqu'au bout de sa rainure ; on vérifie si la vis du conducteur se fixe solidement à l'armature de la bougie et si la sonde à bout coupé parcourt librement et jusqu'au bout la tige métallique vissée sur la bougie. Quant à la sonde, elle doit être de petit calibre ; un numéro 15, 16 ou 17 convient bien.

Le chloroforme est en général inutile, car la douleur est faible et de très courte durée ; il a l'inconvénient de provoquer des vomissements qui peuvent gêner le fonctionnement de la sonde à demeure. Une anesthésie presque complète est d'ailleurs ordinairement obtenue au moyen d'une injection de quelques grammes d'une solution de *cocaïne* à $\frac{2}{100}$ qu'on maintiendra trois à quatre minutes dans l'urètre. Une solution de *stovaïne* à $\frac{1}{100}$ produit également bien l'anesthésie.

La bougie armée est introduite *isolément* dans l'urètre; le meilleur moyen de s'assurer qu'elle n'est pas repliée dans le canal est de visser la tige métallique à son extrémité, de la faire pénétrer profondément et d'exécuter des mouvements de va-et-vient qui doivent donner le sentiment d'une entière liberté. On remplace la tige par le conducteur cannelé qu'on introduit selon les règles ordinaires du cathétérisme. Le chirurgien confie

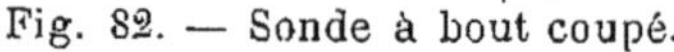

Fig. 82. — Sonde à bout coupé.

alors le conducteur à un aide qui le tient très solidement par l'anneau, dans la position où il se place lorsqu'on abandonne à lui-même et surtout *sans le faire basculer* en l'inclinant en bas; puis prenant la verge de la main gauche et l'allongeant légèrement sur le conducteur, il engage dans la glissière la lame qu'il pousse doucement et qui pénètre sans résistance jusqu'au rétrécissement; là il exerce une pression plus ou moins forte, sans secousse, de manière à permettre à la lame de le traverser; s'il existe plusieurs obstacles, on éprouve chaque fois la même sensation. La lame ayant parcouru tout l'urètre est ramenée en avant et on retrouve les mêmes obstacles, mais moins résistants; c'est à ce moment que la section se produit d'arrière en avant. Enfin elle est retirée; jamais, sous aucun prétexte, *elle ne sera réintroduite une seconde fois.*

Le conducteur cannelé est dévissé, on lui substitue la longue tige métallique que l'on fait tenir verticalement par un aide et sur elle on fait glisser la sonde à bout coupé (fig. 82). Aussitôt l'urine s'écoule en entraînant quelques gouttes de sang; *ce saignement est presque toujours insignifiant* et s'arrête aussitôt. Si la sonde ne passe pas facilement, on ne multipliera pas les tentatives; on essaiera, après avoir retiré la bougie armée, d'introduire une sonde-bougie; si l'on est encore arrêté, on laissera le malade sans sonde.

L'emploi de cette dernière n'est d'ailleurs utile que comme protection de l'urètre contre l'infection, et accessoirement comme moyen de repos quand on craint que le passage de l'urine ne provoque à chaque miction de la douleur ou un suintement sanguin. Il est donc nécessaire de pratiquer avant l'opération un examen bactériologique de l'urine et des produits de la sécrétion urétrale; si l'on ne découvre pas de micro-organismes virulents, l'absence de sonde à demeure n'a pas beaucoup d'inconvénient. En cas contraire, on s'expose à des phénomènes d'intoxication urineuse en laissant au contact de l'urine les parois urétrales traumatisées; mais une plaie nette comme celle de l'urétrotomie expose peu à la pénétration de l'urine infectée; tandis que les désordres produits dans l'urètre par des manœuvres trop prolongées feraient courir de plus gros risques. On passe souvent mieux, quelques heures après, avec une sonde-bougie; si une élévation de la température rend plus impérieuse cette protection des parois urétrales, on essaiera de la sorte de placer une sonde à demeure.

Une injection d'eau stérilisée est pratiquée à petits coups dans la vessie. La sonde est fixée et l'extrémité en est laissée *ouverte* dans un urinoir. On la maintient à demeure pendant quarante-huit heures en ayant soin de faire une injection matin et soir. Pour peu que les voies urinaires soient infectées, il est bon de pratiquer un lavage de la vessie avec une solution de nitrate d'argent $\frac{1}{1000}$; mais dans certains cas, si la vessie est irritable, elle réagit vivement sous l'influence de ce caustique et ses contractions entravent le fonctionnement de la sonde. Aussi, préférons-nous ordinainairement faire le lavage avec une solution d'oxycyanure de mercure à $\frac{1}{4000}$; le nitrate n'est utile que quand les voies urinaires sont très infectées.

Une modification de l'instrument de Maisonneuve, proposée par Jamin, consiste à ne pas se servir d'une tige droite pour l'introduction de la sonde à bout coupé qu'on fait glisser sur la gouttière cannelée; pour cela il est nécessaire que l'anneau situé à la partie externe disparaisse à ce moment : c'est ce qu'a réalisé Jamin en le rendant mobile.

Pendant huit ou dix jours on s'abstient de toucher à l'urètre, puis on pratique la dilatation, de préférence avec les cathéters Béniqué.

Accidents. — Leur fréquence très grande autrefois a fait tomber à ce moment cette opération dans un discrédit que l'ignorance de certaines personnes, peu au courant des progrès modernes, cherche à entretenir au profit d'autres méthodes. En réalité, les accidents ont presque incomplètement disparu depuis que l'observation rigoureuse des détails de technique exposés plus haut, ont fait de l'urétrotomie interne une des opérations les plus bénignes de la chirurgie.

Hémorragie. — Fréquente autrefois, surtout avec l'instrument de Reybard (18 fois sur 34), on peut dire *qu'elle n'existe plus* depuis qu'on emploie une lame de petites dimensions et qu'on évite les introductions successives. Sur plus de 3.000 opérations dont nous avons retrouvé la relation nous n'avons relevé que 6 hémorragies importantes ; aucune d'elles n'a eu des suites fâcheuses. Dans les cas très rares où nous avons observé un saignement important, une faute opératoire a été commise ou une disposition pathologique imprévue s'est rencontrée. Si l'hémorragie prenait exceptionnellement des proportions inquiétantes, il ne faudrait pas hésiter à pratiquer l'urétrotomie externe.

Infiltration d'urine. — C'est un accident exceptionnel; on l'évite surtout en introduisant une sonde de *moyen volume*, sensiblement inférieure à la surface de section des tissus divisés. Une grosse sonde produirait une plaie par déchirement dont on ne peut mesurer l'étendue. De plus, il est nécessaire qu'il y ait un certain espace entre la paroi urétrale et la sonde; en effet, si cette dernière se trouve bouchée par un caillot ou pour toute autre cause, l'urine *tend à s'engager entre le canal et la sonde ;* si elle trouve un espace libre, elle s'écoule vers le méat en glissant sur la surface cruentée, mais elle n'y séjourne pas; en cas contraire elle est soumise à une pression plus ou moins considérable, et, au niveau de la plaie, elle pénètre dans les vaisseaux béants dans lesquels elle est chassée par les contractions vésicales.

Pour mémoire nous citerons la *prostatite* dont Segond n'a pu réunir que cinq cas, qui tous se sont terminés par la guérison. Il s'agit d'inflammations préalablement développées dans la prostate et qui continuent leur évolution malgré la libération du canal après l'urétrotomie.

Quant à la pyohémie déjà peu commune autrefois, elle paraît avoir complètement disparu depuis l'emploi de la méthode antiseptique.

Accès de fièvre, néphrite. — Dans la majorité des cas, il n'y a pas d'élévation de température. On peut observer, le jour même de l'opération, une ascension thermométrique de quelques dixièmes. Quand elle survient c'est d'ordinaire au troisième jour, c'est-à-dire au moment où l'enlèvement de la sonde à demeure a laissé les parois de la plaie urétrale en contact avec l'urine. Elle est toujours l'expression d'une infection des voies urinaires; tantôt de l'urine septique a pénétré dans la circulation par les vaisseaux ouverts dans la plaie urétrale, tantôt les malades qui présentent une élévation thermique durable portent depuis un temps plus ou moins long des lésions rénales : en effet, dans la plupart des observations, celles-ci sont préexistantes. Une néphrite développée sous l'influence de l'urétrotomie interne est d'une extrême rareté.

Urétrotomies complémentaires. — Pour les rétrécissements larges et pour les urétrotomies complémentaires, on a construit divers instruments qui permettent d'appliquer en même temps la dilatation et l'incision du canal. Chalgrin se sert pour cela d'un cathéter analogue à un Béniqué, mais à une seule courbure et muni d'une cannelure dans laquelle glisse une lame semblable à celle de l'urétrotome de Maisonneuve. Il faut, bien entendu, avoir à sa disposition des conducteurs de différents calibres suivant les dimensions du rétrécissement à inciser. L'urétrotome de Bulhoes est basé sur le même principe, mais le conducteur est calqué sur un cathéter de Le Fort. Les Béniqués tranchants du professeur Guyon agissent de même et présentent plus de sécurité.

L'urétrotome dilatateur d'Albarran a la forme d'une sonde à grande courbure; toute la partie droite est formée de deux segments qui, au moyen d'un pas de vis et de petits leviers, peuvent s'écarter et produire la dilatation. Sur chacun d'eux existe une rainure qui sert de glissière conductrice à une lame analogue à celle de Maisonneuve. C'est un perfectionnement de l'urétrotome d'Otis qui part du même principe. Tout dernièrement Guiard a proposé un instrument construit sur un modèle analogue et dont les lames très peu saillantes ne permettent que des incisions de 1 millimètre.

Une seule section, une seule urétrotomie interne assure assez souvent la perméabilité de l'urètre; mais lorsque les rétrécissements sont durs et multiples, que les parois sont épaissies et manquent de souplesse, conditions si fréquentes d'après Wassermann et Hallé, il est nécessaire de pratiquer les sections sur plusieurs points, sur les parois supérieure, inférieure et latérales. Le professeur Guyon, Pousson, Albarran, de la Calle, Contrastin, etc., et nous-même avons démontré la nécessité de ces opérations multiples. Pour nous, lorsque les lésions sont invétérées, nous estimons qu'on peut d'emblée pratiquer des urétrotomies sur plusieurs points, en dévissant l'urétrotome de Maisonneuve et en le remplaçant sur la bougie conductrice par notre instrument. Dans les urétrotomies complémentaires, il vaut mieux procéder par opérations successives, et dès qu'il s'agit de rétrécissements larges, dépassant par exemple les n°s 16 à 18 (Charrière) on ne pratiquera sur chacun d'eux qu'une section peu profonde, atteignant à peu près un millimètre. On soumettra le canal au repos et à la dilatation, et alors, si l'existence d'une bride, d'un point étroit est encore reconnue après quelques semaines, on recommencera les mêmes sections jusqu'à ce que les parois du canal aient retrouvé leur uniformité normale.

URÉTROTOMIE EXTERNE

L'incision du périnée, permettant d'aborder l'urètre, a été pratiquée exceptionnellement par les anciens chirurgiens, par J.-L. Petit, entre autres. Syme (d'Edimbourg) formula le premier des règles précises pour cette opération (1844).

Suivant qu'un instrument conducteur peut ou non être conduit dans l'urètre, on a deux procédés distincts : 1° l'urétrotomie externe sur conducteur ; 2° l'urétrotomie sans conducteur.

1° *Urétrotomie sur conducteur.* — Le malade étant placé dans la position de la taille, on introduit un cathéter, cannelé sur sa convexité jusque dans sa partie terminale, dit cathéter de Syme. Ce cathéter peut être vissé sur une bougie conductrice. Le chirurgien pratique alors sur la ligne médiane une incision de 3 à 4 centimètres. Arrivé sur l'urètre, il recherche la cannelure du cathéter avec l'ongle de l'index gauche et sectionne le rétrécissement avec le bistouri dont le tranchant est dirigé en bas.

Quand le rétrécissement est très étroit, on peut (Gouley) introduire dans le rétrécissement une bougie de baleine dont on fait passer l'extrémité libre dans un petit pont ménagé à cette intention à l'extrémité du cathéter cannelé. Celui-ci ne peut s'engager dans le rétrécissement, mais il en indique l'extrémité antérieure, et, à l'aide d'un bistouri étroit glissé le long de la bougie de baleine, on incise les tissus cicatriciels de dedans en dehors.

Dans le dernier temps de l'opération, on place une sonde à demeure. Pour cela on utilise la bougie filiforme armée, qu'on a introduit dans la vessie au début de l'opération ; on visse à la suite une longue tige pouvant servir de conducteur à une sonde à bout coupé n° 20 ou 22, qui sort par la plaie périnéale : pour en ramener l'extrémité dans l'urètre antérieur, il suffit de passer par le méat une bougie ordinaire de moyen calibre qui apparaît, elle aussi, dans la plaie ; le bout conique en est engagé dans la sonde et fixé à l'aide d'un point de suture ; puis le tout est attiré en dehors par le méat et la sonde se trouve entraînée et occupe ainsi tout le canal.

La suture des parois de l'urètre *doit être tentée en règle générale* (Guyon). Cependant lorsque le périnée est souple et les tissus sains, la guérison est presque aussi rapide quand on ne la pratique pas. Par contre, cette durée est singulièrement abrégée par l'urétroplastie dans les grands délabrements périnéaux. Dans les cas simples, cette reconstitution de l'urètre se fait en suturant directement les lèvres de la plaie urétrale au moyen de catgut. Quand il existe une induration fibreuse étendue, on peut pour ainsi dire dédoubler le périnée, tailler deux lambeaux latéraux qu'on ramène, à la manière de volets, vers la ligne médiane et qu'on suture au catgut. Puis, la peau et les tissus sous-cutanés sont réunis ensuite au moyen d'un second plan de sutures superficielles (Guyon).

Quoiqu'on ait conseillé de ne pas mettre de sonde à demeure, il est dangereux de s'en passer ; on s'expose tout au moins à créer des difficultés parfois insurmontables au cathétérisme. Pour éviter les inconvénients que détermine le maintien à demeure de la sonde, on ne la laissera que six ou huit jours. Après ce délai, le cathétérisme est devenu facile ; aussi lorsque la plaie périnéale est encore large, infectée et que l'on craint de voir une fistule se produire, on replacera une sonde à demeure après quelques jours de repos du canal. Si on n'a pas à la remettre, on assure le maintien du calibre au niveau de la plaie par l'introduction régulière des Béniqués.

2° *Urétrotomie sans conducteur*. — Le cathéter de Syme est poussé au contact du point rétréci, et un aide en fait saillir en ce point l'extrémité sous les téguments. Dans un premier temps on pratique une incision du périnée sur la ligne médiane, on divise les téguments jusqu'à l'urètre dont on incise la partie saine sur le cathéter (fig. 83).

Le second temps consiste dans la traversée du point rétréci. Il importe tout d'abord de *se donner du jour* en écartant les bords de l'incision au moyen d'un fil passé dans les lèvres de la boutonnière urétrale (Sédillot, Voillemier) et attiré en bas et en dehors par un aide (fig. 84). L'angle antérieur est tendu de la manière suivante : une bougie filiforme est introduite

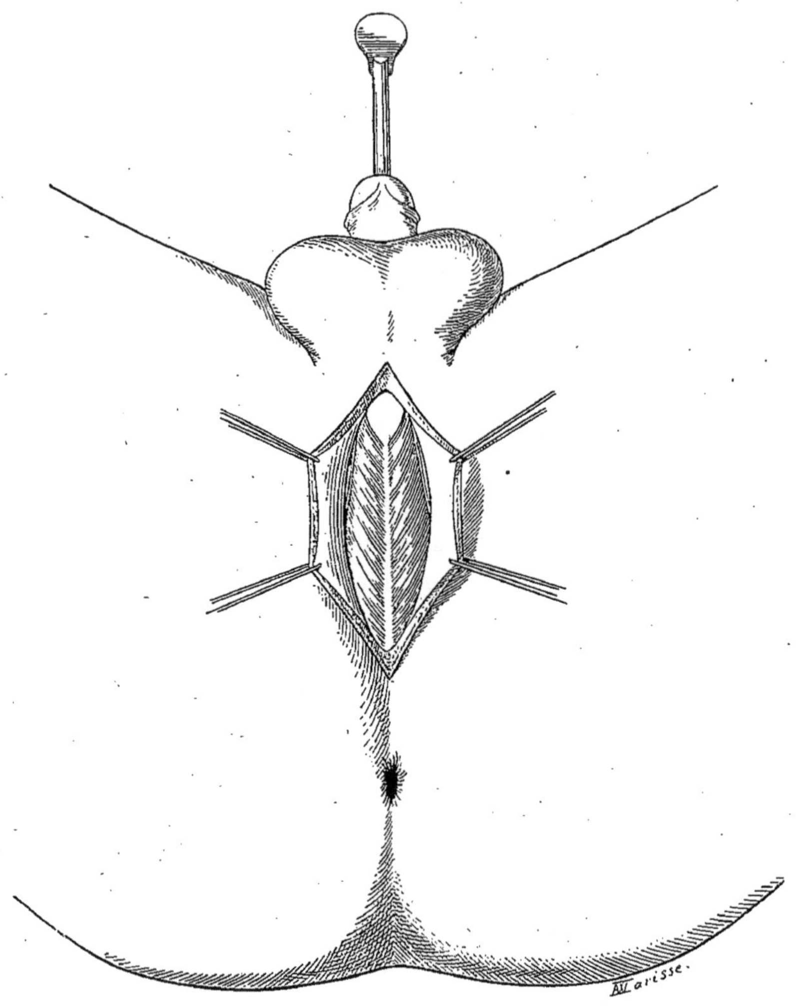

Fig. 83. — Urétrotomie externe ; 1er temps : découverte du bulbe.

par le méat jusqu'au niveau de la plaie périnéale où l'extrémité en est saisie ; elle est attirée au dehors et fixée à son autre extrémité pour constituer une anse sur laquelle un aide exerce une certaine traction.

On essaiera d'abord de traverser le rétrécissement au moyen d'un stylet fin qu'*on cherche à insinuer dans l'orifice antérieur* du rétrécissement ;

on peut alors inciser les parties rétrécies sur conducteur. Cette recherche est en général infructueuse et on ne doit pas s'y attacher (Guyon), car elle manque de guide anatomique ; on a conseillé de presser sur la vessie pour

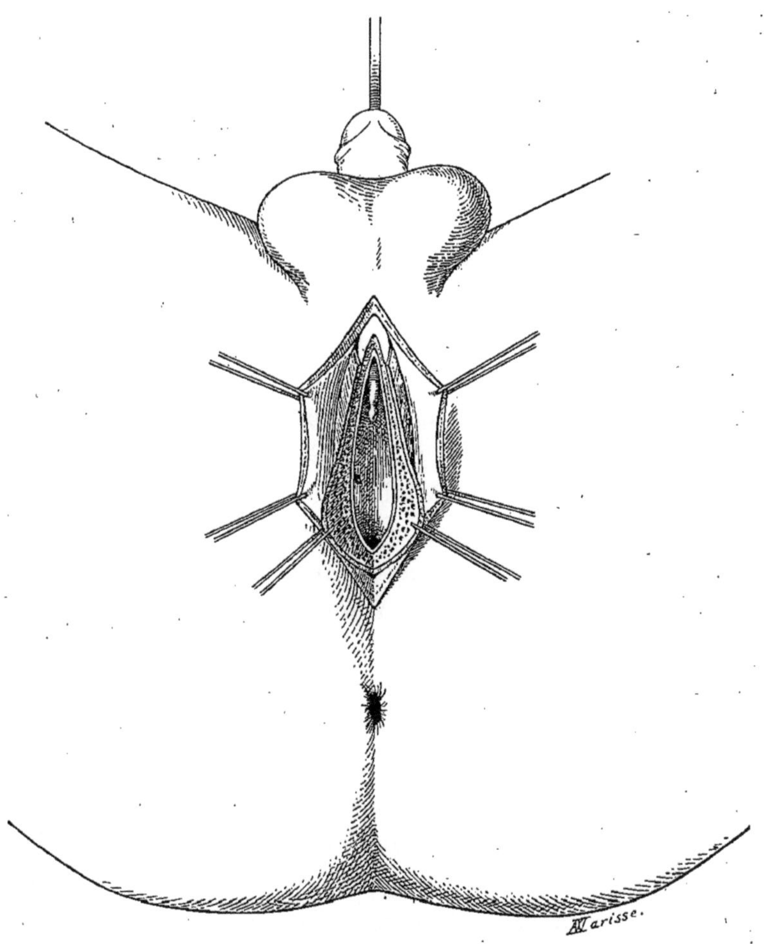

Fig. 84. — Incision de l'urètre.

faire sourdre un peu d'urine, de colorer celle-ci en faisant ingérer au malade du bleu de méthylène quelques heures avant l'opération.

Il faut alors *pratiquer directement la section des parties rétrécies*, en suivant rigoureusement la *ligne médiane* et en incisant d'avant en arrière. Les limites de cette incision sont celles du tissu induré de la cicatrice qu'on divisera dans toute sa longueur. En arrière, d'ailleurs, il est un autre point de repère : c'est le ligament sous-pubien dont on sent facilement le bord inférieur, net et saillant, à travers les tissus péri-urétraux. Ce ligament marque la limite antérieure de la portion membraneuse, région dans laquelle, à moins de fracture du bassin, on ne rencontre jamais de rétrécissements. Pendant toute la durée de l'incision, les tissus fibreux sont écartés de chaque côté à l'aide d'érignes simples ou doubles munies de longs manches (Guyon).

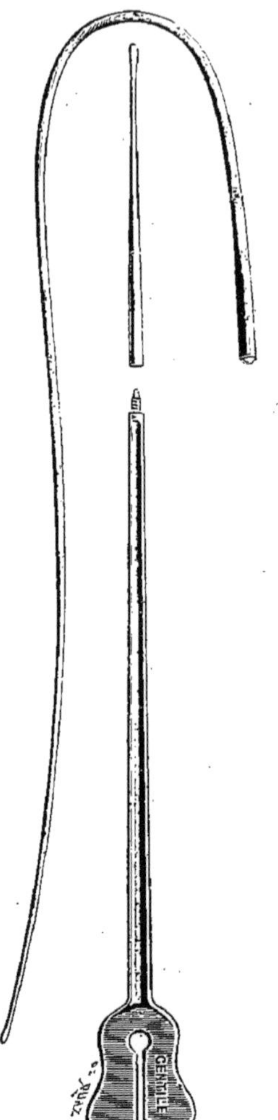

Fig. 84 *bis*.

Le bulbe ne constitue un obstacle que dans les cas de rétrécissements blennorragiques. A la suite d'un traumatisme, en effet, celui-ci est ordinairement déchiré et transformé en une masse fibreuse; en sectionnant cette dernière à petits coups, on éprouve une résistance particulière qui cesse quand la section est complète et qui constitue un excellent guide.

Dans les rétrécissements blennorragiques, le bulbe est intact, et sa blessure donne souvent lieu à un saignement abondant. On peut le contourner et attaquer l'urètre latéralement à lui; cette manœuvre est délicate et difficile et expose à en blesser une des faces. Il est préférable de l'*inciser franchement*. Si l'on reste bien exactement sur la *ligne médiane, l'hémorragie est peu importante* et, avec des précautions antiseptiques rigoureuses, les dangers de phlébite sont écartés (Guyon).

Le troisième temps consiste dans le *cathétérisme du bout postérieur*. A l'extrémité postérieure de la masse fibreuse incisée et sur la ligne médiane, on en cherche l'orifice à l'aide d'un stylet dont il est bon de courber légèrement l'extrémité; on en guide la progression à l'aide d'un doigt ganté introduit dans le rectum; une fois le stylet dans la vessie, on le remplace par une sonde cannelée qu'on glisse à côté de lui; mais il est préférable de se servir d'emblée d'une sonde cannelée spéciale (Guyon), à l'extrémité de laquelle est vissé un stylet boutonné de quelques centimètres de longueur (fig. 84 *bis*). Cette sonde étant en place, on pratique à l'aide d'un bistouri fin deux petits débridements latéraux et souvent un troisième en bas; il *faut ménager la paroi supérieure* à cause du voisinage du plexus de Santorini.

Dans le quatrième temps, on introduit une sonde dans la vessie. Pour cela une bougie armée est glissée à côté de la sonde cannelée ; un conducteur métallique est vissé sur elle et une bougie à bout coupé est conduite dans la vessie. Le reste de l'opération se termine comme dans l'urétrotomie sur conducteur.

La présence d'une fistule, loin de constituer une complication, facilite en général la recherche du bout postérieur vers lequel elle conduit.

Disons enfin que parfois, malgré les recherches les plus minutieuses et les plus prolongées, le bout postérieur devient introuvable. Demarquay a proposé dans ce cas d'aller à la recherche de l'urètre en arrière de l'obstacle, de l'ouvrir et de procéder par cet orifice au cathétérisme rétrograde : mais une telle conduite n'est pas exempte de dangers ; cette opération est d'une exécution difficile et ne donne pas d'excellents résultats. Il vaut mieux, dans ce cas, pratiquer le cathétérisme d'arrière en avant à l'aide d'une ouverture faite à la vessie ; ce procédé de cathétérisme rétrograde sera exposé en détail un peu plus loin.

3° *Urétrotomie interne et externe* (Otis). — Otis pratique une petite ouverture périnéale par laquelle il fait pénétrer dans la vessie une bougie filiforme armée ; il visse sur elle le conducteur de Maisonneuve qui lui sert à pratiquer une urétrotomie sur la paroi supérieure. Les indications en sont rares. On a cependant quelquefois l'occasion de combiner les urétrotomies interne et externe, quand, aux lésions périnéales qui ont rendu cette dernière nécessaire, se joignent des strictures de l'urètre pénien : on pratique alors une urétrotomie interne limitée à cette région pour permettre l'introduction de la sonde du périnée au méat.

4° *Résection ou urétrectomie*. — La résection d'une partie du canal dans le but de permettre la formation d'un tissu nouveau moins rétractile que le tissu du rétrécissement a été tentée par Roux, Bourguet (d'Aix), Voillemier, etc. L'opération, qui n'est pas inoffensive, n'a pas tenu ses promesses au point de vue de la prophylaxie de la récidive. Elle était abandonnée quand Poncet et plusieurs chirurgiens l'ont reprise en perfectionnant le manuel opératoire, qui a été définitivement fixé par le professeur Guyon. Dans des cas dont nous donnerons les indications, il y a lieu de sacrifier les parties de l'urètre profondément altérées. La résection peut être totale ou partielle : dans la première on sectionne toute la circonférence de l'urètre sur une étendue variable qui peut aller jusqu'à six centimètres et on dissèque ce segment qu'on excise (fig. 85). La résection partielle consiste à laisser intact un pont de la paroi urétrale (fig. 86). Le professeur Guyon a montré que cela était presque toujours possible, la paroi supérieure étant rarement très altérée. La réparation de l'urètre périnéal se fait alors de diverses manières (Noguès).

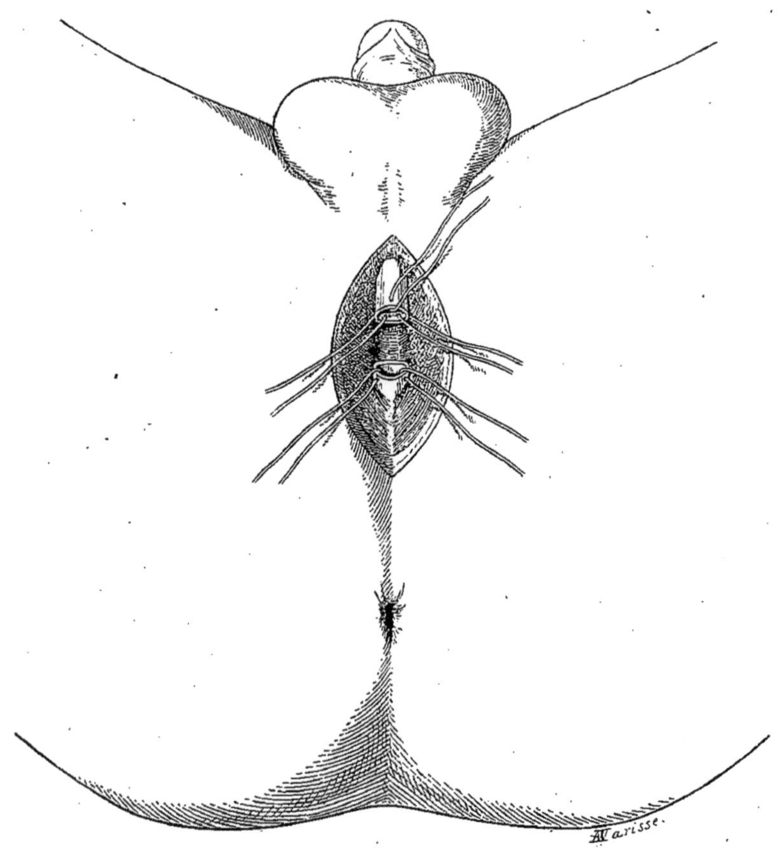

Fig. 85. — Urétrectomie totale.

On peut essayer la suture des parois urétrales ; mais outre que le rapprochement des bouts divisés est difficile quand l'excision est considérable, cette suture manque souvent. Il vaut donc mieux, après avoir pratiqué la résection partielle de l'urètre, effectuer la restauration de ce canal à l'aide des parties molles du périnée. Un premier plan sera constitué par les feuillets lamelleux péri-urétraux et les muscles bulbo-caverneux qu'on suturera au catgut n° 0 en prenant les lambeaux d'assez loin pour que ce soient des *surfaces* qui se mettent en contact : les deux points antérieur et postérieur accrocheront les bouts de l'urètre pour éviter sa rétraction. Puis la peau sera réunie au moyen de crins de Florence, profonds et superficiels, dont quelques-uns pénétreront dans l'épaisseur même du plan profond. Cette suture sera complète et il ne sera fait aucun drainage; on placera à demeure une grosse sonde n° 20 au moins (Noguès).

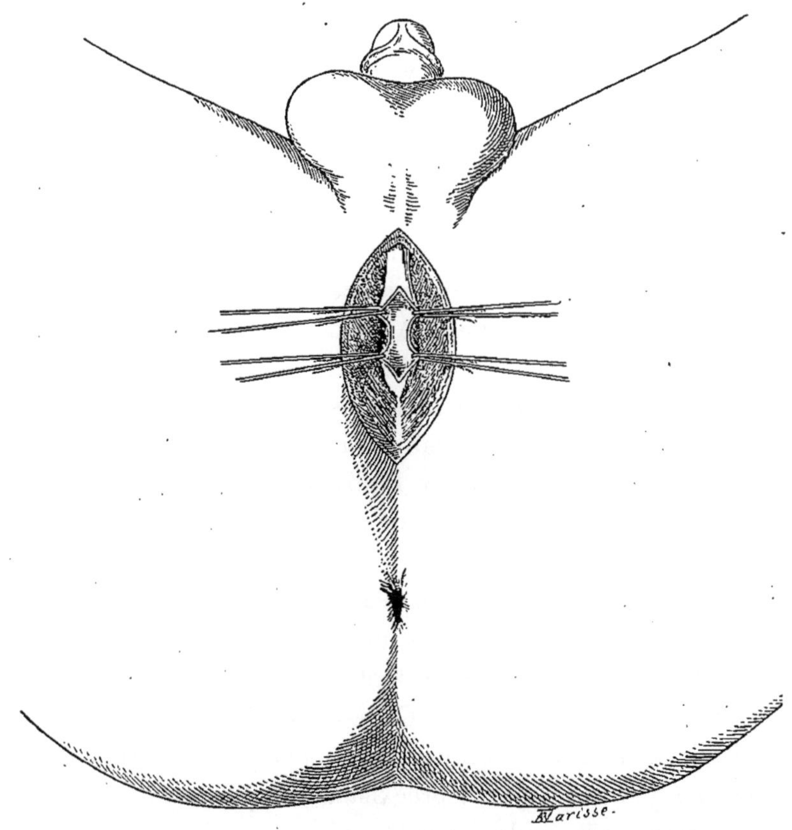

Fig. 86. — Urétrectomie partielle. Résection de la paroi inférieure.

La *résection de l'urètre pénien* relève de règles sensiblement différentes, tracées par Pousson. Cet auteur propose de faire l'hémostase préventive au moyen d'un lien circulaire appliqué sur la verge : une sonde à boule étant introduite jusqu'au rétrécissement, on incise longitudinalement les téguments, puis le corps spongieux jusqu'au nodule cicatriciel que la dissection contourne. Un fil étant placé en arrière sur l'urètre pour empêcher la rétraction du bout postérieur, on pratique la section en arrière du nodule, puis on agit de même en avant. Les parties cicatricielles étant excisées, on rapproche les deux bouts de l'urètre par 5 points de catgut; enfin la peau est suturée au crin : on place à demeure une petite sonde de Nélaton. Il est nécessaire de ne pas se contenter de la résection de la paroi inférieure, mais la section totale est préférable. Pour assurer la cicatrisation, il peut être bon (Quénu) de faire une dérivation de l'urine en créant une fistule hypogastrique temporaire.

CATHÉTÉRISME RÉTROGRADE

On donne ce nom à une opération qui a pour but d'aborder un obstacle urétral par sa face postérieure en pratiquant une incision en arrière de lui.

Exceptionnellement, on pratique cette incision sur l'urètre lui-même dans la région périnéale ou pénienne. L'urètre est mis à nu, incisé en arrière et très près de l'obstacle et par cette petite plaie on cherche l'orifice postérieur du rétrécissement à l'aide d'un stylet, ou mieux d'une bougie filiforme qui sert de conducteur à un urétrotome. C'est là une opération de nécessité qui ne reconnaît pas de règles fixes.

Presque toujours le nom de cathétérisme rétrograde désigne une opération qui a pour but de permettre l'introduction d'une sonde par l'orifice vésical de l'urètre au moyen d'une cystotomie préalable. La voie hypogastrique est seule utilisable.

La décision opératoire varie suivant qu'il existe ou non une fistule hypogastrique. Dans le premier cas, on utilisera le trajet artificiel préexistant pour introduire une sonde et tenter, par le moyen que nous allons indiquer, d'aborder le col vésical. On est autorisé quelquefois à agrandir l'orifice fistuleux, mais avec beaucoup de ménagements (Monod).

Quand il n'y a pas d'orifice préexistant, on pénètre dans la vessie soit par une ponction, soit par la taille.

La ponction, qui n'est praticable que lorsque la vessie est distendue ou au moins remplie, doit se faire le plus haut possible, sans dépasser toutefois 4 centimètres au-dessus du pubis. L'introduction de la sonde est assez difficile par ce procédé qui expose à l'infiltration d'urine et à la blessure du péritoine.

La taille est préférable, car elle constitue une opération mieux réglée, moins dangereuse et elle facilite les manœuvres intra-vésicales. Le manuel opératoire est peu différent de celui de la taille hypogastrique qui sera exposé plus loin. Cependant on ne pourra faire d'injection antiseptique dans la vessie, car les parois de l'urètre sont presque toujours déjà divisées. L'introduction dans le rectum du ballon de Petersen est utile, mais non indispensable.

L'incision sera donc verticale et médiane et non parallèle au pubis (Cauchois). Une fois sur la vessie, on pourra, pour éviter à la plaie le contact d'une urine plus ou moins altérée, la ponctionner et en aspirer le contenu; enfin, pour assurer l'asepsie, nous conseillons d'injecter à la place de l'urine une solution boriquée ou mieux d'air stérilisé. Il sera également bon de fixer la vessie latéralement à l'aide de deux pinces à forcipressure (Péan), ou de la transfixer à l'aide d'une aiguille très courbe, pour passer un fil suspenseur à travers ses parois.

Il n'est pas besoin de faire à la vessie une incision très étendue. Par

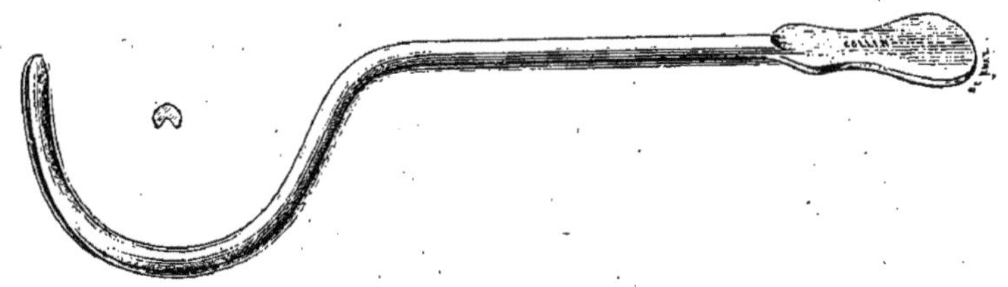

Fig. 87. — Cathéter cannelé pour le cathétérisme rétrograde.

celle-ci on introduit une sonde à grande courbure ; on la choisira métallique de préférence s'il y a une solution de continuité au périnée. « Le bec de l'instrument suivra doucement la face postérieure de la symphyse pubienne ; il sera tenu bien exactement sur la ligne médiane. Une sensation particulière de dépressibilité de la paroi et surtout la possibilité d'accentuer le mouvement de renversement de bas en haut du cathéter, avertiront de la pénétration dans le col. » (Monod.) L'instrument représenté ci-contre (fig. 87) et construit sur les indications des professeurs Guyon et Farabeuf rend de grands services.

Si l'engagement est difficile on guidera l'extrémité de la sonde au moyen de l'index gauche introduit dans la vessie ; dans d'autres cas, le doigt porté dans le rectum renseignera sur la position du bec. Une sonde de gomme munie d'un mandrin à grande courbure est également utilisable.

Une fois que cet instrument aura apparu dans la plaie périnéale, on lui substituera une sonde de gomme destinée à rester à demeure. Elle sera introduite par le méat ; puis, au moyen d'un fil on fixera son bec à celui de la sonde métallique qu'on fera sortir par la plaie hypogastrique ; la sonde de gomme suivra et sera ainsi mise en place, le fil étant maintenu et fixé au dehors par la plaie hypogastrique.

S'il n'existe pas d'orifice périnéal, on emploiera une sonde de gomme munie d'un mandrin à grande courbure et on agira comme ci-dessus : quand le bec de la sonde apparaîtra au méat on attachera au moyen d'un fil et on attirera en sens inverse une autre sonde de gomme qui sera fixée comme nous l'avons dit plus haut.

Les indications du cathétérisme rétrograde ont été ou seront précisées dans les diverses parties de cet ouvrage. Le plus souvent on l'emploie après une urétrotomie externe qui n'a pas permis de rencontrer le bout postérieur ; mêmes indications, mais bien plus pressantes, dans les ruptures urétrales. Enfin, il peut être utilisé dans quelques cas de fausses routes ou lorsque le cathétérisme est complètement impossible chez des prostatiques.

Les résultats du cathétérisme rétrograde ont été jusqu'à présent des plus favorables, surtout quand l'ouverture consiste en une taille véritable et non pas en une ponction. Si brillante qu'elle soit, on ne doit pas cependant se dissimuler l'importance de cette opération. On ne l'emploiera donc pas à la légère et on la considérera toujours comme une ressource dernière, alors que les autres moyens employés pour pénétrer dans la vessie auront échoué.

URÉTROSTOMIE PÉRINÉALE

Contre les rétrécissements démontrés incurables, M. Poncet a pratiqué un certain nombre d'opérations consistant à abandonner toutes les parties antérieures de l'urètre et à aboucher celui-ci au périnée, en créant un *méat périnéal*. Les indications de cette opération sont : les récidives constantes après des urétrotomies; les ruptures traumatiques sur une grande étendue; certains cas de tuberculose urétrale; les accidents du côté des voies urinaires inférieures; enfin l'intolérance du malade pour le cathétérisme (Coignet).

Le malade est placé dans la position de la taille; on pratique avec ou sans conducteur, suivant que le canal en permet ou non l'introduction, une incision périnéale médiane de la peau, du tissu cellulaire et des masses cicatricielles qu'on curette au besoin. Le rétrécissement étant mis à découvert, on incise en arrière de lui le canal perpendiculairement à sa direction, jusqu'au corps caverneux. Puis le bout postérieur de l'urètre étant disséqué, sur une étendue de 10 à 12 millimètres, et incisé sur sa paroi inférieure, comme pour une amputation du pénis, est suturé méthodiquement avec les bords correspondants de la peau du périnée.

L'opération est bénigne et les résultats immédiats ont été satisfaisants ; mais peu de sujets acceptent une opération qui crée une infirmité, supprime la fécondation et les oblige à uriner dans la position accroupie.

II. — Indications générales du traitement

Nous savons que les rétrécissements de l'urètre sont formés de tissu fibreux qui épaissit la paroi urétrale, et dont la dureté varie suivant une gamme progressive depuis le stade inflammatoire jusqu'au stade de sclérose inextensible ; en outre, ces foyers fibreux sont toujours associés à des foyers d'urétrite, qui évolueront à leur tour vers la sclérose : le traitement idéal aurait donc pour but la suppression du tissu fibreux et la guérison de l'urétrite. La restitution *ad integrum* est très difficile à obtenir, mais on s'en rapproche plus ou moins suivant la gravité des cas. En pratique, le traitement est considéré comme suffisant quand on a rendu à l'urètre son calibre normal et surtout quand la surface interne de la paroi est régulière, sans ressauts, au passage de l'explorateur. Toutefois, les modifications survenues dans les tissus à la suite d'un traitement prolongé n'empêchent pas complètement la récidive, c'est-à-dire l'induration nouvelle des zones fibreuses avec diminution du calibre : à ce point de vue, un canal, même très large, n'est pas toujours complètement guéri, et les malades doivent se soumettre à l'exploration à des intervalles plus ou moins rapprochés suivant les cas.

On améliore l'*urétrite* elle-même qui peut se réduire à quelques foyers sans activité sous l'influence du même traitement mécanique, auquel on joint les lavages et instillations antiseptiques. Rappelons une fois pour toutes que le traitement de l'urétrite ne doit jamais être perdu de vue ; son importance est à nos yeux considérable, au point de vue de la persistance des résultats acquis ; la durée et l'intensité de l'urétrite tiennent sous leur dépendance la rapidité des récidives.

La seule méthode qui soit de nature à donner et qui donne des résultats définitifs, souvent sans dilatation consécutive, est la résection de l'urètre avec suture des deux bouts, parfois même en l'absence de suture. Il semble donc qu'on devrait la considérer comme la méthode générale, mais la longueur des suites opératoires, comparées à celles des autres méthodes, la fait difficilement accepter. En outre, elle expose à des échecs, à des complications, et en particulier à des fistules. Disons aussi qu'elle est d'une exécution difficile, que peu de chirurgiens l'ont pratiquée souvent, et qu'aujourd'hui encore on la considère comme une méthode d'exception, les autres procédés donnant un résultat suffisant dans l'immense majorité des cas.

Le traitement des rétrécissements consiste donc dans la *restitution du calibre normal*, et dans la *modification des tissus* qui doivent perdre leurs caractères de dureté, d'inextensibilité, de rétractilité. Aussi les méthodes opératoires telles que l'urétrotomie ou la divulsion, qui accroissent rapidement le calibre sans modifier beaucoup la paroi, sont-elles presque toujours insuffisantes et doivent être complétées par des traitements plus lents, mais qui paraissent provoquer de la part du tissu fibreux un retour à des stades moins avancés de son évolution : telles sont la dilatation et l'électrolyse lente. Ces deux méthodes constituent le traitement fondamental des rétrécissements, et retardent au maximum les récidives ; on y aura recours, de préférence à toutes les autres, toutes les fois qu'une des contre-indications spéciales indiquées ci-après ne s'y opposera pas.

Qu'on emploie la dilatation simple ou la dilatation électrolytique, on se rappellera qu'il s'agit de *traitements lents*, qui ne peuvent produire de résultats durables que par une transformation des tissus longue à obtenir ; en outre, on doit atteindre *les limites de la dilatabilité* de l'urètre, limites variables suivant les sujets : on s'efforcera de passer les plus grosses bougies Béniqué 55 à 60, et plus dans certains canaux, et l'on s'assurera, avant de cesser le traitement, que la boule exploratrice ne rencontre plus de ressauts indurés dans la traversée urétrale. Ainsi compris, ces traitements donnent des *résultats durables*, très souvent définitifs ; dans les cas récidivants, il est parfois nécessaire d'entretenir pendant des années le calibre acquis par des dilatations répétées tous les deux ou trois mois, ou même tous les mois, mais il est exceptionnel qu'on n'arrive pas à augmenter progressivement ces intervalles.

On ne peut assigner un chiffre absolu et uniforme pour le calibre à atteindre, car en dehors des différences individuelles qui sont grandes, une partie des altérations des tissus reste parfois définitive. Dès qu'on éprouve une résistance réelle à l'introduction des dilatateurs, on explore l'urètre avec une grosse bougie à boule et si les parois en sont lisses et sans ressauts, on pourra considérer la dilatation comme accomplie et le traitement terminé.

Dans les autres cas, il est nécessaire d'employer des *méthodes rapides de traitement*, et l'on renonce *momentanément* à la dilatation pour pratiquer une urétrotomie soit interne, soit externe ; nous avons assez expliqué les raisons qui nous font délaisser l'électrolyse linéaire pour n'y pas revenir.

Les indications des traitements rapides, que nous énumérons par ordre d'importance, existent dans les cas suivants :

Complications exigeant le drainage immédiat de la vessie : ce sont les lésions infectieuses rénales et vésicales. Quand on observe de la fièvre, des signes d'infection ou d'intoxication urineuses, une polyurie trouble, indice de pyélonéphrite, ou quand la distension de la vessie par l'urine septique fait craindre les complications rénales ascendantes, en particulier chez les prostatiques et chez les vieillards, l'indication principale est la fixation d'une sonde à demeure : celle-ci nécessite un élargissement rapide de l'urètre par l'urétrotomie interne. En pareil cas on maintiendra la sonde à demeure bien au delà des quarante-huit heures qui sont la durée moyenne du drainage après cette opération, et l'on prendra, en certains cas, la précaution d'évacuer la vessie graduellement comme chez les prostatiques. Cette indication est encore plus impérieuse quand les accidents infectieux sont très aigus, en présence d'un frisson ou de frissons répétés et d'un état général grave.

Complications fébriles récidivant à chaque dilatation. — Elles sont dues généralement à la résorption d'urines septiques et toxiques au niveau des minimes fissures et érosions de l'urètre, et nécessitent l'urétrotomie quand, sur un urètre de calibre étroit, elles récidivent malgré la prudence du cathétérisme et les précautions antiseptiques les plus minutieuses : l'usage de l'urotropine, des lavages vésicaux et urétraux avant et après la dilatation s'impose. Toutefois, il est bon de savoir que ces précautions suffisent dans la plupart des cas à empêcher le retour des accidents fébriles.

Complications de voisinage : tels sont certains cas de prostatite, d'épididymite, de périurétrites.

Ces dernières se rencontrent dans deux conditions : tantôt consécutives à un rétrécissement infecté, elles sont antérieures à tout cathétérisme, tantôt elles se manifestent à l'occasion d'une tentative de dilatation et chez certains malades se reproduisent après chaque séance.

Ce n'est là qu'une indication plus particulière relevant de l'infection localisée de l'appareil urinaire avec ou sans retentissement général. L'indication d'une urétrotomie est des plus nettes, la prostatite surtout est fréquente ; elle se manifeste souvent par des poussées ordinairement sans gravité, ailleurs par tout le cortège symptomatique des prostatites aiguës, même après les manœuvres les plus douces. L'observation démontre que le contact lui-même de la sonde n'y est pour rien, mais que le passage d'une urine infectée produit les accidents, car, si on laisse une sonde à demeure après une séance de dilatation, ces accidents sont des plus rares. Mais comme il est difficile d'imposer cette précaution au malade à chaque séance, une urétrotomie est préférable à tous égards. Nous verrons que dans les cas de suppuration périurétrale, une urétrotomie externe est le plus souvent indiquée.

Echec de la dilatation et de la dilatation électrolytique : si le canal est inextensible, ou si l'élasticité des tissus est telle que la stricture se resserre aussitôt après le passage des bougies, on attribuera l'échec de la dilatation à la dureté des tissus et à leur disposition annulaire. Ces conditions se produisent soit dans des urètres étroits, soit dans des urètres assez larges. Dans les urètres étroits, on essaiera d'abord les bougies filiformes à demeure, ou encore, à un degré moins bas de la dilatation, le passage de très petits Béniqués conduits (n° 16, etc.), ou encore la dilatation électrolytique rapide ; si ces moyens échouent à leur tour, on pratiquera l'urétrotomie interne avec l'instrument de Maisonneuve. Dans les cas de *rétrécissements larges*, si la dilatatation cesse de progresser malgré l'irrégularité de la surface urétrale à l'exploration, on pratiquera des urétrotomies complémentaires en plusieurs points de la circonférence de l'anneau urétral, avec notre instrument à olives interchangeables. Ensuite, la dilatation, simple ou électrolytique, sera poussée au maximum en quelques séances. C'est dans ces cas qu'il est indispensable d'atteindre de hautes dilatations.

Douleur. Hémorragie. — Certains sujets, la plupart du temps névropathes, ou simplement impressionnables ou indociles, ne supportent pas des introductions répétées. Les anesthésiques, les injections de cocaïne, de stovaïne ou autres, auxquelles on peut joindre l'adrénaline, permettent ordinairement d'en triompher au moment même; mais, en cas contraire quand le retentissement douloureux persiste on aura recours à une méthode rapide. Nous en dirons autant des saignements faibles mais prolongés qui suivent tout cathétérisme ; à plus forte raison quand l'hémorragie est abondante.

Difficultés du cathétérisme : quand les difficultés de cathétérisme sont excessives, dans des urètres très étroits, du fait de fausses routes, de trajets sténosés très irréguliers, des injections de cocaïne ou de stovaïne, surtout des applications d'adrénaline offrent souvent un service puissant; on s'efforce de placer une bougie armée à demeure, et de pratiquer l'urétrotomie à la suite. Les rétrécissements *reconnus infranchissables* sont justiciables de l'urétrotomie externe.

Certaines formes de rétention d'urine : en général, la rétention, complète ou incomplète, cède au maintien de la bougie filiforme à demeure : et, souvent la guérison s'obtient par la dilatation simple, même dans ces cas compliqués. Ailleurs il n'en est plus ainsi : la vessie forcée ne recouvre pas aussitôt sa contractilité, ou ne la recouvre que peu de temps, et la rétention récidive bientôt, favorisée même par l'irritation urétrale qui suit la dilatation. Il est indiqué de mettre la vessie au repos complet et prolongé par la sonde à demeure et de pratiquer l'urétrotomie interne préalable. Celle-ci est indiquée encore dans les cas de rétention par des rétrécissements coïncidant avec l'hypertrophie de la prostate, par des calculs urétraux arrêtés en amont de strictures étroites, etc.

RÉTRÉCISSEMENTS TRAUMATIQUES

Les indications sont dominées par la nature de l'obstacle que constitue une cicatrice dure et rétractile : pour peu que le traumatisme ait été important et étendu, la dilatation progressive rencontre vite une résistance qui cède difficilement et elle ne produit en tout cas que des résultats éphémères. La dilatation électrolytique est un peu moins impuissante et nous lui devons quelques succès, mais là encore les échecs sont trop nombreux pour permettre de compter sur elle quand la cicatrice est annulaire.

L'opération de choix est l'urétrotomie externe et mieux encore la résection de l'urètre qu'on pratique toujours quand l'étendue des lésions traumatiques n'est pas trop considérable. Dans la région pénienne en particulier, il faut que la virole cicatricielle soit d'une très petite longueur, car les rétractions qui suivraient entraîneraient une incurvation de la verge pendant l'érection. Aux régions périnéo-scrotale et bulbaire, la résection donne les meilleurs résultats et est en général d'une exécution facile lorsque l'attrition du tissu périphérique n'est pas trop considérable. Dans les grands traumatismes qui ont amené des rétrécissements de la portion membraneuse, il faut le plus souvent se contenter d'une opération de nécessité, rétablir le calibre du canal, et réséquer si on le peut.

Quant à l'urétrotomie interne, elle agrandit quelque peu le champ de la dilatation progressive, mais expose encore à des récidives rapides. On peut néanmoins en essayer l'emploi dans les rétrécissements traumatiques bien limités, et on obtient quelques succès en répétant un assez grand nombre de fois des urétrotomies complémentaires, à des intervalles qui varient avec la rapidité de la rétraction cicatricielle.

Exception faite pour les rétrécissements traumatiques que leur constitution doit faire ranger à part, on voit que la méthode de traitement par excellence est la dilatation progressive ; c'est par elle qu'on doit commencer le traitement, et c'est elle encore qui le termine, car elle est le complément nécessaire de toute autre intervention. L'application des courants continus augmente la dilatabilité.

Lorsqu'il s'est agi d'une méthode rapide, nous avons toujours parlé d'une urétrotomie, externe ou interne, et cette dernière aura une fréquence beaucoup plus grande, parce qu'une longue expérience nous a démontré sa supériorité sur les autres méthodes rapides. Nous devons maintenant en exposer les raisons en passant rapidement en revue les inconvénients et les avantages de chacune d'elles.

Le cathétérisme forcé est justement abandonné. La dilatation rapide à l'aide d'instruments anciens ou d'invention récente n'a pas fait fortune. La méthode du professeur Le Fort a donné, entre les mains de son auteur, une longue série de succès ; mais des accidents, même mortels, ont suivi l'application de ce procédé, faite par d'autres chirurgiens. Des récidives surviennent brusquement, et avec le caractère d'un rétrécissement par rupture ; il est difficile de porter sur ce procédé un jugement définitif. Nous devons toutefois reconnaître qu'il a été et est encore en faveur auprès d'un assez grand nombre de chirurgiens étrangers.

La divulsion est encore moins employée; c'est, néanmoins, l'opération qui peut le mieux être mise en parallèle avec l'urétrotomie interne (Le Dentu). Elle serait réservée aux rétrécissements relativement souples et élastiques, mais qui ont une tendance à la récidive. Elle produit une plaie contuse, une déchirure sur la paroi inférieure, c'est-à-dire dans un point où un tissu fibreux abondant donnera naissance à une cicatrice très rétractile. Des accidents graves ont été signalés à la suite de la divulsion, tels que la phlébite, l'infection purulente; reconnaissons toutefois qu'ils sont rares et que l'hémorragie est d'ordinaire peu abondante. Les statistiques les plus étendues qui donnent comme proportions 2 décès sur 120, 7 sur 80, 0 sur 19, 2 sur 26, montrent que la divulsion présente une réelle gravité en comparaison, nous allons le voir, de l'urétrotomie interne.

L'urétrotomie interne agit d'une façon plus précise; quels que soient l'instrument et le procédé choisis, le rétrécissement est incisé et seul incisé, au point voulu par le chirurgien et les autres parties de l'urètre sont respectées. C'est la paroi supérieure qui doit être sectionnée, c'est là que se trouve en abondance, du tissu élastique (Brissaud et Segond). Immédiatement après la section, les deux lèvres de la plaie s'écartent, la cicatrice qui en résulte est souple et mince. C'est pourquoi la dilatation consécutive est facile à conduire et, plus tard, lorsque la rétraction a une tendance à se produire, les rétrécissements anciennement incisés restent dilatables.

Urétrotomies internes.

NOM DE L'OPÉRATEUR	NOMBRE	GUÉRISON	DÉCÈS	P. 100
Albarran	476	474	2	0,42
Carlier	289	289	»	»
Desnos	524	520	4	0,76
Guelliot	56	55	1	1,78
Jeanbrau	134	134	»	»
Legueu	176	175	1	0,57
Malherbe	64	61	3	4,68
Pousson	600	595	5	0,83
Rochet	95	94	1	1,06
Tédenat	700 (envir.)	697	3	0,42
Tuffier	98	98	»	»
Divers	144	140	4	2,77
Total	3 356	3 332	24	0,72

Sa gravité actuelle, que certaines publications tendent à faire considérer comme extrême et dénaturent sans scrupules, ressort des chiffres ci-dessus que nous empruntons aux statistiques publiées ou aux renseignements que les auteurs nous ont obligeamment transmis.

Dans ces 24 décès, 2 seuls sont dus à une hémorragie et dans l'un une faute opératoire avait été commise. 6 malades ont été opérés *in extremis ;* la plupart étaient porteurs de lésions rénales. Enfin, nous trouvons signalés un érysipèle de la face, des accidents tuberculeux généralisés. C'est une des opérations les moins meurtrières; et ce fait est d'autant plus remarquable que les chirurgiens dont nous publions les noms ne réservent l'urétrotomie interne que pour les mauvais cas, pour ceux devant lesquels les méthodes de douceur se sont montrées insuffisantes ou dangereuses.

L'*urétrotomie externe* est une méthode d'exception. Comme opération de choix appliquée à la majorité des rétrécissements, elle ne saurait être admise, malgré les progrès que l'antisepsie a fait faire à cette opération et la rapidité relative de la cicatrisation. Elle doit être réservée aux cas où des urétrotomies internes multiples complétées par des séances de dilatation simple ou électrolytique n'ont pas donné de résultats ; son indication principale est la coexistence de foyers de suppuration périurétraux, d'abcès chroniques, de fistules. Elle trouve encore son application dans les rétrécissements infranchissables et elle se fait alors sans conducteur, mais contre les indurations urétrales invétérées elle n'est pas suffisante et c'est à une *résection de l'urètre* qu'on doit recourir. Cette dernière reconnaît maintenant des indications de plus en plus nombreuses, non seulement, ainsi que nous le verrons, en présence de fistules ou d'abcès urineux chroniques, mais aussi lorsque les méthodes ordinairement en usage ont échoué et ont laissé des parois indurées inextensibles ; il est alors nécessaire de sacrifier les tissus pathologiques et de refaire de toutes pièces un urètre nouveau.

Guérison durable et cure radicale. — Nous avons déjà donné les raisons anatomiques et physiologiques qui rendent possibles mais incertaines les guérisons définitives des rétrécissements. Il est nécessaire d'y revenir en nous plaçant sur le terrain de la clinique et de la pratique journalière. Beaucoup de personnes se font une idée peu exacte de ce que doit être un urètre après le traitement d'un rétrécissement et croient qu'il suffit que le malade urine sans efforts pour que le traitement soit achevé. Il est loin d'en être ainsi. Nous ne craignons pas de le répéter, il ne faut pas prétendre atteindre quand même un calibre déterminé, car ce calibre, on l'a vu, est très variable suivant les individus, mais il est nécessaire que l'urètre ait retrouvé la plupart de ses caractères normaux et en particulier qu'il ne présente à l'exploration ni saillie, ni irrégularité, et que les foyers d'urétrite aient disparu. Un urètre dans lequel on n'a pu pousser la dilatation au delà d'un chiffre relativement bas, 22 ou 23 Charrière par exemple, restera guéri, si sa surface interne est lisse. Ailleurs, au contraire, on passera facilement une bougie du n° 29 ou 30 ; mais une boule exploratrice, introduite immédiatement après, fera reconnaître des saillies et des inégalités. La constatation de ces dernières est d'une grande importance, car elle fournit la preuve de la persistance des lésions du rétrécissement toujours en cours d'évolution et qui reproduiront plus ou moins rapidement la stricture.

La dilatation graduelle, l'électrolyse lente à intensité faible ont assez souvent raison de ces saillies ; mais il faut pour cela que des numéros très élevés, qui pour remplir certains urètres doivent parfois dépasser le n° 60 Béniqué pénètrent facilement et que les introductions en soient fréquentes. Aussi le plus souvent est-ce à des urétrotomies complémentaires qu'on aura recours, en les pratiquant à des intervalles éloignés. L'utilité de ces sections est d'autant plus grande qu'il s'agit ordinairement de brides élastiques qui s'effacent sous le passage des bougies, mais se reproduisent aussitôt après : des sections peu profondes mais souvent répétées peuvent seules les faire disparaître à condition que quelques jours après chacune de ces urétrotomies on pousse la dilatation aussi loin que possible.

Quand les brides sont résistantes, il vaut souvent mieux, quelques jours après la section, faire une ou deux séances de dilatation forcée, soit avec l'instrument d'Oberländer ou de Kollmann, soit avec celui que nous avons décrit et que nous employons avec succès.

Enfin, pendant toute la durée du traitement d'un rétrécissement, on n'oubliera pas qu'on agit sur des tissus infectés. Il faudra donc assurer l'antisepsie de l'urètre au moyen soit de grands lavages nitratés ou sublimés, soit d'instillations. Ici le traitement du rétrécissement se confond avec celui de l'urétrite chronique auquel on devra se reporter.

En procédant ainsi nous avons obtenu un grand nombre de *guérisons durables*. Nous avons dit que la *cure radicale* n'est assurée que par la résection avec ou sans suture de l'urètre. Beaucoup de ces opérations faites méthodiquement et suivant les règles précises remontent maintenant à de longues années ; et les résultats obtenus sont si uniformément bons qu'on peut espérer atteindre un but si désiré. Mais les considérations déjà exposées en rendent les indications encore exceptionnelles. Aussi ne prononcera-t-on jamais le mot guérison devant un malade, qui ne doit pas oublier qu'un urètre rétréci a toujours besoin de surveillance.

RÉTRÉCISSEMENTS DE L'URÈTRE CHEZ LA FEMME

ÉTIOLOGIE. — Les rétrécissements de l'urètre chez la femme sont rares, moins exceptionnels cependant qu'on ne l'a dit, car le travail de Genouville (1892) en mentionne 56 cas, celui de Pasteau (1897) 112. Au point de vue étiologique, ils sont congénitaux, cicatriciels ou inflammatoires. Les rétrécissements congénitaux ont été rarement signalés : Blum trouva une bride congénitale à 1 centimètre du méat ; plus souvent on a rencontré l'atrésie du méat lui-même ; nous laissons de côté cette catégorie.

Les rétrécissements *cicatriciels* sont dus soit à un *traumatisme*, soit à une *ulcération*. Les premiers sont surtout *obstétricaux* : la pression de la tête fœtale, celle d'instruments, causent une rupture interstitielle ou un sphacèle localisé, qui se traduisent ultérieurement par une cicatrice sténosante ; parfois il se forme en même temps une fistule vésico-vaginale ; parmi les autres traumatismes signalés, citons les chutes, les déchirures par cathétérisme ou par introduction de corps étrangers, les interventions chirurgicales telles que dilatation forcée, ablation de polypes, les *ulcérations* dues à un traitement par les agents caustiques, au séjour de corps étrangers, à des chancres phagédéniques ou à des plaques muqueuses (Desprès), à des chancres indurés (Fournier) : le plus souvent la sténose disparaît en même temps que l'induration chancreuse.

On observe plus souvent les rétrécissements *inflammatoires*, mais ils restent infiniment plus rares que chez l'homme, et passent d'ailleurs facilement inaperçus. Cette rareté relative trouve son explication, non dans la dilatabilité du canal (Boucher), ni dans sa faible longueur (Thompson), mais dans la courte durée de l'urétrite blennorragique chez la femme et dans l'absence de tissu spongieux (Pasteau). Il est difficile de se prononcer sur la nature gonococcique ou non gonococcique de l'urétrite initiale dans la plupart des cas, mais l'existence de rétrécissements réellement blennorragiques est avérée.

A côté de ces rétrécissements, on peut ranger les *rétrécissements* séniles (Herman) qui seraient dus à une sclérose sénile de l'urètre.

Anatomie pathologique. — Quoiqu'ils puissent siéger dans tous les points du canal, les rétrécissements affectent cependant des lieux d'élection qui varient suivant leur cause : obstétricaux, ils occupent principalement les parties moyenne et postérieure de l'urètre ; blennorragiques, ils sont souvent multiples, et prédominent au voisinage du méat, celui-ci arrêtant les produits pathologiques ; chirurgicaux, ils se trouvent également en arrière du méat, siège habituel des polypes et partie la moins extensible de l'urètre.

La lésion se présente quelquefois comme une simple bride, exceptionnellement comme un épaississement de tout le canal (Brodie, Legueu), le plus souvent sous la forme d'un anneau fibreux plus ou moins complet : du moins, c'est dans ces cas qu'elle se manifeste par des symptômes fonctionnels, l'extensibilité des parties saines compensant, dans les autres, la sclérose circonscrite. Le degré est plus ou moins accusé ; il peut être filiforme, et même, en cas de fistules placées en amont, infranchissable. De même que chez l'homme, il existe en amont une dilatation de l'urètre où l'urine stagnante entretient l'urétrite comme dans les urétrocèles ; en aval, on observe souvent aussi de l'urétrite et des végétations. Les lésions histologiques sont les mêmes que chez l'homme, tant pour les cas traumatiques que pour les cas inflammatoires, sauf en ce qui concerne le corps spongieux.

Symptômes. — Sauf après des traumatismes importants, les symptômes sont lents à apparaître, à cause de la grande dilatabilité de l'urètre ; cependant la musculature vésicale de la femme s'affaiblirait plus vite que celle de l'homme (Genouville).

A une période peu avancée, le seul symptôme est l'effort nécessaire pour uriner ; plus tard, cette difficulté s'accroît, l'effort est prolongé pendant toute la miction, devenue très longue ; puis l'urine n'est plus expulsée qu'en bavant, ou goutte à goutte, et enfin on peut observer la rétention et l'incontinence par regorgement. Bien auparavant, la *fréquence* est apparue : elle est due parfois à la cystite et présente alors des caractères spéciaux d'acuité et coïncide avec l'exagération des douleurs mictionnelles ; en dehors de la cystite, elle reconnaît comme cause la rétention incomplète qui apparaît avec les grands efforts de miction. La *douleur* peut manquer au début ;

elle peut être précoce quand il existe de l'urétrite : dans ce cas, la stagnation de l'urine en amont du rétrécissement détermine une inflammation vive, qui se traduit par des *crises douloureuses* analogues à celles de l'urétrocèle, parfois en dehors de la miction, plus souvent après la fin de la miction. A la période de rétention incomplète, et quelquefois plus tôt, il existe, outre la douleur mictionnelle, des douleurs hypogastriques, inguinales ou lombaires.

Comme chez l'homme, on fait l'examen direct avec l'explorateur à boule et avec l'urétroscope. Le toucher vaginal permet parfois de percevoir une induration urétrale.

La *marche* de la maladie est incessamment progressive. Des complications sont assez fréquentes : la rupture intra-péritonéale de la vessie n'est pas démontrée, mais des fistules vésico-vaginales ont été signalées (Fissiaux) ; peut-être ont-elles été consécutives à un abcès de la paroi. Ce qui survient le plus souvent, c'est une incontinence définitive même après la guérison du rétrécissement (Mercier), soit que le col vésical trop longtemps dilaté par l'urine ait perdu sa contractilité, soit qu'il ait subi une dégénérescence fibreuse.

Le *diagnostic* est généralement facile ; on tiendra un grand compte des commémoratifs ; ni le gonflement inflammatoire des parois urétrales, reconnaissable à l'examen de la vulve, ni le spasme avec son apparition soudaine ne prêtent à la confusion. Une tumeur, un polype, une coudure brusque du canal dans les cas de fistule vésico-vaginale (Verneuil) demandent un examen plus attentif.

Traitement. — Les méthodes de traitement usitées chez l'homme sont applicables à l'urètre de la femme, et les indications thérapeutiques sont les mêmes, d'une façon générale.

La *dilatation* suffit le plus souvent, mais les récidives restent possibles ; à la dilatation permanente, qui a pu produire rapidement une cystite (Demarquay, Thompson, Curling), on préfère la dilatation temporaire au moyen de bougies métalliques droites ou courbes.

Si la dilatation échoue, ou s'il existe une indication de traitement rapide, on recourt à la *dilatation* rapide ou à l'*urétrotomie*. La dilatation rapide, sinon brusque, paraît moins dangereuse que chez l'homme, à cause de l'extensibilité de l'urètre féminin : Verneuil a cependant signalé des accidents graves, dont un suivi de mort. On pratiquera plutôt l'*urétrotomie interne* sur la paroi supérieure, ou même en plusieurs points de la circonférence urétrale, si le rétrécissement est très dur et très épais.

L'urétrotomie externe peut être faite par la voie vaginale; Legueu a employé la voie sous-symphysaire : l'opération consiste dans la libération de l'urètre, après incision transversale passant entre le clitoris et le méat, puis dans l'incision de la paroi urétrale elle-même sur un cathéter cannelé; la suture de l'urètre, dans un cas de Legueu, ne comprit pas la muqueuse.

CHAPITRE VII

SUPPURATIONS PÉRI-URÉTRALES

BIBLIOGRAPHIE

TUFFIER et ALBARRAN. Note sur les micro-organismes des abcès urineux péri-urétraux. *Annales g° ur.*, 1890. — GUYON et ALBARRAN. *Cong. de Chirurgie*, 1891. — ESCAT. Infiltration d'urine et péri-urétrite. *Annales g° urin.*, 1898. — BANZET. Contrib. à l'ét. des suppurations, etc. *Thèse* 1896. — COTTET. Recherches bactériologiques sur les suppurations péri-urétrales. *Thèse* 1899. — ALBARRAN. *Traité Le Dentu-Delbet.* — MOTZ et BARTRINA. Contr. à l'ét. des abcès périnéaux et des phlegmons diffus d'origine urétrale. *Annales g° urin.*, 1903. — ROVSING. Microorgan. infect. *Ann. gén. urin.*, 1897.

Nous avons en vue dans ce chapitre les suppurations, d'origine urétrale, qui atteignent les parties molles voisines de l'urètre et principalement les nappes du *tissu cellulaire* des régions qu'il traverse. Nous en éliminons les abcès blennorragiques des glandes de l'urètre (folliculites et cowpérites, prostatites) et du tissu cellulaire qui les entoure (péri-folliculites, péri-prostatites).

Ces suppurations sont étudiées depuis longtemps sous le nom d'abcès urineux et d'infiltration d'urine, que nous conserverons. Mais tandis qu'on les a séparées, non seulement au point de vue clinique, mais surtout au point de vue des modalités de l'action de l'urine dans leur production, nous croyons devoir exposer d'abord les conditions étiologiques et pathogéniques communes à ces diverses formes de suppurations.

ÉTIOLOGIE ET PATHOGÉNIE. — La cause ordinaire de ces suppurations est l'*infection* de l'urètre qui, dans certaines circonstances, se propage au tissu cellulaire voisin ; exceptionnellement l'urine, épanchée par une solution de continuité de l'urètre, sert de véhicule aux agents infectieux.

Tout autre était, encore récemment, la conception que l'on se faisait, à l'exemple de Civiale et de Voillemier, du rôle de l'urine dans ces affections. L'existence d'une petite déchirure de l'urètre permettant l'issue ou tout au moins la transsudation de l'urine (Civiale) à travers une paroi dont on ne retrouvait pas toujours la rupture, paraissait une condition indispensable. L'urine, se frayant un large passage sous l'influence des efforts vésicaux ou abdominaux, envahissait en grande quantité le tissu cellulaire : celui-ci était frappé de sphacèle sur une grande étendue, et l'on se trouvait en présence de l'*infiltration d'urine*. La quantité d'urine extravasée était-elle au contraire minime : elle produisait une suppuration circonscrite, un *abcès urineux*.

Cependant, avant ces auteurs, d'autres avaient déjà attribué un rôle moins important à l'éclatement de l'urètre : Hunter, qui déniait à la vessie en rétention la possibilité d'expulser l'urine avec une violence capable de rompre l'urètre, Perrève, Ducamp, Philips, avaient reconnu l'importance des lésions urétrales et l'inconstance de la rupture. Les faits cliniques et expérimentaux ont permis de reprendre, en les précisant, leurs idées sur la pathogénie de l'infiltration et des abcès urineux. C'est ainsi qu'on a constaté dans bien des cas, l'absence de rétrécissements étroits ou même de tout rétrécissement ; on a vu des perforations gangréneuses siéger en aval du rétrécissement (Escat) ; l'absence de sphacèle dans certains cas de rupture traumatique aussi bien que dans les injections expérimentales d'urine non septique (Simon, Menzels), est fréquente ; enfin souvent on ne trouve pas d'urée dans la sérosité infiltrée (Albarran).

Les lésions infectieuses de l'urètre qui exposent le plus à l'infiltration et aux abcès sont celles qui accompagnent les rétrécissements de l'urètre, étroits ou larges : on explique cette fréquence par la stagnation de produits septiques en amont du rétrécissement, de sorte que des lésions inflammatoires graves, des ulcérations même, s'y produisent ; on peut incriminer aussi l'influence des tentatives de dilatation, surtout si celles-ci déchirent la muqueuse. On observe des suppurations péri-urétrales à la suite de fausses routes, de plaies urétrales, de corps étrangers ou de calculs, d'abcès folliculaires chroniques. Enfin il existe de véritables épanchements d'urine, par exemple dans les ruptures de l'urètre, avec la symptomatologie de l'infiltration.

En dehors de cette dernière éventualité, il n'est pas possible, le plus souvent, de savoir pourquoi les lésions restent circonscrites, ou diffusent et tendent au sphacèle. On ne peut pas, la plupart du temps, retrouver l'influence de diathèses comme le diabète ou l'albuminurie, ni même d'une infection urineuse ancienne. Il faut donc incriminer, dans le cas d'infiltration d'urine, une action mortifiante spéciale à certaines espèces microbiennes, surtout anaérobies, ou encore une virulence exaltée, parfois par les associations microbiennes, des microbes communs aux phlegmons circonscrits et aux phlegmons diffus péri-urétraux. Des études d'Albarran, de Banzet, de Cottet, d'autres travaux plus anciens concernant les aérobies, on peut conclure au rôle prépondérant du coli-bacille, soit seul, soit associé à d'autres bactéries qui n'ont pas pu encore être toutes déterminées, et parmi lesquelles les anaérobies paraissent jouer un rôle très important, surtout dans le sphacèle diffus ; sur 12 cas soit d'infiltration, soit d'abcès, Cottet releva 4 fois la présence d'anaérobies seuls, 6 cas où les anaérobies prédominaient sur les aérobies, et un seul cas d'aérobies seuls. Parmi les aérobies associés ou non au coli-bacille, citons les staphylocoques, les streptocoques, etc. ; parmi les anaérobies (Cottet) le bacillus funduliformis, le b. fragilis, le micrococcus fœtidus, le staphylococcus parvulus, etc.

Ces conditions pathogéniques étant exposées nous décrirons séparément l'infiltration d'urine et les abcès urineux.

A. — INFILTRATION D'URINE

Anatomie pathologique. — Les lésions consistent d'abord en une infiltration diffuse séreuse du tissu cellulaire ; dans un cas de Cottet, remarquable parce qu'il n'y existait que des bactéries aérobies, cette infiltration n'était pas fétide, et n'avait pas de tendance au sphacèle. Généralement, l'infiltration acquiert au contraire rapidement des caractères de putridité ; les lésions gangréneuses du phlegmon diffus frappent toute la région infiltrée, et se propagent dans les espaces limités par les aponévroses du périnée. La division des phlegmons diffus en deux sortes, suivant qu'ils frappent l'étage supérieur du périnée, au-dessus de l'aponévrose moyenne, ou l'étage inférieur, au-dessous de cette aponévrose, reste donc vraie comme au temps où on attribuait à l'irruption de l'urine les symptômes observés. A *l'étage supérieur*, l'infiltration, née de l'urètre membraneux et prostatique, s'étend dans tout le tissu cellulaire pelvien compris entre la vessie et le péritoine en haut, le releveur de l'anus en bas, l'aponévrose de Denonvillers en arrière, c'est-à-dire dans l'espace pelvi-rectal supérieur.

De là elle peut quelquefois gagner l'étage inférieur du périnée, soit à travers l'aponévrose moyenne, soit plutôt le long du rectum jusqu'aux fosses ischio-rectales. A l'étage *inférieur*, elle s'étend d'abord au-dessus de l'aponévrose superficielle, mais ne tarde pas à faire irruption sous les téguments : elle infiltre alors le tissu cellulaire périnéal, distend le tissu cellulaire des bourses et de la verge qui acquièrent un volume énorme, remonte enfin au-dessus du pubis et vers les aînes, les flancs, parfois même jusqu'aux parties latérales du thorax. Elle laisse intacts, mais dénude le testicule et le cordon ; l'urètre peut ne présenter qu'un sphacèle limité ; il est disséqué, de même que les corps caverneux. Dans le cas de guérison, le bourgeonnement progresse peu à peu à la surface de tous ces organes, et contrairement à ce que laisseraient supposer de tels délabrements, la difformité définitive est insignifiante en général ; les bourses, la verge, le périnée se recouvrent de peau, à l'exception de quelques points où le tissu cicatriel reste exubérant.

Nous avons vu aussi le sphacèle frapper l'un des corps caverneux dont les débris mortifiés ne s'éliminèrent que lentement hors de leur aponévrose d'enveloppe ; la surface du gland resta indemne de même que le corps spongieux de la portion pénienne. L'infiltration peut se compliquer d'abcès métastatiques dans divers organes.

Symptômes et marche. — Tantôt le début lent et insidieux passe inaperçu et les symptômes ultérieurs révèlent seuls l'accident, c'est la forme la plus fréquente ; tantôt il paraît *subit*, quoique souvent précédé par une recrudescence de la rétention et une difficulté croissante de la miction ; cette apparition brusque a été considérée comme la règle tant qu'on n'a vu dans l'infiltration que l'irruption de l'urine dans le tissu cellulaire. Le tableau clinique est le suivant : le malade éprouve, après des efforts plus ou moins violents, un soulagement instantané et le besoin d'uriner disparaît. A cette sensation de bien-être succèdent bientôt une gêne, une tension pénible de tout le périnée. Si l'on est à même d'observer le malade à ce moment, on constate que la tumeur hypogastrique préexistante a diminué et que, presque immédiatement, en moins d'un quart d'heure dans un cas relaté par nous, apparaît une *tumeur périnéale*.

Celle-ci n'est bien examinée que si l'on place le malade dans la position de la taille ; on voit une tumeur quelquefois exactement médiane, prédominant d'ordinaire sur un des côtés, étendue de l'anus à la racine des bourses, empiétant rarement sur le scrotum. La peau ne présente pas de changement de couleur ; on voit à ce niveau un œdème mou, gardant l'impression du doigt, non douloureux.

Bientôt l'infiltration s'étend à la verge dont le tissu cellulaire très lâche se laisse facilement distendre et produit un gonflement énorme. Il en est de même du scrotum qui peut acquérir le volume d'une tête de fœtus et dont la peau devient tendue et luisante.

Au bout d'un temps variable, toujours court, dépassant rarement deux à trois jours, la peau rougit, s'enflamme, devient douloureuse ; bientôt apparaissent de petites plaques noirâtres et la palpation permet de sentir une crépitation fine produite par les gaz qui accompagnent le développement du sphacèle. Enfin des phlyctènes s'élèvent, remplies d'une sérosité roussâtre, et si l'on n'intervient pas, des lambeaux de peau nécrosée se détachent et forment de larges pertes de substance.

Ces délabrements atteignent parfois une *étendue et une profondeur considérables ;* la peau tout entière du périnée et de la verge est détruite ; le scrotum dénudé laisse voir les testicules à nu. Malgré cela, grâce à une bonne intervention, tout peut encore se réparer et se répare en général avec une certaine rapidité.

Les *symptômes généraux* peuvent manquer, ou se réduire à une réaction fébrile insignifiante pendant les premiers moments ; la fièvre n'apparaît qu'au bout de plusieurs jours ou tout au moins plusieurs heures après l'accident. Elle traduit le développement d'accidents *gangréneux ;* on observe alors tout le cortège du phlegmon diffus avec ses frissons irréguliers, ses transpirations abondantes et surtout un état d'adynamie profonde qui se termine par la mort.

Dans d'autres cas qui, sans être rares, ne constituent pas la règle, les phénomènes généraux sont tout autres. Très peu de temps après la rupture, quelquefois au moment même, apparaît un frisson ordinairement court et peu intense. Après un calme de faible durée, éclate un nouveau frisson plus prolongé et plus violent ; la température ne baisse plus alors et se maintient à 39 ou 40°. Lorsque les choses se passent ainsi, ces manifestations fébriles traduisent un *accès urineux.* On verra que, dans la pathogénie de l'intoxication urineuse, la question de dose est capitale ; or, ces frissons, petits d'abord, intenses ensuite, et aboutissant à l'établissement définitif de la fièvre, sont en rapport et presque proportionnels à la quantité d'urine septique résorbée.

Les jours suivants, on peut voir se dérouler tous les phénomènes de l'intoxication urineuse, circonstance rare, car les accidents dépendent surtout de l'importance du sphacèle.

Au cours de ce processus gangréneux, éclate quelquefois une complication des plus graves, la *pyohémie*. Hâtons-nous de dire qu'elle est de plus en plus rare aujourd'hui et qu'elle peut et doit être évitée par une intervention chirurgicale hâtive et antiseptique. L'infection purulente prend naissance non seulement au niveau des plaies sous-cutanées, mais le corps spongieux qui baigne aussi dans le foyer devient un milieu d'absorption très actif; nous verrons que le chirurgien devra avoir présente à l'esprit cette disposition pendant la durée du traitement et que des règles très précises en découlent.

Le *diagnostic* se fera d'après les commémoratifs et les signes extérieurs, car on évitera à tout prix d'introduire une sonde dans le canal. L'infiltration pourrait être confondue avec un érysipèle; mais la rougeur de la peau n'est pas un phénomène précoce et ne se montre que lorsqu'il existe déjà une tumeur périnéale caractéristique.

Traitement. — *L'intervention sera aussi hâtive que possible.* La principale indication est de pratiquer une incision périnéale assez profonde pour ouvrir le *foyer principal* de l'infiltration.

Le malade étant placé dans la position de la taille, les précautions antiseptiques observées, le chirurgien pratique *sur la ligne médiane* une incision *étendue de la racine des bourses jusqu'au-devant de l'anus;* il incise couche par couche la peau, le tissu cellulaire sous-cutané et enfin l'aponévrose superficielle du périnée au-dessus de laquelle est le foyer principal. Un flot de pus et d'urine s'échappe en ce moment et avertit qu'on est bien dans le foyer. *Cette aponévrose sera incisée dans toute son étendue* (Guyon). Enfin, le doigt introduit au fond de la poche détruit les brides et les cloisons et ramène souvent de larges lambeaux de tissus sphacélés. On doit garder exactement la ligne médiane, même quand la tumeur proémine à droite ou à gauche; on évite ainsi la blessure de l'artère superficielle du périnée.

Cette incision, capitale dans le traitement de l'infiltration, ne suffit pas toujours. Lorsque l'urine a fusé au loin sous les téguments jusqu'au niveau du pubis où des parois abdominales, d'autres incisions dites libératrices, sont nécessaires. Elles doivent comprendre la peau et diviser le tissu cellulaire infiltré jusqu'à l'aponévrose superficielle *qui sera respectée.* En suivant la marche de l'infiltration, on a vu que le liquide se répand entre la peau et l'aponévrose superficielle. Ouvrir celle-ci serait donc créer à l'urine et au pus une voie vers les parties profondes. Ces incisions seront pratiquées de préférence aux parties déclives et surtout sur les limites des parties envahies ; elles sont dites *incisions de limitation* (Guyon). Le thermo-cautère est recommandable.

Les précautions d'asepsie seront observées dans toute leur rigueur ; l'anfractuosité de la poche, la richesse vasculaire de ces tissus et la large voie ouverte à l'absorption feront observer une *grande réserve dans l'emploi des antiseptiques forts.* Il est, en effet, ordinaire de voir les urines devenir noires après des pansements et surtout des lavages phéniqués ; à plus forte raison, l'emploi de sublimé doit-il être surveillé, de même que celui de l'iodoforme. On aura soin, si l'on pratique des lavages avec une solution de sublimé ou d'acide phénique, d'irriguer ensuite la plaie avec de l'eau bouillie ou une solution boriquée. L'eau oxygénée est d'un emploi plus simple et son pouvoir antiseptique est considérable.

L'incision périnéale ouvre une issue à l'urine qui s'écoule tout entière par la plaie ; le malade sera donc protégé au moyen d'ouate ou de linges absorbants et d'appareils.

On commettrait une faute en voulant rétablir d'emblée la miction par le canal ; nous avons vu que la gaine spongio-vasculaire de l'urètre plonge dans le foyer rempli de débris septiques ; or la manœuvre la mieux conduite et la plus modérée peut produire une lésion des tissus urétraux, ouvrir les vaisseaux et faciliter l'introduction d'éléments infectieux dans le torrent circulatoire, d'autant plus facilement que ces tissus sont depuis longtemps altérés et friables. Aussi ne fera-t-on, sous aucun prétexte, *le cathétérisme pendant les premiers jours.*

L'écoulement de l'urine assuré par la plaie périnéale permet d'attendre pendant un temps qui varie de trois à quatre semaines. C'est à ce moment qu'on s'occupe du rétrécissement ; les manœuvres répétées que nécessite la dilatation graduelle sont souvent l'occasion d'accès de fièvre ; aussi le traitement de choix est-il dans ces cas l'urétrotomie interne.

B. — ABCÈS URINEUX

ANATOMIE PATHOLOGIQUE. — Le phlegmon circonscrit par la défense du tissu cellulaire, on assiste à la production d'un *abcès urineux*, assez semblable aux abcès de toute autre région. Ces abcès s'observent au pénis, au scrotum et principalement au périnée où ils acquièrent une étendue plus grande; leur paroi est constituée par une zone d'infiltration embryonnaire qui tend à la transformation scléreuse, et qui peut acquérir rapidement une épaisseur considérable. Le pus, tantôt louable, tantôt séro-purulent, rarement mêlé d'urine, tend à faire irruption du côté des téguments, et après son évacuation, les fistules sont fréquentes; souvent l'urine n'y passe que quelque temps après l'ouverture, quand la vitalité de la paroi urétrale résiste d'abord à l'inflammation et à la compression par l'abcès. Dans les cas anciens, l'épaisseur et la dureté de ces parois sont telles qu'elles justifient le nom de tumeurs urineuses que nous retrouverons.

Quoique circonscrits, ces abcès, principalement dans leur forme chronique, peuvent être l'origine de traînées phlegmoneuses qui s'étendent peu à peu à toute la longueur du périnée, remontent même au-devant du pubis, ou au contraire se portent en arrière vers la région anale latérale.

SYMPTÔMES ET MARCHE. — Au point de vue clinique, les abcès urineux doivent être divisés en abcès aigus et abcès chroniques.

A. **Abcès aigus.** — Dans la portion antérieure de la verge, au niveau de la fosse naviculaire ou de la région péno-scrotale, les abcès urineux sont presque toujours des folliculites et des périfolliculites périurétrales, que nous avons déjà étudiées (voir p. 112); dans la région périnéo-bulbaire, l'abcès urineux se développe immédiatement en arrière d'un rétrécissement. Sans prodromes, sans cause occasionnelle ou quelquefois à la suite d'un excès de boisson où de coït, on voit apparaître dans la région profonde du périnée une tumeur arrondie *indolente*, *adhérente aux parties profondes*. Dans les cas aigus, cet aspect change rapidement, la peau rougit, s'œdématie, la région est le siège d'une douleur vague d'abord, puis plus ou moins aiguë et accompagnée de battements. La tumeur elle-même augmente de volume, se ramollit; néanmoins la *fluctuation est souvent tardive* et difficile à percevoir. La figure 88 montre plusieurs abcès simultanément développés au périnée, à la partie antérieure du scrotum et dans toute l'étendue de la verge.

Il est rare que l'on observe des troubles de la miction pendant les premiers jours, mais bientôt survient une dysurie particulière qui tient à la compression de l'urètre par la tumeur liquide, assez prononcée parfois pour amener une rétention. Les mictions, alors très douloureuses, ne sont *ni fréquentes, ni impérieuses*, à moins que l'obstacle ne permette pas une évacuation suffisante de l'urine. Ces rétentions presque complètes sont des plus rares. Les urines restent normales.

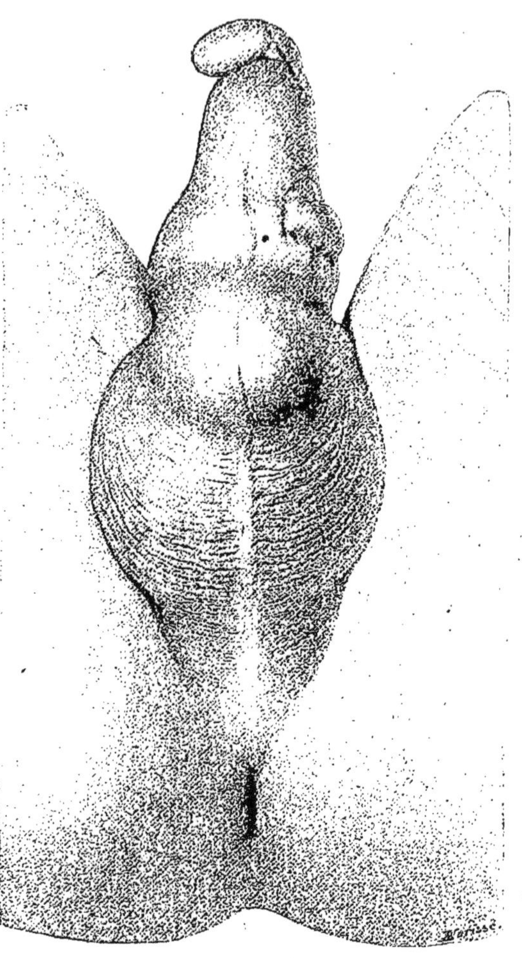

Fig. 88. — Abcès urineux périnéal, scrotal et pénien.

Abandonnés à eux-mêmes, les abcès s'ouvrent dans le canal ou au périnée. L'*ouverture dans l'urètre* s'annonce par l'apparition, au méat, de pus souvent mélangé de sang pendant les premiers jours : l'écoulement se fait d'une manière plus ou moins continue ; les mictions en expulsent une certaine quantité avec les premières gouttes. Si cependant la poche est volumineuse, l'urine se déverse d'abord dans la poche et entraîne pendant toute la miction du pus et des produits de désorganisation. Cette ouverture urétrale ne comporte pas un pronostic favorable et elle est parfois l'origine de décollements profonds ou d'une infiltration diffuse.

Ordinairement l'*abcès se fait jour par la peau* que l'on voit s'amincir, devenir violacée; un ou plusieurs orifices donnent issue à une quantité variable de pus et d'urine. Presque toujours ces ouvertures spontanées sont suivies de fistules, et elles ne se font en général qu'après avoir amené des désordres étendus, disséqué les corps caverneux, et même les testicules que l'on trouve à nu au fond de la plaie.

Les phénomènes généraux sont en rapport avec les dimensions de l'abcès. Un violent accès de fièvre au début de la suppuration est rare ; plus souvent on assiste à l'apparition de petits frissons, à répétition irrégulière ; la température, assez élevée, oscille aux environs de 39° ; elle est d'ailleurs en corrélation avec la rétention du pus, et elle s'abaisse aussitôt que l'évacuation en est assurée. L'état général sera surveillé avec grand soin, surtout au point de vue de l'apparition des phénomènes de l'infection urineuse.

Le *diagnostic* est facile : la rétention pourrait faire croire à un rétrécissement, sans complications ; mais l'examen du périnée lèvera les doutes. La tumeur périnéale inflammatoire est plus difficile à distinguer d'une cowpérite dont nous avons déjà indiqué les signes différentiels.

B. **Abcès chroniques ; tumeurs urineuses.** — Les abcès chroniques sont caractérisés par l'indolence de leur début ; ils restent longtemps insidieux, puis le malade s'aperçoit qu'il porte, au périnée, au pénis, quelquefois dans la traversée scrotale, une petite *tumeur* régulière, adhérente aux tissus profonds, allongée auprès de l'urètre, et d'une dureté pierreuse pathognomonique, qui est due à l'épaisseur considérable de sa paroi. Cette tumeur gêne peu ou pas la miction, et rarement elle est le siège de quelques douleurs lancinantes, parfois irradiées le long de l'urètre.

La résolution est exceptionnelle ; le ramollissement de la tumeur est très lent, et aboutit peu à peu à la perforation spontanée des téguments et à la formation silencieuse d'une fistule ; parfois cependant une marche plus aiguë caractérise la phase de ramollissement.

Dans d'autres cas, l'abcès chronique est *consécutif à un abcès aigu*, ouvert dans l'urètre et mal vidé. Quelquefois se forment, dans ces cavités d'abcès, des *poches urineuses*, ouvertes dans l'urètre seul, ou placées sur le trajet d'une fistule urétro-périnéale ; ces poches, entretenues par la pénétration et le séjour de l'urine, d'après certains auteurs (Voillemier), ou plutôt par l'insuffisance du drainage de la cavité par les trajets fistuleux irréguliers et étouffés dans les callosités, sont anfractueuses et entourées d'une coque fibreuse épaisse. Quand elles ne s'ouvrent que dans l'urètre, elles présentent les symptômes des poches urineuses : tumeur le long de l'urètre augmentant pendant les mictions, écoulement involontaire d'urine après la miction, urines chargées de débris, etc. Des calculs peuvent s'y développer et y séjourner.

TRAITEMENT

1° **Abcès aigus.** — A la verge et au scrotum, il suffira d'inciser simplement la partie culminante de l'abcès, aussi hâtivement que possible, en ménageant l'urètre qui souvent n'est pas atteint, afin d'éviter une fistule. Ailleurs, si l'abcès a une tendance à se diffuser, un large débridement est nécessaire.

Au périnée, quelles que soient les limites latérales de l'abcès, l'incision sera *médiane*, étendue de l'anus à la racine des bourses sur lesquelles elle empiétera au besoin, et profonde : elle doit en effet atteindre le centre ramolli de l'abcès, et l'épaisseur des tissus œdématiés dépasse parfois 7 à 8 centimètres ; l'aponévrose du périnée incisée, on recherchera, à la sonde cannelée, le pus qui fait irruption sous forme de jet. Le doigt est introduit dans toute la cavité, pour détruire les cloisonnements et explorer les anfractuosités ; on complète alors l'incision, soit au bistouri, soit aux ciseaux, jusqu'au fond du point le plus déclive en arrière ; en haut, on poursuit de même l'incision, ou bien une contre-incision est pratiquée en avant du pubis , « au plafond » (Guyon), pour permettre le passage d'un drain, du volume du petit doigt, qui ressort par la plaie périnéale. Celle-ci est maintenue largement ouverte, tamponnée et drainée, et les pansements ultérieurs doivent assurer le bourgeonnement progressif du fond vers les bords. On place une sonde à demeure quelques jours après l'opération, quand la désinfection paraît suffisante, si l'urine passe abondamment par la fistule ; dans le cas contraire, de même qu'à la fin de la réparation, l'emploi de la sonde à demeure n'est pas indiquée.

En présence d'un rétrécissement très serré, siégeant au niveau de l'abcès, l'incision de celui-ci pourra être prolongée, en profondeur, jusqu'à l'urètre ; cette urétrotomie externe se trouve d'ailleurs parfois réalisée involontairement. La plupart du temps, on donnera la préférence à l'urétrotomie interne, pratiquée assez longtemps après l'incision de l'abcès, quand l'infection a disparu ; dans des cas plus rares, lorsque l'abcès est petit, bien limité, sans anfractuosités, lorsque l'urètre paraît épais et doué d'une bonne vitalité, on peut séance tenante pratiquer l'urétrotomie interne, et éviter ainsi presqu'à coup sûr la production d'une fistule.

2° **Abcès chroniques.** — Les abcès urineux chroniques doivent être, non pas incisés, mais enlevés comme des tumeurs, dans la mesure du possible. S'ils sont vastes et anfractueux, s'ils se prolongent trop loin pour être complètement excisés, on les ouvrira largement, et l'on enlèvera la plus grande partie possible de leur paroi, le reste sera détruit à la curette et au thermo-cautère. Même lorsqu'il s'agit de l'urètre pénien, tous les diverticules doivent être détruits. On ménagera avec soin l'urètre pendant la dissection de la tumeur.

Les soins consécutifs, le traitement des rétrécissements s'inspirent des mêmes indications que pour les abcès aigus.

CHAPITRE VIII

FISTULES DE L'URÈTRE

Nous aurons l'occasion de parler, aux vices de conformation, des fistules *congénitales* de l'urètre. Les plus fréquentes représentent des hypospadias incomplets ; on en observe au niveau du gland, en particulier. Nous décrirons aussi dans ce chapitre les fistules juxta-urétrales voisines du méat, et les canaux para-urétraux. En dehors de ces anomalies, il existe des *fistules vraies congénitales*, consécutives à l'oblitération de l'urètre, et qui jouent le rôle de canaux de dérivation pour l'urine excrétée pendant la vie intra-utérine.

Nous n'étudierons, dans ce chapitre, que les *fistules acquises*.

I. — FISTULES CHEZ L'HOMME

D'après leur siège, on les divise en : 1° fistules urétro-rectales ; 2° fistules urétro-périnéo-scrotales ; 3° fistules urétro-péniennes.

1° Fistules urétro-rectales.

Étiologie. — Plus rares que les fistules des autres régions, les fistules urétro-rectales succèdent aux traumatismes, aux suppurations, à la tuberculose et aux néoplasmes.

Les *traumatismes accidentels* peuvent être causés par des corps étrangers introduits dans l'urètre ou dans le rectum, par des plaies contuses et des ruptures de l'urètre prostatique ou membraneux (coup de corne de taureau, chute sur une barre de fer, Ziembicki). Les *traumatismes chirurgicaux* consistent, soit dans une fausse route, le bec de la sonde perforant l'urètre et pénétrant dans le rectum (cas de Tédenat), soit dans des plaies accidentelles au cours des opérations qui empruntent la voie prérectale :

telles sont l'opération de la taille, — et un chirurgien tel que Thompson a rencontré ce cas 4 fois dans sa pratique, — l'incision de fistules à l'anus au fer rouge (Mahot), la prostatectomie périnéale, dans le cas de perforation accidentelle du rectum, complication opératoire favorisée par les adhérences consécutives aux péri-prostatites.

Malgré l'adjonction de cette nouvelle cause de fistules traumatiques, la plupart des fistules urétro-rectales reconnaissent pour origine une *suppuration de la prostate*, ouverte dans l'urètre et dans le rectum, ou très rarement un abcès péri-rectal ouvert dans l'urètre : la blennorragie a donc une part très importante dans l'étiologie de ces fistules qui peuvent aussi être causées par les calculs de la prostate, par un obstacle siégeant dans l'urètre antérieur.

Dans la *tuberculose* de la prostate, la suppuration se fait jour d'ordinaire soit dans l'urètre, soit dans le rectum, soit au périnée ; on a cependant observé l'ouverture simultanée dans l'urètre et le rectum.

Après les abcès et les traumatismes, les *néoplasmes* sont la cause principale des fistules : soit qu'il se développe dans la prostate, soit qu'il occupe l'intestin, le cancer peut causer des fistules directement par ulcération des viscères, ou indirectement par des complications suppuratives.

Anatomie pathologique. — L'orifice urétral est en général étroit quand il y a eu traumatisme, très large au contraire et anfractueux à la suite des suppurations. Du côté du rectum, l'orifice, presque toujours sus-sphinctérien, est souvent très apparent, lorsqu'il est entouré de masses fongueuses au milieu desquelles il s'ouvre par une sorte d'infundibulum. Ailleurs il est masqué sous un repli muqueux, ou consiste en un pertuis étroit. Le trajet, bien qu'assez court et presque rectiligne, présente généralement un clapier sur un de ses points. La prostate est le plus souvent intéressée ; mais le trajet fistuleux peut la contourner pour s'ouvrir alors à la partie inférieure de l'intestin. Il est quelquefois bifurqué et offre un embranchement qui aboutit au périnée. La région inter-urétro-rectale est parfois réduite à une minceur extrême par l'adhérence des deux parois ; dans d'autres cas, elle est facile à décoller, sauf au niveau du trajet lui-même ; enfin on a vu toute la région occupée par d'énormes callosités.

Symptômes. — Dans certains cas, par exemple ceux d'abcès de la prostate ouverts dans l'urètre et le rectum, le trajet fistuleux est disposé de telle sorte qu'on n'y observe pas le passage de l'urine, ni du contenu intestinal. Plus ordinairement la pénétration des *urines dans le rectum* a lieu pendant la miction, parfois même en dehors des mictions quand le besoin d'uriner est violent ; tantôt le liquide coule abondamment dans le rectum, comme dans les grands délabrements cancéreux, tantôt seulement passent quelques gouttes au moment même de la miction, ou, plus rarement, quelque temps après. L'urine peut être mélangée de pus, ce qui indique l'existence d'un clapier sur le trajet. Son passage dans le rectum détermine une rectite ulcéreuse très douloureuse. Quelquefois aussi le sperme s'échappe par l'anus.

Des *matières fécales passant dans l'urètre* dénotent une large ouverture urétro-rectale. Le fait est rare mais l'issue des gaz par l'urètre a été plus souvent notée.

Au moyen du toucher rectal on sent une sorte de dépression soit au niveau de la muqueuse peu modifiée, après un traumatisme chirurgical, soit au milieu de bourgeons néoplasiques, ou sur une muqueuse adhérente quand il y a eu suppuration. Avec un spéculum ou une valve, on découvre l'orifice à une petite distance au-dessus du sphincter : pendant la miction, quelquefois l'issue de l'urine facilite la découverte de la fistule. Ailleurs on pourra y engager un stylet convenablement courbé. Dans certains cas le cathétérisme de l'urètre échoue, la sonde pénétrant dans le rectum.

Le diagnostic s'impose presque toujours ; on reconnaîtra les fistules vésico-rectales à ce que l'écoulement de l'urine se fait entre les mictions d'une manière continue.

Le pronostic, bénin pour certaines fistules consécutives aux abcès blennorragiques qui tendent à se refermer spontanément, est assez grave en général : elles ne guérissent pas alors spontanément, et offrent de grandes difficultés de traitement. Elles se compliquent de rectite et d'ulcérations rectales, de poussées dans le tissu cellulaire, d'infection ascendante des voies urinaires, et leur longue persistance peut conduire à l'hecticité.

Traitement. — On essaiera d'abord les moyens simples qui peuvent empêcher le passage de l'urine et du contenu intestinal dans le trajet : traitement des obstacles urétraux ; évacuation régulière du rectum par des lavages d'eau bouillie ou boriquée ; évacuation de l'urine par des cathétérismes répétés, par la miction dans la position à plat ventre (Thompson).

Dans le cas d'orifices petits, on pourra essayer l'avivement par *cautéri-*

sation du trajet : on a employé les caustiques chimiques (nitrate d'argent, chlorure de zinc), une pointe fine de thermo-cautère (Guyon), ou de galvano-cautère, l'électrolyse (galvano-caustie positive, Tédenat). Ces moyens amènent parfois la guérison ; mais il ne faut les employer qu'avec ménagement, car ils peuvent produire aussi l'agrandissement du trajet.

Un traitement opératoire s'impose dans la plupart des cas, après désinfection aussi parfaite que possible du rectum et de la vessie, et dilatation éventuelle de l'urètre. On rejettera la rectotomie linéaire, la suture de l'orifice rectal par la *voie rectale*, bien que Thompson et Duplay aient obtenu ainsi des guérisons ; *a priori*, il paraît cependant logique d'appliquer à la paroi rectale la méthode de *dédoublement* en usage contre les fistules vésico-vaginales, et de négliger toute suture autre que celle du rectum.

Les meilleures interventions sont celles qui comportent la *dissection large de la paroi rectale ;* plusieurs procédés ont été mis en pratique.

Ce sont : 1° *l'incision simple*, large et poussée au-dessus de la fistule, des tissus qui séparent le rectum de l'urètre (Cooper) ; on ne pratique aucune suture ; la plaie est tamponnée, et le bourgeonnement doit se faire lentement de la profondeur vers les téguments ; 2° l'incision comme précédemment, mais *suivie de suture* de l'orifice rectal *et* de l'orifice urétral, ou de l'orifice rectal seulement, *après avivement infundibuliforme* (Tédenat), ou simplement en prenant soin d'adosser les bords des orifices par de larges surfaces (Lejars) ; dans un deuxième cas, Tédenat sutura l'orifice urétral, puis sectionna la paroi ano-rectale depuis l'orifice fistuleux jusqu'à la marge de l'anus inclusivement et sutura du haut en bas comme pour les fistules anales ; dans tous les cas, on doit s'abstenir de refermer la plaie périnéale ; 3° la *mobilisation de la partie extra-péritonéale* du rectum, comme pour l'extirpation d'une tumeur du rectum, complétée par la suture des orifices et la *torsion* du rectum (Ziembicki), de sorte que si une fistule urétro-périnéale persiste, elle ne communique du moins pas avec le rectum ; 4° on pourrait aussi appliquer le procédé de Segond pour les fistules recto-vaginales : dissection de la paroi rectale, puis *abaissement intra-sphinctérien*, jusqu'à ce que la perforation corresponde à l'incision péri-anale, enfin résection du rectum à ce niveau et suture circulaire à la peau.

Quel que soit le procédé choisi, on aura d'abord excisé complètement toutes les callosités. Pendant la dissection du rectum, on évitera de le perforer ; cette dissection peut être très difficile, et presque impossible, quand l'urètre et le rectum sont intimement adhérents et ne forment pour ainsi dire qu'une même membrane. En pareil cas, la mobilisation et l'abaissement du rectum doivent être préférés aux autres moyens. Au contraire, s'il existe encore des abcès prostatiques mal vidés, on se contentera, au moins dans une première intervention, d'une incision transversale qui permet l'éloignement du rectum, puis de l'incision et de la régularisation des cavités abcédées, enfin d'un large drainage de la plaie.

Dans les opérations itératives, dans les cas rebelles et dans tous ceux où les lésions sont étendues et rendent le succès douteux, on n'hésitera pas à recourir à un moyen adjuvant qui consiste à pratiquer une cystostomie hypogastrique et à laisser la vessie ouverte jusqu'à cicatrisation.

2° Fistules urétro-périnéo-scrotales

Étiologie. — Les fistules de la région périnéo-scrotale sont causées avec une inégale fréquence par le traumatisme, par des suppurations, par la tuberculose, le cancer, la syphilis.

Les *traumatismes* sont une cause assez rare de fistules. Celles-ci succèdent aux plaies accidentelles, qui guérissent en général, ou aux plaies chirurgicales (urétrotomie externe, taille, prostatectomie périnéale) qui guérissent de même plus ou moins vite ; elles sont plus souvent consécutives aux *ruptures de l'urètre*, grâce à l'écoulement des urines par la plaie chirurgicale ou par la perforation spontanée des ligaments, à l'anfractuosité des décollements périnéaux, à la production rapide d'un rétrécissement traumatique.

Les *abcès périnéaux* qui le plus souvent donnent lieu à la persistance des fistules, sont consécutifs à des *rétrécissements;* les rétrécissements traumatiques y exposent plus que les autres; quelquefois ces abcès sont minimes et indolents, de sorte que le malade croit que la fistule s'est établie d'emblée, mais d'ordinaire ce sont des abcès plus volumineux, soit aigus, soit chroniques. De même, les rétrécissements peuvent causer *l'infiltration d'urine*, qui laisse également des fistules après la réparation. En dehors des suppurations consécutives aux rétrécissements, on observe des fistules après les suppurations de folliculites, après celles des cowpérites qui en constituent une classe importante, ou encore comme complications de calculs de l'urètre ou de la prostate; les *abcès de la prostate*, ouverts à la fois dans l'urètre et au périnée, sont aussi une des principales causes de fistules.

A ces abcès et fistules on peut ajouter ceux que produit le séjour de la Bilharzia, fréquemment observés en Egypte et au Cap.

Les *néoplasmes* de l'urètre et de la prostate, les *gommes syphilitiques* péri-urétrales envahissant et ulcérant les parois du canal, sont des causes rares de fistules. Le développement de lésions *tuberculeuses* détermine des suppurations péri-urétrales, décrites comme une affection à part sous le nom de péri-urétrite tuberculeuse (Englisch).

Anatomie pathologique. — L'*orifice urétral* est en général unique; le plus souvent en amont d'un rétrécissement, il peut aussi se trouver en aval; il a l'aspect infundibuliforme, parfois il s'entoure d'une collerette muqueuse surélevée comme la représente une de nos figures urétroscopiques. (Planche I).

Au *périnée*, on observe soit un seul orifice cutané même quand il existe plusieurs orifices urétraux, soit des orifices multiples disséminés sur la peau du périnée et du scrotum, bourgeonnants ou à bords décollés, souvent au fond de sillons rétractés; ces orifices apparaissent successivement, à la suite des abcès a répétition dus aux clapiers où le pus se trouve retenu.

Le *trajet* fistuleux, plus ou moins irrégulier, varie de 3 à 10 centimètres de longueur dans les cas ordinaires. Rarement rectiligne, il offre plus souvent des sinuosités, et des culs-de-sac ou *clapiers*, où séjournent le pus et l'urine. Dans les fistules multiples, des culs-de-sac et trajets sont disposés en plusieurs étages dans l'épaisseur du périnée, ils peuvent être vastes et leurs parois n'offrent aucune tendance à la rétraction; un clapier central (Guyon) existe presque constamment; parfois, au lieu d'être périnéal, il est situé profondément, au-dessus de l'aponévrose moyenne, au voisinage de la prostate; souvent aussi les trajets communiquent avec des abcès prostatiques proprement dits.

Au point de vue de la nature des parois, et par suite, au point de vue du pronostic, Thompson adopte la classification suivante : 1° fistules simples sans induration; 2° fistules compliquées d'induration; 3° fistules avec pertes de substance.

La paroi des fistules simples est peu épaisse, quoique appréciable au toucher; la surface intérieure tend à s'épidermiser peu à peu. Les fistules à trajet irrégulier et anfractueux s'entourent d'une zone *scléreuse*, d'autant plus épaisse que l'urine et le pus y passent depuis plus longtemps, dont la marche aboutit à la production de callosités, c'est-à-dire de masses fibreuses irrégulièrement disposées autour des trajets, d'aspect lardacé, diffuses ou formant des tumeurs isolées ; elles représentent au point de vue histologique, un myome fibreux (Cocteau), un fibrome éléphantiasique (Monod).

On peut enfin observer des complications : formation ou migration de calculs dans les trajets, incrustation de leurs parois, engagement de corps étrangers ou de séquestres, transformation épithéliomateuse.

SYMPTÔMES. — Pendant la miction, l'urine s'engage plus ou moins abondamment dans les trajets fistuleux ; parfois le malade éprouve alors une cuisson assez vive, en d'autres cas de très violentes douleurs. En même temps aux orifices apparaît l'urine, soit réduite à quelques gouttes, soit plus abondante, quelquefois plus copieuse à l'orifice fistuleux qu'au méat urétral, ce qui force le malade à uriner accroupi ; quand il existe des culs-de-sac où l'urine pénètre et stagne, son issue par les orifices fistuleux ne se fait souvent que quelque temps après la miction. L'écoulement par les trajets peut aussi être inconstant, manquer pendant des périodes de plusieurs jours qui donnent au malade l'illusion de la guérison ; on le voit augmenter quelquefois après une dilatation, après un lavage de l'urètre sous pression, tandis qu'il est moins abondant pendant l'accroissement d'un nouvel abcès. Dans les cas douteux on reconnaîtra la perméabilité du trajet, soit en pinçant le méat pendant la miction, soit par une injection sous pression d'une solution colorée. On a signalé l'issue du sperme par l'orifice fistuleux. Enfin celui-ci livre passage à un suintement purulent, plus ou moins abondant, et sujet à des intermittences ; cette suppuration devient plus apparente par la pression sur le périnée, ou le toucher rectal, qui évacuent les clapiers ; on a vu l'expulsion par l'urètre des membranes formées à l'intérieur des cavités.

L'inspection et le palper du scrotum et du périnée montrent parmi les altérations inflammatoires et cicatricielles de la peau, des orifices fistuleux plus ou moins apparents, qui sont plus facilement révélés au moment de la miction. L'*exploration* de ces trajets devra être précédée de celle de l'urètre, et, si le calibre le permet, de l'introduction d'une sonde qu'on y laissera. On introduit alors dans le trajet un stylet qui permet de reconnaître, plus ou moins parfaitement suivant le cas, la direction, les bifurcations, les anfractuosités, les corps étrangers ; parfois le contact avec la sonde urétrale montrera le siège de l'orifice interne; ailleurs le stylet est arrêté par une anfractuosité, par une callosité. Au moyen d'une bougie en gomme de mince calibre, on se rendra compte de la longueur des trajets trop irréguliers pour permettre l'introduction du stylet; quelquefois cette bougie, introduite par un orifice, se recourbe dans un clapier et sort par un autre orifice au périnée. Le toucher rectal ne sera jamais négligé. Enfin la perméabilité du trajet sera reconnue par les injections colorées, pratiquées par le canal ou par les orifices périnéaux.

Diagnostic. — Les fistules vésicales se reconnaissent à l'écoulement continu de l'urine; les fistules péri-rectales ou osseuses sont plus éloignées de l'urètre et du périnée antérieur. Pour être complet, le diagnostic doit porter aussi sur l'existence de rétrécissements urétraux, d'abcès prostatiques, de clapiers profondément situés.

Traitement. — Le traitement vise : 1° la suppression de la cause, c'est-à-dire, le plus souvent, la disparition des rétrécissements; 2° le détournement des urines; 3° l'oblitération des trajets fistuleux.

1° *Rétablissement du calibre de l'urètre.* — On l'obtient parfois, dans les cas où le calibre de l'urètre est peu étroit, par la dilatation ; toutefois celle-ci expose trop souvent en pareil cas à la fièvre, aux récidives de suppuration. On aura donc recours d'abord à l'urétrotomie interne, et souvent alors les fistules guérissent d'elles-mêmes sans autre traitement. On réserve l'urétrotomie externe pour les rétrécissements infranchissables, et pour le cas où elle est nécessaire au traitement direct des fistules.

2° *Détournement du cours de l'urine.* — Le détournement de l'urine par l'urètre peut être obtenu par la pression des bords de la fistule pendant la miction ou la compression en masse du périnée; il est exceptionnel qu'on ait vu ainsi se produire la guérison. Le plus souvent, on doit recourir soit au cathétérisme répété, soit au port de la sonde à demeure. Mais ce moyen entrave les occupations du malade, et oblige au décubitus, de sorte qu'on lui préférera le cathétérisme répété toutes les fois qu'il pourra être pratiqué régulièrement et aseptiquement. Toutefois la sonde à demeure donne dans certains cas des résultats que l'introduction fréquente des sondes empêche d'obtenir.

Dans des cas graves et compliqués, il est parfois nécessaire de dériver complètement l'urine par la création d'une *fistule hypogastrique* temporaire, qui constitue un adjuvant très utile aux interventions chirurgicales.

3° *Destruction des trajets fistuleux et des callosités.* — On y réussira rarement, sauf dans des cas récents, par l'*injection* de teinture d'iode, de nitrate d'argent, de chlorure de zinc, par la *cautérisation* au crayon de nitrate d'argent (Thompson), par la destruction incomplète à l'aide du thermo-cautère ou du galvano-cautère introduits dans les cavités.

Le traitement opératoire sera préféré dans les cas où la guérison spontanée se fait attendre. Nous étudierons : 1° la conduite à tenir contre les trajets fistuleux et les callosités ; 2° celle qui convient au canal de l'urètre lui-même ; 3° les autoplasties nécessaires parfois à la suite de grandes pertes de substance.

Les trajets fistuleux sans callosités prononcées seront traités par l'*incision* suivie de cautérisation de la paroi. Après avoir placé un conducteur dans l'urètre pour éviter plus facilement de le blesser, on introduit une sonde cannelée dans le trajet fistuleux, et on incise celui-ci complètement, ainsi que les clapiers qui en dépendent, jusqu'au niveau de l'urètre; il devient alors facile de détruire leur paroi, soit à la curette tranchante, soit au thermo-cautère, ou en s'aidant d'excisions partielles aux ciseaux courbes, jusqu'à ce que l'avivement soit complet. Quand les trajets sont multiples, on agit de même successivement pour chacun d'eux, en se préoccupant de n'en point omettre ; dans ce cas, avant de poursuivre les divers trajets, il est bon de pratiquer une profonde incision médiane qui assurera la découverte prudente de l'urètre, et plus tard formera la voie principale du drainage. L'incision et la cautérisation effectuées, on ne refermera pas le périnée, mais on assurera, par des pansements fréquents et par la sonde à demeure, la cicatrisation de la plaie du fond vers les bords.

Nous réservons l'*excision* pour les fistules avec callosités. Dans des cas faciles, celle-ci peut être pratiquée sans incision de la fistule et sans lésion de l'urètre, comme s'il s'agissait d'une tumeur latérale à l'urètre. Plus souvent, le cas est compliqué : on pratiquera d'abord l'incision médiane du périnée, jusqu'au voisinage de l'urètre; puis, de part et d'autre de cette incision, on enlèvera par morcellement tous les blocs fibreux, en s'aidant parfois d'incisions latérales des trajets collatéraux ; ces incisions convergeront vers l'incision médiane. Au voisinage de l'urètre, s'il n'existe pas de clivage en tissu sain, ou sculptera pour ainsi dire l'urètre dans la gangue qui l'entoure, en lui laissant une couche protectrice peu épaisse ; les cas les plus favorables sont ceux où l'ablation des callosités péri-urétrales permet de sentir un urètre souple autour du conducteur : on a alors réalisé la « libération externe de l'urètre » (Guyon). Quand les callosités se prolongent au-dessus de l'aponévrose moyenne, remontent au delà de l'espace limité par les branches ischio-pubiennes, ou en arrière vers le rectum, l'excision devenant impraticable, on se contente d'inciser complètement les trajets, de les curetter, et de leur assurer un large drainage. De même que l'incision, l'excision des fistules doit être suivie du tamponnement du périnée, sans sutures, et de la fixation de drains au fond des clapiers éloignés de la plaie médiane.

La conduite à tenir vis-à-vis de l'*urètre* varie suivant les cas. Quelquefois, après sa libération externe, il ne reste aucun rétrécissement étroit. Ailleurs l'urètre est bien libéré, mais l'exploration permet d'y sentir des brides et des épaississements, qui seront justiciables de l'urétrotomie interne : celle-ci est pratiquée dans une même séance avec l'incision ou l'excision des fistules, et permet le placement facile de la sonde à demeure. Quand la paroi urétrale est très altérée et percée d'orifices multiples, quand on n'a pu introduire un conducteur dans l'urètre, on pratique l'urétrotomie externe, avec résection des callosités. Le traitement post-opératoire ne diffère pas des précédents.

Malgré l'étendue des délabrements consécutifs à ces excisions de tissus, il est rare que le bourgeonnement progressif des parois de l'excavation ainsi creusée, n'amène pas la fermeture complète du périnée dans les cas moyens en trois à six semaines. Quelquefois cependant il persiste une petite fistule qui devra être curettée à son tour avant de se fermer définitivement. Dans des cas exceptionnels, on réparerait les pertes de substance de l'urètre au moyen des divers procédés autoplastiques qui empruntent les téguments du périnée ou le scrotum ; à l'exemple de Beck on pourrait mobiliser les deux bouts de l'urètre pour en obtenir le rapprochement.

3° Fistules urétro-péniennes

Étiologie. — Elles succèdent à des rétrécissements péniens, en particulier à une étroitesse congénitale du méat, à un calcul, à un abcès péri-urétral, à une plaie contuse comme dans les autres régions de l'urètre. De plus, il existe des causes spéciales à la région pénienne : les plaies par armes à feu, une perte de substance produite par une balle, une plaie par instrument tranchant, un sphacèle localisé par constriction annulaire de la verge. Le chancre mou amène une perte de substance dans un point en général assez rapproché du méat.

Les fistules consécutives à un épithélioma de la verge, très rares, sont généralement le résultat d'une obstruction du méat. Des gommes syphilitiques du fourreau de la verge, du gland, du prépuce, du corps caverneux (Fournier, Ozenne) ont produit, après ulcération, une perte de substance de l'urètre. Quant à la blennorragie, origine ordinaire des abcès péri-urétraux, elle est la cause la plus fréquente des fistules péniennes.

Anatomie pathologique. — L'orifice interne est infundibuliforme ; ses bords sont constitués par du tissu fibreux qui a remplacé le tissu spongieux ; il communique par un trajet le plus souvent très court et rectiligne, avec l'orifice cutané. Celui-ci peut occuper tous les points de la région pénienne ; tantôt on observe qu'un mince pertuis où le stylet a peine à s'engager ; tantôt la perte de substance est considérable. Il est rare de voir des bourgeons exubérants ou calleux entourer cet orifice.

L'état du canal est intéressant à étudier ; presque toujours du tissu cicatriciel ou fibreux fait saillie dans l'urètre au niveau de l'orifice, constituant un véritable rétrécissement, ou tout au moins formant une barrière en aval de la fistule. Il en résulte une plus grande tendance de l'urine à s'engager par cet orifice, et bien des insuccès opératoires s'expliquent ainsi (Reverdin).

Symptômes. — Les symptômes fonctionnels sont ici les mêmes que dans les fistules du périnée et consistent essentiellement en l'issue anormale de l'urine et du sperme par une ouverture située sur le trajet de l'urètre pénien. L'orifice, quand il est très étroit, est souvent difficile à découvrir, même quand le malade urine. Ailleurs, au contraire, une large perte de substance met à nu la muqueuse. Ces délabrements, sans être fréquents, se rencontrent assez souvent pour que Thompson ait pu en faire une classe à part de fistules.

Traitement. — 1° Pour les trajets fistuleux très étroits et longs, lorsque les tissus, en un mot, sont capables de rétraction, on essaiera la *cauté-*

risation, soit de dedans en dehors avec l'urétroscope, soit plus souvent de dehors en dedans. On emploie avec succès le nitrate d'agent, l'acide nitrique, le chlorure de zinc; on se servira plutôt d'une fine pointe de galvano-cautère, ou de la galvanocaustie au moyen d'un fil métallique. On s'expose cependant, par ces moyens, à produire un agrandissement de l'orifice et des rétractions vicieuses.

2° Pour les trajets larges et courts, pour les grandes perforations, on choisit, suivant les cas, l'un des procédés suivants, dont on favorise parfois le succès par la création d'une boutonnière périnéale ou d'un méat hypogastrique.

Pour toutes les opérations qui se pratiquent sur l'urètre pénien, on facilitera la manœuvre en assurant l'ischémie de l'organe au moyen d'une constriction élastique à la base de la verge qu'on entourera d'un lien tel qu'une sonde de Nélaton par exemple. Toutefois on a accusé ce procédé de diminuer la vitalité des lambeaux et de rendre la réunion précaire.

A. **Suture après avivement.** — On avive autour de l'orifice une large zone cutanée, obliquement et en respectant la muqueuse urétrale. Les fils sont passés d'un bord à l'autre de l'avivement, au-dessous des surfaces cruentées, mais sans intéresser la muqueuse (fig. 89). Leur rapprochement donne un adossement de larges surfaces. Il peut être facilité par *dédoublement*, c'est-à-dire décollement de la peau autour de l'orifice. Les fils d'argent, fixés aux plombs de Galli-Duplay, comme pour l'hypospadias, donnent le maximum de sécurité contre les accidents dus aux érections. Pousson recommande le simple surjet au catgut. On a proposé aussi la suture en deux étages, l'un comprenant l'urètre (sans la muqueuse), l'autre la peau.

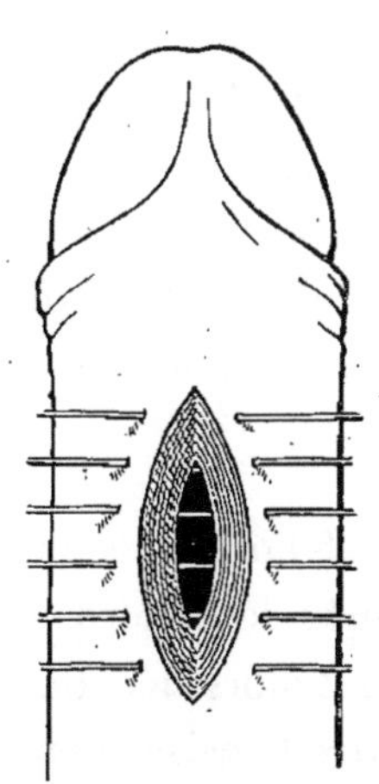

Fig. 89. — Avivement et suture.

B. **Procédés urétroplastiques.** — C'est à la verge que l'on a le plus souvent l'occasion de pratiquer l'autoplastie de l'urètre; nous exposerons quelques procédés.

Procédé de Dieffenbach. — Il consiste dans l'excision d'un losange cutané autour de l'orifice et dans le rapprochement des bords du losange de manière à obtenir une suture linéaire. Le rapprochement sera facilité par un large décollement de la peau, et au besoin par deux incisions libératrices, parallèles au grand axe du losange (fig. 90-91).

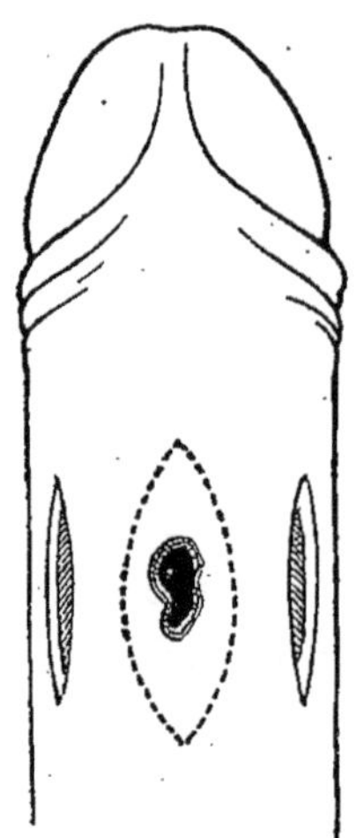
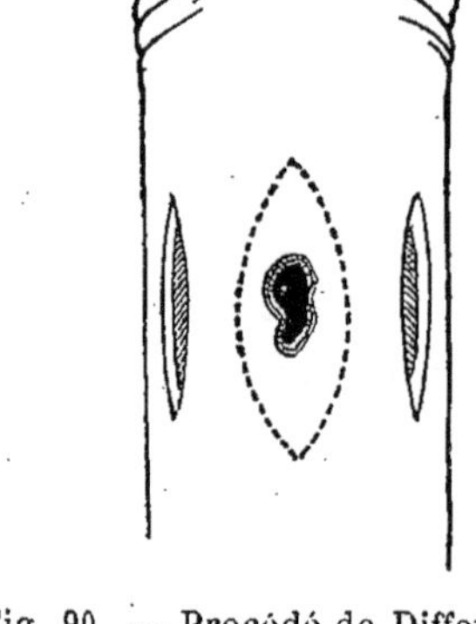

Fig. 90. — Procédé de Diffenbach. Avivement et incisions latérales.

Fig. 91. — Procédé de Diffenbach. Sutures.

Procédé de Nélaton. — Après avivement infundibuliforme de l'orifice, comme pour l'urétroplastie, on pratique deux incisions transversales parallèles à 2 centimètres de l'extrémité de chaque fistule et l'on décolle la peau entre les deux incisions. La suture de l'orifice adosse des surfaces larges grâce à l'avivement; les tiraillements de la suture sont empêchés par le décollement de la peau et les incisions transversales.

Procédé de Duplay. — Une incision cutanée circonscrit l'orifice à une distance telle que la collerette cutanée, une fois disséquée de dehors en dedans, et rabattue sur la fistule, obture celle-ci. La peau est alors décollée au loin sur les bords extérieurs de l'incision, pour permettre le glissement et le rapprochement de ces derniers par-dessus la face cruentée des lambeaux précédents, dont la face épidermique est devenue urétrale. On obtient donc une réunion par première rétention.

Procédé à tiroir. — Après excision d'un quadrilatère cutané dépassant les limites de la fistule, on limite par trois incisions et on dissèque un volet cutané de dimensions semblables, qui reste adhérent aux téguments de la verge par son côté le plus éloigné de la fistule et qui est attiré pour recouvrir le quadrilatère avivé. Préalablement, on a fermé l'orifice urétral (fig. 92).

La face cruentée du lambeau recouvre donc l'orifice fistuleux déjà suturé. On termine par la suture des trois bords libres aux téguments qui circonscrivent le quadrilatère avivé.

Procédé à lambeaux de Pasteau et Guyon. — On pratique comme dans le procédé précédent un avivement quadrilatéral autour de l'orifice;

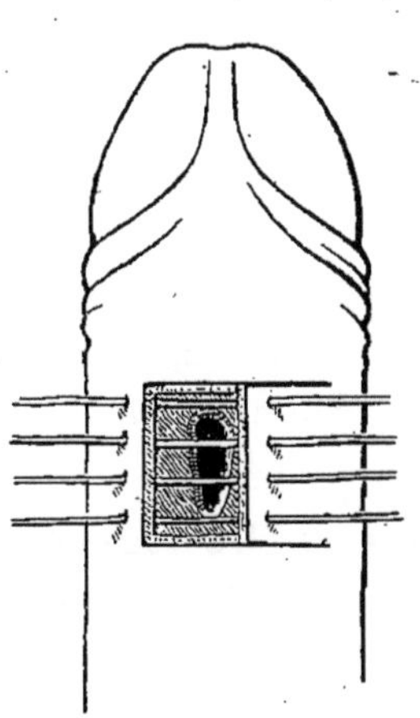
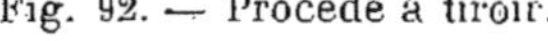

Fig. 92. — Procédé à tiroir.

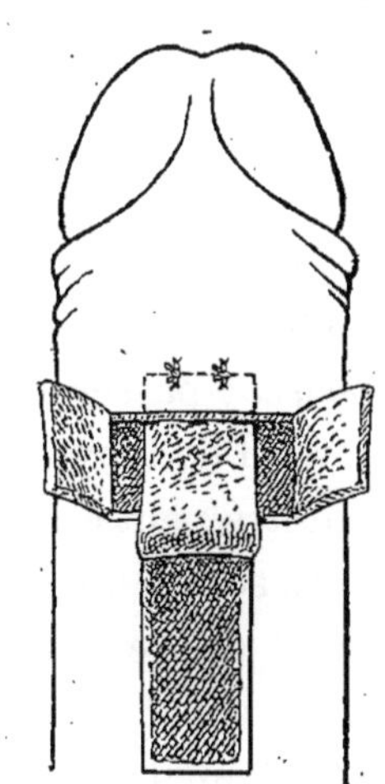

Fig. 93. — Procédé de Guyon-Pasteau.

on dissèque un lambeau médian qui est rabattu, face épidermique en dessous, pour recouvrir la fistule; enfin deux lambeaux latéraux taillés chacun comme le lambeau unique du procédé à tiroir, recouvrent le précédent par glissement latéral (fig. 93).

Procédés dérivés de la méthode indienne. — On a parfois greffé des lambeaux empruntés au scrotum, au prépuce, à l'abdomen.

Procédé de décollement de l'urètre. — On a également disséqué l'urètre avec le corps spongieux, comme pour l'hypospadias balanique, de part et d'autre de la fistule, et pratiqué la suture circulaire des bouts rapprochés ou simplement des bords de la perforation urétrale. La suture des téguments se fait comme dans les autres procédés. Les soins consécutifs sont analogues à ceux des procédés de Beck et Von Hacker pour l'hypospadias.

II. — FISTULES DE L'URÈTRE CHEZ LA FEMME

Les fistules urétro-vaginales sont rares chez la femme. On les a observées après l'accouchement et dans ce cas leur pathogénie est analogue à celle des fistules vésico-vaginales, après des traumatismes accidentels ou chirurgicaux tels que l'opération de l'urétrocèle, à la suite de néoplasmes de l'urètre, etc. En dehors des cas de perforations très étendues, où l'urine peut abondamment se déverser dans le vagin pendant la miction, les symptômes sont peu apparents : le passage de petites quantités d'urine peut n'être pas remarqué s'il ne cause pas de la vaginite et de la vulvite. Le diagnostic est facile par l'examen direct qui permet de voir l'orifice fistuleux et par l'exploration au moyen d'une sonde cannelée recourbée On ne confondra pas cette variété de fistules avec les fistules vésico-vaginales, qui laissent passer l'urine d'une manière continue, ni avec l'abouchement anormal de l'uretère dans le vagin. Dans le cas de fistules vésico-vaginales, l'urètre peut être intéressé largement (Ricard).

Quand elles sont petites et récentes les fistules urétro-vaginales guérissent quelquefois par le cathétérisme répété ou la sonde à demeure et de légers attouchements à la teinture d'iode; mais quand elles ont un certain diamètre, la traitement sera chirurgical et s'inspirera des méthodes usitées pour les fistules vésico-vaginales. La méthode de dédoublement y a été appliquée avec succès, que le dédoublement soit suivi d'un double plan de suture, urétral et vaginal (Legueu), ou qu'on néglige la suture de l'urètre (Ricard).

CHAPITRE IX

POCHES URINEUSES

A. — Poches urineuses chez l'homme

Les poches urineuses sont les cavités formées aux dépens des parois de l'urètre. Nous éliminerons les abcès chroniques en communication avec le canal, et les poches urineuses congénitales, vices de conformation. Il reste à étudier celles qui sont formées par la *dilatation acquise* des parois.

Étiologie. Siège. — Ces poches sont très rares; elles sont causées par un *obstacle à la miction*. En amont de cet obstacle, la pression de l'urine, augmentée du fait de l'hypertrophie de la musculature vésicale, distend l'urètre, dont la paroi cède peu à peu et ne revient plus sur elle-même.

L'obstacle consiste en un rétrécissement ou un corps étranger. S'il s'agit d'un rétrécissement, la poche peut siéger dans tous les points; le lieu d'élection est la région périnéale, même quand la sténose occupe le méat ou une région voisine. Ces dilatations renferment parfois un calcul, qui contribue à les entretenir. Dans les pièces que nous avons pu examiner, la cavité peu volumineuse est située au cul-de-sac du bulbe; les parois de l'urètre sont saines, à peine vascularisées.

Voillemier a décrit des poches anfractueuses à parois altérées, qui se rapportent peut-être plutôt à des abcès urineux chroniques, largement ouverts dans l'urètre.

Symptômes. — Les poches urineuses se remplissent pendant la miction; à l'état de réplétion, elles forment une tumeur liquide, régulière, de consistance mollasse, réductible par pression, en même temps qu'on voit leur contenu sourdre au méat, indolentes en général, du moins quand la paroi n'est pas enflammée et qu'il n'y existe pas de calcul. Le volume en est considérable, et dans un cas où la poche occupait la région scrotale, elle a pu être confondue avec une hydrocèle.

Après la miction, l'urine continue à s'écouler, simulant une sorte d'incontinence ; par la pression, le malade l'évacue plus rapidement. A l'état de vacuité la poche peut passer inaperçue.

Le sperme s'y accumule au lieu d'être projeté au dehors. Tôt ou tard, des accidents inflammatoires apparaissent, et tendent à la suppuration, parfois suivie de fistules.

Traitement. — La suppression de l'obstacle amène ordinairement la rétraction de la paroi distendue, qui n'a pas perdu sa structure. On la favorise par la compression pendant la miction, ou par des sondages. Dans le cas d'inflammation, on y joint des lavages antiseptiques.

Quand elle persiste et surtout quand elle s'infecte, l'excision de la paroi par un des procédés déjà décrits, est indiquée.

B. — Poches urineuses chez la femme

On doit en séparer les *fausses urétrocèles*, c'est-à-dire les cas de cavités diverticulaires communiquant avec l'urètre par un orifice de sa paroi, mais développées en dehors d'elle. Tels sont les cas de kystes du vagin (Chéron), d'hématomes ouverts dans l'urètre, de kystes glandulaires développés sous l'influence de la blennorragie dans la paroi urétrale, des loges causées par l'arrêt d'un calcul. Il existerait aussi des urétrocèles congénitales.

Urétrocèle vaginale. — L'urétrocèle vraie est la dilatation de la paroi inférieure de l'urètre, constituée par les couches normales ; elle est assez peu fréquente.

Étiologie. — Elle reconnaît pour causes ordinaires le *traumatisme* et l'*accouchement*. Comme exemples de traumatisme, on cite les chutes, coups de pied, etc., la masturbation, l'introduction de corps étrangers. L'accouchement produit un traumatisme pendant le passage de la tête ; la paroi urétro-vaginale est distendue ou éraillée. Une fois amorcée, la distension s'exagère sous l'influence de la pression de l'urine projetée directement dans la poche. Les rétrécissements peuvent causer une dilatation analogue.

Anatomie pathologique. — Les lésions anatomiques sont peu connues et ont été étudiées surtout au cours des opérations. La muqueuse de l'urètre est vascularisée, quelquefois granuleuse ou même ulcérée (Newmann) ; la muqueuse vaginale peut présenter un aspect d'une coloration rosée ou d'un bleu ardoisé (Piedpremier).

La tumeur semble formée par des masses kystiques se divisant en plusieurs lobes et ayant l'apparence d'un kyste à enveloppement mince laissant voir par transparence le liquide qu'il contient. La paroi de la cavité est épaisse, légèrement tomenteuse (Lyot).

Ailleurs la poche communique largement avec l'urètre et est remplie de fongosités mollasses, grisâtres, se laissant facilement détacher. Dans un de ces cas on a trouvé des traces d'épithélium : nous avons vu dans la paroi nombre de petits foyers hémorragiques anciens et une vascularisation très développée.

Symptômes. — Les symptômes fonctionnels peuvent manquer pendant longtemps, ou se réduire à une légère dysurie, à la sensation de miction incomplète. Plus tard, on note une sensation de chaleur plus ou moins vive, et une légère incontinence, due à l'écoulement, après la miction, d'une petite quantité d'urine accumulée dans la poche.

Dans les cas plus accentués, les symptômes sont les douleurs, l'incontinence, la rétention. La *douleur* est faible ou au contraire violente, elle augmente à la fin de la miction et après que celle-ci est terminée ; dans certains cas, elle constitue une sorte de crise douloureuse, assez forte pour aller parfois jusqu'à la syncope et peut se prolonger de quelques minutes à plusieurs heures. L'*incontinence* succède peu à peu au simple retard de l'expulsion de l'urine retenue dans le canal ; elle se produit quand la distension atteint le col vésical, ou quand l'abaissement de la paroi urétrale, entraînant avec elle la partie inférieure du sphincter, maintient celui-ci béant : on voit alors l'incontinence se produire au moindre effort, ou même d'une manière permanente. Plus rare la *rétention*, due à un spasme réflexe, est peu durable. Les malades se plaignent encore de pesanteur à la vulve, de difficultés pour uriner, d'interruptions du jet, de douleur du coït ; les formes douloureuses conduisent à un état névropathique.

Quand l'incontinence est prolongée, elle amène à sa suite de l'irritation, de l'eczéma et même des excoriations de la vulve et des cuisses.

Quand il y a en même temps urétrite, la douleur augmente et la poche elle-même suppure.

Les signes physiques sont recueillis surtout par le toucher et le cathétérisme. Parfois cependant, une urétrocèle volumineuse pourrait faire saillie à la vulve, ou être vue immédiatement en écartant les petites lèvres. Le toucher vaginal permet de sentir une tumeur, de la grosseur d'une noisette jusqu'à celle d'un œuf, résistante, fluctuante, ou dépressible, et sensible à la pression. Celle-ci réduit la tumeur et fait sourdre au méat du liquide parfois clair, parfois purulent, ou même d'une odeur ammoniacale; quelquefois la tumeur est irréductible sans l'aide d'un instrument évacuateur.

Le cathétérisme montre l'intégrité de la paroi supérieure; les sondes arrivent facilement à la vessie en la suivant. On se rend compte de la dilatation au moyen d'une sonde coudée, ou d'un explorateur métallique; tantôt la dilatation est continue jusqu'à la vessie, et le bec de l'instrument, dirigé en bas, peut être poussé sans résistance jusque dans le réservoir; tantôt la poche possède un collet qui s'oppose à la sortie de l'instrument pendant le mouvement de propulsion; ces mouvements sont suivis par le doigt vaginal.

Marche et complications. — La marche est lente, mais progressive. Newmann parle pourtant d'urétrocèles qui ont rétrocédé par involution (Piedpremier).

Les complications sont les calculs, exceptionnels, et la *cystite*, qui n'est pas très fréquente; on ne confondra pas les douleurs post-mictionnelles de l'urétrocèle avec celles de la cystite, qui cause des douleurs moins durables, expulsives, de la fréquence avec besoins impérieux.

Diagnostic. — Le diagnostic ne présente pas de difficultés. On pensera aux tumeurs de l'urètre, aux fausses urétrocèles. La cystocèle est plus volumineuse, siège plus haut, ne déforme pas l'urètre. Les kystes du vagin sont indolents, irréductibles, non adhérents à l'urètre.

Traitement. — Le traitement consiste dans l'*incision* longitudinale de la paroi de la poche : celle-ci ouverte, on explore la surface, on curette la muqueuse et l'on résèque partiellement les lèvres de l'incision avant de les suturer, quand la poche est volumineuse on préfère l'*excision* complète (Routier); on suture ensuite en deux plans l'urètre et le vagin, et l'on place une sonde à demeure pendant un ou deux jours. Il suffit quelquefois de suturer la paroi vaginale seule.

CHAPITRE X

CALCULS DE L'URÈTRE

BIBLIOGRAPHIE

LEGUEU. Calculs de la p. prostatique. *Annales, g. ur.*, 1895.
ENGLISCH. Ueber eingesackte Harnsteine. *Centralblatt. f. d. K. d. H. ü. S.*, 1904; *Arch. klin. Chir.*, Bd 72.
QUÉNU et PASTEAU. Calculs ur. chez la femme. *Annales g. ur.*, 1896.
PASTEAU. Calculs diverticulaires de l'urètre chez la femme. *Ass. fr. d'Urol.*, 1899.
LOUMEAU et DARLAN. Calc. ur. *J. Méd.* Bordeaux, 1898.

CALCULS DE L'URÈTRE CHEZ L'HOMME

Nous devons distinguer les calculs urétraux des calculs péri-urétraux.

I. — CALCULS URÉTRAUX

ÉTIOLOGIE. — Les calculs urétraux s'observent surtout chez l'enfant, et le maximum de fréquence serait, d'après Englisch, de onze à quinze ans; on en voit aussi chez de tous jeunes enfants. Les calculs sont plus fréquents à l'âge adulte, qui est l'âge de la lithiase urinaire en général; un peu plus rares chez des vieillards.

Tantôt les calculs proviennent des voies urinaires supérieures, ce sont les calculs *migrateurs*; tantôt ils se forment dans l'urètre lui-même, ce sont les calculs *autochtones* ou *primitifs* de l'urètre, beaucoup moins fréquents.

Les calculs migrateurs proviennent directement du rein et de l'uretère, par exemple après une colique néphrétique, ou indirectement, après un séjour dans la vessie : ces derniers peuvent être fragmentés, soit spontanément, soit par la lithotritie.

Les calculs primitifs ne se forment dans l'urètre que dans certaines *conditions anatomiques* qui favorisent la stagnation de l'urine : tels sont les rétrécissements acquis ou congénitaux, les dilatations congénitales, les fistules urinaires, les abcès ouverts dans l'urètre, les foyers consécutifs à des contusions. La plupart du temps, les *urines sont anormales*, habituellement troublées par des sels non dissous, ou ayant subi la décomposition ammoniacale, ou plus simplement infectées ; les couches calcaires se déposent autour de caillots ou de débris de tissus, parfois autour d'un *corps étranger*, avec une rapidité comparable à celle de l'incrustation des sondes à demeure chez certains malades.

Anatomie pathologique. — Les calculs s'arrêtent en amont des parties normalement ou pathologiquement étroites de l'urètre ; ou les voit surtout en arrière du méat, dans le cul-de-sac du bulbe, à la région prostatique. On peut les distinguer, avec Civiale, d'après leur siège, en prostatiques, membraneux, bulbaires, péniens, mais ils peuvent occuper à la fois deux de ces régions.

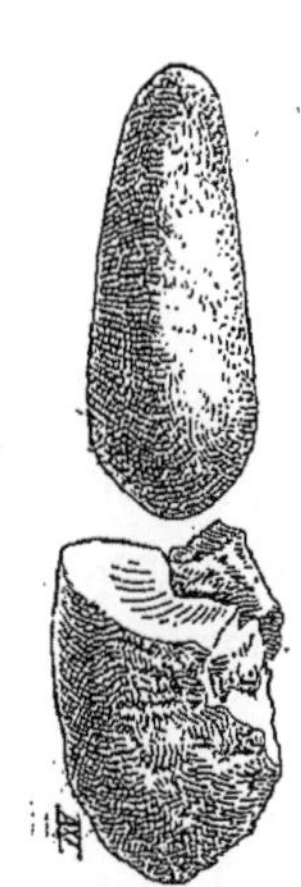

Fig. 94. — Calculs urétraux articulé (grandeur naturelle).

Plus souvent *uniques*, ils sont assez souvent *multiples*, et parfois très nombreux, jusqu'à 142 (Cowper) et 230 (Civiale). Ordinairement petits, on en a vu exceptionnellement qui mesuraient 4 et 6 centimètres, pesaient 6 et 24 grammes ; les plus volumineux ont été observés dans les parties plus larges de l'urètre : urètre prostatique, cul-de-sac du bulbe ; le calcul urétro-prostatique de Genouville, qui pesait 160 grammes, s'étendait à l'urètre périnéal par un prolongement volumineux.

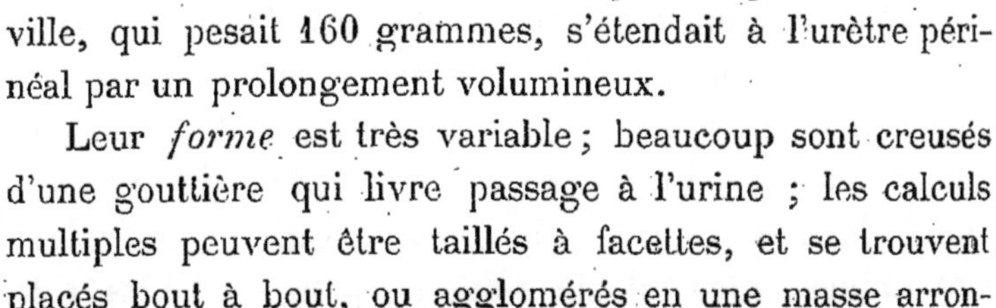

Leur *forme* est très variable ; beaucoup sont creusés d'une gouttière qui livre passage à l'urine ; les calculs multiples peuvent être taillés à facettes, et se trouvent placés bout à bout, ou agglomérés en une masse arrondie. Quand ils ont séjourné dans l'urètre, leur forme est influencée par leur localisation : ainsi les calculs péniens sont irrégulièrement allongés ; les calculs bulbaires sont plus arrondis ; les calculs membraneux et prostatiques sont volumineux, allongés et présentent des parties étranglées comme celui qui est représenté (fig. 94) ; son extrémité postérieure, arrondie s'articule avec la cavité d'un autre calcul plus petit. La forme en sablier est fréquente, une partie du calcul occupant l'urètre prostatique tandis que l'autre partie occupe la vessie, ou encore l'urètre périnéo-bulbaire. Un autre cas remarquable est figuré dans le traité de Voillemier : il s'étend du méat au collet du bulbe et est composé de six pierres articulées entre elles.

Tels sont aussi les calculs que représente la figure 95. Une masse arrondie sphérique s'était creusée une cavité dans le cul-de-sac du bulbe qu'elle avait dilaté, chassé pour ainsi dire au-dessous du canal urétral : au-dessus et en avant, ce canal étant rempli de calculs à facette arrêtés par un rétrécissement de la portion pénienne.

Le volume des calculs urétraux s'accroit au moyen de dépôts phosphatiques, qui en augmentent surtout la longueur. Ces dépôts se font

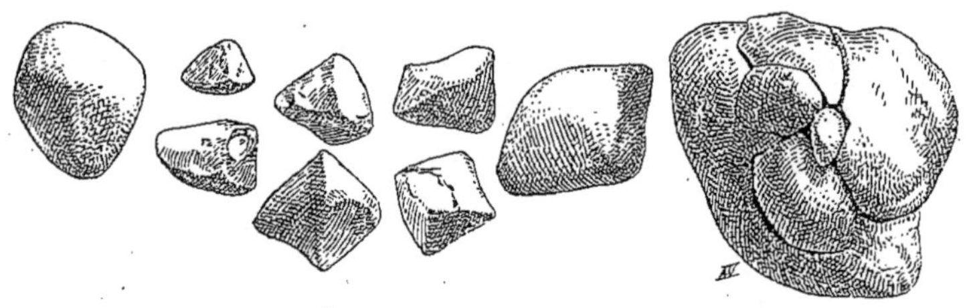

Fig. 95. — Calculs urétraux à facettes (grandeur nat.).

principalement à la partie postérieure, de sorte que le noyau primitif se trouve, à la coupe, voisin du pôle antérieur du calcul. Le prolongement qui se forme ainsi peut se fragmenter et donne ainsi lieu à des calculs secondaires sans noyaux.

Quant à leur composition elle est la même que celle des calculs des autres parties des voies urinaires : uratique, oxalique, phosphatique ; ils sont souvent mixtes ; le noyau uratique se recouvre de stratifications calcaires. Euwalt a signalé un calcul de cystine. La régularité du calcul dépend en partie de sa composition : les calculs phosphatiques sont rugueux, les calculs uratiques polis ou hérissés de quelques aspérités.

Les *lésions de l'urètre*, parfois minimes, sont mécaniques et inflammatoires. Tantôt il n'existe qu'une urétrite simple, tantôt la paroi se laisse distendre par le calcul : les traumatismes répétés causés par le frottement, la stagnation de l'urine et des produits septiques, produisent des ulcérations de la muqueuse ; si la distension se produit au niveau des sphincters, elle peut en annihiler l'action ou même les détruire. On a signalé la transformation leucoplasique. Enfin les complications suppuratives péri-urétrales peuvent s'ajouter à ces désordres anatomiques. Dans des cas anciens, on rencontre toutes les lésions de la vessie et des reins, consécutives aux rétentions.

Symptomes et diagnostic. — Les symptômes fonctionnels sont à peu près les mêmes, quel que soit le siège de la pierre. Ils peuvent être très peu importants et même passer inaperçus, quand le calcul est petit, ou que par une disposition quelconque il laisse un cours facile à l'urine. Plus souvent il se manifeste par une légère douleur au point où il s'est arrêté, ou au bout de la verge, et par un léger suintement d'urétrite ; quelquefois on observe de temps à autre un arrêt brusque du jet, que le malade parvient à rétablir en changeant légèrement de place le calcul. Quand celui-ci est volumineux, les symptômes sont plus accusés : la douleur locale est vive ; un écoulement urétral ou même un saignement est manifeste ; des érections fréquentes et douloureuses, une difficulté plus ou moins considérable de la miction, rendent la situation pénible. Enfin la dysurie peut être assez forte pour nécessiter des efforts, causer une rétention incomplète qui produit d'incessants besoins d'uriner ou même une sorte d'incontinence autour du calcul ; le passage de l'urine est douloureux ; l'anxiété du malade augmente rapidement, si une détente de la dysurie se fait attendre. Au degré extrême apparaît la rétention qui se produit peu à peu après une période de dysurie. Si elle persiste, pendant que se développe et s'accroît une tumeur hypogastrique, la douleur augmente et le malade est exposé à l'infiltration d'urine, car le calcul, en général offensif, a pu déchirer la muqueuse. Dans d'autres cas, même sans rétention, les complications sont purement septiques : ce sont la fièvre urineuse, les phlegmons péri-urétraux, suivis parfois de fistules. Les rétrécissements y exposent particulièrement. L'ouverture de l'abcès a pu être suivie de l'issue du calcul par cette voie.

Tels sont les symptômes qu'on observe quand le calcul s'est lentement développé dans l'urètre. Le tableau clinique est tout différent quand il s'agit d'un calcul vésical projeté brusquement dans l'urètre. La rétention peut être subite, et constituer le premier symptôme de l'engagement du calcul : c'est quelques jours après une colique néphrétique que le malade, pendant une miction, ressent subitement une vive douleur dans l'urètre et que le jet s'arrête brusquement ; un moment plus tard, un essai de miction reste infructueux ; plus tard encore apparaît le besoin d'uriner, qui se répète ensuite, de plus en plus douloureux, pendant que l'anxiété et l'agitation du malade deviennent excessives : mais que le chirurgien arrive à déplacer si peu que ce soit le calcul, l'urine s'écoule et le soulagement est considérable, au moins momentanément.

Les *signes physiques* varient suivant les régions. Dans la portion pénienne, une petite concrétion peut passer inaperçue ; plus souvent on sent à travers les téguments une légère saillie dure, plus ou moins mobile, et dont on apprécie mal le volume exact ; parfois, des calculs multiples se succèdent en grains de chapelet et crépitent par la pression du doigt ; l'existence d'une douleur localisée est un signe de présomption très important quand les sensations du palper sont insuffisantes. Le cathétérisme avec un instrument métallique fait quelquefois entendre un choc caractéristique ; d'ordinaire, ce choc n'est pas constaté par l'oreille, mais par la main. Parfois, l'instrument dépasse le calcul et l'on perçoit seulement alors un frottement rugueux spécial en même temps que le malade se plaint d'une douleur aiguë. L'explorateur en gomme, ou une bougie à bout olivaire, permet de bien apprécier l'épaisseur, les rugosités, la mobilité du calcul.

Aux régions périnéale et bulbaire, les symptômes sont les mêmes, mais le palper est moins précis ; les instruments peuvent laisser le calcul passer d'abord inaperçu. Quand la dépression du cul-de-sac du bulbe est considérable, il est quelquefois difficile de se rendre compte du nombre et du volume des concrétions.

Au delà du sphincter membraneux, c'est au toucher rectal qu'il faut avoir recours ; on pourra le combiner au cathétérisme explorateur, ou encore au palper hypogastrique dans le cas de calculs volumineux.

Le *diagnostic* est en général facile, par le palper et l'exploration, quand le calcul occupe la partie pénienne et bulbaire ; on ne le confondra pas avec des rétrécissements serrés qui peuvent donner un frottement plus ou moins rugueux, ni avec les dépôts qui peuvent s'amasser derrière un rétrécissement. Les erreurs sont plus fréquentes à la région prostatique : on croit souvent à des calculs vésicaux, ou intra-glandulaires, à la tuberculose ou à l'hypertrophie de la prostate ; les signes de ces diverses affections permettront de rectifier le diagnostic.

TRAITEMENT. — L'expulsion des petits calculs est souvent *spontanée :* on cherchera à la faciliter au moyen de boissons abondantes. Il arrive que des malades le provoquent en déplaçant le calcul qui se présente alors dans un axe plus favorable, moyen peu recommandable à cause des lésions urétrales qui peuvent être produites. Un meilleur procédé pour faciliter l'expulsion spontanée est de placer une *bougie fine ou filiforme* à demeure : au moment du retrait de la bougie, la miction peut entraîner le calcul au dehors, c'est la première manœuvre à essayer.

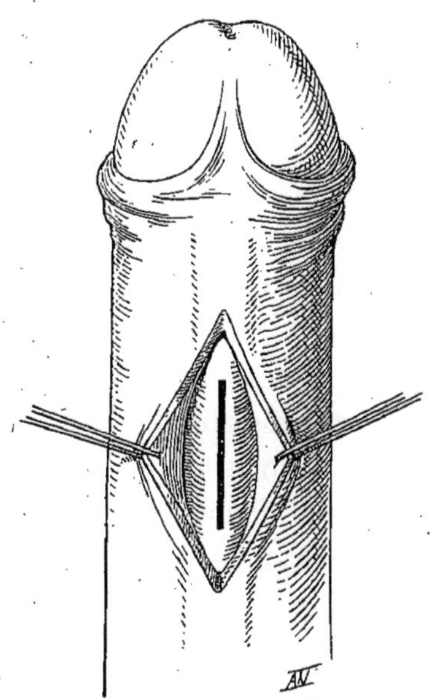

Fig. 95 *bis*. — Incision et boutonnière de l'urètre pénien pour l'extraction de calculs et corps étrangers.

C'est à elle aussi qu'on aura recours dans le cas de rétention complète ; elle agit en déplaçant le calcul et en laissant entre lui et les parois urétrales un espace suffisant pour que l'urine suinte et que le malade soit soulagé.

Quand le calcul occasionne des accidents de dysurie, ou quand son volume paraît disproportionné avec celui de l'urètre, il faut pratiquer l'*extraction*. Préalablement, on aura préparé cette opération, en laissant un jour ou deux à demeure une bougie *filiforme* pour faire cesser des accidents de rétention ; ailleurs la *méatotomie*, la *dilatation* ou même l'*urétrotomie interne* sont nécessaires, mais dans ces cas, ces deux dernières manœuvres ne sont pas exemptes de danger et ne doivent pas être pratiquées que par une main très exercée.

L'extraction diffère suivant qu'on s'adresse à l'urètre antérieur ou postérieur.

A. Quand le calcul est arrêté dans l'*urètre antérieur*, on pourra l'extraire au moyen de la pince à corps étranger de Collin (fig. 96), parfois d'une simple pince de Kocher, ou encore avec la curette articulée de Leroy d'Etiolles. Nous avons publié l'observation curieuse de calculs dans un urètre rétréci, qui furent extraits à l'aide de la dilatation électrolytique, la pince à corps étrangers devenant l'électrode négative. On ne recourra qu'avec prudence à la *lithotritie urétrale*, au moyen du brise-pierres spécial, ou d'une forte pince.

Si le calcul est trop volumineux ou trop peu accessible, surtout s'il y a infection urétrale ou péri-urétrale, on ne s'attardera pas trop à l'extraction par le méat, et l'on pratiquera la *boutonnière urétrale*, au niveau du calcul. On fermera ensuite l'urètre par une suture, en drainant simplement les tissus superficiels s'il y a crainte d'infection. (Fig. 95 *bis.*)

En cas d'infiltration d'urine ou d'abcès urineux, on incise comme s'il n'y avait pas de calcul ; celui-ci est extrait ensuite par l'opérateur, ou est expulsé spontanément par la plaie.

B. Quand le calcul est arrêté dans l'*urètre postérieur*, la bougie filiforme peut rendre service momentanément ; on devra surtout *refouler* le calcul dans la vessie le plus tôt possible. Le refoulement est parfois facile au moyen d'une sonde, qu'on laissera à demeure jusqu'à l'extraction définitive ; on peut employer aussi la sonde spéciale de Guyon ; l'extraction proprement dite consiste ensuite dans la lithotritie.

En cas d'échec du refoulement, on pratique une incision *prérectale* qui conduit directement sur l'urètre membraneux et prostatique, comme dans le premier temps de la prostatectomie périnéale. L'incision de l'urètre est faite longitudinalement, en ménageant les sphincters. Pour de très gros calculs, on se comporte comme nous le verrons en parlant des calculs de la prostate.

II. — Calculs péri-urétraux

Étiologie, pathogénie. — Ces calculs occupent un trajet fistuleux, ou bien sont situés dans le tissu cellulaire péri-urétral : dans ce dernier cas leur existence suppose toujours une solution de continuité préalable.

Comme les calculs urétraux d'ailleurs, ils ont pour origine un gravier venu des voies urinaires supérieures, ou bien ils se sont formés sur place par décomposition de l'urine dans des culs-de-sac ou des trajets fistuleux. En s'accroissant, ils ont déterminé la formation d'une poche adventice plus ou moins étendue, qui communique avec le canal par un orifice de dimensions variables ; on l'a trouvée dans des cas rares complètement obturée.

Anatomie pathologique. — Le nombre de ces calculs est variable ; le plus souvent uniques, ils peuvent exceptionnellement se rencontrer au nombre de 80 (Blasius, Colot). Leur multiplicité s'explique par l'infiltration simultanée de l'urine dans différentes loges du tissu cellulaire : ils sont fréquemment taillés à facettes. Dans certains calculs uniques, on trouve plusieurs noyaux; ils résultent alors de l'accolement d'un nombre plus ou moins considérable de petites concrétions primitivement distinctes.

Les calculs péri-urétraux peuvent atteindre un volume beaucoup plus considérable que ceux de l'urètre : on en cite qui ont approché du poids de 1.500 grammes (Bourdillat).

Leur forme est irrégulière comme la cavité dans laquelle ils se développent ; parfois ils sont creusés d'une gouttière à leur point de contact avec le canal.

Rares dans la région pénienne, en raison de la minceur des tissus péri-urétraux, ils sont plus fréquents au niveau du scrotum, où ils présentent le volume le plus considérable, ainsi que dans la région périnéale antérieure. Dans le périnée postérieur ils sont absolument exceptionnels : il n'en existe qu'une observation. Quant aux calculs situés dans l'épaisseur de la prostate, ils seront décrits séparément avec les maladies de cet organe.

Symptômes, diagnostic, évolution. — Les troubles de la miction font le plus souvent défaut. Lorsqu'il existe des symptômes fonctionnels, ils consistent surtout en une dérivation de l'urine et du sperme par les trajets fistuleux qui peuvent exister, ou bien en une dysurie plus ou moins marquée due à la compression du canal par le corps étranger sous-jacent.

Les signes physiques se rapprochent beaucoup de ceux des calculs urétraux. La nodosité sentie par le doigt est plus superficielle et n'occupe pas l'axe du canal ; lorsqu'elle est formée par des calculs multiples, on obtient quelquefois une sorte de crépitation ; le canal est perméable. Dans certains cas un stylet, introduit dans le trajet fistuleux, arrive au contact de la concrétion.

Les calculs péri-urétraux sont facilement tolérés : on en a vu dont la présence remontait à dix-huit, trente-six et jusqu'à cinquante ans (Vanzetti, Deschamps, Louis). Leur élimination spontanée par une fistule, soit préexistante, soit consécutive (abcès, gangrène), est plus fréquente que celle des calculs urétraux ; elle s'est produite dix-huit fois sur cinquante cas (Bourdillat).

Il est facile, d'après ce qu'on vient de voir, de distinguer un calcul péri-urétral d'un calcul du canal ; une erreur plus grave consisterait à prendre pour un calcul de l'urètre scrotal une concrétion développée dans une cystocèle de la région.

Traitement. — Pour l'extraction des calculs péri-urétraux, on utilisera autant que possible les trajets fistuleux : on les dilatera ou on les débridera, et, pour prévenir la persistance de la fistule, on ne fera la suture qu'après avivement des parois. En cas d'absence de fistule complète, on incisera sur le calcul. L'emploi d'une sonde à demeure est indiqué après l'opération.

Calculs de l'urètre chez la femme

Étiologie. — Les calculs de l'urètre de la femme peuvent être migrateurs, ou primitifs, mais la brièveté et la souplesse de l'urètre, qui acquiert un calibre énorme par la dilatation, expliquent la rareté très grande des calculs *migrateurs*, si on la compare à la fréquence de ces calculs chez l'homme : les causes qui permettent l'arrêt du calcul sont les rétrécissements, l'atrésie congénitale du méat, ou les dilatations anormales de l'urètre. Les calculs *primitifs* sont moins rares ; il n'y a pas d'exemple de calcul glandulo-urétral ; le calcul se forme par dépôt de sels de l'urine stagnante dans un diverticule ou dans une dilatation urétrale (urétrocèle). Ils ont été bien étudiés par Quénu et Pasteau.

Anatomie pathologique. — Préexistante, ou formée autour d'un calcul migrateur, la poche qui contient le calcul est généralement médiane, ou légèrement latérale, à 1 centimètre au moins du méat ; au début elle peut n'être qu'un simple cul-de-sac communiquant avec l'urètre, plus tard elle se pédiculise en se développant. La paroi est constituée, de dehors en dedans, par la muqueuse vaginale, le tissu musculaire, la muqueuse urétrale. Le contenu est de l'urine plus ou moins limpide, et des concrétions ordinairement multiples ; un calcul unique a atteint 3 centimètres de diamètre.

En outre, on a vu des *calculs vésico-urétraux*, qui consistent dans le prolongement urétral d'un calcul vésical assez volumineux, et des *calculs péri-urétraux*, développés dans une fistule urétro-vaginale ou dans la paroi vaginale même.

Symptômes et diagnostic. — Quand le calcul est petit il peut, après s'être arrêté au méat, être expulsé spontanément, après avoir donné lieu à une dysurie plus ou moins grande. Ordinairement le début est insidieux, il existe une douleur vague, diffuse, irradiée à la vessie et au périnée, qui bientôt s'accroît, s'exagère par la marche et rend parfois impossible la station assise. Peu à peu les envies d'uriner augmentent, puis apparaît une douleur mictionnelle ou post-mictionnelle plus ou moins grande, et de la fréquence en rapport avec l'urétro-cystite qui se manifeste bientôt ; les urines sont troubles, rarement teintées de sang ; cependant on observe des hématuries légères à la suite de marche, de fatigue, de secousses provoquées. La fréquence des mictions se joint à la difficulté de retenir l'urine, ce qui a fait croire à une incontinence. Celle-ci est presque toujours symptomatique d'un calcul urétro-vésical. A l'exploration, on trouve une tuméfaction d'un volume variable, faisant saillie dans le vagin, dure, douloureuse, non dépressible ; un explorateur ne rencontre pas d'obstacle dans le canal, mais une sonde cannelée, convenablement recourbée, pénètre dans une poche où elle heurte un corps étranger.

Les calculs vésico-urétraux causent presque toujours une incontinence vraie plus ou moins complète ; la béance des orifices explique la fréquence de la cystite et des infections urinaires dans ces cas ; on a signalé aussi des ruptures de l'urètre, des urétrorragies, des abcès et des fistules.

Traitement. — La dilatation forcée de l'urètre permet l'extraction des calculs de moyen et de petit volume. Les calculs vésico-urétraux seront refoulés dans la vessie pour y être lithotritiés, si leur volume ne s'y oppose pas. Dans les cas de concrétions diverticulaires, il convient d'inciser l'urètre et d'en extraire le calcul, puis de suturer la paroi après résection de la poche entière.

CHAPITRE XI

CORPS ÉTRANGERS DE L'URÈTRE

BIBLIOGRAPHIE

DELBASTAILLE. Sequestre provenant de la vessie engagé dans l'urètre; *Ann. Soc. méd. de Liège*, 1881. — HEYDENREICH. Corps étranger de l'ur.; *Revue méd. de l'Est*, 1892. — POULET. Caract. des corps étrangers, 1893. — MENNESSIER. Corps étrangers de l'ur., 1894.

Les corps étrangers pénètrent dans l'urètre par le méat; exceptionnellement, on peut en rencontrer qui proviennent d'une plaie de l'urètre (armes à feu, aiguille avalée), ou de la cavité vésicale (séquestres provenant du bassin, parasites).

Les causes de la pénétration peuvent être rangées en trois classes : accidents de cathétérisme, manœuvres érotiques, ivresse ou folie. Dans la première classe on rencontre des débris de sonde de gomme, de caoutchouc surtout; des fragments de brise-pierre, la cuvette d'un porte-caustique, un fragment d'urétrotome (Pousson), etc. Les objets introduits dans un but érotique sont très variés; chez la femme, où les corps étrangers sont d'ailleurs moins fréquents que chez l'homme à cause de la facilité avec laquelle ils pénètrent dans la vessie, presque tous appartiennent à cette catégorie. On a rencontré des aiguilles, des épingles, des plumes et crayons, des morceaux de bois, de baleine, de craie, et des objets variés : cure-oreilles, cure-dents, canule à lavement, boules de verre, de métal, épingles à cheveux, tuyaux de pipe, bâton de cire à cacheter, alène de cordonnier, noyaux de fruits, mèche de coton, fourchette de 4 pouces, clef, rat de cave, étuis à aiguilles, arêtes de poisson, vertèbres caudales d'un écureuil, etc. Les corps étrangers introduits sous l'empire de l'ivresse et de la folie sont en général plus offensifs : cailloux, épingles, agrafes, morceaux de métal, etc.

Siège, mobilité. — Suivant leur nature, les corps étrangers s'accommodent bien ou mal à la forme et à la longueur de l'urètre : les sondes s'adaptent à sa courbure ; les épingles, introduites par la tête, peuvent se fixer par la pointe en quelque point de la paroi ; certains, comme les tuyaux de pipe, les tubes de verre, se fragmentent et deviennent ainsi plus agressifs ; les sondes de Nélaton, quand elles sont vieilles, se fragmentent spontanément ou à la moindre traction. La paroi urétrale peut n'être pas lésée, quand les corps étrangers sont réguliers ou mous ; au contraire, elle est facilement blessée par les objets rugueux ou pointus, moins mobiles que les autres.

On les rencontre surtout dans les parties larges de l'urètre : fosse naviculaire, où ne se logent que les objets de petit volume, et surtout cul-de-sac du bulbe, où le sphincter membraneux les arrête. Cependant cet arrêt n'est pas définitif, et les corps étrangers mobiles pénètrent dans l'urètre prostatique d'où ils tombent aussitôt dans la vessie, malgré le courant de l'urine.

Plusieurs interprétations ont été données de leur tendance à progresser du méat à la vessie. Denucé croyait à une action antipéristaltique après chaque miction ; Philips, Mercier à la contraction des fibres musculaires de l'urètre ; Foucher fait jouer un rôle capital aux érections, le corps étranger étant entraîné en arrière pendant le retrait de l'organe ; Voillemier ajoute à cette explication les tiraillements que le malade exerce sur la verge pour s'en débarrasser.

Symptômes. — La douleur est rarement vive au moment de l'introduction ; elle ne se manifeste que lorsqu'un corps offensif, comme un morceau de verre, un clou, vient blesser les parois du canal ; elle augmente alors pendant les mouvements imprimés à la verge et les érections ; dans ces cas on voit souvent un léger écoulement sanguin qui comporte un pronostic d'une certaine gravité, car il indique qu'une voie est ouverte à la pénétration de l'urine et des éléments infectieux.

Les troubles de la miction sont subordonnés à la forme et au volume du corps étranger : tantôt la rétention est complète, tantôt les difficultés sont moindres et même à peine sensibles, s'il s'agit par exemple d'un corps tubulé comme un tuyau de pipe ou un tube de verre, dont le canal central livre passage à l'urine. Enfin l'émission peut être entravée par le spasme de la région membraneuse développé sous l'influence du corps étranger.

Au bout de peu de jours on assiste à l'apparition d'un écoulement muco-purulent symptomatique d'une urétrite. Celle-ci en effet se développe rapidement en présence d'un corps étranger ; on en voit chaque jour la preuve dans la suppuration qui se produit autour des sondes à demeure.

Les urines, ordinairement limpides au début, se teintent souvent de sang après des mouvements ou une érection ; elles entraînent également avec elles une certaine quantité de pus.

La fièvre est un symptôme inconstant. Nulle, lorsque le canal est absolument indemne, elle accompagne parfois la plus légère érosion ; ailleurs au contraire elle manque en présence d'une plaie étendue. Son apparition est liée à la pénétration de l'urine ou plutôt à la présence des germes pathogènes, car on observe dans ce cas toutes les formes de l'infection urineuse, même les plus graves. C'est dire que la nature du corps étranger, chargé ou non de matières virulentes, ainsi que l'apparition des complications, ont ici la plus grande importance.

Abandonnés à eux-mêmes, les corps étrangers ne déterminent pas fatalement des accidents et l'urètre présente dans certains cas une tolérance remarquable. Le corps étranger s'y creuse une loge dans laquelle il peut faire un séjour très prolongé ; deux ans et demi, sept ans, seize ans ont été observés.

Dans d'autres cas des complications locales graves surviennent sous la dépendance d'une lésion de la muqueuse ; on voit alors la verge devenir rouge, tendue, être le siège d'un œdème qui atteint parfois des proportions énormes, et de douleurs vives. Tantôt il ne s'agit que d'un phlegmon circonscrit assez bénin ; tantôt les douleurs augmentent, et la tension, la rougeur se diffusent ; en même temps une aggravation de l'état général indique que l'on se trouve en présence d'un phlegmon diffus. Quelle que soit la région de l'urètre intéressée, l'infiltration prendra une extension considérable ; le point de départ de cet accident est d'ordinaire la région périnéo-scrotale.

Plus souvent les accidents inflammatoires se localisent et aboutissent à la formation d'un abcès urineux ; on a vu le corps étranger éliminé en même temps que la collection purulente. Une fistule en est presque toujours la conséquence.

Diagnostic. — Il portera sur trois points : la forme et la nature du corps étranger ; le siège qu'il occupe ; l'état du canal. L'exploration de l'urètre au moyen de la *palpation* devra être faite avec de grands ménagements pour ne pas fragmenter des corps étrangers cassants ni blesser la muqueuse. Le *toucher rectal* permettra de reconnaître ceux qui sont situés dans l'urètre profond. Quant au *cathétérisme*, c'est un moyen bien moins précieux. Avant de le pratiquer, on appliquera un doigt soit sur l'urètre, soit dans le rectum en arrière de l'objet pour l'empêcher d'être refoulé pendant les manœuvres ; à l'aide d'un explorateur à boule, on pourra quelquefois reconnaître sa forme et sa position. La même manœuvre renseignera sur l'état du canal et sa sensibilité ; mais l'étude des troubles fonctionnels offre ici un plus grand intérêt. L'*urétroscopie* est souvent très utile.

Traitement. — Trois méthodes peuvent être employées ; elles comprennent des procédés nombreux et variés d'après la nature du corps étranger. Elles consistent à : 1° favoriser l'expulsion spontanée ; 2° pratiquer l'extraction par le méat ; 3° créer une voie artificielle.

1° *Expulsion spontanée.* — Elle est favorisée par le pincement du méat pendant la miction, suivi de l'ouverture brusque (Amussat) : d'abord l'urètre est distendu et le corps étranger mobilisé, puis le courant brusque du liquide entraîne le corps étranger. On peut aussi employer l'injection d'huile sous pression, ou encore une bougie filiforme ou une sonde à demeure. Mentionnons par curiosité la succion du gland que pratiquaient les Arabes.

2° *Extraction par le méat.* — Rarement des *manœuvres externes* à travers les téguments réussissent à ramener le corps étranger au méat ; elles sont dangereuses quand il s'agit de corps offensifs ; on n'y recourrait que faute d'instruments.

On pratique surtout l'*extraction au moyen d'instruments* introduits dans l'urètre ; les procédés peuvent être classés en trois groupes : procédés de circonstance, extraction avec des pinces, extraction à l'aide de l'urétroscopie.

a. *Procédés de circonstance.* — Pour retirer un fragment de sonde, Voillemier a introduit une corde à boyau dans la lumière de cet objet ; le gonflement produisit une adhérence suffisante pour permettre l'extraction. Caudmont fichait la pointe des épingles dans l'extrémité d'une sonde de gomme. Pour retirer un épi, Marchetti a poussé un tube entre l'épi et le canal. On peut aussi refouler dans la vessie les corps étrangers de l'urètre prostatique. Hofmeister a extrait des corps métalliques au moyen de l'électro-aimant. Des anses de fil métallique peuvent être engagées au delà de corps de petit volume.

b. *Extraction avec les pinces.* — Quel que soit l'instrument employé, on évitera, par une traction modérée de la verge, le pincement de la mu-

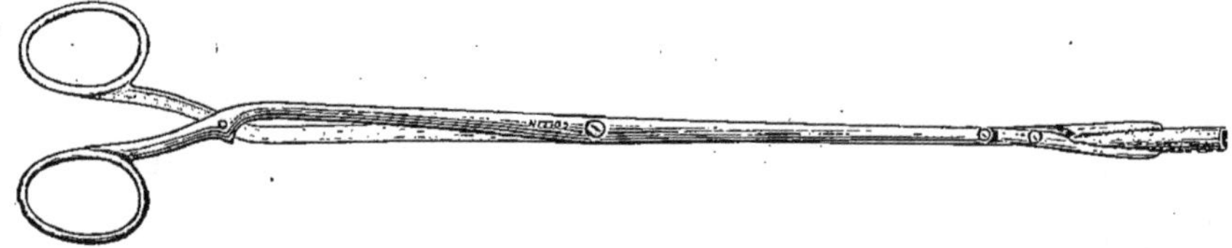

Fig. 96. — Pince à corps étrangers.

queuse et le recul de l'objet par la douceur des manœuvres ; on lubrifiera largement l'urètre ; éventuellement on incisera le méat étroit, on dilatera les rétrécissements. Pour les épingles, on transperce l'urètre et les

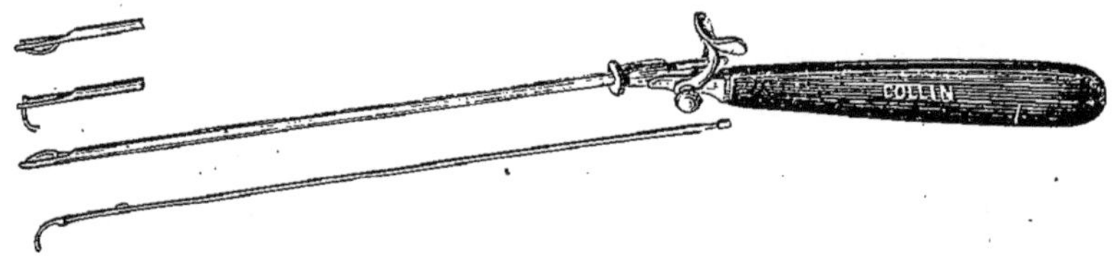

Fig. 97. — Pince de Leroy d'Étiolles.

téguments avec leur pointe en pliant la verge à ce niveau ; il est alors facile de faire basculer l'épingle de manière à la présenter par la tête à la pince.

La pince la plus employée est la *pince de Collin,* (fig. 96) longue et

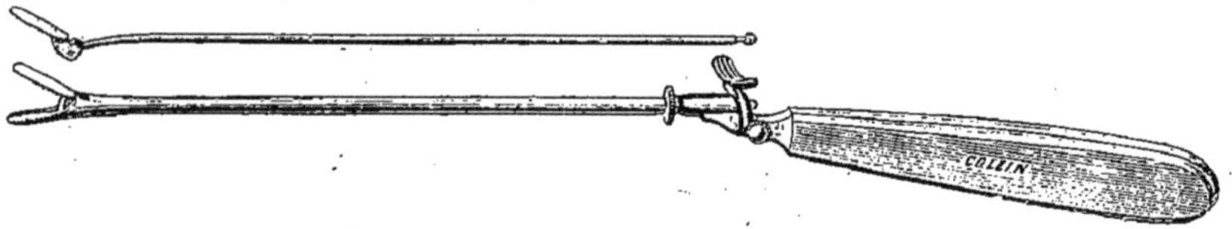

Fig. 98. — Pince à corps étrangers.

mince, terminée par des mors courts, et que l'on peut manœuvrer d'une seule main. Dans bien des cas une simple pince de Kocher rendrait de grands services. Parmi les instruments tombés en désuétude, citons la curette de Leroy d'Étiolles qui peut encore être conseillée pour les corps de petit volume (fig. 97) ; la pince dite de Hunter dont les deux branches, qu'un ressort tend à écarter, sont rapprochées à volonté par le glissement d'une canule ; le brise-pierre urétral de Nélaton, d'un emploi dangereux.

c. *Extraction urétroscopique.* — On comprend que le tube urétroscopique permette de saisir convenablement certains objets, même pointus, au moyen de fines pinces appropriées, et de les extraire soit par la lumière du tube, soit en même temps que le tube lui-même; aussi ce procédé est-il de plus en plus employé (fig. 98).

3° *Extraction par une voie artificielle.* — Il existe deux principaux procédés d'extraction qui reconnaissent chacun des indications. Ce sont la ponction (procédé Sue-Dieffenbach) et la boutonnière.

La *ponction* n'est possible que lorsque le corps étranger est pointu et sans renflement. S'il occupe la région pénienne, le manuel opératoire consiste à couder la verge à angle droit après avoir fixé avec les doigts l'objet à extraire, une aiguille, par exemple, dont on fait saillir la pointe à travers les téguments. Ce procédé est applicable aux épingles doubles; on transperce la peau avec les deux pointes et on redresse l'épingle au niveau de la courbure; puis on coupe une des branches le plus près possible de sa partie courbe; un mouvement de bascule la fait alors facilement sortir.

Au périnée, l'opération est plus compliquée; on fixe l'épingle avec un doigt introduit dans le rectum et on refoule les téguments au-devant de la pointe; ce procédé réussit rarement dans cette région.

La *boutonnière* est nécessaire toutes les fois que le corps étranger, plus ou moins volumineux, mais ni allongé, ni pointu, n'aura pu être extrait par les voies naturelles; il en sera de même quand il sera encroûté de sels calcaires. A la région pénienne on fera sur le corps étranger préalablement fixé une incision parallèle à l'urètre; il n'est pas utile de la faire longue d'emblée, car certains objets peuvent basculer et être retirés suivant leur petit diamètre. Cependant, si elle était jugée trop petite, on l'agrandirait de suite, parce que les tractions et les déchirures sont redoutables.

Au périnée, si le corps étranger est volumineux et facile à sentir à travers les téguments, il sert de conducteur et on incise couche par couche à son niveau. Dans le cas contraire on introduira un cathéter et on ira à sa rencontre comme dans l'urétrotomie externe.

En règle générale, il faut pratiquer la suture de l'urètre aussitôt après l'extraction du corps étranger. Toutefois, si les parois étaient infectées, si la suppuration avait déterminé des lésions diffuses périurétrales, on laisserait la plaie ouverte ou tout au moins on ne ferait pas de suture cutanée.

CHAPITRE XII

TUMEURS DE L'URÈTRE

BIBLIOGRAPHIE

WASSERMANN. Epithélioma primitif de l'urètre. Paris, 1895. — CARCY. De l'épithélioma primitif de l'urètre. *Thèse* Paris, 1895. — SOUBEYRAN. Epith. primit. de la p. pénienne de l'urètre. *Soc. anat.*, 1902. — LAVENANT. Epith. primitif de l'urètre. *Soc. anat.*, 1904. — LECÈNE. Epithéliome de l'urètre balanique propagé au gland. *Soc. anat.*, 1905. — PREISWERK. *Zeitschr. f. Urol.*, 1907. — BURCKHARDT. Die Neubildungen der *H. Handbuch der Urologie*, 1906.

I. — TUMEURS MALIGNES

Les tumeurs malignes sont l'*épithéliome*, que seul nous étudierons, et le *sarcome*, extrêmement rare. L'épithéliome de l'urètre est primitif ou secondaire à ceux de la prostate, de la vessie, des glandes de Cowper ou de la verge. Tout l'intérêt se porte sur les néoplasmes *primitifs* de l'urètre. Négligées pendant longtemps dans les traités classiques, puis considérées comme extrêmement rares, les tumeurs malignes primitives de l'urètre ont enfin été l'objet d'études d'ensemble, et chaque année de nouvelles observations, peu nombreuses cependant, sont publiées.

ÉTIOLOGIE. — Une statistique récente de Preiswerk relève ou mentionne 42 *cas connus* d'épithéliome, auxquels on peut ajouter 3 cas exposés à la Société Anatomique en 1904-1905 : en tout 45 cas. Les tumeurs malignes de l'urètre sont donc rares. Nous verrons qu'il en est de même chez la femme : Wassermann avait relevé 20 cas chez l'homme et 24 chez la femme ; Burckhardt, qui élimine de la statistique Wassermann 3 cas d'épithéliome ayant débuté par la glande de Cowper, compte 34 hommes et 39 femmes sur 74 cas. La fréquence est donc à peu près identique dans les deux sexes.

Elles apparaissent surtout, comme les cancers en général, après quarante-cinq ans ; cependant il existe des cas chez des hommes jeunes ; vingt-deux ans (Hutchinson), vingt-cinq ans (Bosse). On admet généralement que les inflammations chroniques jouent un rôle dans leur développement : on relève dans les antécédents la blennorragie, les rétrécissements, surtout le traumatisme ; l'influence de l'inflammation peut en effet jouer un rôle dans l'étiologie du cancer, ici comme ailleurs : cependant elle paraîtra moins évidente si l'on tient compte de la rareté du cancer comparée à l'universalité de l'urétrite. La fréquence des rétrécissements dans les antécédents est indubitable ; mais leur rôle est des plus obscurs. Parmi les 39 cas détaillés de Preiswerk, 12 ne présentent pas d'antécédents de traumatisme ou d'urétrite.

Anatomie pathologique. — La portion antérieure de l'urètre est le siège le plus fréquent du cancer : dans l'urètre antérieur lui-même les parties le plus souvent atteintes sont le bulbe et la portion pénienne : l'urètre balanique est noté dans 4 cas (Lecène). De ces cas d'épithéliome urétral primitif, on peut rapprocher ceux qui débutent par la glande de Cowper ; (11 fois sur 45 seulement les lésions avaient pour point de départ la partie membraneuse et prostatique.

Les lésions du début sont mal connues car la maladie est insidieuse ; l'endoscopie pourra les préciser, et dans deux cas Grunfeld et Oberländer les ont ainsi découvertes.

En général les examens anatomiques portent sur des tumeurs étendues, et propagées au voisinage de l'urètre. On peut décrire à l'évolution anatomique deux périodes, suivant que la tumeur a, ou n'a pas encore déterminé des pertes de substance et des complications suppuratives. A la *première période*, la tumeur épaissit, rétrécit et indure une partie de l'urètre, et envahit progressivement le reste de cet organe ; en même temps elle se propage aux tissus péri-urétraux, aux corps caverneux, où son étendue peut dépasser les limites des lésions de l'urètre lui-même ; du côté de l'urètre, la tumeur est bourgeonnante, ou d'aspect fissuré, et peu à peu s'ulcère ; du côté des téguments, elle peut s'étendre sans leur adhérer, plus tard les envahir à leur tour et se faire jour au dehors. Les ganglions lymphatiques inguinaux sont envahis plus ou moins vite.

A la *période des ulcérations* et des suppurations, le centre de la masse épithéliale, dégénéré, est creusé d'une cavité bourgeonnante et putride, traversée par l'urine, et qui devient l'origine de propagations septiques. C'est alors que des phlegmons péri-urétraux, pris souvent pour des abcès urineux vulgaires, se forment dans le tissu cellulaire, s'ouvrent à la peau, et se terminent par des fistules urinaires multiples et sans tendance à l'occlusion.

Au point de vue histologique, l'épithéliome de l'urètre est un épithéliome pavimenteux lobulé dans la plupart des cas ; dans d'autres, c'est un épithéliome pavimenteux tubulé, sans tendance à la kératinisation ; on a observé aussi le carcinome simple ou encéphaloïde, (Binaud et Chavannaz), l'épithélioma cylindrique (Cabot, Burckhardt), ou mixte : pavimenteux et cylindrique (Wassermann), etc.

Symptômes. — Pendant longtemps, le cancer de l'urètre demeure latent, ou ne donne que peu de symptômes, simulant une affection inflammatoire chronique : sensations vagues pendant la miction, sécrétion séro-purulente légère, parfois sanguinolente. Ces symptômes attirent d'autant moins l'attention, qu'on les rattache à une urétrite, ou à des rétrécissements dont l'histoire du malade accuse l'existence.

Plus tard, les symptômes prennent une plus grande intensité et le malade se plaint de troubles fonctionnels, qui le plus souvent n'ont rien de caractéristique et appartiennent aussi à la symptomatologie des rétrécissements compliqués d'urétrite. Ce sont l'écoulement, les urétrorragies, la douleur spontanée, la douleur mictionnelle, la dysurie.

L'écoulement, parfois à peine marqué, est séreux ou séro-purulent ; dans les urines, on trouve des filaments analogues, quelquefois avec des fragments de tumeur ; à une période avancée, il est fréquemment sanguinolent. Les grandes urétrorragies sont rares ; on observe plutôt des saignements faciles au contact des instruments, ou l'émission de quelques gouttes de sang au début ou à la fin de la miction. La douleur spontanée, le long du canal, ou vers le gland, est sourde ; au contraire, la douleur mictionnelle, parfois réduite à une légère cuisson, peut être excessive et arracher des plaintes au malade ; elle s'accroît surtout à la période d'ulcération. En même temps on observe, à des degrés variés, une dysurie analogue à celle des rétrécis et progressive ; le jet devient de moins en moins fort, la miction nécessite des efforts, on peut même voir la rétention complète ou l'incontinence par regorgement. A ces symptômes pénibles s'ajoutent ceux des complications, telles que la cystite, la prostatite, l'orchite.

A cette époque, les signes physiques sont, à l'exploration, ceux des rétrécissements, et c'est presque toujours ce diagnostic qui vient à l'esprit. Cependant la palpation peut déceler une induration massive de l'urètre, surtout s'il s'agit d'un épithélioma de la partie pénienne, et, à une période assez avancée, l'induration devient plus caractéristique, en particulier quand elle envahit les corps caverneux ou le gland ; la douleur à la palpation constitue un signe important en faveur du cancer. On trouve des adénopathies inguinales. L'endoscopie, encore rarement appliquée, est fort utile ; au niveau des sténoses, elle montre des tissus rougeâtres, bourgeonnants ou crevassés, bien différents des callosités pâles du rétrécissement. A la portion prostatique, la dysurie est moindre et les signes objectifs plus difficiles à percevoir.

Enfin, à une dernière période, en même temps qu'apparaissent des signes généraux dus, les uns à l'infection, parfois aux lésions rénales, les autres à la cachexie cancéreuse, et que les symptômes fonctionnels deviennent de plus en plus pénibles, on voit presque toujours survenir, avec une marche rapide, des phlegmons péri-urétraux, qui s'ouvrent à la peau de la verge, du périnée et du scrotum, et laissent à leur suite des trajets fistuleux, souvent multiples, creusés au milieu des tissus indurés, qui livrent passage à l'urine, au pus et à la sanie sanglante ; parfois toute l'urine passe par les fistules.

Marche. Durée. Terminaison. — La marche de l'épithélioma est progressive et la propagation se fait toujours aux tissus péri-urétraux ; elle est rapide dans les aréoles du tissu caverneux, où elle progresse de proche en proche, ou à distance. La durée est de quelques mois à quelques années, mal déterminée à cause de l'insidiosité du début. La terminaison fatale est due, soit à la cachexie cancéreuse aggravée par la septicémie, soit à l'infection des voies urinaires supérieures. Elle ne peut être retardée que par une opération précoce, après laquelle les récidives sont à craindre : à ce point de vue le siège du néoplasme entraîne des différences dans le pronostic : plus bénin dans l'épithélioma de l'urètre balanique et de l'urètre pénien, justiciable d'une exérèse complète, plus grave dans les épithéliomas bulbaires, où l'opération reste souvent incomplète, incurable dans l'urètre prostatique. Malheureusement, les malades se présentent presque toujours à la période de suppuration et de septicémie.

Diagnostic. — La plupart des cas connus ont été l'objet d'erreurs de diagnostic, et opérés comme des rétrécissements ou des abcès urineux. C'est au début qu'un diagnostic exact est le plus important; on pensera à l'épithélioma chez les rétrécis âgés qui saignent à l'excès au moindre contact ou à la fin des mictions, chez ceux dont l'urètre est très douloureux au palper, et l'urétroscopie, avec prélèvement de fragments pour l'examen biopsique, pourra faciliter un diagnostic précoce. Dans le cas de phlegmon, l'incision qui s'impose conduira au diagnostic de la cause; des fistules multiples, dans des tissus très indurés, avec un écoulement fétide et sanglant, et des symptômes généraux rapides, risqueront moins d'induire en erreur.

On distinguera l'épithélioma primitif des épithéliomas voisins de l'urètre et qui peuvent s'y propager à la longue : cancer de la prostate, de la vessie, de la glande de Cowper. Le cancer de la verge respecte presque toujours l'urètre.

Les cas de sarcome de l'urètre sont trop rares pour qu'on puisse poser les principes du diagnostic ; on tiendrait compte du volume plus grand de de la tumeur, de sa tendance à rester circoncrite, de l'âge plus jeune du malade, de la fréquence relative du sarcome mélanique (3 sur 5 cas mentionnés par Burckhardt). Les tumeurs polypeuses bénignes de l'urètre, les angiomes, la leucoplasie, seront reconnus par l'endoscopie et au besoin par l'examen biopsique de fragments.

Traitement. — Tant que l'exérèse du cancer peut être complète on devra pratiquer: tout à fait au début, la résection de l'urètre; plus tard pour les épithéliomas de l'urètre balanique ou pénien, l'amputation de la verge; pour ceux de l'urètre bulbaire, l'émasculation ; dans les deux cas, l'ablation des ganglions de l'aine; telles sont les opérations rationnelles.

Les complications phlegmoneuses seront traitées par l'incision simple, ou suivie de destruction des surfaces ulcérées au thermo-cautère. Dans les cas inopérables, la cystostomie sera pratiquée contre la rétention et les douleurs mictionnelles. On ne s'attarderait à l'emploi de la radiothérapie que dans l'épithélioma du méat urétral.

II. — Tumeurs bénignes

Les tumeurs épithéliales bénignes sont loin d'être rares chez l'homme; leur fréquence véritable n'est bien connue que depuis l'emploi de l'urétroscopie, qui a confirmé d'ailleurs d'anciennes descriptions tombées dans l'oubli : ce sont les *polypes* de l'urètre (papillomes, condylomes). Il faut y ajouter la leucoplasie, des tumeurs rares, comme les adénomes, les angiomes, les fibromes, les kystes, dont quelques cas seulement sont connus. Aussi n'insisterons-nous que sur les papillomes et condylomes.

Étiologie. — Parmi les tumeurs bénignes épithéliales, les unes sont de simples végétations de la fosse naviculaire; analogues et souvent associées aux végétations du gland et du prépuce, elles reconnaissent les mêmes causes vénériennes. D'autres surviennent au cours des urétrites chroniques, chez les rétrécis (Janet), et sont d'origine inflammatoire : dans ce groupe, on trouve même des polypes qui sont plutôt des manifestations d'urétrites que de véritables tumeurs. Inversement, l'urétrite peut faire défaut, et s'il y a suintement urétral, celui-ci peut être consécutif aux polypes : l'état général jouerait un rôle, par exemple chez les enfants affaiblis.

Anatomie pathologique. — Les polypes de l'urètre se présentent macroscopiquement sous des aspects différents, suivant qu'ils sont sessiles ou pédiculés, isolés ou organisés en groupes, à surface lisse, ou au contraire granuleuse ou villeuse. Histologiquement, ils sont composés d'une trame conjonctive en connexion avec le derme de la muqueuse, et parcourue par quelques anses capillaires, et d'un revêtement épithélial; on distingue les papillomes, peu nombreux, rougeâtres, vasculaires, des condylomes grisâtres ou jaunâtres, peu vasculaires, à trame conjonctive plus épaisse, à revêtement épithélial tendant à l'épidermisation. Il faut y ajouter des polypes muqueux ressemblant à ceux des fosses nasales (Burckhardt), et siégeant dans l'urètre prostatique : le revêtement est formé de plusieurs couches de cellules pavimenteuses; le centre des coupes montre dans un tissu conjonctif lâche, de nombreuses glandes. Exceptionnellement on a signalé des fibres musculaires et nerveuses.

Toutes les parties de l'urètre peuvent être atteintes de polypes; les condylomes siègent au voisinage du méat, les papillomes se voient dans l'urètre antérieur et surtout dans la portion pénienne, mais l'urètre postérieur n'en est pas indemne et serait le plus souvent atteint, si l'on en croit Neuberger, Burckhardt; on les a observés même sur un urètre hypospade (Moreau).

Parmi les néoformations épithéliales autres que les polypes, nous ne mentionnerons que la *leucoplasie*, qui se présente soit sous forme de plaques nacrées sans surélévation, soit sous forme de plaques surélevées ; nous en avons publié en particulier un cas, fort rebelle, occupant la moitié gauche de la fosse naviculaire, d'aspect blanchâtre, de surface

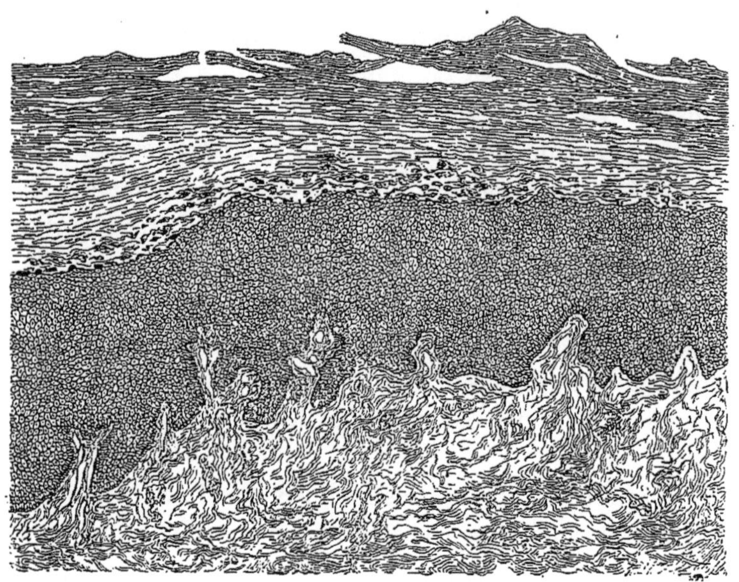

Fig. 99. — Leucoplasie urétrale.

inégale, verruqueuse, d'une épaisseur de 2 à 6 millimètres (fig. 99). On reconnaît à la coupe, la transformation fibreuse du derme, la prolifération des papilles, l'épithélium pavimenteux corné avec ses diverses couches. La figure 99 en montre la structure (voy. aussi leucoplasie vésicale).

Symptomes des polypes urétraux. — La plupart des polypes urétraux passeraient inaperçus, sans l'endoscopie ; ils ne se révèlent, en effet, quand ils sont petits et isolés, par aucun symptôme autre que ceux de l'urétrite concomitante. Les troubles de la miction ne se manifestent que dans les cas rares où les tumeurs ont pris un développement considérable, soit en volume, soit en surface : ils peuvent varier de la dysurie la plus légère jusqu'à la rétention incomplète ou complète ; les hémorragies sont très rares, si ce n'est à l'occasion des cathétérismes. Les polypes de l'urètre prostatique s'accompagnent de la symptomatologie fonctionnelle des prostatites subaiguës ou chroniques. A notre connaissance, le cas le plus grave est celui de Spangaro : chez un enfant de trois ans, dont l'urètre était totalement envahi par des papillomes, une double hydronéphrose se produisit, et la mort survint par urémie.

Diagnostic. — En dehors des cas où les condylomes sont apparents par le méat entr'ouvert, le diagnostic se fait par l'urétroscopie, et ne présente alors que des difficultés de technique. On reconnaît le siège des polypes, leur pédicule, l'aspect de leur surface. On ne confondra pas avec des polypes des plis de muqueuse œdématiée par la pression du tube, ou par l'inflammation, ni des tissus de rétrécissements faisant saillie entre deux fissures, ni l'aspect bourgeonnant de certaines urétrites ; dans l'urètre prostatique, un vérumontanum très développé pourrait prêter à confusion.

Marche. Terminaison. — Les petits polypes peuvent persister longtemps sans s'accroître ; les cas où la tumeur grossit progressivement ou se propage dans l'urètre, sont exceptionnels. Il n'est pas douteux qu'un grand nombre de ces polypes disparaissent sous l'influence du traitement des urétrites chroniques, ce que nous avons observé après les instillations de nitrate d'argent; même dans les cas plus rares de polypes assez volumineux, on constate l'élimination spontanée par sphacèle de la tumeur ou du pédicule. La transformation en épithéliome ne paraît pas avoir été signalée.

Traitement. — Les condylomes de la fosse naviculaire seront détruits à la curette ou au galvanocautère, après méatotomie s'il y a lieu. Les polypes isolés et petits des urétrites pourront être traités par les instillations de nitrate d'argent ou de protargol, etc. En cas d'échec de ce traitement, ou même comme traitement initial, on extirpera les polypes au moyen du tube urétroscopique : le plus simple est de les détruire avec une fine pointe de galvanocautère, en une ou plusieurs séances ; on continuera ensuite le traitement de l'urétrite chronique, la disparition du polype seul ne suffisant pas en général à l'améliorer. Enfin dans le cas de lésions très étendues, on pratiquerait le curettage de l'urètre, avec ou sans boutonnière urétrale, et l'on maintiendrait une sonde à demeure pendant quelques jours.

Les rayons X peuvent être appliqués aux néoplasmes voisins du méat, par un court tube urétroscopique; le cas de leucoplasie proliférante auquel nous faisons allusion plus haut, et qui avait récidivé après excision, fut nettement amélioré par cette méthode de traitement.

TUMEURS DE L'URÈTRE CHEZ LA FEMME

I. — Tumeurs malignes

Comme chez l'homme, le sarcome est excessivement rare; on observe l'*épithéliome*, avec une fréquence analogue à celle de l'homme, et dans des conditions étiologiques comparables, malgré la rareté des rétrécissements chez la femme. Parmi les causes prédisposantes il faut citer les polypes et la leucoplasie, qui peuvent dégénérer en cancer, et l'existence de canaux para-urétraux (Wassermann). Le voisinage du méat est plus fréquemment atteint que les parties profondes; la tumeur était urétro-vulvaire dans 34 cas, urétrale 19 fois, sur 57 cas réunis par Karaki (1908).

Les symptômes fonctionnels rappellent ceux de l'homme : suintement sanieux ou sanguinolent, urétrorragies, douleurs à la miction, à des degrés variables; fréquemment, en même temps, symptômes de cystite. L'aspect objectif est plus facile à examiner que chez l'homme, la plupart des tumeurs siégeant au méat ; sur une base indurée et plus ou moins étendue le long de l'urètre ou vers la paroi vaginale, on voit une ulcération rougeâtre, à bords irréguliers et indurés, à fond sanieux, qui s'étend progressivement. Dans d'autres cas, le toucher vaginal permet de sentir une induration de l'urètre, et l'urétroscopie montre au point correspondant une surface végétante ou ulcérée. A une période avancée, la tumeur se propage soit à la vessie, soit à la cloison vaginale; des fistules peuvent se former; on a observé la destruction du col vésical; dans ces deux cas une incontinence incurable s'établit.

Le diagnostic, facile pour les tumeurs du méat, est plus difficile au début quand elles siègent dans la partie profonde de l'urètre; à la période de propagation aux organes voisins, elles ne diffèrent pas des épithéliomes secondaires de l'urètre.

Un traitement radical devra être tenté toutes les fois qu'on est sûr de dépasser les limites de la tumeur, et consistera dans la résection de l'urètre et de la cloison urétrovaginale ; on essaiera ensuite de refaire cette cloison. Dans les cas inopérables, la cystostomie sus-pubienne peut être indiquée comme traitement palliatif, pour dériver les urines; on comprend que la taille vaginale ne présente pas les mêmes avantages.

II. — Tumeurs bénignes

Les tumeurs bénignes sont assez fréquentes. Nous passerons en revue : 1° l'hypertrophie de la muqueuse ; 2° les polypes, comprenant des tumeurs papillaires et folliculaires ; 3° les tumeurs vasculaires ; 4° les fibromes et myomes ; 5° le prolapsus de la muqueuse ; 6° les kystes.

1° Hypertrophie de la muqueuse. — Suivant le siège qu'elle occupe, on distingue l'hypertrophie du méat, du centre du canal, ou celle qui avoisine le col vésical (Garnier-Mouton) ; cette dernière est la plus fréquente. L'hypertrophie atteint principalement la paroi postérieure du canal ; elle comprend toute l'épaisseur de la muqueuse et envahit le tissu cellulaire péri-urétral, d'où un relief appréciable à travers la paroi vaginale antérieure.

Au niveau du méat, il se forme un bourrelet qui n'est pas toujours régulier et qui présente des mamelons parfois pédiculés (Bouilly), souvent cachés par les petites lèvres. La muqueuse qui recouvre la tumeur est lisse, résistante et se continue avec la muqueuse urétrale. Cette hypertrophie, loin de produire un rétrécissement du canal, s'accompagne en général d'une dilatation du méat telle qu'elle admet l'extrémité du petit doigt.

2° Polypes. — *Tumeurs papillaires.* — Elles présentent l'aspect de petites masses granuleuses rouge vif, parfois violacées, dépassant rarement le volume d'une lentille. Elles peuvent occuper toutes les parois de l'urètre ; plus fréquentes dans la région voisine du méat, elles apparaissent dès qu'on en entr'ouvre les lèvres ou font une légère saillie à l'extérieur.

Tumeurs folliculaires. — Elles sont développées aux dépens des follicules de la muqueuse, surtout au niveau de sa partie moyenne, ne dépassent pas les limites du canal et viennent faire saillie à l'extérieur.

Ces deux variétés de polypes présentent une différence capitale dans leurs symptômes. Les tumeurs folliculaires sont indolentes et c'est souvent au hasard qu'on doit leur découverte. Les tumeurs papillaires sont au contraire douées d'une sensibilité très vive et occasionnent parfois des douleurs violentes.

3° Tumeurs vasculaires. — Formées par un épaississement partiel de la muqueuse, accompagné d'un état variqueux des vaisseaux, rarement profondes, elles siègent de préférence sur la paroi inférieure du méat. Leur volume varie d'une tête d'épingle à une framboise (Bouilly); elles ne sont presque jamais pédiculées et offrent l'aspect de végétations rougeâtres, parfois d'un rouge brun ou grisâtre. Tendues, résistantes, elles se gonflent sous l'influence de toutes les causes congestives, station debout, effort, époque cataméniale, etc. Leur turgescence et la coïncidence presque constante d'hémorroïdes anales les a fait désigner par Richet sous le nom d'hémorroïdes urétrales.

4° Prolapsus de la muqueuse. — *Étiologie*. — Le prolapsus de la muqueuse urétrale se montre presque exclusivement chez l'enfant ou chez la femme âgée. L'étude des causes permet de distinguer deux formes de prolapsus, brusque et lent (H. Blanc). Le premier succéderait aux efforts de la toux, de la défécation, etc.; le prolapsus lent aurait pour causes les inflammations vésicales et urétrales, la vulvo-vaginite et l'œdème sous-muqueux qui en résulte chez les petites filles; chez la femme âgée, on invoque surtout les grossesses répétées et les accouchements lents; on a signalé la masturbation, le coït anormal par l'urètre, les calculs vésicaux.

Symptômes. — Chez l'enfant le prolapsus brusque est d'emblée total; le début est, au contraire, insidieux et lent chez la femme âgée (H. Blanc). Les symptômes accusés par la malade sont peu marqués : quelques douleurs presque toujours dues à des érosions concomitantes, pendant la marche, le frottement des vêtements, plus rarement pendant la miction. Les saignements sont assez fréquents; on a signalé des hémorragies simulant une métrorragie.

Lorsque le prolapsus est incomplet, on voit à l'embouchure de l'urètre deux replis muqueux ayant la forme de petites lèvres (Kleinwachter); dans le prolapsus complet, la tumeur se présente sous la forme d'une masse rouge, vasculaire, d'aspect framboisé, qui occupe et masque le méat : son volume, ordinairement peu considérable, peut atteindre celui d'un œuf de poule (L. Tait); elle est souvent le siège d'un suintement muco-purulent. La réduction, complète tout au moins, en est presque toujours impossible; quant à l'orifice urétral, on le distingue mal à la vue, mais l'introduction d'une sonde est facile.

La marche est lente, quelques modifications se produisent à la surface de la tumeur qui peut s'ulcérer, se sphacéler partiellement, ou suppurer.

Rarement, la muqueuse revêt le caractère d'une couche cornée et s'épidermise (H. Blanc). Plus rarement encore, la réduction spontanée s'opère.

Le diagnostic est souvent difficile, surtout lorsqu'il y a ulcération; l'hypertrophie de la muqueuse s'en distingue en ce que le méat est élargi et infundibuliforme; les tumeurs sont, en général, villeuses, végétantes ou polypiformes, et le méat n'est pas au centre. Dans la cystocèle urétrale, la tumeur est centrale, ordinairement réductible; on voit un sillon plus ou moins circulaire par lequel s'échappe l'urine.

Traitement. — On doit toujours essayer la réduction, et, si on réussit, la maintenir au moyen d'un bandage compressif. En cas d'échec, qui est la règle, la cautérisation aura des chances de réussir si la tumeur est petite. Le traitement de choix est l'ablation; la ligature sur une sonde introduite dans la vessie et le thermo-cautère ont été proposés par crainte de l'hémorragie qui cependant est peu redoutable. On préférera l'excision au bistouri; on veillera à ce que la muqueuse ne se rétracte pas dans l'urètre après sa réduction et il sera prudent de traverser la tumeur en haut et en bas par un fil avant de pratiquer la section; l'affrontement des lambeaux devra être fait avec le plus grand soin (Villar).

5° Fibromes et fibro-myomes. — Ces tumeurs, fort rares, ont une tendance à acquérir un volume plus considérable que celui des autres tumeurs bénignes : le cas le plus remarquable est celui de Routier, où le fibrome atteignit 375 grammes. Même avec des dimensions plus restreintes, les polypes fibreux et les fibromes interstitiels de la paroi gênent considérablement le cours de l'urine, dévient le jet, causent des douleurs de la miction, de la gêne pendant la marche et même peuvent empêcher le coït. Ces tumeurs sont enlevées par énucléation, quand elles ne sont pas pédiculées; si la muqueuse qui les recouvre est ulcérée ou sphacélée, on excise en même temps les tissus malades.

6° Kystes. — Les kystes peuvent se développer dans la paroi urétrale, surtout au voisinage du méat urinaire; ils résultent de l'oblitération des orifices des canaux juxta-urétraux qui viennent s'ouvrir de part et d'autre du méat urinaire, ou de diverticules de l'urètre. Ils font saillie dans l'urètre d'une part, dans le vagin ou la vulve d'autre part; on a vu le prolapsus d'un kyste par le méat (de Bary). Ces kystes restent peu volumineux, mais peuvent cependant parfois atteindre le volume d'une noix, d'un œuf. Ils sont recouverts par la muqueuse normale, translucide et amincie. On ne les confondra pas avec les tumeurs bénignes solides, avec les abcès de la cloison urétro-vaginale, avec la saillie de diverticules urétraux remplis de liquide mais communiquant avec le canal.

CHAPITRE XIII

TUBERCULOSE DE L'URÈTRE

BIBLIOGRAPHIE

ENGLISH. Ueber tuberc. Uretritis u. Peri-uret. *Allg. Wiener med. Zeitung*, 1891. — NICOLAS. Tub. de l'ur. *Th. Lyon*, 1890. — BARBET. Tubercul. de la verge. Lyon, 1893. — PONCET et DELORE. Traité de l'urétrostomie. Lyon, 1900. — BÉRARD. Tubercul. de l'urètre, rétrécissement. *Bull. méd.*, 1901. — HARTMANN et LECÈNE. *Assoc. fr. d'Urol.*, 1902. — HALLÉ et MOTZ. Tubercul. de l'urètre. *Ann. gén.-urin.*, 1902. — CHUTE. Tubercul. urétr. *Boston med. journ.*, 1903. — PRAT et LECÈNE. Tuberculose de l'urètre. *Soc. Anat.*, 1902.

La tuberculose de l'urètre prostatique ne peut être détachée de la tuberculose prostatique. La tuberculose de l'urètre antérieur et de ses annexes, quoique probablement toujours secondaire, mérite au contraire d'être décrite, après les travaux de Englisch, Hallé et Motz, Prat et Lecène, etc.

ETIOLOGIE. — Très rare chez la femme, la tuberculose de l'urètre complique assez fréquemment les tuberculoses génito-urinaires : 1 fois sur 12 autopsies, d'après Hallé et Motz. L'inoculation paraît se faire par l'urine chargée de bacilles et de produits tuberculeux ; elle est favorisée par le traumatisme. Bien que Baumgarten ait réussi expérimentalement à inoculer l'urètre, il n'est pas encore démontré que la tuberculose urétrale puisse être primitive, c'est-à-dire inoculée et propagée par le méat, par exemple pendant le coït ; dans le cas de Prat et Lecène, les lésions ont paru débuter par une ulcération du frein, mais l'observation est incomplète à divers points de vue.

ANATOMIE PATHOLOGIQUE. — On observe des lésions de la muqueuse, des lésions péri-urétrales, des lésions des glandes de Cowper.

Les lésions de la muqueuse atteignent surtout les parties reculées de l'urètre antérieur, et sont disséminées au milieu des parties restées saines, plus rarement généralisées (fig. 100). On observe exceptionnellement les granulations à leur début, plus communément des ulcérations, analogues à celles des autres muqueuses et aboutissant à la formation de cavernes ; on peut voir aussi l'infiltration caséeuse massive qui recouvre l'urètre d'une couche caséeuse jaunâtre.

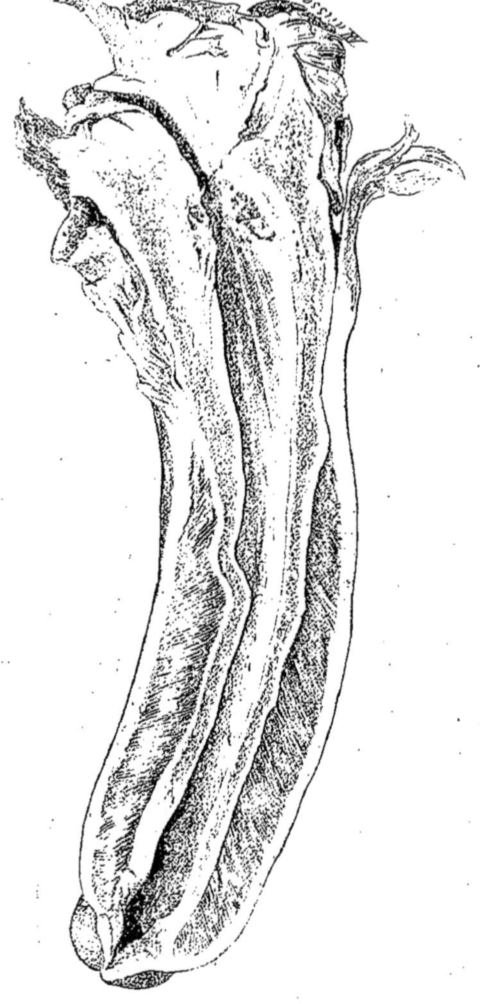

Fig. 100. — Tuberculose de l'urètre et rétrécissement congénital du méat (Dr Letulle).

Les lésions péri-urétrales atteignent les corps érectiles, soit secondairement aux ulcérations ou à l'infiltration caséeuse de la muqueuse, soit primitivement par voie sanguine. Ces lésions finissent par former des cavernes plus ou moins étendues, qui s'ouvrent dans le canal, parfois aux téguments en formant des fistules souvent multiples.

La tuberculose des glandes de Cowper se manifeste par la formation de cavernes et d'abcès froids, qui s'ouvrent dans l'urètre ou aux téguments et se compliquent de tuberculose urétrale et de fistules.

L'étude de l'urétrite tuberculeuse prostatique est liée, nous l'avons dit, à celle de la tuberculose prostatique ; toutefois nous devons signaler ici que cette urétrite aboutit quelquefois à la formation de rétrécissements, fait d'autant plus remarquable que c'est à peu près la seule condition dans laquelle on en rencontre dans cette portion de l'urètre ; le pronostic en est grave.

Symptômes. — Au début, l'urétrite tuberculeuse antérieure passe presque toujours inaperçue, car toujours secondaire, ses symptômes sont masqués par ceux de la prostatite et de la cystite concomitantes ; dans un cas où l'écoulement était séro-purulent et quelquefois rougeâtre, nous avons aperçu par l'urétroscope, au niveau de l'angle péno-scrotal, une ulcération profonde irrégulière à fond sanieux. Aucune douleur n'existait à ce niveau.

Le symptôme le plus commun est la blennorrée chronique, dont nous avons rappelé les caractères à propos du diagnostic des urétrites chroniques ; la miction peut être gênée, elle est pénible, parfois extrêmement douloureuse. L'exploration dénote l'existence des rétrécissements constitués par des lésions tuberculeuses ou par des lésions banales, et dont le traitement est particulièrement douloureux ; la palpation montre des zones indurées et douloureuses à la pression.

A l'urétroscope, on voit quand la sensibilité de l'urètre le permet, au milieu d'îlots de muqueuse pâle, des ulcérations disséminées, à fond jaunâtre, à bords irréguliers et d'un rouge vif. A une période plus avancée, il ne semble pas que l'urétroscopie puisse être appliquée.

La plupart des observations ont trait à des cas graves. Dans celui de Prat et Lecène, on voyait sourdre par deux petites ulcérations à côté du rein un pus crémeux : c'était l'orifice d'un vaste clapier qui séparait le fourreau des corps caverneux jusqu'à la racine de la verge.

La verge fut amputée (Hartmann), et l'on vit deux ulcérations très étendues et profondes, sorte de cavernes à bords taillés à pic, recouvertes d'une couche pseudo-membraneuse, au niveau de la face inférieure de l'urètre balanique. De chacune d'elles partaient des fistules qui aboutissaient à un énorme clapier à parois fongueuses et purulentes entre la face externe de la verge et le fourreau. Dans l'ulcération on a découvert plusieurs cellules géantes. Un cas analogue de Chute présente des lésions moins avancées avec une infiltration de tout le canal qui, induré sur toute sa longueur, faisait éprouver de nombreux ressauts à une sonde exploratrice.

Il en était de même dans les faits rapportés par Bérard. L'ulcération aboutissait à un clapier périnéal dans un cas, dans l'autre, scrotal. Ces lésions tendent à la cicatrisation et, sans guérir complètement, aboutissent à la formation de rétrécissements durs et étendus.

Traitement. — Si la lésion est légère et n'intéresse que la muqueuse, on devra s'abstenir de tout cathétérisme qui risquerait d'être offensif et d'étendre la lésion : cependant des injections d'acide picrique nous ont donné de bons résultats dans un cas.

Chez un autre malade, des instillations d'acide pyrogallique à $\frac{1}{50}$ ont également réussi. L'huile gaïacolée et l'huile goménolée sont de nature à apaiser la douleur, mieux que les injections de cocaïne ou de stovaïne dont l'action est éphémère.

Dès que l'ulcération aura détruit les parois et produit l'infiltration, on devra inciser largement et détruire à la curette les parois du clapier.

Par contre, on respectera les fistules lorsqu'elles ne sont pas l'occasion de douleurs ni le siège d'une suppuration abondante, car l'action chirurgicale risquerait de les agrandir.

Exceptionnellement, dans les cas de destructions péri-urétrales très étendues de la verge, on en pratiquera l'amputation (Hartmann). La cystostomie convient aux cas où la miction est trop douloureuse.

CHAPITRE XIV

SYPHILIS DE L'URÈTRE

La syphilis peut atteindre l'urètre à deux périodes : à la première on observe le chancre de l'urètre, à la troisième période, des gommes ou des syphilomes diffus ; c'est seulement de ces lésions tardives que nous nous occupons ici.

On les a observées, soit chez l'homme, soit chez la femme, entre deux ans et demi et quinze ans après l'infection (Albarran). Tantôt il s'agit de gommes de la paroi urétrale, tantôt de gommes péri-urétrales qui envahissent la paroi secondairement ; tantôt enfin l'infiltration syphilitique scléreuse s'étend le long de l'urètre, y formant des indurations d'aspect néoplasique, qui peuvent rétrécir le calibre de l'urètre et aboutir à des ulcérations. Ces lésions se voient chez l'homme surtout à la portion pénienne, chez la femme au voisinage du méat.

La marche de la maladie est insidieuse et les symptômes n'apparaissent que si la compression de la paroi urétrale diminue trop le calibre ou si la fonte de la gomme se produit : on observe alors la dysurie, ou un suintement séreux ou séro-sanguinolent. L'examen de l'urètre montre soit des indurations circonscrites gommeuses, soit des indurations diffuses, qui font comparer l'urètre à un tuyau de pipe, etc. ; l'explorateur fait reconnaître la diminution de la lumière du canal. A la période d'ulcération, on observe la production d'abcès et de fistules, d'un diagnostic rétrospectif difficile.

D'ailleurs à toutes les périodes le diagnostic ne pourra être établi que par l'interprétation des divers symptômes : absence de suppuration, absence de gonocoques, de bacilles de Koch ; indolence malgré le volume de la tumeur ; commémoratifs ; action du traitement spécifique ; éventuellement, examens biopsiques à l'aide de l'urétroscope si l'on craignait un épithélioma.

CHAPITRE XV

VICES DE CONFORMATION DE L'URÈTRE

BIBLIOGRAPHIE.

VICES DE CONFORMATION DE L'URÈTRE. — GUYON. Vices de conformation de l'urètre. *Thèse* Paris, 1863. — LE FORT. Anomalies fistuleuses congénitales du pénis. *Annales g°-urin.* 1896. — ESCAT. Malformations congénitales et acquises de l'urètre. *Annales g°-urin.* 1908. — LEJARS. Canaux accessoires de l'urètre. *Annales g°-urin.* 1888.

HYPOSPADIAS ET ÉPISPADIAS. — DUPLAY. *Arch. de méd.*, 1874 et 1880. — BECK. *N. Y. med. J.*, 1898. — Von HACKER. *Beitr. z. kl. Chir.*, 1898. — REURE *Th.* Lyon, 1897.

RÉTRÉCISSEMENTS CONGÉNITAUX. — FOISY. *Thèse*, 1905. — SIKORA. *Soc. de Chir.*, 1905. — LEBRETON. *Ass. fr. d'Urol.*, 1905. — DIEULAFÉ et GILLES. *Soc. Anat.*, 1905. — LINDEMAN. *Thèse* Iéna, 1899. — GUIBÉ. *Annales g°-urin.* 1896.

1° ABSENCE DE L'URÈTRE

L'absence de l'urètre est un vice de conformation très rare, en général lié à d'autres anomalies incompatibles avec l'existence : cependant, les cas de Demarquay, de Raeuber concernent des adultes. Presque constamment, le pénis manque ou est rudimentaire ; le scrotum et le testicule peuvent exister.

Les cas connus doivent être classés en deux catégories suivant que l'urine ne trouve aucune issue hors de la vessie, distendue ainsi que tout l'appareil urinaire, ou qu'elle peut sortir par un orifice, qui la met en communication avec le rectum : cette disposition est presque toujours observée. On a vu aussi l'issue de l'urine et du méconium par un orifice sous-ombilical commun (Révolat), par une communication avec l'utérus (Olshausen) par l'ouraque.

2° IMPERFORATION DE L'URÈTRE

L'imperforation est *totale* quand tout l'urètre se trouve transformé en un cordon plein ; depuis le cas cité par Guyon (1863), on n'en a publié que quelques autres. Les imperforations *partielles* sont plus fréquentes : rarement il s'agit de transformation en cordon plein sur une certaine étendue ; ce sont, en général, des *cloisonnements* peu épais. Ils sont expliqués embryologiquement, par la fusion complète des deux lèvres de la gouttière urétrale en certains points, ou par un arrêt de développement qui empêche le creusement de cette gouttière, ou par l'absence de communication des trois segments de l'urètre qui se développent séparément. On sait que l'urètre prostatique se forme par le cloisonnement du cloaque ; plus tard, la plus grande partie de l'urètre antérieur apparaît sous la forme d'une gouttière, ultérieurement fermée en canal, tandis que l'urètre balanique, au contraire, se creuse d'avant en arrière dans un bourgeonnement épithélial de la face inférieure du gland.

Les plus fréquents de ces cloisonnements se trouvent au méat, et sont constitués par une fine membrane qui représente la continuation de la muqueuse du gland au-devant de l'urètre balanique ; parfois, cependant, la membrane est épaisse. On a rencontré aussi l'imperforation de l'urètre balanique entier.

Les cloisonnements des autres parties de l'urètre sont rares ; d'après Kaufmannn, on connaîtrait 11 cas cas d'imperforation de l'urètre spongieux, 7 de l'urètre membraneux ; le cas de Duparque reste le seul connu d'imperforation de l'urètre prostatique. En général, il y a en même temps communication de la vessie avec le rectum, ou reflux de l'urine par l'ouraque.

Les symptômes varient suivant qu'il y a, ou non, possibilité d'évacuation du contenu vésical par d'autres voies. Quand l'évacuation est impossible, la vessie et le rein sont distendus et peuvent devenir une cause de dystocie, à moins d'une atrophie rénale. Dans les autres cas, en principe compatibles avec la vie, on observe l'issue de l'urine par la voie anormale : rectum, orifice ombilical de l'ouraque, etc. On a observé des complications : rupture de la vessie, rupture de l'urètre en amont de l'imperforation.

Le traitement d'urgence, au moment de la naissance, consiste dans la perforation de la membrane anormale ; on la pratique, soit avec le bistouri si elle siège au méat, soit par le cathétérisme forcé ; on peut aussi, dans le cas de cloison siégeant loin du méat, faire une urétrotomie externe d'urgence en amont de l'obstacle, et compléter plus tard le traitement par une autoplastie. Chez l'enfant du sexe féminin, on peut de même ponctionner la membrane qui oblitère le méat urinaire, ou la cloison urétro-vaginale. La ponction aspiratrice pourrait être utilisée comme traitement d'attente.

3° Rétrécissements congénitaux

Quand l'imperforation est incomplète, elle produit un simple rétrécissement du canal. Les rétrécissements congénitaux paraissent assez rares, sans être absolument exceptionnels ; on les a considérés comme tels tant qu'on a voulu rejeter *a priori* de cette catégorie de rétrécissements ceux qui n'attirent l'attention qu'à un certain âge. A ces rétrécissements convient la même explication embryologique qu'aux imperforations ; dans un cas d'Oraison, il paraissait dû à l'hypertrophie du repli valvulaire d'une lacune de Morgagni.

On peut en rapprocher l'*atrésie congénitale du méat* qui, extrêmement fréquente à un faible degré, peut être assez marquée pour amener des troubles fonctionnels réflexes semblables à ceux des rétrécissements péniens, comme la dysurie, la rétention, même complète, l'incontinence, des névralgies, etc. Tantôt la partie rétrécie siège à l'orifice même de la muqueuse (fig. 100) et ferme l'urètre comme un diaphragme mince ; tantôt elle se trouve à 1 centimètre environ du méat, et présente une plus grande longueur. Nous avons vu l'occlusion du méat produite par des adhérences préputiales très étendues, peut-être non congénitales et consécutives à des poussées de balanite. Le traitement de l'atrésie du méat consiste dans l'incision médiane de la commissure inférieure du méat, au moyen d'un méatotome à bascule (fig. 101), ou d'un bistouri boutonné. Il est important de faire passer la section exactement sur la ligne médiane ; on évitera ainsi un saignement parfois abondant qui se produit lorsque les parties latérales du frein sont intéressées. C'est aussi dans ce but que l'on a conseillé (Genouville) de faire cette section au galvanocautère.

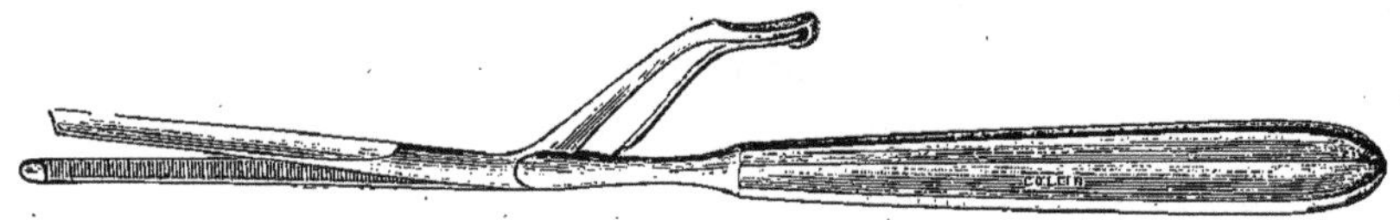

Fig. 101. — Méatotome de Guyon.

Les rétrécissements congénitaux proprement dits constituent *deux variétés* (Guyon) : les rétrécissements cylindriques et annulaires et plus fréquemment les rétrécissements valvulaires. On en a signalé en divers points de l'urètre : à la portion spongieuse, à l'union de l'urètre antérieur et de l'urètre postérieur, et même dans l'urètre prostatique. Le cas de Guibé est un exemple de rétrécissement annulaire de l'urètre membraneux, et ne laisse prise à aucun doute, l'enfant n'ayant vécu que quelques heures. Des rétrécissements valvulaires peuvent cloisonner transversalement l'urètre et se laisser distendre d'une façon comparable à celle des valvules veineuses, opposant leur concavité au courant de l'urine Lindeman en a réuni 10 cas pour l'urètre prostatique. Parmi les cas publiés récemment, citons ceux de Bazy, de Bonnet (diaphragme de la région bulbaire), de Dieulafé et Gilles, de Lebreton (5 cas dont 3 prémembraneux).

Les symptômes des rétrécissements congénitaux sont ceux des rétrécissements acquis ; on peut remarquer la fréquence de l'incontinence nocturne ou diurne, les crises de rétention passagère. Leur gravité n'est pas contestable, puisque l'on a constaté la dilatation et l'hypertrophie de la vessie, la dilatation des uretères, l'hydronéphrose, la pyonéphrose. Cependant ils passent la plupart du temps inaperçus, à cause de leur souplesse, et de l'absence de tendance à la rétractilité de la paroi urétrale.

Quant au traitement, il ne diffère pas de celui des rétrécissements acquis.

4° Dilatations congénitales de l'urètre

Les poches urineuses et les dilatations congénitales de l'urètre sont tantôt produites par l'obstacle formé par des rétrécissements congénitaux ou l'atrésie du méat, tantôt elles existent sans rétrécissement, par suite d'une minceur extrême de la paroi inférieure de l'urètre privé, en ces points, de couche spongieuse (thèse de Guyon). A. Le Fort en a relevé 14 cas, et les explique par la distension de canaux sous-péniens communiquant avec l'urètre. Escat les considère comme formées aux dépens d'un urètre double, la cloison séparant les deux urètres étant résorbée. La plupart de ces poches ont été observées à la portion pénienne : appendues à la face inférieure de la verge, on les voit se remplir pendant la miction, et se vider ensuite peu à peu, ou par expression.

5° Canaux para-urétraux ; urètres doubles

Nié par la plupart des auteurs (Guyon), sauf dans le cas de verge double, l'urètre double a été observé cependant ; on a signalé surtout des *canaux accessoires* de l'urètre étudiés par Lejars, qui en reconnaît quatre variétés ; ce sont, d'après lui, tantôt des ectopies de divers canaux voisins de l'urètre, tantôt une variété d'épispadias.

Englisch admet au contraire les urètres doubles et décrit sous ce nom un canal superposé s'étendant de la face dorsale du gland à la région pubienne. De plus, cet auteur a étudié treize fistules congénitales péniennes et conclut que ces trajets appartiennent à la catégorie des urètres doubles ; tantôt l'urètre surnuméraire est complet, et communique avec la vessie, tantôt il s'arrête à la symphyse, d'où un cordon fibreux peut le relier à la vessie, tantôt il se perd dans la cavité de Retzius, ou autour de la prostate.

Dans un fait de Monod, un canal anormal très superficiel, sous-jacent à l'urètre vrai, parallèle au raphé de la verge et des bourses, traversait le périnée pour s'aboucher dans le rectum qui n'avait pas d'ouverture anale.

Le cas le plus connu d'ectopie des canaux éjaculateurs est celui de Cruveilhier, dans lequel un orifice, situé près de la couronne du gland, conduisait dans un canal à parois minces qui, au niveau du ligament suspenseur, s'introduisait entre les corps caverneux et l'arcade pubienne, pour se diviser en deux branches de bifurcation entourant les côtés de la prostate.

Plusieurs faits se rapportent, d'après Verneuil, à l'ectopie congénitale des conduits excréteurs de la prostate ; l'existence de ces canaux anormaux a été révélée dans la plupart des cas par l'existence d'une blennorragie qui les avait envahis.

A ces cas il faut joindre les *fistules juxta-urétrales* du méat. Elles consistent dans l'existence à la commissure supérieure ou sur une des lèvres du méat d'un orifice plus ou moins étroit, peu profond et qui s'observe chez les individus à méats très larges ou légèrement hypospades. Ces trajets terminés en cul-de-sac existent en l'absence d'inflammation, mais ne deviennent ordinairement manifestes qu'à l'occasion d'une blennorragie (Jamin) ; une légère pression sur le gland fait alors sourdre une gouttelette de pus. Le plus souvent un stylet introduit par cet orifice est arrêté à 5 ou 6 millimètres : ailleurs la fistule est complète.

D'après Ehrmann les *canaux para-urétraux* siègent : 1° entre les deux feuillets du prépuce et s'ouvrent au niveau du frein ; 2° au-dessous de la muqueuse de l'orifice externe de l'urètre au niveau des lèvres du méat ; 3° dans le frein ; 4° à la face inférieure de la verge. On a considéré ces canaux tantôt comme des fistules consécutives à l'inflammation des vaisseaux lymphatiques, tantôt comme des glandes sébacées altérées à la suite d'une infection blennorragique. Pour Ehrmann il s'agirait de diverticules de l'urètre revêtus de muqueuse.

6° Abouchements anormaux

On distingue les variétés suivantes :

a) L'*embouchure anormale du méat*, l'urètre peut s'ouvrir à la partie supérieure du gland (Malgaigne) ou latéralement, sur les côtés d'une poche qui se distend pendant la miction. Les autres ouvertures anormales de l'urètre, plus près de son origine, sont des variétés d'hypospadias et d'épispadias.

b) L'*abouchement anormal des uretères dans l'urètre*, vice de conformation extrêmement rare qui s'accompagne en général de l'absence plus ou moins complète de la vessie (voy. uretères).

c) L'*abouchement anormal du rectum dans l'urètre*, malformation liée le plus souvent à une imperforation de l'anus. Duret qui en a observé un bel exemple, a pu rétablir le cours normal des matières.

d) L'*abouchement du vagin dans l'urètre*, variété extrêmement rare.

7° Hypospadias

Ce vice de conformation est constitué par l'absence ou la division de la paroi urétrale inférieure. L'étiologie en est fort obscure : l'hérédité paraît jouer un certain rôle. La genèse de cette difformité, qui résulte d'un arrêt de développement, s'explique ainsi :

De chaque côté du sinus uro-génital existent les quatre bourgeons génitaux externes de Coste, deux supérieurs qui fourniront les corps caverneux et se réuniront sur la ligne médiane, et deux inférieurs qui, par leur fusion, formeront le scrotum et en arrière desquels s'ouvre l'urètre. Dans une première phase du développement, la réunion de ces deux moitiés laisse à la partie inférieure une gouttière qui est transformée en canal par l'accollement des deux bords latéraux. Si ce dernier travail ne s'effectue pas, l'hypospadias est constitué et, suivant que la soudure manque dans telle ou telle portion, on en distingue plusieurs espèces.

1° La première comprend trois variétés : les hypospadias *péno-scrotal*, *pénien* ou *balanique*, variétés de beaucoup les plus communes.

2° La deuxième espèce est constituée par l'hypospadias *périnéal* ou *périnéo-scrotal*, qui s'accompagne ordinairement d'un hypospadias pénien, mais le canal antérieur peut exister isolément : enfin ces deux portions antérieure et postérieure de l'urètre sont parfois complètes sans fissures, mais ne sont pas soudées l'une à l'autre ; il en résulte une *fistule congénitale*.

1° Hypospadias balanique. — La limite du canal est le gland dont la face inférieure présente une excavation en gouttière assez irrégulière. L'orifice de l'urètre est constitué par un repli cutané en forme de valvule semi-lunaire. A son extrémité le gland est excavé et aplati, étalé, recourbé à sa pointe (Duplay) ; parfois il est bifide. Un orifice urétral existe au-dessus de la fissure et se termine par un cul-de-sac profond.

Le prépuce, épais, plissé, recouvre la face dorsale du gland. Souvent la verge est contournée ; le trajet urétral est alors spiroïde (Verneuil) ; parfois aussi il y a coexistence de verge palmée, malformation constituée par un prolongement du scrotum sous forme de repli triangulaire qui se termine près du gland.

Hypospadias pénien et péno-scrotal. — La disposition est analogue à celle de la variété précédente, avec cette différence que l'ouverture urétrale est située plus ou moins près du scrotum. Le trajet du canal est représenté tantôt par une gouttière à bords assez saillants, tantôt par une surface presque plane. De plus, la verge présente une courbure marquée pendant l'érection.

Voici trois variétés très rares (Duplay) : 1° le canal est conservé dans la partie antérieure avec un méat normal, mais il existe une fistule congénitale ; 2° le canal existe en avant de l'hypospadias et se termine en cul-de-sac ; 3° le canal existe en avant de l'hypospadias et se termine en cul-de-sac ouvert en arrière.

2° Hypospadias périnéo-scrotal. — Le scrotum est divisé en deux moitiés contenant chacune un testicule ; ces glandes sont atrophiées, souvent absentes. L'orifice de l'urètre occupe le périnée, immédiatement en arrière de la limite normale des bourses, et se présente sous la forme d'une fente allongée verticalement, bordée de deux replis cutanéo-muqueux, circonscrivant une dépression plus ou moins profonde qui rappelle, jusqu'à un certain point, l'entrée du vagin.

La verge, très courte d'ordinaire, atrophiée, est fortement incurvée en bas, ce qui est dû à l'existence d'une bride cutanéo-muqueuse et aussi à l'arrêt de développement des corps caverneux dont l'enveloppe fibreuse est épaissie.

Souvent, ces malformations, surtout celles de la dernière variété, coexistent avec d'autres arrêts de développement et en particulier la cryptorchidie. Lorsqu'une telle disposition est très prononcée, elle offre une certaine ressemblance avec les organes génitaux externes de la femme. En effet, la verge est courte et rétractée, les deux moitiés du scrotum, inhabitées et atrophiées, simulent les grandes lèvres. Des erreurs de sexe ont été ainsi commises : on les évitera en recherchant les testicules dans les trajets inguinaux et en examinant par le rectum s'il existe une prostate ou un utérus.

Les *troubles fonctionnels* sont peu marqués dans la variété pénienne et surtout balanique. La miction et l'éjaculation sont à peu près normales. Il n'en est pas de même de la variété périnéo-scrotale ; la miction est gênée surtout à cause de l'incurvation de la verge sur laquelle le jet d'urine vient se briser : les malades sont obligés de s'accroupir pour uriner. Les érections sont parfois douloureuses à cause du tiraillement exercé sur la bride fibreuse ; le coït est le plus souvent impossible, car la verge en s'allongeant se dirige en bas dans l'écartement des cuisses ; la fécondation en tout cas est irréalisable.

Traitement. — Bouisson a, le premier, indiqué une opération rationnelle qui consiste à redresser la courbure de la verge et à tailler des lambeaux de telle sorte que leur surface cutanée serve de paroi à l'urètre. Th. Anger et Thiersch ont décrit des procédés qui ont entre eux beaucoup de rapports et que nous exposerons brièvement. Nové-Josserand utilise la greffe dermo-épidermique pour créer un nouveau canal. Le manuel opératoire tracé par le professeur Duplay est le plus communément employé aujourd'hui. Cependant pour l'hypospadias balanique et l'hypospadias pénien, quand l'orifice urétral reste peu éloigné du gland, on emploiera de préférence les procédés de glissement de l'urètre de Von Hacker et de Beck.

1° *Procédé de Bouisson.* — Un lambeau allongé est disséqué aux dépens du scrotum, relevé et suturé le long de la face inférieure de la verge; deux lambeaux longitudinaux taillés de chaque côté de la fente hypospadienne recouvrent la surface cruentée et sont suturés à leur tour.

2° *Procédé de Th. Anger.* — Une incision longitudinale est pratiquée de chaque côté de la fente hypospadienne. Sur un des côtés, à gauche par exemple, on dissèque un lambeau en forme de volet, de façon à ce qu'il puisse être rabattu, la face cruentée en dehors, et à ce que la peau serve de paroi inférieure au canal. On dissèque à droite un autre lambeau, en sens inverse, et on mobilise la peau à une assez grande distance pour que ce dernier lambeau puisse être ramené à gauche, et recouvre toute la surface cruentée laissée à nu par la dissection précédente. Des points de suture fixent les lambeaux dans cette position.

Au niveau de l'ouverture hypospadienne, un avivement et des sutures convenables assurent la continuité du nouveau canal avec le tronçon d'urètre normal. L'opération se fait en un seul temps.

Thiersch, pour mieux assurer cette continuité, se sert de la moitié antérieure du prépuce pour couvrir le manque de substance qui peut encore rester entre le gland et la verge. On taille une fenêtre à même le prépuce, puis on fait passer le gland à travers la fenêtre du prépuce que l'on fixe sur les bords de la fissure avivée.

De plus, on aura préalablement créé une fistule périnéale pour détourner le cours de l'urine.

3° *Procédé de Nové-Josserand.* — On tunnellise la verge et le gland, à partir de l'orifice hypospade; dans le canal ainsi formé, on insinue un lambeau dermo-épidermique, emprunté aux téguments de la cuisse, quadrilatéral et dont les bords les plus longs ont été réunis pour créer un canal, l'épiderme en dedans, la face cruentée en dehors.

4° *Procédé de Duplay.* — On procède par temps successifs qui sont :

1° Le redressement de la verge;

2° La création d'un nouveau canal depuis le gland jusqu'au voisinage de l'ouverture hypospadienne;

3° L'abouchement des deux portions du canal urétral.

Premier temps. — Redressement de la verge.

On pratique au niveau de la partie moyenne de la verge une incision transversale, en sectionnant couche par couche jusqu'à l'enveloppe fibreuse des corps caverneux qui peut être comprise dans l'incision, de même qu'une partie des corps caverneux. Le redressement de la verge rend cette

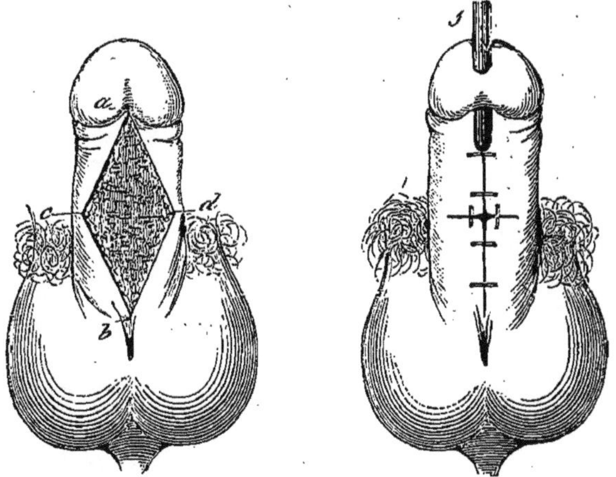

Fig. 102. — Procédé de Duplay. — Premier temps.

plaie losangique ; on rapproche les bords de l'incision cutanée au moyen de sutures (fig. 102).

Pour se mettre à l'abri des rétractions fibreuses, il est bon d'attendre sept à huit mois avant de commencer le deuxième temps.

Deuxième temps. — Création d'un nouveau canal.

Ce temps peut lui-même être divisé en deux parties, qui sont la restauration du méat et la confection du nouveau canal.

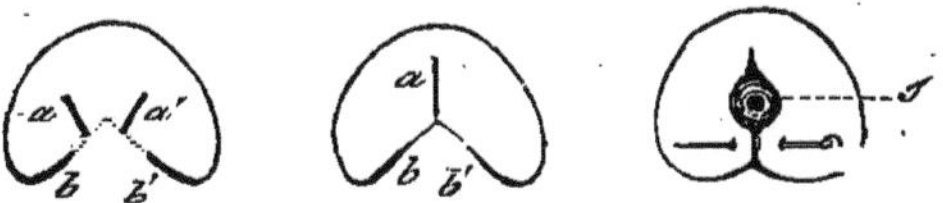

Fig. 103. — Procédé de Duplay. Restauration du gland.

Pour effectuer la *restauration du gland*, on procède à l'avivement des deux lèvres de l'échancrure, et on les réunit au moyen de sutures. Si on juge que le calibre du méat n'est pas suffisant, on fait sur la ligne médiane on sur les parties latérales une ou deux incisions dans l'épaisseur du gland (*a*, *a'* fig. 103).

Confection du nouveau canal. — De chaque côté de la gouttière

[1] Ces figures et les suivantes sont empruntées au *Traité de pathologie externe* de Follin et Duplay.

hypospadienne on pratique une incision longitudinale, *ab*, *a'b'*, étendue de la base du gland jusqu'à un demi-centimètre de l'ouverture hypospadienne (fig. 104). La distance à laquelle ces incisions doivent être faites est telle que les lambeaux disséqués puissent être renversés en dedans et soient assez larges pour recouvrir une sonde d'un calibre convenable ; il n'est pas nécessaire toutefois qu'ils arrivent à un affrontement parfait. On dissèque alors, à partir de la lèvre externe des incisions longitudinales, la peau des faces latérales de la verge, jus-

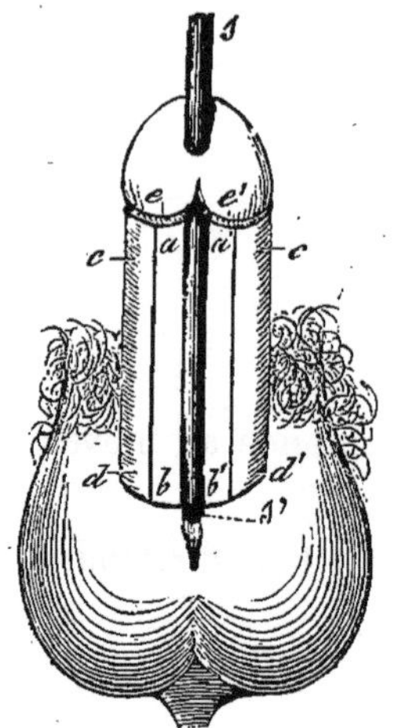

Fig. 104. — Procédé de Duplay. Tracé des incisions.

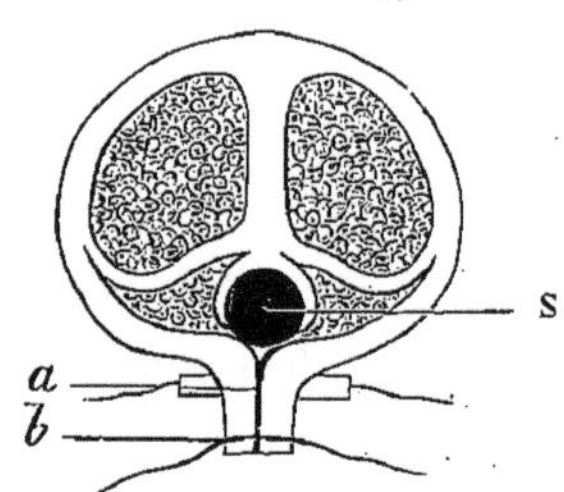

Fig. 105. — Procédé de Duplay. Sutures.

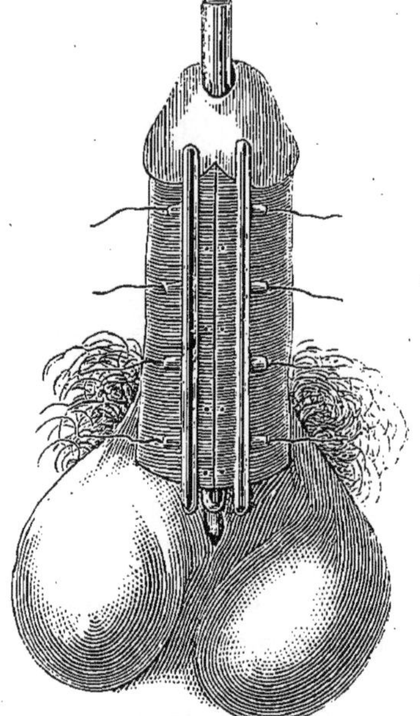

Fig. 106. — Affrontement des lambeaux et sutures au moyen des tubes de Galli.

qu'à une distance assez grande pour que ces lambeaux externes *cd*, *c'd'* puissent être attirés vers la ligne médiane et recouvrir la face cruentée des lambeaux internes.

Le professeur Duplay se sert pour les sutures de fils d'argent très fins passés uniquement dans les lambeaux externes (fig. 105). A un demi-centimètre environ d'intervalle, les extrémités des fils sont engagées dans de petites tiges de plomb percées de trous de distance en distance ; lorsque la constriction est jugée suffisante, les fils sont assujettis par des tubes de Galli; les bords de la plaie cutanée bâillent quelquefois et exigent alors quelques sutures superficielles (fig. 106).

Il arrive fréquemment que la réunion ne réussit pas sur un ou plusieurs points. Dans ce cas des opérations complémentaires sont nécessaires.

Troisième temps. — Abouchement des deux portions du canal.

On avive le pourtour de l'ouverture anormale et on applique le même mode de suture que dans le cas prédédent, à l'aide de fils d'argent passés dans des tiges de plomb et arrêtés par des tubes de Galli au delà des tubes de plomb latéraux.

Une sonde à demeure, placée pendant deux ou trois jours, a réussi au professeur Duplay ; d'autres chirurgiens laissent l'urine s'écouler par le nouveau canal.

5° *Procédés de Von Hacker et de Beck.* — Ces procédés s'appliquent à l'hypospadias balanique et balano-pénien, où leurs résultats excellents contrastent avec la fréquence des échecs par les autres procédés.

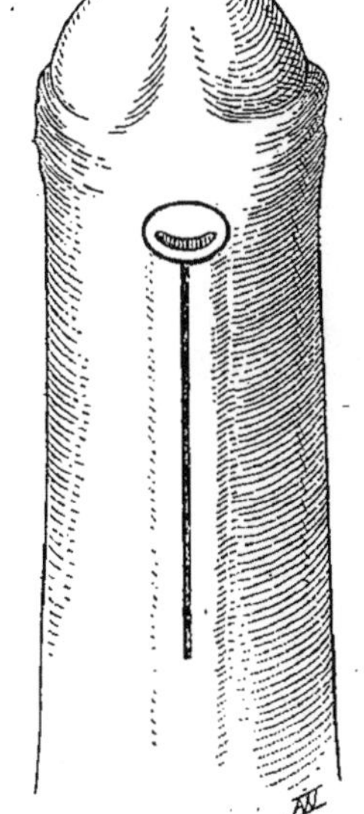

Fig. 107. — Procédé de Beck. Tracé de l'incision.

Peu différents l'un de l'autre ils consistent dans : 1° la dissection de l'urètre entouré du corps spongieux dans une certaine étendue de la portion pénienne ; 2° la tunnellisation dn gland ; 3° le glissement de l'urètre dans le tunnel ainsi formé et la suture de la muqueuse urétrale à la peau du nouveau méat.

Après avoir placé dans l'urètre une bougie olivaire de moyen calibre, ou une sonde de Nélaton, il est bon d'ischémier le champ opératoire par une ligature élastique de la racine de la verge. On trace une incision circulaire à 1-2 millimètres autour du méat hypospade, lui ménageant ainsi une collerette de tissu plus résistant que la muqueuse urétrale, souvent très fine au niveau de l'orifice anormal, et, de la partie inférieure de cette incision, on conduit une incision longitudinale médiane des téguments et de l'aponévrose de la verge jusqu'à la partie moyenne de cette dernière (fig. 107). La peau incisée, on saisit prudemment la collerette du méat entre les mors d'une pince et l'on poursuit la dissection de l'urètre de haut en bas : cette dissection est difficile au voisinage du méat, à cause de la minceur de la paroi et de l'adhérence aux corps caverneux, qu'on s'efforce de ne pas inciser; elle devient ensuite très facile dans toute la portion entourée par le corps spongieux, que l'on sépare peu à peu des corps caverneux qui lui forment une gouttière où il n'adhère fortement que sur la ligne médiane. On poursuit cette dissection jusqu'à ce que la longueur du segment décollé permette de l'attirer facilement jusqu'au niveau de l'extrémité du gland (fig. 108).

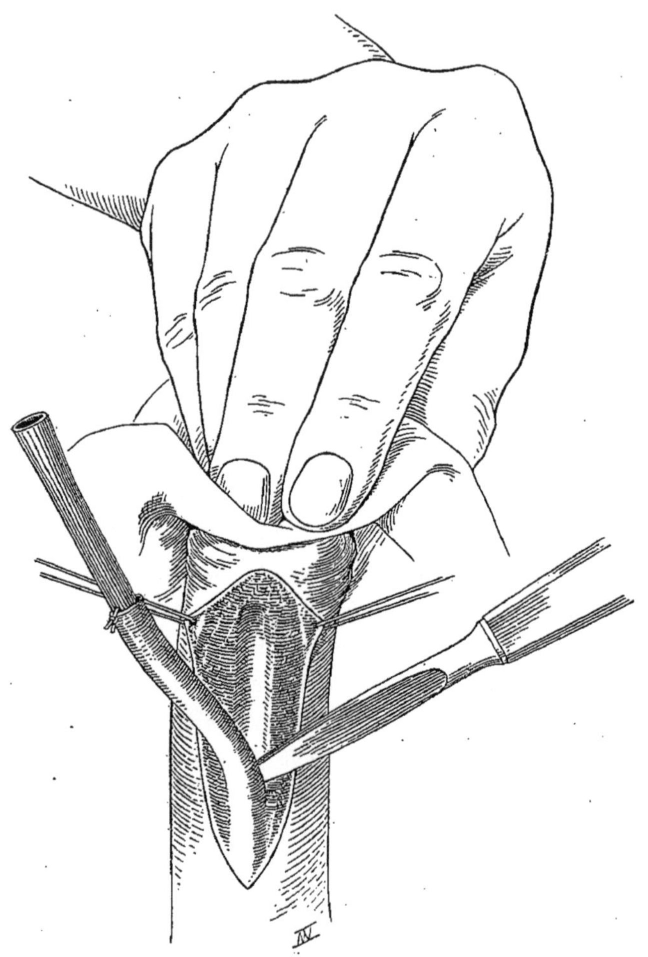

Fig. 108. — Dissection de l'urètre.

Celui-ci est alors tunnellisé au moyen d'un bistouri, à lame étroite, qui perfore le gland à sa base au niveau de l'ancien méat hypospade ; il en sort au sommet du gland (fig. 109) ; le trajet ainsi formé doit être large ; on peut l'agrandir par une incision cruciale à la base du gland, et en fendant largement l'orifice cutané.

L'urètre est alors attiré, entre les mors d'une pince, à travers le tunnel balanique, et fixé par quatre ou six points de suture à l'orifice cutané ; on devra inciser l'orifice urétral s'il est trop étroit. On peut en outre fixer l'urètre par un point de catgut aux tissus voisins du point où il pénètre dans le gland, pour éviter les tiraillements de la suture cutanéo-muqueuse (fig. 110).

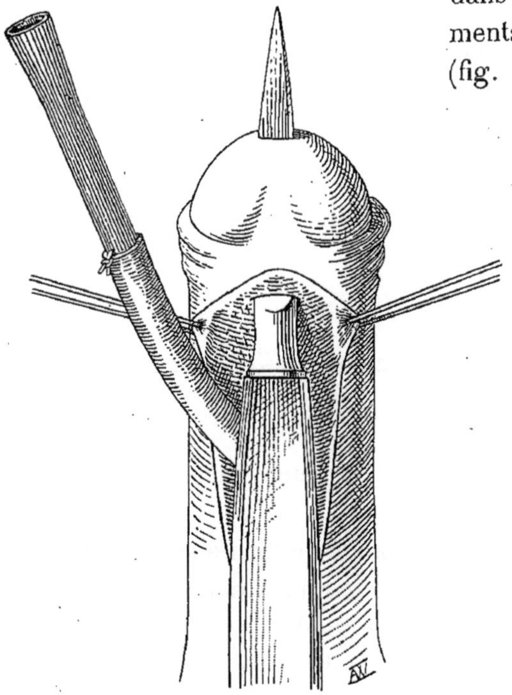

Fig. 109. — Tunnellisation du gland.

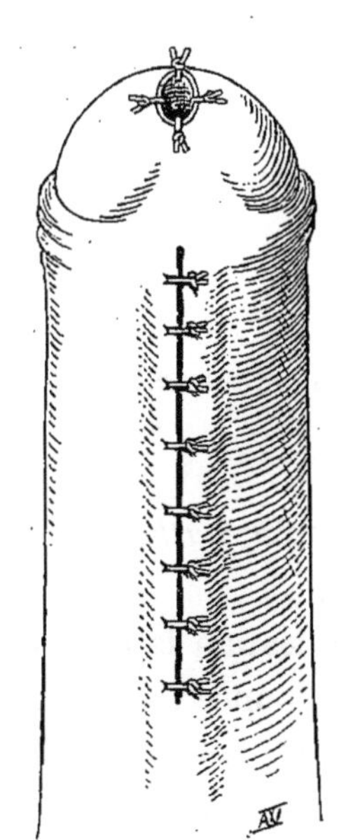

Fig. 110. — Procédé de Von Hacker et de Beck. Sutures.

En général il n'y a pas de ligatures à faire, et il ne reste qu'à suturer la peau et l'aponévrose de la verge sur la ligne médiane, et à réséquer, dans un but esthétique, la partie exubérante du prépuce sur le dos de la verge. Une sonde à demeure est placée pendant un ou quelques jours. La réunion s'obtient par première intention.

Après l'ablation des fils, quelques massages empêcheront l'incurvation de la verge en bas pendant l'érection.

Pour l'*hypospadias péno-scrotal*, von Hacker a proposé d'étendre la tunnellisation à la portion pénienne au moyen d'une greffe dermo-épidermique. Un bistouri long et mince transfixe la verge en perforant le gland à son extrémité et en se dirigeant vers le méat péno-scrotal, de sorte que son dos soulève la peau et que la lame divise la cloison inter-caverneuse.

D'autre part, on taille sur la peau de la face interne du bras du sujet un lambeau dermo-épidermique rectangulaire dépassant un peu la longueur du tunnel pénien et d'une largeur telle qu'il puisse s'enrouler autour d'une bougie de gomme n° 20. On l'y enroule, sa face cruentée en dehors, et on le suture sur la bougie à l'aide de catgut 00. La bougie ainsi recouverte du lambeau est introduite dans le tunnel et les bords de la greffe sont fixés à ses deux extrémités aux bords de l'incision perforatrice de la verge. On laisse en place, une dizaine de jours, la bougie qu'on retrouve à une courte distance des sutures, puis on les retire avec précaution.

Quand on s'est assuré par le cathétérisme de la perméabilité du nouveau canal pénien, on l'abouche au méat péno-scrotal par avivement et sutures.

8° Épispadias

L'épispadias est la division ou l'absence de la paroi supérieure de l'urètre.

Étiologie, pathogénie. — L'hérédité est la seule cause qu'on puisse invoquer.

L'explication la plus vraisemblable du mode de formation de l'épispadias a été donnée par Dolbeau. Les bourgeons génitaux externes supérieurs de Coste, au lieu de se réunir par en haut, se soudent par en bas de façon à former une gouttière : lorsque les bords de celle-ci se réunissent, il y a épispadias.

Il existe trois variétés dites : — 1° *Épispadias balanique ;* — 2° *Épispadias spongo-balanique ;* — 3° *Épispadias complet.*

1° *Épispadias balanique.* — Le gland est creusé sur sa face supérieure d'une gouttière qui se continue sur la portion spongieuse de l'urètre. Au fond de cette gouttière existent 1 sillon médian et 2 sillons latéraux plus ou moins marqués. La verge est courte et étalée.

2° *Épispadias spongo-balanique.* — La division du gland se prolonge sur la face dorsale de la verge jusqu'à la rencontre de la portion restante de l'urètre. La gouttière ainsi formée est rétrécie au niveau du méat, évasée à la fosse naviculaire (Duplay). On observe au fond les orifices des lacunes urétrales.

3° *Épispadias complet.* — La verge est courte, rétractée en haut et en arrière, de sorte que la face supérieure se trouve en contact avec la paroi abdominale. Il existe d'ordinaire une torsion de l'organe ; le prépuce, divisé sur sa moitié supérieure, est épais, exubérant.

En abaissant la verge, on aperçoit une gouttière qui commence au gland et se termine profondément sous l'arcade pubienne. Il existe à ce niveau une sorte d'infundibulum, formé en haut par la peau de la paroi abdominale et en bas par la gouttière urétrale. Cet infundibulum conduit à l'orifice de sortie des urines, limité en haut par un repli cutanéo-muqueux en forme de croissant à concavité inférieure, se continuant par ses extrémités, d'une part avec la peau et d'autre part avec la muqueuse de la portion membraneuse (Duplay). Les corps caverneux sont réunis sur la ligne médiane ; on ne retrouve à leur partie inférieure aucun vestige d'urètre.

D'autres malformations accompagnent souvent l'épispadias. Telles sont une hernie, la cryptorchidie et l'atrophie des testicules. L'écartement des pubis est plus grave, car l'ouverture épispadienne se trouve élargie, et il y a souvent alors incontinence d'urine. L'exstrophie de la vessie s'accompagne toujours d'épispadias.

Symptômes. — Dans l'épispadias complet, il existe ordinairement, mais non fatalement, une incontinence des urines. Quelquefois celle-ci n'apparaît que dans la station verticale : elle consiste en un suintement qui cesse lorsqu'on écarte la verge de l'abdomen.

Chez tous, le jet est divisé et éparpillé, et la plupart sont obligés de s'accroupir pour uriner.

Traitement. — Nous n'exposerons ici que la méthode de Duplay, car les procédés de Dieffenbach, de Dolbeau, de Thiersch ont donné des résultats incomplets.

Cette méthode comprend trois temps :

1° Redressement de la verge ;

2° Création d'un nouveau canal, jusqu'au voisinage de l'ouverture épispadienne ;

3° Abouchement des deux portions du canal.

Premier temps. — Redressement de la verge.

On pratique des sections simples ou multiples pénétrant d'autant plus profondément dans le corps caverneux qu'elles sont plus rapprochées du pubis. Malgré cela, le redressement complet est souvent difficile à obtenir.

Deuxième temps. — Création d'un nouveau canal.

De chaque côté de la gouttière épispadienne, on pratique un avivement de forme quadrilatère *ab*, *a'b* (fig. 111), large d'un demi-centimètre environ, sur toute la longueur de la gouttière. Puis on adosse les deux surfaces avivées et on les réunit à l'aide d'une suture enchevillée au moyen de tubes de plomb, comme pour l'hypospadias (fig. 112 et 113).

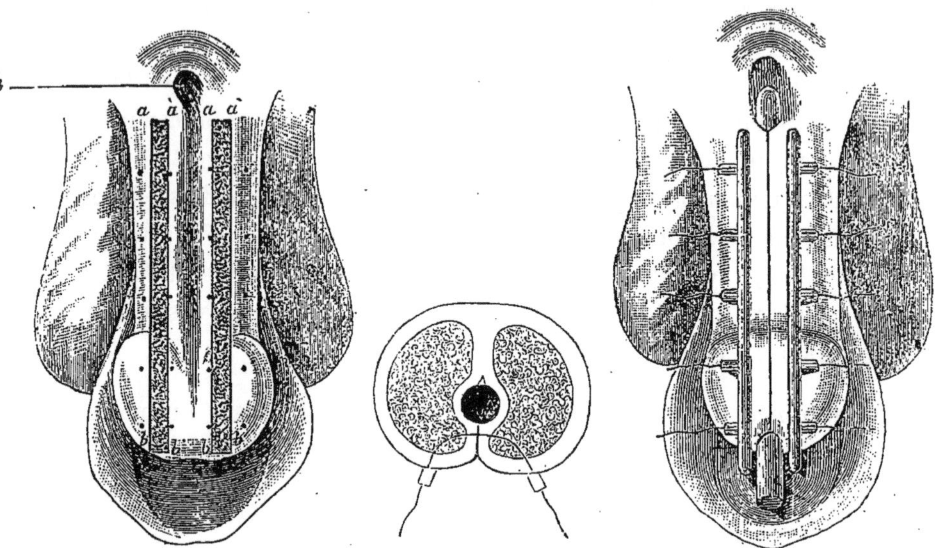

Fig. 111. — Procédé de Duplay. Avivement.

Fig. 112. — Procédé de Duplay. Sutures.

Fig. 113. — Procédé de Duplay. Sutures.

L'écartement des deux lèvres de la gouttière est en général suffisant pour y loger une sonde ; en cas contraire, on pratique sur la ligne médiane une incision qui augmente la profondeur. Une sonde, introduite par l'ouverture épispadienne, permet de détourner l'urine et de l'empêcher de mouiller la partie suturée.

Troisième temps. — Abouchement des deux portions du canal.

Après le deuxième temps, il ne reste plus qu'une fistule. On en avivera largement le pourtour et on fera la réunion au moyen d'une suture enchevillée.

Cette opération ne réussit pas toujours la première fois ; on doit la renouveler jusqu'à ce que la réunion soit parfaite. Comme pour l'hypospadias, il convient de laisser un intervalle de plusieurs mois entre chacun des temps opératoires.

Contre l'incontinence, Boiffin a employé le procédé suivant : il pratique une symphyséotomie, met à nu le col vésical qui en avant est réduit à la muqueuse ; il amène alors au contact les deux côtés de la portion musculaire du col, fait une suture, puis assure le rapprochement des pubis. Dans une deuxième séance il s'occupe de la restauration du canal.

DEUXIÈME PARTIE

MALADIES DE LA PROSTATE

CHAPITRE PREMIER

EXPLORATION DE LA PROSTATE

La prostate est située profondément, dans le petit bassin, en avant de l'ampoule rectale, en arrière du pubis, au-dessus des aponévroses périnéales et au-dessous de la vessie; elle n'est donc accessible qu'indirectement, sur sa face postérieure par le rectum, sur sa face supérieure ou vésicale, par l'urètre postérieur qui la traverse.

Toucher rectal. — Le toucher rectal constitue le moyen d'exploration par excellence de la prostate; c'est un des temps les plus importants de l'examen d'un urinaire; il est donc nécessaire d'en exposer la technique avec quelques détails. Il doit être pratiqué de la manière suivante :

Le malade sera placé près du bord droit du lit dans le *décubitus dorsal*, position la plus avantageuse pour permettre à la face palmaire du doigt de se mettre bien en contact avec les organes à explorer. Il reposera horizontalement, les jambes allongées sans raideur ou à peine fléchies. On facilite quelquefois la manœuvre en faisant placer un coussin sous le siège du malade ou en le faisant asseoir sur ses propres poings fermés. En un mot le toucher rectal doit se pratiquer comme le toucher vaginal.

L'index est dans l'extension pendant que les autres doigts sont repliés sur la région palmaire. La main est protégée par un gant, ou plus simplement par un doigtier en caoutchouc; quand ces moyens de protection manquent, l'ongle aura été coupé court et on fera pénétrer dans sa rainure un peu de savon pour empêcher les matières fécales de s'y introduire ; puis le doigt est enduit d'un corps gras, de vaseline ou de cérat, de préférence à l'huile ; le *pourtour de l'anus* est de même largement graissé. On recherche l'orifice anal, et, celui-ci une fois reconnu, le doigt est poussé lentement, doucement et sans brusquerie, en suivant la paroi de l'intestin, aussi profondément que possible.

Alors seulement l'exploration commence; à l'aide de petits mouvements de flexion de la phalangette, on déprime légèrement les tissus. *Au point le plus élevé est la vessie* qu'on atteint généralement à moins d'une saillie prostatique excessive. Chez l'enfant, on peut explorer la plus grande partie de sa face postérieure. Quand elle est distendue, le bas-fond se présente sous la forme d'une saillie globuleuse ; nous aurons à revenir sur les sensations diverses que donnent les altérations de la paroi vésicale.

A peu près au même niveau, mais latéralement, sont les *vésicules séminales*, faciles à atteindre et dont l'exploration est possible chez tous les sujets. Elles se présentent sous la forme de petites masses mollasses, à peine saillantes, légèrement bosselées, n'ayant pas de sensibilité propre à l'état normal : leur volume varie avec le degré de réplétion, mais la résistance est toujours des plus faibles. On constatera ainsi les modifications de la sensibilité, la consistance, la tuméfaction, etc.

Nous ne parlons pas ici de l'exploration de l'extrémité inférieure des uretères qui est également possible ; nous aurons à y revenir.

La prostate n'est séparée du doigt, à l'état normal, que par son enveloppe fibreuse, une mince couche celluleuse lâche, et par la paroi rectale; aussi peut-on apprécier exactement ses limites, sa surface, sa consistance. Il n'en est pas de même quand le tissu cellulaire est enflammé ou sclérosé comme dans le cas de périprostatite ; alors l'organe est voilé par les couches interposées, et, suivant le degré des lésions, il paraît imprécis et mal limité, ou même complètement masqué ; ces lésions, en pareil cas, s'étalent latéralement jusqu'à la paroi pelvienne et souvent même sur la face postérieure de la vessie.

C'est immédiatement en avant de l'ampoule rectale et presque immédiatement au-dessus du sphincter anal que le doigt, recourbé au-dessus du sphincter, rencontre la prostate ; chez l'adulte, il en sent le bec et au-dessous l'urètre membraneux ; un peu plus haut, il parvient sur les lobes de la glande, peu saillants, lisses, égaux, et cependant distincts ; il apprécie enfin le bord supérieur de la prostate, qu'il peut en quelque sorte accrocher, et plus haut, latéralement, les vésicules séminales, plus ou moins faciles à percevoir suivant leur réplétion ; les limites latérales de la prostate sont nettes, séparées de la paroi pelvienne par une gouttière verticale. Le volume de la glande justement comparé à celui d'une châtaigne est peu considérable, mais suffisant pour que le toucher la constate, à moins d'atrophie de l'organe. Mais à l'état normal la prostate *ne fait pas de saillie dans le rectum*, sa sensibilité est peu développée ; elle est plus vive sur la ligne médiane, au niveau de l'urètre, où la pression détermine une douleur vague et le besoin d'uriner.

A l'état pathologique, les différences appréciables portent surtout sur le volume de la glande et sur celui des lobes respectifs, sur la consistance, sur la présence de bosselures ou d'inégalités, sur l'existence de zones dépressibles ou fluctuantes, sur la douleur provoquée. Le toucher rectal pratiqué de manière à provoquer l'*expression* de la glande, permet en outre de diagnostiquer la rétention des produits sécrétés, et ceux-ci, expulsés au méat ou dans les urines, peuvent être examinés au point de vue chimique et au point de vue microscopique.

Une erreur commune consiste à prendre pour la prostate le globe vésical : cette erreur est facilitée par l'atrophie de la prostate ; on cherchera celle-ci, comme nous l'avons dit, immédiatement au-dessus du sphincter. La distension de la vessie pourrait encore induire en erreur.

Il est nécessaire d'examiner en même temps les vésicules séminales, que l'on ne perçoit pas toujours nettement à l'état normal ; cependant elles ne peuvent échapper à l'examen si l'on combine le toucher rectal avec le palper hypogastrique. Dans d'autres cas, et bien que normales, elles peuvent apparaître rénitentes et assez volumineuses ; ces différences sont expliquées par l'état de vacuité ou de réplétion.

Le toucher rectal *combiné au palper hypogastrique* permet d'apprécier l'augmentation de volume de la prostate, dont le toucher simple ne montre que la hauteur et la largeur, et la saillie plus ou moins forte dans le rectum. On aura soin de ne le pratiquer qu'après s'être assuré de l'évacuation complète de la vessie par le cathétérisme. La masse comprise entre les deux mains est plus ou moins grosse suivant l'accroissement en hauteur et en épaisseur ; on apprécie aussi de cette manière, avec une certaine exactitude, le développement intra-vésical du lobe médian. Combiné avec le cathétérisme de l'urètre postérieur, le toucher fait apprécier l'épaisseur de la partie rétro-urétrale de la glande.

Seul, le *palper hypogastrique* ne donne aucun renseignement sur l'état de la prostate elle-même si ce n'est dans le cas de tumeurs exceptionnellement volumineuses; on le pratique seulement pour rechercher la distension de la vessie qui complique l'hypertrophie de la prostate.

La face supérieure ou vésicale de la prostate peut être examinée de plusieurs manières. Au cours d'une *taille sus-pubienne*, on a sous les yeux les modifications imprimées au col vésical par les déformations de la glande, le développement des lobes latéraux et du lobe médian, mais cette incision exploratrice de la vessie n'est autorisée que comme temps initial d'une opération plus complète, telle que la cystostomie temporaire, la prostatectomie, l'extirpation de calculs urétro-vésicaux.

La *cystoscopie* donne de précieux renseignements. A l'état normal, la prostate n'est pas appréciable par la cystoscopie, si ce n'est en ce qu'elle fixe le trigone, de sorte que la vessie de l'homme est moins mobile que celle de la femme, et plus facile à examiner. Les lésions prostatiques ne modifient cet aspect que quand elles causent une augmentation de volume de l'ensemble de la glande ou du lobe médian, ou encore quand elles modifient la forme de l'orifice vésical. Ainsi, dans l'hypertrophie, la ligne qui limite les surfaces vésicale et urétrale, au lieu d'être régulière, est fortement sinueuse, et peut même n'être plus visible, le prisme de l'instrument étant masqué par une saillie anormale. Si l'on introduit l'instrument plus profondément, on aperçoit le contour et une certaine partie de la surface des saillies intra-vésicales, plus loin encore, la profondeur du bas-fond vésical est un autre élément d'appréciation du volume de la glande; les uretères se dissimulent souvent derrière certaines sailies. Nous verrons que des cystoscopes spéciaux permettent de voir de face la région cervicale de la vessie, tandis que les cystoscopes ordinaires la font voir obliquement. Parfois la prostate cause de telles déformations que la cystoscopie est impossible.

La saillie intra-vésicale de la prostate hypertrophiée, et en particulier du lobe médian, est encore appréciée au moyen d'instruments. Après avoir introduit un *explorateur métallique* dans la vessie, si on en retourne le bec directement en bas, et si on l'amène au contact de la prostate en l'attirant à soi, on peut par des mouvements de ce bec à droite et à gauche, apprécier les saillies et dépressions qu'il rencontre; si, en outre, on mesure la distance qui sépare du méat le manche de l'explorateur quand le bec accroche la prostate et ensuite quand, retourné en haut, il accroche le pubis, on peut déterminer assez exactement la hauteur de la partie proéminente de la glande. Cette mensuration était des plus précieuses, comme nous le verrons, pour établir les indications de l'opération de Bottini, et sera encore utilisée pour poser celles des prostatectomies. Cathelin a présenté dernièrement un mensurateur de la prostate d'une ingénieuse disposition. Un instrument de Schlagintweit permet même de prendre le graphique de ces saillies.

4° Enfin le *cathétérisme explorateur* de l'urètre prostatique complète ces données. L'explorateur à boule en indique la longueur, comprise entre le ressaut du col vésical et l'arrêt du sphincter membraneux; de même les sondes, en mesurant la distance parcourue, à l'aller, entre le sphincter et le point où l'urine s'engage dans la sonde; mais dans l'hypertrophie prostatique avec déformations parfois bizarres, le point où l'œil de la sonde rencontre l'urine est assez variable; en outre, ces procédés ne permettent pas d'explorer le lobe médian. Les déformations de la lumière urétrale par la prostate sont appréciables assez exactement par les particularités du cathétérisme avec des sondes de formes variées. Enfin on évaluera approximativement la hauteur de la prostate, pendant l'introduction d'instruments droits et rigides (explorateurs métalliques, cystoscopes), d'après le degré d'inclinaison du manche de l'instrument nécessaire pour pénétrer dans la vessie, et d'après la dépression creusée dans les parties molles prépubiennes par l'abaissement de la verge et des téguments.

Nous avons signalé déjà l'urétroscopie pour l'examen de l'urètre postérieur; elle trouve parfois son emploi dans certaines affections de la prostate et facilite le diagnostic des suppurations chroniques et des calculs.

CHAPITRE II

TRAUMATISMES DE LA PROSTATE

Les fausses routes de la prostate ayant été antérieurement étudiées, nous n'avons plus à décrire que les contusions et les plaies de la prostate.

A. — CONTUSIONS

Les contusions de la prostate sont très rares ; cette immunité est due à la *situation profonde* de la glande, que protège de toutes parts le squelette du bassin, si ce n'est en haut où les viscères pelviens la séparent de la paroi de la région hypogastrique, et en bas où les muscles et aponévroses du périnée la défendent, à sa mobilité, qui pour être faible, n'en est pas moins beaucoup plus grande que celle des organes voisins, l'urètre membraneux, par exemple (Terrillon).

On connaît le cas exceptionnel de Velpeau, qui, à la suite d'un traumatisme périnéal, trouva la prostate « criblée de petits grumeaux sanguins ».

Quant aux contusions chroniques des cavaliers, des bicyclistes, elles relèvent de la prostatite chronique, et le traumatisme n'y joue qu'un rôle secondaire.

B. — PLAIES

Étiologie. — Nous ne ferons que mentionner les plaies chirurgicales, pratiquées de propos délibéré, comme les tailles périnéales, et les plaies contuses extrêmement rares qui succèdent aux fractures du bassin, un fragment osseux pénétrant dans la glande.

Les autres plaies de la prostate sont produites par la voie hypogastrique, par la voie périnéale, par le rectum ; en outre, les plaies par armes à feu l'atteignent pas une voie quélconque.

Dans les plaies *hypogastriques*, le traumatisme de la prostate ne présente presque aucun intérêt en face de la gravité des lésions vésicales, intestinales ou péritonéales qui les accompagnent. On a observé la blessure de la prostate au cours de la ponction vésicale (Monod) ; cet accident ne peut guère se produire que sur une prostate présentant un développement hypertrophique considérable à l'intérieur de la vessie. Nous avons rencontré au cours d'une taille hypogastrique, un lobe moyen tellement développé qu'il était presque au contact de la paroi vésicale antérieure.

Les plaies faites par *voie rectale* sont devenues rares depuis qu'on a cessé de ponctionner la vessie par le rectum. Elles sont dues aux corps étrangers du rectum, introduits soit par ingestion (noyaux, épingles), soit par l'anus dont l'axe rencontre la face postérieure de la prostate ; ces corps déterminent tantôt directement une plaie de la glande, tantôt une ulcération qui atteint peu à peu la prostate ; parfois la plaie est produite pendant les tentatives d'extraction. V. Frisch cite un cas d'ulcération de ce genre causée par un calcul stercoral.

Les plaies par *voie périnéale* sont les plus fréquentes. Accidentelles, elles sont dues soit à la pénétration d'un instrument piquant ou coupant (épée, couteau), soit à une chute à califourchon sur un objet aigu (branche d'arbre, bâton, échalas).

Des phénomènes curieux se produisent dans les plaies par *armes à feu*. tantôt la balle perfore la prostate et trouve aussitôt une issue en quelque point du corps, tantôt elle s'arrête dans la glande, où elle a pu être rencontrée pendant le cathétérisme (Otis) ou le toucher rectal (Ricord).

Les lésions diffèrent suivant les cas ; elles varient de la simple piqûre, qui peut être suivie d'un abcès prostatique (Monod) jusqu'à la dilacération totale de la glande.

Symptômes. — Le symptôme principal est l'*hémorragie ;* celle-ci est immédiate, et peut apparaître par plusieurs voies. Tantôt c'est par la plaie rectale ou périnéale ; l'écoulement sanguin est alors peu abondant, ou au contraire nécessite le tamponnement du rectum : si l'hémorragie ne se manifeste qu'au niveau de la plaie, cas rare, on doit conclure que l'urètre n'est pas lésé. Plus souvent ce dernier est atteint et l'on observe en même temps l'*hématurie* et l'*urétrorragie ;* la première est due au reflux du sang dans la vessie ; la deuxième est continue quand l'urètre membraneux est dilacéré, intermittente quand il est resté intact, le sang ne s'écoulant par l'urètre antérieur que quand il force la tonicité du sphincter. La vessie est parfois obstruée par les caillots ; l'abondance de l'hémorragie a pu menacer rapidement la vie, dans des cas exceptionnels (Philipps). Enfin des hématomes plus ou moins considérables se produisent dans les tissus.

Outre l'hémorragie immédiate, on doit craindre l'*hémorragie secondaire* due à l'infection.

Les autres symptômes sont : l'*issue de l'urine* par la plaie, qui peut être intermittente, coïncidant avec la miction, ou continue, même sans lésion du col vésical ; l'*écoulement du sperme* et du liquide prostatique par la plaie : le premier de ces symptômes indique plutôt une blessure des vésicules séminales ; le liquide prostatique est toujours trop peu abondant pour être cliniquement appréciable, et l'on se demande si ce symptôme a été bien observé ; *l'atrophie testiculaire* consécutive à la cicatrisation de la plaie prostatique a été signalée (Demarquay).

Après l'hémorragie, les symptômes les plus redoutables sont ceux de l'*infection*. Celle-ci se manifeste par les suppurations prostatiques et périprostatiques, par l'infiltration d'urine, la cystite et l'infection rénale, l'infection purulente. Elle aura été favorisée par les tentatives de cathétérisme et d'exploration de la plaie ; elle accompagne de simples piqûres par ponction vésicale. La situation profonde de la glande, qui s'oppose souvent à une large évacuation de l'urine et du sang, explique la gravité de ces traumatismes ; une plaie régulière et facilement perméable guérirait facilement, sinon aseptiquement, comme le prouvent les interventions chirurgicales.

Traitement. — Le diagnostic dépend surtout de la précocité et de la bonne direction du traitement ; il est devenu beaucoup plus bénin qu'autrefois. Dans les piqûres dues à la ponction vésicale, on devra évacuer et laver parfaitement la vessie, et placer une sonde à demeure, à cause des difficultés de cathétérisme. Dans les plaies non infectées, le traitement sera symptomatique : on arrêtera l'hémorragie au moyen d'applications de glace à l'hypogastre et au périnée, du tamponnement des plaies, de la compression, et l'on s'abstiendra le plus possible des explorations et cathétérismes qui ne pourraient que redoubler l'hémorragie et exposer à l'infection ; si l'hémorragie est telle que la vessie se remplisse de caillots, s'il y a rétention d'urine, ou si l'urine passe par la plaie, on placera une sonde à demeure, on pratiquera des irrigations d'eau très chaude, on aspirera éventuellement les caillots, mais on remplacera la sonde à demeure aussitôt que possible par le cathétérisme répété pour éviter la suppuration urétrale. Il est indiqué d'évacuer les hématomes sans attendre l'infection, et de drainer largement leur cavité ; on les atteindra, suivant leur siège, par une incision hypogastrique ou périnéale, ou par le débridement de la plaie accidentelle.

Si l'infection survient, une incision prérectale conduira sur la prostate ; on incisera la glande, on évacuera les abcès péri-prostatiques s'il y a lieu, l'évacuation de la vessie sera assurée par l'incision de l'urètre prostatique qui permettra de placer un drain dans la vessie ; d'autres drains atteindront les décollements voisins.

Si des fistules urétro-cutanées persistent, on agira de même ; parfois une cystostomie temporaire deviendra nécessaire, pour dériver les urines pendant la réparation de la plaie opératoire. Les fistules urétro-rectales seraient traitées comme nous l'avons indiqué dans un chapitre précédent.

CHAPITRE III

PROSTATITES AIGUES

BIBLIOGRAPHIE

ALBARRAN. *In Traité de Chirurgie.* — FINGER. *Die Blenn.*, 6e éd., 1905. — V. FRISCH. Die Krank d. Prostata. *Wien* (et trad. franç.) ; Handbuch d. Urol., 1906. — HOGGE. Urétro-prostatites non blenn. *Assoc. fr. d'Urol.*, 1903. — COTTET et DUVAL. *Annales*, 1900. — FRANCK. Congrès de 1900, etc. — ABCÈS. SEGOND. Des abcès chauds de la prostate et du plegmon périprostatique. *Thèse* 1880. — Des avantages de l'incision périnéale. *Soc. de Chir.*, 1885. — DESNOS. Abcès latents. — *Ass. fr. d'urol.*, 1899. — MINET. Suppurations prostatiques et périprostatiquest. *Thèse* 1901. — DESNOS. Traitement des suppurations chroniques prostatiques et périprostatiques. *Annales*, 1906. — ORAISON. Pathogénie et traitement des suppurations non tuberculeuses de la prostate. Rapport. *Assoc. fr. d'Urol.*, 1907.

ÉTIOLOGIE. — Les prostatites aiguës sont fréquentes à l'âge moyen de la vie, moins dans la vieillesse, et exceptionnelles chez l'enfant : ces différences s'expliquent par les relations de la prostatite avec la blennorragie et par le développement tardif des glandes de la prostate en rapport avec la puberté.

Toute prostatite aiguë doit être considérée comme due à l'infection de la glande. Certains états généraux ou locaux *prédisposent* à cette infection : telles seraient les diathèses : arthritisme, scrofule, tuberculose, qui n'agissent qu'en prédisposant à la blennorragie et à ses complications; telles sont les causes de congestion prostatique habituelle ou accidentelle : station assise, constipation, excitations sexuelles, excès alcooliques, équitation et bicyclette. La stagnation habituelle des produits de sécrétion de la prostate, la prostatite chronique aseptique, l'hypertrophie de la prostate se compliquent facilement de prostatite aiguë quand se présentent les occasions d'infection. Le froid, qui ne peut évidemment produire par lui-même une prostatite infectieuse, est une cause occasionnelle assez fréquemment observée. Peut-être l'absorption de certains médicaments (cantharides, balsamiques, boissons diurétiques) peut-elle avoir une influence sur le développement de la prostatite. C'est à ces diverses circonstances prédisposantes ou occasionnelles qu'on attribuait une partie des prostatites dites *idiopathiques*, dénomination qui n'a plus sa raison d'être.

L'infection de la prostate provient d'une infection soit générale, soit développée dans les voies urinaires, ou dans les organes contigus à la prostate, soit consécutive à un traumatisme infectant.

1° *L'infection générale*, qui atteint la prostate par voie sanguine, a pu être incriminée justement : ainsi se produisent les prostatites métastatiques des pyohémies, celles qui compliquent des suppurations d'organes éloignés (parotidites, angines, furonculoses, otites, phlegmons à staphylocoques, à streptocoques, etc.), celles qui surviennent au cours de maladies infectieuses générales : parmi les cas connus citons 1 cas consécutif à la variole (Pastureau), 1 aux oreillons (Gosselin), 2 à la fièvre typhoïde (Socin, Falkner); les prostatites consécutives à la *pneumonie* sont moins rares, et l'on peut considérer la *grippe* comme une cause assez fréquente. L'un de nous en a rapporté quelques cas bien nets, avec et sans suppuration consécutive. Il faut remarquer que, dans la plupart de ces cas, il s'agissait d'abcès de la prostate ; il en est différemment dans la *prostatite goutteuse* (Gaillard, Harrisson) qui d'ailleurs reste une curiosité pathologique, et dans la *syphilis* qui causerait le développement de gommes prostatiques ; l'identité de ces variétés n'est pas rigoureusement démontrée.

C'est parmi les prostatites de cause générale qu'il faut classer les cas, peu nombreux, de prostatites simples ou suppurées nettement infectieuses, qui ont constitué la seule ou la principale localisation de la maladie, et qui doivent par conséquent être considérées comme *primitives*. Toutefois, la voie circulatoire pourrait n'être pas toujours incriminée, à cause de la possibilité du passage direct de bactéries à travers la paroi intestinale.

2° Les infections des voies urinaires, qui atteignent la prostate par l'intermédiaire de l'urètre prostatique, occupent soit l'urètre, soit les voies urinaires en amont de la prostate. C'est ainsi que la prostatite peut succéder aux pyélites, aux cystites, mais surtout aux infections urétrales, parmi lesquelles nous rencontrerons en premier lieu la blennorragie, puis les rétrécissements, et, beaucoup plus rarement, des urétrites non blennorragiques.

La *blennorragie* est la cause de la plupart des prostatites aiguës, et réciproquement la prostatite complique la plupart des blennorragies. Déjà Segond rencontrait 46 fois la blennorragie sur 115 cas d'abcès de la prostate; dans une période récente, de nombreuses statistiques, portant à la fois sur les prostatites aiguës et sur les prostatites chroniques, dont un certain nombre dépistées seulement par l'examen microscopique des sécrétions de la prostate, permettent de constater que la blennorragie postérieure atteint presque constamment la prostate. Citons seulement les chiffres de Waelsch (94 p. 100), de Casper (85 p. 100), de Frank (100 p. 100). Les blennorragies traitées régulièrement et dès le début par les lavages antérieurs ne donnent qu'une proportion bien inférieure (5,2 p. 100 d'après Bierhoff). Quelques auteurs admettent que la prostatite blennorragique peut n'être pas accompagnée d'urétrite postérieure, ou même précéder l'urétrite. C'est à la troisième semaine que la blennorragie envahit la prostate, d'après la plupart des auteurs ; cependant cette complication est souvent bien plus précoce, et survient même dans la première semaine. On a pu souvent incriminer le traitement : injections fortes pénétrant dans l'urètre postérieur, lavages à haute pression ou à doses excessives, cathétérisme intempestif.

L'*urétrite* développée autour des *rétrécissements*, certaines urétrites chroniques sans gonocoques, dont nous avons déjà parlé, l'urétrite entretenue par la sonde à demeure, par les cathétérismes septiques ou même aseptiques, telles sont les causes les plus fréquentes de prostatite, après la blennorragie.

3° Les *traumatismes* peuvent infecter directement la glande, soit qu'il s'agisse d'un cas rare de plaie, soit qu'un foyer de rupture ait été infecté par ou après la contusion ; c'est encore aux traumatismes qu'il faut parfois rattacher les prostatites résultant de fausses routes, de cathétérismes brutalement pratiqués, d'injections forcées ou caustiques.

4° Enfin l'infection se propage, probablement par la voie lymphatique, d'un organe voisin, en particulier de l'*intestin*, que celui-ci soit le siège d'une suppuration, un abcès péri-rectal par exemple, ou que la flore pathogène ait exalté sa virulence comme dans les entérites, la constipation, les hémorroïdes, etc.

Bactériologie. — Dans la *prostatite blennorragique* aiguë, le gonocoque joue le rôle le plus important, mais les infections secondaires y participent également et même domineraient, d'après plusieurs auteurs, tout au moins quand il s'agit d'abcès de la prostate. C'est ainsi que sur 23 abcès prostatiques dus à la blennorragie, Casper n'a trouvé des gonocoques qu'une seule fois ; Albarran déclare que le gonocoque n'est pas l'agent le plus habituel de la prostatite. Dans les prostatites chroniques, il est certain que le gonocoque devient de plus en plus rare à mesure que la maladie est plus ancienne, tandis que les infections secondaires peuvent augmenter ; nous pensons que de même, dans la blennorragie aiguë, la fréquence des gonocoques par rapport aux autres bactéries est d'autant plus grande que l'on est plus près du début. Nous ne pouvons pas admettre que le rôle des gonocoques soit secondaire, dans les prostatites aiguës, surtout après les recherches de Frank qui rencontre le gonocoque 179 fois, d'autres infections 20 fois, sur 210 prostatites blennorragiques, après celles de Bierhoff qui rencontre le gonocoque 127 fois sur 151 ; d'après nos observations personnelles, le gonocoque existe dans la plupart des cas aigus, tandis que, du moins au simple examen microscopique, les infections secondaires sont peu nombreuses.

Dans les prostatites non blennorragiques, on a rencontré un grand nombre de bactéries, bien étudiées surtout dans des cas d'abcès. Citons les staphylocoques, les streptocoques, divers cocci, le pneumocoque, le bacille de Friedlaender, le coli-bacille, des anaérobies (B. perfringens, Cottet et Duval) ; les cas les plus curieux sont ceux où l'abcès prostatique évoluait indépendamment de la blennorragie et de toute maladie générale, comme dans l'abcès à pneumocoques de Guillon, les abcès à coli-bacille de Bodlaender, etc.

Anatomie pathologique

En dehors des cas rares d'infection par voie sanguine, la blennorragie, que nous avons surtout en vue dans cette description, atteint la prostate par propagation, de proche en proche, à la muqueuse des canaux excréteurs, puis aux acini ; de là l'infection atteint le tissu conjonctif interstitiel, où, suivant l'intensité des cas, elle détermine soit de simples infiltrats embryonnaires, soit des abcès. Enfin le tissu cellulaire péri-prostatique peut être envahi à son tour et devenir le siège de phlegmons et d'abcès. Ces stades successifs sont étudiés sous les noms de prostatite catarrhale et folliculaire, de prostatite parenchymateuse, d'abcès prostatiques et périprostatiques.

1° Prostatite catarrhale et prostatite folliculaire. — La forme la plus fréquente, d'après Finger, est celle où les gonocoques n'envahissent que les conduits excréteurs, y déterminant la prolifération et la desquamation de l'épithélium, et la diapédèse leucocytaire (prostatite catarrhale ou glandulaire). A un degré plus avancé mais observé beaucoup moins souvent, il existe des lésions analogues au fond des acini, qui se remplissent de pus; le conduit excréteur vient-il à s'oblitérer par le gonflement des parois, le pus distend alors l'acinus, et le transforme, par rétention, en « pseudo-abcès », qui peut finir par s'ouvrir dans l'urètre : le contenu est formé par des globules de pus, des granulations de lécithine, des cellules épithéliales desquamées, des gonocoques. En même temps le tissu cellulaire péri-acineux est infiltré par les leucocytes. C'est à cette forme de dilatation kystique glandulaire qu'on a donné le nom de prostatite folliculaire.

2° Prostatite parenchymateuse. — La prostatite parenchymateuse est caractérisée par l'inflammation du tissu conjonctif de la glande; cette inflammation succède au moins dans la blennorragie, à l'inflammation glandulaire, de sorte que les lésions sont à la fois glandulaires et interstitielles. Brissaud a bien montré la prolifération et la destruction de l'épithélium glandulaire, ainsi que l'infiltration embryonnaire qui entoure les glandes, en augmentant considérablement le volume de l'organe. Macroscopiquement, la glande est rougeâtre, et laisse écouler à la coupe une sérosité trouble et presque purulente. Cette infiltration du tissu conjonctif peut se terminer par résolution ou par induration, mais elle peut aussi suppurer, et dans ce cas se formen de nombreux abcès miliaires, qui par coalescence, formeront les abcès de la prostate.

3° Abcès de la prostate. — Tantôt limités à un seul lobe, tantôt bilatéraux, ils sont uniques dans chaque lobe ou multiples et même, au début, très nombreux (30, Lallemand), et laissent alors entre eux des espaces envahis par les lésions parenchymateuses du stade précédent; les uns éloignés de l'urètre, les autres au contraire sous-muqueux, formant le plus souvent des cavités irrégulières et cloisonnées, ces abcès ont pour paroi le tissu prostatique enflammé. Dans les cas extrêmes, les tissus d'un lobe entier ou même des deux lobes ont subi la fonte purulente, et la paroi n'est autre que la capsule fibreuse de la glande. Le contenu est du pus bien lié, ou du pus sanguinolent, quelquefois mêlé d'urine. L'urètre peut traverser intact les parois de l'abcès, ou bien il est ulcéré et communique plus ou moins largement avec la cavité. Les canaux éjaculateurs sont comprimés, parfois disséqués, ou même détruits.

Les abcès de la prostate s'ouvrent en général spontanément dans l'*urètre* (sur 102 cas 64 fois, dont 32 dans l'urètre seul, Segond) ; tantôt les orifices sont nombreux et l'abcès semble s'évacuer par les conduits des glandules prostatiques, tantôt l'orifice unique est plus ou moins large. La cavité résultant de l'évacuation se comble plus ou moins lentement ; les cavernes énormes peuvent ne jamais se combler. Les abcès rapprochés du *rectum* s'y ouvrent assez fréquemment (30 sur 102, dont 18 dans le rectum seul (Segond) par un orifice généralement étroit ; s'il y a en même temps ouverture dans l'urètre ou dans la vessie, la cavité peut contenir simultanément du pus, de l'urine et des gaz, rarement des matières fécales. Dans d'autres cas, l'abcès s'ouvre dans la *vessie* au voisinage du col, ou encore perfore l'aponévrose d'enveloppe et la suppuration devient périprostatique : l'ouverture dans le rectum ou même dans l'urètre ne suffit pas toujours à empêcher cette éventualité. Sur les 101 cas de Segond, 15 avaient diffusé hors de la loge prostatique.

D'après Dittel et Casper, la résorption des prostatites suppurées existerait, exceptionnellement ; Dittel aurait possédé une pièce de ce genre, où le pus s'était épaissi jusqu'à former une masse crétacée. Il est probable qu'il s'agissait de tuberculose.

Suppurations périprostatiques. — Il est fréquent d'observer, au cours des prostatites très aiguës, une *périprostatite* non suppurée, caractérisée par l'œdème du tissu cellulaire prérectal et même par une infiltration plus notable. Les *phlegmons* proprement dits se produisent de deux manières (Guyon) : ou bien le pus de l'abcès prostatique, perforant l'aponévrose, fait irruption dans le tissu cellulaire où il produit de vastes décollements : c'est le phlegmon *par diffusion ;* ou bien, c'est un phlegmon *par propagation ;* la propagation par *voie veineuse* (Segond, Carpentier-Méricourt, Moysant) est évidente dans certaines autopsies, où les veines périprostatiques étaient remplies de pus, et même, dans un cas, semblaient s'ouvrir dans un abcès rétro-prostatique du volume d'une noix ; bien plus fréquente est la propagation par la *voie lymphatique ;* l'inflammation suit les troncs intra-prostatiques jusqu'au plexus à mailles serrées qui, d'après Sappey, s'étend de la partie postérieure du ligament de Carcassonne au cul-de-sac vésico-rectal du péritoine. A la lymphangite se joindrait une inflammation des ganglions signalés par Lannelongue sur les côtés et en avant du rectum. La théorie lymphangitique explique bien certains faits de périprostatite suppurée, survenue sans l'intermédiaire d'un abcès de la prostate, à la suite d'un traumatisme tel qu'un cathétérisme malheureux, ou une urétrotomie ou encore après une inflammation de la muqueuse urétrale. Il y a là quelque analogie avec les conditions qui président au développement du phlegmon du ligament large (Reliquet, Segond).

La *propagation cellulaire* est le mode le plus simple ; elle se fait par contiguïté de tissus. Le phlegmon est primitivement peu étendu, comme on le constate par le toucher rectal ; il s'agrandit progressivement.

Quel que soit le mode de propagation, le phlegmon périprostatique peut n'avoir pas été précédé d'abcès prostatiques. Cette variété constitue le *phlegmon périprostatique d'emblée.*

Au point de vue anatomique, les phlegmons périprostatiques sont *circonscrits* ou *diffus*. Les phlegmons *circonscrits* qui résultent parfois de l'arrêt d'un phlegmon par diffusion, siègent le plus souvent dans l'espace celluleux, facilement décollable, que limitent en arrière la paroi rectale, en avant l'aponévrose prostato-péritonéale adhérente à la glande, moins adhérente aux vésicules, en haut le cul-de-sac péritonéal, en bas la fusion de l'aponévrose et du rectum. Ils tendent à s'ouvrir dans le rectum ; cependant ils peuvent pénétrer dans l'urètre en contournant la prostate, ou encore diffuser hors de leur loge par tous ses points faibles, c'est-à-dire en bas vers le périnée, latéralement dans la fosse ischio-rectale en haut vers la fosse iliaque.

La forme et le volume des abcès sont variables ; souvent ils sont formés d'une cavité unique, sans brides ni cloisonnements ; dans d'autres cas, ils sont au contraire très étendus et divisés par des cloisonnements. Les organes voisins ne sont pas fréquemment envahis : certaines autopsies montrent les vésicules, la prostate, le bas-fond de la vessie baignant dans le pus et cependant indemnes.

Des phlegmons circonscrits, plus rares, se voient aussi à la partie supérieure de cette même loge cellulaire derrière la vessie et les vésicules séminales, ou encore dans le tissu cellulaire pelvi-rectal sur les faces latérales de la prostate. Ces phlegmons peuvent enfin s'ouvrir dans le *péritoine*, ou diffuser jusque dans des régions éloignées, dans la fosse iliaque, et jusque dans la région prévertébrale.

Une fois la cavité évacuée, on voit parfois persister une fistule à trajet compliqué dont l'oblitération est des plus difficiles. Quelquefois de vastes cavernes rétro-prostatiques communiquent avec la vessie, se remplissent d'urine et constituent une sorte de cavité vésicale surnuméraire ; ailleurs elles se sont ouvertes dans le rectum ou bien elles sont interposées à un trajet urétro-rectal et contribuent à entretenir une suppuration qui conduit le malade à la cachexie et à la mort.

Les *phlegmons diffus* sont caractérisés par l'infiltration rapide et progressive du tissu cellulaire qui est frappé de sphacèle ; on reconnaît là « l'infiltration d'urine ». Le sphacèle frappe le tissu cellulaire sans respecter les barrières musculaires et aponévrotiques et le mortifie au loin.

Symptômes

1° Prostatite non suppurée. — La prostatite blennorragique a un *début* insidieux : au cours de l'urétrite, qui peut être devenue déjà subaiguë, on observe une gêne et une pesanteur périnéales qui s'accroissent pendant et après la miction, parfois une diminution de l'écoulement, mais surtout une douleur plus vive des mictions ; ou bien la défécation devient également pénible ; un frisson est rare, la fièvre reste tout d'abord légère ou nulle. Dans bien des cas, la prostatite reste réduite à ces symptômes, ou même tout à fait latente, car le toucher rectal ne permet de reconnaître aucune modification nette du volume et de la forme de la prostate, à peine un peu d'empâtement, la douleur qu'il provoque est nulle ou ne présente rien d'excessif : ces cas correspondent à la période de prostatite catarrhale.

Ce début insidieux est observé aussi dans la plupart des prostatites non blennorragiques. Mais dans certains cas de prostatite spontanée, le début, bruyant, s'annonce par un frisson violent et prolongé, par une soif vive, la céphalalgie, et les signes généraux d'une grande pyrexie. Bientôt l'attention est attirée sur la prostate par une douleur locale vive, gravative, et par une dysurie qui peut aller jusqu'à la rétention. Le thermomètre monte à 38, 39° et plus, mais cette ascension n'indique nullement que l'affection doive être plus grave et se terminer par suppuration, elle paraît due, d'après Guyon, à un véritable accès urineux dû au traumatisme de l'urètre, et qui se produit en même temps que la complication prostatique : cet accès passé, la prostatite évolue d'une façon moins aiguë.

A la période d'état, on observe des symptômes plus graves. Le malade éprouve une *douleur* vive, accompagnée de battements, au voisinage du fondement, avec irradiations au périnée, le long de la verge, aux lombes, aux cuisses; cette douleur augmente dans la position assise, pendant la marche, même pendant la station debout. La miction est *douloureuse et difficile :* la douleur, très vive au début de l'engagement de l'urine dans l'urètre prostatique, persiste pendant toute la miction et peut augmenter à la fin; l'urine n'est évacuée que par un jet mince, ou même goutte à goutte, après de violents efforts involontaires. Souvent, soit à la suite du gonflement de la glande, soit par action réflexe, la vessie se vide incomplètement; les besoins deviennent *fréquents* et pourraient faire croire à une cystite, s'ils n'étaient moins impérieux et moins subits. Parfois la *rétention* est complète et nécessite le cathétérisme. La *défécation* est difficile et douloureuse; le ténesme qui la suit peut devenir continu; le malade a la sensation d'un « tampon de matière fécale prêt à sortir du rectum » (Desault).

L'examen physique doit se borner au toucher rectal; le cathétérisme explorateur serait très douloureux et constituerait un traumatisme dangereux. Le *toucher rectal* lui-même doit être pratiqué avec une grande douceur car la prostate est extrêmement douloureuse à la pression, soit sur ses deux lobes, soit d'un côté seulement. La prostate, dans son ensemble, est grosse, dure, globuleuse, saillante dans le rectum ; en général la surface en est inégale, parfois bosselée; un lobe peut présenter un volume beaucoup plus considérable que l'autre. Vidal de Cassis a signalé la forme carrée que prend la prostate par la modification de son contour.

Souvent, en même temps, existe de la *péri-prostatite ;* on observe du reste parfois des périprostatites indépendantes de la prostatite. Les symptômes fonctionnels ne diffèrent pas sensiblement de ceux de la prostatite : les douleurs de la défécation sont parfois plus accusées que celles qui accompagnent la miction. Au toucher rectal, on trouve tantôt une plaque limitée, dure et douloureuse, qui s'étale peu à peu pour recouvrir toute la glande, tantôt et plus souvent, un épaississement œdémateux ou phlegmoneux, plus ou moins dur, mal limité, qui masque complètement la surface et les contours de la prostate, et peut comprimer le rectum. On constate une rénitence particulière, qui jointe à la perception de battements artériels, rappelle le phlegmon péri-utérin.

La période inflammatoire de la prostatite, avec ou sans péri-prostatite, dure en moyenne de huit à dix jours, au bout desquels l'affection se termine par résolution lente, ou par suppuration; plus rarement on observe le passage à l'état subaigu ou chronique : cependant si l'on tient compte des lésions chroniques minimes que peut déceler l'examen microscopique des sécrétions de la glande, la chronicité doit être considérée comme plus fréquente qu'on ne l'admettait généralement. Quant à la gangrène du tissu glandulaire, par étranglement des tissus (Béraud), ou par infiltration d'urine (Velpeau), elle reste à démontrer.

2° **Abcès prostatiques.** — En présence d'un abcès volumineux, survenant au cours de la blennorragie, la suppuration s'annonce par une *aggravation de l'état général* : tantôt lente, signalée par un mouvement fébrile chaque soir, par l'anorexie, la pâleur et l'abattement, tantôt rapide, avec frissons répétés, ascension vespérales atteignant 40 et 41°, langue sèche, etc. ; cette aggravation s'accompagne d'une exacerbation des *signes fonctionnels*. La sensibilité est extrême et rend les mouvements impossibles, la défécation et la miction sont horriblement douloureuses ; des douleurs spontanées, lancinantes, pulsatiles, augmentent rapidement ; la rétention d'urine n'est pas rare.

Lorsque le pus se collecte, on observe un nouveau changement dans les symptômes généraux et locaux. En général, après une *dernière recrudescence* fébrile, l'abcès s'ouvre spontanément et la détente est immédiate : les symptômes fonctionnels deviennent supportables, la fièvre tombe en un ou deux jours. Cette amélioration est incomplète et des symptômes plus aigus se manifestent de nouveau, quand l'abcès, insuffisamment évacué, reste le siège de rétentions septiques ; dans certains cas, ces phases aiguës se reproduisent à plusieurs reprises, tandis que dans leur intervalle l'allure de la maladie prend la forme chronique. Dans les cas très graves une *élévation thermique considérable*, presque sans rémission matinale, avec des frissons petits et répétés, indique l'envahissement du système veineux prostatique et la pyohémie. Alors la fièvre peut se manifester par les grandes oscillations thermiques et les frissons de l'infection purulente, mais de tels cas sont bien rarement consécutifs à la blennorragie.

Localement, le *toucher rectal*, qu'il faut préférer au cathétérisme explorateur, montre une prostate volumineuse ; tant que l'abcès ne s'évacue pas ou ne se rapproche pas du rectum, la sensation est plutôt celle de la rénitence que celle de la mollesse ; cependant, un moment vient où, en un point, on constate une mollesse qui contraste avec l'induration de la glande et donne au doigt la sensation d'une étoffe tendue sur un cadre résistant. Enfin après l'évacuation, on constate une dépressibilité sans fluctuation véritable, et la surface de la glande paraît inégale et irrégulière. Ces sensations sont masquées quand il existe de la péri-prostatite non suppurée, et le diagnostic peut n'être fait que par l'expulsion du pus par l'urètre pendant le toucher rectal.

Abandonnés à eux-mêmes, les abcès aboutissent en général à une *évacuation spontanée*, le plus souvent, comme nous l'avons vu, dans l'*urètre*. Cette issue dans l'urètre survient spontanément, ou à la suite d'un effort de défécation ou de miction, pendant un cathétérisme ; l'issue du pus est d'abord considérable, dans les cas d'abcès volumineux, puis elle diminue et ne se manifeste que par une sorte d'écoulement permanent comme celui des urétrites, ou intermittent, par éjaculations insidieuses, le sphincter ne permettant pas le passage continuel dans l'urètre antérieur ; pendant les mictions, l'urine évacue successivement le pus contenu dans l'urètre prostatique et celui qui a reflué dans la vessie. Souvent l'évacuation dans l'urètre est suivie de guérison ; cependant un orifice insuffisant pour une vaste collection, ou fermé trop rapidement, expose aux mêmes complications que si l'abcès ne s'était pas ouvert : ouverture dans le rectum, trajets à orifices multiples, abcès péri-prostatiques, septicémie et pyohémie. Ces faits ne sont pas rares ; il faut en être prévenu, car une évacuation incomplète confère une fausse sécurité ; la rétention purulente se reproduit parfois après plusieurs jours et même plusieurs semaines. L'ouverture dans la *vessie* est rare mais a été observée par J.-L. Petit, Erichsen ; plus fréquente dans le *rectum*, après envahissement du tissu cellulaire rétroprostatique, elle comporte, au moins dans le cas d'abcès blennorragique, un assez bon pronostic ; mais les complications sont moins rares qu'après l'ouverture dans l'urètre.

A côté de ce type d'*abcès aigu blennorragique*, il faut mentionner des *formes cliniques* qui en diffèrent notablement. Tels sont les *petits abcès sous-muqueux* qui compliquent aussi la blennorragie et dont l'un de nous a signalé l'importance. Ces abcès, qui évoluent parfois assez insidieusement, peuvent occasionner des symptômes dysuriques violents, malgré leur petit volume ; le toucher rectal ne les fait pas percevoir ; ils s'ouvrent spontanément dans l'urètre, d'où résulte l'amendement rapide des symptômes, et la guérison quelquefois précédée d'une suppuration urétrale pendant quelque temps. De plus les symptômes soit locaux, soit généraux, restent parfois à peine marqués ; des abcès d'un certain volume peuvent être apyrétiques ou n'affecter qu'une intensité modérée. Ces formes moyennes correspondent aux collections bien enkystées, avec peu de prostatite périphérique, ou indiquent une ouverture précoce et complète de l'abcès.

Il existe des *formes latentes*, dont les symptômes sont assez atténués pour n'attirer que fort peu l'attention, surtout si d'autres localisations de l'infection dominent la scène. Dans ces formes latentes se groupent certains cas de suppurations pyohémiques (Désormeaux) où l'abcès prostatique est masqué par des symptômes plus bruyants, mais surtout des abcès survenant au cours de l'hypertrophie prostatique, qui prennent une marche *chronique d'emblée,* et ne sont dépistés que par le toucher rectal. De telles suppurations ont pu être constatées pendant plusieurs mois et même plusieurs années chez un même malade, sans grandes modifications locales : d'ordinaire, elles amènent une cachexie progressive, à moins que subitement à l'occasion d'un traumatisme, du cathétérisme par exemple, elles ne *prennent une marche aiguë et ne se compliquent de phlegmons périprostatiques*, particulièrement graves sur des organismes déjà épuisés par une longue infection.

3° Suppurations périprostatiques. — Parmi les suppurations périprostatiques, les unes présentent les mêmes symptômes que les abcès de la prostate ou que les prostatites qui leur ont donné naissance, et c'est seulement par le toucher rectal que l'on constate le siège extra-glandulaire de la suppuration. D'autres se manifestent par une aggravation de l'état général et des symptômes fonctionnels ; les cas, heureusement rares, de phlegmons diffus, produisent une infection rapide et extrêmement grave ; ceux, assez fréquents, où la collection s'étend de proche en proche dans le tissu cellulaire jusqu'en des régions parfois éloignées, causent une septicémie progressive, que les ouvertures spontanées ne parviennent pas toujours à enrayer.

Localement, les symptômes objectifs varient suivant le siège et l'étendue de l'abcès. En général rétro-prostatique, il est perçu facilement par le toucher rectal, soit sous la forme d'une collection ramollie médiane ou latérale, soit sous la forme de zones molles ou dépressibles disséminées dans une gangue phlegmoneuse indurée qui s'applique à toute la face antérieure du rectum, et remonte souvent très haut, derrière la vessie, de sorte que le doigt rectal n'en atteint pas les limites. Les abcès rétro-prostatiques et rétro-vésicaux s'ouvrent dans l'urètre, le rectum, les fosses ischio-rectales ou le périnée antérieur.

L'ouverture *exclusivement urétrale* est rare ; presque toujours le pus suit en même temps une autre direction : il contourne une des faces de la prostate et se fait jour dans la portion membraneuse du canal.

Au contraire, une double ouverture simultanée dans le *rectum et dans l'urètre* est relativement commune (21 fois sur 115 observations, Segond). Une fistule en est la conséquence ; elle est d'autant plus difficile à guérir que d'ordinaire une cavité est interposée sur son trajet. L'orifice rectal est dans ce cas la principale porte de sortie du pus ; mais une fistule est établie, et l'urine s'écoule par le rectum à chaque miction. Dans des cas exceptionnels, on a signalé l'issue de gaz intestinaux (Guyon) et même de matières par l'urètre.

Lorsque la collection tend à pointer vers le *rectum*, le toucher permet d'en reconnaître la présence. Il existe quelquefois un abcès en bouton de chemise constitué par la communication de deux abcès, l'un rétro-prostatique, l'autre intra-prostatique.

Ailleurs, sans tendance à se faire jour vers la cavité de l'intestin, l'abcès produit un décollement du rectum, contourne la vessie et aboutit à une collection rétro-vésicale qui peut acquérir des dimensions considérables.

Quand le pus envahit la *fosse ischio-rectale*, il y produit de grands désordres : les symptômes sont à peu près ceux d'un abcès de la marge de l'anus.

Un peu plus souvent, il fuse vers le *périnée antérieur* à travers la partie postérieure du ligament de Carcassonne. Il peut poursuivre sa marche vers les corps caverneux qu'on a trouvés quelquefois comme disséqués (Segond), et même mis à nu (Demarquay). L'issue de ces collections par le périnée n'en offre pas moins le pronostic le plus favorable.

Parmi les *propagations rares*, il faut citer les cas où le pus traversant le trou obturateur et gagnant la gaine vasculo-nerveuse, apparaît à la racine de la cuisse (Tillaux, Guyon), et ceux où il suit le tissu cellulaire périfuniculaire pour pointer au niveau du trajet inguinal. Dans des cas exceptionnels, on l'a vu s'étendre jusqu'à la cavité de Retzius, l'ombilic, la fesse, passer par la grande échancrure sciatique (Guyon), ou contourner la vessie et remonter le long des muscles droits jusqu'aux insertions costales du transverse (Curtis), ou encore s'ouvrir dans le péritoine au niveau du cul-de-sac recto-vésical (Dransart).

Parmi les *complications* des abcès prostatiques et péri-prostatiques, il faut citer : la *pyélonéphrite* favorisée par la rétention d'urine, la *péritonite* qui ne succède pas seulement à l'ouverture d'une collection dans le péritoine, les *phlébites* développées, soit dans les plexus péri-prostatiques, soit à distance, produisant une phlegmatia alba dolens, les *embolies pulmonaires* qui peuvent causer la mort subite, les *adénites* suppurées inguinales ou iliaques (Reliquet, Desnos, Bazy), les *épididymites* simples ou suppurées, enfin les abcès *métastatiques*, dans les formes qui s'accompagnent de pyohémie. Signalons le *sphacèle des vésicules séminales* qui ont pu s'éliminer en bloc par la plaie consécutive à l'incision de l'abcès (Nogués). Les complications éloignées sont : la persistance des trajets fistuleux et les suppurations prolongées qui conduisent à la cachexie ; l'atrophie de la glande, qui a eu pour conséquence une diminution dans la sécrétion du sperme et la production d'une douleur vive au moment de l'éjaculation (Reimonenq) ; ce dernier symptôme dépend ordinairement d'une inflammation concomitante des vésicules séminales ou des déférents. Enfin on a signalé des *rétrécissements du rectum* (Kirmisson et Desnos) dans des cas de suppurations très prolongées, des *rétrécissements* et déviations de l'*urètre postérieur*.

La *durée* de la prostatite suppurée est variable : comme limites extrêmes des cas de guérison, on trouve notés douze jours et quinze mois. Sur 114 observations, Segond a enregistré 70 guérisons, 10 fistules persistantes, et 34 morts dont 11 amenées par une cause étrangère à l'affection prostatique : 9 morts, sur les 23 autres, ont été produites par la pyohémie. Cette gravité est singulièrement diminuée par l'intervention opportune du chirurgien, surtout dans les abcès blennorragiques, dont l'incision précoce ne donne pour ainsi dire pas de mortalité ; dans les péri-prostatites, surtout chez les prostatiques, le pronostic devra être très réservé ; parfois l'état général du malade s'oppose même à toute intervention. Les rétrécissements, les calculs, aggravent le pronostic.

Diagnostic

Le diagnostic doit être fait à trois périodes : au début, quand l'abcès est formé, après l'évacuation de l'abcès.

1° *Au début*, le cathétérisme est inutile et dangereux. Le toucher rectal, dans les cas de prostatite parenchymateuse, fait sentir une tumeur douloureuse, dure, peu volumineuse, quelquefois inégale, et parfois des battements artériels ; on peut constater la prédominance de l'inflammation dans un lobe, que l'on trouve alors plus gros et plus douloureux que l'autre. Ces symptômes deviennent du reste plus nets à mesure que l'inflammation dure plus longtemps. Mais dans d'autres cas, très nombreux, l'infection de la prostate ne se manifeste pas au toucher rectal, si ce n'est par un peu de douleur à la pression, dans la prostatite catarrhale par exemple. Cependant ce diagnostic peut être fait à l'aide du microscope, en employant la technique que nous décrirons pour les prostatites chroniques : tout leur intérêt clinique provient du reste de la possibilité du passage à la chronicité.

A cette période on est exposé à confondre la prostatite avec la périprostatite, la cystite et l'urétrite postérieure, la cowpérite, la vésiculite.

La *péri-prostatite,* au début, est caractérisée par un épaississement des tissus prérectaux qui masquent le contour de la prostate. L'*urétrite postérieure*, qui s'accompagne presque constamment de prostatite légère, catarrhale, sera facilement distinguée des formes plus aigues de prostatite, par le toucher rectal. Il en est de même de la *vésiculite*, de la *cowpérite* qui sont fréquemment liées à la prostatite, d'où la possibilité d'une rétention d'urine. La *cystite* a été souvent prise pour la prostatite. Dans celle-ci, le ténesme vésical est moindre, la fréquence des mictions non augmentée, le besoin d'uriner moins impérieux, le ténesme rectal plus accusé ; les mictions sont douloureuses, mais non spécialement à la fin; la dysurie peut être très grande. L'urine du deuxième verre est ordinairement limpide ; la douleur périnéale est plus vive, accrue par la défécation ; la fièvre manque rarement d'une manière complète ; enfin le toucher rectal montre l'augmentation de volume de la glande.

2° *Avant l'ouverture de l'abcès,* le toucher rectal est encore le seul moyen de faire un diagnostic exact. Nous rappellerons que le pus d'un abcès prostatique donne lieu à une sensation de mollesse, de dépressibilité particulière, mais rarement à de la fluctuation vraie. Aussi l'absence de celle-ci ne devra pas faire conclure à la *prostatite simple ;* du pus peut exister au centre d'un lobe dur, quand celui-ci est volumineux et très douloureux. Plus tard on recherchera la rénitence spéciale, ou la mollesse relative de certains points. Sous le chloroforme, la prostate paraît très diminuée. Dans l'*abcès périprostatique*, la mollesse est plus diffuse, plus étendue, mais deux collections, l'une intra-prostatique, l'autre extra-prostatique, peuvent coexister, et le diagnostic du nombre et de l'étendue des abcès, de leurs anfractuosités, n'est souvent précisé qu'au moment de l'opération. En présence d'une *vésiculite* aiguë ou suppurée, le toucher rectal localise la tuméfaction, dure ou ramollie, au-dessus du bord supérieur de la prostate, et latéralement. Il serait très difficile de faire un diagnostic exact dans le cas de *kystes* de la prostate suppurés. Nous exposerons plus loin les caractères des *abcès tuberculeux*.

Il importe surtout de ne pas méconnaître les *abcès des prostatiques* : le toucher rectal doit donc toujours être pratiqué dans leur examen et répété au cours de l'évolution de la maladie. On soupçonnera un abcès chez les prostatiques, quand apparaissent des orchi-épididymites, lorsque la fièvre ne cesse pas par les cathétérismes répétés ou la sonde à demeure, ou si elle coexiste avec des urines limpides, ou encore quand l'état général s'altère peu à peu malgré l'absence de fièvre. L'indolence relative de la prostate ne doit pas éloigner de ce diagnostic car nous savons que les abcès restent souvent latents à plus forte raison quand survient un accès de rétention aiguë. On ne confondra pas avec un abcès une prostate hypertrophiée très molle, même si la dureté d'un lobe contraste avec la mollesse de l'autre.

Dans le cas d'*abcès périnéaux*, on songera toujours à la possibilité d'un abcès prostatique concomitant.

3° *Après ouverture urétrale de l'abcès*, le diagnostic est souvent plus facile, le toucher rectal déprimant la cavité abcédée et faisant même parfois sourdre du pus par le méat. Quand l'abcès se vide par l'urètre depuis longtemps, sans guérison, on ne croira pas à une simple urétrite si l'expression de la prostate ramène du pus, si les lavages de l'urètre ne modifient pas la suppuration. Ailleurs, le cathétérisme qui n'a plus les mêmes inconvénients qu'aux autres périodes de la maladie peut induire en erreur, quand une sonde, pénétrant dans une caverne prostatique, donne issue à une quantité d'urine suffisante pour qu'on croie avoir pénétré dans la vessie. Si le pus se déverse abondamment dans la vessie, on évitera de confondre cette pyurie avec celle d'une pyélonéphrite car les autres symptômes en sont absents.

Traitement

1° Prostatite aiguë. — On aura d'abord recours aux *antiphlogistiques*. On prescrira des bains généraux, soit tièdes et prolongés pendant plusieurs heures (Le Dentu, Vidal), soit très chauds, mais de courte durée (Thompson). Quant aux bains locaux, ils seront donnés tièdes et seulement si le malade y trouve un grand soulagement.

Nous placerons en première ligne les *émissions sanguines*. L'application de ventouses au périnée, conseillée par Thompson, est un moyen peu pratique. Les sangsues constituent le procédé de choix. On a proposé (Bégin) de les porter directement sur la muqueuse rectale; cette application, difficile et douloureuse, n'a pas d'efficacité spéciale et n'est pas sans danger. C'est au périnée que l'on posera 15, 20 et même 30 sangsues s'il est possible (Fournier). Dans les cas de périprostatite tendant à se propager aux régions voisines, si le palper abdominal révèle de la douleur, de l'empâtement dans le bassin, ou le long du cordon, des sangsues seront également appliquées au-dessus de la région inguinale.

En regard des émissions sanguines, il faut mettre *les applications très chaudes* et aussi étendues que possible autour de la prostate (Reclus). On administre, deux fois par jour, des lavements à une température de 55°, la canule est introduite peu profondément et on pousse le liquide lentement, presque goutte à goutte, de façon à employer de dix à quinze minutes pour en injecter 500 grammes. En même temps on applique au périnée des compresses imbibées d'eau à une température élevée et l'on renouvelle ces applications trois ou quatre fois par jour dans les formes intenses.

Contre le symptôme douleur, on utilisera les pommades calmantes, les cataplasmes laudanisés sur le périnée, les *injections hypodermiques de morphine*, les suppositoires morphinés ou belladonés, les lavements de chloral ou de laudanum. Les lavements ont un avantage spécial, qui est de faciliter les garde-robes, la constipation étant la règle. Pour prévenir les douleurs vives de la défécation, on fera même bien d'administrer tous les jours un léger purgatif, en particulier de l'huile de ricin.

Complète ou incomplète, la rétention d'urine sera combattue par le *cathétérisme*. L'opération est souvent rendue difficile par la tuméfaction de la prostate. A l'exclusion des instruments métalliques, on choisira de préférence une sonde molle de caoutchouc ou de gomme, forme béquille, et dans les cas difficiles on l'armera d'un mandrin. Si la pénétration est assez difficile pour faire craindre qu'elle ne puisse être répétée, la sonde sera maintenue à demeure. Si enfin l'obstacle est insurmontable, on aura recours, pour vider la vessie, à la ponction aspiratrice sus-pubienne.

2° Abcès de la prostate. — Il faut donner issue au pus. Cependant on tiendra compte de l'état général qui chez des prostatiques, est souvent trop grave pour qu'on entreprenne l'opération ; dans certains cas il vaut mieux la différer pour relever d'abord l'état général pendant quelques jours. Au cours de la blennorragie, quand il n'existe ni une fièvre excessive, ni une dysurie extrême, on peut pratiquer aussi l'expectation « armée », dans l'espoir d'une évacuation spontanée. Mais dans les péri-prostatites, l'expectation n'est pas permise, car l'étendue des lésions augmente progressivement et souvent après une marche lente, éclatent sans prodromes des accidents locaux et généraux d'une extrême gravité. Après évacuation spontanée mais incomplète, les phénomènes de rétention se reproduisent souvent ; aussi lorsqu'après l'issue d'une certaine quantité de pus, l'exploration locale montre que l'abcès est loin d'être vidé, on y verra une indication particulière d'opération.

On a le choix entre *trois voies :* l'urètre, le rectum, le périnée. L'ouverture dans *l'urètre* peut être provoquée par le cathétérisme combiné avec une forte pression par le toucher rectal : opération aveugle qui laisse trop souvent l'orifice insuffisant et l'évolution de la suppuration n'en est pas modifiée; cette voie est à rejeter.

L'*incision rectale*, pour être bien faite, nécessite l'anesthésie générale; après dilatation de l'anus et aseptisation rectale, une valve récline la paroi postérieure du rectum et permet de voir nettement la saillie de l'abcès; une incision verticale est alors pratiquée au bistouri, ou au thermo-cautère, de manière à obtenir une large ouverture de l'abcès; s'il en existe dans chaque lobe, deux incisions sont pratiquées de la même façon. On termine par le tamponnement de la cavité et le drainage de l'ampoule rectale, et des pansements appropriés sont renouvelés pendant quelques jours. Ainsi pratiquée, l'incision précoce a donné des succès à Routier. Un procédé ancien consiste à glisser sur l'index gauche, introduit dans le rectum jusqu'au point le plus saillant de l'abcès, un bistouri dont la pointe seule émerge d'une gaine protectrice constituée par une bande de diachylon; d'autres chirurgiens se sont même contentés de l'ouverture avec l'ongle.

Ces moyens sont tombés en désuétude; tout au plus, dans un cas où l'état général contre-indique l'anesthésie et toute opération importante, on se contenterait d'une ponction de l'abcès au bistouri par le rectum désinfecté préalablement, mais on ne pourrait compter sur une évacuation suffisante du pus. Quant à la technique plus parfaite de Routier, elle nous paraît utilisable quand des abcès bien circonscrits à la glande elle-même viennent faire saillie nettement dans le rectum, mais elle demeure inférieure à l'incision périnéale : les difficultés de l'asepsie rectale, surtout pendant les jours qui suivent l'opération, la possibilité d'hémorragies, l'insuffisance même de la voie ainsi ouverte à certains abcès cloisonnés qui nécessitent un vaste drainage longtemps maintenu, à plus forte raison quand il existe de grands abcès périprostatiques ont fait considérer cette voie comme peu chirurgicale.

L'incision périnéale ou *pré-rectale* (Segond, Dittel) se fait comme dans le premier temps de la prostatectomie ; il est même bon de pratiquer le décollement du rectum sur toute la face postérieure de la prostate, ce qui est laborieux en cas d'adhérences de péri-prostatite ; on est alors en mesure de pratiquer sur chacun des lobes une incision verticale aussi longue que le nécessitent le nombre et l'étendue des abcès. Par cette incision, le doigt explore la cavité, détruit les cloisonnements, évacue les débris et le pus.

Dans les abcès périprostatiques, le pus est souvent rencontré pendant le décollement du tissu rétro-prostatique, parfois très bas ; dans d'autres cas, il faut remonter jusqu'au delà du bord supérieur de la prostate pour le rencontrer, si la collection est rétro-vésicale, péri-vésiculaire, ou bien latérale à la prostate ; en tous cas, on recherchera soigneusement tous les foyers purulents, le doigt leur assurera de larges communications, enfin un drainage au moyen de gros tubes sera établi jusqu'aux plus lointaines anfractuosités.

Quand il existe de grands délabrements de la prostate, surtout si la vessie a été longtemps en rétention de quelque importance, nous avons conseillé de pratiquer délibérément l'*incision de l'urètre prostatique*, comme dans la prostatectomie, et de drainer la vessie par cette voie pendant quelques jours : c'est par la brèche urétro-périnéale que s'évacueront ensuite sûrement les lambeaux mal détachés pendant l'opération et la suppuration des grandes cavités prostatiques évidées. Au bout de quelques jours, on placera une sonde à demeure qui sera maintenue jusqu'à la fermeture complète du périnée, ou retirée à la fin si elle paraît la retarder ; le drainage périnéal sera maintenu longtemps dans les suppurations péri-prostatiques et les grands abcès de la glande, et le bourgeonnement dirigé du fond vers la superficie.

L'incision périnéale est le procédé de choix ; au point de vue opératoire rien n'est abandonné au hasard, car le chirurgien suit les manœuvres de l'œil et du doigt ; il se rend maître des accidents et en particulier des hémorragies, si fréquentes après l'incision rectale. La prostate tout entière est explorée facilement ; des incisions multiples sont pratiquées, d'une étendue nécessaire et suffisante ; par elles on pénètre dans les trajets, le doigt explore les clapiers et détruit les cloisonnements, exploration indispensable car les foyers secondaires sont la règle ; ils s'étendent parfois très loin jusque sous le péritoine et une ouverture large permet seule de les découvrir. Enfin le drainage est assuré d'une façon complète ; la cicatrisation se fait régulièrement du fond à la surface et les fistules sont évitées.

Ainsi que nous l'avons dit, la voie urétrale ne peut être utilisée pour une opération réglée ; on est seulement autorisé à favoriser l'ouverture par cette voie de petites collections le plus souvent sous-muqueuses. Quant à la voie rectale, passible des objections que nous avons résumées, elle n'a plus que de rares défenseurs.

CHAPITRE IV

PROSTATITE CHRONIQUE

Étiologie

La prostatite chronique, exceptionnelle avant la puberté, rare chez le vieillard, se rencontre surtout de vingt à quarante ans.

Diverses causes *prédisposent* à cette affection assez fréquente; en dehors des diverses *causes générales* qui contribuent à prolonger les urétrites et indirectement favorisent ainsi l'éclosion et la persistance des prostatites, de la goutte qui peut donner une prostatite à caractères spéciaux (Harrison), des états névropathiques qui, s'ils ne créent pas une véritable prédisposition, contribuent du moins à rendre la prostatite plus évidente, certaines *causes locales*, qui amènent la *congestion* habituelle ou accidentelle de la prostate, prédisposent certainement aux prostatites : telles sont la constipation (Bouloumié), les professions nécessitant la station assise prolongée, les excès de coït, la masturbation, les inflammations ano-rectales, les hémorroïdes (Périvier), la cystite et peut-être même les calculs vésicaux (Civiale). Sous l'influence de quelqu'une de ces causes, la prostate congestionnée peut réagir déjà par une hypersécrétion habituelle qui souvent s'accumule en partie dans les acini et en commence la distension : les efforts de défécation rendent quelquefois ces phénomènes évidents, quand ils provoquent l'expulsion par l'urètre du liquide prostatique normal.

La cause principale de la prostatite chronique est la *blennorragie* aiguë ou chronique. La blennorragie aiguë se complique soit de prostatite chronique d'emblée, soit de prostatite aiguë qui passe à l'état chronique : on admet que cette dernière éventualité est plus rare. La blennorragie chronique est une cause fréquente de prostatite chronique, soit pendant, soit après la période gonococcique; inversement, la prostatite est une cause de chronicité de l'urétrite. La proportion des prostatites augmente à mesure que l'urétrite est plus ancienne : Notthaft, qui a établi le diagnostic par la recherche des éléments du pus dans la sécrétion prostatique, a trouvé, sur un ensemble de 1 530 cas, que les blennorragies de trois à six mois donnent 46 p. 100 de prostatites, celles de six à douze mois, 68 p. 100, celles de plus d'un an, 72 p. 100.

Les urétrites non blennorragiques se compliquent aussi de prostatite; nous avons vu que les urétrites primitives non gonococciques ont été considérées, suivant les auteurs, comme compliquées de prostatite rarement, ou au contraire assez fréquemment. Plus souvent il s'agit d'urétrites dues au cathétérisme, à la sonde à demeure, et surtout des urétrites qui accompagnent les *rétrécissements*. Les rétrécissements très serrés déterminent une inflammation chronique de tout l'appareil urinaire en amont, à laquelle n'échappe pas la prostate; les rétrécissements *larges* de l'urètre bulbaire nous paraissent presque constamment accompagnés de prostatite. Dans tous ces cas la prostatite peut survenir, ou devenir évidente, à l'occasion d'une cause adjuvante qui détermine la congestion de la glande : injection irritante, cautérisation, cathétérisme, excès vénérien; on a invoqué aussi l'usage immodéré des balsamiques (Velpeau, Ledwich), le séjour prolongé au froid ou à l'humidité (Thompson).

C'est encore par l'infection d'origine urétrale que s'explique le plus aisément la prostatite dans l'hypertrophie de la prostate; cependant il est possible que des lésions de prostatite aient précédé l'hypertrophie. Enfin toutes les causes de prostatite aiguë peuvent devenir le point de départ de prostatites chroniques.

Il existe en outre des cas où la prostatite se montre avant toute urétrite; ainsi, on connaît des exemples incontestables de prostatites apparues à la puberté (Harrison, Ledwich) chez des jeunes gens indemnes d'urétrite. Les lésions médullaires, qui amènent des troubles fonctionnels (hypersécrétions), prédisposent à des infections primitives, explicables par la flore normale de l'urètre et par la possibilité du passage de bactéries à travers la paroi intestinale. C'est par cette migration bactérienne que peuvent aussi s'expliquer certaines prostatites primitives, ou urétro-prostatites primitives, en rapport le plus souvent avec une infection intestinale (Hogge).

Au point de vue *bactériologique*, on peut diviser les prostatites en *aseptiques ou septiques*, suivant que les sécrétions sont, ou non, privées de microbes. Mais cette division, qui répond certainement à la réalité, ne s'appuie en pratique que sur une base insuffisante ; il faut, pour pouvoir tirer des déductions scientifiques, que ces sécrétions puissent être parfaitement séparées de celles de l'urètre, et que les examens soient appuyés par des cultures aérobies et anaérobies. En fait, on déclare aseptiques les sécrétions où des examens microscopiques répétés ne montrent pas de bactéries ; mais ces examens ne permettent pas de conclure que la prostate n'est pas infectée.

On a trouvé dans les prostatites chroniques toutes les formes bactériennes que nous avons signalées à propos des urétrites chroniques. En ce qui concerne les gonocoques, rappelons qu'ils diminuent peu à peu de fréquence à mesure que les cas deviennent plus anciens, tandis que les microbes associés peuvent augmenter parallèlement. D'après Notthaft, de six mois à un an après l'infection, on trouve les gonocoques dans 75 p. 100 des cas, tandis que, après trois ans, il n'en a jamais rencontré. Quelques cas d'ouverture tardive de foyers suppurés à gonocoques paraissent prouver que ceux-ci résistent plusieurs années dans la prostate, dans des cas d'apparence aseptique.

ANATOMIE PATHOLOGIQUE

L'anatomie pathologique de la prostatite chronique a été étudiée d'abord d'après des autopsies, et récemment sur des pièces de prostatectomie. Les travaux les plus importants sont ceux de Thompson, Le Dentu, Finger ; ils ont porté surtout sur les prostatiques chroniques à lésions étendues, mais un grand nombre des faits cliniques communément observés correspondent à des lésions très limitées et de peu de gravité, bien que semblables aux précédentes.

A côté des prostatites chroniques infectées, ou qui ont franchi la période d'infection, faut-il admettre des prostatites primitivement aseptiques ? Théoriquement, il semble que l'infection puisse ne pas être seule à causer des lésions de prostatite : la plupart des glandes de l'organisme s'altèrent sous des influences toxiques. Cliniquement, il existe des hypersécrétions glandulaires de la prostate, qui paraissent liés à la congestion ou à des troubles nerveux, mais la preuve anatomique d'une vraie prostatite, en pareil cas, n'a pas été donnée.

L'aspect *macroscopique* de la glande enflammée chroniquement est le suivant : augmentée de volume en totalité, ou occupée par des foyers inflammatoires noyés au milieu d'un tissu relativement sain, la prostate offre une surface irrégulière, bosselée, des lobes inégaux, des variations de consistance suivant les points; dans nombre de cas, la déformation et l'augmentation de volume sont peu marqués; exceptionnellement, après destruction des tissus par la suppuration, on peut se produire une atrophie générale.

A la coupe, la glande est d'une coloration rouge foncé; le tissu friable et spongieux, laisse sourdre par pression un liquide trouble, laiteux, parfois rosé ou brunâtre. L'urètre est en même temps enflammé : le verumontanum est gros, parfois induré; la muqueuse de l'urètre violacée, épaissie se recouvre d'exsudats membraneux. Le calibre de l'urètre n'est pas modifié, le plus souvent; cependant des brides cicatricielles consécutives aux abcès, des saillies scléreuses anormales du tissu prostatique peuvent en dévier le trajet ou en diminuer la lumière.

L'examen *microscopique* montre, suivant les cas, des lésions différentes associées en proportions variables, dont les plus typiques sont les suivantes :

Au degré le plus faible, il existe une légère dilatation des acini, dont l'épithélium prolifère, et que l'on trouve remplis de cellules épithéliales desquamées et de leucocytes; à un stade de suppuration plus avancé, les acini contiennent presque uniquement des globules du pus; en même temps il existe toujours, dans le tissu conjonctif interstitiel, des infiltrations périglandulaires de cellules embryonnaires et épithélioïdes, qui peuvent épaissir notablement le stroma glandulaire. Plus tard, l'infiltration péri-glandulaire augmente, et des éléments conjonctifs y apparaissent; on peut y trouver des extravasations sanguines; en même temps l'épithélium glandulaire des culs-de-sac glandulaires s'altère et tombe. Enfin les progrès de la sclérose interstitielle amènent la production de zones épaisses de tissu fibreux, au milieu desquelles les conduits et les culs-de-sac glandulaires, étouffés ou dilatés en kystes, ne présentent plus de paroi épithéliale, mais un contenu purulent, ou composé de cellules en dégénérescence, de corpuscules amyloïdes.

On a signalé encore d'autres lésions plus rares : Von Frisch a trouvé l'infiltration embryonnaire autour d'un ganglion de la prostate et des nerfs qui y pénétrent. D'autre part, aux lésions glandulaires déjà citées peut s'ajouter une prolifération des culs-de-sac glandulaires qu'on a vu aboutir à la formation de tous les types de transition entre la prostatite et l'adénome.

De là, à admettre la transformation de la prostatite en lésions caractéristiques de l'hypertrophie de la prostate, il n'y avait qu'un pas; nous reviendrons sur ce sujet à propos de l'hypertrophie de la prostate.

D'autres lésions intéressent le verumontanum, dont l'épithélium présente les altérations ordinaires de l'urétrite chronique et dont la trame est infiltrée; les conduits éjaculateurs, sont souvent comprimés et oblitérés par les infiltrations embryonnaires, ou plus tard, définitivement, par le tissu scléreux.

Ces lésions restent stationnaires pendant des années ; dans la majorité des cas elles disparaissent peu à peu, quand elles n'ont pas atteint le stade de sclérose, ou font place à l'atrophie de la glande.

Abcès chroniques. — La suppuration manque dans les formes que nous venons de décrire, ou du moins elle se réduit à la présence de pus dans les glandes elles-mêmes et à la production de pseudo-abcès analogues à ceux de la prostatite folliculaire aiguë. Des abcès chroniques peuvent modifier l'aspect de la prostatite chronique, soit qu'ils succèdent à un abcès chaud, soit qu'ils évoluent insidieusement comme un abcès froid.

Le plus souvent ils s'observent chez des sujets atteints de lésions multiples de l'appareil urinaire, dans l'hypertrophie de la prostate (Le Roy d'Étiolles, Thompson), ou autour des calculs de cette glande (Malteste, Bourdillat). Relativement fréquents chez les rétrécis ils coexistent ordinairement avec d'autres lésions suppuratives en amont de l'obstacle.

Un abcès chronique entraîne une déformation de la prostate, plus ou moins accentuée, mais toujours assez considérable. Tantôt la glande est creusée d'aréoles que remplit un liquide visqueux de la couleur du gros miel, tantôt elle présente de véritables cavernes tapissées d'une fausse membrane grisâtre (Le Dentu).

Ainsi les abcès, ordinairement multiples, au début tout au moins, se réunissent et forment des cavités pouvant contenir 8 à 10 grammes de liquide, à parois épaisses, irrégulières, tomenteuses, d'un gris ardoisé ; le travail de suppuration continuant, la prostate disparaît quelquefois en entier. Dans ces cas, l'urètre conserve en général son intégrité, et passe au travers du foyer comme un tube qui relierait la vessie à l'urètre membraneux.

Les éléments de la glande éliminés par suppuration, avec ou sans fistule concomitante, sont remplacés par du tissu fibreux. Dans des cas très rares cette production nouvelle, devenue exubérante, amène un épaississement des tissus périprostatiques et même une variété de *rétrécissements du rectum* dont la pathogénie a été étudiée par Kirmisson et par nous.

L'histoire clinique de ces abcès est à peine ébauchée. Toujours secondaires, leurs symptômes s'effacent devant ceux de l'affection primitive, des calculs, par exemple, ou des rétrécissements qui en sont le point de départ. Le plus souvent cependant le toucher rectal permet de les diagnostiquer.

Symptômes

Le *début* est généralement insidieux; chez un malade atteint d'urétrite chronique, apparaissent peu à peu quelques troubles fonctionnels, comme la pesanteur périnéale; souvent aucun symptôme fonctionnel n'attire l'attention du malade.

Dans le cours de la prostatite, les symptômes que nous allons décrire acquièrent plus ou moins d'importance et s'associent diversement, formant de nombreuses variétés de formes cliniques. Ces symptômes sont fonctionnels ou objectifs.

1° Signes fonctionnels. — Les troubles *sensitifs* sont très variables, et leur intensité dépend plus de l'état nerveux du malade que de la gravité des lésions, avec lesquelles ils peuvent être disproportionnés. Ils consistent ordinairement en une gêne, un malaise périnéal, rarement en une vraie douleur gravative, mal localisée, exagérée par la station assise que le malade cherche même à éviter, parfois plus vive au moment où il se lève ou s'assied, dans d'autres cas quand la station assise se prolonge, ou dans la station debout, ou à l'occasion de la marche et des secousses de la voiture, comme chez les calculeux (Coulson). Ces troubles sensitifs irradient dans la verge et à l'urètre : le malade éprouve quelquefois la sensation d'une sorte de petite éjaculation dans l'urètre, ou de passage de liquide au périnée, ou un chatouillement voluptueux, ou encore des picotements vifs sous la fosse naviculaire ou au bout de la verge. Les irradiations vers l'anus sont assez fréquentes; le malade peut éprouver la sensation d'un corps étranger du rectum, un besoin persistant de défécation; une pesanteur hypogastrique est souvent notée. Plus rarement existe une douleur le long du cordon et de l'épididyme, qui fait à tort craindre au malade le développement d'une épididymite ; ou encore aux régions inguino-crurale, coccygienne, sacrée (Thompson), ou sacro-iliaque. Des douleurs à distance, lombaires, sciatiques, articulaires, musculaires localisées surtout dans le genou ou le membre inférieur sont parfois modifiées nettement par le traitement de la prostatite.

L'*écoulement*, qui peut manquer, est ordinairement blanchâtre, laiteux, parfois éjaculé en quantité assez grande, et laissant alors sur le linge des taches de grandes dimensions, à bords irréguliers et festonnés. En se desséchant, il prend une coloration grisâtre, jaunâtre. Sa réaction est alcaline, tandis que la réaction normale du liquide prostatique est acide (Fürbringer) ou amphotère (Schulz). Au microscope, on y trouve : 1° les éléments du liquide prostatique normal : granulations graisseuses, corpuscules dits amyloïdes, qui seraient composés de phosphate de chaux, d'après Bering, grains de lécithine plus abondants que dans la sécrétion normale, sauf dans les cas graves où, par suite de la destruction des cellules, il n'y a plus de lécithine dans les tissus (Casper) ; 2° des éléments cellulaires, qui font distinguer par Finger deux sortes de liquide prostatorréique, l'un riche en débris épithéliaux polymorphes, dont les cellules cylindriques sont les plus caractéristiques, l'autre riche surtout en globules du pus ; ceux-ci s'incorporent des grains de lécithine (Posner) ; 3° éventuellement des microbes, généralement peu abondants.

Outre l'écoulement spontané, on peut observer aussi l'expulsion du liquide prostatorréique, en quantité plus ou moins abondante, pendant la *défécation*, pendant le toucher rectal et le massage de la prostate, parfois pendant un effort de miction, chez les malades qui n'arrivent à uriner qu'après un effort prolongé.

Ces sécrétions apparaissent aussi mêlées à *l'urine* ; elles se montrent soit dans le premier verre, soit dans presque toute l'urine émise, parfois aussi plus abondamment à la fin de la miction. Elles sont assez abondantes pour que des malades aient remarqué à certains moments un jet d'urine laiteuse. Les filaments peuvent avoir l'aspect muco-purulent ou muqueux ; on a donné comme caractéristiques les petits filaments en formes de virgules ou de points. Dans des cas plus rares correspondant aux abcès, on voit du pus se déposer au fond du verre. On a signalé une fausse *albuminurie* due à la sécrétion prostatique, et peut-être aussi (Ultzmann) des albuminuries transitoires rénales.

Les *troubles de la miction* relèvent presque toujours d'une cystite concomitante, ou d'une affection névropathique : signalons le ténesme, la fréquence des mictions, la douleur, le retard, l'affaiblissement du jet; parfois la prostatite est bien en cause : ainsi certains malades éprouvent une brûlure urétrale pendant la miction qui suit le coït; d'autres au contraire urinent plus librement. La fréquence peut résulter de la préoccupation continuelle du malade, mais les besoins ne sont pas impérieux. Un léger degré de rétention incomplète n'est pas rare.

Les troubles des *fonctions génitales* sont réels, bien qu'on en exagère la fréquence ; ils tiennent souvent à l'état psychique des malades. Ceux-ci peuvent se plaindre *d'érections* persistantes, soit la nuit, soit quand ils restent assis longtemps ; d'une diminution ou de la disparition des sensations voluptüeuses, parfois même d'impuissance passagère ou plus ou moins durable ; on note souvent la douleur pendant l'éjaculation. L'hémospermie due soit à la prostatite (Guyon), soit ordinairement à la vésiculite. Les pollutions nocturnes dépendent plutôt de l'état nerveux. La réaction alcaline de la sécrétion prostatique altérerait, d'après certains auteurs, la vitalité des spermatozoïdes. Le coït exaspère ou apaise momentanément les symptômes mictionnels.

Les *troubles nerveux généraux* sont assez fréquents. Le plus souvent il ne s'agit que d'une tendance à l'hypochondrie, les malades attachant une importance excessive aux symptômes qu'ils observent avec une attention constante. Parfois, chez les individus prédisposés, on observe la neurasthénie à des degrés divers, ou même des troubles mentaux plus graves.

2° Signes objectifs. Le *cathétérisme* donne des renseignements peu importants ; la sensibilité de l'urètre prostatique est en général augmentée ; rarement la boule de l'explorateur est arrêtée au voisinage du col vésical par une saillie intra-urétrale qu'elle franchit en donnant la sensation d'un léger ressaut. Parfois le talon de l'explorateur ramène du fond de l'urètre du muco-pus, qui, dans d'autres cas, n'apparaît qu'après le retrait de l'instrument.

L'*urétroscopie* montre l'augmentation notable du volume du verumontanum, qui est rouge et vascularisé (infiltration molle), ou au contraire dur et pâle (infiltration dure) ; l'orifice des canaux éjaculateurs est presque toujours facile à voir et fait une légère saillie ; il est plus rare d'observer des orifices glandulaires dilatés comme dans les urétrites antérieures. Parfois de ces orifices vient sourdre une gouttelette de pus. L'endoscopie reste négative chez d'autres malades.

Le *toucher rectal* éveille rarement une vive douleur. Souvent il provoque l'issue par le méat du liquide prostatique, et cette manœuvre d'expression a une grande importance pour le diagnostic et le traitement.

La prostate est *augmentée de volume*, soit en masse, soit plus souvent au niveau d'un lobe surtout; sa surface est inégale et mamelonnée; les bosselures généralement volumineuses, rénitentes et mal limitées, font corps avec la glande; dans la forme folliculaire chronique, on peut percevoir de multiples saillies arrondies, rénitentes, qui s'affaissent parfois sous la pression du doigt. La consistance varie suivant les points et d'un lobe à l'autre, d'après la nature inflammatoire ou scléreuse des lésions, de la mollesse jusqu'à la dureté presque ligneuse, sans atteindre le plus souvent ces degrés extrêmes. Quand il y a un abcès, la perte de substance laisse une zone déprimée, entre des bords plus ou moins durs et saillants.

Mais dans bien des cas, l'expression de la prostate dénote une prostatite, alors que le toucher rectal donne des sensations trop vagues pour être interprétées, ou qui sont même celles d'une prostate normale. On doit, en pareil cas, donner une attention particulière au diagnostic de l'urétrite postérieure.

Formes cliniques et complications. — La prostatite chronique revêt, tant à cause de la variété des lésions anatomiques que des différences dans l'état nerveux des sujets, ou encore à cause de certaines complications, des formes cliniques assez différentes. Quelques-unes méritent d'être exposées.

Forme catarrale ou prostatorréique. — C'est la forme la plus connue mais la moins fréquente; le symptôme dominant est la prostatorrée qui se manifeste soit comme un suintement continu, soit surtout pendant les efforts de défécation, soit au début ou à la fin de la miction. Les symptômes fonctionnels sont variables, les troubles du système nerveux assez fréquents. Le toucher rectal, qui le plus souvent ramène du liquide prostatorréique au méat, parfois en abondance, montre une prostate volumineuse, à surface inégale et mamelonnée, de consistance molle et quelquefois, en certains poinfs, dépressible.

Forme sèche (Desnos). — Cette forme, anatomiquement caractérisée par des lésions interstitielles, ne présente que des signes fonctionnels peu accusés ; l'écoulement se manifeste par l'agglutination simple des bords du méat, ou même il n'existe dans l'urine que des filaments, en général moins longs et moins abondants que dans la forme précédente. Au toucher, la glande est souvent asymétrique, l'augmentation de volume portant surtout sur un lobe ; les irrégularités de la surface tiennent à de petites bosselures arrondies, au lieu de saillies volumineuses ; les bords latéraux de la glande sont particulièrement bosselés, ou indurés et épaissis. Cette variété de prostatite a été considérée comme le premier degré de la prostatite catarrale, mais nous n'avons pas observé souvent cette transformation. Elle doit être recherchée, car elle est souvent cause de la ténacité et de la résistance au traitement de certaines urétrites chroniques.

Prostatite avec troubles fonctionnels de « prostatisme ». — Assez fréquente et souvent précédée par la prostatorrée chez des hommes de quarante-cinq à cinquante-cinq ans, plus rare avant cette période de la vie, parfois en rapport avec des lésions suppuratives, cette forme comporte des troubles de la miction assez développés pour simuler l'hypertrophie prostatique, ou le « prostatisme sans prostate ». Nous avons vu qu'une rétention légère n'est pas rare ; il s'agit ici de cas où le malade se plaint de difficultés de la miction ; on observe le retard du début, parfois des efforts violents pour commencer la miction, de fréquence nocturne des besoins, ou même plus tard, nocturne et diurne : par le cathétérisme, on constate une rétention incomplète plus ou moins forte, de 100 à 500 grammes, exactement comme s'il s'agissait d'hypertrophie de la prostate. On a même publié quelques cas de rétention complète persistante. Sans doute, certains cas peuvent être mis sur le compte d'une véritable hypertrophie de la prostate, masquée par la prostatite, ou attribués à une affection nerveuse ; mais il est certain que la prostatite, surtout quand il existe d'importantes lésions dues à la suppuration ou à la sclérose, détermine des rétentions aussi graves que celles de l'hypertrophie. De tels faits sont d'ailleurs fort rares.

Forme latente. — La prostatite chronique peut aussi rester latente, comme nous l'avons vu, et ne déterminer aucun symptôme, ou seulement des symptômes légers et fugaces. Le toucher rectal ne montre aucune déformation caractéristique, les urines contiennent de rares et petits filaments ; il n'existe pas de suintement. Cependant, vienne une cause occasionnelle de congestion de la prostate, celle-ci se traduira par des symptômes plus intenses : on la trouvera grossie, un peu douloureuse ; la sécrétion se reproduira et parfois assez purulente, la douleur mictionnelle pourra se manifester à un degré plus ou moins fort, de même que les autres troubles fonctionnels de la prostatite aiguë ou subaiguë. En général, ces symptômes sont éphémères et tout rentre dans l'ordre pour longtemps. Parfois, le réveil de la prostatite, moins manifeste, se révèle par une épididymite, subaiguë le plus souvent, qui apparaît sans raison évidente, et que l'on attribue souvent à un effort, ou que l'on rapporte à la tuberculose.

Formes suppurées. — La suppuration peut se manifester sous plusieurs formes cliniqnes. Chez les prostatiques nous connaissons déjà les abcès chroniques latents, à évolution très lente, capables de prendre tout à coup une marche suraiguë ; on observe également une suppuration évidente, qui s'écoule quotidiennement par l'urètre, avec ou sans symptômes fonctionnels ou subjectifs, et parfois sans que le toucher rectal permette de localiser le siège de la suppuration : on peut en conclure que celle-ci est sécrétée dans de petites cavités voisines de l'urètre. Une suppuration habituelle assez abondante s'observe aussi en dehors de l'hypertrophie prostatique, toutes les fois qu'une cavité minime d'abcès ne parvient pas à se combler ; il en est ainsi de la suppuration qui accompagne les calculs de la prostate. Dans certains cas, la suppuration n'entraîne aucun trouble fonctionnel grave ; dans la plupart, les symptômes fonctionnels sont assez marqués ; on a alors affaire à des formes de prostatite chronique particulièrement pénibles et vouées aux complications. D'ordinaire la marche chronique est interrompue par des phases aiguës, qui souvent même aboutissent à la formation de nouveaux abcès.

On pourrait encore décrire des *formes névropathiques*, où les lésions, souvent minimes, contrastent avec l'importance des troubles subjectifs et des symptômes nerveux généraux, mais qui varient trop, suivant les cas particuliers pour être l'objet d'une description d'ensemble, et qui relèvent surtout de la prédisposition nerveuse du malade.

Complications. — Parmi elles nous connaissons déjà la *rétention d'urine* qui imprime une forme spéciale à la maladie. On peut observer encore la *cystite* chronique ou les poussées de cystite aiguë, et même la pyélite. La *bactériurie* est fréquente : grâce à la stagnation habituelle d'un léger résidu vésical, les bactéries issues du foyer de suppuration prostatique colonisent dans la vessie, sans en enflammer la paroi; l'urine présente alors, au moins par intermittences, un aspect louche, souvent avec des traînées finement granuleuses qui rappellent l'aspect des cultures de bacterium coli dans le bouillon; cette bactériurie disparaît par le traitement de la prostatite, et en particulier par l'expression de la prostate. Dans certains cas elle est rebelle au traitement, que celui-ci n'atteigne pas le foyer initial dans la prostate, ou que le développement des diverticules vésicaux ou des colonnes pariétales s'oppose à une désinfection complète. Une complication qu'on rencontre fréquemment, la *phosphaturie*, peut à la vérité préexister, ou tenir à des causes indépendantes, de la prostatite, mais elle paraît influencée par celle-ci dans bien des cas, au même titre que les symptômes nerveux; inversement, elle devient une cause de chronicité de la prostatite par l'irritation qu'elle produit au niveau de l'urètre postérieur, et par les poussées congestives qu'elle provoque dans la prostate. La phosphaturie cause quelques symptômes fonctionnels comme les douleurs lombaires, parfois des douleurs pendant la miction.

Les complications qu'on voit le plus habituellement sont l'*épididymite* et la *vésiculite*. La première est aiguë, subaiguë, ou chronique, et peut être récidivante; elle est en général en rapport avec une poussée de prostatite, et siège du même côté que celle-ci; parfois elle survient sans symptômes du côté de la prostate. L'épididymite chronique est importante à connaître, à cause de la confusion possible avec la tuberculose; elle peut succéder à une épididymite aiguë, ou au contraire évoluer tout à fait insidieusement : souvent elle ne se manifeste que par un épaississement modéré de la queue de l'épididyme. A son tour cette épididymite provoque le développement d'une *hydrocèle* vaginale. La suppuration de l'épididyme est exceptionnelle et ne s'observe que comme complication des prostatites suppurées au cours de l'hypertrophie de la prostate.

De même que l'épididymite, la *vésiculite* est aiguë ou chronique, mais cette deuxième forme est habituelle et, en général, tout à fait latente; même la forme aiguë qui produit quelques troubles locaux, demande à être recherchée, parce que ceux-ci sont analogues à ceux de la prostatite : douleur périnéale, dysurie et défécation douloureuse, érections fréquentes, hémospermie. La forme chronique ne donne lieu à aucun symptôme fonctionnel qui puisse la différencier nettement de la prostatite : on ne note que l'hémospermie et la douleur de l'éjaculation. Cependant le diagnostic et le traitement sont indispensables, parce que la vésicule constitue un foyer chronique toujours prêt à réinfecter l'urètre postérieur et la prostate, et parce que la vitalité des spermatozoïdes est altérée par la sécrétion vésiculaire anormale. On constate la vésiculite par le toucher rectal : qui permet de percevoir, au-dessus du bord supérieur de la prostate, et latéralement, une petite tumeur ovalaire, tantôt dure, tantôt molle et empâtée. Dans les cas les plus nets, on la sent grosse, inégale, douloureux, avec épaississement péri-vésiculaire.

Cependant le toucher rectal expose à des erreurs, la vésicule malade pouvant être peu perceptible, petite, souple, tandis que dans certains cas elle est grosse, distendue, sans participer à l'inflammation : c'est que la prostatite a produit une rétention des sécrétions, par compression des conduits éjaculateurs. L'examen des sécrétions obtenues par le massage est plus probant : elles contiennent, à l'état pathologique, diverses espèces microbiennes, des cellules épithéliales desquamées, des globules du pus, des globules rouges ; macroscopiquement, on trouve de petites masses globuleuses, comparées au tapioca cuit, aux grains de sagou, ou de toute autre forme. Le massage peut aussi ne rien expulser : soit qu'il y ait oblitération du canal éjaculateur, temporaire ou définitive, soit que la vésicule ait subi la transformation fibreuse complète.

Marche, durée, pronostic

La prostatite chronique est rarement une affection à évolution continue ; elle procède par poussées, qui, plus ou moins rapprochées et prolongées au début, diminuent de fréquence et de durée. Il est exceptionnel que ces poussées aillent jusqu'à l'inflammation aiguë.

L'affection est tenace, mais elle n'entraîne pas un pronostic grave : elle finit par disparaître au bout d'un temps plus ou moins long. Elle constitue cependant un *locus minoris resistentiæ* pour la tuberculose ; nous verrons qu'on tend à admettre, peut-être avec quelque exagération, une continuité de lésions entre la prostatite et l'hypertrophie.

Diagnostic

Le diagnostic de la prostatite chronique est souvent facile, quand des symptômes fonctionnels assez nets coexistent avec un suintement urétral et avec des modifications de la glande au toucher rectal; il est parfois très difficile, quand il n'existe pas d'altérations de volume, de forme ou de consistance.

L'*examen méthodique du malade* permet de découvrir la prostatite latente et de la distinguer de l'urétrite qui l'accompagne dans presque tous les cas; il est basé sur le toucher rectal et l'expression digitale de la glande, et doit être pratiqué de la manière suivante. L'urètre antérieur est soigneusement lavé, puis le malade urine en deux ou même trois verres, comme nous l'avons dit pour le diagnostic de l'urétrite postérieure. Une quantité modérée d'un liquide antiseptique incolore est injectée dans la vessie, de préférence sans sonde ; on pratique alors l'expression de la prostate par le toucher rectal : les produits de sécrétion sont recueillis au méat et par la miction, examinés au microscope, et peuvent servir à des cultures. Si l'on veut examiner en même temps le contenu des vésicules séminales, on injecte alors de nouveau du liquide dans la vessie, puis on exprime les vésicules et on examine le liquide expulsé par la miction; il ne reste qu'à faire par le microscope le diagnostic des sécrétions pathologiques ou normales. Parfois l'expression prostatique reste sans effet au premier massage, tandis qu'on peut recueillir plus tard une sécrétion abondante; ce moyen de diagnostic doit donc être répété. Nous avons déjà donné la composition du liquide prostatique anormal; quant aux sécrétions urétrales, elles sont expulsées avant le massage à peu près complètement, de sorte que, en pratique, on peut admettre la provenance prostatique de tous les filaments du verre recueilli après un massage. On achève le diagnostic, en notant les sensations recueillies par le toucher au niveau de la prostate et des vésicules, par l'examen de l'urètre prostatique avec l'explorateur à boule, et en recherchant le résidu vésical par le cathétérisme.

Indépendamment de ce moyen fondamental de diagnostic, on utilisera encore des données cliniques très importantes. Ainsi le suintement de la prostatite ne sera pas confondu avec l'*hypersécrétion des glandes de Cowper*, qui fournit un liquide hyalin, visqueux, étirable comme du verre fondu, alcalin; il s'écoule sous l'influence d'une excitation sexuelle, et se dépose sur le linge sous forme de gouttelettes. Dans l'*hypersécrétion simple de la prostate*, la tache sur le linge est presque incolore, grisâtre, et le microscope ne montre que de rares leucocytes. La *spermatorrée* est produite par de véritables éjaculations. Chez des hommes de cinquante à soixante ans, il est parfois difficile de distinguer la prostatite chronique de l'*hypertrophie prostatique*, tant que l'on n'a pas observé la marche de la maladie.

La *cystite* s'en distingue par la fréquence des besoins, la douleur des mictions, surtout au moment de l'expulsion des dernières gouttes.

Plus difficile est le diagnostic de la *tuberculose* au début. Mais dans cette dernière l'écoulement de liquide prostatique est exceptionnel, la gêne du début se transforme rapidement en douleurs irradiées plus ou moins vives; les nodosités perçues par le toucher rectal sont moins diffuses, mieux limitées; enfin les autres organes génito-urinaires, les vésicules, la vessie, les testicules, etc. sont souvent atteints eux-mêmes de lésions tuberculeuses. On recherchera en outre les bacilles dans les produits du massage; l'ophtalmo-réaction à la tuberculine peut aider au diagnostic, bien que, dans les cas de réaction positive, le foyer tuberculeux puisse n'être pas prostatique.

Les troubles du *système nerveux* ne sont pas constants dans la prostatite chronique; d'autre part, certains névropathes se créent une maladie imaginaire qu'ils aggravent par leurs lectures; hantés par les idées d'impuissance, de stérilité, de folie, ils tombent dans un état d'hypochondrie qui peut les conduire au suicide. On se gardera de confondre ces névropathes avec les sujets réellement atteints de prostatite chronique.

Le traitement de la prostatite chronique est général et local. Exceptionnellement, ce dernier est opératoire.

Traitement

1° Traitement général. — Il varie selon la constitution du sujet. Chez les anémiques le fer, le quinquina et les toniques sont indiqués; on y ajoutera suivant les cas l'huile de foie de morue, les iodures; l'arsenic et les alcalins. L'hydrothérapie convient dans presque tous les cas, mais elle est surtout utile chez les malades dont le système nerveux est atteint. A ceux-là on conseillera les douches générales, préférables aux douches périnéales. Si elles sont mal supportées, on les remplacera par des frictions sèches avec le gant de crin. On prescrira (Guyon) le grand air, le séjour à la campagne, et, selon les cas, tantôt une vie régulière, tantôt des distractions. Ce traitement moral, nécessaire à tous les malades, est, bien entendu, le seul qui convienne aux malades imaginaires dont le nombre est si grand. L'électrothérapie générale est recommandable chez la plupart des prostatiques névropathes ou affaiblis. On combattra aussi la phosphaturie par des moyens généraux, en y comprenant l'emploi de l'urotropine, de l'acide chlorhydrique. La bactériurie diminue et peut disparaître sous l'influence de l'urotropine.

2° Traitement local. — On se rappelle que la prostatite chronique est entretenue par les causes de congestion habituelle ou accidentelle de la glande; on recommandera donc les *précautions hygiéniques* qui peuvent éviter cette congestion; on combattra la constipation et les infections intestinales par le choix du régime alimentaire et par des laxatifs, à l'exclusion de tous drastiques; on évitera les excès sexuels, l'excitation génésique prolongée, le coït interrompu, qui favorisent la congestion, l'hypersécrétion et la stagnation des produits sécrétés, tandis que le coït pratiqué à intervalles suffisants, peut se montrer utile; on évitera la station assise prolongée, les fatigues de toutes sortes, l'usage excessif de la bicyclette et de l'équitation. Au même titre on évitera les *excès du traitement local*, où l'on tombe assez fréquemment.

Il est nécessaire de pratiquer *simultanément le traitement de l'urétrite et de la prostatite;* mais quand l'infection urétrale est importante, on commencera le traitement par celui de l'urétrite, pour continuer par les moyens qui s'adressent plus directement à la prostate. En même temps que le traitement ordinaire de l'urétrite, on ne négligera pas celui des rétrécissements, en particulier celui des rétrécissements larges bulbaires qui y sont si fréquemment associés.

Parmi les diverses applications du traitement local, les unes s'adressent surtout à l'urètre, les autres agissent directement sur la prostate. Il faut savoir que le traitement de l'urètre est fondamental : il constitue souvent un traitement de la cause infectieuse de la prostatite; en outre, il fait disparaître l'obstruction des conduits excréteurs des glandules prostatiques, soit directement par une action mécanique et antiseptique, soit indirectement par la résorption des infiltrats qui les entourent; dans une certaine mesure, les médicaments déposés dans l'urètre agissent même dans la profondeur des tissus; la guérison de l'urétrite supprime enfin des actions réflexes qui entretenaient la congestion de la prostate. Réciproquement, la guérison de la prostatite est indispensable si l'on veut obtenir celle de l'urétrite.

I. **Moyens de traitement urétraux.** — Ce sont les grands lavages antiseptiques ou astringents, les instillations, les cautérisations endoscopiques, la dilatation.

Les *grands lavages* ne diffèrent pas de ceux des urétrites chroniques; ils conviennent surtout aux cas d'urétro-prostatites microbiennes, et au début du traitement de la plupart des prostatites d'apparence aseptique. Plus tard, ils interviennent, combinés aux massages, pour en évacuer les produits et empêcher la réinfection de l'urètre. Les solutions sont les mêmes que dans les urétrites chroniques; toutefois on prendra des précautions minutieuses afin d'éviter les excès de pression et de concentration des solutions. Pendant les poussées aiguës, il est souvent prudent d'employer les moyens antiphlogistiques avant les lavages.

Les *instillations* dans l'urètre postérieur nous sont déjà connues. Les instillations argentiques conviennent aux cas infectés, après disparition des gonocoques; le nitrate d'argent est le plus puissant modificateur dans les cas d'hypersécrétion; l'acide picrique est particulièrement indiqué contre les troubles sensitifs, qu'il améliore rapidement. De même que dans les urétrites, les instillations ne doivent pas être prolongées à l'excès, mais pratiquées par séries, et suspendues quand l'amélioration ne fait plus de progrès.

Les *cautérisations au moyen de l'urétroscope* constituent une médication exceptionnelle, qui ne s'adresse qu'à des cas anciens où d'autres traitements ont échoué. Elles ne sont faciles qu'au niveau du vérumontanum, qui peut être touché avec de fins tampons imbibés de teinture d'iode; le nitrate d'argent à 1/15, le chlorure de zinc à 1/10 sont plus dangereux.

La *dilatation* est un moyen de traitement très puissant, mais qui doit être employé avec grande prudence, car elle peut être suivie de réactions congestives et inflammatoires très fortes, du moins dans certains cas explicables par le microbisme latent et par les susceptibilités individuelles. Elle sera la plupart du temps associée aux grands lavages, pratiqués au moment et dans l'intervalle des dilatations qui seront espacées de huit jours au moins. On doit arriver à de hauts degrés de dilatation; aussi la plupart du temps l'instrument de choix sera le dilatateur à quatre branches de Kollmann; on peut atteindre, avec lenteur, les énormes dilatations qui correspondent aux numéros 35, 40 de la filière Charrière. On se gardera de dilater à ce point les prostates suspectes d'infection subaiguë, ou de tuberculose.

II. Moyens de traitement directs. — La situation profonde de la prostate, sa grande épaisseur, augmentée encore par l'inflammation, ne permettent pas l'emploi de nombreux moyens de traitement directs. On pourrait y ranger la *dilatation*, qui à de forts calibres aboutit à l'expression d'un certain nombre de glandes prostatiques et surtout de conduits excréteurs, modifie la circulation dans une grande partie de la glande, et peut même produire l'effraction de cavités enkystées. Les autres moyens employés sont la chaleur, l'électricité, les rayons de Rœntgen, et surtout le massage.

On applique la *chaleur* par la voie rectale, soit au moyen des lavements chauds, comme dans la prostatite aiguë, soit avec des instruments eux-mêmes réchauffés par un courant d'eau chaude. Ce traitement convient aux poussées de prostatite plutôt qu'aux périodes où la maladie reprend sa marche chronique. Trop prolongé, il peut devenir une cause de congestion. Les mêmes remarques s'appliquent à la chaleur appliquée indirectement, sur le périnée, au moyen de bains de siège chauds; les douches très chaudes sont efficaces.

L'*électricité* est appliquée sous la forme de courants galvaniques, faradiques, ou de courants de haute fréquence ; dans tous ces cas, l'on doit s'abstenir d'introduire des électrodes urétrales ; l'électrode active sera donc placée dans le rectum ; elle peut être adaptée à un doigtier pour permettre le massage simultané ; c'est l'électro-massage de Hogge. La galvanisation doit être pratiquée avec un courant faible, d'une intensité de 10 milliampères pendant cinq à dix minutes. Le pôle négatif est placé dans le rectum, le positif à l'hypogastre ou au périnée. La *faradisation*, plus utile, à notre avis, est faite au moyen d'une bobine à gros fil, et à intermittences peu rapprochées ; le courant induit sera réglé de manière à ne pas produire ni d'intenses contractions abdominales ou sphinctériennes, ni de la douleur ; les séances pourront durer cinq à dix minutes. L'action des *courants de haute fréquence* n'est pas encore parfaitement connue ; il semble qu'ils conviennent aux cas congestifs et aux troubles sensitifs urétraux et prostatiques. Les mêmes remarques s'appliquent aux rayons de Rœntgen, qui ne seront employés qu'avec une extrême prudence.

Le *massage* est le traitement direct le plus simple et souvent le plus efficace de la prostatite chronique. La technique est simple : après réplétion de la vessie par une quantité assez grande de liquide faiblement antiseptique, le malade étant dans le décubitus horizontal, ou, si le périnée est très adipeux, debout et incliné en avant, le doigt introduit dans le rectum presse successivement tous les points de la surface de la prostate, en commençant par le bord supérieur et les bords latéraux, et en se rapprochant peu à peu du bec de la prostate. Chaque lobe est exprimé à son tour; les vésicules séminales sont exprimées de même, quand il y a lieu, en s'aidant en outre du palper hypogastrique qui les abaisse et leur donne un appui résistant; on s'attarde surtout aux points dépressibles suspects de contenir des produits en stagnation, aux saillies hémisphériques de prostatite folliculaire; on termine par de légères pressions sur l'urètre postérieur lui-même. Chaque séance dure de trois à six minutes, suivant le volume de la prostate et la patience du malade, qui ne doit ressentir aucune douleur, tout au plus des sensations mal définies de pesanteur, ou un besoin d'uriner. Néanmoins dans certains cas où la quantité du liquide retenu est considérable, une pression énergique est nécessaire et souvent douloureuse. Après la séance, il n'est pas rare que le malade éprouve au contraire une sensation de bien-être; parfois il existe une certaine irritation passagère, qui peut augmenter avec la répétition des massages. Il est utile de recueillir les sécrétions exprimées, et de comparer leur abondance et leurs caractères d'une fois à l'autre. On n'emploiera le massage combiné à l'introduction d'un Béniqué que dans des cas rebelles et exceptionnels car ce procédé expose au traumatisme.

Nous considérons le massage instrumental comme inférieur au massage digital. Néanmoins il faut signaler des instruments ingénieux, ceux de De Sard et de Le Fur en particulier qui agissent avec plus de régularité que ne pourrait le faire un doigt peu expérimenté. Le *massage vibratoire*, à l'aide d'instruments introduits dans le rectum, est utile contre les troubles de la sensibilité au cours de la prostatite chronique, mais n'agit guère sur la prostatorrée et sur l'infection.

Le massage agit en évacuant les sécrétions glandulaires stagnantes, ou le pus; en modifiant la circulation et en réveillant la contractilité des éléments musculaires; en favorisant la résorption des infiltrats périglandulaires.

L'indication du massage n'existe pas pour toutes les prostatites. Il est indispensable dans les *rétentions glandulaires septiques ou riches en globules du pus*; la *blennorragie* chronique de la prostate entre dans cette catégorie; dans ces cas, il doit être continué jusqu'à l'amélioration persistante, à moins que des symptômes d'irritation excessive n'obligent à l'interrompre. Il en est de même *pour les abcès chroniques*. Dans les cas de *prostatorrée*, même abondante, avec ou sans rétention dans la glande, mais sans caractères d'infection ou de suppuration, le massage sera essayé, mais on ne le continuera pas au delà de quelques séances, s'il paraît se montrer inefficace pour supprimer l'hypersécrétion. On massera également, jusqu'à l'amélioration, si elle ne se fait pas trop attendre, la prostatite sans autres symptômes que la présence d'un très léger suintement et de quelques filaments. Quand la *prostatite paraît sèche*, et que l'expression reste sans effet après plusieurs séances, il est rare que le massage soit utile : cependant, même dans des formes sèches, il sera entrepris et jugé d'après ses résultats sur l'ensemble des troubles fonctionnels.

Dans tous les cas, le massage ne doit être pratiqué qu'au déclin des poussées aiguës, après un traitement antiphlogistique général et local (bains, boissons émollientes, lavements chauds, bains de siège) ; les séances seront assez rapprochées, de deux à quatre jours dans les fortes rétentions glandulaires, plus éloignées dans les cas où se manifeste de l'irritation.

A ces moyens de traitement directs, il faut joindre les *médicaments* introduits par la *voie rectale*. Tels sont les *lavements* destinés à calmer la douleur des poussées aiguës, contenant suivant les cas des doses variables de chloral, laudanum, antipyrine, salicylate de soude; les *suppositoires*, soit calmants à base de morphine, belladone, jusquiame, ciguë, bromures, etc., soit résolutifs; les iodures, le mercure, l'ichtyol sont efficaces. Une formule simple de suppositoires calmants est la suivante :

Chlorhydrate de morphine	0,01 à 0,02
Chlorhydrate de cocaïne	0,01
Beurre de cacao.	2 gr. 50

Nous employons suivant la formule suivante de suppositoires résolutifs

Onguent napolitain	0,25 à 0,50

ou

Ichtyol	0,25
Extrait de ciguë.	0,03
Extrait de belladone	0,02
Chlorhydrate d'héroïne.	0,01
Beurre de cacao	3 gr.

ou encore

Collargol	0,15 centigr.
Extrait de belladone	0,02 —
Chlorhydrate de cocaïne	0,01 —
Beurre de cacao	3 gr.

3° Traitement chirurgical. — Un traitement chirurgical peut devenir nécessaire dans deux sortes de cas : pour évacuer des abcès chroniques, ou pour remédier à des troubles permanents et graves du prostatisme, à la vérité exceptionnels.

Contre les *abcès chroniques*, l'attitude est celle que nous avons exposée plus haut à propos des abcès prostatiques aigus. Si les abcès sont petits, peu nombreux, à cavité régulière, l'incision périnéale doit suffire. Dans le cas d'abcès multiples, anfractueux, avec lésions de prostatite interstitielle scléreuse autour des abcès, le traitement peut être plus compliqué : tantôt on se contentera de l'*incision périnéale*, avec régularisation des foyers, comme nous l'avons décrit pour les abcès chauds, mais en pratiquant délibérément l'*incision de l'urètre* prostatique et le drainage direct de la vessie par le périnée pendant quelques jours comme après la prostatectomie ; tantôt on devra extirper en même temps les tissus scléreux qui entourent les abcès, c'est-à-dire pratiquer une véritable *prostatectomie subtotale* périnéale par morcellement.

Contre la prostatite avec phénomènes graves de *prostatisme*, il faut d'abord mettre en œuvre les moyens de traitement indiqués plus haut, c'est-à-dire surtout les lavages et les massages, et de plus, traiter la rétention vésicale par le cathétérisme régulier : ces moyens seront prolongés pendant très longtemps. S'ils paraissent échouer complètement, et si la gravité des symptômes est suffisante, par exemple s'il y a rétention complète, douleurs, menaces de pyélite, surtout si l'âge du malade diminue l'importance des fonctions génitales, on peut être amené à conseiller la *prostatectomie ;* en général, à cause de l'infection et de la suppuration habituelles dans ces formes, on donnera la préférence à la prostatectomie *périnéale.*

On aura essayé d'abord de moindres opérations chirurgicales, comme l'*opération de Bottini* quand l'exploration montre un obstacle voisin du col vésical, comme la *taille sus-pubienne* quand les phénomènes de cystite et de dysurie dominent la scène ; cette dernière opération peut être suivie par l'*incision directe du col* au galvano ou au thermo-cautère, s'il paraît rétréci, scléreux ou fissuré.

CHAPITRE V

TUBERCULOSE DE LA PROSTATE[1]

ÉTIOLOGIE

L'infection tuberculeuse de la prostate relève de deux mécanismes différents : elle est tantôt envahie secondairement à une tuberculose rénale, tantôt primitive. Nous établirons plus loin (voir Tuberculose rénale) que la prostate et le rein sont les deux organes de l'appareil urinaire qui sont le siège d'une invasion primitive. Le mécanisme de l'infection secondaire est double, et la propagation de la tuberculose peut se faire soit par l'inoculation directe des produits descendus du rein, soit par la voie sanguine. On voit la tuberculose rester longtemps cantonnée dans la prostate sans envahir d'autres organes.

Les tubercules commencent à envahir la prostate à l'âge de la puberté ; c'est de vingt à trente-cinq ans que l'on observe le maximum de fréquence, coïncidant avec la période d'activité sexuelle. C'est même à peu près exclusivement à cet âge qu'on observe la tuberculose primitive de la prostate et dans les cas où on l'a signalée chez le vieillard ou chez l'enfant (Verneuil), il s'est agi, semble-t-il, de complications secondaires.

En entretenant un état congestif de la prostate, les excès de coït ont été invoqués à juste titre ; on a aussi incriminé la continence prolongée, la masturbation dont l'action est identique en provoquant des érections trop longues et par conséquent une congestion de tout l'appareil génital. Nous n'avons pas à rappeler le rôle des inflammations voisines ou antérieures dans le mécanisme de l'infection, surtout des urétrites chroniques. L'existence de rétrécissements urétraux ne semble pas favoriser l'éclosion de la tuberculose prostatique, mais elle en active la marche.

[1] V. la bibliographie à *Tuberculose rénale*.

Anatomie pathologique

Les lésions prédominent sur un des côtés de la prostate, qui souvent même est exclusivement atteint.

L'organe est *augmenté de volume*, moins par le fait du développement des nodules tuberberculeux eux-mêmes que par suite de l'inflammation périphérique, et peut atteindre 6 centimètres de diamètre (Reclus). L'atrophie prostatique, signalée par Dufour et Béraud, ne se rencontre qu'à une époque tardive, après élimination d'abcès et rétraction cicatricielle dans les cas rares où le processus aboutit à la guérison.

La surface de la glande est irrégulière, plus ou moins bosselée, surtout en arrière. Sa *consistance*, si dure au début que l'on dirait une « prostate injectée au suif » (Richet), devient inégale plus tard et on y constate alors de nombreux points ramollis.

A la coupe, on a rarement l'occasion d'observer seulement des granulations grises, bien que ce soit par cet élément que débute la néoplasie (Thompson). Les culs-de-sac glandulaires en sont souvent le point de départ quoiqu'elle puisse débuter par le stroma et se localiser autour des culs-de-sac (Albarran). Les bacilles se rencontrent au début entre l'épithélium et la couche conjonctive sous-jacente. (Simmonds). Il est plus habituel de constater des tubercules caséeux, masses d'un blanc jaunâtre souvent entourées de granulations grises. Irrégulièrement disséminés, ils se rencontrent moins au voisinage de l'urètre qu'à la périphérie de la glande, en particulier dans les lobes latéraux ; c'est la forme excentrique (Guyon) ou mieux péri-urétrale. Leur évolution est irrégulière; ils se ramollissent et se transforment en abcès tuberculeux (Hallo et Motz). Les formes nodulaire et caverneuse correspondent à deux phases successives de cette évolution qui aboutit ordinairement à la caséification, quoique la transformation fibreuse (processus de guérison) ait été observée.

Signalons, comme exceptionnelle, la dégénérescence massive (Grancher, Albarran) qui transforme la prostate en un bloc caséeux limité par la capsule péri-prostatique, analogue à la tuberculose massive du rein.

Dans la forme caverneuse les collections purulentes peuvent rester multiples ; au nombre de 20 ou 30 quelquefois, elles sont contenues dans de petites aréoles qui communiquent entre elles et laissent intacte une grande partie de la glande. Souvent, par contre, elles se réunissent en une seule poche, ordinairement de dimensions moyennes, avec des parois irrégulières, indices de la fusion de cavités primitivement isolées ; ailleurs elle est assez vaste pour contenir 30 grammes de liquide, soulever le bas-fond de la vessie et atteindre même le cul-de-sac péritonéal : le tissu

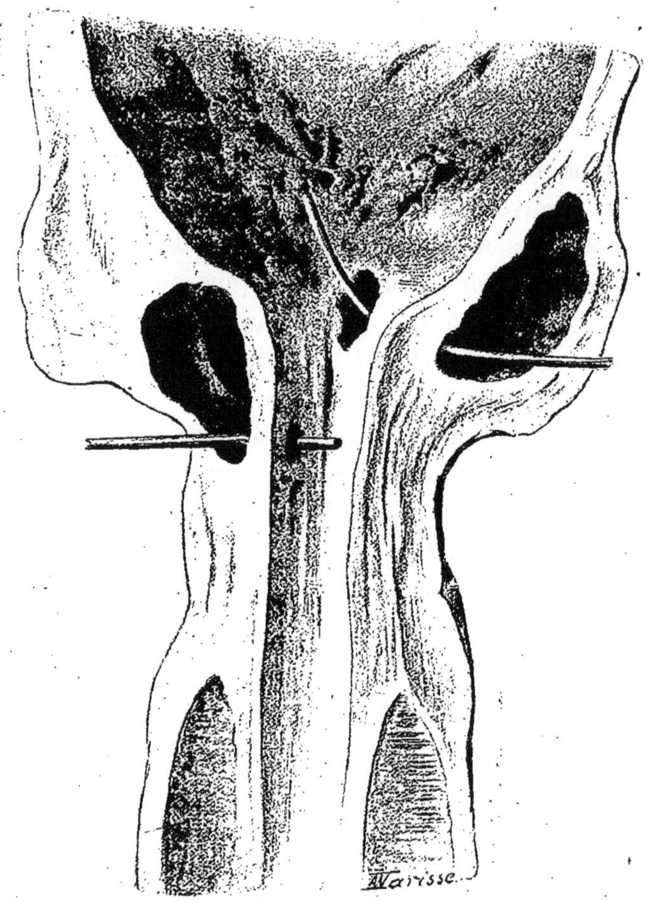

Fig. 114. — Cavernes tuberculeuses de la prostate.

glandulaire a dans ce cas complètement disparu. Au milieu de ces désordres, l'urètre est presque toujours intéressé, mais il peut rester intact tout au moins à la période initiale (fig. 114).

Il est rare que les collections purulentes se terminent par résorption et induration (Le Dentu), ou par transformation crétacée (Broca) ; le plus souvent, elles se vident au dehors, quelquefois par la vessie et le trigone, ordinairement par l'urètre. L'évacuation peut être successive pour chaque foyer, et, malgré la résistance des plans fibreux qui limitent la loge prostatique, la cicatrisation est possible. D'autres fois, l'élimination se fait en masse, et il reste une caverne avec une coque de matière tuberculeuse.

Qu'il existe ou non un orifice urétral, on voit souvent s'établir des fistules, surtout périnéales, mais quelquefois rectales, anales (Ricord), sous-pubiennes, abdominales. Ces trajets sont cicatrisables (Dolbeau) ou non, suivant que leurs parois sont ou ne sont pas parsemées de tubercules. Elles peuvent même s'ouvrir à la fois dans le rectum et la vessie, créant une communication entre ces deux cavités (Petit et Janin).

En plus de ces lésions endo-prostatiques, on observe une infiltration tuberculeuse périprostatique et même périvésicale, rarement primitive qui est due à la tuberculose urinaire concomitante. Ces infiltrations aboutissent à des abcès qui s'ouvrent dans l'urètre, le rectum ou au périnée. Autour des vésicules, on trouve une tumeur volumineuse dure sous la forme de deux bourrelets appréciables par le rectum.

Lésions concomitantes. — L'examen clinique permet de supposer que la tuberculose prostatique est assez souvent primitive. Verneuil attribue cette localisation à une contagion urétrale par le coït; l'action d'un cathétérisme septique est plus probable.

A l'autopsie, il est rare de constater des lésions limitées à la prostate. L'épididyme porte généralement des altérations contemporaines, sinon antérieures; plus rarement, avec une prostate caséifiée ou creusée d'abcès, on ne rencontre dans les épididymes que des noyaux durs ou peu volumineux. Les vésicules aussi sont le siège de lésions précoces, antérieures aux lésions de l'épididyme, et dont la constatation clinique constitue un signe important pour le diagnostic (Guyon). Les ganglions pelviens (Lannelongue) qui reçoivent les lymphatiques de la prostate, seraient également envahis de bonne heure et pourraient donner naissance à des suppurations et à des fistules de l'espace pelvi-rectal supérieur. Nous verrons en étudiant la pathogénie générale de la tuberculose génito-urinaire avec la tuberculose rénale que les reins sont ordinairement pris avant la prostate (Rayer, Tapret, Durand-Fardel, Cayla) ; dans ces cas, le bacille, apporté dans les glomérules par la circulation, s'est propagé par les uretères à la vessie et à la prostate.

Symptômes

Suivant que l'infection de la prostate est primitive ou secondaire, le début est différent. Dans les formes primitives, le parenchyme même et surtout la périphérie de la glande sont envahis tout d'abord. Cette lésion correspond à la forme circonférentielle de Guyon. Dans ces cas la maladie reste latente longtemps, pendant des mois et même des années ; elle peut aboutir silencieusement à la production d'abcès péri-prostatiques et de fistules, ce qui est exceptionnel ; mais on assiste souvent à un développement considérable de la prostate parsemée de noyaux indurés, et à l'infiltration de tout le tissu péri-vésical sans autre trouble qu'une gêne vague ou un peu de douleur. Dès que les lésions envahissent l'urètre, les symptômes deviennent très caractéristiques et bruyants, ils se confondent avec ceux de la forme urétro-cystique qui est celle qu'affectent les tuberculoses prostatiques secondaires ou par propagation.

Dans cette forme les tubercules s'affirment d'une façon précoce par des symptômes d'urétrite profonde, par des mictions fréquentes, douloureuses, auxquelles s'ajoute une variété d'écoulement urétral.

Symptômes fonctionnels. — Ils consistent en des écoulements urétraux, des troubles de la miction et des hématuries.

On a attaché une importance peut-être trop grande aux *écoulements urétraux*. Il est bien rare que la tuberculose débute ainsi chez un sujet dont les voies urinaires sont restées saines jusqu'alors ; mais une blennorragie qui s'éternise et résiste à un traitement rationnel indique souvent l'invasion de la tuberculose.

On en distingue plusieurs variétés. Tantôt la muqueuse seule en est l'origine, les lésions y restent superficielles et le tissu glandulaire sous-jacent n'est pas atteint : c'est à ces cas que Ricord appliquait la dénomination, assez impropre sous plusieurs rapports, de blennorragie tuberculeuse. La région prostatique étant seule atteinte, l'écoulement se produit par petites masses simulant des éjaculations avortées ; des décharges purulentes, rarement spontanées, sont provoquées par le passage du bol fécal ou par la pression du doigt pendant le toucher comme dans la prostatite chronique glandulaire simple. Mais ici ce phénomène a une double origine. Dans certains cas, légers et initiaux, il peut s'agir d'une hypersecrétion glandulaire simple, alors que le bacille reste limité à la périphérie des acini, qu'il y détermine une irritation ou qu'il en provoque l'inflammation ; tantôt il est l'expression de la tuberculisation des acini eux-mêmes. Dans ces deux cas, la sécrétion purulente, ou plutôt séro-purulente, est peu considérable.

Il n'en est pas de même quand le pus reconnaît une troisième origine, quand il provient d'un abcès tuberculeux qui s'ouvre dans l'urètre, ce qui est habituel dans la forme ou plutôt à la période caverneuse; ordinairement ces évacuations sont successives et se répètent à intervalles plus ou moins éloignés ; dans les périodes avancées de la maladie au contraire la suppuration est continue. Il ne faut pas juger de l'étendue d'un foyer par la quantité de pus qui est évacuée. Certaines cavernes à parois anciennes et presque organisées ne donnent lieu qu'à une très légère sécrétion, tandis qu'un foyer jeune en voie de désorganisation suppure abondamment.

L'*examen microscopique des sécrétions* est des plus importants et permet d'établir divers points du diagnostic ; on peut y retrouver des éléments dissociés de la prostate ; on y constate surtout la présence de bacilles de Koch. On doit en poursuivre la recherche de deux manières, dans les produits de sécrétion et dans l'urine. Les premiers seront recueillis soit sur le talon d'un explorateur à boule, soit au méat après massage ou pression rectale de la prostate. Ces constatations seules permettent d'affirmer que le bacille provient de la prostate. L'époque de son apparition est tardive dans la forme primitive ou circonférentielle ; au contraire dans la forme muqueuse, ou secondaire, on le constate dès le début ; le bacille provenant des voies supérieures a même précédé le développement de la lésion prostatique. C'est dire que, découverte dans l'urine, la présence de l'organisme de Koch ne permet d'affirmer qu'un fait : l'existence de la tuberculose dans un point quelconque de l'appareil génito-urinaire.

Les *troubles de la miction*, peu marqués au début, s'accentuent avec les progrès de la maladie. Ils consistent en une douleur pendant la miction, un retard dans le départ de l'urine, une satisfaction incomplète des besoins et un certain degré de ténesme. Quant à la douleur *après* la miction, au retour fréquent et surtout impérieux des besoins, ces symptômes sont sous la dépendance d'une extension de l'infection à la vessie.

La fréquence reconnaît une autre cause non constante : la rétention incomplète qui est déterminée soit par l'obstacle que le développement de la prostate oppose à l'évacuation de la vessie, soit à l'existence d'une parésie concomitante du muscle vésical, suivant un mécanisme établi par l'un de nous (voir Cystite).

A ces difficultés mictionnelles il faut ajouter une sensation de pesanteur pénible toujours diffuse occupant le périnée et irradiant aux membres inférieurs ; ces douleurs sont indépendantes de la miction ; elles augmentent dans la station assise et souvent aussi elles sont provoquées par les secousses d'une voiture ou par la marche.

Les premières gouttes de chaque miction entraînent le dépôt purulent accumulé dans l'urètre prostatique quand la suppuration est assez abondante. Le liquide du milieu de la miction est toujours limpide ; la présence du pus dans les dernières gouttes est un signe de cystite ; cependant, quand les glandules sont gorgées de pus, les contractions des muscles périprostatiques peuvent en faire apparaître à la fin de la miction.

A toutes les périodes de la prostatite tuberculeuse l'*hématurie* se rencontre. Ordinairement précoce et comparable à l'hémoptysie prémonitoire de la phtisie (Englisch), elle se produit alors sans ulcération sous la seule influence d'un état congestif. Le sang est entraîné, comme le pus, par les premières gouttes de l'urine; mais il apparaît plus souvent à la fin ; l'écoulement en est provoqué par le passage de l'urine et par les contractions de l'appareil sphinctérien de la vessie.

Une hémorragie de l'urètre postérieur qui se montre sous forme d'urétrorragie (Jullien) est exceptionnelle ; le sang en effet se déverse plus volontiers dans la vessie ; s'il s'échappe isolément par l'urètre, c'est par saccades qui simulent de petites éjaculations. Ces hématuries se répètent quelquefois à toutes les mictions ; en revanche, la quantité de sang rendue est toujours peu considérable, si bien qu'une hémorragie profuse doit éveiller aussitôt l'idée d'un autre néoplasme. Quant aux véritables éjaculations sanglantes, signalées par Lansac, elles sont plutôt sous la dépendance d'une altération des vésicules.

Signes physiques. — Le cathétérisme explorateur, ordinairement difficile à cause du spasme de la région membraneuse, est parfois extrêmement douloureux et donne peu de renseignements, surtout au début. Ailleurs une collection purulente proémine dans l'urètre et en diminue le calibre, fait exceptionnel, car les abcès tuberculeux ulcèrent rapidement la muqueuse et deviennent rarement très volumineux ; d'autres fois l'instrument pénètre et s'arrête dans une caverne prostatique. Dans ce cas il faut se servir d'une sondé coudée ou bicoudée pour pénétrer dans la vessie et voir si elle se vide complètement.

L'urétroscopie est d'un médiocre secours, son application est douloureuse, ordinairement stérile, car le saignement empêche l'examen et il est de nature à faciliter l'infection secondaire.

Plus précieuses sont les indications fournies par *le toucher rectal.* La douleur à la pression, quoique constante, est d'une intensité très variable ; c'est un signe précoce et utile pour le diagnostic, car, dans la prostatite chronique, la glande est à peu près indolente. L'organe est augmenté de volume, rarement en masse ; le plus souvent un de ses lobes prédomine. On sent à sa surface des bosselures plus ou moins saillantes, ou, quand le tubercule est tout à fait superficiel, des rugosités analogues à des grains de plomb enchâssés dans la prostate. La présence de ces petits nodules disséminés à la surface de la glande est exceptionnelle, mais la production tuberculeuse a une tendance à s'isoler : tant qu'elle ne suppure pas, on en délimite presque toujours les contours ; elle contraste par sa rénitence avec les tissus voisins, et nous avons vu que c'est là un des signes par lesquels on distingue la tuberculose prostatique de la prostatite chronique simple.

Considérée dans son ensemble, la tuméfaction de la prostate atteint de médiocres dimensions. Lorsqu'elle double de volume, elle renferme ordinairement un ou plusieurs foyers purulents. Rarement la fluctuation y est manifeste, car la paroi de l'abcès s'ulcère rapidement ; il en résulte un clapier à cavités anfractueuses. La glande tout entière peut participer à la suppuration, mais celle-ci procède par petits foyers. On constate souvent un empâtement de toute la région prostatique, vésiculaire et périvésiculaire, qui empêche de reconnaître l'existence même de la prostate et de la vésicule.

Les vésicules sont envahies en même temps et, le plus souvent, avant la prostate (Guyon). Une certaine sensibilité, la présence de bosselures et de nodosités indiquent leur contamination. Le bas-fond de la vessie est ordinairement douloureux à la pression.

Marche et pronostic

La marche de la prostatite tuberculeuse est essentiellement irrégulière. Quand elle affecte la forme circonférentielle, elle passe longtemps inaperçue et prend des allures bénignes tant que la muqueuse est respectée. Lorsque celle-ci n'est envahie que tardivement, l'étendue des lésions étonne dans une maladie qui semble à son début; au contraire, si la muqueuse est frappée dès l'origine, les symptômes fonctionnels, très marqués, sont en contradiction apparente avec les altérations légères que révèle l'examen physique.

L'affection est entrecoupée de poussées congestives et inflammatoires, et procède par intermittences. La régression des produits tuberculeux est possible : les symptômes disparaissent pendant des mois et des années; la guérison complète semble même avoir été obtenue par transformation fibreuse.

Aussi le pronostic est-il subordonné aux allures et à la marche plus ou moins rapide de la maladie, et surtout à son extension aux voies urinaires supérieures toujours sérieux, il dépend de la cause première. Nous venons de voir que dans les formes primitives la transformation fibreuse est un processus de guérison. Quand la tuberculose de la prostate est la conséquence de celle d'un rein, une néphrectomie, en supprimant la source de l'infection, non seulement arrête les progrès de l'infection prostatique, mais en permet la guérison spontanée. Nous en avons publié plusieurs cas.

Les *fistules* sont fréquentes : la plupart de celles qu'on rencontre au cours de la tuberculose génito-urinaire ont pour point de départ des abcès de la prostate qui se sont fait jour successivement en plusieurs points.

D'ordinaire les trajets urétro-périnéaux ou rectaux, sont sinueux et présentent des clapiers, des cavités à parois indurées et épaissies. En général, ils se rencontrent à une période assez avancée de la maladie; les lésions peuvent cependant évoluer assez insidieusement pour que la production d'une fistule constitue la première manifestation de la tuberculose.

Diagnostic

Dans la *cystite*, les mictions sont fréquentes et impérieuses. Ce signe est moins marqué dans la prostatite, tuberculeuse ou non, lorsque la vessie est indemne. Il est souvent difficile au début de distinguer la prostatite tuberculeuse de la prostatite simple, surtout dans la forme sèche. Mais dans celle-ci les bosselures sont plus diffuses, plus larges, moins limitées; en dehors des poussées inflammatoires, le nodule tuberculeux tend à s'isoler.

La *syphilis prostatique* a des signes analogues à ceux de la tuberculose, mais elle est trop exceptionnelle pour qu'on s'y arrête (Reliquet, Grosglick).

Quant au *cancer* de la prostate, les caractères communs qu'il affecte avec la tuberculose seront étudiés plus loin.

Traitement

Le *traitement général* de la tuberculose est applicable ici. La créosote surtout donne de bons résultats et favorise la régression des masses tuberculeuses (voy. *Cystite tuberculeuse*).

D'une manière générale on doit s'abstenir d'une intervention intra-urétrale tant qu'une rétention ou une urétrite prostatique ne commandent pas le cathétérisme. C'est dire qu'on devra, autant que possible, se passer de ce dernier pour faire le diagnostic et toutes les fois que les symptômes se réduiront à de la pesanteur, à des douleurs irradiées ou à de la dysurie, car toute manœuvre peut ulcérer la muqueuse amincie qui recouvre une production tuberculeuse.

En cas d'urétrite prostatique concomitante, surtout quand celle-ci s'accompagne de douleurs, on obtient d'assez bons effets de lavages de l'urètre profond sans sonde ou avec une sonde en pomme d'arrosoir. Les grands lavages à l'oxycyanure de mercure très faible, à $\frac{1}{4000}$, produisent en particulier un apaisement de la douleur. Les instillations sont préférables : le chlorure de zinc, le sulfate de cuivre et le nitrate d'argent, à quelque titre que ce soit, sont irritants, augmentent souvent l'écoulement, provoquent de l'hématurie et doivent être proscrits. Le sublimé à titre variable, de $\frac{1}{4000}$ à $\frac{1}{400}$, produit des résultats assez satisfaisants mais est toujours assez douloureux : nous donnons la préférence à l'acide picrique à $\frac{1}{100}$ et à l'acide pyrogallique à $\frac{5}{100}$; ce dernier est toujours bien supporté et produit une sédation de la douleur. Lorsqu'il y a concomitance de cystite, on peut employer l'huile goménolée, en ayant soin de laisser la boule de l'instillateur dans la prostate, pour que le médicament l'impressionne avant de tomber dans la vessie.

La rétention complète ou incomplète sera combattue par le cathétérisme évacuateur ; en présence d'une rétention absolue, l'introduction d'une bougie filiforme peut suffire pour rétablir le cours de l'urine (Dubuc) : dans la rétention incomplète un cathétérisme régulier, quotidien, est utile, mais l'introduction fréquente des sondes produit une irritation qui souvent en interdit l'emploi. C'est là une indication de la cystostomie que nous retrouverons en étudiant la cystite tuberculeuse.

Les préparations opiacées et belladonnées, le chloral en lavements ou en suppositoires, et surtout un lavement composé de : antipyrine 1^{gr},50, laudanum de Sydenham X gouttes et eau 25 grammes combattent efficacement la douleur.

Signalons les essais de radiothérapie (Simlair-Tomsay) au moyen d'un tube de verre intra-rectal, entouré d'un enduit imperméable aux rayons dans la plus grande partie de sa circonférence, excepté au niveau de la prostate.

Traitement chirurgical. — Depuis plus de vingt ans l'un de nous a employé avec quelques succès des injections interstitielles d'une solution de chlorure de zinc, faites en plein tissu glandulaire, autour des productions tuberculeuses, suivant les règles de la méthode sclérogène du professeur Lannelongue : tantôt par la face supérieure de la prostate, au cours d'une cystostomie, tantôt par le rectum, le plus souvent en passant par le périnée à l'aide d'une incision permettant de découvrir la prostate.

Ce procédé, peu fidèle, cède le pas au traitement vraiment chirurgical. C'est le professeur Guyon qui, en 1885, l'a appliqué le premier à la tuberculose prostatique. Les indications sont de deux ordres, suivant que la prostate ne suppure pas ou tout au moins qu'il n'y a pas de collection importante, ou qu'on a à évacuer un abcès avec ou sans fistule.

1° Dans le premier cas, les indications opératoires sont relativement rares. Il faut trouver une tuberculose prostatique primitive, sans envahissement ou avec envahissement très léger des autres organes génito-urinaires, exception faite pour les lésions des vésicules séminales qui peuvent être traitées en même temps ; il faut aussi que ces lésions soient assez importantes et qu'elles aient marché assez rapidement pour faire craindre une suppuration prochaine. Le malade doit également jouir d'un bon état général.

Dans ces cas on a abordé (Guterbock, Thaya) la prostate par la voie hypogastrique ; l'un de nous, au cours d'une cystostomie pratiquée pour une cystite douloureuse, a également ouvert et curetté par cette voie un abcès prostatique. Mais l'extension presque constante de la tuberculose aux vésicules rend cette opération presque toujours incomplète.

La voie périnéale est ordinairement suivie (Marwedel, Albarran, Zuckerkandl, Doyen, etc.). Le manuel opératoire diffère peu de celui de la prostatectomie périnéale qui sera exposé plus loin. Il est difficile d'opérer sans intéresser l'urètre, aussi vaut-il mieux le fendre de propos délibéré ; cette incision facilite l'extirpation de la glande, soit en entier, soit par morcellement. Sur la partie latérale on procède à un décollement qui est poussé jusqu'au niveau des vésicules séminales qu'il est bon, dans tous les cas, d'extirper en même temps, car leur envahissement est presque constant.

Cette opération donne d'assez bons résultats, quoiqu'une fistule ait été signalée dans la majorité des cas.

Suppurations prostatiques. — L'indication opératoire est subordonnée au volume de l'abcès, ainsi qu'à l'importance des lésions et des symptômes. Si la collection est peu volumineuse, ne provoque pas de fièvre, s'il existe des lésions concomitantes étendues, si enfin la gêne ou la douleur ressenties par le malade ne sont pas considérables, on peut attendre, observer et au moyen de massages et d'un traitement général et local, améliorer le malade. Au contraire, dans les cas où l'abcès est assez bien limité, où il provoque de la fièvre, de la douleur, dans les cas surtout où il s'est ouvert au dehors et a établi une fistule, l'opération est indiquée, si l'état général le permet.

C'est la voie périnéale qu'on suivra toujours, même dans les cas de cystite douloureuse concomitante, car alors le drainage se fera bien par le périnée. On ouvrira largement l'abcès qui n'est presque jamais unique, on recherchera les foyers secondaires en détruisant les brides et les cloisons. On s'efforcera de faire une prostatectomie aussi complète que possible, mais le plus souvent on est forcé de se borner à un curettage des parois ; il faudra le faire très complet et poursuivre les fistules jusqu'à leur origine.

La plaie sera tamponnée avec soin ; les pansements consécutifs qui ont la plus grande influence sur la marche de la guérison seront faits avec le plus grand soin. Presque toujours la cicatrisation est lente. Il sera bon de toucher souvent les parois avec de l'éther iodoformé. Le chlorure de zinc ne sera employé qu'avec beaucoup de ménagements. Des attouchements avec un tampon imbibé d'eau oxygénée améliorent en général les surfaces : mais ils sont susceptibles de provoquer une pullulation des bacilles.

Des fistules préexistantes ont été guéries par l'opération, mais là encore la majorité des observations en indique la persistance et quelquefois même l'aggravation, surtout en ce qui concerne les fistules vésico-rectales. Une suture du rectum après décollement a pu être faite avec succès, mais bien plus nombreux sont les cas où les manœuvres opératoires ont été le signal d'un agrandissement de la fistule.

CHAPITRE VI

CONCRÉTIONS ET CALCULS DE LA PROSTATE

On peut rencontrer au niveau de la prostate : 1° des calculs migrateurs, venus de la vessie ou du rein, qui sont arrêtés dans l'urètre prostatique par suite de leur volume ; ce sont les *calculs urétroprostatiques*, que nous n'avons pas à étudier ici ; 2° des calculs, situés *dans la prostate elle-même*, et dont l'origine est variable : tantôt ils se développent par l'agglomération des concrétions normales de la prostate, avec ou sans dépôts phosphatiques : ce sont les calculs *endoprostatiques ;* tantôt ils se forment par précipitation des sels de l'urine qu'une disposition pathologique fait pénétrer dans l'intérieur de la glande : ce sont les calculs *urinaires autochtones ;* tantôt ils proviennent de la vessie ou du rein et s'arrêtent dans une cavité prostatique préformée ou qu'ils creusent eux-mêmes : ce sont les calculs *urinaires exotiques*.

1° *Calculs endoprostatiques.* — Ils se forment dans les glandes prostatiques, sans intervention de l'urine, par agglomération des *concrétions* normales de la prostate.

Ces concrétions, ou grains amyloïdes, sont de nature azotée (Robin), d'où le nom de concrétions azotées. On les rencontre à tous les âges, même chez l'enfant, mais elles deviennent plus fréquentes chez l'adulte et chez le vieillard ; elles occupent les acini et les conduits excréteurs des glandes prostatiques ; on en trouve sous la muqueuse urétrale de chaque côté du verumontanum, et dans l'urètre lui-même. Sur une coupe de la prostate, au milieu du liquide blanchâtre qui s'écoule, on les voit sous forme de petites granulations de volume variable, jusqu'à celui d'un grain de millet ; d'autres ont des dimensions microscopiques. Leur nombre est très variable ; dans un cas, Thompson en compta plus d'un millier ; elles sont arrondies, ovalaires, ou polyédriques à angles arrondis. Les petites granulations sont incolores, les grosses ont une coloration ambrée, puis noirâtre, comme des « grains de tabac » (Morgagni). Sur une coupe, on trouve un noyau central, clair ou foncé, entouré de couches concentriques qui rappellent celles des grains d'amidon. Au point de vue chimique, considérés longtemps comme amylacés, à cause de certaines réactions : coloration bleue par la solution iodo-iodurée, coloration rouge par le violet de méthyle (Jürgen), ces grains présentent deux éléments (Posner) : une substance albuminoïde, et de la lécithine, qui présente les réactions précitées. Ces substances seraient le produit de la destruction des éléments cellulaires ; pour Posner la lécithine est sécrétée par la cellule. D'après Bering, après dessiccation, les corpuscules apparaissent formés de cristaux de phosphate de chaux.

Les *calculs prostatiques* sont formés soit simplement par des concrétions agglomérées, soit, en outre, par l'infiltration calcaire de ces amas; aussi leur a-t-on donné (Robin) le nom de calculs phosphatés. Ils sont assez rares, et se rencontrent surtout chez les individus âgés, mais on en trouve aussi chez les jeunes gens. Parfois uniques, plus souvent multiples, ils ont atteint le nombre de 50, 100, 130 (G. Bird); ils restent généralement de petites dimensions; cependant on a signalé de très grosses pierres prostatiques (Ferreri, 102 grammes). Ils sont durs, habituellement bruns ; leur surface, rugueuse quand ils sont isolés, est unie quand ils sont multiples. Leur compositione st variable, comme nous l'avons vu ; les strates périphériques sont composées de phosphate de chaux associé parfois au carbonate et à l'oxalate de chaux.

La prostate subit des modifications importantes. Tantôt la poche qui les enveloppe est lisse, et quelquefois contient une certaine quantité de liquide, comme s'il s'agissait d'un kyste ; tantôt, et surtout en cas de calculs multiples, la cavité est anfractueuse, cloisonnée, irrégulière ; elle occupe soit un lobe ou soit la totalité de la prostate. Celle-ci est le siège d'un processus inflammatoire chronique qui peut aboutir à l'atrophie du tissu glandulaire refoulé par la paroi pseudokystique. Dans d'autres cas, la cavité occupée par les calculs est remplie de pus. On a cité des cas où le sarcome de la prostate accompagnait le calcul ; il est encore impossible de porter un jugement sur ces cas (Spanton, Walker).

Les *symptômes* sont variables. Les petites concrétions dans les prostates aseptiques n'en donnent aucun, et on ne les découvre parfois qu'à l'autopsie ; les gros calculs peuvent être aussi latents. Plus souvent il existe des signes de prostatite chronique, avec pesanteur et gêne périnéales, quelquefois un peu de dysurie. Dans d'autres cas la symptomatologie est plus riche, et ne diffère pas de celle des calculs d'origine urinaire que nous décrirons plus loin ; la même remarque s'applique au traitement.

2° *Calculs urinaires, ou extra-prostatiques.* — Les plus fréquents sont les calculs exotiques : venus du rein ou de la vessie, parfois après une séance de lithotritie, ils s'arrêtent dans l'urètre prostatique et se creusent peu à peu une loge dans la glande elle-même par un processus ulcératif ou mécanique, ou encore par une fausse route, par un trajet fistuleux ; ils finissent par ne communiquer avec l'urètre que par un orifice parfois étroit. Autochtones, ils se produisent par incrustation d'une cavité pathologique, dans laquelle ils augmentent progressivement de volume : caverne tuberculeuse, cavité d'abcès, ulcération en amont d'un rétrécissement, fistule post-opératoire. Les calculs urinaires peuvent acquérir un développement considérable.

Ces calculs évoluent lentement; ils sont souvent tolérés durant plusieurs années. Quelques-uns donnent lieu à la symptomatologie d'une prostatite chronique ; d'autres, en général assez volumineux, offrent des symptômes plus accentués : on observe alors une douleur ou une pesanteur à l'anus ou au périnée, des douleurs mictionnelles. Dans d'autres cas, ces symptômes rappellent ceux des calculs vésicaux, avec moins de précision : ainsi les hématuries ne sont pas nettement provoquées par les mouvements et les secousses, elles se produisent surtout à la fin de la miction. On observe surtout des phénomènes de rétention : celle-ci est habituellement incomplète et chronique, et favorise l'infection ; elle est due alors à l'obstacle à la miction apporté par le volume de la pierre et de la prostate, ou à une inhibition réflexe de la vessie ; ou bien elle est aiguë et complète, quand un calcul déplacé tombe dans l'urètre et l'oblitère. Nous avons observé encore un certain degré d'incontinence nocturne et même diurne.

Les symptômes changent quand l'infection apparaît : la suppuration peut être chronique et se déverser, soit dans l'urètre pour apparaître au méat d'une manière intermittente, soit dans la vessie où elle infecte l'urine, et peut donner lieu à une cystite ; dans d'autres cas, la suppuration détruit rapidement tout ou partie de la prostate et même envahit le tissu prostatique : il en résulte souvent des fistules périnéales ou rectales, qu'on a vues livrer passage à des concrétions. L'infection générale varie suivant ces formes de suppuration : dans les cas chroniques, il se produit des poussées à l'occasion de tentatives de cathétérisme, d'excès, etc.

On recherchera les *signes physiques* par le cathétérisme et par le toucher rectal. L'explorateur à boule ou la sonde peuvent passer à côté d'un calcul sans le reconnaître, et ce fait est la règle quand le calcul est complètement enclavé dans la glande ; on peut, dans d'autres cas, le percevoir au moyen d'un explorateur métallique, se rendre compte de l'une de ses dimensions avec le brise-pierre urétral, s'il fait saillie dans l'urètre ; le calcul n'est pas toujours retrouvé à chaque examen. Si on le rencontre, on devra le différencier d'un calcul vésical, et d'un calcul urétro-vésical en sablier.

Le toucher rectal donne souvent des indications insuffisantes quand le calcul est petit et recouvert d'une couche glandulaire épaisse ; cependant il révèle généralement une induration appréciable, et parfois une crépitation due à la multiplicité des calculs. Quand ces signes coïncident avec l'absence de contact rugueux au cathétérisme, on doit supposer que le calcul est intra-prostatique.

Le *traitement* consiste dans l'extraction du calcul ; celle-ci a parfois été possible par les voies naturelles : il s'agissait alors de calculs petits, situés dans des cavités largement ouvertes, qu'on put refouler dans la vessie au moyen d'une sonde ou d'un brise-pierre urétral à mors très courts. En général, on devra pratiquer l'incision des lobes latéraux de la prostate ou celle de l'urètre prostatique, par la voie périnéale ; l'extraction se fera suivant les cas à la tenette, avec le doigt, ou avec un courant d'eau ; on drainera largement. En cas d'abcès, de fistules, on se comportera comme nous l'avons exposé dans un chapitre précédent.

Dans des cas exceptionnels la voie hypogastrique a été utilisée ; elle est préférable dans les cas de calcul vésico-prostatique. L'extraction par cette voie, de calculs même exclusivement prostatiques est possible et même facile ; il est bon d'en être instruit lorsqu'une cystotomie faite dans un autre but fait découvrir l'existence de calculs prostatiques non diagnostiqués.

CHAPITRE VII

KYSTES DE LA PROSTATE

BIBLIOGRAPHIE

ENGLISCH. Ueb. d. Verschluss des sinus pocularis. *Jahrb. Gesellsch. d. Aerzte in Wien*, 1873. — PLANTY-MAUXION. Kystes de la prostate. *Thèse Paris*, 1879. — LE DENTU. *Bull. de la Soc. de chirurgie*, 1878. — DESNOS. *Bull. de la Soc. anatomique*, 1888. — SPRINGER. Zyslenbildung aus d. Utric. prest. *Z. f. Heilkunde*, 1898. — NICAISE. Kystes hydatiques de la prostate. *Soc. de chir.* 1884. — *Kaveczky*, Echino-Kokkuszyste. *Monatsb. f. Urol.* 1905.

Les kystes de la prostate sont rares et imparfaitement connus. Éliminant les kystes péricalculeux (Planty-Mauxion), et les kystes purulents (Thompson) qui ne sont que des cavités d'abcès ou des kystes secondairement suppurés, nous pouvons diviser les kystes en trois catégories : 1° kystes congénitaux ; 2° kystes par rétention acquis ; 3° kystes hydatiques.

1° KYSTES CONGÉNITAUX. — Cette catégorie comprend des kystes dont le développement suit de près la naissance et d'autres qui ne se développent qu'à un âge plus avancé ; ils ont comme caractère commun de se développer dans les vestiges d'organes embryonnaires, dont le plus important est l'utricule prostatique.

Les *petits kystes du nouveau-né*, décrits par Englisch, se forment par suite de l'accollement de l'orifice de l'utricule prostatique, qui représente comme l'on sait l'extrémité inférieure des conduits de Muller ; ils soulèvent le verumontanum et ferment plus ou moins la lumière de l'urètre prostatique. Ainsi s'expliqueraient certains cas de rétention d'urine à la naissance, qui persistent quelques jours, et parfois assez longtemps pour amener la dilatation réno-uretérale ; en général, quand la pression de l'urine devient suffisante, elle exprimerait le contenu de ce petit kyste qui apparaîtrait au méat sous la forme d'un liquide jaunâtre précédant l'urine, et les accidents ne se renouvelleraient pas. Ces kystes ne seraient pas très rares, d'après Englisch et Springer.

Les *grands kystes* de l'utricule prostatique se développent lentement chez l'adulte, et repoussent autour d'eux le tissu de la glande, ou bien encore ils siègent en haut et en arrière, entre la vessie et le rectum ; ils sont médians, parfois pédiculés et mobiles, et ne déterminent aucun symptôme, car ils ne compriment pas d'organes importants en ce point ; le contenu est clair ou d'aspect opalin ; la paroi est revêtue d'épithélium cylindrique ou cubique.

On observe encore, en haut et en arrière de la prostate, d'autres productions kystiques petites ou volumineuses, qui paraissent se former aux dépens des vestiges des canaux de Muller, ou, latéralement aux dépens des débris du corps de Wolff. Il ne s'agit pas ici de kystes prostatiques proprement dits, mais ils ne peuvent en être séparés au point de vue étiologique. D'après Israël, un kyste observé par Kapsammer appartiendrait à cette variété : il contenait un gros calcul et présentait un revêtement pavimenteux corné.

2° Kystes par rétention, acquis. — Exceptionnellement l'utricule prostatique forme un kyste par rétention acquis, l'orifice pouvant être oblitéré par un processus scléreux d'origine blennorragique (Springer).

En général, les kystes par rétention sont des kystes *glandulaires ;* leur fréquence est assez grande dans les prostates hypertrophiées ; ils représentent le degré extrême des distensions acineuses qui se rencontrent si souvent dans les prostatites chroniques anciennes et dans l'hypertrophie. Le plus souvent les kystes sont petits, remplis d'un liquide épais et jaunâtre; plus rarement ils acquièrent un certain volume et sont alors formés par la coalescence de plusieurs glandes dilatées.

Les petits kystes se rencontrent en des points quelconques des lobes latéraux de la prostate : on les a trouvés aussi dans l'urètre prostatique de chaque côté du verumontanum (2 observations de Dolbeau citées par Béraud), ou bien au-dessous de l'orifice vésical de l'urètre (Le Dentu), ou encore proéminant sous la muqueuse vésicale au voisinage du col et formés alors aux dépens de glandules aberrantes. Au voisinage du col, ils peuvent amener des troubles de la miction.

Les grands kystes siègent presque toujours dans les lobes latéraux et ne tendent pas à comprimer l'urètre ; ils ne sont diagnostiqués que par le toucher rectal, à l'occasion d'une prostatite, de la suppuration de leur contenu, etc. Tantôt la prostate est occupée par des dilatations kystiques multiloculaires (Cruveilhier), tantôt elle est convertie tout entière (Cruveilhier), ou partiellement (Le Dentu, Desnos) en une poche unique de la grosseur d'une mandarine. Cette poche communique avec le canal par plusieurs pertuis indépendants des canaux éjaculateurs et de l'utricule, vestiges des canaux excréteurs de la glande, par lesquels la pression fait sortir un liquide visqueux, légèrement rougeâtre.

Dans le cas qui nous est propre, les parois sont constituées par un tissu conjonctif fibrillaire, recouvert d'un épithélium simple, irrégulier, cylindroïde, cubique ou polyédrique; nulle part il n'existe de tissu d'inflammation soit aiguë, soit chronique (Brault).

Ces kystes ne seront traités que s'ils deviennent gênants ou s'ils s'infectent ; il conviendrait alors de les ouvrir et de les drainer par la voie périnéale.

3° Kystes hydatiques. — Les kystes hydatiques de la prostate sont peu fréquents; d'après Kaveczky, sur 3 000 cas de kystes hydatiques, on n'en connaîtrait que 17 dans la prostate. Aucun de ceux qui ont été observés dans la région prostatique n'a pu être considéré à coup sûr comme développé primitivement dans la prostate, cependant, il n'existe aucune raison pour nier la possibilité de cette localisation. Quoi qu'il en soit, la description qui suit s'applique à des kystes occupant la prostate et le tissu rétro-prostatique ; un très petit nombre d'observations s'ajoutent aux 4 cas relevés par Nicaise, qui avaient servi de base aux descriptions.

Symptômes et diagnostic. — Quelle que soit leur nature, les kystes de la prostate donnent surtout lieu à des symptômes de compression qui se manifestent par une gêne plus ou moins grande de la défécation et plus souvent de la miction; les accidents de rétention ont, sur 33 cas, causé la mort de 11 sujets.

Le cathétérisme est difficile et fréquemment suivi de fausses routes. Le kyste peut s'ouvrir dans le rectum, dans l'urètre, spontanément et à la suite du cathétérisme, ou dans ces deux organes à la fois. L'irruption de l'urine infectée dans la poche après sa rupture dans la vessie ou l'urètre expose aux accidents septicémiques.

Le diagnostic de ces kystes est rarement fait. Le cathétérisme n'indique que la présence d'un obstacle; le toucher rectal permet de constater l'existence d'une tumeur plus ou moins volumineuse, ordinairement médiane, lisse, arrondie, rénitente plutôt que fluctuante, remontant à une certaine hauteur dans le bassin. Les lésions vésicales et rénales sont les mêmes que dans toutes les rétentions anciennes.

Traitement. — Le traitement de choix est l'*incision par la voie prérectale*; celle-ci ne permettra que très rarement de tenter l'extirpation, qui a cependant réussi dans les mains de Kaveczky, ni même le capitonnage ; on se bornera, si on ne peut mieux faire, à marsupialiser la poche. L'incision rectale, la ponction simple sont dangereuses ou insuffisantes.

CHAPITRE VIII

CANCER DE LA PROSTATE

BIBLIOGRAPHIE

ENGELBACH. Les tumeurs malignes de la prostate. *Thèse Paris* 1888. — ALBARRAN. Hypertrophie et néoplasies épithéliales de la prostate. *Annales*, 1898. — PASTEAU. État du système lymphatique dans les maladies de l'urètre et de la prostate. *Thèse*, 1898. — ALBARRAN et HALLÉ. *Annales*, 1900. — ORAISON. Du cancer primitif et limité de la prostate. *Annales*, 1903. — HALLOPEAU. Contrib. à l'ét. des tumeurs malignes de la prostate. *Thèse*, 1906. — MOTZ et MAJEWSKI. Cancers épithéliaux de la prostate. *Annales g urin.*, 1907. — ALBARRAN. In *Traité* LE DENTU-DELBET (Sarcome). — PROUST et VIAN. Le sarcome de la prostate. *Annales g. urin.*, 1907. — POUSSON. Cure rad. du cancer de la prost. par la prostatectomie. *Annales g. urin.* 1904.

On comprend sous cette dénomination l'épithélioma et le sarcome de la prostate.

ÉPITHÉLIOMA DE LA PROSTATE

ÉTIOLOGIE. — L'épithélioma de la prostate est primitif ou secondaire. Ce dernier est exceptionnel; rarement, il a pour point de départ un organe éloigné, l'estomac, la dure-mère, le poumon ; plus souvent il se développe par propagation d'un organe voisin, le rectum presque toujours, rarement les vésicules séminales et la vessie : sur 220 tumeurs vésicales, Albarran n'a trouvé que 5 fois la prostate envahie.

Nous aurons en vue surtout l'*épithélioma primitif*. Cette affection est moins rare qu'on ne l'a cru ; sur 700 sujets malades des voies urinaires, Engelbach trouva 4 cancers de la prostate; sur 1 000 cas de cancer des divers organes chez l'homme, Heyman note 34 tumeurs de la prostate, soit environ 4 p. 1000; par rapport à l'hypertrophie de la prostate, Albarran rencontra, sur 306 tuméfactions prostatiques plus de 9 p. 100 de cancers, d'autre part : Albarran et Hallé, ont trouvé que sur 100 malades où le diagnostic clinique avait été celui d'hypertrophie, 14 présentaient les lésions histologiques de l'épithélioma.

Le cancer de la prostate atteint de préférence les individus au-dessous de cinquante ans ; Engelbach en a décrit 9 cas sur 90 au-dessous de dix ans, mais sa statistique englobe le sarcome, et ne concorde pas avec les statistiques récentes où l'on voit que les tumeurs de la prostate chez l'enfant et l'adolescent sont ordinairement des sarcomes.

Les causes qui influent sur le développement de l'épithélioma sont : l'*hérédité* (Pousson et Rigaud), la blennorragie (Julien), et surtout l'*hypertrophie de la prostate*.

Albarran et Hallé ont observé fréquemment la transformation maligne de l'hypertrophie, soit par l'histoire clinique, soit par l'examen histologique, et la rapprochent de la transformation des adénomes en épithéliomes dans d'autres organes. Elle avait été signalée déjà par Thompson, Klebs, Socin; d'autres observations ont été publiées plus récemment. Dès 1897, notre élève Prédal a publié dans sa thèse nos observations de cancer pullulant dans la cicatrice de prostatectomies.

Anatomie pathologique. — On distingue deux formes de tumeurs épithéliales : celles qui sont contenues dans la *loge prostatique*, et celles qui en ont dépassé les limites pour diffuser dans la *cavité pelvienne* : ces dernières constituent la carcinose prostato-pelvienne diffuse de Guyon; l'envahissement pelvien ne suit pas nécessairement le stade de développement intra-prostatique.

Le cancer circonscrit, qui en clinique passe souvent méconnu, ressemble macroscopiquement à l'hypertrophie et cause les mêmes déformations de l'urètre et du col vésical ; à la coupe cependant, on remarque des nodules denses, opaques, parfois si petits qu'on les voit à peine, ou une infiltration diffuse (Albarran); la prostate peut paraître atrophiée (Von Frisch). Plus tard elle présente des bosselures ligneuses caractéristiques, et à la coupe l'aspect est le même que dans la forme diffuse. En général, le néoplasme porte sur la totalité de la glande ; on a constaté que le lobe droit prend un développement plus grand que le gauche.

Quand le cancer se diffuse hors de la loge prostatique, on voit souvent des prolongements atteindre la région des vésicules séminales, ce qui donne à la tumeur la forme d'un croissant, puis remplir également la région intermédiaire, en arrière de la vessie. Le volume de la tumeur est toujours considérable ; il varie entre ceux d'un œuf, d'une orange, et d'une tête de fœtus.

La tumeur, lobulée, bosselée, est molle et comme gélatineuse chez l'enfant. Chez l'adulte elle est dure au début, ou tout au moins de consistance inégale : ici squirrheuse, là presque fluctuante. Sa teinte générale est gris-rose extérieurement. Sur une coupe, la coloration est la même; par places on trouve des taches ecchymotiques résultant d'hémorragies interstitielles, et des cavités irrégulières qui se réunissent pour former des kystes remplis de sang plus ou moins altéré. Il existe d'autres anfractuosités que remplit une matière puriforme résultant de la fonte du tissu carcinomateux, elles s'ouvrent quelquefois et laissent à leur place des ulcérations végétantes. Peu à peu, le néoplasme ne présente plus de limites appréciables et affecte plutôt la forme d'une néoplasie du petit bassin que celle d'une tumeur prostatique; la carcinose prostato-pelvienne diffuse présente des prolongements caractéristiques (Guyon) : tout d'abord des prolongements latéraux se perdent du côté des échancrures sciatiques; d'autres, postérieurs, vont envahir et remplir l'excavation sacrée; enfin des prolongements antérieurs se dirigent vers l'ogive pubienne; la masse néoplasique érode les *os* du bassin.

Les divers organes pelviens sont inégalement atteints. L'*urètre* est dévié, plus rarement envahi, obstrué de végétations, ou ulcéré et parfois détruit; l'urètre bulbaire, les corps caverneux ont été parfois envahis. La *vessie* elle-même est intacte 4 fois sur 5 d'après Guyon ; des statistiques récentes prouveraient un envahissement plus fréquent, et les divergences s'expliquent par les inégalités dans le développement vésical de la tumeur, qui tantôt se borne à former quelques nodosités dans la paroi musculaire, tantôt bourgeonne à l'intérieur de la cavité vésicale, et en général épargne la muqueuse; la proportion serait de 27 sur 78 (Montfort), de 20 sur 26 (Motz et Majewski); d'après ces derniers auteurs, la vessie serait envahie d'une façon précoce, souvent avant le diagnostic de la tumeur prostatique. Les *uretères* peuvent être comprimés à la face postérieure de la vessie, ou dans la traversée de la paroi vésicale cancéreuse, rarement envahis eux-mêmes; il en résulte une distension de l'appareil urinaire, avec ou sans infection. Les *vésicules séminales* sont fréquemment et de bonne heure englobées dans la tumeur, et peuvent être atteintes par la dégénérescence cancéreuse (23 fois sur 100 épithéliomas prostatiques, d'après Kauffmann). On observe rarement l'envahissement du *rectum* et la muqueuse résiste alors le plus souvent, mais il est plus fréquent de voir cet intestin comprimé par la tumeur. Les artères traversent les masses cancéreuses sans parti-

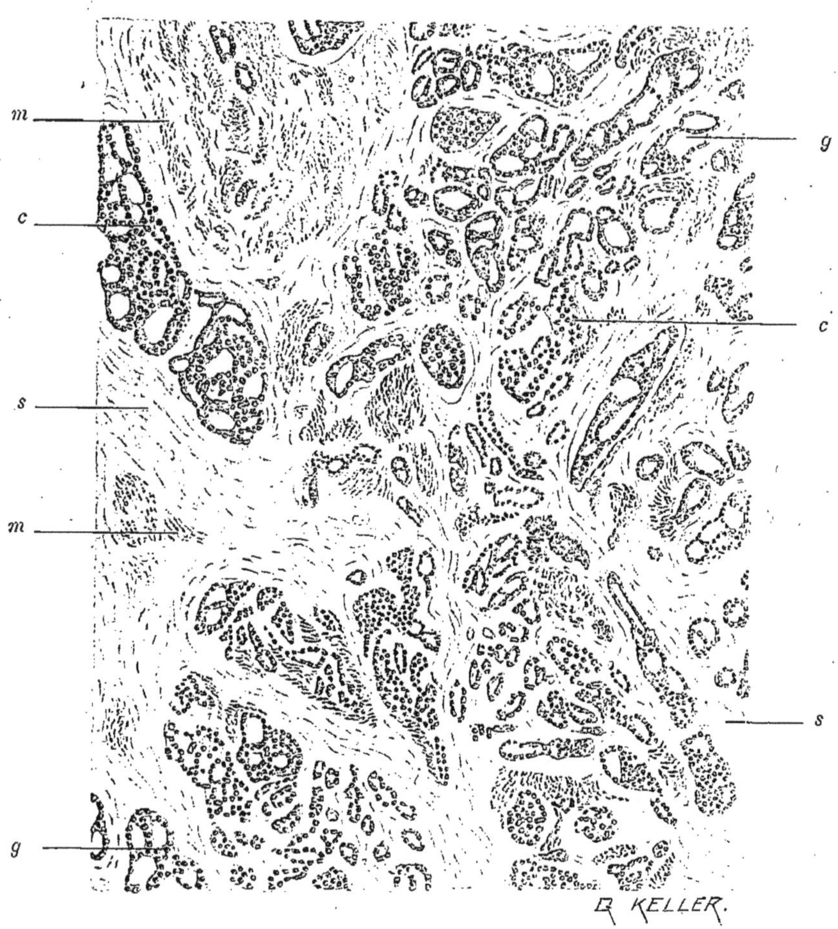

Fig. 115. — Cancer primitif de la prostate. Grossissement 75/1.

m, m, fibres musculaires; îlots en voie d'atrophie encerclés par des bandes de tissu fibreux. — *s, s*, tissu de sclérose dense découpant la glande dans tous les sens. — *g, g*, glandes prostatiques en voie de prolifération carcinomateuse, mais ayant, sur nombre de points, conservé leur disposition acineuse, profondément modifiée. — *c, c*, îlots de cellules glandulaires cancérisées, dont les végétations gorgent les régions envahies par la masse tumorale (Dr Letulle).

ciper à la dégénérescence (Moore), les parois veineuses sont plus souvent intéressées. Quant aux plexus nerveux sacrés et lombaires, ils sont plutôt comprimés qu'envahis.

La propagation aux *ganglions lymphatiques* est constante, précoce et étendue; elle peut se produire bien avant que la tumeur ait franchi les limites de la glande, et même quand la prostate est encore petite; elle manquerait dans les épithéliomas adénoïdes (Albarran et Hallé). Par ordre de fréquence, l'envahissement atteint les ganglions *iliaques*, les ganglions *inguinaux*, les ganglions *lombaires* (Pasteau); on les rencontre sous forme de masses prévertébrales dans toute la hauteur de l'abdomen, englobant parfois l'aorte et la veine cave, le hile du rein et la partie supérieure des uretères; les masses ganglionnaires pelviennes font corps avec la tumeur.

La *généralisation* est assez fréquente; des noyaux se développent dans le foie et les reins, moins souvent dans le poumon; les métastases *osseuses* ne sont pas rares, mais échappent souvent au simple examen clinique; elles peuvent se développer plus rapidement que l'épithélioma de la prostate elle-même: Recklinghausen en décrivit 5 cas en 1891, Davrinche a réuni 20 cas en 1903. Les métastases sont nodulaires, ou plus souvent diffuses, et caractérisées par le processus de néoformation (Recklinghausen); elles atteignent surtout les vertèbres lombaires, les extrémités des os longs, les côtes, le sternum, le crâne.

Histologiquement, les deux formes principales sont: l'*épithélioma adénoïde* et le *cancer alvéolaire*. La première se présente au début sous l'aspect d'une prolifération des tubes glandulaires et des cellules qui arrivent peu à peu à combler la lumière des acini; cet aspect est souvent difficile à distinguer de l'adénome qui constitue l'hypertrophie simple de la prostate, quand il n'existe pas encore de tendance à l'infiltration cellulaire dans le tissu conjonctif péritubulaire (fig. 115). La forme décrite par Albarran et Hallé et dont la nature épithéliomateuse a été contestée (Rothschild), est caractérisée par une multiplication très grande des « tubes épithéliaux pleins ou à très faible lumière... sans orientation régulière..; le revêtement épithélial est formé de cellules cylindriques ou cubiques à protoplasma clair, disposées en plusieurs couches. Ces tubes sont serrés les uns contre les autres, presque en contact, séparés par de minces travées d'un stroma fibro-musculaire normal ». L'infiltration de traînées de cellules dans le stroma forme la transition avec le cancer alvéolaire.

Celui-ci est constitué par un stroma fibro-musculaire dont les cloisons circonscrivent des alvéoles bourrés de cellules épithéliales, soit cylindriques, soit polyédriques, parfois dégénérées, exceptionnellement de cellules pavimenteuses. Tantôt le tissu épithélial prédomine et les cloisons fibreuses sont très réduites, et dans ces cas on a hésité entre le diagnostic de sarcome et celui d'épithélioma, tantôt le stroma est très développé dans les formes squirrheuses. On a observé encore le cancer colloïde, le cancer mélanique, le cancer ossifiant.

Symptômes. — Le *début* est latent dans nombre de cas qui sont arrivés à un degré avancé de leur évolution sans symptômes ; ordinairement, ces derniers sont insidieux et d'ordre banal, ils simulent ceux de l'hypertrophie de la prostate, qui, du reste, peut précéder l'épithéliome : ce sont une dysurie légère, des douleurs à la fin de la miction, de la fréquence. Dans 42 cas d'Hallopeau, les signes de début ont été 16 fois la fréquence des mictions, moins souvent la rétention aiguë ou l'hématurie. Parfois les premiers symptômes sont observés à distance : les douleurs lombaires, les métastases osseuses, les néphrites par distension (Barth) constituent l'expression d'une propagation sourde et latente soit de proche en proche, soit par la voie lymphatique. ou bien d'une généralisation ; tel est encore l'œdème unilatéral des membres inférieurs (Albarran). La période d'état s'installe donc en général très lentement, et le diagnostic dont la précocité importerait tant au traitement, est le plus souvent impossible au début.

Les *principaux signes fonctionnels* sont les troubles de la miction, la douleur, l'hématurie, les troubles de la défécation.

Les *troubles de la miction* sont analogues à ceux que l'on observe dans l'hypertrophie prostatique, mais aggravés et d'une évolution plus rapide. Le plus précoce est la fréquence des mictions, surtout nocturne ; on retrouve aussi le retard et la difficulté de la miction nécessitant des efforts, l'expulsion pénible des dernières gouttes ; la tumeur constitue en effet un obstacle analogue à celui de l'hypertrophie, et provoque la rétention incomplète ou complète, et plus tard l'incontinence par regorgement. Quand ces troubles de mictions apparaissent avant l'âge habituel de l'hypertrophie prostatique, on doit toujours penser à la possibilité de l'épithélioma. On a observé encore l'incontinence vraie par destruction du sphincter, tardive ou même précoce.

Après ces troubles urinaires, le symptôme le plus constant est la *douleur*. Nous ne reviendrons pas sur les douleurs vésicales, si ce n'est pour dire qu'elles se montrent aussi en dehors de la miction et acquièrent parfois une extrême violence. On a vu rarement des malades s'éteindre sans souffrir ; mais presque toujours des douleurs, vagues d'abord, se localisent dans diverses régions. Celles qui se montrent au niveau du périnée, de l'hypogastre, de la verge et surtout de la base du gland appartiennent également à bon nombre d'autres affections des voies urinaires. Il n'en est pas de même de celles qui occupent la région sacrée : presque continues, soumises à des exacerbations tantôt spontanées, tantôt correspondant aux efforts de la défécation, elles s'étendent à tout le bassin, à la cuisse; une névralgie sciatique horriblement pénible indique que les racines du nerf sont atteintes ou comprimées par le néoplasme. Puis, les douleurs apparaissent aux régions hypogastrique, abdominale et scrotale, souvent augmentées par la station assise. D'autres fois, une paraplégie traduit l'envahissement du canal médullaire (Thompson, Guyon).

L'*hématurie*, qu'on observe quelquefois au début, apparait en général tardivement, à moins qu'elle ne soit provoquée par le cathétérisme : elle peut dans ce cas être très abondante. Elle présente les mêmes caractères généraux que l'hématurie des tumeurs vésicales, mais presque toujours son abondance est moindre. Elle apparaît et disparaît spontanément, peu influencée par la locomotion ; ses caractères ne sont pas pathognomoniques mais sa répétition au cours d'une hypertrophie prostatique ferait cependant craindre qu'il ne s'agisse d'un néoplasme. Tantôt c'est une hématurie partielle, survenant au début de la miction sous forme de caillots ou de liquide hématique qui laissent place ensuite à de l'urine plus claire, ou encore à la fin de la miction sous l'influence des derniers efforts. Tantôt elle est totale, pendant toute une miction, pendant plusieurs jours, quelquefois même pendant des semaines, deux mois (Carlier); elle est rarement assez abondante pour mettre en danger la vie du malade.

Les troubles de la *défécation* sont dus à la compression ou à l'envahissement du rectum. Très souvent on observe dès le début un bourrelet hémorroïdal. La constipation est opiniâtre et dans les cas extrêmes elle conduit à l'obstruction intestinale ; elle peut coïncider avec des écoulements glaireux, avec des besoins fréquents, parfois avec de la suppuration et des hémorragies rectales. Il existe en outre souvent des douleurs anales et périnéales, et du ténesme. A ces symptômes s'ajoutent parfois ceux de la cystite ou de la pyélite, ou simplement la bactériurie ; l'expulsion de fragments néoplasiques est rare à cause de l'intégrité prolongée de la muqueuse vésicale et urétrale ; quant elle se produit après un toucher rectal, elle constitue un bon signe diagnostique. La thrombose veineuse se manifeste par l'œdème douloureux des membres inférieurs. Quant aux métastases osseuses elles se révèlent par des douleurs, des fractures spontanées.

Signes physiques. — L'examen des signes physiques est de la plus haute importance.

On pratiquera d'abord le *toucher rectal*. Nous avons vu qu'au début de la forme intra-capsulaire, il peut être négatif ou ne déceler que l'augmentation de volume de l'organe; parfois il est plus probant, quand il révèle une sensibilité exagérée et en même temps une consistance dure, ligneuse de la prostate, ou, à plus forte raison, des bosselures plus ou moins développées. Plus tard, le toucher est plus caractéristique : la glande est énorme, mal limitée, présente une dureté ligneuse et des bosselures assez volumineuses, différentes de celles de la tuberculose : « la prostate n'est pas lobulée, elle est lobée » (Guyon). Dans la carcinose pelvienne, on perçoit d'abord les prolongements de la tumeur au niveau des vésicules, et le plastron induré intermédiaire à ces prolongements; plus tard on sent une masse mal limitée qui occupe plus ou moins complètement le petit bassin, et qui, au palper bimanuel, se révèle immobilisée, parfois énorme; le rectum peut être aplati, rétréci par les indurations; en avant le doigt rencontre des points d'une dureté cartilagineuse à côté de parties ramollies. A une période ultérieure le doigt ne peut s'orienter au milieu des bourgeons qui ont envahi le rectum.

C'est aussi par le toucher rectal combiné au palper hypogastrique et à celui de la fosse iliaque qu'on cherchera les ganglions échelonnés le long des vaisseaux iliaques.

Après avoir pratiqué le toucher rectal, on complétera la *recherche des ganglions* envahis, d'abord à la région inguinale et sous l'arcade crurale, puis à la partie profonde de l'abdomen, en avant de la colonne vertébrale. Nous avons vu que ces ganglions peuvent être transformés en masses néoplasiques énormes alors que la tumeur prostatique paraît encore intracapsulaire. On a observé aussi la dégénérescence des ganglions sus-claviculaires gauches.

Le *cathétérisme* explorateur doit être évité, parce qu'il expose le malade à de redoutables hématuries; on le limiterait donc à l'examen de l'urètre antérieur. Quand la rétention complète ou incomplète nécessite le cathétérisme évacuateur, on le pratique avec une extrême douceur, de préférence au moyen de la sonde de Nélaton; si le canal, coudé et enserré dans la tumeur, ne la laisse pas pénétrer, on emploiera une sonde en gomme, choisie bien souple, coudée ou olivaire suivant les nécessités de chaque cas. La sonde à demeure cause souvent des douleurs intolérables.

Marche. Durée. Terminaison. — On a signalé des cas où le cancer avait eu une marche foudroyante et avait évolué en quelques jours ; une telle rapidité n'est qu'apparente et tient à ce que les premiers symptômes ont passé inaperçus. Au contraire le plus souvent les progrès sont lents et la mort n'arrive qu'au bout de deux ou trois ans ; d'après nos observations la durée est d'autant plus longue que le sujet est plus âgé.

La marche n'est pas toujours régulière, on observe des temps d'arrêt de plusieurs mois ; par contre, on voit des accélérations tantôt inexpliquées, tantôt dues aux *complications* suivantes : œdème généralement localisé aux membres inférieurs, par compression ganglionnaire inguinale ou iliaque, phlegmatia alba dolens, gonflement des testicules et des bourses par obstruction des veines spermatiques, fistule vésico-rectale, anurie, hydronéphrose ou plus ordinairement pyonéphrose à la suite de l'oblitération des uretères. On a cité la mort subite, survenue après divers accidents d'embolie et due vraisemblablement à des embolies de débris du néoplasme (Dubuc).

Rarement le malade succombe aux progrès seuls de la cachexie, qui n'arrive qu'après une durée fort longue. Le plus souvent, la mort est due, soit à une généralisation, soit à une des complications que nous venons de signaler.

Diagnostic. — L'examen minutieux des symptômes fonctionnels, joint aux signes fournis par le toucher rectal, permet en général de faire facilement le diagnostic de la carcinose pelvienne. Au contraire, ce diagnostic est très difficile ou même parfois impossible quand la période de développement intra-prostatique n'est pas dépassée.

Le diagnostic avec les *calculs vésicaux et prostatiques* ne présente pas de difficultés, l'hématurie et les douleurs quelquefois exagérées par la locomotion pouvant seules amener quelque hésitation. On évitera la confusion avec le *cancer du rectum*. C'est surtout avec l'hypertrophie de la prostate, avec les tumeurs vésicales, avec la tuberculose de la prostate, que le diagnostic doit être tranché.

L'*hypertrophie* de la prostate s'accompagne rarement de douleurs vives tant qu'il n'y a pas infection ou rétention, exceptionnellement d'hématuries en dehors du cathétérisme ; cependant, certains prostatiques souffrent beaucoup dès la première période, et des hématuries, même très abondantes, ont été observées. Le toucher rectal peut donner dans les deux affections les mêmes résultats pendant la période de début, et même quand la généralisation cancéreuse s'est produite : plus tard l'induration, les bosselures sont des symptômes nets, et la progression des lésions lèvera les doutes, surtout si l'on perçoit les prolongements supérieurs, ou si une prostate hypertrophiée change tout à coup de volume et de consistance. On tiendra compte de l'âge : avant cinquante ans, après soixante-dix ans, on pensera plutôt au néoplasme qu'à un début d'hypertrophie. On pourra se baser encore sur l'altération rapide de l'état général, l'amaigrissement et la perte des forces. La péricystite et la périprostatite obscurcissent le diagnostic.

On risque facilement de confondre *les tumeurs de la vessie* avec celles de la prostate dans certains cas, et l'on ne doit pas oublier la possibilité de leur coexistence. Dans les tumeurs vésicales, l'hématurie est plus fréquente, plus répétée et plus longue, rarement limitée au début de la miction : cependant ces caractères n'ont pas une valeur absolue. Le toucher rectal montre que la prostate est petite et saine, au-dessous de la face postérieure de la vessie épaissie ; ou bien encore par le palper bimanuel, la tumeur vésicale est perçue comme une tuméfaction globuleuse molle et vague, la tumeur prostatique comme une masse dure, médiane, d'un volume parfois considérable. L'adénopathie iliaque et inguinale est précoce dans le cancer de la prostate, rarement appréciable dans celui de la vessie ; les douleurs sciatiques sont pathognomoniques, mais n'existent qu'à la période de diffusion pelvienne. La cystoscopie lève les doutes quand elle est praticable.

Les noyaux de la *tuberculose prostatique* sont petits, enchâssés dans le tissu glandulaire dont ils restent très distincts ; la prostate est moins volumineuse, l'induration moins ligneuse ; l'induration des vésicules est distincte de celle de la prostate. L'examen des épididymes, de la vessie, des reins, la recherche des bacilles dans l'urine, sont de sûrs moyens de diagnostic. Des péricystites, des périprostatites tuberculeuses suppurées ont simulé le néoplasme jusqu'après l'opération (Albarran).

SARCOME DE LA PROSTATE

Longtemps mal différencié de l'épithéliome, le sarcome mérite une description particulière. Albarran a pu en réunir 24 observations dès 1900 ; Proust et Vian portent ce chiffre à 34.

Étiologie. — Moins fréquent que l'épithéliome, le sarcome se développe à un âge très différent ; les tumeurs malignes de la prostate chez les enfants et les jeunes sujets sont presque exclusivement des sarcomes. D'après Albarran, 65 p. 100 des cas concernent des individus de *moins de vingt ans*, et deux cas s'étaient produits chez des enfants de quelques mois. Il est moins rare chez le vieillard que chez l'adulte (Proust et Vian). Il s'agit presque toujours de sarcomes *primitifs*.

Anatomie pathologique. — Dans la plupart des cas ce sont d'énormes tumeurs remplissant le petit bassin ; rarement la tumeur est limitée à la prostate, à une certaine période de son évolution ; les organes pelviens sont lésés comme dans le cancer, mais l'envahissement ganglionnaire est plus rare et très peu développé. La *vessie* est refoulée en haut et en avant ; la tumeur finit par lui adhérer, ou par l'infiltrer, mais de même que l'épithéliome, le sarcome respecte souvent la muqueuse, qui est soulevée et recouvre les végétations saillantes dans la vessie ; cependant la muqueuse est parfois détruite et la tumeur se développe dans la cavité vésicale. Le *rectum* est comprimé, adhérent, mais rarement envahi par la dégénérescence. Les *vésicules séminales* ne sont pas fréquemment atteintes, contrairement à ce qui a lieu pour l'epithéliome.

Histologiquement, il s'agit le plus souvent de tumeurs à cellules rondes (9 cas sur 34), puis de sarcomes fasciculés (5 cas sur 34). On a observé le fibro-sarcome, le myxo-sarcome, le chondro-sarcome. Les cavités kystiques ou hémorrhagiques y sont fréquentes.

Symptômes et marche. — Chez l'enfant, les troubles prémonitoires sont peu accusés ; *le début est en apparence brusque*, et le premier symptôme consiste en une rétention d'urine subite et complète. En réalité le néoplasme évoluait depuis longtemps et l'on est surpris de trouver dès ce moment par le toucher rectal une masse volumineuse.

On a noté encore l'incontinence d'urine, la dysurie, les troubles de la défécation, les douleurs par compression nerveuse. Les sensations recueillies par le toucher rectal diffèrent de celles du cancer ; la tumeur, souvent très volumineuse, dépassant le pubis, est lisse, d'une consistance ferme sans être dure, comme kystique ; elle est cependant dure dans les sarcomes fuso-cellulaires (Socin et Burckhardt) ; le volume peut s'accroître rapidement dans l'intervalle de deux examens.

Les vaisseaux du périnée sont dilatés. La tumeur fait quelquefois saillie au périnée, où on l'a vue bourgeonner après une incision.

La marche est très rapide et la mort survient en général en moins d'un an.

Chez l'adulte, les symptômes sont les mêmes que ceux du cancer ; les hématuries sont cependant plus rares, ainsi que les douleurs nerveuses ; les ganglions sont peu envahis. La tumeur, lisse et rénitente, s'accroît rapidement. Elle produit la mort par généralisation.

Chez le vieillard (Proust et Vian), le sarcome rappelle l'hypertrophie par ses symptômes ; la compression du rectum est notable ; la marche est assez lente.

Traitement

Ce n'est que depuis fort peu de temps que des tentatives de cure radicale du cancer de la prostate ont été faites ; bien que l'amélioration de la technique et surtout la précocité du diagnostic aient légitimé ces opérations, elles restent encore exceptionnelles et c'est le traitement palliatif, seul employé autrefois, qui est encore de beaucoup le plus répandu.

A. **Traitement palliatif.** — Il comprend deux sortes de moyens, non opératoires et opératoires.

Les premiers, d'ordre médical, ont surtout pour but l'atténuation des douleurs. Tel est l'emploi de tous les calmants déjà énumérés (voir Cystite et Tuberculose de la prostate), des suppositoires contenant de l'opium, de la belladone, de la cocaïne, de petits lavements très peu copieux et destinés à rester dans l'ampoule rectale, composée de laudanum, d'antipyrine, de pyramidon, etc., de préférence aux grands lavements contenant du chloral, enfin et surtout des injections hypodermiques de morphine ou d'héroïne dont on n'usera qu'avec ménagement, car l'accoutumance arrive vite.

On a vu combien les modalités de l'hématurie étaient variables. Si elle est peu abondante et si elle ne porte pas obstacle à la miction il faut s'abstenir du cathétérisme qui risque d'augmenter l'écoulement sanguin et d'infecter la vessie.

Des sacs de glace appliqués sans discontinuité sur l'hypogastre et sur le périnée nous ont paru mieux réussir que les applications chaudes sur la surface cutanée tout au moins ; elles sont en tout cas plus efficaces que les hémostatiques à l'intérieur, hamamelis, hydrastis, tanin, chlorure de calcium dont l'action est plus que problématique dans ces cas. Par contre, les injections hypodermiques de sérum gélatiné se sont montrées entre nos mains d'une efficacité réelle, mais ordinairement temporaire.

Il faut retarder le plus longtemps possible le cathétérisme. La vessie s'infecte avec une extrême facilité derrière une prostate cancéreuse, une cystite éclate et les douleurs jusque là supportables deviennent atroces. Les trois indications principales du cathétérisme sont les suivantes : la vessie est infectée ; l'hémorragie est abondante ; une rétention existe.

Dans le premier cas on pratiquera des lavages avec un liquide antiseptique ; on commencera par des antiseptiques faibles ; car les liquides irritants comme le nitrate d'argent ou le sublimé provoquent des contractions vésicales violentes et souvent un redoublement des douleurs ; les instillations sont parfois plus efficaces et toujours mieux supportées. Contre l'hémorragie le cathétérisme a un double but : introduire des liquides destinés à arrêter la source de l'hémorragie tels qu'une solution d'antipyrine, de tanin, ou simplement de l'eau très chaude, moyens qu'il faut employer avec grande prudence, le tanin surtout, car ils provoquent la formation de caillots qu'il est ensuite difficile d'extraire par les voies naturelles ; en second lieu évacuer des caillots trop volumineux pour sortir spontanément, ce qui ne se fait efficacement qu'avec une sonde métallique et par aspiration à la seringue.

Enfin l'introduction de la sonde est rendue obligatoire par l'existence d'une rétention complète. Dans ces cas on agira comme dans l'hypertrophie prostatique en se rappelant que l'infection est peut-être encore plus facile à produire quand il y a cancer ; les indications et la technique sont les mêmes, dans la rétention complète tout au moins ; quand la vessie se vide incomplètement, il faut retarder autant que possible l'introduction de la sonde qui expose à un redoublement du saignement. Quand on a été obligé d'y recourir il vaut souvent mieux la laisser à demeure que de répéter les introductions ; convenablement placée, elle est en général bien supportée.

Des *opérations palliatives* reconnaissent comme indications les difficultés ou les douleurs du cathétérisme, une infection grave et douloureuse de la vessie, et des hémorragies longues ou répétées. Elles sont pratiquées par les voies naturelles, par l'hypogastre, par le périnée.

Par les voies naturelles, Desnos a pratiqué trois fois une opération de Bottini recommandée et exécutée déjà par Furstenheim contre les obstacles néoplasiques qui entourent le col, reconnus au moyen du cystoscope. Les résultats ont été satisfaisants ; la rétention a diminué ainsi que l'infection. Il est à remarquer que l'application du galvanocautère sur des tumeurs cancéreuses n'a déterminé ni hémorragie, ni propagation rapide. Deux de ces malades sont restés en rétention incomplète, mais ont pu être sondés facilement ; le troisième a vidé à peu près complètement sa vessie.

L'ouverture hypogastrique de la vessie a été pratiquée plusieurs fois, mais cette cystostomie comporte ici un pronostic plus grave que dans l'hypertrophie. Plusieurs malades cités par Hallopeau sont morts deux, cinq, quinze, trente-six jours après l'opération ; et les survies ne sont jamais bien longues, trois mois (Legueu), onze mois (Delore) ; sur 4 cystostomies pratiquées par l'un de nous les survies ont été de 2,3, 5 et 9 mois. Tout au moins les malades ont-ils été soulagés dans tous les cas. Au cours de 2 cystostomies nous avons excisé deux bourgeons faisant saillie dans la vessie et paraissant avoir été la source d'hémorragies ; celles-ci se sont arrêtées en effet après l'ouverture vésicale ; mais, à part ces cas particuliers, les excisions partielles sont proscrites en général, car elles peuvent précipiter la marche de la maladie. Quoi qu'il en soit, c'est la meilleure voie à suivre pour détourner le cours de l'urine.

En effet, la voie périnéale suivie par Harrison est dangereuse et insuffisante. Desnos l'a cependant choisie dans un cas où les douleurs de compression nerveuse étaient très vives. Il pratiqua une sorte d'opération de Dittel, une section cunéiforme de la prostate, amenant un *désenclavement* de la glande et un soulagement immédiat ; mais le malade ne survécut que vingt jours.

Citons enfin, comme opération palliative, l'anus iliaque quand le cancer a envahi le rectum, et la néphrostomie, pratiquée par Albarran, quand l'envahissement des uretères a déterminé une anurie complète. Ce sont là des indications exceptionnelles.

B. **Traitement radical.** — Considérée récemment encore comme irréalisable, la cure radicale a été tentée bien des fois aujourd'hui. Les résultats, mauvais d'abord, ne sont pas encore très encourageants ; néanmoins des survies d'une notable durée ont été observées. Il importe d'abord de bien fixer les indications et de spécifier les limites dans lesquelles l'opération peut être tentée, d'après l'âge de la maladie, sa propagation aux organes voisins et la généralisation. Si les signes recueillis indiquent que le néoplasme a envahi le bassin, il faut s'abstenir. C'est dire que la forme décrite par le professeur Guyon sous le nom de carcinose prostato-pelvienne diffuse ne saurait en aucun cas bénéficier de l'action chirurgicale. Il en est de même des cas où on reconnaît des adénopathies iliaques ou inguinales, ou encore une propagation à la vessie qui s'annonce en général par des hématuries abondantes.

Il semblerait donc que les malades pour lesquels la prostatectomie pourrait être pratiquée sont des plus rares. Nous ne le croyons pas, car elle s'adresse surtout à ces faits de dégénérescences signalés par Albarran et Motz, dans lesquels les adénomes, qui constituent l'hypertrophie classique de la prostate se transforment en épithéliomes. Ce développement est lent, relativement facile à surprendre et les opérations précoces sont alors de nature à donner de bons résultats. La proportion qu'ont trouvée ces auteurs de 14 prostates cancéreuses sur 100 cas examinés, montre combien souvent la dégénérescence se produit.

Aussi devra-t-on multiplier les moyens de diagnostic : le toucher rectal soigneusement pratiqué donne de bonnes indications; des noyaux durs, infiltrés ou bien isolés, immédiatement sous le doigt, confèrent une certitude; mais, il ne faut pas toujours rechercher une précision aussi grande : des différences de consistance de la glande, des indurations à peine perceptibles parce qu'elles sont masquées par une grande épaisseur de tissus, doivent donner l'éveil. Par conséquent en présence d'un malade présentant l'ensemble des signes du prostatisme, on s'appliquera à saisir les plus légères différences de consistance de la glande.

La cystoscopie donne de précieuses indications et permet de découvrir des irrégularités, des saillies, plus rarement des franges semblables à celles des tumeurs vésicales. On jugera ainsi la propagation du néoplasme; s'il est limité à la prostate, l'exérèse est indiquée; un envahissement d'une petite étendue de la muqueuse vésicale assombrit le pronostic, mais n'exclut pas toute idée opératoire.

Si l'on est ainsi amené à conclure à l'existence d'une dégénérescence au début et à l'absence de signes de généralisation, l'indication d'une opération précoce est impérieuse, car on peut espérer arriver assez tôt pour s'opposer à l'extension du néoplasme.

Toutefois l'âge impose d'importantes réserves; plus l'âge du malade est avancé et plus la marche de la maladie est lente; entre soixante-dix et soixante-quinze ans la néoplasie reste presque stationnaire; comme d'autre part la résistance du malade est amoindrie, les indications d'une opération radicale sont des plus rares à un âge avancé.

Technique. — C'est Billroth qui le premier, il y a plus de quarante ans, extirpa le premier une prostate cancéreuse avec succès puisque le malade ne succomba que quatorze mois après; une seconde tentative fut moins heureuse. Demarquay l'imita en 1873, mais il s'agit alors plutôt de complications du cancer du rectum. Quoique un peu plus répétée pendant les années qui suivirent (Leisrink 1881, Harrison 1884, Stein, Heath et Belfield 1887; Fuller 1889, Küster 1891, Socin 1882, Guetzer 1895, Verhoogen, Depage 1898, von Frisch 1899, Adenot 1900, Mac Gowan, Baudet en 1904, Harrison, Greene, Freyer, Molin, Czerny en 1904), la cure radicale reste exceptionnelle jusqu'en 1904, époque à laquelle paraît l'important travail de Pousson qui apporta la relation de 5 opérations méthodiquement faites, avec 4 guérisons et une mort. Ce chirurgien avait abordé la tumeur par la voie périnéale et sa technique ne différait guère de celle de la prostatectomie pour hypertrophie. Mais déjà Young (de Baltimore) frappé de l'extension rapide du cancer de la vessie, voulait étendre les indications opératoires. Il condamne la conduite de la plupart des auteurs qui préconisent encore une simple prostatectomie en respectant la capsule, l'urètre, la commissure antérieure, les vésicules séminales, la muqueuse vésicale avoisinante, car toutes ces régions sont en rapports intimes avec les lobes cancéreux. Après une étude de 10 cas de cancer de la prostate, il propose l'extirpation totale de la prostate, des vésicules séminales et d'un segment vésical. Dans six des cas étudiés par lui, la nature maligne de l'affection ne fut pas reconnue et la prostatectomie simple fut pratiquée. L'insuffisance de l'extirpation permit au cancer de continuer son évolution et les malades moururent de un à deux ans après l'intervention. Sur les 4 malades qui subirent cette opération, 2 moururent, l'un d'un abcès de la région paravésicale, l'autre d'urémie. Quant aux 2 autres malades, revus plusieurs mois après l'opération, leur état était excellent au point de vue fonctionnel.

Voici la technique de Young.

Incision périnéale en V dont le sinus est tourné vers l'anus, et dont le sommet s'arrête à moitié chemin entre l'anus et la racine du scrotum, sur le bulbe. Chaque ligne d'incision mesure 4 centimètres environ. Le bulbe est mis à nu. On tombe sur le muscle recto-urétral qui est divisé pour conduire sur l'urètre membraneux en arrière du ligament triangulaire; section de l'urètre pour permettre l'introduction de l'écarteur prostatique qui est développé dès qu'il est introduit dans la vessie. On sépare soigneusement le rectum de la face postérieure de la prostate qui est ainsi bien en vue. A ce moment une induration bien connue de la prostate étant constatée, l'ablation totale commence. On récline l'écarteur pour trouver le ligament pubio-prostatique que l'on coupe avec des ciseaux afin de séparer la prostate de toutes ses attaches. On libère alors la face postérieure des vésicules séminales. Il faut faire attention à ne pas perforer l'aponévrose de Denonvelliers qui forme en arrière un obstacle sérieux à la propagation de l'affection.

Cela fait, on met à nu la face antérieure de la vessie que l'on incise à 1 centimètre au-dessus de la ligne d'attache de la prostate. Cette incision agrandie avec des ciseaux découvre le trigone vésical. On repère les uretères et on prolonge l'incision de manière à passer à 1 centimètre en avant des orifices uretéraux. Les canaux déférents sont sectionnés et on sépare la prostate et ses annexes des organes voisins en enlevant le plus possible de graisse et de tissu conjonctif.

Pour réparer l'ouverture ainsi faite à la vessie, on anastomose l'urètre membraneux à la paroi antérieure de la vessie et on suture ce qui reste des lèvres de la plaie.

On le voit, c'est presque toujours la voie périnéale qui a été suivie. Néanmoins, nous croyons avec Escat qu'il n'est pas impossible d'enlever toute la capsule par l'hypogastre et de réaliser ainsi une bonne opération. D'ailleurs, étant donné d'une part le nombre considérable des prostatectomies hypogastriques faites pour hypertrophie simple, et d'autre part la très grande proportion de dégénérescence des adénomes prostatiques, il n'est pas douteux qu'un certain nombre de prostates enlevées par l'hypogastre avaient dû subir déjà un commencement de dégénérescence.

On jugera des résultats obtenus par la lecture des tableaux suivants, dont les travaux de Pousson, de Hallopeau et de Young nous ont fournis les principaux éléments.

Opérations pour cancer de la prostate.

	DATE	NOM DU CHIRURGIEN	NATURE DE LA TUMEUR	SURVIE	OBSERVATIONS
1	1867	Billroth.	. . . .	14 mois.	
2	. . .	Billroth.	. . . .	4 jours.	Curettage simple.
3	1881	Leisrink.	. . . .	12 jours.	
4	1882	Spanton.	. . . .	1 jour.	
5	1882	Harrison.	. . . .	16 mois.	
6	1887	Stein (Czerny). . .	. . . .	9 mois.	
7	. . .	Stein (Czerny). . .	. . . .	12 jours.	
8	. . .	Stein (Czerny). . .	. . . .	4 semaines.	Grattage.
9	1887	Heath.	. . . .	30 jours.	
10	1887	Belfield.	. . . .	5 mois.	Curettage.
11	1889	Füller	Sarcome	11 mois.	
12	1891	Küster	. . . .	5 jours.	
13	1891	Parona.	. . . .	quelques mois.	Curettage.
14	1892	Socin.	Angio sarcome. .	5 ans 1/2.	
15	1895	Grœtzer.	Sarcome	28 jours.	
16	1898	Verhoogen	Sarcome	9 mois.	
17	1898	Depage.	. . . .	9 jours.	
18	1898	Bayer-Schalck . .	Sarcome.	5 jours.	
19	1899	Von Frisch. . . .	. . . .	1 an.	
20	1899	Von Frisch. . . .	. . . .	Plus de 1 an.	
21	1900	Adenot.	Epithélioma . . .	4 mois 1/2.	
22	1903	Desnos.	Sarcome	4 jours.	
23	1903	Harrison	. . . .	4 mois.	
24	1903	Harrison	. . . .	16 mois.	
25	1903	Gayet.	Pas suivi sauf un malade de Freyer.		
26	. . .	Greene.			
27-29	. . .	Freyer (3). . . .		20 jours.	
30	1903	Molin.	. . . .	2 jours.	
31	1903	Volker (Czerny). .	. . . .	41 jours.	
32	1904	Pousson.	Epithélioma adénoïde.	. . . .	Revu 2 ans et 4 mois après.
33	1904	Pousson	. . . .	5 mois.	
34	1904	Pousson.	. . . .	. . . .	Revu 5 mois après.
35	1904	Pousson.	. . . .	. . . .	Revu 9 mois après.
36	1905	Pousson	. . . .	. . . .	Revu 1 mois après.
37	1904	Mac Gowan. . . .	Sarcome	4 ans.	
38	. . .	Baudet.	. . . .	4 mois.	
39	1905	Leyer	. . . .	4 mois.	
40	1905	Hartmann.	. . . .	57 jours.	
41	1904	Young.	Adénocarcinome .	1 mois.	
42	1904	Young.	Carcinome	1 mois 1/2.	
43	1905	Young.	Adénocarcinome .	. . . .	Revu 4 mois 1/2 après.
44	1905	Young	Carcinome	. . . .	Revu 6 semaines après.
45	1904	Tuffier	Carcinome	. . . .	Perdu de vue 9 jours après.
46	1905	Albarran	. . . .	. . . .	Revu 7 mois après.
47	1906	Haubold.		18 jours.	
48	1907	Escat.	. . . .		
49	1907	Rochet et Thévenot.			
50	. . .	Hogge	Carcinome	3 ans.	
51	. . .	Loumeau.	Carcinome.	Au moins 1 an.	
52	1907	Boddaert.	. . . .	. . . .	

CHAPITRE IX

HYPERTROPHIE PROSTATIQUE

BIBLIOGRAPHIE

G. Hunter. Treatise on the venere disease, London, 1785. — Mercier. Mécanisme de l'incontin. chez le vieillard. In *Gaz. med.*, 1840 et Recherches sur les mal. des org. gén.-urin., Paris, 1841. — Velpeau. *Leçons clin.*, 1841. — Caudmont. De l'hypert. de la prost. Th. Paris, 1847. — Zambianchi. Hypert. de la prostate. Th. Paris, 1874. — Bottini. *Bull. thérapeut.*, 1877 et *Giornale d. Accad. de medic. de Torino*, 1876. — Harrison. Case of tum. prost. succesfull enucleat. In *Med. Ch. Transact*, t. XV, Londres, 1882. — Dittel. Blasenpunct. und Resection der mitleren Lappens. In *Wiener med. Bl.*, 1885. — Launois. Altérat. rén. de l'app. urin. Th. Paris, 1885. — Watson. Operative treatment of the hyp. prostat. London, 1889. — Belfield. *Journ. Amer. med. Associat.*, Chicago, 1887. — Mac-Gill. Supra pubic Prostatect : *in British. med. journ.*, 1887. — Dittel. Prostatect. later. *Wiener Klin.*, *Wochensch.*, 1890. — Poncet. Urètre contre nature chez les prostat. *Soc. de Médec. de Lyon*, 1889. — Vignard. De la prostatectomie. Th. Paris, 1890. — Casper. *Arch f. path. Anat.*, 1891. — Alexander. Prostatectomie. *Congrès de Washington*, 1894 et *M. Record*, 1896. — Nicoll. *The Lancet*, 1894. — Desnos. Prostatectomie hypog. *Congrès français de Chirurgie*, 1895. — Legueu. Recherches sur l'hyp. de la prost. *Arch. de physiol.*, 1896. — M. Moullin. Some results of orchotomy for enlarged prost., *Lancet*, 1896. — Desnos. Relat. entre le vol. de l'hypert. et la rétent. *Assoc. franç. d'Urol.*, 1896. — Floersheim. Trait. oper. de l'hypert. prost. Th. Paris, 1896. — Freudenberg. Zur Bottini'sch. Operation. In *Berlin. Klin. Wochensch.*, 1897. — Motz. Altérat. sén. de la prostate. Th. Paris 1897. — Ramm. Hypertroph. Prostatæ behandelt mit Kastrat. *Centralbl. f. Chir.*, 1893 and 1894. — W. White. Results of double castrat. in hyp. prost. *Ann. of surgery*. Philadel., 1895. — Carlier. Opérat. sur l'app. gén. contre l'hyp. prost. *Rapport à l'Assoc. franç. d'Urologie*, 1896. — Albarran et Motz. Étude expériment. et clin. sur le trait. de l'hypert. de la prostate *Ann. mal. gén.-urin.*, 1898. — Fuller. The radic. treatment of prost. hypertr. *Med. Record*, New-York, 1898. — Predal. La prostatectomie. Th. Paris, 1897. — Oraison. Th. Bordeaux, 1897. — Poncet et Delore. Trait. de la cystostomie s.-pubienne chez les prostatiques. Paris, 1899. — Gosset et Proust. Prostatect. périnéale. *Annales gén.-urin.*, 1900. — Albarran. Prostatect. périneale. *Bull. Soc. Chirurgie*, Paris, 1901. *Presse médic.*, 1902. — Albarran. Sur la prostatect. périn. *Assoc. fr. d'Urol.*, 1900, 1902, 1903, 1904, 1907. *Rapp. au Congrès de Lisbonne*, 1906. — Albarran et Proust. Prostatectomie totale. *Bull. Soc. anat.*, 1901. — Bazy. Sur la prostat. *Bull. of med. Soc. chirurgie*, 1901, 1902, 1904. — Freyer. On total extirpat. of the prost. *Brit. med. journ.*, 1900, 1901, 1902, 1903, 1905, 1906 et Shich of the uretre and Enlarg. of the Prostat. *Record édit.*, London, 1902. — H. Fenwick. *The practitionner* London, 1902. — Carlier. Prostatect. *Assoc. fr. d'Urol.*, 1903-1907. — Rochet. Traité de la dysurie sénile, 1899. — Albarran et Hallé. Hypert. et néopl. prost. *Annales gén.-urin.*, 1900. — Young (H.-H.). Ueber eine neue method. d. Behandl. der Prostatahypertr. *Monastbericht f. Urol.*, 1901. — Hogge. *Assoc. fr. d'Urol.*, 1901. — Von Frisch. Mal. de la prostate, Wien, 1902. *Trad. franç.* 1903. — Malherbe. Résection du cordon sp. dans l'hypert. prost. *Assoc. franç. d'Urol.*, 1902. — Petit. De la prostatect. périnéale. Th. Paris, 1902. — Legueu. Prostatect. périn. *Assoc. fr. d'Urol.*, 1902. — Rochet. Prostatect. périn. *Bull. Soc. Chir. de Lyon*, 1903-1906. — Pousson. Sur la prostatect. *Assoc. fr. d'Urol.*, 1902-1907. — Carlier. Sur la prostatect. *Assoc. fr. d'Urol.*, 1896. — Hartmann. Trait. opérat. de l'hyp. pr. *Assoc. fr. d'Urol.*, 1902. — Loumeau. Prostatect. totale. *Assoc. fr. d'Urol.* — Rafin. Prostatect. périn. *Lyon méd.*, 1903-1905. — Zuckerkandl. Total extirp. d. hyp. Prost. *Wien. Klin. Wochens.*, 1903. — Pauchet. Sur la prostatect. *Assoc. fr. d'Urol.*, 1903-1907. — Heresco. Sur la prostatect. *Assoc. fr. d'Urol.*, 1903. — Rydygier. Zur intrakapsul. Prostataresekt. *Zentralbl. f. Chir.*, 1904. — Proust. La prostatect. dans l'hyp. de la prost. Paris, 1904. — Hartmann. *Soc. Chir.*, 1904. — Rochet. Répar. de l'urètre après la prostatect. périn. *Arch. prov. chir.*, 1905. — Motz et Perearnu. Évolut. de l'hyp. prost. *Ann. gén.-urin.*, 1905. — Rochet. Prostatect. périn. et hypogast. comparées. *Soc. Chir. Lyon*, 1906. — Cathelin. Sur la prostatect. *Assoc. fr. d'Urol.*, 1905-1907. — Escat. Prostatect. transvésic. *Assoc. fr. d'Urol.*, 1906. — P. Duval. Techn. opérat. de la prost. transv. *Ann. gén.-urin.*, 1906. — Bazy. Prostatect. transvésic. *Soc. Chir.*, 1906 et 1907. — Tuffier. *Rapp. au Congrès de Lisbonne*, 1906. — Brongersma. Prostatect. transvésic. *Assoc. fr. d'Urol.*, 1907. — Pousson. Prostatect. périn. et hypogastr. *Ann. gén.-urin.*, 1907. — Carlier. Prostat. hypogast. *Soc. Chir.*, 1907.

On désigne sous ce nom une augmentation de volume de la prostate, permanente et définitive, partielle ou totale, qui survient dans la vieillesse et détermine le plus souvent des troubles urinaires. Au mot hypertrophie (Baillie), on a substitué ceux d'engorgement (Civiale), de myome (Harrison), de tumeur bénigne (Le Dentu), etc. Bien que discutée encore, la nature de cette augmentation de volume semble définie surtout par les recherches d'Albarran et Hallé qui la considèrent comme une néoplasie d'origine glandulaire, se présentant sous trois formes : adénome, adéno-fibrome et fibrome glandulaire. Cette diversité des lésions s'oppose à une définition générale basée sur l'histologie et le mot hypertrophie nous paraît devoir être conservé.

Étiologie

Les causes qui président au développement de l'hypertrophie elle-même sont aussi obscures que sont précises et nettes celles qui font éclater les accidents inflammatoires et congestifs au cours de cette affection. C'est pour avoir confondu cette double étiologie qu'on a incriminé quantité de circonstances, dont l'influence est nulle, en réalité, sur la production de l'hypertrophie.

De ce nombre sont : la congestion veineuse, les excès de table et de coït, la masturbation, les habitudes sédentaires, l'équitation, la blennorragie, les rétrécissements, certaines manœuvres chirurgicales, telles que le cathétérisme et le maintien d'une sonde à demeure. Il en est de même des calculs vésicaux. Dans ces diverses conditions, on a vu survenir des congestions et des inflammations aiguës ou chroniques de la prostate, mais non pas les modifications anatomiques qui constituent l'hypertrophie. Toutefois, la répétition des congestions est assurément une cause prédisposante, et en particulier celles qui relèvent d'une cause génitale. L'abus du coït dans un âge mûr ou avancé, les excitations sexuelles longtemps prolongées, l'onanisme ont été retrouvés par nous dans un trop grand nombre de cas pour que nous les considérions comme étrangers au développement rapide et surtout précoce de l'hypertrophie.

Les affections générales, la scrofule, la tuberculose, la syphilis; les diathèses, l'arthritisme, l'herpétisme, n'exercent pas une influence démontrée. Un accès de goutte, un eczéma ou un psoriasis peuvent disparaître et faire place immédiatement à des accidents de dysurie et de rétention, qui s'expliquent simplement par la production d'une poussée congestive.

Une seule condition étiologique est certaine : c'est la vieillesse; encore s'en faut-il que l'hypertrophie prostatique soit la règle à cette période de la vie. Sur 164 vieillards entre soixante et quatre-vingt-quatorze ans examinés par Thompson, 67 présentaient des lésions prostatiques ; dans 11 cas c'était une atrophie, dans 56 une hypertrophie ; mais dans 15 ou 16 seulement, l'hypertrophie se traduisait par des signes précis (Thompson) ; ces chiffres concordent avec ceux que nous avons recueillis dans le service du professeur Guyon. C'est de cinquante à soixante-cinq ans que la maladie débute ; rarement elle apparaît après soixante-dix, plus rarement encore à un âge très avancé, époque à laquelle la prostate semble même subir une sorte de régression.

Voici le relevé de l'âge de 1 060 sujets atteints de tuméfaction prostatique observés par nous qui permet d'en apprécier la fréquence relative.

50 à 54 ans	35
55 à 59 —	118

60 à 64 ans	231
65 à 69 —	283
70 à 74 —	208
75 à 79 —	140
80 à 84 —	35
85 à 90 —	10

L'hypertrophie est rare avant cinquante-cinq ans. On en cite des exemples dont la réalité anatomique n'est pas douteuse, mais cette constatation est nécessaire, car il existe des cas de prostatite chronique qui donnent lieu aux symptômes et aux modifications macroscopiques de l'hypertrophie.

ANATOMIE PATHOLOGIQUE

Nous étudierons successivement les lésions de la prostate, de la vessie et des voies supérieures.

Lésions macroscopiques. — La lésion caractéristique est une augmentation de volume de la prostate. Toutefois, dans des cas relativement rares la glande est peu ou n'est pas hypertrophiée et semble même subir une sorte d'atrophie. Aussi de nombreuses variétés existent-elles. Entre une prostate normale, du volume d'une châtaigne, et celle que Charles Bell a déposée au musée d'Édimbourg et qui est grosse comme une noix de coco, tous les degrés intermédiaires ont été observés. Thompson, qui en a examiné un grand nombre, a noté des poids qui varient de 24 à 69 grammes et donnent une moyenne de 35 à 45 grammes. Messer en a vu une de 184 grammes, Gross une de 288 grammes et Freyer en a extrait par l'hypogastre une de 308 grammes. Quant à nous, nous trouvons dans un relevé d'autopsies faites par nous le poids de 77 prostates provenant de sujets de plus de soixante ans; ce poids a varié de 25 à 85 grammes donnant une moyenne de 46gr,85. L'hypertrophie est dite *excentrique ou rectale* lorsque la tumeur proémine du côté de l'intestin, dont elle refoule la paroi; elle est dite *urétro-vésicale* lorsqu'elle se développe du côté de l'urètre ou du col, dont elle modifie les dispositions. Ces deux formes coexistent fréquemment, mais sans qu'on puisse jamais, du degré atteint par l'une, conclure à un développement proportionnel de l'autre.

Rectale ou urétrale, la tuméfaction prostatique est le plus souvent symétrique, comme on le voit d'après les chiffres suivants, relatifs aux différentes pièces que nous avons observées ou trouvées décrites :

		Thompson	Musée Dupuytren	Musée Civiale	Total
Hypertrophie symétrique	générale	74	7	10	91
	limitée au lobe moyen	19	8	6	33
	— aux lobes latéraux	8	5	7	20
	— à la commissure antérieure	3	»	»	3
Hypertrophie asymétrique	avec prédominance du lobe droit	8	1	2	11
	gauche	11	1	3	15

Dans le relevé qui nous est personnel, nous avons rencontré 87 fois sur 159 l'hypertrophie du lobe moyen, proportion supérieure à celle des autres statistiques.

Des recherches de Prédal conduisent à des résultats analogues ; en voici le résumé :

AGE	NOMBRE	HYPERTROPHIE			LOBES LATÉRAUX SEULS	
		totale.	totale avec prédominance du lobe moyen.	isolée du lobe moyen, ou barre, ou luette vésicale	1 lobe.	2 lobes.
45 à 50	5	0	0	5	0	0
50 à 55	12	0	3	6	2	2
55 à 60	23	1	10	7	2	2
60 à 65	9	2	2	0	0	3
65 à 72	15	4	8	1	2	2
Totaux . .	64	7	23	19	6	9
					15	

Enfin Albarran réunissant les statistiques précédentes, celles de Motz et du musée Guyon, trouve 207 hypertrophies du lobe médian sur 293 cas, soit une proportion de 71 p. 100. Le lobe médian est prédominant dans 88 cas, soit 36 p. 100. Mais remarquons avec le professeur Guyon qu'il est extrêmement rare de rencontrer une tuméfaction limitée au lobe médian et les lobes latéraux y participent toujours, en proportion très variable.

Qu'elle soit urétrale ou excentrique, l'augmentation de volume se fait toujours aux dépens de la partie postérieure de la glande aussi bien dans sa partie rétro-urétrale que rétro-cervicale. Dans de rares circonstances on a signalé (Mercier, Guiard, Cruet) une hypertrophie de la lame de tissu prostatique préurétrale dans les formes annulaires de l'hypertrophie (Albarran); cette dernière ne prend qu'une part très faible aux altérations dont le reste de la glande est le siège, disposition qui contribue à accentuer les déformations dont il nous reste à parler.

Déformations de l'urètre. — Une seule modification de l'urètre est constante : c'est l'allongement. Le canal prostatique atteint souvent 5 à 6, parfois 8 et même 10 centimètres. Nos mensurations nous ont donné une moyenne de 45 millimètres. On n'acceptera qu'avec réserve certaines dimensions calculées sur le vivant, car il existe souvent un allongement simultané de la portion pénienne, de sorte que l'urètre de quelques prostatiques peut atteindre jusqu'à 30 centimètres de longueur totale (Guyon et Bazy). Cet allongement se fait aux dépens de la face postérieure et est en rapport avec l'élévation de l'orifice cervical. Il en résulte un changement de direction de l'urètre, qui forme au début une courbure assez régulière : celle-ci, par suite du développement du lobe moyen, tend un peu plus tard à se transformer en une coudure à angle plus ou moins fermé sur l'existence de laquelle le professeur Poncet a justement insisté.

La paroi supérieure, presque indemne, lisse, unie, beaucoup plus courte, constitue un chemin facile qu'on s'efforcera de suivre pendant le cathétérisme.

A l'augmentation en longueur se joint ordinairement une augmentation du diamètre antéro-postérieur. Les lobes latéraux, en se rapprochant, diminuent le diamètre transverse, de sorte que le canal se présente sous forme d'une fente verticalement dirigée qui mesure souvent de 20 à 30 millimètres et peut atteindre jusqu'à 47 millimètres (Hunter). Somme toute, le calibre de l'urètre, souvent normal, augmente généralement dans l'hypertrophie.

Chaque type d'hypertrophie produit une modification particulière de l'urètre. Si un seul lobe est augmenté de volume, l'urètre est dévié en sens inverse et décrit une courbe à concavité latérale. Dans quelques cas, les hypertrophies latérales n'ayant pas lieu au même niveau ont pour résultat une déviation alterne ou en S, véritable scoliose urétrale (Proust). Elle peut tenir tantôt à ce qu'un lobe s'est tout entier développé beaucoup plus que son congénère, tantôt à la présence d'un petit corps fibreux voisin de la paroi urétrale qu'il repousse. Quelquefois on rencontre des diverticules ou des fentes qui s'étendent très loin. Les déformations du lobe postérieur sont les plus importantes : nous ne parlons pas ici seulement des tuméfactions isolées de ce lobe qui, comme l'indique notre tableau, sont assez rares : mais dans l'hypertrophie en masse l'augmentation de cette partie de la glande oppose les plus grands obstacles au cathétérisme. On voit assez souvent à ce niveau une bifurcation de l'urètre dessinant une sorte d'Y. Le cathétérisme, ordinairement nécessaire, agrandit une de ces gouttières et la rend prédominante. Ailleurs ces bifurcations se subdivisent et on compte trois et même quatre sillons qui conduisent dans la vessie. Dans ces cas l'aplatissement de l'urètre n'a plus lieu latéralement, mais d'arrière en avant et, comme le soulèvement est irrégulier, il en résulte une fente transversale et sinueuse.

Il existe une profonde différence dans la constitution du canal prostatique suivant qu'on l'examine dans ses portions sous ou sus-montanales. Cette dernière seule est épaissie et présente des dimensions considérables. Au-dessous du verumontanum, on ne voit jamais qu'une paroi mince et ce fait se trouve démontré pendant la prostatectomie périnéale. On rencontre le cathéter sous le doigt au fond de la plaie et le bistouri n'incise qu'une lame de tissus peu épaisse.

Lobe moyen. — Nous conservons la dénomination de lobe moyen qui représente une notion précise et nécessaire à retenir pour expliquer la production des accidents, mais nous devons reconnaître avec Jores et Albarran que ce lobe n'existe pas à l'état normal et qu'il est représenté seulement par une commissure réunissant les lobes latéraux.

La tuméfaction pathologique qu'on observe chez les vieillards se fait donc aux dépens non pas des lobes prostatiques, mais d'un groupe de glandes accessoires qui sont situées sous la muqueuse cervicale. Albarran en distingue deux groupes : un central, l'autre périphérique. Le premier est constitué par des acini sous-muqueux entourant l'urètre sur toute la circonférence du canal prostatique, peu nombreux sur la paroi antéro-supérieure, très développés sur la paroi inférieure. Là ils forment deux groupes, l'un vers le milieu de la prostate, au niveau du verumontanum, l'autre au niveau du col vésical, constituant une agglomération sous-cervicale immédiatement au-dessous de la muqueuse, entre elle et la couche musculaire qui les sépare de la prostate proprement dite.

Ces groupes de glandes peuvent s'hypertrophier isolément d'où résultent deux variétés du lobe médian pathologique ; l'un urétral développé aux dépens de la portion préspermatique de l'urètre, l'autre vésica dépendant des glandes juxta-cervicales. En fait, ces deux variétés coexistent fréquemment et se continuent même avec le reste de la prostate hypertrophiée. En se développant ce lobe a refoulé le sphincter et s'est mis en connexion avec le tissu prostatique.

Saillies intra-vésicales. — Quand les tuméfactions prostatiques font saillie dans la vessie leur aspect varie à l'infini ; pour la clarté de leur description, le professeur Guyon les ramène à trois types principaux qu'il désigne sous le nom d'hypertrophie en croupion de poulet, en éventail, en barre.

L'hypertrophie en *croupion de poulet* est constituée par une masse plus ou moins volumineuse et formant toujours une saillie nettement appréciable. Celle-ci, ordinairement unique et médiane, quelquefois tout à fait sessile, supportée par un pédicule plus ou moins grêle, paraît même quelquefois n'être rattachée à la glande que par la muqueuse. Elle peut se prolonger sur les parties latérales de l'orifice cervical, même en avant de lui affectant alors une disposition qui rappelle celle d'un col utérin hypertrophié. Ces productions jouent un rôle considérable dans les troubles de la miction. Ailleurs, ces tumeurs isolées et pédiculées prennent également naissance sur les lobes latéraux : ce fait est plus rare, mais des observations de Mercier, Thompson, Cruet, etc., ne permettent pas de douter de leur existence.

L'hypertrophie *en éventail* est constituée par une tumeur à pédicule large, un peu aplatie, plus ou moins symétrique ; elle s'étale en arrière du col et est généralement parcourue par les sillons dont nous avons trouvé l'origine dans l'urètre ; ce sont ces gouttières latérales qui dessinent un Y ou des branches multiples. Ces deux premières formes peuvent se combiner et donner une forme mixte, dans le cas, par exemple, où un sillon un peu profond divise un éventail en deux parties distinctes ou lorsque deux tumeurs en croupion de poulet sont reliées par une bande de tissu prostatique un peu épaisse. Parfois, au contraire, les tuméfactions des lobes latéraux et celle du lobe médian restent indépendantes et prennent une part égale à l'hypertrophie ainsi que le représente la figure 116.

Plus caractéristique est l'hypertrophie *en barre.* Tantôt elle consiste en un repli muqueux qui relie les deux lobes moyens hypertrophiés et tantôt c'est un repli musculaire, exagération d'une disposition normale (Guthrie, Mercier) ; dans la même catégorie de faits rentrerait l'hypertrophie musculaire connue sous le nom de luette vésicale de Lieutaud. Mais le plus souvent elle est le résultat de l'hypertrophie régulière et uniforme

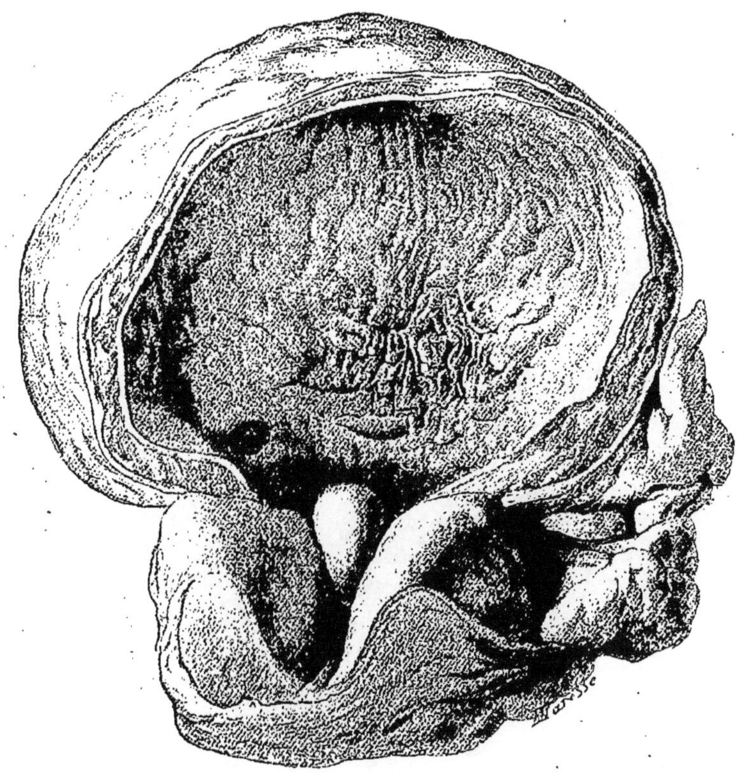

Fig. 116. — Hypertrophie des trois lobes : celle du lobe moyen est en forme de luette vésicale. Dilatation avec hypertrophie des parois vésicales. (Coll. du Dr René Marie.)

de la portion sus-montanale de la prostate ; tantôt située immédiatement au-dessus du verumontanum elle est presque entièrement urétrale, tantôt elle soulève le bas-fond vésical, contribuant à former une sorte de piédestal à la vessie (Guyon) en même temps qu'elle pousse un prolongement transversal dans cette cavité. Cette saillie est d'ailleurs variable ; elle offre souvent un volume assez considérable pour constituer un obstacle à la progression de la sonde qui vient l'accrocher. Elle contribue également à limiter en avant la portion de la vessie d'où l'urine ne peut s'échapper naturellement et qui détermine une rétention incomplète.

Les modifications du col sont la conséquence des lésions que nous venons de décrire. La dépression arrondie et régulière qu'on voit dans l'état normal est remplacée par une fente curviligne et largement dentelée, tantôt irrégulièrement transversale quand la partie moyenne est seule intéressée, tantôt en forme de croissant incliné à droite ou à gauche quand

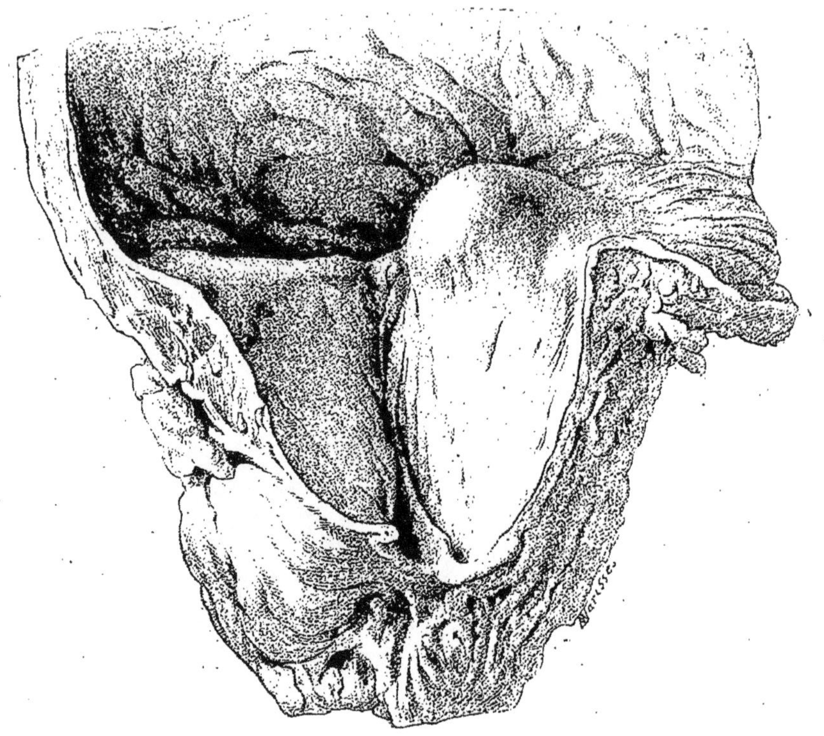

Fig. 117. — Hypertrophie asymétrique des lobes latéraux. (Coll. du Dr René Marie.)

un des lobes acquiert un développement prépondérant. Signalons enfin une forme particulière observée par Mercier et Thompson, dans laquelle le col resterait entr'ouvert d'une façon permanente : cette disposition résulterait de l'hypertrophie simultanée des trois lobes qui feraient saillie dans l'urètre. Les latéraux se seraient primitivement développés, et le médian, en se tuméfiant à son tour, viendrait s'insinuer entre les deux autres en les écartant à la manière d'un coin.

Ce qu'il importe surtout de noter dans les modifications apportées au col, c'est son élévation produite par la tuméfaction sous-jacente. Fuerstenheim a montré sur des coupes de cadavres congelés que la vessie est ainsi divisée en deux compartiments dans le sens antéro-postérieur. L'orifice interne de l'urètre se trouve sur un plan supérieur au bas-fond vésical; tant que les fibres musculaires de ce dernier, par leurs contractions énergiques, le relèvent et l'amènent jusqu'au niveau du col, l'écoulement de l'urine peut se faire encore, mais ce résultat finit par ne plus être possible; c'est là une des formes de la rétention incomplète. La muqueuse de l'urètre subit une augmentation dans tous les sens de sorte qu'après l'ablation des tissus prostatiques qui le soutiennent, après une prostatectomie, elle forme une vaste cavité, sorte de vessie surnuméraire (Freyer).

Capsule. — Aujourd'hui l'étude de la capsule de la prostate est devenue des plus importantes en raison des procédés d'énucléation de cette glande et des prostatectomies. En voici la description d'après Proust. La loge prostatique, ligament pelvio-prostatique de Retzius, est formée de feuillets aponévrotiques d'inégale épaisseur. En avant existe une lame très mince préprostatique, lame de Zuckerkandl, qui, partie de l'aponévrose moyenne au niveau de la face antérieure de l'urètre, remonte avec le canal, couvre la face antérieure de la prostate et la sépare du plexus de Santorini. En haut, elle adhère aux fibres antérieures de la vessie. Sur les côtés, la loge est formée par les aponévroses latérales qui séparent la glande des releveurs, et contractent avec elle des adhérences assez solides. En bas l'aponévrose prostato-périnéale de Denonvilliers passe au-dessus du transverse en se confondant avec le plancher uro-génital. Enfin, en arrière, cette même aponévrose forme la face postérieure de la capsule séparée elle-même par un tissu cellulaire lâche, facilement décollable. Cunéo et Veau ont montré que cette loge n'est pas fermée en arrière par toute l'épaisseur de l'aponévrose de Denonvilliers; cette dernière n'est qu'un fascia d'accollement formé de deux lames entre lesquelles existe l'espace décollable rétro-prostatique. Le feuillet antérieur seul entre dans la composition de la loge prostatique.

Mais ces dispositions subissent du fait de l'hypertrophie des modifications profondes. Albarran a fait remarquer qu'en arrière, la capsule refoulée par l'augmentation de volume de la glande paraît plus épaisse qu'à l'état normal surtout près du sommet. Au-dessous de cette capsule, on trouverait une seconde capsule propre de la glande; pour Albarran et Motz, cette capsule est une création artificielle. Les lobules adénomateux tassent le tissu glandulaire interposé par leur confluence et leur développement; la partie périphérique de la glande se trouve aplatie entre la capsule vraie et les corps fibreux adénomateux exubérants. Aussi quand on pratique une prostatectomie on obtient un décollement facile en suivant ces derniers, mais on laisse une partie considérable de la glande. Hartmann exprime une opinion analogue : d'après lui, ce qu'on laisse est la capsule doublée d'une mince couche de tissu glandulaire.

Lésions histologiques. — Des opinions multiples ont été émises sur la nature des lésions : elle peuvent se grouper en trois principales : les uns considèrent comme prédominant l'élément glandulaire, les autres l'élément musculaire ; d'autres enfin reconnaissent presque autant de variétés qu'il y a d'éléments de nature différente dans la prostate.

Un certain nombre d'histologistes n'envisagent que l'hyperplasie musculaire et fibreuse et négligent le rôle de l'élément glandulaire; beaucoup d'entre eux et à leur tête Velpeau, sont entraînés par le désir de démontrer l'analogie des tumeurs prostatiques et des myomes utérins. Pour Forster, ce sont des myomes; Zambianchi, Ordonnez et Dodeuil, considèrent ces tumeurs comme des fibro-myomes péricanaliculaires qui, dans une phase avancée de leur développement, annihilent l'élément glandulaire. Harrison, S.-J. Paget croient que la prostate contient peu d'éléments glandulaires, beaucoup de fibres musculaires, et pour eux c'est l'hypertrophie de ces dernières qui produit l'augmentation de volume de la glande. Mercier se rallie à cette opinion au moins pour la forme dure.

Plus nombreux sont les auteurs qui admettent le rôle prépondérant sinon exclusif de l'élément glandulaire. Cruveilhier reconnut le premier la dilatation glandulaire accompagnée d'un développement du tissu fibreux périacinaire. Rokitansky montra bientôt après que l'hypertrophie provient du système glandulaire, dont les éléments n'augmentent pas en nombre, mais subissent une dilatation avec un épaississement des parois fibreuses, qui peu à peu étouffe les acini. Billroth reproduit la même théorie en accordant encore plus d'importance à l'hyperplasie périglandulaire, et conclut en disant que le grossissement dépend de la formation diffuse d'un myome. Pour Rindfleisch, l'élément musculaire est accessoire.

La plupart des auteurs admettent plusieurs variétés de tumeurs prostatiques. Nélaton décrit des hypertrophies glandulaires, musculaires et fibreuses, et assigne à chacune d'elles des caractères macroscopiques particuliers. Thompson définit ainsi quatre variétés d'hypertrophie :

1° simple développement exagéré de tous les éléments constitutifs de l'organe en proportion à peu près égale, comme dans le cas d'hypertrophie moyenne; 2° Excès de développement du stroma sur la partie glandulaire, c'est la forme la plus commune; 3° excès de développement des éléments glandulaires sur le stroma, rareté pathologique; 4° agencement nouveau des éléments normaux de la prostate, fibreux ou glandulaires, sous forme de tumeurs. Suivant les dispositions macroscopiques, Thompson distingue l'hypertrophie, les tumeurs et les excroissances. Les tumeurs peuvent être incluses dans la glande, et se rencontrent également dans les prostates non hypertrophiées. Quoique Virchow reconnaisse avec Thompson deux formes, l'une fibreuse simple, consistant uniquement en éléments fibro-musculaires, et une forme fibreuse avec éléments glandulaires, il insiste sur la nécessité de compter avec l'augmentation des éléments glandulaires, malgré l'abondance du stroma qui prend une part prédominante à l'hypertrophie.

D'après Cornil et Ranvier, les hypertrophies générales ou partielles sont dues à la formation nouvelle d'un tissu blanc grisâtre ou rosé, formé de fibres musculaires et de tissu conjonctif de nouvelle formation; cependant l'augmentation, en nombre et en volume, des culs-de-sac glandulaires, permet de considérer ces tumeurs comme mixtes; le nom d'adéno-fibro-myome leur est applicable.

La conception de Launois s'en rapproche. Il admet que les tumeurs sont constituées par un adéno-fibro-myome et il propose la dénomination générale de fibrome glandulaire de la prostate. Il décrit d'ailleurs des lésions athéromateuses des artères prostatiques et leur fait jouer un rôle sur lequel nous aurons à revenir.

Dans les dernières années cette question a été l'objet de travaux importants. Casper, de même que Motz, contrairement à Launois, signale la rareté de l'artériosclérose, reconnaît trois formes d'hypertrophie. Beaucoup d'autres, Griffiths, Alexander, Gouley, Caminitti se rattachent à l'opinion que l'un de nous (Desnos, *Dict. Encycloped.*, 1888) avait émise : les différences de structure tiennent moins à une diversité dans la nature des lésions qu'au degré de développement de ces lésions presque toujours glandulaires au début. Ils estiment que la lésion passe par deux phases dans la première il y a hyperplasie de l'élément glandulaire, dans la seconde le stroma fibreux se développe et étouffe l'hypertrophie adénoïdienne.

Motz a bien mis en évidence les deux faits suivants : dans toute hypertrophie l'élément glandulaire participe aux lésions et ces lésions se présentent sous deux formes principales : adéno-fibromyome dur et adénome mou. Ses recherches portent sur 30 prostates hypertrophiées. Dans la moitié des cas l'élément glandulaire prédomine et dans un seul cas manque totalement. De plus Motz a reconnu qu'à côté des lobules sphéroïdes hypertrophiés la prostate contient une quantité assez grande de tissu glandulaire disséminé. Les corps sphéroïdes sont formés par une hypertrophie primitive localisée de la glande qui refoule les tissus périphériques et même lorsque, dans ces lobules, l'élément fibreux est le plus important, on retrouve au centre un noyau glandulaire atrophié. Dans ce cas le stroma est scléreux.

Dans la moitié des cas, les vaisseaux sont normaux ; dans 1/6 des cas ils sont dilatés et dans 1/3 des cas ils sont atteints de sclérose. Cette artériosclérose est ordinairement localisée.

Pour Ciéchanowski la dégénérescence serait mixte, mais la plus grande part revient à l'élément glandulaire. La glande est dilatée par segments et dans la glande il y aurait rétention de produits de sécrétion pouvant aller jusqu'à l'enkystement. Cette localisation donne l'aspect lobulé ; la dilatation est due à une oblitération des canaux excréteurs par prolifération des cellules du stroma. Si la lésion conjonctive porte sur le tissu péricanaliculaire, il y a hypertrophie ; si elle porte sur la région glandulaire les acini se trouvent comprimés, étouffés, il y a atrophie.

Albarran et Hallé ont repris l'étude de l'histologie de la prostate hypertrophiée confirmant en grande partie les travaux que nous venons de citer. Ils montrent que si l'élément glandulaire et prépondérant est primitif, d'autres formes existent. Des publications ultérieures n'ont fait que confirmer ces recherches qui aujourd'hui servent de base à une description d'ensemble.

Les lésions de l'hypertrophie de la prostate peuvent être rangées en trois catégories suivant la proportion du stroma et du tissu glandulaire. La figure 118 permettra de les comparer avec celles de la prostate sénile sans hypertrophie.

1° Dans l'*hypertrophie glandulaire pure*, la coupe de l'organe est lobulée, d'aspect aréolaire. Les glandes sont disposées en lobules plus ou moins nets et de volume inégal (fig. 119 et 120).

La prolifération glandulaire rend méconnaissable la dispositien radiée des lobules normaux de la prostate. Le volume des culs-de-sac est variable; ils sont tantôt petits, serrés les uns contre les autres, tantôt dilatés, beaucoup moins nombreux; ils peuvent même présenter un aspect

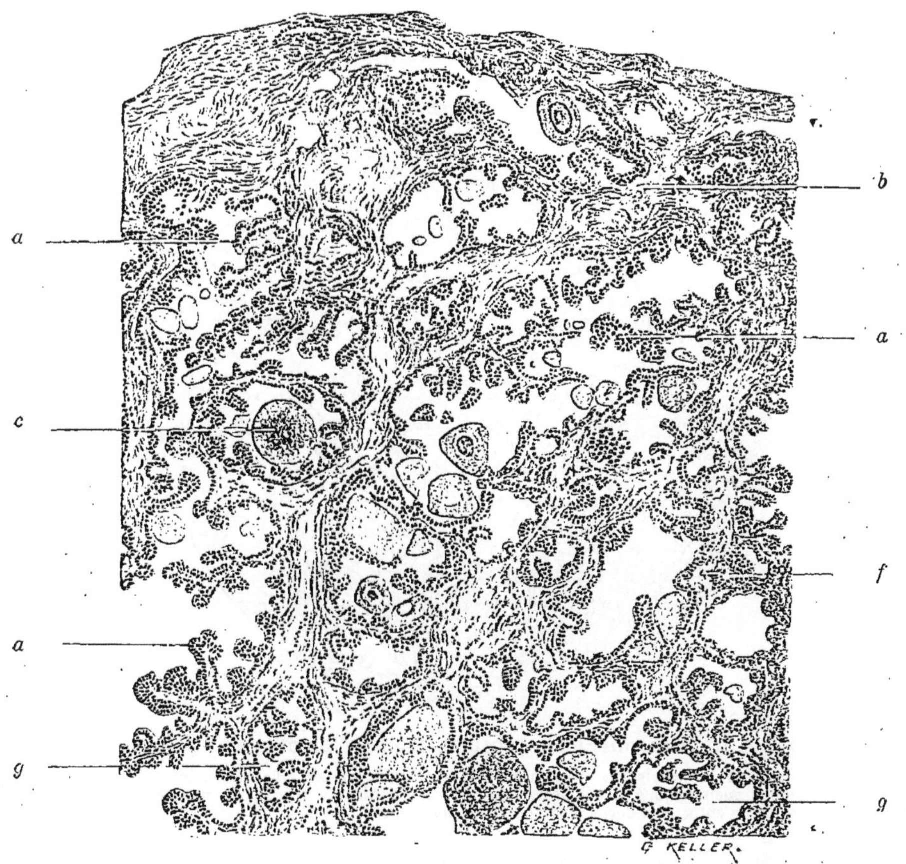

Fig. 118. — Prostate normale, chez le vieillard. Grossissement 35/1.

Les glandes prostatiques sont dilatées, leurs parois paraissent plus arborescentes que chez l'adulte, leurs cavités sont plus riches en dépôts calcaires. — *f*, *f*, le tissu interstitiel, inter-glandulaire, est épaissi, densifié; fibroïde par places — *g*, *g*, cavités glandulaires ectasiées, tapissées par une couche unique de petites cellules cubiques. — *a*, *a*, bourgeonnements adénomateux des parois des glandes prostatiques ; les arborescences glandulaires sont souvent fort nombreuses. — *c*, concrétions intra-glandulaires, reconnaissables à leur volume, à leur forme plus ou moins arrondie et à leurs couches concentriques. (Dr Letulle).

kystique. L'épithélium est normal, ou au contraire épaissi et aplati, dans les dilatations kystiques notamment. Les cavités sont vides ou remplies de concrétions et de détritus cellulaires. Entre les culs-de-sac, le stroma et les vaisseaux restent sains.

2° Dans une deuxième catégorie, les *lésions sont mixtes*. A côté de lésions adénomateuses typiques on trouve des lobules où le tissu glandulaire est atrophié et remplacé progressivement par un stroma abondant (fig. 121 et 122). L'aspect lobulé est toujours très net par suite de la différence de consistance des régions. Tous les degrés de transformation fibreuse se présentent; les glandes visibles par endroits sont peu distinctes dans d'autres.

Enfin lorsque l'atropie acineuse est complète on voit le stroma presque

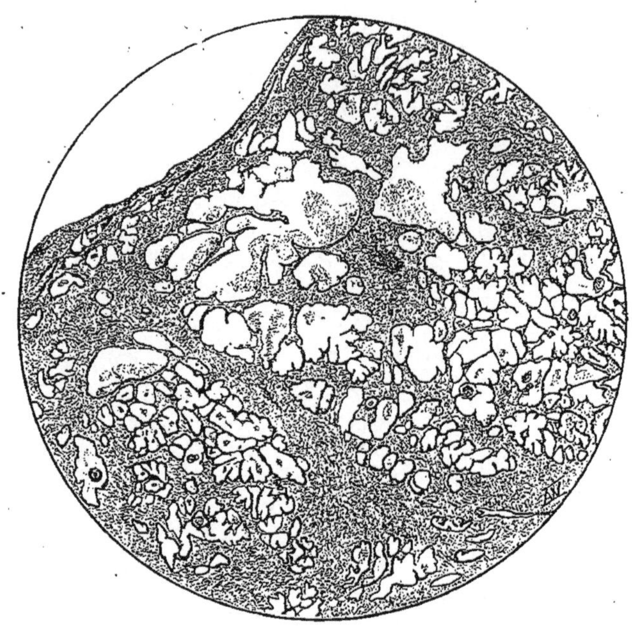

Fig. 119. — Hypertrophie de la prostate. Coupe d'un adénome prostatique.

Le tissu conjonctif est hyperplasié ; on reconnaît la lobulation glandulaire ; les acini sont augmentés de nombre et de volume, quelques-uns très dilatés, d'autres, à la périphérie, aplatis par compression excentrique ; dans un grand nombre d'entre eux, corps amylacés à couches concentriques. Les vaisseaux sont rares et aplatis.

entièrement fibreux et les vaisseaux altérés. Le plus souvent les lobules adénomateux prédominent, mais dans une proportion très variable.

3° Très rarement, dans 3 cas sur 100 (Albarran et Hallé) on trouve le type *hypertrophique fibreux pur*. Tous les lobules, très nets, sont denses, solides, sans cavités glandulaires. Il y a très peu de tissu musculaire et les vaisseaux raréfiés présentent une paroi épaisse à lumière étroite. Comme dans les cas précédents on voit le lobule primitivement glandulaire devenir fibreux secondairement.

Plus récemment, Motz et Perearnu ont fait des recherches sur la fréquence, la localisation et l'évolution des lésions adéno-myomateuses. La fréquence de ces lésions augmente avec l'âge; de quarante à cinquante ans elle est de 20 p. 100, de cinquante à soixante de 30 p. 100, de soixante à soixante-dix de 50 p. 100, de soixante-dix à quatre-vingt-dix de 82 p. 100. Reprenant la division en groupes périphériques et centraux décrits par Albarran dans la prostate normale, ces auteurs la retrouvent dans l'anatomie pathologique de l'hypertrophie de la prostate. Pour eux « l'hypertrophie de la prostate ne se produit qu'aux dépens des glandes centrales para-

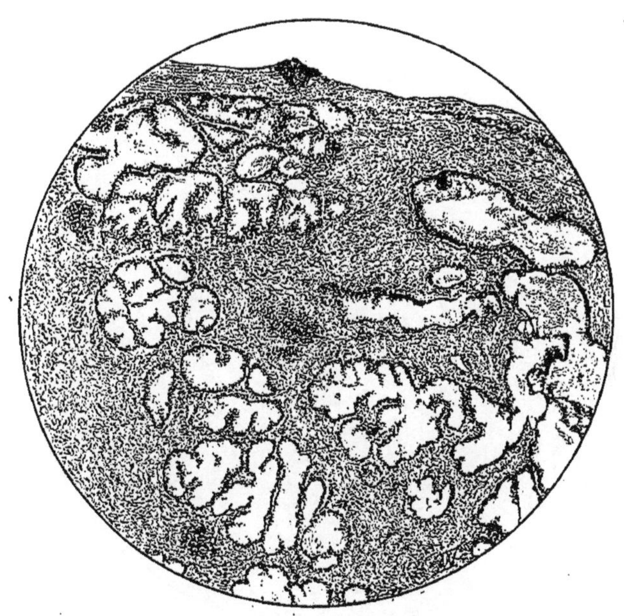

Fig. 120. — Hypertrophie de la prostate. Coupe d'un adénome à un plus fort grossissement.

On voit, dans le stroma conjonctif épaissi plusieurs foyers inflammatoires où les amas de cellules rondes sont fortement colorés ; sous la capsule, acinus comprimé ; vers la droite acini dilatés, mais à revêtement épithélial peu altéré. Au niveau des autres acini, prolifération de l'épithélium qui forme des cloisons et bourgeons intra-acineux.

urétrales et du stroma qui les entoure. La prostate proprement dite ne prend aucune part à la formation des masses néoplasiques ».

Le début se fait de deux façons :

1° On ne trouve dans la zone centrale que quelques corps sphéroïdes sans épaississement conjonctif. Le reste de la glande et la zone périphérique refoulée se condensent et forment ce que l'on a décrit comme étant la capsule. Dans le développement du lobe médian et celui des lobes latéraux on observe des différences qui tiennent au plus ou moins grand nombre des glandes périurétrales. Le calibre de l'urètre est ordinairement augmenté ; quant aux canaux éjaculateurs ils sont refoulés au dehors.

2° L'hypertrophie est due à une hyperplasie de tous les éléments de la prostate : néoformation de culs-de-sac glandulaires par bourgeonnement, hypertrophie du stroma conjonctivo-musculaire. Cet ensemble forme les corps sphéroïdes, facilement énucléables lorsque autour d'eux les culs-de-sac dilatés et aplatis forment des fentes concentriques. C'est le type de l'adéno-myome.

Dans les adénomes purs, les culs-de-sac bourgeonnent comme dans

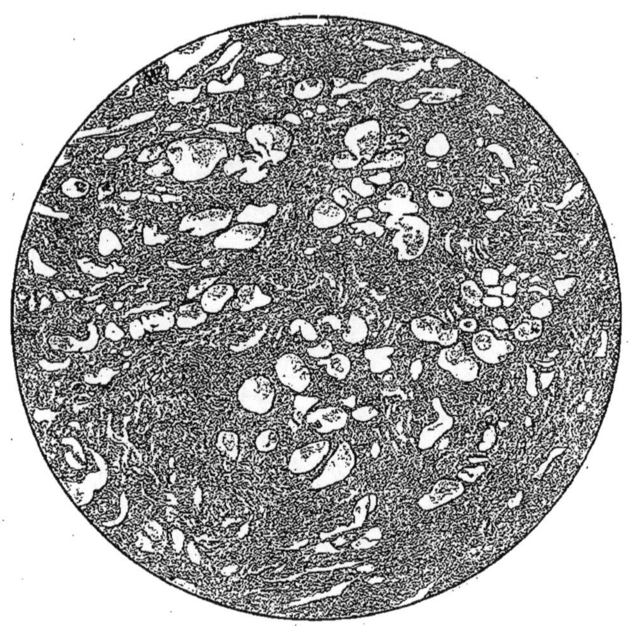

Fig. 121. — Hypertrophie de la prostate. Forme mixte. Coupe d'un lobe médian montrant l'épaississement considérable du tissu interstitiel et un certain degré d'atrophie des éléments glandulaires.

l'adéno-myome, mais ici, le stroma conjonctif ne réagit pas. L'adénome pur, très rare, existe. Dans le myome pur, qui est assez fréquent, on voit apparaître un réseau de capillaires à lumière étroite, autour desquels se forme une prolifération musculaire lisse plus ou moins globulaire.

Ces conclusions se trouvent confirmées par un travail de Young qui a fait des recherches portant sur 120 cas : 100 fois il trouve la forme glandulaire. La prostate a une consistance élastique ; avec un aspect spongieux dû à la dilatation acineuse. La forme fibro-musculaire n'existe que dans 14 cas. Elle est caractérisée par sa consistance plus ferme, son apparence plus homogène et la séparation des acini par de larges régions conjonctives. Enfin les six derniers cas sont des types d'hypertrophies fibreuses, avec lésions de prostatite.

Mais cette évolution cellulaire ne s'arrête pas toujours. La dégénérescence épithéliomateuse entrevue depuis longtemps est aujourd'hui indiscutable. Dans l'ensemble des pièces utilisées pour leur travail, Albarran et Hallé ont trouvé 14 prostates présentant au microscope des

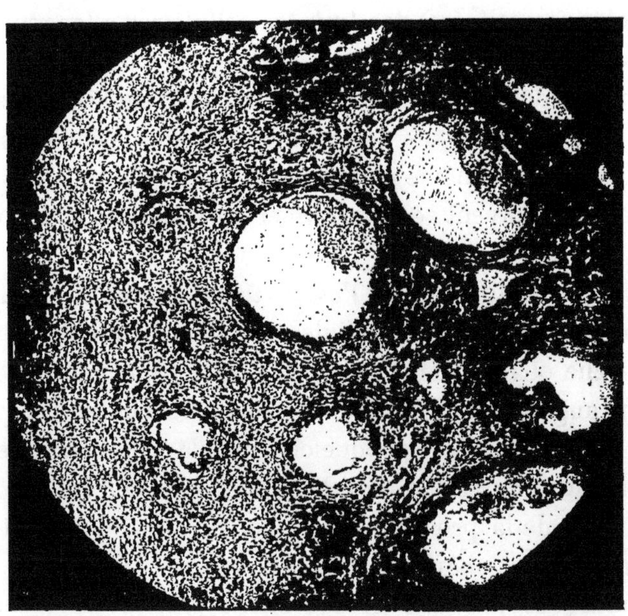

Fig. 122. — Hypertrophie de la prostate. Forme mixte.

Le tissu conjonctif très épaissi, forme en certaines parties un bloc fibreux sans éléments glandulaires; ailleurs les acini, kystiques, ont un épithélium bas, non proliférant, en voie de desquamation. Vers la partie inférieure et médiane de la figure, on voit des vaisseaux aplatis ; d'autres petits vaisseaux rigides et béants sont coupés transversalement; en divers points, il existe une infiltration embryonnaire.

lésions *épithéliales néoplasiques*. Il ne s'agit plus d'adénomes mais de véritables épithéliomas. Ces lésions se rangent dans deux catégories : l'épithélioma adénoïde simple et avec infiltration du stroma.

L'épithélioma adénoïde, de beaucoup le plus fréquent, se présente sous forme de noyaux circonscrits disséminés dans la prostate. Ces noyaux sont constitués par des tubes qui ne rappellent plus les acini serrés, juxtaposés ou séparés par des travées minces de tissu conjonctif. Ils sont formés par une ou plusieurs assises de cellules épithéliales. Leur lumière, quand elle existe, est remplie de détritus cellulaires et de concrétions. Les nodules ainsi formés peuvent être bien circonscrits, encapsulés par le tissu périphérique qu'ils ont refoulé ou bien au contraire la lésion est diffuse et la prostate prise en masse. Ces deux types sont en réalité les degrés d'une même lésion et sur une même prostate on peut trouver tous les intermédiaires. Autour des nodules épithéliomateux on trouve en général les lésions de la prostate sénile.

Dans l'épithélioma adénoïde avec infiltration du stroma on retrouve les mêmes lésions, mais accompagnées d'une réaction du tissu conjonctif, qui est caractérisée soit par des traînées cellulaires allongées, soit par un cancer alvéolaire type.

En résumé, l'hypertrophie de la prostate est une lésion essentiellement glandulaire à laquelle s'ajoute secondairement une lésion du stroma. Cette lésion conjonctive peut même parfois être prédominante. Dans certains cas enfin, ces lésions peuvent se transformer en néoplasie épithéliale maligne.

Lésions concomitantes. — *Vessie, uretères, reins.* — Les lésions de la vessie ont une importance capitale, car elles tiennent sur leur dépendance la marche et le pronostic de l'affection. La capacité vésicale est le plus souvent augmentée; cet accroissement se fait aux dépens du bas-fond, qu'on voit atteindre quelquefois jusqu'à 7 centimètres et demi de diamètre. La cause en réside dans la surélévation du col due à l'augmentation du volume de la prostate sous-jacente. C'est dans cette cavité que l'urine stagne et que s'accumulent le pus, le sang, les calculs, parfois profondément masqués par une grosse saillie prostatique et inaccessibles à l'exploration. Quant aux parois, l'hypertrophie est la règle, l'amincissement, l'exception (Guyon). L'épaississement n'est pas uniformément réparti. Par places les fibres musculaires se tassent en faisceaux qui dessinent à l'intérieur du réservoir vésical des saillies connues sous le nom de colonnes. Celles-ci sont disposées, d'après Jean, en couronne elliptique et horizontale au niveau du bas-fond. Elles sont constituées par des faisceaux musculaires primitifs réunis en îlots séparés par des bandes de tissu fibreux. Dans l'intervalle des colonnes, la paroi musculaire est réduite au minimum et recouverte par la muqueuse; celle-ci ne présente d'épaississement dans aucun point, elle affecte seulement des adhérences intimes avec le tissu cellulo-fibreux sous-jacent. Si le plan profond s'amincit encore et cède, la muqueuse va faire hernie entre les colonnes musculaires et former des poches ou cellules vésicales. Celles-ci sont souvent multiples et s'ouvrent dans la vessie par un orifice étroit (voir fig. 205).

C'est là, nous venons de le voir, le résultat d'une lutte de la vessie contre une saillie prostatique ; toutefois, il importe de remarquer que la distension vésicale, surtout celle du bas-fond, et l'existence de colonnes se rencontrent dans des vessies de vieillards, dont la prostate offre peu de modifications macroscopiques et où on ne trouve pas d'obstacle au col vésical. Les colonnes sont moins marquées, il est vrai, mais elles affectent toujours la même disposition en anses, dirigées en haut et en avant, destinées à relever le bas-fond vers le col. Les lésions histologiques sont les mêmes et montrent un envahissement des faisceaux musculaires par le tissu fibreux. Dans ces cas où la lésion prostatique ne peut être invoquée, le mécanisme est plus complexe ; une dégénérescence primitive des parois vésicales paraît d'autant plus admissible qu'on rencontre des phénomènes du même genre chez la femme. La vessie a lutté d'abord à l'aide de ses fibres restées indemnes qui se sont hypertrophiées et qui ont fini par se laisser vaincre sous la pression de l'urine.

Les parois de la vessie des prostatiques passent par deux phases (Bohdanovicz). Il existe d'abord une hypertrophie simple des fibres musculaires qui, par suite de leur contractilité constamment mise en jeu par la rétention et l'obstacle prostatique, se tassent en faisceaux plus ou moins volumineux, mais leur structure est encore indemne. Plus tard la sclérose survient, comme pour toutes les hypertrophies musculaires. Launois fait intervenir dans ce processus l'artério-sclérose qu'Albarran considère comme étant sans relations avec la sclérose musculaire.

Le calibre des uretères est augmenté, les parois ont subi un épaississement constitué par l'hypertrophie et l'adjonction des fibres musculaires lisses et du tissu conjonctif dense. Quand il y a infection et urétérite ces conduits se dilatent au point d'être parfois comparables à l'intestin grêle ; ils présentent des alternatives d'expansion et de resserrement qui leur donnent un aspect ampullaire (Hallé). Ces lésions secondaires sont sous la dépendance des lésions vésicales ; elles en empruntent les caractères et une vessie dilatée accompagne toujours des uretères qui offrent ces dispositions. Les bassinets participent à la dilatation lorsqu'elle a envahi les uretères ; en cas contraire, leurs parois sont épaissies et perdues au milieu d'une atmosphère graisseuse épaisse ; la muqueuse présente souvent une coloration violacée.

Nous n'avons qu'à signaler les lésions infectieuses des reins qui seront décrites plus loin. Lorsque l'affection poursuit son cours aseptiquement et sans grande dilatation uretérale, on observe une atrophie de ces glandes. Au lieu de 167 grammes qui est le poids moyen chez l'adulte, certains reins de vieillards ne pèsent plus que 100, 80 et même 60 grammes. La substance corticale a subi une atrophie très notable et est réduite souvent à 1 ou 2 millimètres. Les lésions histologiques ne sont pas systématisées, d'après Launois : tantôt elles sont localisées sous la capsule, tantôt autour des glomérules, tantôt entre les tubuli, ou bien elles coexistent.

Système circulatoire. — La vascularisation de la prostate prend chez les vieillards un développement considérable. Il existe un contraste frappant entre le calibre des artères et celui des veines. Les artérioles périprostatiques, au nombre de quatre ou cinq, sont entourées d'un anneau fibreux épais qui en rétrécit et parfois en oblitère la lumière : elles présentent les lésions de l'endopériartérite. Cependant, d'après Casper, cet athérome, quoique fréquent, ne constituerait pas la règle ainsi que Launois l'avait admis. Quand il existe, on le retrouve non seulement dans les autres organes de l'appareil urinaire, mais aussi dans le système artériel de toute l'économie.

Par contre, les plexus veineux périprostatiques sont toujours volumineux. Leurs parois très minces sont dilatées et affectent l'aspect de sinus ; elles contiennent souvent des phlébolithes. Après la périphérie c'est la partie centrale, la zone péri-urétrale, qui présente la vascularisation la plus prononcée. La description et les planches du travail de Farabeuf montrent l'énorme développement que ces vaisseaux peuvent prendre et donne l'impression d'un véritable lac sanguin où baigne la prostate ; la présence dans l'épaisseur même de la muqueuse urétrale, de nombreuses veinules, de capillaires gorgés de sang, explique le rôle de la congestion passive et le mécanisme des hémorragies abondantes qu'on observe parfois à la suite d'un cathétérisme, même quand il a été pratiqué avec méthode.

NATURE ET PATHOGÉNIE

Les auteurs anciens paraissent n'avoir eu que des notions très vagues sur cette affection. Bartholin et Valsalva semblent avoir été les premiers à reconnaître les lésions de l'hypertrophie. Morgagni en a donné une bonne description en écartant sa nature squirrheuse admise jusque-là, mais John Hunter, Chopart, Desault, Boyer reviennent à la conception d'un squirrhe à marche lente. Baillie emploie encore le terme squirrhe, mais reconnaît la nature hypertrophique de la lésion. Sœmmering déclare que ce n'est pas une lésion diathésique. D'ailleurs pour eux et pour Devergie les accidents vésicaux sont dus à de l'atonie vésicale. Amussat, Leroy d'Étiolles reconnaissent que la tuméfaction de la prostate dépend d'une hypertrophie ou de la présence de calculs glandulaires.

En 1833 Velpeau établissant une homologie entre la prostate et l'utérus, selon une théorie de Meckel assimile l'hypertrophie de la prostate aux tumeurs fibreuses de l'utérus. La rétention vésicale est mécanique, due à un obstacle au col de la vessie qui loin d'être paralysée est au contraire plus forte que dans l'état normal.

Mercier combattit l'analogie des tumeurs prostatiques et utérines, mais se rallia à la théorie de Velpeau, celle de l'obstacle mécanique. Sous l'influence de la stase sanguine le tissu devient plus dense, plus fibreux, prend un aspect lobulé. Cette théorie avait déjà été émise par E. Home; elle repose sur une confusion, bien souvent faite depuis, notamment dans le domaine de la thérapeutique, entre l'hypertrophie vraie et l'augmentation temporaire de volume dû à la congestion.

Pour Mercier comme pour Velpeau les troubles vésicaux sont dus à un obstacle mécanique et la rétention est complète ou incomplète, intermittente ou définitive suivant que l'hypertrophie porte sur les lobes latéraux ou moyens. L'incontinence est due à l'hypertrophie des 3 lobes qui s'interposent à l'orifice du col et empêchent l'occlusion. Philips, Nélaton, Caudmont et Thompson se rallient à cette théorie qu'admettent également la plupart des auteurs modernes, Gouley, Keyes, Van Buren, sans discuter le rôle de la vessie dans la rétention. Pour Billroth, Paget, l'hypertrophie est la cause d'une dégénérescence musculaire vésicale.

Avec Civiale, nous voyons se reproduire la théorie contraire : pour lui c'est dans la majorité des cas une atonie vésicale primitive qui est en cause et il range dans une même description les rétentions dues aux paralysies d'origine centrale, celle des rétrécis, etc. L'augmentation de volume de la prostate est une complication, sans relation de cause à effet avec la paralysie vésicale. Cette théorie, de laquelle se rapproche une certaine catégorie de cas que nous signalerons plus loin, est empreinte d'exagération et ne répond pas à la réalité des faits; l'erreur est devenue éclatante depuis que les prostatectomies ont démontré l'importance capitale de l'obstacle mécanique. Cependant, Harrison avait émis une opinion analogue : la dépression du bas-fond serait pour lui primitive et l'hypertrophie prostatique due à celle des muscles du sphincter, la vessie tout entière se contractant énergiquement et normalement pour vider le bas-fond.

Les deux groupes dans lesquels se rangent les théories admises autrefois et que nous venons d'exposer s'opposent aujourd'hui encore; pour celles qui sont basées sur des conceptions plus scientifiques de l'hypertrophie prostatique : 1° l'hypertrophie prostatique relève d'un processus général qui frappe à la fois la prostate et les autres organes de l'appareil urinaire; 2° l'hypertrophie prostatique est primitive et les autres lésions de l'appareil urinaire n'en sont que la conséquence. Disons de suite que les faits anatomiques, cliniques et thérapeutiques, viennent montrer que cette dernière théorie est vraie dans l'immense majorité des cas, mais que cependant certaines formes peuvent appartenir au premier groupe.

A) **Théorie de l'artério-sclérose.** — Une maladie générale, une sclérose atteignant simultanément et dans leur ensemble tous les organes de l'appareil urinaire, telle est la conception de l'hypertrophie prostatique et des lésions concomitantes exposée il y a plus de vingt ans par Launois sous l'inspiration du professeur Guyon.

Les lésions vésicales ne consistent pas, comme dans les rétrécissements de l'urètre par exemple, en une hypertrophie véritable compliquée d'un élément inflammatoire. Chez les prostatiques, l'hypertrophie du tissu musculaire, rarement considérable, est étouffée au milieu d'une hyperplasie de tissu fibreux dont ne rend pas compte un simple obstacle au cours de l'urine. Les lésions vésicales ont de l'analogie avec les lésions prostatiques et souvent elles sont contemporaines : il s'agit d'une prolifération du tissu conjonctif, du refoulement en faisceaux du tissu musculaire, d'un développement excessif du réseau veineux. D'autre part, on rencontre des vieillards chez qui la miction est hésitante et lente au début, la force du jet diminuée, et dont les envies sont fréquentes pendant la nuit; ils sont impressionnables à toutes les causes congestives; plus tard, ils seront atteints de rétention et d'incontinence, et se comporteront comme de véritables prostatiques; ils ne présentent cependant ni hypertrophie de la prostate ni aucune modification du col, mais le muscle vésical est dégénéré. Enfin, on observe le même phénomène chez la femme. Sur 100 femmes âgées de plus de soixante-cinq ans, examinées par nous à la Salpêtrière, 48 présentaient à des degrés divers des symptômes analogues à ceux d'une hypertrophie prostatique à sa première période : fréquence nocturne, lenteur et retard de la miction, et souvent, satisfaction incomplète du besoin d'uriner. Chez la femme les symptômes ne dépassent guère la première période, parce que les voies d'émission de l'urine offrent une grande simplicité et que la distension ne peut s'établir.

Le prostatisme, dans ces cas, s'explique par la faiblesse de la vessie dont les contractions insuffisantes permettent à l'urine de s'accumuler dans le bas-fond ; cette rétention augmente à son tour la dissociation des faisceaux musculaires ; quelques-uns d'entre eux peuvent encore lutter et produire des hypertrophies partielles.

Launois ne méconnaît ni n'amoindrit l'importance que prennent les saillies prostatiques dans la production des accidents : il en est du muscle vésical comme du muscle cardiaque. Si, devant une vessie dégénérée et de puissance médiocre, vient s'élever un obstacle tel qu'un lobe prostatique hypertrophié, les accidents se précipiteront et la dilatation surviendra rapidement, de la même façon que la dilatation des cavités cardiaques est hâtée lorsqu'à la dégénérescence de ses parois s'ajoutent des lésions valvulaires.

Ainsi, avec une prostate volumineuse, un malade dont le muscle vésical s'est hypertrophié peut longtemps uriner facilement, tandis qu'avec une prostate d'un volume normal et sans déformations un autre malade arrive rapidement à la période ultime du prostatisme lorsque les parois de la vessie sont sclérosées.

Cette théorie trouve assez souvent sa confirmation en clinique, mais des travaux ultérieurs ont montré que les faits qui y répondent constituent des exceptions. Casper n'a rencontré l'artério-sclérose généralisée que dans 4 cas sur 28, et Motz, ne les rencontrant que dans 9 cas sur 30, écarte toute relation entre les deux processus, ainsi qu'Albarran. Enfin et surtout la thérapeutique vient donner chaque jour un nouveau démenti à cette théorie de l'atonie primitive vésicale, en montrant avec quelle facilité la contractilité vésicale reparaît après l'ablation de la prostate.

Desnos, sur un relevé présenté à l'Association française d'Urologie en 1896 et portant sur 220 sujets à prostates grosses, a trouvé que la moitié seulement des sujets, pris en bloc, ne vidaient pas leur vessie. Mais en considérant l'âge des sujets observés, il a constaté que de cinquante-huit à soixante-cinq ans la proportion des rétentionnistes était de 15 p. 100, tandis qu'au-dessus de cet âge ce sont les non-rétentionnistes qui constituent l'exception dans la proportion de 18 p. 100. Voilà de bonnes preuves de l'influence de l'obstacle mécanique sur la production de la distension vésicale ; on voit que non seulement cette distension n'est pas primitive, mais qu'elle exige un temps relativement long pour se produire.

Cependant, nous l'avons dit, il existe un certain nombre d'observations où l'atonie vésicale doit être invoquée. On rencontre tous les degrés de la rétention chez des malades dont le col vésical est parfaitement libre, dont la prostate non seulement ne présente aucune saillie, aucun épaisissement et même est atrophiée ou à peine perceptible au toucher rectal ; aucun obstacle ne s'oppose à l'émission de l'urine : toutes les sondes de gros calibre, de quelque forme qu'elles soient, pénètrent sans difficulté et on ne trouve pas d'hypertrophie du sphincter qui pourrait faire penser à une contracture. En outre, chez plusieurs de ces malades, on a tenté des opérations, soit pour modifier le col, soit pour enlever ce qui existe du tissu prostatique, sans obtenir aucun résultat. C'est donc bien dans la vessie que les lésions ont pris naissance et on retrouve les colonnes, les dissociations musculaires à l'œil nu, au microscope, la sclérose du tissu musculaire est évidente.

Nous pensons donc que la théorie de Launois répond à des faits exceptionnels, mais qu'elle mérite d'être conservée.

B. **Théorie de l'obstacle mécanique** — Presque tous les pathologistes s'y sont ralliés aujourd'hui, mais les causes et la nature de l'obstacle sont encore diversement interprétées.

1° *Évolution de l'appareil génital.* — Nous serons très brefs sur ce point. On connaît, depuis les travaux de Godard, la relation qui existe entre la prostate et les testicules, au point de vue du fonctionnement de ces deux appareils glandulaires. D'autre part, il y a quelques années, Albarran et Motz ont constaté des modifications importantes dans la structure de prostates examinées à une époque relativement éloignée de castrations doubles faites dans un but thérapeutique. Il n'est donc pas interdit de penser que le ralentissement de l'activité des fonctions testiculaires dans la vieillesse puisse déterminer des altérations dans les fonctions, puis dans la structure même de la prostate. Mais ce ne sont encore que des conjectures.

2° *Théorie inflammatoire.* — Dodeuil, il y a plus de quarante ans, et plus récemment Griffiths avaient considéré l'hypertrophie de la prostate comme le résultat d'un processus inflammatoire auquel ce dernier auteur assigne deux phases, l'une de prolifération glandulaire, l'autre de sclérose. Enfin Ciechanowski reprenant ces recherches est arrivé à des résultats qui rappellent ceux que Finger a obtenus en étudiant des prostatites chroniques.

Pour lui les altérations glandulaires sont disséminées irrégulièrement. Les culs-de-sac glandulaires sont dilatés, remplis d'épithélium desquamé à cellules cubiques ou polygonales souvent dégénérées. L'augmentation de volume tient donc à la distension des culs-de-sac glandulaires. Cette distension produit de véritables kystes par rétention qui amènent une hypertrophie parfois énorme de la prostate. Les lésions du stroma sont la cause première de ces étranglements des glandules et de leur distension.

Les travaux d'Éraud, de Gouley viennent corroborer cette manière de voir. Il en est de même de ceux de Le Fur qui considère la prostatite chronique comme le stade initial de l'hypertrophie prostatique. Albarran tout en objectant que les conclusions de Ciechanowski se rapportent plutôt à des faits de prostatite chronique, admet pour certains cas d'hypertrophie la théorie inflammatoire.

Pour notre part, nous avons vu souvent des malades relativement jeunes présenter des signes de prostatisme où ils avaient été conduits par l'évolution de prostatites chroniques : difficultés mictionnelles, rétention incomplète et même regorgement. Ils correspondent à la catégorie des prostatiques jeunes de Le Fur. Ces malades s'infectent facilement et le développement du prostatisme à cet âge comporte un pronostic grave. Mais nous croyons qu'il ne faut pas ranger ces cas dans le cadre de l'hypertrophie prostatique, car les lésions comme les symptômes sont ceux d'une prostatite chronique.

D'ailleurs, l'évolution de ces dernières infections ne se fait pas toujours dans le sens de l'hypertrophie : nous avons vu des malades atteints de suppurations chroniques de la prostate présenter au bout d'un certain temps une fonte plus ou moins complète de la glande et une atrophie telle que ni le toucher rectal, ni même, dans quelques cas, l'examen direct de la prostate pendant une taille hypogastrique ne permettent de retrouver une trace de la glande. En général, un état infectieux de la vessie survit à la disparition de la glande. Nous croyons que ces cas sont plus fréquents qu'on ne le croit. Pour les découvrir il importe de suivre l'évolution des prostatites chroniques suppurées pendant longtemps, et de rechercher avec soin les antécédents des prostatiques sans grosse prostate.

C. **Théorie néoplasique.** — C'est elle qu'ont émise Albarran et Hallé. Les développements dans lesquels nous sommes entrés sur la nature et l'évolution des lésions décrites par ces auteurs, en exposant l'anatomie pathologique nous dispensent d'y revenir ici. On se rappelle que la néoplasie prostatique présente trois types : 1° adénome bénin pouvant évoluer vers l'épithélioma ; 2° adéno-fibrome ; 3° fibrome glandulaire.

Quant à la recherche de la cause productrice de ces néoplasies, des hypothèses seules peuvent être avancées. L'inflammation joue peut-être un rôle comme pour les adénomes du rein, de même que toutes les autres causes irritatives, mais rien n'en démontre la réalité.

PATHOGÉNIE DE LA RÉTENTION

A. **Rétention chronique.** — Le mécanisme de la rétention chronique découle de l'exposé des théories que nous venons d'exprimer. Il nous faut cependant revenir et insister sur un certain nombre de détails.

La sclérose des enveloppes de la vessie se montre assez souvent, mais à une période avancée de la maladie. Au contraire, au début, on constate une hypertrophie des parois musculaires qui se produit ici comme dans tous les cas où la vessie lutte contre un obstacle, dans les rétrécissements de l'urètre, par exemple. Ce fait est confirmé, en clinique, par les recherches de Genouville qui a montré que la pression vésicale augmente au début du prostatisme pour diminuer ensuite.

On sait que la séduisante théorie de Launois n'a pas été confirmée par les recherches ultérieures cliniques et anatomo-pathologiques. Le plus souvent les lésions vésicales et prostatiques ne sont pas contemporaines et la tumeur prostatique, obstacle primitif, tient sous sa dépendance le développement des autres phénomènes. Cependant des exceptions à cette règle existent. Ce qu'on a désigné sous le nom de prostatisme vésical, c'est-à-dire de lésions vésicales semblables à celles de l'hypertrophie prostatique, mais en l'absence de cette dernière, est une réalité anatomique et clinique et nous venons d'en citer des exemples même chez la femme. Une telle dilatation vésicale est due à des lésions du système nerveux central, méconnues le plus souvent, ou bien et dans des cas plus nombreux, à une cystite chronique amenant une dégénérescence granulo-graisseuse des parois. En l'absence de ces causes, l'artério-sclérose peut être invoquée, mais on voit que son domaine est singulièrement restreint.

D'ailleurs, ces cas sont certainement peu nombreux et résistent rarement à un examen approfondi. On ne peut établir un rapport entre le degré de développement de la prostate et la rétention. L'un de nous a montré que beaucoup de prostates atteignent un volume considérable sans apporter une gêne réelle à la miction, sans même déterminer la moindre rétention. Quand cette hypertrophie est absolument symétrique, que toutes les parties de la glande, lobes latéraux, lobe médian, conservent leurs proportions, les conditions de l'évacuation normale sont peu modifiées. Par contre, le développement d'une luette vésicale, d'une saillie à peine appréciable joue le rôle de valvule et produit des difficultés d'abord, puis une véritable impossibilité de la miction.

Enfin, une cause de rétention moins directement démontrée, anatomiquement tout au moins, réside dans l'existence d'un obstacle non orificiel mais canaliculaire. Il s'agit de l'induration, du manque d'élasticité des parois de l'urètre prostatique, entouré, étouffé par le développement des tissus hypertrophiés, exubérants et sclérosés ; ce processus est analogue à celui de certains rétrécissements de l'urètre dus aux lésions périurétrales. Ce n'est pas un rétrécissement anatomique, car les sondes de gros calibre y passent ; c'en est un physiologique, car l'obstacle au cours normal de l'urine est constant et souvent absolu.

Dans tous ces cas la vessie lutte d'abord victorieusement et s'hypertrophie : mais bientôt les faisceaux musculaires se groupent, se réunissent par groupes, constituent les colonnes petites ou grosses qu'on voit toujours dans les vessies de ce genre, laissant entre elles des espaces dépourvus de musculature. Il en résulte un trouble profond dans la synergie musculaire nécessaire pour l'évacuation de l'urine, d'où résultent la distension, puis la rétention complète.

Mais la fibre musculaire n'est pas anéantie et elle peut retrouver son fonctionnement. La preuve en est donnée journellement par les prostatectomies à la suite desquelles la vessie retrouve en quelques semaines son fonctionnement normal dès que l'obstacle mécanique a disparu.

B. **Rétention aiguë**. — Elle survient dans deux conditions, d'une part à la suite d'une des causes déjà énumérées, refroidissement, retenue volontaire, sans être annoncée et alors que l'évacuation de la vessie s'était toujours faite complètement ; ou bien, plus souvent, une rétention incomplète méconnue, traduite par une gêne vague, de la fréquence dont s'inquiétait peu le malade, existait depuis un temps plus ou moins long. Mais dans l'un et l'autre cas, c'est à un *processus congestif* qu'il faut l'attribuer.

Le professeur Guyon et plusieurs de ses élèves, Tuffier en particulier, ont bien montré le mécanisme de cette congestion. Un réseau veineux extrêmement riche entoure la prostate ; les recherches anatomiques de Farabeuf ont montré l'énorme développement qu'il prend chez le vieillard, et sur certaines préparations on voit des dilatations veineuses du volume d'un doigt : ces lacs sanguins communiquent entre eux et sont à la fois extra ou intra-prostatiques. Le terrain est donc tout préparé pour la stase sanguine, et il suffit d'une des causes déjà signalées pour la produire. On la constate sur le vivant au moyen du cathétérisme qui montre la traversée prostatique plus longue et plus difficile. Au toucher rectal la prostate est dure, saillante ; des différences de volume atteignent parfois un tiers du volume suivant les périodes de congestion ou de décongestion, et on y sent même des battements artériels. La cystoscopie met sous les yeux ces modifications : on voit les lobes saillants dans la vessie, turgescents, d'un rouge vif, et parfois on surprend le saignement au début d'un examen sous la forme de traînées rouges dans la masse liquide. Enfin l'un de nous, après Adler, a constaté, au cours d'une cystotomie sus-pubienne pratiquée contre une rétention aiguë, un saignement continu de muqueuse au niveau de la prostate turgescente.

On comprend dès lors comment la rétention s'opère : le volume des lobes latéraux augmentant brusquement les amène au contact ; toute la glande elle-même est comprimée par les plexus périprostatiques ; enfin et surtout la muqueuse congestionnée et œdématiée vient faire un bourrelet qui obstrue le col de la vessie ; la muqueuse, plus friable, saigne au moindre contact d'une sonde. Pendant ce temps, l'urine s'accumule en arrière de ce bourrelet, distend la vessie. La pression du liquide dans ce réservoir augmente encore la stase veineuse, et l'oblitération cervicale devient invincible.

Les preuves matérielles de l'existence de cette congestion éloignent les autres hypothèses avancées pour l'expliquer, et en particulier le spasme et la contracture du col vésical. On sait combien est secondaire le rôle de cet appareil musculaire dans la retenue normale de l'urine qui est effectuée par le sphincter urétral membraneux. Or, dans les cas de rétention, celui-ci se laisse facilement traverser par la sonde qui, une fois parvenue dans la région prostatique, rencontre souvent des obstacles matériels dus aux déformations de la prostate, mais jamais elle n'est enserrée comme par une contracture.

SYMPTOMES

Les symptômes de l'hypertrophie prostatique suivent dans leur évolution un ordre assez régulier pour qu'on puisse assigner à la maladie trois périodes (Guyon) : 1° période prémonitoire; 2° période de rétention incomplète sans distension vésicale ; 3° période de rétention avec distension ou d'incontinence.

La physionomie des symptômes de chacune de ces périodes est presque toujours modifiée par la congestion, et très souvent par l'infection, phénomènes dont nous aurons à signaler l'influence à chaque période.

1° *Période prémonitoire.* — Le premier symptôme qui attire l'attention est une *fréquence inusitée des besoins :* tout d'abord elle se fait sentir *la nuit,* surtout dans la seconde moitié, quelquefois même après le réveil ou au commencement de la matinée. Ces besoins sont plus ou moins rapprochés, mais se renouvellent à heure fixe avec la plus parfaite régularité. Le décubitus dorsal, qui prédispose aux congestions, est certainement pour quelque chose dans la production de cette fréquence, mais le sommeil a une influence plus grande, car même les malades qui restent couchés continuellement urinent moins souvent pendant la journée. Le début de ce symptôme est insidieux; parfois, mais rarement, il a pour cause un refroidissement brusque ou une retenue volontaire de l'urine.

La *miction est moins facile :* le départ du jet se fait attendre, le malade croit le hâter en faisant des efforts, en exerçant des tiraillements sur sa verge ou en prenant certaines postures, en s'acroupissant, en s'inclinant en avant ou en appuyant la tête contre un mur, etc. Pendant la miction, il se produit quelquefois des arrêts du jet et, une fois qu'elle est terminée, quelques gouttes s'écoulent involontairement. Mais, à cette période, les besoins sont complètement satisfaits. Dans la journée, après un peu d'exercice, la miction redevient normale. Toutefois, lorsque le malade a beaucoup attendu avant d'uriner, lorsqu'il est resté longtemps assis ou couché, ou qu'il est habituellement constipé, les retards de la miction deviennent plus marqués : première preuve de l'influence de la congestion. Les malades attachent en général une grande importance aux déformations du jet, qui sont par elles-mêmes sans signification précise.

Au contraire, la *diminution de la force de projection* est un symptôme de grande importance et presque constant. L'urine n'est plus chassée qu'à une petite distance, le jet s'incline tout près du méat et tombe verticalement; en un mot le malade « urine sur ses chaussures ». Chose remarquable, les efforts auxquels il se livre, assez violents quelquefois pour déterminer l'issue par le fondement de gaz, de matières fécales et même un prolapsus du rectum, restent impuissants à augmenter le débit : le jet reste le même. Bien plus, dans certains cas que nous aurons à étudier, il se ralentit ou s'arrête quand l'effort est trop violent; c'est que dès ce moment la vessie est malade, ses fibres musculaires ont perdu leur énergie, et la contraction des muscles abdominaux ne supplée pas à celle de la vessie; elle refoule tout le réservoir vers la cavité pelvienne, mais, loin d'aider à l'évacuation de l'urine accumulée dans le bas-fond, elle concourt à augmenter la distension de ce dernier.

Ces difficultés mictionnelles se font d'abord sentir pendant la nuit et surtout le matin au réveil; mais peu à peu la dysurie se montre aussi pendant le jour, surtout quand le malade reste assis. et diminue après une marche.

Un autre symptôme précoce et de nature congestive est le retour des *érections* chez des vieillards qui depuis longtemps en avaient perdu la faculté. Elles ont lieu la nuit, pendant le sommeil, au moment où la vessie est remplie, et sont accompagnées d'une sensation de gêne douloureuse; elles cessent aussitôt que le besoin d'uriner est satisfait, mais la miction est d'autant plus difficile que l'érection a été plus prolongée et plus complète. Ces érections, qui n'ont rien de génésique, sont un effet de la réplétion de la vessie ou du sommeil; non seulement, elles sont rarement suivies d'une éjaculation, mais souvent même elles ne permettent pas le coït. Elles sont comparables à la turgescence de la verge chez les tout jeunes enfants au moment des besoins d'uriner et des mictions (Guyon).

Cet ensemble symptomatique n'a pas une intensité toujours égale : il s'atténue ou s'accentue sous certaines influences de nature à provoquer ou à conjurer une poussée congestive; ainsi, une bonne hygiène, une alimentation convenable, un exercice modéré, des promenades régulières sont favorables; au contraire les excès alcooliques, l'ingestion immodérée de liquides, d'une eau minérale par exemple, qui impose au rein un fonctionnement exagéré, les repas prolongés, les excitations génésiques, le décubitus ou la station assise prolongée, la trépidation des voitures, et par-dessus tout la *retenue volontaire et prolongée de l'urine* et les *refroidissements* soit généralisés, comme ceux qu'on éprouve en hiver par la pluie, l'humidité ou après une transpiration abondante, soit partiels, tel que le froid aux pieds, toutes ces causes exercent une action fâcheuse et tellement frappante, que certains observateurs leur ont assigné un rôle dans la genèse de l'hypertrophie prostatique elle-même.

Ni les rétrécis, ni les sujets atteints d'abcès prostatiques ou même de prostatites chroniques ne présentent ces phénomènes qui sont bien dus à des poussées congestives. Celles-ci se produisent à tous les âges sous l'influence du décubitus, de la réplétion de la vessie et des excès vénériens ; mais alors la congestion est passagère.

A cela se bornent en général les symptômes de la première période, quand leur physionomie n'est pas dénaturée par l'existence d'une infection ou d'autres complications. Les urines sont normales, la quantité en est rarement augmentée, l'état général reste satisfaisant. Le tube digestif ne paraît pas influencé, quoique beaucoup de malades aient déjà à cette époque une tendance marquée à la constipation. Quant à la déformation rubanée des matières que l'on cite depuis J.-L. Petit, elle n'existe jamais : en supposant que la saillie prostatique produise un tel effet sur le bol fécal, son passage à travers l'ouverture anale lui rendrait sa forme normale.

2° *Période de rétention.* — Pendant de longues années, la maladie peut ne pas changer d'aspect. Mais tôt ou tard apparaît la *rétention d'urine*. Elle est aiguë ou chronique.

Aiguë, elle relève du mécanisme exposé plus haut, reconnaît en général une cause telle qu'un refroidissement, une retenue prolongée, un excès de table. Ses allures sont bruyantes : brusquement le malade se trouve impuissant à émettre une seule goutte d'urine : ses efforts redoublés, vains pour évacuer la vessie, peuvent provoquer l'issue par l'anus de gaz ou de matières fécales, ou déterminer un prolapsus du rectum, une hernie, une hémorragie cérébrale même. Bientôt les envies sont incessantes, les efforts infructueux ; les douleurs occupent les aines, le bas-ventre, les reins ; la vessie se distend : il est rare cependant que le globe se dessine au-dessus du pubis. Le cathétérisme s'impose alors, car il est exceptionnel de voir un tel accès se terminer par une miction spontanée. L'accès de rétention aiguë a pour l'état général des conséquences graves et détermine un choc qui retentit longuement sur l'économie. En outre, certains prostatiques restent désormais justiciables du cathétérisme : leur vessie, ainsi forcée, ne retrouve plus la force de se vider. La rétention devenue chronique est alors complète ou incomplète.

Ce mode de début de la *rétention chronique* est peu fréquent : d'ordinaire un prostatique est conduit à la *rétention incomplète*, puis complète, par une exagération progressive, lente, insidieuse, des symptômes de la première période. A cette marche progressive viennent souvent en aide des poussées congestives légères qui, sans déterminer une rétention complète aiguë, augmentent momentanément les difficultés mictionnelles et concourent à l'établissement de la rétention chronique. Le malade est souvent étonné de voir, aussitôt après une miction, la sonde livrer passage à une notable quantité d'urine. Bientôt la fréquence augmente, puis atteint un degré égal le jour et la nuit, mais, suivant les sujets, tantôt dès que la vessie retient seulement quelques gouttes d'urine, tantôt lorsqu'elle a déjà subi une certaine distension. L'évacuation incomplète perpétue l'état congestif vésico-prostatique et atténue le bénéfice que les malades retiraient de la station debout pendant la journée. La quantité d'urine évacuée à chaque miction diminue ; la vessie demande à se vider dès que la quantité rendue est remplacée par une quantité à peu près égale ; les parois sont atones, la musculature en est affaiblie, aussi ne tarde-t-elle pas à se distendre.

Cette deuxième période n'a pas de durée déterminée, elle peut être très longue. Pendant tout ce temps la vessie retient une quantité extrêmement variable qui oscille de 30 à 500 grammes, et peut, chez un même sujet, varier d'un jour à l'autre ; les causes congestives jouent encore ici un rôle capital. Quoi qu'il en soit, si on n'exerce pas une surveillance attentive, le malade entre à ce moment dans la troisième période ou période d'incontinence.

L'*état général* commence dès lors à présenter quelques altérations. Les lésions rénales, qui évoluent parallèlement, sont déjà assez avancées pour se traduire par des signes dont le premier est la *polyurie*. Rare pendant la période prémonitoire, elle apparaît dès que la rétention s'établit, et peu à peu le malade arrive à émettre deux ou trois litres d'urine en vingt-quatre heures. Ici encore la congestion joue un rôle, car cette hypersécrétion se produit surtout la nuit, temps pendant lequel les deux tiers et souvent les trois quarts de la quantité totale sont émis. Sans doute la lésion scléreuse du rein facilite cette production, mais la cause véritable est une excitation réflexe du rein dont le point de départ est la stagnation de l'urine. En effet, la polyurie disparaît ou diminue quand on vide la vessie par un cathétérisme régulier.

La seule altération chimique constante des urines des prostatiques est leur faible minéralisation, conséquence de la polyurie. Mais très souvent, pour peu que la rétention ait une certaine dnrée, on y rencontre des traces d'albumine ; celle-ci atteint rarement une proportion notable ; le pronostic devient alors plus sévère. Elles demeurent limpides tant qu'elles ne sont pas infectées, souvent jusqu'à la fin de la dernière période, et ce n'est d'ordinaire qu'après un cathétérisme qu'elles perdent leur transparence. Des urines troubles chez un prostatique indiquent, en effet, soit une cystite, et alors le dépôt purulent gagne rapidement le fond du vase, après repos, soit une pyélo-néphrite, auquel cas elles restent troubles dans leur totalité et ne s'éclaircissent pas par le repos ; ce sont des urines rénales (Guyon).

La fièvre, conséquence ordinaire de l'infection des bassinets et des reins, est rare à cette période. Cependant chez certains malades ces lésions évoluent d'une façon latente, et l'on est étonné de voir que le thermomètre dénote une augmentation vespérale de un à deux degrés. S'ils cessent de présenter ce phénomène dès que leur vessie est soumise à une évacuation régulière, on en conclura que les lésions sont peu avancées et susceptibles de guérison.

Les troubles digestifs ne sont constants que plus tard ; mais quelques malades ont déjà de l'inappétence, une certaine difficulté de la déglutition et des digestions irrégulières. La constipation est la règle et contribue d'une manière si évidente à augmenter la congestion des organes pelviens, que l'administration régulière de laxatifs suffit pour amener une détente dans l'acuité des symptômes.

3° *Période d'incontinence. — Rétention chronique avec distension.* — Aux phénomènes précédents vint s'ajouter l'*incontinence. L'incontinence vraie n'est jamais précoce,* quoi qu'on ait dit ; seulement, dans certains cas insidieux, elle peut être le premier symptôme observé. La vessie depuis longtemps distendue, incapable de se contracter, laisse échapper l'excès du liquide qu'elle contient : le malade urine par *regorgement.* Ce phénomène, intermittent au début, n'apparaît d'abord que la nuit ou sous l'influence de causes congestives, d'un excès, d'un écart de régime ; chose remarquable, son apparition ne diminue en rien la fréquence des mictions volontaires. Plus tard l'incontinence se montre aussi dans la journée, enfin elle devient permanente et continue : à ce moment, il est difficile de faire la part de la miction et celle de l'écoulement involontaire. L'incontinence vraie doit toujours être considérée comme un phénomène grave : le traitement en est délicat et entouré d'écueils, et elle dénote des lésions vésicales telles que le retour à la miction normale est désormais impossible. Il ne faut pas la confondre avec la *fausse incontinence*, expression d'une cystite concomitante et caractérisée par des mictions très fréquentes, douloureuses et d'autant plus rapprochées que les difficultés de l'évacuation augmentent elles-mêmes du fait de la cystite et que la quantité d'urine retenue devient plus considérable. Cette fausse incontinence, véritable cystite, peut exister indépendamment de toute rétention.

Il est rare qu'un prostatique atteigne cette période sans que l'appareil urinaire s'infecte ; on assiste alors à des *troubles généraux* plus ou moins graves, symptomatiques de lésions rénales, fébriles ou apyrétiques, mais qui ne sont autres que des phénomènes d'intoxication. Tantôt la *fièvre* se présente sous forme d'accès francs : sous une des influences étudiées plus haut, éclatent des frissons répétés et la température s'élève ; tantôt et plus souvent elle est insidieuse ; rien ne l'indique et l'on est étonné de voir le thermomètre marquer 38, et jusqu'à 40 degrés.

Les symptômes généraux *apyrétiques*, indices non moins certains que la fièvre d'un empoisonnement urineux, consistent surtout en troubles digestifs : d'abord d'ordre banal et consistant en de l'embarras gastrique, ils aboutissent à un état dyspeptique habituel. Plus tard la salive est diminuée, la bouche sèche ; la difficulté des mouvements de la langue rend la mastication incomplète ; le malade éprouve une sensation d'empâtement jointe à une soif incessante, et, quoique les vomissements soient rares, il a des nausées continuelles. On observe des alternatives de diarrhée et de constipation, mais cette dernière prédomine. Plus tard encore, la langue est rouge, l'insalivation incomplète a pour conséquence une dysphagie particulière due à ce que les aliments restent demi-solides, d'où le nom de dysphagie buccale (Guyon). La soif est vive, l'appétit s'éteint presque complètement, et le défaut d'alimentation précipite les progrès de la cachexie.

A cette période les urines offrent à un haut degré les caractères déjà signalés. Abondantes surtout la nuit, elles peuvent rester longtemps limpides, surtout si le malade n'a pas été sondé ; cette *polyurie claire* est la conséquence de l'augmentation de pression intra-vésicale qui se transmet de proche en proche jusqu'au parenchyme rénal en distendant successivement les uretères, le bassinet, les calices. Plus souvent encore elles présentent un trouble uniforme de toute la masse qui indique un mélange intime de l'urine et du pus : cette *polyurie trouble* (Guyon), souvent spontanée, est presque inévitable quand le cathétérisme même le mieux conduit et le plus antiseptique a été pratiqué pour la première fois en pleine période de distension vésicale. L'analyse chimique dénote un abaissement du chiffre de l'urée et des chlorures.

SIGNES PHYSIQUES

La recherche des signes physiques est un complément d'informations, mais on commencera toujours par un interrogatoire minutieux du malade.

La *percussion* est un procédé d'exploration de médiocre valeur : presque toujours la sonorité est normale à la partie inférieure de l'abdomen. La distension ne se fait pas aux dépens de la face antéro-supérieure de la vessie ; c'est au niveau du bas-fond que l'ampliation se produit, parce que l'urine qui s'y accumule le distend peu à peu, et que les lésions histologiques sont plus marquées dans ce point que dans le reste de la vessie. Dans les cas extrêmes seulement existe une saillie abdominale ; la *palpation* et l'*inspection* permettent alors, mieux que la percussion, d'en apprécier les dimensions et les limites.

Le *toucher rectal* est un moyen précieux d'investigation, et c'est par lui qu'on commencera toujours l'examen. Celui-ci portera sur la prostate et sur la vessie. Pour bien apprécier le volume de la prostate, il faut que la vessie soit vidée ; on fera donc uriner le malade aussitôt avant de pratiquer le toucher : s'il y a rétention, on ne pratiquera le cathétérisme qu'en observant les réserves et les précautions indiquées ci-après.

A moins de complication inflammatoire ou congestive, la sensibilité de la prostate est peu augmentée. La *saillie rectale*, variable, est parfois énorme et telle que le doigt vient de suite buter sur une masse plus ou moins dure, plus ou moins arrondie, dont l'extrémité supérieure est difficile et même impossible à atteindre ; tantôt ce développement est symétrique, tantôt il porte principalement sur un des lobes, qui est double ou triple de son congénère.

On a décrit dans l'hypertrophie de cette glande des noyaux durs qui lui donnent un aspect lobulé ; ces masses ont toujours un certain volume, elles font partie intégrante de l'organe et ne donnent pas, comme certaines prostatites tuberculeuses, l'impression de corps étranger. La consistance en est assez ferme, plus qu'à l'état normal, mais elle ne ressemble pas à celle des masses ligneuses et presque pierreuses, caractéristiques du cancer. De grandes variétés s'observent dans le volume et la forme de la glande sénilement altérée : parfois de volume normal, ailleurs elle est même petite et comme effacée. Quelques personnes attachent une grande importance aux différences qu'on observe dans la consistance de la prostate, sur lesquelles mêmes on a voulu établir une classification, prostates molles et dures, ces dernières donnant lieu à des rétentions beaucoup plus fréquentes. Nos observations nous font croire que ces considérations sont exagérées.

Lorsqu'on observe une rétention complète ou incomplète et que la prostate paraît petite au toucher, l'hypertrophie peut dépendre du canal déformé, ou d'une saillie du lobe médian qui oblitère l'orifice vésical, mais la cause peut aussi résider dans des lésions de sclérose qui ont porté sur la vessie : distendue et forcée, celle-ci a perdu sa puissance contractile. Ces deux formes de rétention d'urine, dans laquelle la prostate ne paraît pas hypertrophiée, sont aujourd'hui hors de contestation. Il est d'autant plus important de les bien connaître que l'expression symptomatique est la même dans les deux cas ; et sous prétexte que le doigt ne rencontre pas de tuméfaction prostatique, on n'est pas en droit de repousser le diagnostic auquel l'observation de la marche de la maladie avait conduit.

Aussi ne doit-on pas omettre l'examen du *fond de la vessie ;* pour cela, au toucher rectal, il faut combiner le palper hypogastrique. L'index droit restant dans l'intestin, la main gauche déprime lentement et progressivement la région hypogastrique, en profitant des mouvements d'expiration du malade. On délimite bien ainsi le fond de la vessie, on apprécie le volume de la masse circonscrite entre les deux mains : si d'autre part ce réservoir est vide et si le sujet n'est pas obèse, on saisit pour ainsi dire entre les deux mains certaines prostates dont l'hypertrophie est considérable. Cet examen de la vessie, pratiqué avant et après une miction, est précieux lorsque la gravité de l'état général ou local rend le cathétérisme dangereux, et il permet de s'assurer de son degré de distension.

Le *cathétérisme* est le mode d'exploration auquel on aura recours en second lieu. Ce n'est qu'avec les précautions indiquées plus loin qu'on sera autorisé à procéder au cathétérisme.

Le canal sera examiné à l'aide d'un explorateur à boule. La traversée en est quelquefois très longue : il est commun de voir la portion prostatique atteindre 5, 6 et même 8 centimètres. Les frottements, les ressauts qui se produisent permettent d'apprécier les déformations ; parfois l'instrument subit un arrêt brusque qui indique un coude de l'urètre ; c'est ordinairement au niveau du lobe moyen qu'il vient buter.

Dans la vessie, la bougie à boule ne fournit plus de renseignements ; un explorateur métallique est nécessaire. Le bec renversé sera promené doucement sur les parois vésicales. Les arrêts, les ressauts plus ou moins accentués rendront compte du nombre et surtout de l'étendue, du volume des colonnes. On évaluera également l'épaisseur des parois ; une vessie agrandie, mais non hypertrophiée, donne une sensation de mollesse et de dépressibilité, tandis que des parois épaisses sont résistantes et élastiques. En ramenant le bec près du col et en le coutournant en arrière avec une certaine habitude on se rendra compte des *saillies prostatiques* qui l'entourent. Cathelin a imaginé dans ce but un mensurateur de la prostate.

La profondeur de *la vessie* est quelquefois très grande : l'instrument peut être enfoncé tout entier dans l'urètre sans rencontrer de résistance. 15 et 20 centimètres, mesurés du fond de la vessie au col, ne sont pas des dimensions rares ; dans les cas de distension extrême, pour peu que la sonde soit abaissée, on n'arrive pas à atteindre la paroi vésicale postérieure. Ce moyen de constatation donne une idée suffisante de la capacité de la vessie. Pour l'évaluer exactement il serait très simple de procéder à une évacuation artificielle ; mais c'est une manœuvre qu'il faut éviter, car si l'on vide complètement et d'emblée la vessie d'un sujet dont on ne connait pas les lésions et qui peut être arrivé à la période de distension, on l'expose à des accidents d'hémorragie et d'infection.

Un *examen cystoscopique* est rarement nécessaire. Toutefois il permettra de se rendre compte de l'état des parois vésicales et de diagnostiquer le degré de l'affection suivant la forme, les dispositions et l'importance des colonnes. Il montre aussi l'orifice d'une cellule vésicale, un calcul qui, dissimulé derrière une colonne, passerait inaperçu. Enfin certains instruments dits rétro-cystoscopes font voir l'orifice cervical et les saillies qui l'environnent : ils sont utiles dans les cas où une détermination opératoire est à prendre.

La puissance contractile de la vessie est un utile élément de pronostic : elle est révélée par le mode d'écoulement de l'urine pendant le cathétérisme. Le jet, généralement puissant au début, s'affaiblit vers la fin : quand il y a rétention incomplète, les dernières gouttes tombent peu à peu, en bavant. Cependant à ces deux périodes le jet peut conserver de l'énergie s'il y a cystite, car les fibres musculaires encore intactes sont surexcitées. Il n'en est plus de même lorsque la vessie s'est laissée distendre : le jet possède encore quelque puissance lorsque le malade est debout, car les intestins appuient alors sur la face supérieure de la vessie ; mais s'il est couché, l'urine tombe sans force dès les premières gouttes ; le muscle vésical est désormais sans ressort. Une cystite existe-t-elle à ce moment, les besoins sont fréquents et douloureux, les urines purulentes, mais les efforts n'aboutissent qu'à expulser une petite quantité d'urine, et la vessie ne se vide pas.

Cet état n'est pas forcément d'emblée irrémédiable. Les expériences de Duchastelet et de Genouville faites au moyen d'un manomètre montrent que la contractilité est loin d'avoir disparu, mais qu'elle ne se soutient pas assez longtemps pour mettre la vessie en tension : les contractions sont irrégulières, une région de la vessie se contracte souvent isolément, se relève et se cloisonne, mais la pression intra-vésicale n'augmente pas : on peut s'en rendre un compte exact au moyen du cystoscope qui, pendant une exploration un peu prolongée met ce phénomène sous les yeux. Il est difficile de tirer des conclusions pratiques de ces indications manométriques, qui, si intéressantes qu'elles soient, n'ajoutent pas beaucoup à ce que l'observation clinique et en particulier le cathétérisme évacuateur nous a montré. D'ailleurs ces contractions sont variables chez un même sujet, non seulement d'un jour à l'autre, mais aux différents temps d'un même cathétérisme.

Il serait intéressant de connaître le degré de l'atonie et de savoir si dans certains cas elle est définitive. Les sondages réguliers et le maintien de la sonde à demeure donnent quelques indications. Si au bout de quelques jours, parfois après quelques semaines on voit la contractilité reparaître et le liquide d'un lavage être expulsé avec quelque puissance, on peut bien augurer du retour des contractions ; le bas fond est capable de se relever, et des contractions synergiques reparaîtront.

Ce diagnostic a maintenant une importance plus grande depuis qu'un traitement radical est appliqué couramment aux prostatiques. Il ne faut jamais désespérer d'une vessie incontractile. Les prostatectomies, nous le verrons, donnent quelquefois des résultats inattendus, et certaines vessies absolument atones, dont tous les modes d'exploration faisaient constater l'abolition de la contractilité, ont repris très rapidement leur fonctionnement normal après l'ablation de la prostate. Ce succès paradoxal trouve difficilement une interprétation ; mais nous l'avons plusieurs fois constaté sur des opérés ; remarquons dès maintenant que ce phénomène ne se produit que quand la vessie incontractile se trouve derrière une prostate volumineuse : il est beaucoup plus rare après l'ablation de petites prostates ou après des opérations tentées sur le col et l'urètre chez les prostatiques sans prostate.

Complications

L'évolution normale de la maladie est presque toujours entravée par des complications qui viennent accélérer sa marche ; la plupart consistent en des accidents infectieux dont le développement est sous la dépendance de deux facteurs, la congestion et la présence de micro-organismes. Chez les prostatiques la congestion est toujours imminente, car elle est favorisée par l'état scléreux des vaisseaux et la dilatation veineuse qui ralentissent la circulation sanguine. Le rôle des micro-organismes est incontestable ; ils pénètrent par diverses voies que nous étudierons plus loin et en particulier par l'urètre pendant le cathétérisme. Un fait non moins certain (Guiard), c'est que des organismes multiples séjournent longtemps dans la vessie sans déterminer d'accidents, et qu'au contraire ceux-ci éclatent avec violence sous l'influence de toute cause congestive. Donc si le cathétérisme doit être fait de façon à empêcher la pénétration de ces parasites pathogènes, on doit s'attacher avec non moins d'attention à éviter toute manœuvre qui aurait pour résultat d'augmenter l'afflux du sang dans les parois de l'appareil urinaire.

Le terrain est tout préparé pour l'infection par la stagnation de l'urine qui crée un milieu de culture, par le défaut de résistance dû à l'âge avancé des malades et enfin par une cause souvent renouvelée d'introduction de germes infectieux : le cathétérisme. Ajoutons que les lésions des reins et l'insuffisance fonctionnelle de ces organes donnent à toutes ces complications une gravité particulière.

Nous étudierons d'abord les complications et accidents infectieux ou septiques dans les divers organes envahis : l'urètre, la prostate, la vessie, les voies supérieures.

Urétrite. — Elle se développe dans deux conditions : ou bien, secondaire, limitée à l'urètre postérieur, elle est consécutive à une prostatite ou à une cystite qu'elle accompagne presque toujours ; ou bien elle est le résultat d'un cathétérisme septique ou du maintien de la sonde à demeure et s'étend alors à tout l'urètre. Le plus souvent les deux causes sont réunies ; une urétrite en l'absence du cathétérisme est rare et d'autre part, il arrive bien souvent que malgré des précautions d'antisepsie et d'asepsie minutieuses on ne peut éviter la suppuration de l'urètre qui était primitivement ensemencé. Lorsque la cause première a disparu l'urétrite cesse d'elle-même ou à la suite d'un traitement banal.

Prostatite. — L'infection de la prostate peut se borner à déterminer une prostatite plus ou moins étendue ou aboutir à la formation d'abcès. Les prostatites simples sur lesquelles l'attention a été appelée par Albarran et Le Fur sont assez fréquentes au cours de l'hypertrophie, elles reconnaissent les causes générales des prostatites, et résultent d'infections propagées soit d'en haut, des reins et de la vessie, soit de l'urètre. Ou bien elles sont une localisation d'une infection générale, par voie sanguine. Ajoutons que beaucoup de vieillards ont conservé une prostatite pendant vingt, trente ans et plus, sans qu'elles aient donné lieu à des symptômes appréciables ; les accidents de l'hypertrophie survenant, ils se trouvent exposés à des complications infectieuses par la présence de ce reliquat de suppuration très ancienne (voy. Prostatite).

Les symptômes qu'elle détermine et qui sont ceux des prostatites en général paraissent très nets à la première période du prostatisme, alors que le malade n'éprouve qu'une gêne légère du fait de l'hypertrophie, car ils constituent toute la maladie. Il n'en est pas de même quand le malade présente des crises pénibles de dysurie ; la prostatite vient s'y ajouter, mais elle n'accroît que faiblement la douleur et elle passe souvent inaperçue surtout lorsqu'il y a coexistence de cystite. Son principal caractère est d'augmenter la consistance de la prostate qui devient généralement plus dure en totalité ou par régions.

Les abcès prostatiques se présentent sous trois formes. La plus connue est l'abcès chaud classique de la prostate dont la gravité est en rapport avec la résistance du malade. Plus communément on rencontre deux autres formes d'abcès sur lesquelles Desnos a appelé l'attention : les petits abcès, et les abcès latents. Les premiers sont de petites collections sous-muqueuses, qui déterminent parfois un décollement assez étendu. Elles résultent vraisemblablement de la fusion de minuscules collections purulentes des acini ouvertes sous la muqueuse : ces abcès ont peu de gravité, ils provoquent une légère dysurie, mais se vident mal et laissent un petit foyer qui se remplit d'urine et de pus.

Enfin les abcès latents sont des collections purulentes qui ne se manifestent par aucun symptôme, ni fièvre, ni douleur, ils donnent seulement à la prostate un volume plus considérable qu'on attribue souvent à un développement de l'hypertrophie. Leur volume, toujours assez considérable, varie de celui d'une noisette à une mandarine. Ils s'ouvrent souvent d'eux-mêmes, ordinairement dans l'urètre; on a signalé aussi leur ouverture accidentelle pendant un cathétérisme alors que rien n'annonçait leur présence. La pratique de la prostatectomie a permis de voir que leur fréquence est réelle, et au cours de ces opérations, nous avons vu un flot de pus s'échapper dès que la capsule a été ouverte.

Leur durée peut être extrêmement longue et l'un de nous a observé pendant plus de dix-huit mois un malade porteur d'un de ces abcès, facile à reconnaître par le toucher rectal, qui a fini par s'ouvrir spontanément. Le pronostic n'est pas grave par lui-même mais ces abcès froids peuvent se réchauffer, ou en s'ouvrant ils laissent un clapier qui se remplit d'urine et constitue une source d'infection.

Orchi-épididymites. — Elles sont assez fréquentes chez les infectés, reconnaissent une origine urétrale et se développent par propagation. Quelquefois spontanées elles ont pour cause occasionnelle ordinaire un cathétérisme malpropre ou brutal. La suppuration de l'épididyme quoique fréquente n'est pas l'aboutissant obligé de ces inflammations qui rétrocèdent souvent. Ces abcès doivent être ouverts rapidement; on se rappellera que les collections sont ordinairement multiples; elles siègent en divers points de l'épididyme et le bistouri doit les chercher et les évacuer successivement. En même temps se développe une vaginalite qui s'infecte elle-même et dont le contenu devient purulent. Leur importance est sérieuse; ils déterminent toujours une élévation de la température, parfois considérable, des frissons fréquemment, et un retentissement infectieux sur l'état général. Nous avons observé plusieurs malades qui ont succombé à des accidents d'infection purulente. Le testicule lui-même peut suppurer.

Cystite. — Elle se montre à toutes les périodes de la maladie; souvent très précoce, c'est d'elle que relèvent parfois les premiers symptômes observés : besoins fréquents, impérieux surtout à la fin de la miction, purulence des urines, douleurs d'une intensité variable. Elle reconnaît pour cause prédisposante l'altération des parois des vaisseaux qui restent gorgés de sang, et pour cause déterminante à la fois une poussée congestive, spontanée ou provoquée et la présence des germes microbiens à la suite d'un cathétérisme septique ou mal fait. Très souvent, la cystite éclate à la suite d'un cathétérisme évacuateur, tandis qu'une exploration bien conduite et antiseptique est en général inoffensive. A la période prémonitoire, elle a quelquefois pour cause une injection trop copieuse qui a déterminé une distension de la vessie, même passagère. A la deuxième période, quand le malade offre de la rétention incomplète, on devra user de prudence et suivre scrupuleusement dans le cathétérisme les règles que nous indiquerons, pour éviter l'afflux du sang qui résulterait d'une décompression brusque des parois. A la période de distension, le danger est plus grand que jamais, et à la suite d'une évacuation il n'est pas rare que l'urine se trouble au bout de quelques jours et que les mictions deviennent fréquentes et douloureuses.

La forme aiguë n'est pas ordinaire. A la première période elle se produit le plus souvent sous l'influence d'une cause précise : refroidissement, excès de table ou de coït, cathétérisme. Elle s'observe aux autres périodes, sous les mêmes influences et en particulier à la suite d'un cathétérisme intempestif ou mal conduit. Au cours d'une cystite chronique, elle affecte souvent la forme de crises qui atteignent une violence excessive et se rapprochent de plus en plus. Les douleurs sont des plus vives, la fréquence des mictions considérable, mais, pas plus que les autres cystites, celle des prostatiques ne s'accompagne de fièvre : une élévation de température indique la propagation de l'inflammation aux voies urinaires supérieures.

La cystite chronique, quelquefois consécutive à la forme aiguë, survient plus souvent d'emblée. Elle est en général insidieuse : la fréquence est un peu augmentée, mais les douleurs sont presque nulles au début. Ces deux symptômes vont en s'accentuant. Les urines, troubles au moment de la miction, laissent peu à peu déposer une couche de pus qui a une tendance à subir la transformation ammoniacale; il devient visqueux, verdâtre, et adhère au fond du verre, état auquel on a souvent appliqué la dénomination de *catarrhe de la vessie*. La cystite chronique a toujours une longue durée; les poussées aiguës laissent chaque fois la vessie dans une situation plus mauvaise, mais aboutissent rarement à cet état atrocement pénible désigné sous le nom de cystite douloureuse.

C'est dans ces circonstances que les calculs secondaires se forment; tantôt ils sont l'occasion de douleurs violentes, tantôt, mais exceptionnellement leur formation ne donne lieu à aucun symptôme nouveau: les phénomènes de l'infection vésicale prennent seulement une intensité plus vive.

Néphrite et pyélo-néphrite. — Cette complication est favorisée par la sclérose des glomérules et celle du tissu cellulaire interstitiel qui se traduisent par de la polyurie; ce ne sont pas là des complications, mais des lésions constantes dans l'hypertrophie prostatique. Suivant les périodes, à cette sclérose se joint la dilatation des uretères et des bassinets, consécutive à celle de la vessie.

Nous retrouvons comme cause occasionnelle de la *néphrite* les mêmes que celles de la cystite, en première ligne l'influence funeste d'un cathétérisme mal pratiqué. La néphrite est aiguë ou chronique, et chacune de ces formes peut être suppurée ou non suppurée.

La néphrite aiguë non suppurée est rare. Elle s'observe quelquefois dans la première période de la maladie et succède toujours à une cause occasionnelle bien nette; très souvent elle est consécutive à une rétention plus ou moins complète; le rein passe d'abord par une période de congestion qui se traduit par une augmentation de volume et de la polyurie. Elle peut guérir si les lésions de l'appareil urinaire ne sont pas trop avancées; le plus souvent, elle laisse un certain degré d'inflammation chronique.

Il est très rare que la néphrite aiguë suppurée soit primitive; elle procède par poussées au cours de la néphrite chronique. Inséparable de la pyélite qui domine la scène, elle se distingue de la forme précédente par l'augmentation du nombre des accès de fièvre (quelquefois plusieurs en vingt-quatre heures), qui tendent à perdre de plus en plus leur périodicité, et par une exagération des troubles digestifs.

La néphrite chronique non suppurée évolue sans fièvre et n'a pas d'autres symptômes que ceux de la sclérose du tissu rénal; la polyurie et l'existence des troubles digestifs mettent sur la voie du diagnostic. Elle ne constitue pas une complication à proprement parler.

On n'observe guère la néphrite chronique suppurée que chez des malades porteurs de lésions anciennes ; elle est le plus souvent en connexion avec une urétéro-pyélite de même nature. A la néphrite appartiennent les petits accès quotidiens avec exacerbation passagère, et surtout une accentuation de l'anorexie qui atteint ici son maximum d'intensité ; de l'urétéro-pyélite provient la grande quantité de pus qui se dépose au fond du vase.

En général, le pus ne s'accumule pas dans les uretères chez les prostatiques et son évacuation est assez régulière ; aussi les bassinets se dilatent-ils rarement et le ballottement rénal (Guyon) qui révèle l'existence d'une tuméfaction du rein est-il très difficile à percevoir chez eux. De même l'augmentation de volume et la sensibilité des uretères sont rarement appréciables à travers la paroi abdominale. La mort est l'aboutissant fatal de cette forme de pyélo-néphrite. Si de longues accalmies ont été observées, très souvent aussi il survient une poussée de néphrite aiguë qui comporte le pronostic le plus grave.

Hématurie. — L'hématurie est provoquée ou spontanée. Dans le premier cas, un cathétérisme même régulièrement pratiqué a pu produire une érosion de la muqueuse qui, habituellement congestionnée, livre passage à un peu de sang ; celui-ci se répand rarement au dehors, mais se mélange à l'urine. La congestion et la friabilité de la muqueuse est parfois telle que le simple contact d'une sonde Nélaton produit un saignement abondant. Ce fait est rare et peut faire penser à une dégénérescence. Lorsque le traumatisme est plus important, l'hémorragie acquiert quelquefois une abondance assez grande pour distendre la vessie. Ailleurs la cause provocatrice est tout et l'hématurie a lieu après un cathétérisme évacuateur conduit trop rapidement. Lorsqu'il y a rétention complète, la vessie distendue comprime contre le pubis le plexus de Santorini et met obstacle à la circulation de tout le réseau périprostatique, par conséquent des veines de la vessie, qui subissent une distension. Dans ces conditions une évacuation complète et rapide du réservoir urinaire produit une décompression brusque ; les parois, n'étant plus soutenues et comme aplaties par la pression du liquide, sont le siège d'un afflux sanguin nouveau. Cette tension des vaisseaux surajoutée fait éclater en quelques points leurs parois et détermine soit une ecchymose sous-muqueuse plus ou moins étendue, soit une rupture vasculaire intra-vésicale. L'hémorrhagie peut alors acquérir une abondance telle que certaines vessies distendues, vidées ainsi rapidement et complètement, se remplissent de nouveau en quelques instants. Mais alors c'est du sang qui a remplacé l'urine; l'évacuation en est difficile et le pronostic est d'autant plus grave que les uretères et les bassinets qui participent à la distension se congestionnent eux aussi et peuvent être le siège de pareilles ruptures vasculaires.

Dans le second groupe des faits le saignement se produit spontanément. On l'observe à toutes les périodes même dès le début, sous l'influence d'une cause congestive, excès de table ou de coït, en l'absence de toute rétention; il est alors peu considérable.

Ordinairement il survient dans un accès de rétention aiguë, l'urine évacuée par la sonde, se montre rouge ou fortement rosée à l'émission. De courte durée en général on voit cependant cette hématurie se prolonger pendant trois ou quatre jours, dans des cas exceptionnels. Elle se montre aussi, mais bien plus rarement, chez des prostatiques en état de rétention incomplète sans distension.

Dans tous ces cas, la vessie n'est pas seule en cause; le sang peut provenir de tous les organes de l'appareil urinaire. Les recherches et les expériences de Guyon, d'Albarran et d'Escat montrent que les voies supérieures, que la muqueuse du bassinet, du rein et de l'uretère est fortement congestionnée et que des ruptures vasculaires sont fréquentes.

A ces causes hémorragiques, il convient d'ajouter celles qui résultent des complications déjà étudiées. Au cours des cystites chroniques la muqueuse vésicale peut saigner spontanément au niveau des ulcérations ou par suite de la vascularisation excessive.

Enfin le sang vient aussi de la prostate, soit après le passage d'une sonde, soit spontanément. Il s'agit alors soit d'une poussée congestive, soit d'une dégénérescence épithéliomateuse. Albarran et Hallé, nous l'avons dit, ont montré que cette transformation des adéno-myomes n'est pas rare et doit faire penser à une dégénérescence. Un examen cystoscopique est alors rendu nécessaire, car un saignement spontané qui se produit dans ces circonstances a donc une grande importance pour le diagnostic, surtout quand il se renouvelle.

Quant aux épithéliomas de la vessie elle-même, ils peuvent coïncider avec l'hypertrophie de la prostate, mais le saignement de ces tumeurs se produit dans les conditions déjà indiquées et le diagnostic en est généralement facile.

Marche. Terminaison. Pronostic.

La *marche* de l'hypertrophie est ordinairement lente, variable suivant les périodes auxquelles on l'observe et suivant les individus. D'une façon générale, la période prémonitoire est la plus longue et dure souvent plusieurs années; son évolution est subordonnée à l'état général du malade et au traitement qu'il suit. Tôt ou tard la rétention apparaît complète d'emblée ou bien plus souvent incomplète : ici la thérapeutique a un rôle considérable, elle permet aux malades de prolonger leur existence, qui est primitivement menacée, au contraire, lorsque la stagnation de l'urine est abandonnée à elle-même. Enfin la période ultime est caractérisée par de l'incontinence qui dénote un état grave de l'appareil urinaire.

D'ailleurs, le caractère que revêt la maladie est subordonné aux lésions anatomiques qui diffèrent suivant les sujets; quand l'hypertrophie de la prostate est précoce et se produit sur un sujet relativement jeune, elle oppose une barrière à l'écoulement de l'urine, mais la vessie dont les atteintes sont moindres, a conservé des fibres musculaires intactes qui s'hypertrophient pour lutter contre cet obstacle; ces conditions rappellent dans une certaine mesure ce qui se passe en présence d'un rétrécissement.

Mais la lutte entre l'obstacle et le muscle finira par affaiblir ce dernier. Plusieurs circonstances, et en particulier les accès de rétention, y contribuent; nous en avons étudié le mécanisme. Ils disparaissent ordinairement au bout d'un certain temps, mais en laissant la vessie fatiguée et affaiblie chaque fois davantage. Ils aboutissent ainsi à la rétention complète, qui toutefois ne paraît réalisable que lorsqu'il existe une forte saillie prostatique. Le muscle vésical peut encore conserver quelque puissance, et avec l'aide du cathétérisme les fonctions de la vessie s'accomplissent et même, dans certains cas, l'évacuation artificielle devient inutile au bout de quelques jours; les mictions normales reparaissent. Cependant la vessie se laissera toujours vaincre à un moment donné et la période d'incontinence sera désormais installée.

Dans les cas plus rares où la tuméfaction prostatique est peu considérable, dans ceux qui répondent au type décrit par Launois, la sclérose a envahi primitivement la vessie; la marche est alors beaucoup plus insidieuse, et des malades ont pu parcourir toutes les périodes, arriver à l'incontinence, sans en être avertis autrement que par l'écoulement involontaire de l'urine. En pareil cas, la marche est relativement rapide, car c'est la vessie qui est malade et le fonctionnement de l'appareil urinaire est entravé dès le début. Quelle que soit la période à laquelle on observe, même dans le premier stade, les troubles généraux sont précoces. En admettant que les fibres musculaires restées intactes s'hypertrophient, la puissance musculaire totale reste malgré tout médiocre; le bas-fond de la vessie se distend tout d'abord, puis les autres régions de la vessie; à ce moment, la *restitutio ad integrum* est impossible, et le but qu'on doit se proposer est de suppléer aux contractions vésicales absentes par une évacuation régulière. Lorsqu'il y a coïncidence et simultanéité de la sclérose vésicale et de l'hypertrophie prostatique, la rapidité de l'évolution n'en est que plus considérable et les indications thérapeutiques plus absolues.

La *durée* de la maladie est essentiellement variable et échappe à toute évaluation. Des malades peuvent entrer rapidement dans la troisième période et, s'ils ne sont pas secourus, l'incontinence s'établit bientôt, leur survie n'est alors jamais bien longue. Les deux autres périodes au contraire se prolongent : la deuxième grâce à un cathétérisme bien conduit et régulier, et surtout la première qu'on a vue persister pendant dix et vingt ans chez des malades soigneux et attentifs.

Quant à la *terminaison*, il ne faut pas compter sur la guérison si un traitement radical n'intervient pas : la maladie a une marche progressive fatale. En dehors de cette évolution normale, des complications viennent accélérer la marche. Rarement une hématurie est assez abondante pour entraîner par elle-même un pronostic grave : il en est de même de la cystite, mais ces accidents s'accompagnent trop souvent d'une hémorragie rénale ou d'une néphrite suppurative aiguë ou chronique qui constituent un grave danger. Il ne faut pas perdre de vue la fréquence de cette dernière et il faut la rechercher, car souvent elle se dissimule derrière des cystites bénignes en apparence. Nous n'avons pas à insister sur la gravité du pronostic ; cependant les symptômes du début peuvent se prolonger, et une thérapeutique intelligente et attentive peut permettre à des prostatiques d'arriver à une vieillesse avancée.

Diagnostic

Très souvent, les lésions évoluent silencieusement et passent inaperçues ; une rétention complète s'établit sans que le malade en soit averti autrement que par une gêne légère ; aussi vient-il d'ordinaire consulter pour les complications qui paraissent étrangères à une affection des voies urinaires, en particulier pour des troubles digestifs ou de l'amaigrissement. Il ne faut jamais alors négliger de pratiquer un examen local et surtout le toucher rectal.

Un assez grand nombre d'affections peuvent être confondues avec l'hypertrophie de la prostate. Les difficultés de la miction font souvent penser à un *rétrécissement de l'urètre*. Mais le rétréci fait un effort égal pendant toute la miction et en général l'écoulement de l'urine est proportionnel à cet effort ; le contraire a lieu chez le prostatique, chez qui le départ du jet se fait toujours attendre, qui est d'un âge ordinairement plus avancé que le rétréci qui présente une exagération de tous les symptômes pendant la nuit. D'ailleurs un rétrécissement peut coexister avec une hypertrophie prostatique, coïncidence fâcheuse, car un obstacle urétral surajouté précipite la distension de la vessie. Dans tous les cas, l'exploration urétrale lèvera les doutes ; on sait qu'on ne trouve pas de rétrécissement au delà de la portion membraneuse.

Au début, la fréquence ne sera pas confondue avec celle qui tient à une *cystite* simple, car dans cette dernière l'expulsion des dernières gouttes est douloureuse, les besoins sont impérieux et enfin l'urine renferme du pus. Il est plus difficile de faire la part de ce qui revient à la cystite et au prostatisme lorsque la vessie est infectée ; on se guidera sur les signes de la cystite des prostatiques que nous venons d'exposer.

La *prostatite* chronique induit en erreur quand elle se développe à l'âge du prostatisme. On sait que dans des cas assez rares d'ailleurs, la prostatite chronique donne lieu aux symptômes du prostatisme et peut provoquer une rétention complète. On se basera sur les signes propres à cette inflammation, surtout sur son évolution et en particulier sur la présence de sécrétions muco-purulentes expulsées de la prostate par le massage.

Il en est de même de l'*incontinence* qui est souvent confondue avec la fréquence des mictions ; mais celles-ci sont toujours volontaires ou tout au moins perçues, parfois douloureuses. L'incontinence se retrouve aussi dans la paralysie vésicale d'origine centrale avec des caractères peu différents; c'est sur l'ensemble des autres signes que le diagnostic sera fait; nous en dirons autant de l'incontinence des tabétiques.

Nous ne ferons que signaler les *calculs vésicaux* qui donnent lieu à des symptômes bien distincts; toutefois ils coïncident souvent avec l'hypertrophie de la prostate dont ils sont une complication; ils se rencontrent surtout dans les vessies infectées. L'hématurie, les douleurs qu'ils déterminent sont presque toujours provoquées; tandis que celles des prostatiques sont spontanées, ou succèdent à des causes congestives; si quelques prostatiques accusent pendant les courses en voiture une accentuation de leurs symptômes, telle qu'une fréquence plus grande, quelquefois impérieuse, on n'observe jamais de douleurs vraies, suivies d'hématurie comme avec un calcul. Enfin le repos au lit calme les symptômes des calculeux et aggrave ceux des prostatiques (Guyon).

L'hématurie des *néoplasmes vésicaux* a des caractères de spontanéité absolue qui ne trompent guère; elle commence sans cause, ne cède pas aux décongestifs, augmente par le cathétérisme et a une abondance et une durée en général plus grande que celle des prostatiques.

Plus difficile est le diagnostic du *cancer de la prostate* au début; la sensation n'est cependant pas la même et de très bonne heure on perçoit dans une prostate cancéreuse des noyaux d'une dureté ligneuse, caractéristique, contrastant avec le reste de la glande. A une période plus avancée le cancer est diffus : la tumeur dépasse les limites normales de la glande, gagne le bas-fond vésical, les vésicules séminales, les parois du bassin; mais on se trompe souvent en se basant sur la durée de l'évolution; à un âge avancé, le cancer évolue avec une lenteur extrême, donne lieu à des symptômes peu marqués, ayant une grande analogie avec ceux de l'hypertrophie simple: le toucher rectal permet seul de faire le diagnostic.

Il est très important, au point de vue du traitement, mais souvent très difficile, d'établir la *forme* des lésions prostatiques et vésicales. Les deux formes bien tranchées du prostatisme, celle dans laquelle les lésions vésicales prédominent et celle qui relève d'obstacles prostatiques, seront distinguées par le toucher rectal; mais encore trouve-t-on des cas où avec une prostate à peine développée existe une luette vésicale, une barre peu considérable qui s'oppose au libre cours de l'urine. Le cathétérisme donne des renseignements et un explorateur à petite courbure fait reconnaître à des mains exercées une saillie médiane, et surtout des lobes latéraux hypertrophiés. Le cystoscope, dont l'emploi n'est pas toujours facile ni inoffensif chez les prostatiques, conduit à des résultats plus précis. Ce diagnostic de la forme de l'hypertrophie a une importance très grande pour des décisions opératoires.

Au point de vue du pronostic et du traitement, ce qu'il importe le plus d'établir, c'est l'*état du muscle vésical :* le cathétérisme évacuateur permet de le faire. Si l'urine sort avec une certaine force du pavillon de la sonde, non seulement dès le premier jet, mais jusqu'aux dernières gouttes, c'est que la vessie a conservé une musculature suffisante et les troubles mictionnels dépendent surtout de l'obstacle prostatique. Au contraire, si elle s'écoule en bavant, si le jet ne reprend une certaine amplitude que par suite des efforts faits par le malade, on est en face d'un muscle affaibli. Celui-ci est-il simplement forcé ou dégénéré, cette faiblesse est-elle temporaire ou définitive ? Il faut, pour le savoir, une observation de quelques jours. Il arrive souvent qu'après une évacuation régulière, la vessie retrouve sa contractilité ; ailleurs, au contraire, elle reste atone et impuissante, non seulement après l'évacuation artificielle, mais aussi après des tentatives d'excitation, électriques ou autres. Dans le premier cas, on peut espérer que le cathétérisme bien conduit suffira pour soulager le malade ; en cas contraire une opération radicale sera seule de nature à faire cesser les accidents.

Pronostic. — La gravité du *pronostic* ressort de ce qui précède.

Les complications que nous venons de passer en revue comportent un pronostic variable ; rarement une hématurie est assez abondante pour être grave par elle-même, mais elle est le point de départ des accidents, d'abord congestifs puis inflammatoires et infectieux qui s'étendent à tout l'appareil urinaire. Il en est de même de la cystite qui s'accompagne trop souvent d'une néphrite suppurative. Ces néphrites se dissimulent souvent derrière des cystites bénignes en apparence. L'intégrité de l'état général est un point des plus importants à établir ; la valeur séméiologique de la fièvre et des troubles digestifs a été exposée plus haut.

Traitement

Le traitement de l'hypertrophie de la prostate comporte des moyens très nombreux qu'on peut ranger en deux classes : les moyens palliatifs qui ont pour but de parer à des accidents plus ou moins graves et urgents, mais qui ne modifient en rien la lésion initiale ; et le traitement radical qui vise la disparition complète ou partielle de l'obstacle à la miction.

Le traitement palliatif est encore aujourd'hui le plus répandu et nous le décrirons tout d'abord, réservant une large place à l'étude de la cure radicale dont les indications deviennent de plus en plus fréquentes aujourd'hui.

A. Traitement palliatif

Il comprend des moyens hygiéniques et une thérapeutique générale qui s'appliquent à toutes les périodes, à tous les cas, et une thérapeutique locale que nous étudierons ensuite.

Hygiène des prostatiques. — On a vu le rôle que la congestion joue dans la production des accidents des prostatiques ; la principale préoccupation doit donc être d'en empêcher la production, et c'est cette mesure prophylactique qu'ont en vue les prescriptions suivantes relatives à l'hygiène générale.

Dans un premier groupe nous envisagerons les mesures propres à favoriser la circulation générale et à empêcher la stase veineuse.

Dans ce but, les excitations cutanées sont des plus efficaces. L'hydrothérapie, bonne assurément, doit être appliquée avec beaucoup de précaution pour éviter un refroidissement consécutif, cause fréquente d'accidents qu'il faut éviter à tout prix. Un saisissement brusque est toujours à redouter chez les vieillards, et des troubles réflexes de la circulation prostatique et vésicale peuvent arriver sous l'influence du froid. Des ablutions, des douches ou des bains tièdes sont préférables.

Mais on aura surtout recours aux frictions cutanées, soit avec une flanelle ou un linge rude imbibé d'alcool, d'eau de Cologne, ou aux frictions sèches au gant de crin de tout le corps. L'intensité de la révulsion se règle à volonté, se prolonge suffisamment ; de plus, la gymnastique à laquelle cette manœuvre oblige le malade est salutaire.

En effet, l'exercice musculaire est utile, et on devra le prescrire dans la mesure du possible. Il faut tenir compte des habitudes anciennes du malade ; s'il est entraîné à des exercices violents, il ne les abandonnera pas, mais la fatigue est mauvaise ; tout exercice musculaire doit être suspendu dès que le sujet sent ou prévoit que la lassitude est proche. Il en est de même pour l'équitation et la bicyclette qui produisent toujours une congestion pelvienne; mais les cavaliers consommés peuvent fournir de longues étapes sans que la circulation pelvienne en soit influencée. Enfin la vie au grand air sera recommandée; tout au moins les malades feront-ils une promenade quotidienne, sans s'exposer aux risques de refroidissement, et habiteront une chambre vaste et bien aérée.

Les refroidissements, quels qu'ils soient, occasionnent le plus grand nombre peut-être des accidents de rétention chez les prostatiques, qu'il s'agisse soit d'un refroidissement général, soit d'un refroidissement partiel des pieds ou des mains. Aussi les malades porteront-ils des vêtements de laine. Il en sera de même la nuit, car les prostatiques se lèvent souvent pour uriner; ils n'oublieront pas qu'ils ne doivent à aucun moment rester découverts.

La constipation est une cause de troubles digestifs et détermine une compression mécanique et une stase veineuse qu'il faut combattre. Le massage abdominal, avec ou sans électrisation, tout en constituant un des meilleurs moyens de combattre la constipation, diminue la congestion prostatique. On aura recours aussi aux moyens habituellement employés pour assurer la liberté de l'intestin ; toutefois de grands purgatifs ne seront donnés que très rarement. Les laxatifs sont permis un peu plus souvent, on évitera ceux qui, comme l'aloès et la rhubarbe, tendent à congestionner le bas de l'intestin.

Il est préférable d'employer les lavements tièdes; portés très haut avec une longue canule, car souvent le liquide s'accumule dans l'ampoule rectale. Contre les poussées congestives, des lavements chauds (45° à 50°) seront administrés lentement avec une courte canule, car ils doivent agir sur la partie inférieure de l'intestin. Ce sont de bons moyens décongestifs, mais ils réussissent moins bien ici que dans les hyperémies actives, et il faut éviter de les répéter souvent. Les lavements froids, proposés contre l'inertie vésicale, sont suivis d'une réaction congestive qui prédispose à la cystite. Le mieux est de se passer de médicaments et de demander à une bonne hygiène alimentaire la liberté constante de l'intestin; nous y reviendrons en parlant de l'alimentation.

Le décubitus a une grande importance : c'est à la fin de la nuit que les symptômes de début du prostatisme se manifestent, en particulier le retard du départ du jet et la fréquence ; les malades devront éviter de rester longtemps sur le dos et dormiront plutôt sur le côté; il est surtout important de changer la position pendant le sommeil; on leur prescrira de ne pas prolonger le séjour au lit, de prendre l'habitude de se réveiller au milieu de la nuit et de marcher dans leur chambre pendant quelques minutes.

Dangereuse aussi la station assise trop prolongée. Lorsque s'y ajoute une autre cause congestive telle que la trépidation d'une voiture ou d'un wagon, des accidents très sérieux, et en particulier la rétention, se produisent souvent. A tout prix il faut éviter les retenues prolongées de l'urine. A toutes les périodes du prostatisme, un vieillard doit éviter de laisser sa vessie se mettre en tension. Il faut distinguer la retenue habituelle de l'urine, souvent exagérée à cause de la négligence du malade et la retenue accidentelle, dont les conséquences sont beaucoup plus importantes.

Presque toujours, au début, les malades cèdent aux envies fréquentes. Mais certains d'entre eux finissent par être ennuyés de ces mictions et retiennent trop longtemps leurs urines ; parfois ils y sont obligés par leur profession ou leurs occupations. Il en résulte une distension habituelle très nuisible au point de vue du développement de la maladie, car le bas-fond vésical se distend de plus en plus. Sans obéir à la moindre sollicitation, un prostatique doit donc éviter de prendre l'habitude de se retenir.

Les retenues accidentelles sont plus graves; elles se produisent presque toujours au milieu d'un repas prolongé ou d'assemblées dans lesquelles le malade ne peut quitter sa place, de longs voyages en chemin de fer; la congestion qui en résulte, l'évacuation souvent trop brusque, sont l'occasion d'une poussée aiguë du côté de la vessie et surtout des reins rapidement fatale dans bien des cas.

En général, l'usage du coït doit être aussi restreint que possible. Quoique beaucoup de malades prétendent éprouver un soulagement de leurs symptômes prostatiques après avoir pratiqué cet acte, néanmoins la suractivité circulatoire déterminée par l'ensemble des phénomènes de l'érection et du coït aboutit à une augmentation de la stase sanguine. Il faut surtout éviter des érections longtemps prolongées et des manœuvres anormales destinées à stimuler une vigueur qui s'éteint.

Hygiène alimentaire. — Elle occupe une grande place dans l'ensemble des prescriptions utiles; le moindre trouble dans le fonctionnement rénal retentit sur le tube digestif qui doit à ce point de vue être surveillé avec autant d'attention que l'appareil urinaire lui-même. Le régime alimentaire des artério-scléreux, et plus généralement des arthritiques, a de nombreux rapports avec celui des prostatiques. Toutefois des modifications doivent être apportées en raison de l'âge, de l'état général des malades et aussi de l'état d'infection.

Avant tout, une grande régularité dans la périodicité des repas est nécessaire, comme dans la quantité de la nourriture absorbée. Les malades éviteront autant que possible les dîners en ville, les repas trop prolongés, ceux où les convenances sociales les forceraient à s'écarter de leur régime, à manger et à boire plus que de coutume. De même que pour les goutteux, on recommandera aux malades de mâcher longuement leurs aliments. Comme les arthritiques, ils éviteront une nourriture trop fortement azotée, non seulement pour protéger le système vasculaire de l'appareil urinaire, mais aussi pour empêcher la formation de concrétions uratiques. A cette règle, s'en joint une autre : s'abstenir d'aliments contenant des ferments ou des toxines.

On devra proscrire, en première ligne, le foie gras, les gibiers faisandés, surtout le gibier noir. A interdire également les fromages forts, trop avancés, les poissons gras, et avant tout les crustacés, écrevisses, homards, langoustes, certains mollusques, les moules, les huîtres. L'interdiction ne s'étend pas aux poissons plus petits ni aux poissons d'eau douce. Enfin il faut ranger encore parmi les aliments défendus la charcuterie, sauf le porc frais et le jambon, et certaines viandes fermentées et conservées, ainsi que les poissons desséchés, morue, hareng saur, etc. On défendra les excitants, les épices de toutes sortes, le poivre, le piment, toute espèce de condiments violents et les sauces relevées, les truffes et les herbes aromatiques, telles que l'ail, l'échalotte.

Un prostatique bien portant pourra user sans excès de viandes rouges, bœuf rôti, bouilli ou grillé ; agneau, veau, porc frais et jambon. On recommandera surtout la volaille, le poulet rôti ou bouilli. Nous ne repoussons pas la volaille noire, non plus que le gibier à plume non faisandé. Les œufs sont excellents sous toutes les formes. Toutes les viandes seront préparées de la manière la plus simple, autant que possible sans sauce et surtout sans raffinements culinaires. Il est impossible de doser exactement la quantité de viande nécessaire à chaque sujet ; il importe seulement qu'elle soit peu considérable. Elle pourra avec avantage être exclue des repas du soir.

Les végétaux doivent en effet entrer pour une forte proportion dans la ration alimentaire d'un prostatique. Suivant la saison, les légumes seront secs ou frais ; ces derniers seront choisis de préférence. Les herbes cuites, les petits pois, les haricots, pommes de terre, etc., sont excellents. Les haricots verts ne nous ont jamais paru bien nuisibles, mais les tomates, les épinards et l'oseille sont à interdire bien que moins mauvais pour les prostatiques que pour les lithiasiques, de même que les asperges ; leur influence congestive sur toute l'action urinaire étant incontestable.

En tout temps, les farineux seront presque de tous les repas, assaisonnés au beurre, sans épices ; on se rappellera que leur puissance nutritive est considérable et on n'en fera pas excès. On recommandera les pâtes alimentaires, macaroni, nouilles, etc.

Les crudités sont souvent très utiles pour le bon fonctionnement de l'intestin. En tout cas, les salades seront assaisonnées sans poivre et avec du jus de citron, de préférence au vinaigre ; la mastication en sera longue et complète.

Les fruits sont permis, surtout cuits sous forme de conserves et de compotes, à l'exception des fruits rouges et particulièrement des fraises.

On peut permettre l'usage du vin, mais on tiendra compte des habitudes antérieures. Si un sujet arrive à l'âge du prostatisme avec l'habitude de l'eau, on ne changera pas son régime. Dans des conditions contraires, il serait aussi mauvais de supprimer l'usage du vin à un vieillard qui en prend habituellement une quantité raisonnable. C'est un stimulant nécessaire à beaucoup de sujets et on le prescrira dès que l'organisme paraîtra exiger un surcroît d'excitation.

On évitera surtout les vins très alcoolisés ou ceux dont le bouquet est très prononcé, tels que les grands vins de Bourgogne ou de Champagne, certains vins du Rhin, les vins muscats en général. Les petits vins de Bordeaux, de la Loire, ont un bouquet moins pénétrant et sont préférables. La quantité qu'on en permettra dépend des habitudes antérieures et doit être toujours réduite au minimum.

La bière, sans avoir les mêmes qualités toniques que le vin, présente les inconvénients des boissons alcooliques surtout chez les infectés. De toutes les boissons fermentées, le cidre, léger et non mousseux, a le moins d'inconvénients : on peut donc le prescrire comme boisson habituelle.

Il est superflu de prononcer l'interdiction des liqueurs alcooliques quelles qu'elles soient. Cette remarque s'applique au plus haut degré aux liqueurs dites apéritives.

Le lait mérite une mention spéciale, car il est d'un précieux secours dans beaucoup de circonstances. Il peut être pris comme boisson habituelle par les malades dont l'appétit est médiocre, et l'absorption en est facile. Mais il faut se garder de le donner quand même, car chez un prostatique dont l'état général est bon et qui mange normalement, le lait conduirait à une suralimentation nuisible. Bien rares sont les indications du régime lacté absolu.

Quant aux eaux minérales, il en est de mauvaises et d'indifférentes, mais il n'en est pas qui répondent directement aux indications thérapeutiques du prostatisme. Les eaux alcalines fortes sont plutôt mauvaises pour l'appareil urinaire du prostatique chez qui il faut tâcher de maintenir l'acidité de l'urine le plus longtemps possible, pour éviter la formation des calculs phosphatiques. Les eaux légères (Contrexéville, Vittel, Martigny, Capvern, Évian, etc.), sont bonnes, surtout en présence d'une infection légère et commençante et effectuent un bon lavage par les voies naturelles; mais il faut éviter de produire, en en prenant une trop grande quantité, une suractivité circulatoire dans des organes déjà très disposés aux congestions.

Il n'est donc pas nécessaire d'imposer une saison thermale à la plupart des prostatiques; cependant certaines eaux, celles des Pyrénées par exemple, Cauterets, Luchon, etc., ont une action stimulante et efficace chez des sujets déprimés.

Toutes ces indications s'appliquent aux prostatiques dont la santé générale est peu ou pas atteinte, et constituent en réalité des mesures plutôt préventives. C'est surtout chez les infectés et en particulier les infectés rénaux que les modifications sont nécessaires. La conservation et le relèvement de l'état général doivent être alors le principal objectif. Pendant les crises aiguës, les périodes fébriles, c'est l'alcool qui est indiqué et qui soutiendra les forces, avec le lait, seule nourriture acceptée et absorbée. Dans les infections rénales, ascendantes et chirurgicales, le régime lacté est bon, car c'est le seul moyen d'alimenter le malade, mais il n'existe aucune raison pour qu'il soit absolu.

Indications pour chaque période. — *Première période.* — L'hygiène constitue ici presque tout le traitement. Dans bon nombre de cas, l'emploi de quelques calmants sera nécessaire; on évitera l'abus des opiacés, l'extrait thébaïque, la morphine, dont les propriétés sont de nature à augmenter la congestion rénale. La belladone, la valériane, sont mieux en situation; quant aux bromures, leur action est faible sur l'appareil urinaire et leur emploi prolongé altère les fonctions digestives, dont il importe de respecter l'intégrité. On les administre soit par l'estomac, soit par le rectum, sous forme de suppositoire et de lavement. Un calmant excellent est le petit lavement suivant (Guiard) :

Antipyrine	1gr,50
(ou aspirine ou pyramidon	1 gramme.)
Laudanum de Sydenhan	XII gouttes.
Eau distillée	25 grammes.

Dans quelques cas assez rares on agira sur l'élément vasculaire au moyen des préparations de strychnine, de noix vomique ; des injections sous-cutanées d'ergotine semblent avoir procuré quelques succès. On donnera la préférence à la noix vomique, qui stimule utilement les fonctions de l'estomac.

La caractéristique du traitement à cette période est l'interdiction du cathétérisme. L'évacuation de la vessie est normale, l'usage de la sonde est donc inutile, car la muqueuse est saine, l'urine non purulente, et tout lavage vésical irrite et congestionne les parois. S'il y a cystite, les indications sont un peu différentes, et nous aurons à les faire connaître ; en l'absence d'inflammation des parois, le cathétérisme est superflu, et expose au danger d'infecter le malade.

Deuxième période. — Le traitement général continuera à être appliqué sans modifications, mais nous trouvons ici une indication toute particulière, qui est celle du cathétérisme. Le symptôme dominant de cette seconde période est la rétention incomplète : or, lorsque l'évacuation commence à être incomplète, on doit secourir la vessie au moyen de la sonde. En thèse générale, plus tôt sera institué ce traitement et plus on en retirera de bénéfice ; c'est dire qu'on devrait l'appliquer dès que la maladie franchit les limites de la première à la seconde période ; il devra être continué pendant tout le temps que la vessie ne se videra pas, c'est-à-dire dans la majorité des cas, pendant toute l'existence du malade. Toutefois, lorsque la quantité résiduelle est peu considérable et aseptique, il est permis de s'en dispenser, surtout dans le cas, fréquent dans la pratique, où le malade n'est pas en situation de se sonder avec une propreté suffisante et risque plus de s'infecter que d'arrêter les progrès de la rétention.

En outre, dans la rétention incomplète aiguë sans distension, un traitement antiphlogistique donne de bons résultats, et les symptômes inflammatoires disparus, la rétention incomplète cesse ordinairement elle-même. Dans d'autres cas où le cathétérisme ne produit pas de soulagement, il faut temporiser, abandonner pendant quelque temps ces manœuvres dont on reprendra fructueusement l'usage un peu plus tard, mais ce sont là des exceptions et presque toujours le cathétérisme est indiqué à cette période.

Troisième période. — Lorsque, chez un prostatique, la vessie est distendue et fait dans le rectum et souvent à l'hypogastre une saillie plus ou moins considérable, l'urine s'échappe involontairement; le traitement à appliquer constitue un des plus délicats problèmes, que le médecin ait à résoudre. Le traitement général reste le même, plus rigoureux que jamais, mais le cathétérisme a, suivant les cas, des conséquences heureuses ou rapidement funestes.

En effet, quelques malades arrivent à cette période avec les apparences de la santé. Leurs urines sont à peu près limpides ou du moins ne présentent pas ce dépôt blanchâtre qui frappe l'attention ; mais elles sont très abondantes et les malades s'inquiètent peu des quelques gouttes qui s'échappent de temps en temps. Ils sont plus tourmentés des troubles digestifs, l'appétit se perd, le goût des aliments disparaît, la soif est ordinairement exagérée. Cependant la vessie est distendue, l'absence d'infection a permis, il est vrai, à cette distension de rester latente ; l'état de congestion habituelle de ces organes ne se manifeste que par des signes assez obscurs, mais il suffit de la cause la plus légère pour faire éclater des phénomènes inflammatoires et infectieux.

Deux questions se posent ici au chirurgien : Faut-il intervenir ? Comment intervenir ? Avec le professeur Guyon, nous allons chercher à répondre à ces questions.

Avant de pénétrer dans l'urètre d'un prostatique à cette période, il faut être prévenu qu'une tentative de cathétérisme, si bien conduite et si modérée qu'elle soit, peut être suivie d'accidents susceptibles d'emporter rapidement le malade. En outre, certains de ces sujets, abandonnés à eux-mêmes, survivent pendant un temps relativement long, sans être tourmentés par de réelles douleurs : voilà deux raisons qui plaident en faveur de l'abstention.

D'autre part, cet état d'équilibre de la santé est des plus instables et la cause la plus futile en apparence le rompra tôt ou tard. Au contraire, ces malades soumis à un traitement convenablement dirigé reviennent quelquefois à la deuxième période. Aussi le chirurgien ne devra pas prendre une décision si grosse de conséquences avant d'avoir soumis le malade à une observation rigoureuse pendant laquelle les symptômes généraux serviront surtout de guide. Le véritable critérium est l'état des voies digestives ; si l'alimentation est impossible, la dysphagie portée à un haut degré, la soif vive, l'état général mauvais, si enfin les toniques ne sont pas supportés, la partie est perdue d'avance ; il faut s'abstenir. Si au contraire un régime approprié amène quelque amélioration dans les fonctions gastro-intestinales, on sera à même d'espérer que l'état des voies urinaires permet une intervention, c'est-à-dire le cathétérisme dont nous préciserons plus loin les indications.

Cystite. — D'une façon générale, le traitement de la cystite sera subordonné aux indications thérapeutiques de chaque période.

Le traitement général est le même que pour toute cystite (voy. plus loin).

A la première période, on sera très sobre de lavages dont on s'abstiendra complètement si l'infection est nulle ou très légère, car le pus s'évacue en général avec l'urine et ne stagne pas. En cas contraire, les instillations argentiques $\left(\frac{1}{200} \text{ à } \frac{1}{50}\right)$, ou mieux de protargol ou de collargol à $\frac{1}{10}$ donnent aussi de meilleurs résultats.

A la deuxième période, au contraire, le *cathétérisme est nettement indiqué*, et l'on voit souvent cesser les symptômes aigus dès que la vessie est à sec. On aura recours aussi aux lavages boriqués ou à l'eau stérilisée, tout en ayant soin de ne pas distendre la vessie ; plus tard, on emploiera une solution de nitrate d'argent à $\frac{1}{500}$, ou encore une instillation après évacuation de la vessie. Si, malgré tout, les douleurs restaient très vives, il serait utile d'agir comme pour toute cystite douloureuse, et de pratiquer une cystostomie, ou plutôt une prostatectomie. On n'abusera pas des diurétiques qui augmentent la distension de la vessie ; néanmoins il est bon de diluer l'urine ; les tisanes et mieux encore les eaux minérales telles que Vittel, Contrexéville, Évian sont indiquées.

A la troisième période, la question de l'intervention est encore plus délicate à résoudre que lorsque la vessie est aseptique. Si la cystite est spontanée, toute intervention directe est périlleuse, et les chances de survie sont très réduites : on se laissera guider surtout par le symptôme douleur. Mais, comme aucune éventualité ne peut être pire que celle qui résulterait de l'inaction, on risquera peu à tenter une évacuation qui donne parfois de bons résultats. Bien que la cystostomie semble peu compatible avec la détérioration de l'état général et de l'état local, elle a cependant réussi là où le cathétérisme avait semblé impraticable et il est des cas où elle comporte moins de dangers que ce dernier.

Néphrite. — Le traitement de la néphrite se confond avec celui qui s'adresse à l'état général. Stimuler les fonctions digestives, assurer la liberté de l'intestin, relever les forces à l'aide de toniques, telles sont les indications. Si la néphrite est aiguë, l'alcool est de rigueur, en même temps que l'application de révulsifs, de cataplasmes sinapisés, de ventouses sèches, sur la région lombaire.

Hématurie. — L'hématuric provient quelquefois de la prostate et apparaît après le passage des sondes ; c'est pourquoi celles-ci seront aussi peu offensives que possible. Rarement l'hémorragie est importante, mais si elle se renouvelait souvent, une sonde devrait être placée à demeure.

Beaucoup plus redoutables sont les hématuries consécutives aux rétentions et aux évacuations trop rapides. Elles revêtent deux aspects : tantôt le sang est en quantité faible et mélangé à une grande quantité d'urine, tantôt il est versé brusquement et forme des caillots.

Dans le premier cas, on prescrira le repos au lit et l'immobilité ; on administrera les hémostatiques à l'intérieur, limonade sulfurique, alun, ergotine, etc., bien que l'efficacité n'en soit pas très grande ; localement, on conseillera les lavements glacés et l'application longtemps prolongée sur la région hypogastrique d'un sac de baudruche ou de caoutchouc rempli de glace.

Dans le second cas, si la vessie se trouve remplie par du sang coagulé, il est néanmoins permis d'espérer que la miction se rétablira sans intervention. Si l'urine tarde à apparaître, on essaiera de diviser les caillots au moyen d'une sonde promenée dans la vessie ; lorsque après cela des fragments ne s'échappent pas seuls, on en fera l'aspiration avec une seringue à large canule : l'aspirateur usité pour la lithotritie serait insuffisant. Malheureusement ces manœuvres risquent d'augmenter l'hémorragie si la source en est dans la vessie ou la prostate. Aussi, lorsque ces moyens échouent, il ne faudra pas trop temporiser pour pratiquer une cystostomie.

Cathétérisme chez les prostatiques

Le cathétérisme chez les prostatiques est soumis à des règles spéciales qu'il importe de bien préciser ; elles ont été formulées il y a longtemps déjà par le professeur Guyon, et leur parfaite efficacité reçoit chaque jour une nouvelle démonstration.

Une exploration méthodique du canal à l'aide d'une bougie à boule, doit précéder l'évacuation ; l'existence de ressauts, d'arrêts successifs, et surtout la longueur de la traversée prostatique guideront le chirurgien dans le choix de l'instrument à employer ensuite.

Quels que soient les obstacles probables, on essaiera d'abord l'introduction d'une *sonde de Nélaton*, qui, grâce à sa parfaite flexibilité, se prête à toutes les sinuosités du canal.

Si l'on se trouve arrêté, on emploiera une sonde de gomme à bec mousse et relevé pour lui permettre de suivre la *paroi supérieure*, moins déformée que l'inférieure et moins friable. La *sonde béquille* remplit bien ces conditions. On y ajoute au besoin un mandrin coudé à angle obtus au moyen duquel on pourra exécuter une manœuvre que nous avons déjà décrite (voir p. 14) et sur la grande utilité de laquelle nous ne saurions trop insister (fig. 123). On évitera de prendre une sonde de petit calibre dont le bec risque davantage de pénétrer et de s'accrocher dans les sinuosités de l'urètre prostatique. D'une manière générale un n° 18 est un minimum.

L'emploi des *sondes à grande courbure* est également utile. Celles-ci se trouvent fabriquées d'avance, mais il est préférable de recourir à un mandrin approprié dont on fera varier la courbure suivant chaque cas particulier. D'après Gély, la courbure doit avoir un diamètre de 10 à 11 centimètres ; elle doit être longue et représenter les deux tiers d'un cercle. Ces dimensions, qui paraissent peut-être excessives, répondent cependant à l'énorme courbure que décrit l'urètre dans certaines hypertrophies prostatiques. Le cathétérisme se fait suivant les règles ordinaires. On a bien soin de suivre la paroi supérieure. Dans les cas difficiles, un doigt introduit dans le rectum guide la progression de l'instrument et par de petits mouvements pousse peu à peu le bec de la sonde vers la lèvre antérieure du col.

Les sondes de gomme ainsi conduites présentent presque tous les avantages qu'on retire des sondes métalliques. Elles ont une rigidité suffisante, leur courbure reste fixe pendant tout le temps du cathétérisme ; elles permettent au chirurgien de varier la forme de l'instrument et mul-

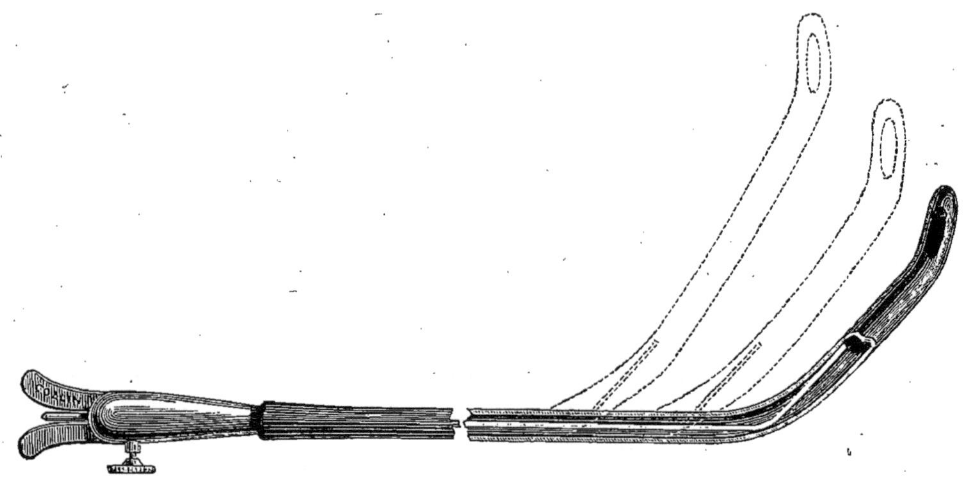

Fig. 123. — Manœuvre du mandrin.

tiplient ses ressources. Pour les rendre plus facile à guider, on peut adapter à leur extrémité libre un curseur à ailéttes qu'on fixe au moyen d'un pas de vis (voyez fig. 123).

C'est dire que nous ne voyons qu'un très petit nombre d'indications à

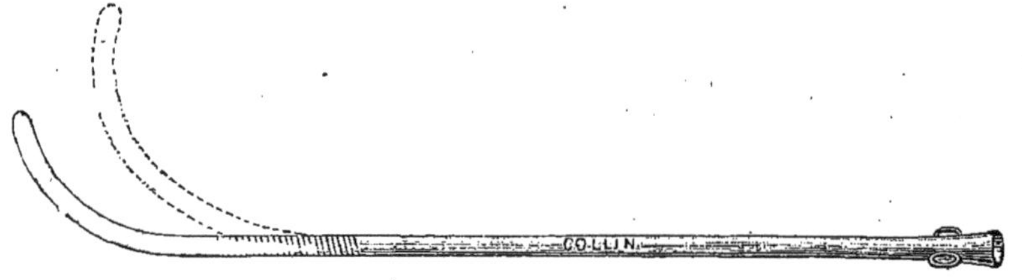

Fig. 124. — Sonde métallique flexible.

l'emploi des sondes métalliques. Si l'on était obligé d'y recourir, il faudrait se garder d'employer la sonde de trousse ordinaire dont la courbure est trop courte, car elle est calculée pour s'adapter à celle de l'urètre normal. On prendra de préférence la sonde de Gély. On pourra également se servir de la sonde élastique de Cusco dans laquelle le bec est relié au pavillon au moyen d'une spirale métallique qui lui donne une grande flexibilité. Nous avons fait construire une sonde sur un principe analogue, mais en étendant la longueur de la partie flexible ce qui permet au bec de suivre sans s'y engager les sinuosités de la prostate (fig. 124).

Les sondes métalliques servent quelquefois de conducteur pour faire pénétrer un instrument souple. Voici comment procède Thompson : une sonde courbe n° 20 ou 22, à bout coupé, contient une sonde molle dont l'extrémité, dépassant un peu le bout coupé, sert d'obturateur. Une fois à l'obstacle, on fait progresser l'instrument mou qui pénètre ainsi dans la vessie, puis la sonde métallique est retirée. La sonde de Bazy rend également des services.

Lorsqu'il existe une *fausse route*, on l'évitera en longeant la paroi supérieure, car elle siège presque toujours au niveau de l'inférieure, et dans ce cas surtout et il faut éviter l'emploi des sondes métalliques avec lesquelles on risque d'accentuer et de prolonger la plaie urétrale. Nous ferons cependant une exception pour un instrument ingénieux de Mercier. C'est une sonde métallique percée d'un œil à 5 ou 6 centimètres de son extrémité, et pleine au delà de l'œil. Cette extrémité va se loger dans la fausse route. On passe alors dans la sonde métallique un instrument de gomme qui sort par l'œil et a des chances pour pénétrer dans la vessie.

Quel que soit le procédé de cathétérisme employé, l'évacuation sera *lente*, *graduelle* et *antiseptique* (Guyon).

1° *Lente*. — L'écoulement doit se faire presque goutte à goutte ; que la sonde soit de moyen calibre, ou volumineuse, on *réglera le débit* avec le doigt appliqué sur l'orifice de sortie. Le malade sera placé dans le décubitus dorsal pour éviter la pression des viscères sur la vessie, et l'on évitera pendant l'opération d'appuyer sur la région hypogastrique. Il est difficile de fixer la rapidité de l'écoulement : dans les cas de distension extrême, il ne faut pas moins de douze ou quinze minutes pour évacuer un litre environ.

2° *Graduelle*. — *Sous aucun prétexte, on ne videra la vessie en une fois*. On arrêtera l'évacuation dès que le jet ne sera plus projeté, mais tombera perpendiculairement à la sortie de la sonde. La rapidité avec laquelle on arrive à mettre la vessie à sec est variable. S'il n'y a rétention que d'une petite quantité d'urine, on peut en deux ou trois cathétérismes vider la vessie. Quand la distension est établie, plusieurs jours et même une ou deux semaines sont nécessaires pour atteindre ce résultat.

On évitera de cette façon les hémorragies et la cystite consécutives à une décompression brusque.

3° *Antiseptique.* — Après avoir retiré une certaine quantité d'urine, on injectera dans la vessie une quantité, moindre de moitié, d'une solution boriquée à 5 p. 100, ou mieux d'oxycyanure de Hg à $\frac{1}{4\,000}$. Les instruments, la verge et l'urètre antérieur auront été soumis à une antisepsie rigoureuse.

Le cathétérisme sera répété aussi souvent que le besoin d'uriner le commandera, douze ou quinze fois par jour au besoin. Il ne faut pas profiter des cas de tolérance qui permettraient d'espacer les opérations de huit, douze, ou même vingt-quatre heures, car alors la vessie serait distendue.

On placera une *sonde à demeure* si les manœuvres sont laborieuses ou déterminent une irritation, ou un saignement du canal. Elle sera choisie d'un calibre tel qu'elle remplisse l'urètre sans le distendre, enfoncée de façon à affleurer le col vésical et à ne pas léser la muqueuse vésicale, on la bouche ordinairement au moyen d'un fausset qui devra être retiré à intervalles réguliers. Aussitôt que possible, on reprendra le cathétérisme répété qui devient généralement plus facile après que la sonde a été maintenue quelques jours à demeure.

Les indications de la sonde à demeure sont multiples et très précises. On l'emploie dans les cas de fausse route ou lorsque l'urètre saigne au moindre contact ; et après les cathétérismes difficiles, surtout si la rétention est complète ; en présence d'hématuries qui ont pour cause la distension vésicale. Dans ce cas d'ailleurs, les règles générales qui président à l'évacuation seront observées et on bouchera la sonde avec un fausset qu'on retirera à intervalles éloignés pour assurer la lenteur de l'évacuation. Enfin et surtout pour combattre l'infection quand le point de départ ou plutôt la cause de la persistance de celle-ci est la rétention d'urine. La conséquence en est la rétention urétérale et pyélitique. Or, en maintenant une sonde à demeure, on assure un drainage parfait de tout l'arbre urinaire. De plus, l'urètre souvent traumatisé constitue une porte d'entrée pour les germes infectieux dans la circulation générale. La sonde à demeure constitue une protection efficace. Bien placée, suivant les règles exposées plus haut, elle assure une évacuation constante.

Une sonde à demeure peut rester longtemps en place chez les prostatiques, à condition, bien entendu, d'être renouvelée dès qu'elle menace de s'incruster ou de s'infecter. Aussi Bazy a-t-il conseillé la sonde à demeure déambulatoire dont un ingénieux mode de fixation permet aux malades de se livrer à leurs occupations. Un autre de ses avantages est de rendre le cathétérisme plus facile dans les urètres où elle a séjourné un certain temps. On doit donc essayer de la retirer lorsqu'on juge que les accidents contre lesquels elle a été employée sont conjurés. S'ils reparaissent, il faut songer aux traitements exposés plus loin.

Les modifications du col sont obtenus de la manière la plus simple par la sonde à demeure. Aussi ne ferons-nous que signaler les procédés suivants, imaginés dans le même but et qui sont tombés dans l'oubli. Tels sont le dépresseur de Mercier, le dilatateur à trois branches de Leroy d'Étiolles, la sonde articulée de Charrière qui introduite courbe dans vessie était redressée au moyen d'un mandrin.

Malgré les tentatives les mieux conduites, il peut arriver que l'obstacle soit infranchissable. Autrefois les chirurgiens, à l'exemple de Boyer et de Mayor, conseillaient de pratiquer le cathétérisme forcé, de créer une fausse route, en perforant un des lobes de la prostate. Si quelques succès ont suivi ces manœuvres, si même des fausses routes ont pu être établies sans que ni le malade ni le médecin s'en soient doutés, on doit aujourd'hui les condamner : elles sont entourées de trop d'incertitude; les exemples d'abcès de la prostate, d'infiltration d'urine, de septicémie, sont trop nombreux pour que la chirurgie moderne les accepte, car elle a à sa disposition des moyens plus sûrs et plus efficaces.

Ponction de la vessie. — Dans ces cas, c'est presque toujours à une ponction capillaire qu'on a recours; elle offre une sécurité absolue car, dans la rétention complète, le cul-de-sac péritonéal remonte assez haut pour qu'on n'ait pas à craindre de le blesser; l'usage d'un trocart fin et d'un appareil aspirateur rend extrêmement rare l'infiltration consécutive. Sous l'influence de l'évacuation de la vessie, les organes pelviens se décongestionnent, et, quelques heures après la ponction, le *cathétérisme devient possible ;* certains malades urinent même spontanément; car l'urine, accumulée dans le bas-fond distendu, repousse en avant la prostate qui comprime l'urètre (Schlager), mais surtout il se produit une déplétion des veines péricervicales. Aussi ne faut-il pas craindre de *répéter les ponctions*, et ce n'est quelquefois qu'au bout de cinq à six évacuations par la voie sus-pubienne qu'une sonde a pu franchir la prostate.

La ponction hypogastrique présente une grande innocuité grâce à l'aspiration qui a rendu inutile l'emploi de gros instruments. Les appareils de Dieulafoy et de Potain sont les plus usités en pareil cas ; l'aiguille la plus fine de ce dernier appareil, qui correspond au n° 6 de la filière Charrière, suffit le plus souvent.

La région sus-pubienne étant rasée et lavée au savon et à l'alcool, et le rectum débarrassé à l'aide d'un lavement, le malade est couché sur le bord droit du lit, les jambes allongées sans raideur. Après avoir recherché le bord supérieur de la symphyse pubienne, le chirurgien marque avec l'ongle de l'index gauche un point situé à deux centimètres au-dessus. Il saisit de la main droite le trocart, préalablement stérilisé et il l'enfonce immédiatement au-dessous de l'index gauche dans la direction de la symphyse sacro-iliaque jusqu'au point où on suppose la vessie atteinte. La profondeur à laquelle on doit pénétrer varie avec l'épaisseur du tissu adipeux.

Quelle que soit la cause de la rétention, l'évacuation sera lente, graduelle et antiseptique (Guyon). S'il s'agit d'un sujet jeune, dont les parois vésicales sont supposées peu malades, atteint par exemple d'un rétrécissement, on peut, par une première ponction, vider complètement la vessie en ayant soin que l'écoulement du liquide soit extrêmement lent. Il n'en est pas de même en face d'une rétentiou chez un prostatique. Ici, l'évacuation ne saurait, sous aucun prétexte, être complète et on observera les mêmes règles que pour l'évacuation avec la sonde, c'est-à-dire que quelques centaines de grammes seulement seront retirés en une fois ; avant d'enlever la canule, on injectera une petite quantité d'une solution boriquée, d'oxycyanure de mercure à $\frac{1}{4\,000}$ ou de protargol à $\frac{4}{1\,000}$; on pourra même par ce moyen faire des lavages dans une vessie chargée de pus.

On peut répéter une ponction capillaire un grand nombre de fois, toutes les six ou huit heures par exemple, jusqu'à évacuation complète.

D'autres voies ont été suivies pour ponctionner la vessie : nous ne les signalerons que pour mémoire, car elles sont abandonnées par presque tous les chirurgiens.

1° *Ponction périnéale.* — Le malade étant placé dans la position de la taille, on enfonce, au niveau de l'intersection du raphé médian et de la ligne bi-ischiatique, un trocart moyen qu'on dirige en avant et en haut.

2° *Ponction recto-vésicale.* — L'indicateur de la main gauche, étant introduit dans le rectum, guide et conduit sur la saillie globuleuse de la vessie la canule d'un trocart; une fois l'extrémité de celle-ci en contact avec la paroi recto-vésicale, on introduit la pointe; on ponctionne et on la retire en laissant la canule en place.

3° *Ponction sous-pubienne.* — Voillemier, qui l'a imaginée, se servait d'un trocart un peu plus courbe que celui du Frère Côme : il faisait abaisser la verge de façon à tendre le ligament suspenseur, puis enfonçait le trocart dans ce point en décrivant une courbe allongée de façon à contourner le pubis. L'instrument pénètre facilement dans la vessie, à condition qu'on ne fasse pas un mouvement d'abaissement prématuré qui conduirait la pointe contre le pubis.

Ces trois méthodes opératoires sont d'une exécution difficile; elles exposent à l'établissement de fistules recto-vésicales ou périnéales et à la blessure des plexus veineux. La ponction sous-pubienne seule mériterait d'être conservée pour les cas où une vessie petite, contractée, très épaisse ne pourrait se distendre au-dessus du pubis.

Un gros trocart, dit trocart courbe de Frère Côme, était seul employé autrefois. Méry le laissait à demeure pendant un temps plus ou moins long. Cette pratique doit être condamnée en présence de tous les avantages de la ponction capillaire, car c'est une manœuvre qui, tout en ayant l'importance traumatique d'une opération sanglante, est aveugle et mal conduite.

Toutefois nous devons signaler deux procédés qui reposent sur ce principe et qui dans des cas très exceptionnels trouvent leurs indications. C'est la tunnellisation de Harrison et le cysto-drainage de Lejars.

Harrison a décrit, sous le nom de tunnellisation de la prostate, un procédé qui consiste à introduire par le périnée, à 2 centimètres en avant de l'anus, un gros trocart qui reste en place pendant deux mois; après quoi la miction par les voies naturelles se rétablit.

Quant au cysto-drainage c'est une ponction hypogastrique avec un gros trocart; lorsque celui-ci est en place, on introduit une sonde de caoutchouc aussi grosse que possible, et on la laisse en place; elle assure l'évacuation de la vessie et permet le drainage.

Ces deux opérations peuvent être acceptées comme d'urgence et de nécessité. Elles ne sont pas inoffensives et exposent à la blessure du rectum, du péritoine et à l'infiltration d'urine. Toutefois elles peuvent être indiquées, lorsqu'il est indispensable d'assurer l'évacuation de la vessie chez un malade qu'on ne peut sonder et auprès duquel on ne peut se rendre assez souvent pour lui faire les ponctions nécessaires, à la campagne par exemple. On cite des malades qui ont vécu longtemps, pendant plus de dix ans, en restant porteurs d'une fistule hypogastrique ainsi créée.

Boutonnière périnéale. — Lorsque la ponction hypogastrique doit être répétée un grand nombre de fois ou que, pour des raisons indiquées plus loin, elle est jugée insuffisante, on abordera la vessie par le périnée ou l'hypogastre.

Comme dérivation permanente de l'urine, Thompson a recommandé la création d'une *boutonnière périnéale*. Il pratique une incision longitudinale du périnée pour aborder la région membraneuse qu'il incise pour y faire pénétrer une sonde de caoutchouc jusque dans la vessie, et il la laisse en place plus ou moins longtemps, permettant à la prostate de se décongestionner et aux lésions accidentelles de se cicatriser.

Cystostomie. — Elle peut être périnéale ou hypogastrique.

La *cystostomie périnéale* a été pratiquée par Rochet et Durand (de Lyon). On parvient au bas-fond vésical au moyen d'une incision prérectale en H qui permet de décoller le rectum et d'ouvrir la vessie entre les vésicules séminales. Le drainage est ainsi réalisé de la façon la plus parfaite et au point le plus déclive, mais l'opération constitue un traumatisme important, presque toujours en disproportion avec la résistance du sujet.

Ordinairement, on a recours à la *cystostomie hypogastrique* lorsqu'on se propose d'établir une dérivation permanente de l'urine. Le professeur Poncet (de Lyon) a réglé la technique de cette opération et il en a étendu les indications à un grand nombre de cas.

La *technique* de la cystostomie est à peu près celle de la taille hypogastrique à la description de laquelle nous renvoyons. Toutefois l'incision vésicale est plus petite et ne dépasse pas 6 à 8 centimètres; on ouvrira la vessie le plus près possible du col : pour cela, on glisse l'index gauche entre le pubis et la vessie qu'on incise dans une étendue de 10 à 12 millimètres : le doigt pénètre alors dans la cavité vésicale et chaque bord de la paroi est saisi par une pince hémostatique ou traversé par un fil. Toute la région étant détergée avec un liquide antiseptique, on s'occupe de suturer les lèvres de la plaie vésicale aux bords correspondants de la section cutanée : avec des fils de catgut ou des fils métalliques fins, on traverse la vessie, l'aponévrose, le bord du grand droit et la peau, et par la constriction qu'on exerce sur les extrémités du fil on amène les bords de la plaie vésicale en contact avec la peau. Ce temps est d'une exécution difficile et on se contente souvent de traverser la vessie et la peau qu'on attire l'une vers l'autre ; certaines vessies trop friables se déchirent et il faut renoncer à un affrontement complet, malgré la décortication de la vessie (Wassilieff) qui facilite cependant les manœuvres. Six points de suture sont nécessaires pour border tout le pourtour de l'incision. On ne place pas de sonde à demeure et le pansement consiste simplement en l'application de gaze et d'ouate stérilisées.

Il en résulte, on le voit, un canal cutanéo-muqueux, qui va de la vessie

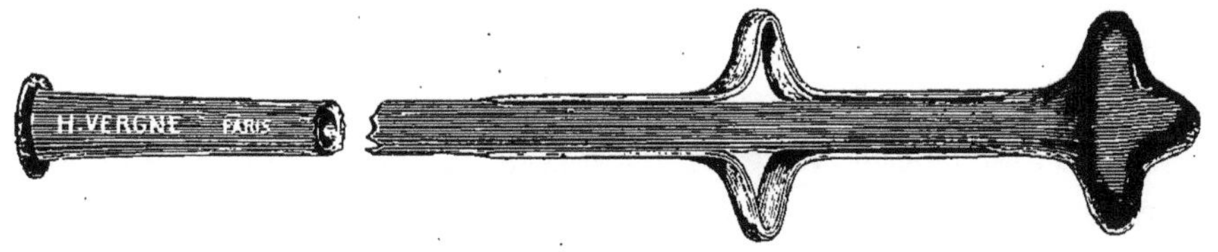

Fig. 125. — Sonde à ailettes, formant siphon.

à la peau et qui, théoriquement, ne devrait jamais s'obstruer; l'orifice de ce nouveau canal constitue le *méat hypogastrique*. Pendant les premiers jours qui suivent l'opération, l'incontinence est complète; mais peu à peu le rapprochement des muscles droits, la rétraction des tissus amènent les parois du néo-canal en contact et quelques malades retiennent leur urine pendant un certain temps : il en est même qui peuvent uriner à volonté. Pour rendre plus efficace l'action musculaire, Jaboulay a proposé de passer au travers du muscle droit, en faisant une boutonnière qui servirait de sphincter au nouveau canal.

La plupart des cystostomisés restent incontinents ; des urinaux spéciaux ont été proposés et garantissent à peu près le malade : on doit souvent dans ce cas placer une sonde dans le canal hypogastrique ; celle-ci ne fonctionne bien que si son orifice est situé en contact avec la paroi vésicale : c'est pourquoi nous avons fait construire le petit appareil représenté ci-contre (fig. 125), qui assure ce contact ; les deux ailerons restent à l'extérieur exactement appliqués contre la peau de l'abdomen et fixent l'appareil qui ne peut se déplacer.

Les indications de la cystostomie sont très étendues d'après Poncet, qui rejette la ponction hypogastrique comme dangereuse. Ces indications nous paraissent restreintes aux cas où on doit renoncer au cathétérisme répété, à la sonde à demeure et à la ponction vésicale. Si l'on se heurte à de grandes difficultés de cathétérisme, à des douleurs vives provoquées par lui, à un saignement important de la prostate, à des accès de fièvre, à de la prostatite, etc., on essayera d'abord de la sonde à demeure ; si cette dernière est mal supportée, ou si les mêmes accidents reparaissent après un certain séjour, la cystostomie est indiquée. Toutefois, en présence d'un prostatique aseptique ou peu infecté, ces indications sont de plus en plus rares, depuis que les progrès des méthodes radicales, en particulier des prostatectomies, ont permis d'obtenir un résultat incomparablement meilleur sans que les risques opératoires aient réellement augmenté.

Plus importante est la décision à prendre en face d'un prostatique infecté, car l'opération comporte une gravité attestée par une mortalité dont le chiffre est assez élevé. En effet, d'après un relevé de Tuffier, elle donne 12 opérations mortelles sur 29 cas dans les rétentions aiguës et 16 guérisons et 3 morts dans les rétentions chroniques. Mais ces malades abandonnés à eux-mêmes sont voués à une mort rapide ; le cathétérisme intermittent ou avec sonde à demeure entraîne aussi de gros risques ; enfin, pour de vastes surfaces suppurantes comme celles que représente une vessie distendue et infectée, la sonde constitue un bien faible moyen d'évacuation. Bien qu'elle ait été souvent employée déjà dans des cas de ce genre, la cystostomie est de date trop récente pour qu'on puisse se prononcer absolument ; il existe pourtant des cas dont quelques-uns nous sont personnels, où le succès a été des meilleurs et des plus durables. Quelles que soient d'ailleurs les raisons qui ont conduit à cette intervention, nous croyons qu'il faut considérer la cystostomie comme devant être *temporaire*, contrairement aux idées premières de M. Poncet qui tend à supprimer l'*urètre devenu impropre à ses fonctions.* Sans doute, il est des cas où la fistule doit être maintenue, car les accidents reparaissent après toute tentative de fermeture ; mais le but à atteindre est le rétablissement des fonctions normales et la suppression de ce qui n'est en réalité qu'une infirmité.

B. Traitement radical

Des tentatives très diverses, dans le but de supprimer l'obstacle prostatique, se sont multipliées dans ces derniers temps et ont donné des résultats encourageants : nous étudierons d'abord ces méthodes pour poser ultérieurement les indications de chacune d'elles.

Sous le nom de traitement radical on désigne un certain nombre de moyens thérapeutiques qui ont pour but de produire l'atrophie ou la disparition de l'obstacle prostatique par des procédés médicaux ou chirurgicaux.

Ils peuvent être rangés en deux catégories :

1° Moyens thérapeutiques destinés à produire une atrophie de toute la glande ;

2° Excisions partielles ou totales de la prostate.

La première catégorie comprend des traitements internes, la radiothérapie et divers procédés qui seront décrits successivement.

A. **Traitements internes.** — Beaucoup d'entre eux n'ont plus qu'un intérêt historique.

Une prétendue assimilation aux corps fibreux de l'utérus a conduit les chirurgiens à proposer l'administration de certaines substances telles que l'ergot de seigle ou des injections hypodermiques d'ergotine ; quelques observations publiées surtout par des chirurgiens américains plaident en faveur de cette thérapeutique. Les eaux-mères de Kreuznach soit à l'intérieur, soit sous forme de bains généraux ou locaux, ont semblé améliorer les malades. Quant aux préparations iodées, elles agissent sur l'artériosclérose et soulagent à la longue les malades : il est douteux toutefois qu'elles fassent diminuer la prostate.

On a conseillé, mais sans apporter des preuves d'un succès durable, l'ingestion et l'injection sous-cutanée d'*extraits organiques*. Les injections de *suc testiculaire*, suivant la méthode de Brown-Séquard, ont souvent contribué à relever l'état général de certains malades, et peuvent être conseillées au même titre que des injections de sérum artificiel. Mais il n'existe pas de fait démontrant qu'elles aient amené une diminution de la prostate.

On a également eu l'idée d'administrer de la substance prostatique, soit sous forme de suc, en injections sous-cutanées, soit en nature, par l'estomac (Reinert, Bazy). On a signalé des cas d'atrophie de la glande au bout de six à huit semaines. Ces traitements sont, en tous cas, inoffensifs. Dans tous ces cas comme pour beaucoup d'autres que nous aurons à signaler, on confond la diminution passagère du volume total due à la disparition d'une congestion avec l'atrophie vraie de la prostate.

B. **Radiothérapie**. — Les modifications profondes que les rayons X exercent sur les tissus et en particulier sur les cellules glandulaires devaient provoquer des tentatives de traitement des adénomes prostatiques par cette méthode, conception qui n'a rien d'irrationnel. Moszkowicz et Stegmann, ont été, croyons-nous, les premiers à le faire et ont procédé de la manière suivante (1905) :

L'instrumentation de la radiothérapie de la prostate est très simple. On se sert d'un speculum rectal de Kelly de 9 centimètres de long. Il vaut mieux que le bout introduit soit taillé obliquement, au lieu d'être circulaire, parce qu'on peut agir sur une plus grande surface. En tout cas, on place bien exactement l'instrument en position telle que la face postérieure de la prostate soit au niveau de l'ouverture du tube métallique. Celui-ci est fixé par une large bande de sparadrap qui est collée sur le périnée et le sacrum. Le malade se couche de préférence sur le côté. Tous les tissus périphériques sont protégés par du plomb ; après quoi on introduit le miroir du tube de Rœntgen dans l'axe du spéculum. Le foyer de l'ampoule est distant de l'ouverture externe du spéculum de 40 centimètres ; la durée de l'exposition a été en moyenne de quinze minutes. On fait de 2 ou 3 séances à deux ou trois semaines d'intervalle. Moszkowicz a essayé également la radiumthérapie, par voie urétrale.

Félix et Oscar Schlagintweit ont apporté quelques modifications de détail à cette instrumentation dont la disposition générale reste la même.

Au contraire, Luraschi et Carabelli avaient suivi une technique différente et ils agissaient sur le périnée. Le malade est mis sur un plan incliné, le périnée exposé à l'ampoule, distante de 20 à 25 centimètres, sur une surface circulaire dont le diamètre vertical va de la racine du scrotum à l'anus et est délimitée par un orifice percé dans une plaque de plomb qui protège les parties voisines ; d'autres feuilles de plomb protègent les cuisses et la région inguinale.

Dans tous les cas publiés, les résultats ont concordé. On constate d'abord un ramollissement puis une diminution de volume de la prostate; enfin peu à peu les symptômes mictionnels s'améliorent, parfois très rapidement; plusieurs malades tributaires du cathétérisme ont vu leur rétention disparaître ou diminuer.

Toutefois il semble que chez certains malades et en particulier chez les infectés, certains accidents soient à craindre. Moskowicz signale en effet une épididymite grave, une hémorragie vésicale survenue après une séance de radiothérapie et dans tous les cas un accroissement de la cystite et de la purulence des urines.

Ces essais sont trop récents pour permettre une appréciation; la rapidité du retour de la miction tendrait à prouver qu'il s'agit là aussi, comme dans beaucoup de traitements déjà décrits, d'une décongestion plus ou moins durable.

C. **Interventions directes.** — De nombreux moyens thérapeutiques ont été appliqués localement. Le massage et surtout l'électro-massage de la prostate ont donné certains résultats (Hogge). Les résultats signalés sont dus vraisemblablement à ce qu'une prostatite coexistante a été améliorée par ce traitement qui lui convient, mais le volume des tissus hypertrophiés n'a jamais diminué sous l'effet de ce traitement; par contre, nous avons observé des poussées congestives et des rétentions passagères à la suite de massages trop répétés et trop prolongés.

Les injections interstitielles de teinture d'iode (10 injections de XII à XX gouttes), faites avec une seringue de Pravaz introduite par le rectum (Heine), ont pu réduire le volume de la prostate et amoindrir les troubles de la miction; mais dans certains cas des accidents inflammatoires (prostatite, cystite, pyélonéphrite) ont été assez violents pour déterminer la mort.

On a employé les courants faradiques et galvaniques (Tripier), sans bon résultat, et des courants continus (Moreau-Wolff, Chéron, etc.). L'électrode négative constituée par un excitateur cylindrique recouvert d'une toile mouillée est introduite dans le rectum, et l'électrode positive placée sur le périnée. Vautrin a modifié le procédé en introduisant dans l'urètre prostatique une électrode en forme d'olive analogue à celles de Guyon pour l'incontinence nocturne : l'électrode positive est placée au périnée : les succès signalés se rapportent surtout à des rétentions aiguës ont peu de valeur. On a aussi employé les courants de haute fréquence.

L'électropuncture a été proposée par Casper; une aiguille, pénétrant par le rectum dans le tissu prostatique, communique avec le pôle négatif, tandis que l'électrode positive est placée sur la région hypogastrique. Enfin Negretto a, par la voie rectale, pratiqué la cautérisation ignée des lobes latéraux hypertrophiés chez un malade atteint de rétention complète qui aurait été rapidement guéri.

Ces différents moyens semblent avoir exercé une action atrophiante; il serait important de savoir quelle a été la durée de l'amélioration.

D. **Interventions à distance.** — En envisageant la pathogénie de l'hypertrophie prostatique plusieurs chirurgiens ont été conduits à agir à distance sur la prostate : les opérations pratiquées dans ce but sont : la ligature des artères iliaques internes, la castration double, la résection des canaux déférents ou d'autres éléments du cordon.

Se basant sur les résultats obtenus pour le goitre, pour les mammites hypertrophiques, etc., par les ligatures artérielles, Bier, puis W. Meyer ont tenté, par analogie, la *ligature des iliaques internes*; c'est une opération grave et la mortalité en est élevée dans les rares cas où elle a été pratiquée : bien que les manœuvres soient extra-péritonéales et qu'on se contente de la ligature du vaisseau sans section, on comprend sans peine comment ce traumatisme imposé à des sujets âgés détermine chez eux un choc souvent fatal. Quant à l'atrophie de la prostate, elle a été obtenue, mais le résultat fonctionnel a laissé à désirer. Bier signale 3 morts sur 11 opérations, et 7 guérisons sur la durée desquelles nous ne sommes pas fixés. Kœnig a observé des récidives.

Plus intéressantes et moins dangereuses sont les opérations dont il nous reste à parler, la castration et la résection des canaux déférents.

Orchidectomie. — Les relations qui existent entre la prostate et les testicules sont bien connues depuis une quarantaine d'années, grâce aux travaux de Godard.

Plus récemment, Launois, dans sa thèse sur la vessie des vieillards, a abordé incidemment le même sujet et, se basant sur des expériences sur les animaux, a donné le premier les indications de la castration comme moyen d'amener l'atrophie de la prostate. Reprises depuis par Griffith, Pavone, Socin, Bazy, Albarran et Motz, elles ont confirmé l'action atrophiante de la castration sur la prostate. La première opération sur l'homme a été faite en 1893 par Ramm (de Christiania), bientôt suivi par White et un grand nombre de chirurgiens.

Nous dirons peu de chose du manuel opératoire. Quoique la castration double ait été faite au moyen d'une seule incision scrotale, il vaut mieux inciser séparément à droite et à gauche. On amène en dehors le testicule et le cordon : celui-ci est dissocié au moyen d'une sonde cannelée, traversée par un fil de soie double et lié en deux moitiés par deux ligatures enchaînées ; il faut exercer une constriction énergique, car on sait que les hémorragies secondaires sont fréquentes après ces opérations, puis on sectionne à 1 centimètre au-dessous de la ligature. Ce procédé est beaucoup plus rapide que celui qui consiste à lier isolément les éléments du cordon.

Les résultats immédiats sont ordinairement bons ; presque tous les malades ont mieux uriné après l'opération, quelquefois dès la première miction, ordinairement cinq ou six jours après, ailleurs au bout de plusieurs semaines. Quant aux résultats fonctionnels ultérieurs, un certain nombre de malades, dans des proportions que nous indiquerons plus loin, ont trouvé une amélioration. Dans les rétentions aiguës, la miction revient d'ordinaire avec une grande rapidité. En cas de rétention chronique, la mortalité est assez élevée. Sur 41 rétentionnistes incomplets, Albarran a vu 19 malades vider complètement leur vessie ; sur 49 atteints de rétention complète, 10 sont morts, 20 ont pu vider leur vessie, du moins à une époque assez rapprochée de l'opération.

Le but cherché, la diminution de volume de la prostate, est souvent atteint lui aussi. Ici il y a lieu de distinguer entre les deux facteurs qui produisent la dysurie chez les vieillards, la congestion et l'hypertrophie vraie ; il semble que l'un et l'autre de ces deux éléments soient influencés par la castration. La diminution de volume, presque toujours constatée dès le lendemain ou le surlendemain de l'opération, ne peut tenir qu'à la déplétion sanguine de l'organe, d'autant plus que dans quelques cas cette diminution ne s'est pas maintenue. Quant à l'atrophie vraie, des faits cliniques assez nombreux permettent de la considérer comme réelle ; les examens histologiques d'Albarran faits, il est vrai, sur des prostates normales après castration, montrent que les culs-de-sac glandulaires sont séparés par de larges cloisons qui divisent la prostate en une série de glandes agglomérées : les culs-de-sac de la glande sont remplacés par des masses épithéliales, formées par de petites cellules. Des lésions analogues ont été trouvées dans une prostate hypertrophiée par Lesine qui a vu l'épithélium cylindrique des acini devenir pavimenteux et les fibres musculaires lisses ou striées présenter un certain degré d'atrophie pendant que le tissu cellulaire interstitiel s'hypertrophie.

La statistique de Bruns et de Socin porte sur 175 cas et donne 13 p. 100 de mortalité et 45 p. 100 de retour à l'état normal ; on trouve une atrophie de la prostate dans les $\frac{4}{5}$ des cas, dans les $\frac{3}{4}$ d'entre eux un retour de la contractilité vésicale et dans la moitié une diminution de la cystite. D'autre part, Carlier trouve une mortalité de 19 p. 100, Albarran et Motz 14 p. 100, mortalité égale à celle des prostatiques hospitalisés et non opérés.

On voit que l'amélioration immédiate est la règle, mais les résultats définitifs sont si souvent nuls ou à peine appréciables que cette opération est presque abandonnée aujourd'hui : ajoutons que la castration double n'est pas sans influence sur l'état général et entraîne chez certains sujets des troubles de la nutrition, une tendance à l'obésité et à la dégénérescence graisseuse des organes, surtout une dépression du système nerveux, et même l'aliénation mentale. Dans la plupart des cas, les rapports sexuels sont restés possibles.

Vasectomie. — L'idée de simplifier l'acte opératoire de la castration a suivi de près la connaissance de cette dernière opération. Isnardi (de Turin), Pavone, Harrison, Legueu, Guyon ont pensé qu'on pouvait obtenir les mêmes résultats contre l'hypertrophie de la prostate, en séparant le testicule de ses connexions avec cette glande, en réséquant le canal déférent.

L'opération se fait de la manière la plus simple : une incision longitudinale est pratiquée sur le scrotum à 2 centimètres du raphé médian ; le cordon découvert et le canal déférent reconnu et isolé dans l'étendue de 5 à 6 centimètres, on en sectionne la partie inférieure en s'assurant que l'artère déférentielle ne donne pas ; on procède de même en haut, en ayant soin de bien isoler la gaine qui seule expose à un saignement (Guyon). Pour plus de sûreté, on peut faire la section au thermocautère (English). Il est bon de ne pas placer sur le cordon une ligature qui est parfois l'origine de douleurs vives. Le chloroforme est presque toujours inutile ; on obtient à l'aide de la cocaïne une anesthésie très suffisante.

Plus simplement on peut saisir le canal déférent dans un pli de la peau, faire une incision transversale, introduire la sonde cannelée, isoler le déférent, l'amener en dehors et le réséquer ; deux points de suture ferment la plaie (Guyon et Hallé). Pour éviter que le canal n'échappe pendant l'incision, il est bon au préalable de transfixer la peau au-dessous de l'anse qu'on perçoit au toucher, avec une aiguille de Reverdin ou toute autre. Il est également possible de faire les deux résections par une même plaie cutanée (Carlier). Ailleurs encore, on a fait une section sous-cutanée à l'aide d'un ténotome (Lauenstein).

Les recherches expérimentales de Legueu ont montré que la prostate ne diminue pas de volume, mais qu'il se fait une condensation du tissu interstitiel au contact des culs-de-sac glandulaires et une atrophie très réelle du tissu glandulaire. L'action décongestive paraît immédiate, mais ces résultats ne sont pas toujours de longue durée.

Les résultats de cette opération, analogues à ceux de la castration double, sont ordinairement bons, mais la plupart des chirurgiens, Albarran et Motz entre autres, ont publié des séries assez longues d'observations où les malades n'avaient obtenu aucune amélioration.

Si simple qu'elle paraisse, cette opération comporte une mortalité assez grande, qui est de 13 p. 100; on obtient 80 p. 100 d'amélioration et 13 p. 100 de résultats négatifs (Flœrsheim). De son côté English, sur 102 cas ainsi traités, a obtenu 43 fois une diminution de volume et 59 fois une amélioration des troubles urinaires sans atrophie. Toutefois, plusieurs chirurgiens sont restés fidèles à cette opération; le professeur Malherbe a obtenu des résultats de plus en plus satisfaisants; il vient d'en publier 13 observations des plus intéressantes.

Angio-névrectomie du cordon. — Albarran, puis Lesine, s'attaquent aussi aux éléments du cordon, mais en respectant au contraire le canal déférent, ils résèquent entre deux ligatures tous les autres éléments, vaisseaux et nerfs : les résultats immédiats de cette résection sont comparables à ceux de la castration double.

Résection des veines spermatiques. — Enfin, Desnos a pratiqué la résection des veines spermatiques qui sont presque toujours dilatées chez le vieillard; cette opération est à peu près celle de la résection du varicocèle. Ici encore, les résultats immédiats ont été satisfaisants, mais pas plus durables qu'avec les méthodes analogues.

En somme, à part les modifications de détail, l'ensemble de ces tentatives démontre que, toutes les fois qu'une action chirurgicale est portée sur l'appareil testiculaire, il en résulte des modifications sur la prostate. Celles-ci consistent en une décongestion plus ou moins rapide, parfois immédiate, mais éphémère, et en certaines modifications des éléments de la prostate. Ces résultats sont souvent peu sensibles, parfois à peine appréciables et presque toujours de courte durée, ce qui explique l'abandon dans lequel ces opérations sont tombées.

Excisions partielles

Nous ne citerons qu'à titre historique quelques procédés qui ont disparu avec leurs auteurs après avoir cependant donné quelques bons résultats et indiqué dans une certaine mesure la voie suivie avec plus de succès par les chirurgiens modernes.

Signalons seulement les sections de la prostate par l'urètre. Mercier proposa un inciseur des barres prostatiques, Civiale un coupe-bride, Maisonneuve un instrument analogue à un lithotriteur, avec lequel comme avec les précédents on se contentait d'une simple incision. Les ablations partielles par la même voie ont été encore plus vite abandonnées. Tels sont le serre-nœud de Leroy d'Étiolles, l'emporte-pièce de Mercier, malgré une tentative de Gouley (de New-York) pour remettre cette opération en honneur. Les résultats fonctionnels ont toujours été médiocres, et, d'autre part, ces manœuvres exposaient à de graves dangers d'hémorragie et d'infection purulente.

Procédé de Dittel. — Ce procédé doit être rangé parmi les prostatectomies partielles ; car Dittel lui-même se déclare ennemi de la prostatectomie totale. Il opérait de la manière suivante :

Une sonde métallique est introduite dans l'urètre et maintenue par un aide ; puis le malade est couché sur le côté et le rectum rempli par un tampon enduit de vaseline. On trace alors une incision qui part du sommet du coccyx, contourne l'anus pour finir au raphé périnéal. Le creux ischio-rectal mis à nu et effondré permet de récliner le rectum, de le décoller de la prostate qu'on aborde par la face postérieure. Sur chacun des lobes latéraux bien exposés au fond de la plaie, on pratique alors une excision en forme de coin, en tâchant d'enlever la plus grande quantité possible de tissu prostatique. L'hémostas demande un temps assez long en raison des plans successifs qu'on a traversés et des plexus veineux péri et intra-prostatiques.

Dittel ne reconnaît d'indication à cette opération que pour les prostatiques aux première ou deuxième périodes, l'état général étant trop précaire à la troisième. C'est Küster qui l'a pratiquée le premier sur le vivant, puis Schede, Socin et enfin Kocher y ont eu recours, ce dernier avec une incision prérectale. Les résultats des opérations, ainsi pratiquées en très petit nombre, furent médiocres ; la mortalité s'est élevée à 30 p. 100 et des accidents tels que des fistules urétro-rectales et urétro-périnéales ont suivi d'autres opérations.

Voie hypogastrique. — Dans le même but, Belfield (de Chicago) avait en 1886 pratiqué une excision partielle de la prostate par la voie hypogastrique, et quelques mois après il constatait le maintien de la guérison. Un an après, Mac-Gill proposa en 1887 de suivre la voie hypogastrique pour aborder la prostate, en réséquer les parties saillantes qui faisaient obstacle au col vésical. Il multipliait bientôt les publications sur ce sujet apportant une série de résultats heureux.

En France, vers la même époque, Pousson et Desnos avaient déjà appliqué cette méthode et obtenu des résultats encourageants. Les indications cependant étaient assez rares puisque l'un de nous en huit années n'avait été amené à en pratiquer que 19.

A la suite de modifications successives, voici la technique que nous avons adoptée.

Le premier temps consiste en une taille hypogastrique ordinaire, très large qui met bien à découvert la région cervicale et les saillies prostatiques, dont la disposition règle l'opération. En présence d'une barre transversale, on détache un fragment en forme de V en prolongeant l'excision jusqu'à l'urètre prostatique. Un lobe médian est réséqué aux ciseaux ou au bistouri, s'il est pédiculé ; s'il est sessile, la muqueuse est disséquée tout autour et la tumeur énucléée au doigt ou au bistouri : cette technique s'applique aux lobes latéraux ; suivant les cas, nous énucléons au doigt les masses fibromateuses au sein de la tumeur, ou bien nous pratiquons à leur base deux incisions cunéiformes, traçant un V dont l'ouverture regarde le col vésical.

On voit que ces manœuvres sont faites en plein tissu prostatique, très différentes par conséquent des énucléations de Freyer qui agit en suivant la capsule propre. C'est ce qui explique les hémorragies assez abondantes qui accompagnent ces manœuvres ; dans aucun cas d'ailleurs, la perte de sang n'a eu de conséquences fâcheuses. Le thermo- et le galvanocautère ne sont ici d'aucun secours ; une compression méthodique et prolongée est plus efficace.

Les résultats ont été très généralement bons et ont dépassé dans la plupart des cas le but que nous nous étions proposé pour les premières opérations, c'est-à-dire rendre le cathétérisme facile et en diminuer la répétition en réduisant la quantité d'urine retenue. Beaucoup de nos malades, dont l'histoire est rapportée dans la thèse de Prédal, ont vidé complètement leur vessie.

En 1902 nous avions pratiqué 45 prostatectomies partielles, dont les résultats ont été :

Améliorations, 29 ;

Aggravations ou dégénérescence, 5 ;

Morts, 4 ;

Résultats mal connus ou états stationnaires, 7.

Aujourd'hui, sur 9 de nos malades dont l'opération remonte à une date variant de treize à quatre ans, 8 peuvent uriner sans sonde et vident leur vessie à peu près complètement. Tuffier et Adenot ont rapporté des faits analogues de guérison persistant après dix et douze ans.

Les progrès de la prostatectomie totale ont remis cette opération à l'arrière-plan ; néanmoins, il est des cas où le défaut de résistance du malade, une infection grave jointe à une disposition particulièrement favorable à l'excision partielle du lobe médian dont le cystoscope rendra compte, conduiront à pratiquer une excision partielle plutôt que totale. Loumeau a communiqué il y a deux ans, à l'Association française d'Urologie, trois observations très instructives d'opérations pratiquées dans ces conditions.

Section galvano-caustique (opération de Bottini). — Cette opération fut pratiquée pour la première fois, il y a près de trente-six ans, en 1872, par Bottini. Celui-ci eut d'ailleurs quelques accidents graves (perforation rectale, perforation vésicale, infiltration d'urine), et d'autre part, *a priori*, la section faite ainsi, sans le contrôle de la vue, effrayait les chirurgiens. Elle ne fut donc pas adoptée. Cependant l'attention fut attirée de nouveau sur elle il y a quelque dix ans, quand Bottini publia une statistique de 500 cas, avec une mortalité bien moindre qu'au début. Mais l'opération n'entra réellement dans la pratique que lorsque Freudenberg l'eût transformée en inventant l'instrument représenté et décrit ci-après ; en même temps il en régla les temps et les indications, détermina à l'avance par la cystoscopie les lignes d'incision multiples s'adressant aux saillies prostatiques.

L'instrument de Freudenberg (fig. 126) se compose de deux branches glissant l'une dans l'autre, comme celles des lithotriteurs ; la branche femelle ressemble absolument à celle du lithotriteur, mais est creuse, de sorte qu'on peut y faire passer un courant d'eau pour la refroidir; la branche mâle se termine par une lame de platine; elle est reliée, d'autre part, à la prise de courant dont on dispose; elle se déplace par l'action d'une roue placée à la poignée de l'instrument. Cet instrument, très ingé-

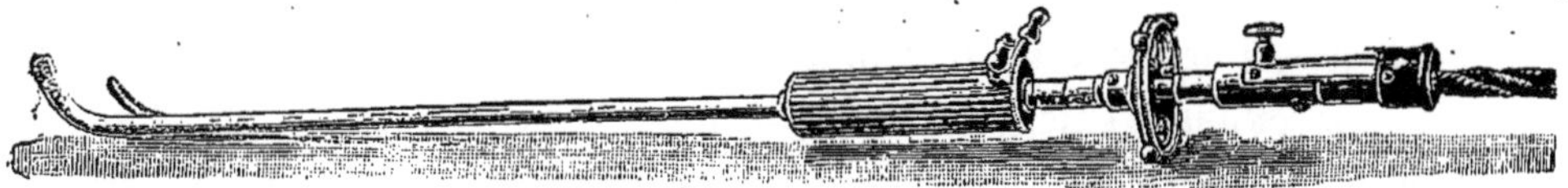

Fig. 126. — Prostatotome galvanique de Freudenberg.

nieux, présente cependant quelques inconvénients : la progression de la lame est produite par une vis sans fin actionnée par un volant très puissant, force absolument inutile et même nuisible. En effet, la résistance des tissus auxquels on s'attaque est trop faible pour être transmise à la main, au moyen de cette vis sans fin, en sorte qu'on peut très bien passer pardessus les saillies prostatiques sans les diviser. Aucune sensation ne permet

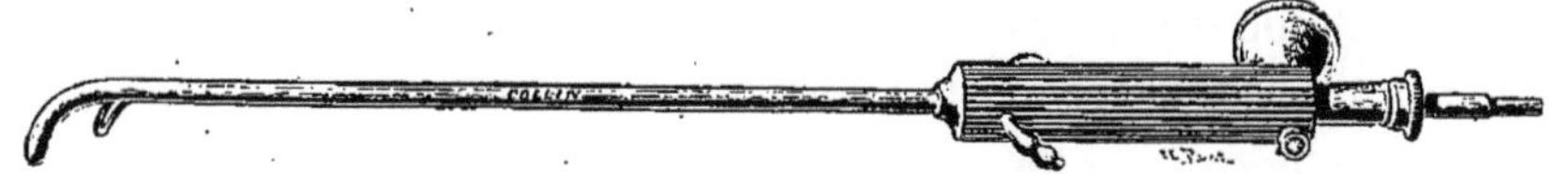

Fig. 127. — Prostatotome de Desnos.

de se rendre compte de l'étendue de l'incision effectuée. Desnos a cherché à remédier à ces imperfections et voici les modifications qu'il a apportées à l'instrument de Freudenberg (fig. 127) : il remplace la vis sans fin, par une crémaillère à larges dents, mue par une roue à pignon. Le glissement des deux branches mâle et femelle est très doux, de sorte que la main qui actionne la roue à pignon, recueille les moindres sensations de résistance.

La deuxième modification que présente l'instrument de Desnos est de permettre d'employer des lames de hauteur différente. La branche femelle reste la même, mais, grâce à un dispositif très simple, on peut changer les lames et en adapter successivement plusieurs à la crémaillère de la branche mâle. Avant de pratiquer une section galvano-caustique, on devra donc se rendre un compte exact de la hauteur de la prostate et de ses saillies au moyen de cystoscope, du toucher rectal, et du palper hypogastrique. Les hauteurs des lames mesurées en dehors de la surface externe de la tige, sont de 10 millimètres 1/2, 12 millimètres et 14 millimètres.

La technique de l'opération est la suivante : avant l'intervention, l'examen cystoscopique est pratiqué. Il est *indispensable* pour reconnaître les saillies intra-vésicales et voir celles auxquelles s'adressera l'incision. On s'assure aussi de la hauteur de la prostate par le toucher rectal combiné au palper hypogastrique, qui permet au chirurgien expérimenté de faire une véritable mensuration de l'organe interposé entre les deux mains. L'introduction dans l'urètre d'un instrument droit permet aussi de s'en rendre compte approximativement ; plus la prostate est hypertrophiée, plus l'angle sous-pubien de l'urètre est abaissé et avec lui les téguments de la région pubienne qui se creusent en gouttière (Guyon).

Pour rendre l'opération encore plus précise, Wossidlo a imaginé un cystoscope opérateur qui permet d'éclairer et d'examiner la vessie pendant que la lame galvanique sectionne la saillie prostatique. C'est un instrument fort compliqué, d'un maniement difficile, et qui remplit mal le but proposé, car le sang qui s'échappe de l'incision trouble le champ visuel.

L'anesthésie chloroformique nous paraît nécessaire. Les chirurgiens allemands ne font pas l'anesthésie générale, et considèrent l'opération comme peu douloureuse. Nous ne partageons pas leur avis et deux opérations faites à la cocaïne ont été l'occasion de vives douleurs. On ne se servira donc de cocaïne que s'il y a une contre-indication, tirée de l'état général, à la chloroformisation.

Le malade endormi, on aseptise la verge et la région voisine. Puis on lave la vessie avec une sonde de fort calibre ; pour ce lavage, on peut employer indifféremment le protargol ou l'oxycyanure ; le nitrate d'argent sera évité, parce qu'il provoque des contractions vésicales gênantes pendant l'opération.

La vessie lavée doit être distendue, de façon à éloigner ses parois de l'instrument. Plusieurs chirurgiens distendent la vessie avec de l'air, dans la crainte, toute théorique d'ailleurs, que l'eau ne refroidisse la lame rougie. Quelques-uns opèrent sans remplir la vessie ; cette façon de procéder expose à la blessure des parois sans offrir d'avantages. Nous préférons remplir la vessie d'eau.

Enfin, on introduit l'instrument dans la vessie, et on l'y retourne de façon que le bec accroche la prostate, en arrière du col. Il est bon de faire alors le toucher rectal pour vérifier la position de l'instrument et s'assurer qu'il s'applique bien sur la prostate et non sur un pli de la vessie. Alors on fait passer le courant, en même temps que la lame est mise en mouvement pour sectionner la prostate de haut en bas. La durée de cette section est fixe pour Freudenberg qui progresse d'un quart de tour du volant toutes les trente secondes. Ce point demandait un perfectionnement du procédé : en

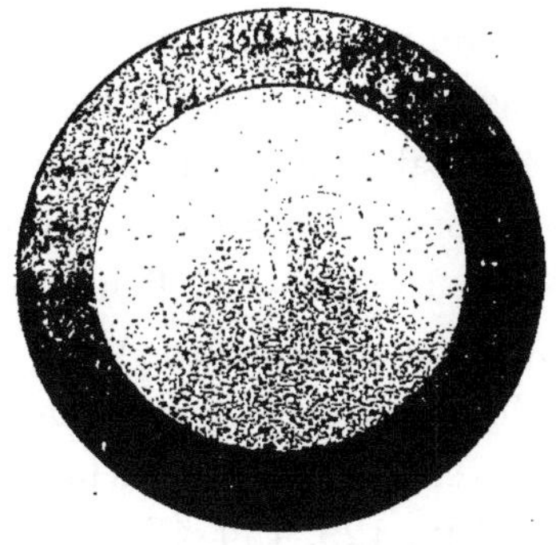

Fig. 128. — Aspect cystoscopique d'une prostate, dix jours après une incision galvanique.

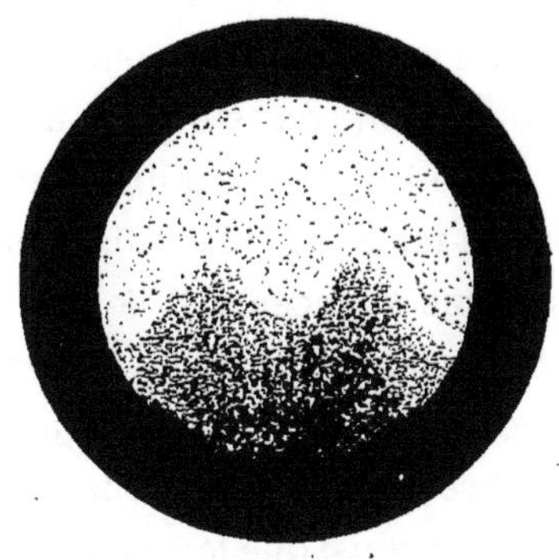

Fig. 129. — La même prostate, au vingt-cinquième jour.

effet la durée ne peut être fixe pour toutes les prostates, dures ou molles ; si la prostate est dure, la lame, progressant avant d'avoir détruit les tissus,

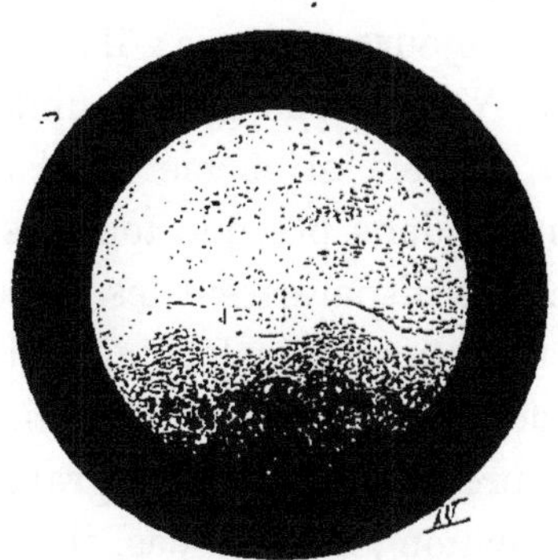

Fig. 130. — La même, deux mois après.

saute sur l'obstacle sans le diviser ; si la prostate est molle, dans le même temps, les tissus auront été détruits au loin et à la chute des escarres on s'expose aux dangers de la perforation de la vessie et du rectum, et à l'infiltration d'urine. Il faut donc que la rapidité de la progression de la lame soit basée sur la résistance du tissu. Aussi avons-nous fait faire un instrument dont la branche mâle est mise en mouvement par un simple engrenage, assez doux pour transmettre à la main la moindre sensation de résistance ;

ainsi l'on n'avance qu'à mesure que les tissus sont sectionnés effectivement. Cet instrument présente, en outre, l'avantage d'avoir des lames interchangeables et de hauteur différente, qui permettent une division plus ou moins profonde de la prostate suivant les cas.

Enfin le courant est arrêté, l'instrument refermé est retiré. Une sonde à demeure reste dans la vessie pendant sept ou huit jours, en général. Les suites de l'opération sont simples, mais le malade doit être suivi de très près. En effet, avant d'être définitivement amélioré, l'état de la vessie paraît pendant quelque temps moins satisfaisant : c'est le temps nécessaire à l'élimination des tissus sphacélés et à la désinfection de la vessie. Si l'on pratique la cystoscopie, après cette période qui peut durer quelquefois jusqu'à cinq à six semaines, on constate que le sillon du début a été transformé en une large brèche, par suite de la chute des escarres produite par les lames incandescentes, ainsi que le montrent les figures 128, 129, 130. C'est donc plutôt une prostatectomie qu'une prostatotomie qui est ainsi réalisée. L'élimination des escarres est lente à se produire. Dans un cas, après six semaines, on voyait encore des lambeaux incomplètement détachés.

Résultats. — Le résultat le plus constant est la facilité du cathétérisme que nous avons toujours obtenue ; il est facilité ordinairement au point qu'une sonde de Nélaton passe sans difficulté. En outre, on peut espérer la diminution notable et même la disparition de la rétention. La rétention est diminuée dans presque tous les cas, supprimée dans un grand nombre ; avec elle disparaissent les autres troubles fonctionnels : hématuries, douleurs, infection vésicale, etc., qui sont sous sa dépendance.

Mais pour donner de bons résultats, l'opération de Bottini doit être faite suivant des indications précises. L'infection grave de la vessie et de la prostate est une contre-indication ; dans ce cas, il vaut mieux ouvrir la vessie par la taille hypogastrique et par cette voie réséquer les saillies intra-vésicales. Quant à l'infection des voies supérieures, elle n'est pas une contre-indication, si l'état général n'est pas trop mauvais, car l'opération de Bottini n'augmente pas cette infection, et peut, au contraire, l'améliorer par la désinfection et l'évacuation de la vessie. L'indication principale est l'existence, constatée au cystoscope, d'une saillie de la prostate dans la vessie, barre vésicale ou hypertrophie du lobe moyen.

Dans ces conditions au moins, l'opération de Bottini donne souvent des résultats excellents et durables, comme nous avons pu nous en assurer par des cas que nous avons suivis depuis plus de six ans. Les nôtres se répartissent ainsi, sur 37 opérations :

Guérisons	18
Améliorations	8
États stationnaires	3
Aggravations	2
Mort	1

Prostatectomies totales

A. **Prostatectomie périnéale**. — Alexander est le premier qui de propos délibéré a extirpé en totalité deux adéno-myomes qui s'opposaient à la miction, en janvier 1894. Nicoll, au mois d'avril de la même année, pratiqua une opération analogue avec quelques variantes.

Voici la technique d'Alexander. Il fait d'abord une taille hypogastrique qui permet d'examiner la vessie et les saillies prostatiques. Puis le malade est placé dans la position de la taille périnéale ; un cathéter, introduit dans l'urètre, y est maintenu solidement. On conduit une incision périnéale médiane jusque sur l'urètre membraneux qui est ouvert sur toute son étendue. La main gauche est ensuite introduite dans la vessie par l'hypogastre, refoule la prostate vers le doigt de la main droite qui, placé dans la plaie périnéale, ouvre par décollement la gaine fibreuse de la portion postérieure et inférieure de la glande. La prostate étant entièrement découverte, on enlève les lobes droit et gauche, et enfin on fait saillir par la plaie périnéale la tumeur prostatique médiane qui proéminait dans la vessie.

Deux drains vésicaux sont placés : l'un hypogastrique, est retiré au quatrième jour, l'autre périnéal, au septième.

L'opération de Nicoll diffère de celle d'Alexander en ce que l'urètre n'est pas ouvert et que le drainage se fait par une sonde urétrale à demeure.

En 1895, Fuller décrivait une opération combinée, hypogastrique et périnéale, qui en réalité peut être considérée comme la première tentative suivie de succès de prostatectomie hypogastrique totale. Il pratique une cystostomie sus-pubienne, introduit l'index gauche dans la plaie, reconnaît les obstacles prostatiques ainsi que l'orifice de l'urètre ; sur cet index il fait glisser des ciseaux qui divisent le col vésical. Par cette incision le doigt se glisse sous la muqueuse et décolle, énuclée ou fragmente la tumeur prostatique, pendant que le poing de l'autre main refoule toute la tumeur. On incise alors le périnée pour y faire passer et y fixer un gros drain : la plaie hypogastrique est refermée. L'incision périnéale, on le voit, n'a d'autre but que d'assurer le drainage.

Peu après, Baudet en 1898 pratique une prostatectomie périnéale totale sans incision hypogastrique et extirpe avec succès les deux lobes d'une grosse prostate sans intéresser l'urètre. En 1900, Tédenat exécute également trois prostatectomies périnéales par un procédé semblable à celui de Baudet : ses malades ont guéri également.

Mais ce sont les recherches et travaux de Proust et de Gosset qui ont fait de la prostatectomie une opération sûre et efficace, et la publication de leur mémoire, en janvier 1900, marque la date la plus importante dans l'histoire de la prostatectomie.

S'étant inspirés du procédé de Dittel, ces auteurs introduisent dans la méthode deux éléments nouveaux des plus importants : c'est d'abord l'ouverture méthodique et primitive de l'urètre prostatique, de manière à effectuer une hémisection complète de la prostate. Cette ouverture de l'urètre permet d'y introduire le doigt, d'explorer la vessie, d'attirer par elle les lobes faisant saillir la vessie et de les exciser. Enfin l'étude particulière qu'ils ont faite de la capsule prostatique les a conduits à rendre possible un décollement complet et régulier en dehors de toutes les sources hémorragiques importantes.

Quelques mois après, Albarran extirpait une volumineuse tumeur prostatique par ce procédé auquel il apportait d'importants perfectionnements. Les travaux d'Hartmann, Pousson, Legueu, Escat, Rafin, Tuffier, Bazy, Carlier, Rochet, etc., fournirent leur contribution à l'étude de la question et ont permis de fixer définitivement la technique et les indications de cette opération.

Technique. — On aura soigneusement exploré la prostate, la vessie, l'urètre : le calibre de ce dernier doit être normal et très large, et préparé à cet effet ; si le malade est infecté, on aura soumis sa vessie et son urètre aux soins antiseptiques classiques : il aura été purgé l'avant-veille et constipé la veille.

Le malade doit être placé dans une position telle qu'elle combine celle de la taille et la position déclive ; Proust l'a appelée *périnéale inversée*. Le siège dépasse en entier le bord de la table, et le malade est inversé, soit par l'inclinaison d'une table de Trendelenburg, soit par un sac de sable ou plus simplement un bloc d'alèzes repliées (Hartmann). Enfin Albarran a fait construire un petit plan incliné (fig. 131), sorte de pupitre métallique qui soulève convenablement le périnée et a l'avantage de fournir une fixa-

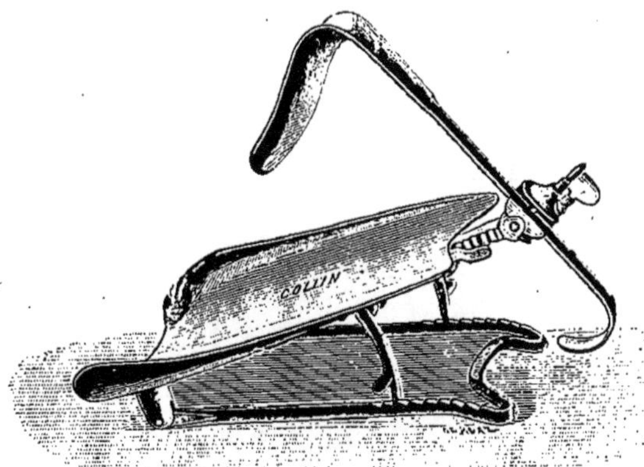

Fig. 131. — Pupitre d'Albarran pour la ponction périnéale inversée.

tion automatique à la valve inférieure. Les jambes sont assujetties à des tiges de Doyen et largement écartées.

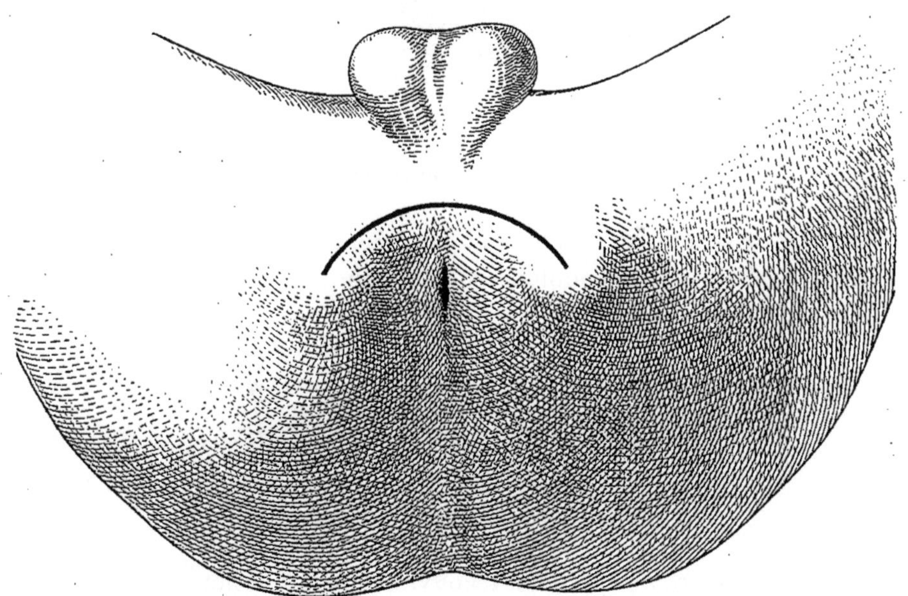

Fig. 132. — Incision prérectale.

Une sonde métallique à robinet, cannelée sur sa convexité, est introduite dans l'urètre et sert à pratiquer un lavage copieux et prolongé de la vessie ;

elle est maintenue par un aide bien exactement dans la ligne médiane.

On pratique une incision curviligne, à deux travers de doigt en avant de l'anus (fig. 132) d'un ischion à l'autre et l'on divise peau et tissu cellulaire

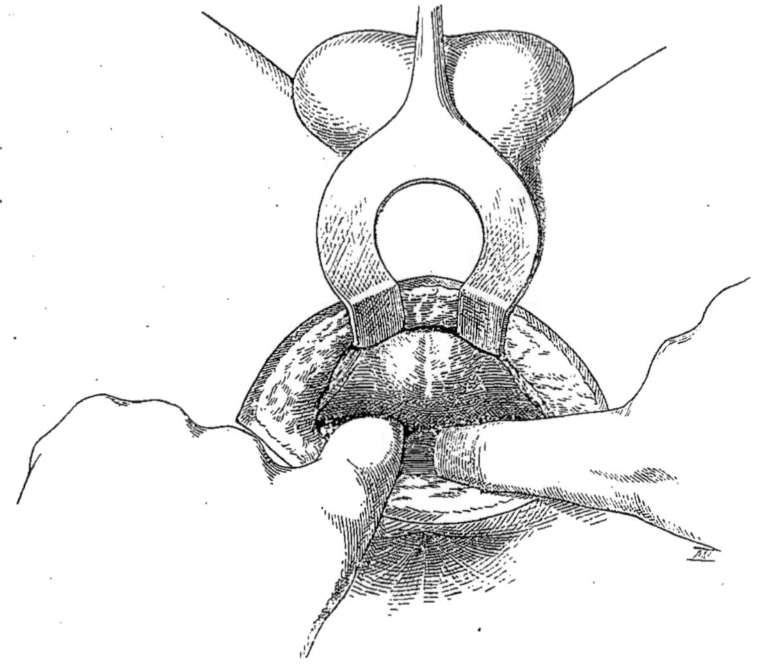

Fig. 133. — Décollement de l'espace prérectal.

graisseux sous-cutané qu'on poursuit jusqu'au niveau du bulbe. Celui-ci, facile à reconnaître chez l'adulte, est élargi chez le vieillard, de sorte que

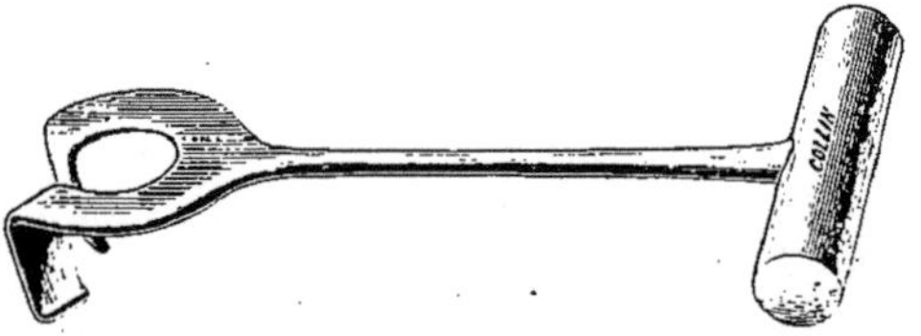

Fig. 134. — Ecarteur de Proust.

l'extrémité antérieure du sphincter recouvre sa face inférieure. Il est nécessaire de couper cette insertion, et en tirant en arrière la lèvre postérieure de l'incision, on tend une cordelette musculaire qui est sectionnée entre deux pinces (Proust). On peut alors contourner le bulbe, le dégager, isoler le transverse superficiel à la sonde cannelée et découvrir le transverse profond.

Le muscle recto-urétral est alors découvert et, souvent très court, il met en contact presque immédiat l'intestin et l'urètre; il est encadré par les bords du releveur qu'il faut isoler et écarter. On voit alors le muscle

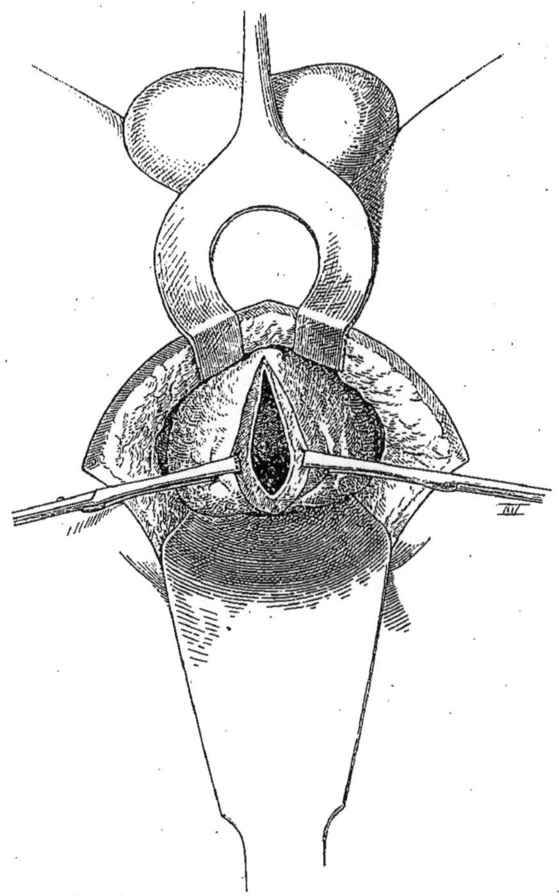

Fig. 135. — Incision de l'urètre prostatique.

recto-urétral tendu; on le divise en passant tout près de l'urètre, aussitôt le rectum s'écarte et s'abaisse.

Le rectum dilaté, très flasque chez les vieillards, s'avance jusqu'à l'urètre dont il coiffe pour ainsi dire le bulbe et se laisse blesser très aisément; c'est l'accident le plus fréquent de tous ceux qu'on observe au cours de cette opération. Aussi avons-nous coutume d'introduire l'index de la main gauche gantée dans le rectum et de nous guider sur ce doigt. Lorsqu'il s'agit de sectionner le muscle recto-urétral en particulier, on constate ainsi l'accollement presque complet de l'intestin à l'urètre, mais on passe entre les deux avec la certitude de les éviter l'un et l'autre.

Quoi qu'il en soit, dès que ce tractus est divisé, on arrive dans l'espace prérectal, très facilement décollable, dans lequel le doigt chemine très

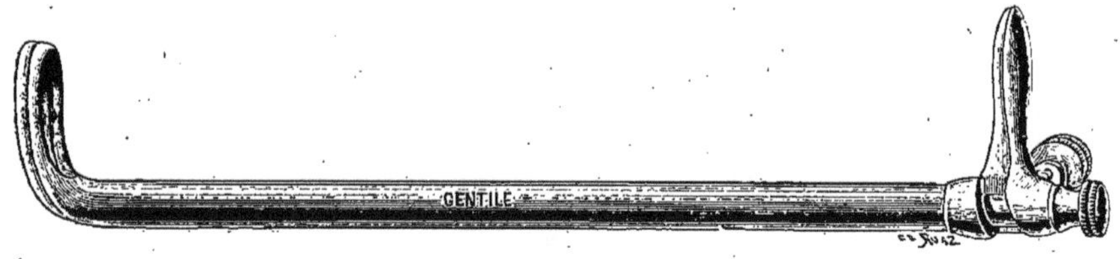

Fig. 136. — Désenclaveur de Young.

librement. On y pénètre sûrement en se tenant près de l'urètre ; si on s'approche trop du rectum, on risque d'arriver dans une fausse zone décollable, sur la tunique musculaire de cet intestin, ce dont on est averti par un saignement abondant. Il faut se reporter en avant. On élargit latérale-

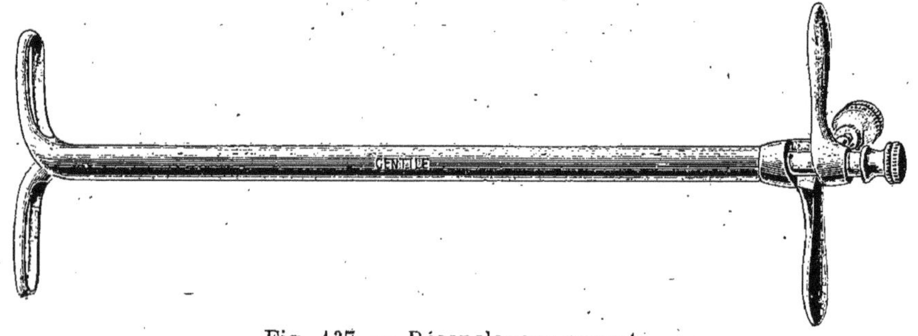

Fig. 137. — Désenclaveur ouvert.

ment surtout cet espace (fig. 133) et peu à peu on pénètre dans une sorte de bourse séreuse qui remonte jusqu'au cul-de-sac de Douglas. Une valve postérieure refoule les tissus profondément, découvre tout le petit bassin et protège le rectum. Il faut éviter que cette valve soit trop longue pour éviter de la rendre offensive. En avant, un écarteur à deux branches (écarteur de Proust) (fig. 134) maintient les parties molles.

La prostate apparaît alors recouverte par l'aponévrose de Denonvilliers au travers de laquelle elle est appréciable à la vue et surtout au doigt.

Sur la ligne médiane, le bistouri incise franchement l'urètre sur le cathéter dans toute la région prostatique, en évitant la portion membraneuse (fig. 135). On retire le cathéter et par la plaie périnéale on introduit un instrument abaisseur ou désenclaveur, soit un crochet mousse en forme de lithotriteur, soit un rétracteur d'Albarran, ou plutôt un désenclaveur

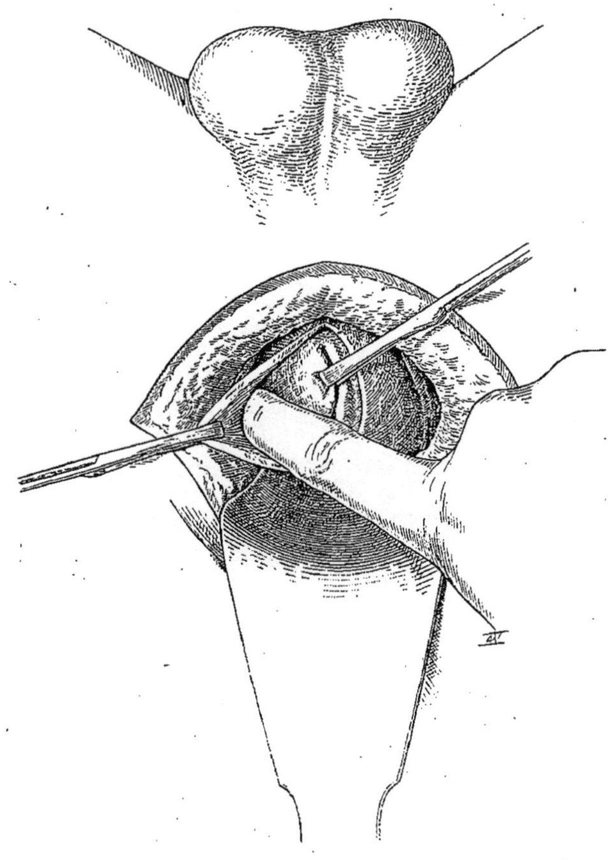

Fig. 138. — Décollement de la capsule.

qui, introduit fermé dans la vessie, y développe soit 2 branches (Young) (fig. 136 et 137), soit 3 branches (Legueu).

Une traction légère fait bomber la prostate dans la plaie ; sur un des bords de la section, on aperçoit la lèvre de l'incision de la capsule : une pince à petits mors y est placée et, à l'aide de ciseaux, on amorce le décollement qui est continué avec le doigt (fig. 138) et doit être poussé aussi loin que possible dans tous les sens ; en avant on est averti qu'il est terminé quand le doigt vient buter contre le pubis.

Les mêmes manœuvres sont répétées de l'autre côté; puis on cherche à isoler la tumeur de l'urètre dont un des bords est saisi avec une pince, pendant que de bons ciseaux assurent la séparation de la glande et du

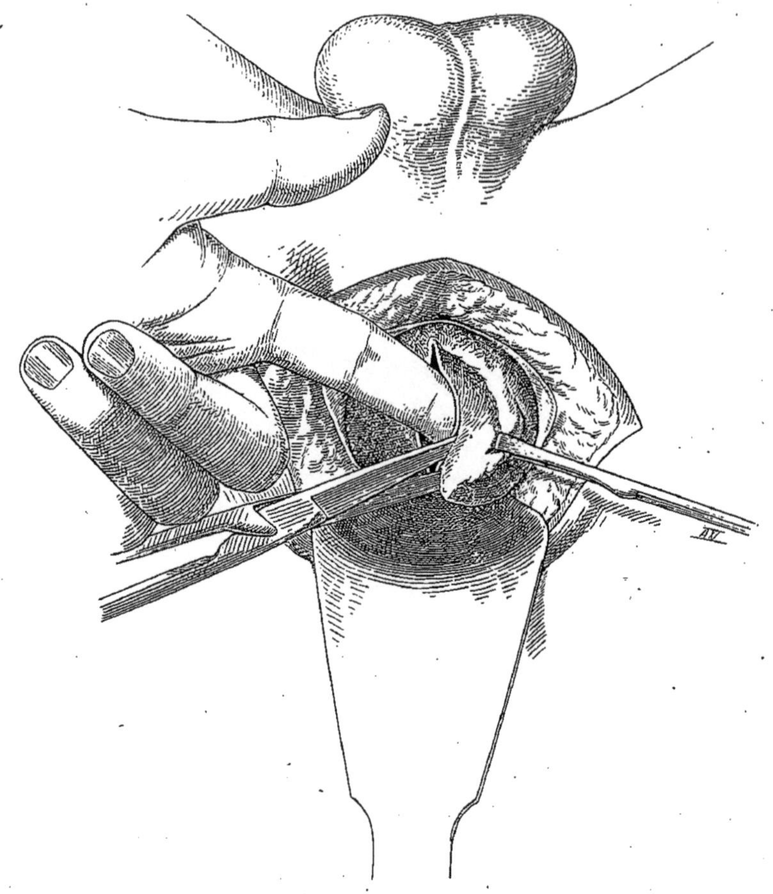

Fig. 139. — Énucléation du lobe gauche de la prostate.

canal. Dès lors l'abaissement étant gênant, le désenclaveur est retiré, mais on fait basculer par pression digitale sur sa face externe la prostate qu'une pince de Museux attire en bas. On continue l'isolement, tandis que le doigt introduit de temps en temps dans l'urètre suit les progrès de l'extirpation. La glande ne tient bientôt plus que par un tractus et est facilement enlevée. La même manœuvre est répétée de l'autre côté (fig. 139).

Quand le volume de la prostate est trop gros, on agit par morcellement (Albarran), en saisissant successivement des portions de la glande avec une pince à griffes et en les excisant ; l'introduction du doigt dans l'urètre est une mesure protectrice indispensable. Cette manœuvre est presque toujours rendue nécessaire pour la portion postérieure péri-cervicale et sous-vésicale, sur la constance de laquelle Albarran a appelé l'attention et qu'il ne faut jamais oublier d'explorer (fig. 140).

Ajoutons que ce morcellement se fait quelquefois malgré le chirurgien, lorsque le tissu est mou et friable. En terminant, le chirurgien introduit l'index dans la vessie pour l'explorer, retirer un calcul, ou attirer au

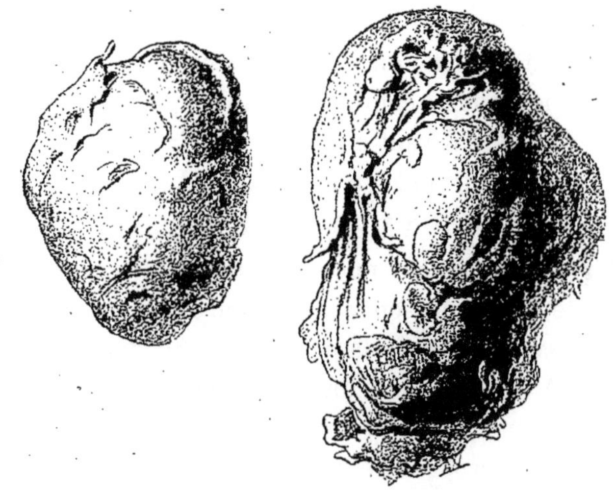

Fig. 140. — Prostate enlevée par voie périnéale : le lobe droit énucléé d'abord, le lobe gauche et la portion sous-vésicale simultanément dans un second temps.

dehors un lobe médian pédiculé qu'on excise. Si ce lobe médian est sessile, le doigt vésical le refoule vers la plaie où il est saisi par une pince et excisé aux ciseaux.

Dans toutes ces manœuvres, il importe de ménager l'urètre dont la blessure doit être évitée avec soin, car il est facile de le déchirer par des manœuvres mal conduites. Il en résulte une infection de la plaie par sphacèle des lambeaux, ou des déviations du canal. Nous avons observé un prostatectomisé opéré de la sorte, chez qui toute tentative ultérieure de cathétérisme avait échoué.

Par contre, ce qui prédispose le plus à l'incontinence est une trop grande ampleur de l'urètre. Celui-ci, séparé des tissus hypertrophiés qui le soutenaient, se présente sous la forme de deux lambeaux flottants dont il faut exciser une partie pour le réduire aux dimensions d'un urètre normal.

Un ou deux points de suture rétrécissent la brèche urétrale, mais on y ménage un espace suffisant pour laisser passer un gros drain (n° 40) qui pénètre dans la vessie et en assure le drainage. Il faut être certain de son bon fonctionnement et s'assurer longuement au moyen d'injections qu'il est bien au point d'écoulement ; on le fixe par un crin de Florence à l'une des lèvres de la plaie. La cavité périnéale est remplie par une mèche de gaze. Enfin deux points de suture rapprochent à droite et à gauche les lèvres de la plaie cutanée.

Les suites sont ordinairement des plus simples ; le tamponnement de la plaie est retiré au troisième jour, ou avant s'il y a élévation de la température. Le drain périnéal qu'on enlève du cinquième au huitième jour est remplacé par une sonde-béquille introduite par l'urètre. Ce cathétérisme est souvent difficile ; il vaut mieux se servir d'emblée d'une sonde sur mandrin à grande courbure ou bicoudée. La fermeture de la plaie demande en général de vingt à vingt-cinq jours.

Quelques chirurgiens aiment mieux pratiquer une suture complète de l'urètre et placer de suite une sonde à demeure. Dans les cas infectés ce drainage est insuffisant ; de plus la sonde peut se déplacer et se réintroduit difficilement. Ajoutons d'ailleurs que, dans les cas où cela a été impossible, les malades n'ont pas moins bien guéri. Se basant sur ces constatations, Pauchet a proposé de supprimer tout drainage et de laisser le malade uriner par le périnée. Il entretient seulement la liberté du canal en y introduisant de temps en temps des Béniqués.

Presque toujours les malades guérissent sans incontinence, ni rétention, ni fistule.

Accidents et complications. — L'*hémorragie* est rare ; pendant l'opération, on peut en constater d'importantes quand on n'a pas pénétré d'emblée dans les plans de clivage. Régulièrement faite, l'opération doit peu saigner : une hémorragie avertit qu'une faute est commise et qu'on doit changer de direction. Le tamponnement ne suffit pas toujours, les ligatures sont en général faciles à placer. excepté dans les parties les plus profondes, quand la capsule a été déchirée au niveau des vésicules ; des pinces peuvent alors être laissées à demeure. Des hémorragies secondaires ont été observées jusqu'au sixième jour.

L'accident de beaucoup le plus fréquent est la blessure du rectum.

Dès qu'on s'en aperçoit, il faut suturer ; lorsqu'une désunion se produit, il en résulte une fistule urétro-rectale, difficile à oblitérer.

La fistule urétro-rectale n'est pas toujours un accident immédiat et se produit souvent tardivement, au dixième jour (Pousson), au onzième (Hartmann), au neuvième (Czerny) ; elle tient au sphacèle de la paroi rectale, quelquefois à l'ulcération produite par le drain ; l'oblitération spontanée en est possible. Mais ordinairement elle persiste, même après le maintien prolongé d'une sonde à demeure.

Il faut alors laisser le travail cicatriciel se produire, pratiquer le décollement du rectum et de l'urètre, temps parfois très difficile à exécuter, dépasser les limites supérieures de la fistule. Il en résulte une brèche énorme qu'on bourre de gaze et qu'on laisse se combler ; ce procédé a plus de chances de succès que des sutures placées sur les bords avivés de l'urètre et du rectum. Enfin, rappelons le moyen préventif que nous employons et qui consiste à introduire l'index gauche ganté dans le rectum pendant les manœuvres périnéales.

On a signalé la persistance d'une fistule urétro-périnéale surtout chez les infectés. Une surveillance attentive de la sonde à demeure, son placement convenable, son changement opportun, plus tard le cathétérisme effectué dans de bonnes conditions en empêchent en général la production. Lorsqu'elle est constituée, elle s'oblitère le plus souvent d'elle-même ou après le passage de Béniqués fait avec douceur et précaution. Sa fréquence a été exagérée et souvent objectée comme argument contre la prostatectomie. Personnellement nous n'en n'avons pas eu de définitive parmi nos opérés, et elle devient de plus en plus rare à mesure que la technique se perfectionne.

Nous en dirons autant de l'incontinence ; elle a été observée fréquemment et dépend de plusieurs causes : la déchirure du col vésical qui ne paraît jamais irréparable, les lésions de l'urètre membraneux et aussi la trop grande ampleur laissée aux parois urétrales ; celles-ci ont suivi le développement de la prostate et, privées du soutien que la glande leur offrait, elles constituent deux lambeaux flottants qui semblent s'opposer à l'occlusion exacte de l'appareil sphinctérien. Elle peut être diurne et nocturne. La première guérit d'ordinaire facilement ; l'incontinence nocturne indique une forme grave et reste souvent définitive. En même temps les malades se plaignent d'une insensibilité qui les empêche de se sentir uriner.

Des séances d'électrisation localisées sont utiles, mais l'introduction méthodique de gros Béniqués réussit encore mieux et semble démontrer que l'irrégularité du canal prostatique joue le rôle principal dans la production de l'incontinence.

Enfin signalons la fréquence de l'épididymite chez les infectés. Aussi beaucoup de chirurgiens commencent-ils par pratiquer une ligature ou une résection des canaux déférents, soit au niveau du scrotum, soit à leur partie terminale au niveau des vésicules.

Des altérations définitives de l'urètre ont été signalées, mais elles aussi sont rares. Ce sont des déviations qui peuvent gêner le cathétérisme et qui, chez un de nos malades, l'empêchaient tout à fait. Elles se voient surtout dans le cas où, volontairement, ou par impossibilité, on n'a pas placé de sonde à demeure.

Il en est de même du rétrécissement de la région opérée ; jusqu'à présent on n'en a pas signalé de très étroit, mais plutôt une certaine rigidité qui s'atténue progressivement. La prostatectomie est pratiquée depuis déjà longtemps et on aurait constaté de vrais rétrécissements si cette rétraction était réelle. En tout cas, il est bon d'introduire de temps en temps des Béniqués volumineux à une époque rapprochée de l'opération.

B. **Prostatectomie hypogastrique.** — On a vu, en lisant l'exposé des phases par lesquelles la prostatectomie avait passé depuis vingt ans, que les premières tentatives avaient été des opérations combinées, se terminant presque toutes par le périnée, exception faite pour le procédé de Fuller qui enlevait la tumeur par l'hypogastre.

Freyer, jugeant insuffisante pour les grosses tumeurs la voie périnéale qu'il avait suivie un des premiers, aborda la prostate par l'hypogastre sans *contre-ouverture périnéale*. Un peu effrayé par l'importance du traumatisme, il fut bientôt rassuré par la bénignité des suites. L'opération, que nous allons décrire, est donc nouvelle : elle a des analogies avec celle de Fuller qui reste cependant une opération combinée, hypogastrique par ses manœuvres, périnéale par ses suites. Mais elle est toute différente de celle de Mac-Gill et de la nôtre qui constituent des prostatectomies partielles et avec lesquelles nous ne chercherons à établir aucune assimilation.

Technique. — La préparation du malade est la même que pour la prostatectomie périnéale : on prolongera même un peu plus longtemps le traitement préparatoire antiseptique si le sujet est infecté.

Nous n'avons pas à décrire le premier temps de l'opération qui consiste en une taille hypogastrique ; on soutient les bords de la vessie par des fils suspenseurs et on place momentanément un écarteur (voy. pl. b.). L'index introduit dans la cavité vésicale explore la saillie prostatique, et retire, si besoin

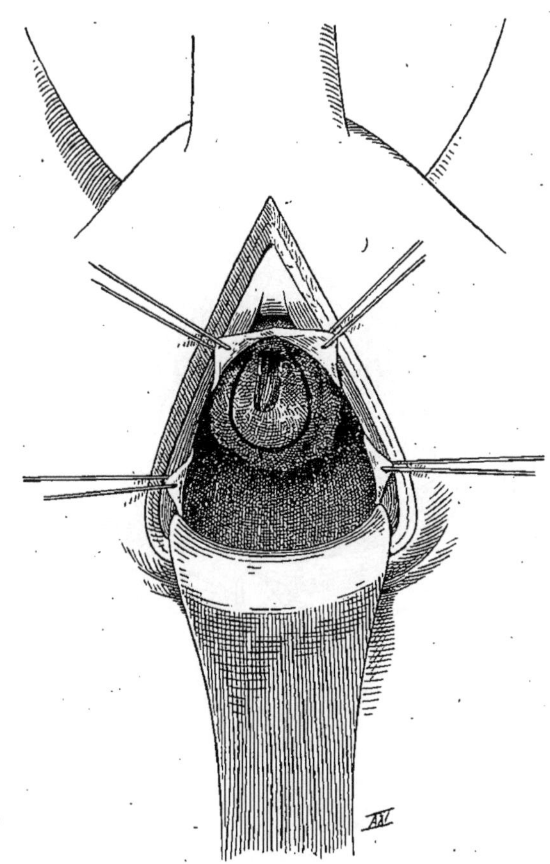

Fig. 141. — Prostatectomie sus-pubienne. Incision en arrière du col vésical.

est, les calculs. La sonde béquille préalablement introduite est laissée en place, et on procède alors, ainsi qu'il suit, d'après la description de Freyer.

L'index de la main gauche est placé dans le rectum pour repousser la prostate et lui fournir un point d'appui pendant les manœuvres. L'ongle effilé de la main vésicale gratte alors une portion saillante de la muqueuse et vient se mettre en contact avec la capsule vraie de la prostate (fig. 141) ; il énucléе la prostate de sa gaine enveloppante en se portant successivement au-dessous, en dehors, et au-dessus d'un des lobes latéraux (fig. 142). Il est alors porté sur la face interne de ce lobe, la sépare de l'urètre qui est rempli par la sonde et qu'il refoule vers la symphyse pubienne entre

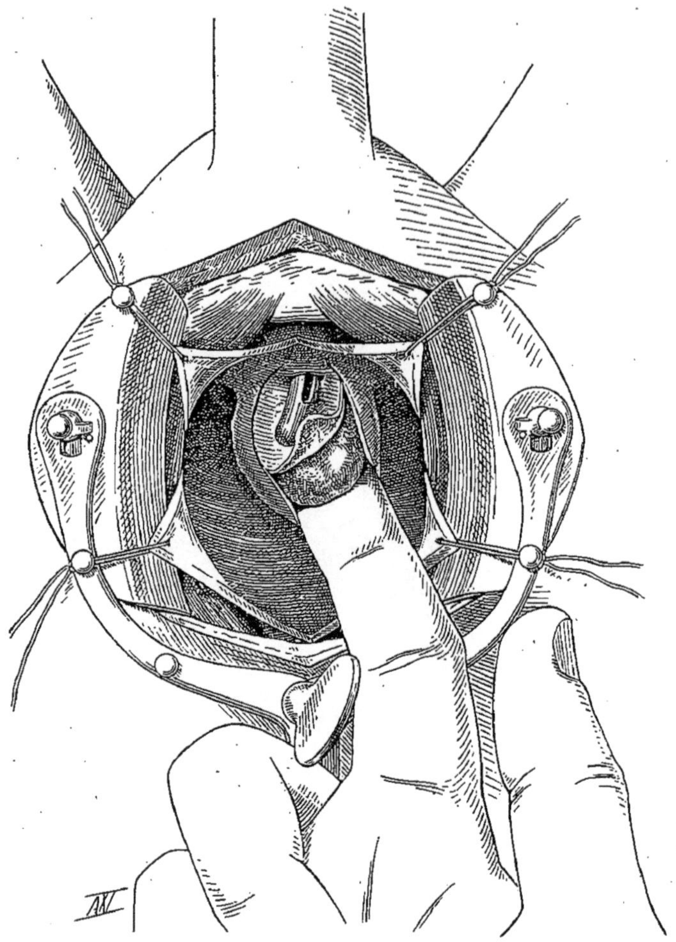

Fig. 142. — Prostatectomie sus-pubienne. Le doigt décolle la face postérieure de la prostate.

les lobes latéraux (fig. 143). L'autre lobe est attaqué de même ; on procède alors au détachement du ligament triangulaire en portant le doigt en avant sous la prostate. Le doigt introduit dans le rectum suit la prostate devenue libre, le luxe de sa loge et l'amène dans la vessie d'où on l'extrait au moyen d'une pince.

Les canaux éjaculateurs sont respectés quand les lobes viennent séparément et déchirés quand la prostate est retirée en masse.

En général, l'hémorragie est peu abondante, d'après Freyer. Il y a assurément des exceptions; nous avons vu un flot de sang suivre l'ablation de

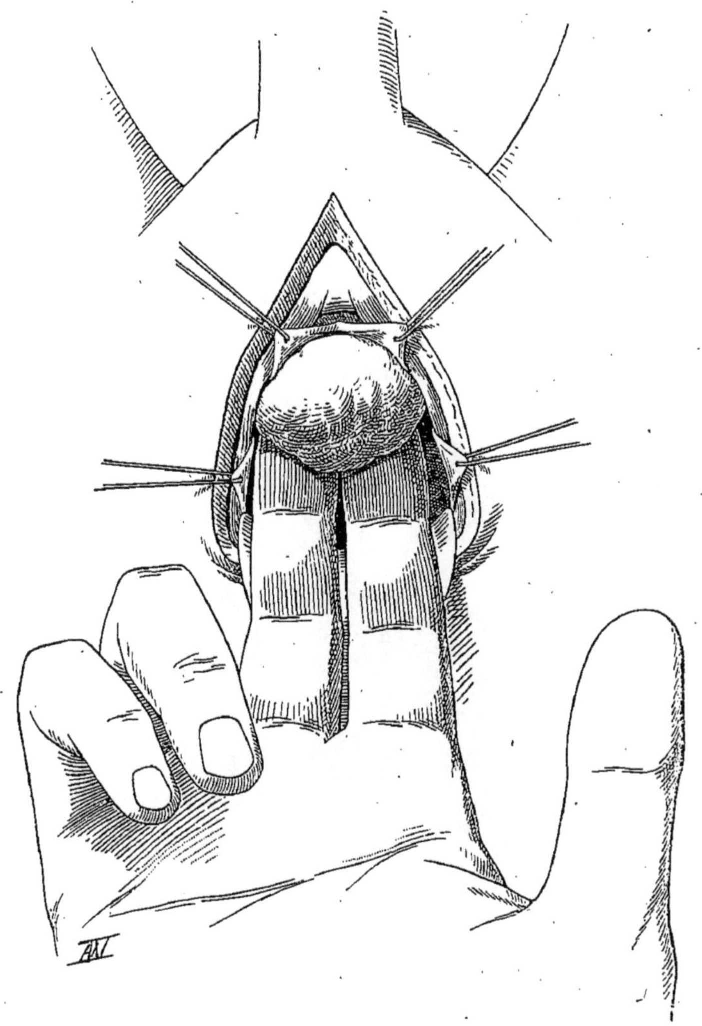

Fig. 143. — Prostatectomie sus-pubienne. Énucléation de la prostate.

la glande; mais presque toujours il s'arrête aussitôt après un tamponnement de quelques minutes ou une irrigation chaude.

Un gros drain (fig. 144) est alors introduit dans la vessie et fixé aux bords de la plaie abdominale qui est rétrécie par quelques points de suture. Ce drain reste cinq ou six jours en place. Freyer ne place pas de sonde à demeure ; la cicatrisation s'opère assez rapidement, et dès le dixième jour le malade commence à uriner par la verge. Il est rare qu'une fistule hypogastrique persiste.

A cette technique quelques variantes existent. L'étendue que conseillent

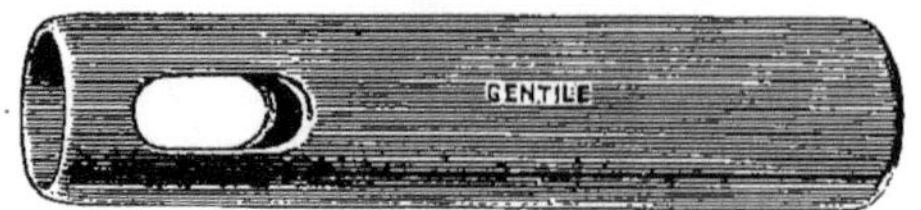

Fig. 144. — Drain de Freyer.

de donner à l'ouverture vésicale les différents chirurgiens varie beaucoup. C'est ainsi que Pauchet la conseille très petite pour laisser passer seulement les deux doigts nécessaires aux manœuvres. Nous préférons avec Legueu,

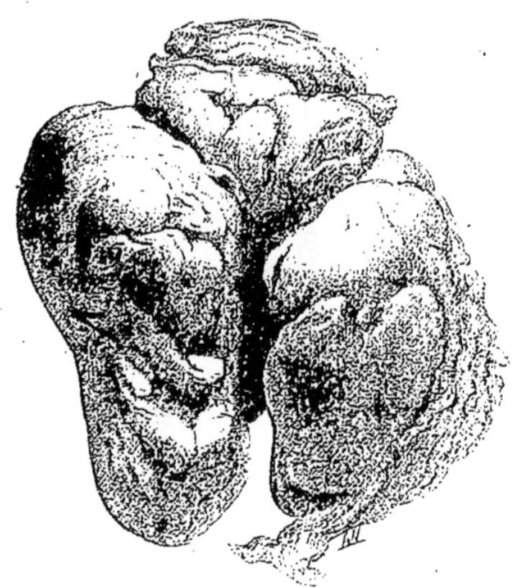

Fig. 145. — Prostate énucléée par la voie sus-pubienne.
On distingue les trois lobes.

Carlier, Duval, etc., lui donner une étendue assez grande pour suivre de l'œil autant que du doigt un certain nombre de manœuvres opératoires. L'étroitesse de l'ouverture a l'inconvénient de forcer à la distendre au moment de l'extraction d'une grosse tumeur au moyen d'une pince. Une excellente précaution recommandée par Pauchet est de fixer les bords de la vessie aux muscles droits avec du catgut, fixation ordinairement limitée à la durée de l'opération, mais qu'on peut prolonger pendant quelques jours dans les cas d'infection. Loumeau a proposé d'attirer par la plaie hypogastrique l'extrémité de la sonde de gomme, de la saisir afin de pouvoir attirer toute la prostate contre le pubis au moyen de l'anse formée ainsi par la sonde. Nous préférons saisir, au moyen d'une pince de Museux, une partie saillante de la prostate près du col et exercer sur elle la traction nécessaire (fig. 145 et 146).

Le grattage de la muqueuse avec l'ongle a l'avantage d'abréger la durée

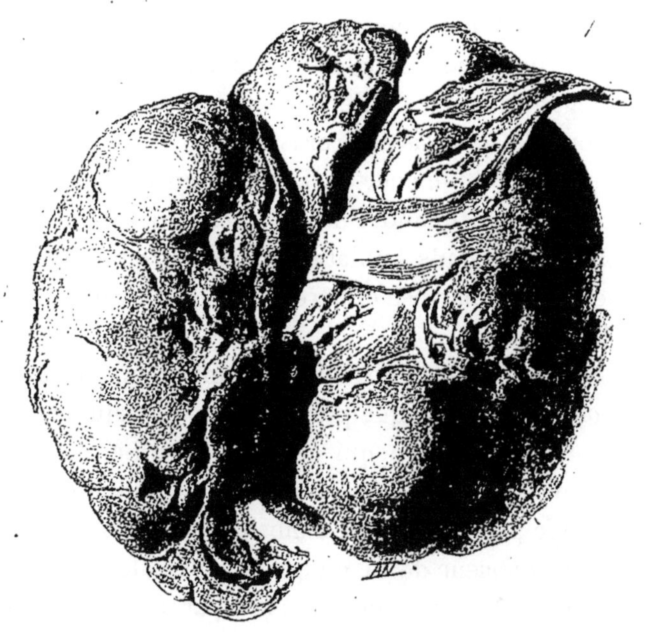

Fig. 146. — Grosse prostate énucléée par la voie sus-pubienne, vue par la face antérieure.

de l'opération pour les chirurgiens qui en ont une grande habitude; mais pour ceux à qui elle est moins familière, l'emploi du bistouri est préférable, il permet de circonscrire le col par une incision en fer à cheval; on évite ainsi les déchirures irrégulières de la muqueuse et le sphacèle consécutif.

Freyer s'applique à faire une prostatectomie subtotale et conserve les parois de l'urètre; cette précaution est le plus souvent illusoire, car la muqueuse se trouve déchirée dans la plupart des cas. Aussi beaucoup de chirurgiens ne tiennent aucun compte de l'urètre et font une prostatectomie totale. Les résultats n'en sont pas moins bons et aucun des inconvénients qu'on pourrait redouter, l'incontinence en particulier, n'en résulte. D'ailleurs, il est à remarquer que dans les prostatectomies subtotales l'urètre se rétracte au bout d'un certain temps; le cathétérisme ultérieur le montre prodigieusement raccourci, quel que soit le procédé employé.

Réunion immédiate. — L'énorme brèche ainsi créée par l'ablation de la masse prostatique constitue un danger d'infection. Son oblitération peut être réalisée par une suture urétro-vésicale que P. Duval a pratiquée de la manière suivante. Il trace au niveau du col vésical une incision circulaire, puis par cette brèche tente l'énucléation para-urétrale de Freyer. Si elle est impossible, il pratique l'énucléation en masse, fait basculer toute la prostate pour dégager la face antérieure du canal qu'il sectionne le plus haut possible sous la commissure prostatique. Un fil est passé dans sa lèvre antérieure et sert à amener ce lambeau au contact de la muqueuse vésicale : temps simple quand l'urètre prostatique a pu être conservé, d'une exécution difficile dans l'ablation en masse qui se présente presque toujours. La vessie est refermée entièrement. P. Duval a obtenu une guérison en onze jours.

Les difficultés d'exécution de cette prostatectomie idéale ont conduit Legueu à proposer une technique plus simple : il pratique, suivant le diamètre transversal, une incision qui atteint la demi-circonférence du col, sépare de sa muqueuse la prostate, énuclée cette dernière et applique sur les parois de la loge prostatique les lambeaux flottants de cette muqueuse adhérente au pont antérieur de la muqueuse urétrale. La vessie est entièrement suturée et là encore une guérison par première intention a été obtenue.

Ces opérations ne doivent être pratiquées que sur des organes absolument aseptiques; aussi, bien qu'elles offrent le précieux avantage de rendre la guérison plus rapide, leur indication est-elle rare.

Procédés de drainage. — Pour obvier aux dangers d'infection, le plus grand nombre des opérateurs ont encore recours à la dérivation périnéale. Cathelin a proposé une technique qui rappelle les premières opérations de Fuller et assure le drainage par le périnée. La plupart du temps, on ne le fait pas méthodiquement, mais seulement lorsqu'au cours de l'opération, on estime que les dimensions de l'excavation sont telles qu'elles rendraient le drainage hypogastrique impossible. C'est surtout au bout de quelques jours que cette contre-ouverture périnéale a été pratiquée dans la plupart des cas, lorsqu'on voyait des accidents septiques se produire (Pauchet); il vaut mieux les prévenir en drainant le périnée d'emblée.

Les difficultés du drainage après la prostatectomie sus-pubienne constituent en effet le côté défectueux de cette opération. Pour y remédier, Freyer fixe un énorme drain qui plonge au fond de la cavité de la loge prostatique, par lequel pus, sang et urine sont évacués librement et qui sert à faire d'abondantes irrigations ; on lui reproche de retarder la fermeture de la plaie hypogastrique maintenue très largement ouverte jusqu'au sixième ou huitième jour. Il a surtout l'inconvénient de conduire les liquides dans le pansement qui reste constamment mouillé et infecté : aussi Oraison a-t-il proposé de le surmonter d'une pièce de caoutchouc d'où part un tube qui conduit l'urine au dehors.

En France, on emploie surtout les drains soudés de Guyon qui paraissent suffire dans la plupart des cas, les accidents d'infection sont loin d'être plus fréquents qu'avec le tube de Freyer; les uns en placent l'extrémité en arrière de la plaie prostatique, d'autres au centre de cette plaie même. Nous croyons que le drainage est mieux assuré par le procédé suivant que nous employons : la cavité prostatique est d'abord remplie par une ou deux mèches de gaze dont les extrémités sortent par la plaie hypogastrique : les tubes, fixés en arrière plongent dans la cavité vésicale : les mèches sont retirées du deuxième au quatrième jour, les tubes du huitième au dixième jour.

Nous les remplaçons par une sonde urétrale à demeure que nous n'installons qu'à ce moment. Carlier estime qu'elle est utile au drainage et il la place au moment même de l'opération.

Accidents et complications. — Ils sont peu nombreux : les blessures du rectum et du péritoine n'ont pas été signalées, croyons-nous : les deux complications redoutables sont l'infection et l'hémorragie.

C'est à la première, avons-nous dit, que ressortissent la plupart des échecs signalés ; malgré les perfectionnements de technique et de drainage, ils sont encore fréquents et augmentent la mortalité ; nous avons exposé les procédés de drainage et de contre-ouverture qu'on leur oppose.

Quant à l'hémorragie, elle est très variable : un saignement est toujours notable, mais il s'arrête en quelques secondes par un tamponnement de la plaie périnéale. Ailleurs il est très abondant, quand, par exemple, on aura cheminé dans le tissu prostatique même et non pas dans le plan de clivage de la capsule. Des pinces peuvent être laissées à demeure si l'on aperçoit une hémorragie artérielle, car les ligatures sont difficiles à placer et manquent de sécurité. Un tamponnement serré, des irrigations très chaudes suffisent presque toujours; en cas contraire, on pourra maintenir, comme Escat le recommande, un tamponnement serré au moyen d'un sac de gaze rempli d'ouate ou de gaze chiffonnée. On le lie à une sonde préalablement introduite par l'urètre et au moyen de laquelle on exerce une traction énergique.

On a signalé quelques cas de cellulites pelviennes, pour lesquelles des contre-ouvertures doivent être pratiquées dès qu'on les soupçonne, et des phlegmons de la cavité prévésicale qu'on évitera en drainant toujours cette cavité avec de la gaze ou un drain moyen.

Des fistules hypogastriques ont été observées; elles sont très rares et relèvent plutôt de la taille hypogastrique que de la prostatectomie.

Résultats immédiats et éloignés. — Nous réunissons ici les résultats des opérations sus-pubiennes et périnéales qui sont assimilables.

Dans l'immense majorité des cas le *retour de la miction normale* a été observé, mais il importe de considérer quels étaient l'état antérieur de la vessie, le degré, la forme, l'ancienneté de la rétention.

Dans la rétention complète, aiguë ou récente, les résultats sont excellents, tous les malades vident leur vessie ou ne gardent qu'un résidu insignifiant. En tout cas la miction normale est rétablie. Ces cas n'ont qu'une valeur relative pour démontrer l'efficacité de l'opération, car la miction normale revient presque toujours spontanément après une première atteinte de rétention aiguë.

Contre une rétention complète chronique, les résultats sont également très bons, quelquefois un peu plus longs à se manifester. Il faut d'ailleurs chez certains malades attendre quelques semaines ou même quelques mois, et l'on voit le résidu diminuer, puis disparaître. Cela s'observe surtout chez les distendus et les infectés, et la diminution de la rétention est en rapport avec celle de l'infection vésicale. Une vessie trop longtemps distendue peut ne pas revenir sur elle-même et la rétention persiste; c'est là une extrême rareté après une prostatectomie totale.

Les malades en rétention incomplète chronique sont ceux qui bénéficient en moins grand nombre de la prostatectomie, et chez plusieurs d'entre eux, d'ailleurs en très grande minorité, une rétention incomplète persiste, du moins pendant les premiers temps, et là encore les progrès s'accomplissent progressivement. En effet, la vessie est forcée depuis longtemps; elle peut lutter encore et, comme l'anatomie pathologique nous l'a montré, les fibres musculaires sont refoulées et tassées, mais elles existent et recommencent à fonctionner efficacement, lorsqu'elles n'ont plus à lutter contre l'obstacle; leur synergie musculaire produit une miction normale.

Ces résultats sont ordinairement persistants. Cependant, en opposition avec les cas cités plus haut où le retour de la miction s'accentuait de plus en plus, on observe des malades qui, après avoir bien vidé leur vessie pendant quelques mois, voient les difficultés mictionnelles reparaître et un résidu vésical se montrer de nouveau. Ces faits sont exceptionnels, mais incontestables.

Nous avons vu qu'on ne pouvait guère les attribuer à un rétrécissement du col dont la production est rare. Mais une *récidive* est-elle possible? Plusieurs faits anatomiques semblent répondre par l'affirmative. Hartmann, Motz, d'autres auteurs ont cherché à démontrer que ce que l'on prend en général pour la capsule épaissie n'est autre que du tissu glandulaire refoulé et tassé à la périphérie par le développement des adéno-myomes qui se fait au centre de la glande. La partie enlevée par la prostatectomie serait donc constituée par ces tumeurs centrales, mais une quantité plus ou moins grande de prostate subsisterait et dans ce tissu des néoformations pourraient se produire de nouveau. Freudenberg a rapporté une série de récidives rapides constatées cliniquement. Reste à savoir quelle était la nature de cette tumeur récidivée.

Enfin, on peut se demander avec Proust si le muscle vésical longtemps annihilé et ayant retrouvé sa contractilité après la disparition de l'obstacle ne peut la perdre de nouveau après l'effort qu'il a dû fournir brusquement et qu'il est peut-être impuissant à soutenir.

Quoi qu'il en soit, l'impossibilité de la miction après une prostatectomie est un fait très exceptionnel; une rétention incomplète se voit plus souvent, mais elle est en général légère, augmente lentement et le cathétérisme ne redevient que très rarement obligatoire.

L'effet le plus constant est le retour de la *santé générale*. Chez les infectés, dans les cas limites, et chez des malades déjà épuisés, ce relèvement est des plus frappants et très rapide; l'appétit revient, les forces reparaissent, les malades augmentent de poids et la vigueur intellectuelle redevient normale. A un moindre degré ce changement existe chez les non infectés; et rien n'indique mieux l'influence d'une rétention même aseptique sur l'état général et le fonctionnement rénal. Des sujets qui, sans être très mal portants, digéraient lentement, se sentaient plus faibles, incapables d'un effort prolongé, voient ces inconvénients disparaître quand la rétention elle-même a cessé.

En même temps les urines, de troubles qu'elles étaient, retrouvent leur limpidité, la polyurie s'atténue et le taux de minéralisation se rapproche de la normale.

La *perte de la génitalité* est considérée comme générale après la prostatectomie. La puissance génératrice est évidemment abolie chez un sujet qui a subi une prostatectomie périnéale totale, puisque les canaux éjaculateurs sont forcément divisés; il en est de même dans la prostatectomie transvésicale totale, car l'ablation de l'urètre comporte la déchirure de ces canaux. Dans la subtotale, ces canaux sont conservés, et c'est une raison qui milite en faveur de cette dernière technique. Il ne s'ensuivrait pas, théoriquement, que la faculté d'érection fût perdue, et cependant les faits montrent qu'il en est souvent ainsi. La raison en réside, d'après Mislanski et Borman, dans la présence à ce niveau d'un riche réseau de nerfs érecteurs, d'où partiraient les réflexes qui commandent l'érection. La question est plus complexe, car même après l'opération de Young qui respecte l'orifice des canaux éjaculateurs, la conservation des érections, quoique plus fréquente, est loin d'être constante. D'autre part, nous avons observé des malades qui après une prostatectomie complète ont pu accomplir le coït, peut-être parce qu'une plus ou moins grande quantité de tissu prostatique existe encore dans la capsule.

Quoi qu'il en soit, on peut dire aujourd'hui que, si la majorité des prostatectomisés sont impuissants, il existe à cette règle des exceptions dont l'analyse des opérations ne nous donne pas l'explication.

Résumé et indications générales thérapeutiques

Malgré les progrès de la technique et l'amélioration constante des résultats opératoires, l'application des méthodes radicales, de l'avis presque unanime des urologistes et des chirurgiens, est encore exceptionnelle. Ces exceptions sont nombreuses assurément, mais la règle du traitement des prostatiques reste, en principe, basée sur l'application des règles d'hygiène exposées plus haut, et sur l'emploi du cathétérisme. C'est dans l'insuffisance ou les contre-indications de ces moyens thérapeutiques que résident les indications du traitement radical.

Les détails de cette hygiène, longuement exposés plus haut, sont applicables avec une rigueur plus ou moins grande à tous les prostatiques, quelle que soit la période de leur maladie : ceux même qui ont subi une prostatectomie devront ne pas les oublier. Si des complications, surtout infectieuses et inflammatoires, surviennent, elles relèvent d'un traitement spécial qui a été indiqué pour chacune d'elles.

L'indication presque unique du cathétérisme est la rétention ; les tentatives d'introduction d'instruments dans la prostate et dans la vessie lorsque celle-ci se vide ne sont guère justifiées. Nous avons vu que les manœuvres autrefois recommandées de dilatation du col ou de la prostate ne répondaient pas à une notion exacte de la lésion anatomique ; car il n'y a pas de rétrécissement à proprement parler, mais une déviation du canal qu'un simple cathétérisme est impuissant à corriger. On risque en agissant ainsi d'infecter des organes congestionnés et dont la réceptivité pour les éléments infectieux est très grande. Quant aux lavages forcés destinés à augmenter la capacité de la vessie, ils n'auraient d'autre résultat que d'élargir le bas-fond et de précipiter les progrès de la rétention.

Exception doit être faite cependant pour les cas d'infection de la vessie et de la prostate. Des lavages sont rarement indiqués, car les produits septiques ne peuvent s'accumuler tant que la vessie se vide complètement, mais des instillations portées soit sur le col, soit dans la prostate réalisent rapidement l'asepsie de l'organe.

En règle générale, la rétention commande le cathétérisme, et ces indications ont été précisées plus haut. Nous rappellerons qu'à la troisième période il est entouré de gros dangers si on n'observe pas à la lettre les minutieuses précautions nécessaires. A la deuxième période, il faut également sonder, mais le principe comporte des exceptions : si la rétention est peu considérable, surtout lorsqu'une observation attentive permet de s'assurer qu'elle reste stationnaire, on peut s'abstenir d'introduire la sonde, au moins d'une façon régulière : toutefois il est bon de le faire à des intervalles plus ou moins rapprochés, d'abord pour la constatation dont nous venons de parler, ensuite pour assurer de temps en temps l'évacuation du bas-fond. Ce relèvement, même temporaire, met en jeu des fibres musculaires dont la contractilité a besoin d'être stimulée pour ne pas se perdre tout à fait.

Le soulagement qu'en éprouve le malade doit être pris en considération ; si l'évacuation ne retarde la répétition des besoins que d'une manière insignifiante, il est en général inutile de continuer ; mais les sensations éprouvées ne sont pas tout. Le fonctionnement rénal peut être altéré par une rétention incomplète, même peu considérable. Il faut s'en assurer par des analyses fréquentes de l'urine, surtout par l'observation clinique de la quantité d'urine émise, pendant le jour et pendant la nuit, et redouter le développement de la polyurie. Celle-ci est, en effet, purement fonctionnelle au début, disparaît lorsque la rétention cesse elle-même et ne laisse pas de traces anatomiques ; plus tard, au contraire, elle est l'indice d'une néphrite interstitielle dont un traitement préventif eût pu empêcher le développement.

En cas d'infection, cette dernière tient sous sa dépendance l'indication du cathétérisme qui devient absolument nécessaire, tant que le résidu reste infecté ; le cathétérisme parvient le plus souvent à rétablir l'asepsie ; si ce résultat est retardé ou n'est pas obtenu, c'est à d'autres moyens qu'on aura recours.

Les indications du cathétérisme à la troisième période ont été exposées plus haut, et nous n'avons pas à y revenir ; on en connaît les dangers ; on sait aussi que, dans la grande majorité des cas, son insuffisance est manifeste ; les uretères distendus et les méats urétéraux forcés ne peuvent s'opposer aux progrès de l'infection ascendante ; et même, lorsque la vessie est restée aseptique, la persistance de la rétention vésicale conduit à la rétention rénale et à une série de troubles qui se répercutent sur divers appareils de l'économie.

Tels sont les cas où le cathétérisme paraît suffisant pour soulager le malade et protéger les voies supérieures. Il nous reste à rechercher quand l'insuffisance commence et à établir les conditions qui constituent une menace pour le prostatique et conduisent à une intervention radicale.

Ces conditions sont de deux ordres : anatomiques et fonctionnelles.

Considéré en lui-même, le volume de la prostate ne commande pas l'intervention : il n'existe pas de relation absolue et rigoureuse entre le degré d'hypertrophie et la rétention, certaines prostates atteignant un volume énorme et ne causant pas ou presque pas de rétention. Toutefois le fait est rare et les malades porteurs de très grosses prostates sont exposés à voir se développer très rapidement une rétention qui d'emblée peut devenir complète.

Presque toujours ce sont les déviations de l'urètre, la surélévation du col et les saillies péri-cervicales qui obligent à intervenir : nous les avons déjà étudiées. En second lieu, ce sont les modifications de structure.

Dans le premier cas, le cathétérisme est entravé. Si l'introduction de la sonde rencontre des difficultés très grandes, constantes ou intermittentes, ou en progression croissante et continue, celles-ci risquent de devenir une impossibilité et le malade reste exposé à une rétention complète. Il en est de même quand l'obstacle, sans être permanent, se reproduit souvent et reconnaît pour cause des congestions répétées.

Ailleurs, c'est dans la nature même du tissu prostatique que réside l'indication. La muqueuse congestionnée et friable saigne au moindre contact, et la petite brèche ainsi faite est une porte d'entrée à l'infection. Ailleurs surtout cette tendance hémorragique est l'indice d'un commencement de dégénérescence. Motz et Albarran ont montré la fréquence de ces transformations épithéliomateuses. Un saignement prolongé et continu doit donc appeler l'attention, et, toutes les fois qu'il est possible, un examen cystoscopique et urétroscopique s'impose. Lorsque celui-ci aura fait découvrir un point végétant suspect, bien limité, si l'examen par le rectum et la recherche des adénopathies est négative, on aura le devoir de tenter une intervention radicale, et faire une prostatectomie complète, car l'expérience nous a montré qu'on arrête ainsi le progrès de ces néoplasies surprises à leur début. L'opération peut être aussi complète et aussi radicale que dans les cas d'hypertrophie bénigne et les résultats ultérieurs se maintiennent : malheureusement il est rare d'assister aux débuts de ce genre : nous ne saurions donc trop insister sur l'importance des petits saignements prostatiques, soit spontanés, soit dus au cathétérisme.

Le plus souvent, ce sont des troubles fonctionnels qui conduisent à une intervention radicale : le plus souvent, c'est la douleur, l'hémorragie ou la rétention qui sont en jeu.

La douleur est rare en dehors des complications : le développement de l'hypertrophie et celui de la rétention se font sourdement ; et cette fâcheuse absence de sensations laisse la maladie atteindre un degré avancé sans qu'aucun indice ait permis de s'y opposer de bonne heure. Toutefois la dysurie et la fréquence prennent dans quelques cas une intensité extrême, même en l'absence d'infection et de cystite, aussi même sans rétention : passagères le plus souvent, ces crises s'installent ailleurs d'une manière permanente ; elles résistent à tous les traitements employés, qui les aggravent quelquefois. Dans ce cas, lorsqu'une expectation suffisamment prolongée a démontré la résistance des symptômes, une méthode radicale est indiquée, même en l'absence de rétention.

Presque toujours, c'est dans l'existence de cette dernière que l'indication opératoire réside. Encore faut-il que le cathétérisme ne donne pas de résultats suffisants ; la question est assez complexe, et la rétention doit être étudiée sous ces diverses formes : aiguë ou chronique, complète ou incomplète, infectée ou non infectée.

En règle générale, on doit proscrire une intervention radicale et surtout la prostatectomie contre une rétention aiguë. Si la sonde ne peut passer, des palliatifs tels que la ponction de la vessie s'imposent ; ordinairement une rétention survenue brusquement est susceptible d'amélioration, parfois telle que l'évacuation complète s'effectue quelque temps après. En intervenant d'urgence, on risquerait de faire une opération inutile et surtout dans de mauvaises conditions sur un sujet mal connu, non préparé et exposé tout au moins à une congestion rénale dont les conséquences sont graves.

La rétention chronique est incomplète ou complète. Dans le premier cas, c'est le cathétérisme qu'il faut interroger ; nous avons vu qu'il répond à la majorité des cas, surtout quand la rétention est aseptique. Quatre ordres de faits doivent cependant y faire renoncer : la situation sociale du malade, les douleurs, les progrès des complications, l'état des voies supérieures.

Un malade à qui sa situation sociale permet de consacrer aux soins de sa vessie, l'intelligence, le temps, les dépenses nécessaires et des précautions minutieuses, trouve en général dans le cathétérisme un soulagement suffisant ; il peut vivre longtemps ainsi et l'on doit hésiter à lui proposer une opération, si peu considérables qu'en soient les risques. Dans les conditions contraires, l'infection est probable, car le cathétérisme est irrégulier, l'hygiène mauvaise et le développement des complications devient presque certain. On est donc autorisé à agir précocement, et même parfois d'une manière préventive, pour peu que des accidents aient déjà donné l'éveil.

Ailleurs, certains vieillards supportent mal l'introduction de la sonde ; il existe une urétrite préalable, ou bien celle-ci est due au passage fréquent des instruments : cette douleur tient aux difficultés du trajet intra-prostatique, ou à une hyperesthésie de la muqueuse, chez des névropathes par exemple. Ailleurs enfin, la cause des douleurs réside dans l'infection des parois vésicales ; elles se montrent surtout au moment de l'évacuation des dernières gouttes de l'urine, et sont ordinairement alors justiciables d'un traitement convenable, mais il en est qui résistent à tout. Dans ces cas intervient un autre élément : la fréquence répétée des besoins, qui oblige à des sondages très répétés. Cette obligation peut se renouveler 8, 10, 15 fois dans les vingt-quatre heures.

La surveillance à exercer pour surprendre les progrès des lésions et des complications est délicate. Ces dernières sont en général faciles à saisir. Pour observer le développement du bas-fond vésical et le progrès de la rétention, il faut mesurer la quantité du résidu, non pas une seule fois, car la quantité en est variable, mais plusieurs jours de suite et même plusieurs fois par jour. Il est bon aussi d'explorer la tension intra-vésicale, les régions rénales par les moyens appropriés et de faire de fréquentes analyses d'urine : la distension aseptique de l'uretère produit ordinairement des troubles déjà signalés. Lorsque ceux-ci s'accroissent progressivement, lorsqu'il semble qu'aux troubles purement fonctionnels vont succéder des lésions matérielles du parenchyme rénal, il ne faut pas laisser passer le moment opportun ; une opération radicale qui supprime la rétention permet aussi le retour à l'état normal du fonctionnement rénal.

A plus forte raison, devra-t-on agir quand l'infection vésicale ne cède pas au cathétérisme méthodique, régulier, ni à des soins convenables. La menace dans ces cas, sans être immédiate, est tout au moins constante et ne doit pas être négligée.

Distinguons aussi les rétentions simples et les rétentions avec distension vésicale dans lesquelles le regorgement existe ou n'est évité qu'à l'aide du cathétérisme ; les mêmes indications se posent, mais beaucoup plus impérieusement. Ici la menace contre les uretères est déjà réalisée, le méat urétéral est forcé et si les fonctions rénales peuvent encore lutter quelque temps, cet équilibre est à la merci de la moindre complication.

Les lésions des voies supérieures constituent, suivant leur nature et leur degré, tantôt une indication, tantôt une contre-indication du traitement radical. Nous avons déjà montré comment la distension urétéro-pyélitique conduisait aux lésions de néphrite. On connaît la marche des complications urétérales et pyélitiques aseptiques ou infectieuses : on sait que le facteur principal en est la rétention due à l'obstacle prostatique. La détermination opératoire consiste à surprendre le moment où ces lésions sont curables, ou tout au moins susceptibles d'une grande amélioration, sans attendre celui où elles ont porté à l'état local et à la santé générale une atteinte irrémédiable.

Aucun moyen de diagnostic ne sera épargné : l'exploration de la rétention, l'étude rétrospective de sa marche ; au moyen du cystoscope, on observera les méats urétéraux, dilatés ou non, livrant passage à de l'urine purulente ou limpide ; par le palper on recherchera si les uretères sont dilatés ou douloureux ; on explorera le volume, la mobilité, la sensibilité des reins. Enfin et surtout l'exploration fonctionnelle se fera par les moyens exposés plus loin ; en particulier, par l'étude de la polyurie et de sa marche, celle du taux de la minéralisation de l'urine, de la présence de l'albumine ou du du pus, celle surtout du pouvoir d'élimination par l'épreuve du bleu de méthylène.

Si les voies d'excrétion sont seules atteintes, même à un degré assez prononcé, même s'il y a infection, on peut, d'une manière générale, intervenir chirurgicalement. La levée de l'obstacle prostatique assure et très rapidement, dans beaucoup de cas, l'amélioration des lésions dues à la distension, et même le retour à un état normal.

A la pyélite se joint, nous le verrons bientôt, un degré constant de néphrite ; mais cette inflammation du parenchyme rénal est souvent peu prononcée, nullement corrélative de l'infection des voies d'excrétion. C'est ce qu'on appréciera par les moyens habituels de diagnostic, et c'est sur ce degré de la lésion rénale qu'on se guidera, en même temps que sur le retentissement général.

Certaines complications créent des indications spéciales. L'hématurie tient le premier rang. Nous savons qu'elle relève des causes multiples et nous n'avons qu'à renvoyer à son étude.

Il en est de même des calculs vésicaux. Sans doute la coexistence d'un calcul et d'une hypertrophie constitue un argument en faveur d'une prostatectomie. Si un acte opératoire est nécessaire, mieux vaut en une fois retirer au malade et son calcul et sa prostate ; conduite d'autant plus recommandable, semble-t-il, que la cause de la formation des calculs est la rétention et qu'on éloignera ainsi les récidives. Mais la lithotritie ne perd pas ses droits même en ces circonstances, et la coexistence d'un calcul n'indique pas d'une manière absolue une prostatectomie. Un calcul petit ou moyen, dans une vessie aseptique sans rétention ou à peu près, alors surtout que l'étude des symptômes montre que le calcul est la cause principale des douleurs, conduira plutôt à une lithotritie, même en présence d'une grosse prostate.

Indications des diverses méthodes opératoires. — On vient de voir combien sont nombreux les cas où le traitement palliatif est insuffisant, une méthode radicale étant alors nécessaire. Parmi elles, en est-il une qui s'impose à l'exclusion des autres ? Nous ne le croyons pas ; nous estimons que chacune d'elles reconnaît encore aujourd'hui des indications fréquentes pour certaines, en nombre très restreint pour quelques autres.

Si nous faisons abstraction des cystostomies périnéales ou hypogastriques qui sont des palliatifs, il nous reste à envisager 4 opérations : les prostatectomies partielles, l'opération de Bottini ; les prostatectomies totales, périnéales et hypogastriques.

Les indications de la *prostatectomie partielle* sont de plus en plus rares, mais elles existent cependant quand une prostate petite ou moyenne est surmontée d'un lobe saillant, pédiculé, facilement appréciable au cystoscope ; s'il paraît être la cause manifeste de la rétention, on peut se borner à en faire l'exérèse. Ailleurs, chez un malade très infecté pour lequel on aura été conduit à une cystotomie, on doit réduire les manœuvres au minimum. Aussi, quand on rencontre un lobe bien isolé, dont l'ablation est facile, on n'hésitera pas à la pratiquer en se bornant à cet acte opératoire. L'un de nous, dans une opération sur un malade presque *in extremis*, a obtenu une guérison qui s'est maintenue trois ans en enlevant à l'anse galvanique un lobe médian gros comme une mandarine. Par contre, nous avons perdu un malade très infecté à qui nous avions d'abord enlevé très facilement par l'hypogastre, un lobe médian oblitérant le col et chez lequel nous avons poursuivi l'opération en pratiquant une prostatectomie totale : il succomba aux progrès de l'infection, alors que la libération du col réalisée par l'enlèvement du lobe moyen eût sans doute suffi à rétablir la miction. Quoi qu'il en soit, c'est une ressource thérapeutique simple qu'il ne faut pas mépriser, car elle assure la miction et ne provoque qu'un faible retentissement sur l'organisme.

Nous rangerons parmi les prostatectomies partielles l'*opération de Bottini*. On sait que la lame de platine incandescente ne produit pas seulement une section, mais qu'elle escharifie une masse épaisse de tissus : la perte de substance qui en résulte équivaut à une véritable prostatectomie partielle. Ici encore, le traumatisme n'est pas considérable ; l'opération relativement indolore peut, à la rigueur, être faite sans anesthésie, dans les cas où le chloroforme, l'éther ou la rachistovaïnisation sont contre-indiqués.

Elle convient aux sujets affaiblis, plutôt qu'aux infectés. En effet, un des inconvénients de cette opération est de provoquer une suppuration prolongée et abondante. Il en résulte parfois une recrudescence de l'infection vésicale et même rénale, dont le pronostic est assez sérieux, car l'évacuation des produits septiques se fait mal et la sonde à demeure elle-même constitue un drainage imparfait. L'infection, et surtout la suppuration de la vessie et de la prostate, constituent donc la principale contre-indication de l'opération de Bottini. Néanmoins, ses avantages sont réels et la statistique opératoire favorable. Comme méthode générale elle cède le pas aux prostatectomies, mais elle offre dans les cas indiqués une précieuse ressource thérapeutique. Ainsi qu'il résulte du tableau suivant, la mortalité qu'elle comporte est moindre que celle des prostatectomies et la range parmi les opérations bénignes. Elle s'élève à 5,53 p. 100.

Opération de Bottini.

NOM DE L'OPÉRATEUR	NOMBRE	GUÉRISONS	DÉCÈS
Bottini	435	418	17
Bangs	42	39	3
Casper	13	11	2
Desnos	37	36	1
Freudenberg	161	149	12
Frisch	10	9	1
Horwitz	33	33	0
Kümmel	23	22	1
Lohnstein	12	11	1
Meyer	59	52	7
Ramon Guiteras	20	18	2
Stern	14	12	2
Texo	49	49	0
Viertel	10	10	0
Young	41	38	3
Divers	125	117	8
Totaux	1084	1024	60

Dans la grande majorité des cas où un traitement radical est indiqué, c'est à la prostatectomie totale qu'on aura recours. Les résultats sont meilleurs, plus constants, plus durables qu'après les autres opérations, et, pour les chirurgiens qui observent toujours les indications et surtout les contre-indications posées, les risques opératoires sont tout à fait minimes.

Quelle est l'opération de choix : hypogastrique ou périnéale ? A notre avis, l'une et l'autre reconnaissent des indications; à l'une et à l'autre appartiennent des avantages et des inconvénients déjà exposés que nous résumerons brièvement.

La *prostatectomie hypogastrique* a, dans ces dernières années, beaucoup séduit les chirurgiens : c'est une opération brillante, rapide, et d'une facilité d'exécution, réelle souvent, apparente toujours. Toutefois, il faut savoir qu'on peut se heurter à de grandes difficultés, en particulier quand le plan de clivage n'est pas de suite rencontré par le doigt; l'opération devient alors aveugle et sanglante; elle n'est terminée qu'au prix de manœuvres prolongées, et peut même rester incomplète. Ces faits sont exceptionnels, mais ils doivent être signalés pour mettre en garde les chirurgiens peu expérimentés. La facilité n'est constante et réelle que pour ceux qui ont une grande habitude de cette opération, car, en pratique, elle échappe souvent aux règles formulées.

D'autres arguments en sa faveur ont plus de poids. Elle écarte un certain nombre de complications : la blessure du rectum, relativement fréquente dans la périnéale, n'a pas été signalée à notre connaissance; d'où absence presque complète de fistules, car la plaie hypogastrique se ferme avec la même facilité qu'après toute taille hypogastrique. Il en est de même de l'incontinence qui n'est guère observée, car le sphincter membraneux est respecté.

La génitalité paraît conservée plus souvent que dans la périnéale. Comme l'a fait remarquer Proust, elle doit l'être dans la plupart des prostatectomies subtotales qui respectent les déférents, lesquels, au contraire, sont intéressés dans les prostatectomies totales; or, ces dernières sont celles que, intentionnellement ou par nécessité, on exécute le plus souvent.

Enfin, argument plus sérieux, la guérison est plus rapide, ou tout au moins on peut plus rapidement faire abandonner au malade la position horizontale, avantage précieux pour des vieillards.

En revanche, ces avantages sont compensés par deux inconvénients, deux dangers importants. L'un, assez rare, est, pendant l'opération, une hémorragie parfois considérable, et difficilement coercible. L'autre vient surtout de l'infection. On s'en rendra compte en considérant l'énorme brèche due à l'ablation d'une grosse masse prostatique, laissant une vaste surface cruentée au point le plus déclive, là où s'accumulent urine, sang et produits infectieux. C'est pour y remédier que Freyer a imaginé son énorme drain qui permet de bonnes irrigations, et que nous-mêmes établissons en ce point une sorte de tamponnement à la Mikulicz, mèche et drain juxtaposés. Ces moyens se sont montrés assez souvent infidèles pour qu'on ait eu recours à une contre-ouverture périnéale, mesure sage et prudente lorsque la cavité prostatique est considérable et que le malade est infecté.

A la *prostatectomie périnéale* on a objecté ses difficultés d'exécution qui, dans certains cas, sont grandes. Une connaissance approfondie de l'anatomie de la région est indispensable et permet d'aller vite en abordant sans hésitation les plans de clivage, en évitant les sources d'hémorragie et en ne perdant pas de vue les accidents possibles, en particulier la blessure du rectum. Quant à l'ablation de la prostate même, elle est en général facile, mais peut devenir extrêmement laborieuse. Ici encore l'expérience et l'habitude du chirurgien sont des facteurs importants.

Quant aux inconvénients et aux complications signalés, tels que l'incontinence et les fistules périnéales, une opération périnéale bien faite les évite presque toujours ; la génitalité est presque toujours abolie, même en employant le procédé de Young.

Mais il reste, à l'actif de la prostatectomie périnéale, l'immense avantage d'établir un bon drainage : un gros drain bien placé assure l'écoulement de l'urine, du sang et des produits infectieux, et c'est la raison de la mortalité plus faible de cette dernière opération.

Mortalité. — Les tableaux ci-joints que nous avons établis d'après les cas publiés et les renseignements obligeamment transmis par les auteurs, donnent une mortalité de 9,2 p. 100 pour la périnéale et de 12,54 p. 100 pour l'hypogastrique : cette dernière paraît donc plus dangereuse, ce qui tient surtout, d'après les observations publiées, à l'insuffisance du drainage.

En réunissant les totaux de ces deux statistiques, nous trouvons 2830 prostatectomies avec 302 morts, soit 10,67 p. 100 de mortalité. Peut-être, pris en lui-même, ce chiffre semblera-t-il élevé ; mais il faut considérer que les opérés ont de soixante à quatre-vingts ans et, sur un total d'opérations importantes pratiquées à cet âge sur d'autres organes, cette proportion est encore très faible.

Cette statistique n'a d'ailleurs qu'une valeur relative, car les divers chirurgiens reconnaissent des indications très variables à la prostatectomie : les uns opèrent de bonne heure, presque préventivement, sur des sujets résistants ; tandis que d'autres tels que Giordano, Nicolich ou Zuckerkandl ne croient l'opération autorisée que lorsque des accidents graves sont déjà survenus ; plusieurs malades ont été opérés presque *in extremis*.

Prostatectomies hypogastriques.

NOM DE L'OPÉRATEUR	NOMBRE	GUÉRISONS	DÉCÈS
Albarran	49	41	8
Bagozzi	11	10	1
Brongersma	45	33	12
Carlier	14	14	0
Castano	15	14	1
Deaver	13	11	2
Desnos	16	14	2
Freudenberg	13	9	4
Freyer	500	467	33
Hartmann	40	34	6
Hamonic	22	20	2
Israël	27	23	4
Jeanbrau	10	9	1
Legueu	18	12	6
Lilienthal	19	18	1
Loumeau	46	39	7
Mariachess	25	22	3
M'Gowan	21	18	3
Moynihan	12	11	1
Nicolich	41	32	9
Pardoe	13	10	3
Pauchet	51	47	4
Pousson	22	17	5
Ravasini	12	11	1
Rovsing	51	48	3
Richardson	28	21	7
Tédenat	20	18	2
Thomas Lynn	13	11	2
Thomson	18	13	5
Thorndike	9	8	1
Watson	14	11	3
Zuckerkandl	30	23	7
Divers	85	68	17
Totaux	1 323	1 157	166

Enfin, en considérant les statistiques des divers chirurgiens, et si l'on divise leurs opérations par périodes, on voit que les premières en date ont donné les plus mauvais résultats et que leur statistique s'améliore quand leur pratique s'accroît. On est donc en droit d'espérer que les perfectionnements de la technique et des indications abaisseront encore la mortalité.

En l'état actuel de la question, nous ne croyons pas qu'on puisse formuler de règle absolue pour les indications de l'une ou de l'autre voie, car les préférences personnelles, l'expérience plus ou moins grande de chaque chirurgien pour l'une ou pour l'autre pèsent lourdement sur les décisions.

Prostatectomies périnéales.

NOM DE L'OPÉRATEUR	NOMBRE	GUÉRISONS	DÉCÈS
Albarran	109	105	4
André	20	17	3
Cabot	35	33	2
Castano	40	37	3
Castro	12	10	2
Cathelin	13	11	2
Desnos	43	40	3
Dorst	13	9	4
Frisch	32	28	4
Gardini	40	32	8
Giordano	17	10	7
Goodfellow	78	76	2
Hartmann	35	31	4
Heresco	19	16	3
Kümmel	47	33	14
Legueu	45	41	4
Loumeau	30	29	1
Mariachess	32	25	7
M'Gowan	24	23	1
Macias et Gonzalès	30	28	2
Morton	10	8	2
Murphy	48	46	2
Nicolich	12	10	2
Pauchet	55	50	5
Pousson	28	24	4
Preindensberger	13	10	3
Rafin	68	60	8
Rochet	61	55	6
Saxtorph	19	19	0
Syms	34	32	2
Tédenat	24	22	2
Verhoogen	20	19	1
Watson	59	53	5
Young	238	231	7
Divers	104	37	7
Totaux	1 507	1 310	136

D'une manière générale, la voie *hypogastrique* est indiquée dans les cas suivants :

A) *Forme.* — Quand il existe une saillie intra-vésicale, surtout du lobe moyen, mais aussi des lobes latéraux, l'exérèse de ces prolongements étant souvent difficile par le périnée.

B) *Volume.* — Une très grosse prostate n'est souvent énucléable par le périnée que par morcellement, tandis que par l'hypogastre on peut l'enlever plus facilement ; dans ces cas un drainage périnéal est utile.

Il en est de même dans les cas de prostate moyenne, bien limitée, sans infection, ni inflammation ; la rapidité de l'opération est alors très grande et la voie hypogastrique est préférable.

C) *Coexistence d'un calcul.* — S'il est petit ou moyen, il passera aussi bien par l'une ou l'autre voie ; s'il est volumineux, la voie hypogastrique est meilleure, car elle permet de ne pas le fragmenter ; si les calculs sont très nombreux, il en est de même, car l'exploration de la vessie est plus facile.

La voie *périnéale* sera suivie dans les cas suivants :

A) Quand la prostate est nettement saillante par le rectum, bien limitée, sans grosse saillie intra-vésicale appréciable au cystoscope ;

B) Quand un doute existe sur la nature de l'hypertrophie et qu'on y soupçonne un commencement de dégénérescence épithéliomateuse ;

C) En présence d'une prostatite aiguë et surtout chronique ayant rendu les adhérences très intimes avec la capsule, et surtout en présence d'un abcès prostatique.

D) On y a ajouté l'obésité du sujet chez lequel la taille hypogastrique devient très difficile. Mais dans ce cas le périnée est également épais et les difficultés ne sont pas moindres par cette voie ;

E) Enfin et surtout la prostatectomie périnéale est indiquée dans tous les cas où les organes sont infectés et où, tout au moins, l'infection présente une intensité réelle, quel qu'en soit le foyer principal, prostate, vessie ou voies supérieures.

TROISIÈME PARTIE

MALADIES DE LA VESSIE

CHAPITRE PREMIER

EXAMEN DE LA VESSIE ET DES FONCTIONS VÉSICALES

Bien qu'en pratique l'examen objectif, anatomique, de la vessie se fasse par des moyens qui, en même temps, révèlent en partie l'état des fonctions vésicales, nous diviserons notre sujet en deux parties : examen anatomique, examen fonctionnel.

I. — Examen anatomique

Les moyens d'examen sont l'inspection, la percussion, la palpation, le toucher vaginal et rectal, le cathétérisme explorateur, la radiographie et la cystoscopie : celle-ci fait l'objet d'un chapitre distinct.

1° *Inspection.* — La vessie n'est accessible à l'inspection qu'à l'état de distension par l'urine, par les liquides ou les gaz injectés ; une distension modérée fait apparaître au-dessus du pubis une saillie globuleuse, médiane, de la paroi, du moins quand celle-ci est relâchée, comme dans l'anesthésie générale, dans l'atonie de la musculature causée par la vieillesse, l'amaigrissement, par des affections nerveuses, etc. A l'état de grande distension, la voussure hypogastrique s'élève et devient abdominale ; on la voit se rapprocher de l'ombilic et même l'atteindre, tandis qu'elle est nettement circonscrite latéralement et se déplace peu dans la position latérale. Sans être négligeable, l'inspection rend peu de services en comparaison des autres moyens d'exploration.

2° *Percussion.* — A l'état de vacuité ou de réplétion modérée, la vessie, ne dépassant pas le pubis, ne modifie pas la sonorité normale de la région hypogastrique. A l'état de distension plus considérable, la matité hypogastrique apparaît, d'abord rapprochée du pubis, puis peu à peu plus étendue, circonscrite par une courbe à concavité inférieure et laissant sonores les fosses iliaques. La constatation de la matité supplée rarement à la palpation, mais confirme ses résultats ; elle ne renseigne pas exactement sur la quantité d'urine retenue dans la vessie, à cause du développement variable du bas-fond. Nous verrons que la distension de la vessie, surtout chez les vieillards, commence par la face postérieure ou rectale. Aussi, quand le globe vésical est appréciable à la percussion de l'hypogastre, on a déjà la preuve d'une rétention d'urine assez considérable.

3° *Palpation.* — En déprimant les téguments progressivement, la main placée au-dessus du pubis, et en profitant de l'expiration, on sent, quand la vessie est distendue, une tumeur globuleuse, rénitente, plus ou moins profonde ; quand la distension est très grande, la pression intra-vésicale donne à cette tuméfaction la consistance d'une tumeur solide, et on l'a souvent confondue avec l'utérus gravide ou fibromateux, avec des kystes pelviens. Le contour de la vessie est facilement délimité avec le bord cubital de la main.

En dehors de la distension vésicale, il est rare que la palpation donne des résultats positifs sur l'état de la vessie. Des péricystites, des tumeurs péri-vésicales ont pu en imposer à des personnes non prévenues pour des tumeurs vésicales ; mais il est exceptionnel que celles-ci soient assez volumineuses et assez dures pour être senties à l'hypogastre par la palpation simple (Guyon).

4° *Toucher rectal et vaginal.* — A l'état normal, le toucher rectal ne permet pas de sentir le fond de la vessie, mais on constate la souplesse de la région sus-prostatique ; quand le bas-fond est déprimé, distendu, il devient accessible, souvent même saillant au-dessus du bord supérieur de la prostate, mais il ne perd sa souplesse que si le contenu vésical est soumis à une forte tension. Dans des cas exceptionnels, des calculs très volumineux sont perçus par le toucher ; chez l'enfant, cette perception est possible par le palper recto-hypogastrique. Enfin des tumeurs infiltrées donnent une sensation de résistance.

Dans le cas d'atrophie de la prostate, la vessie est rencontrée si près du sphincter qu'on pourrait la confondre avec la prostate elle-même.

Inversement, elle cesse d'être accessible quand la prostate est hypertrophiée, quand un phlegmon aigu ou chronique s'interpose entre le doigt et la vessie.

Le toucher vaginal donne des sensations plus distinctes que le toucher rectal. Il permet le diagnostic des corps étrangers, des calculs et tumeurs, de la cystocèle, etc.

La *combinaison du toucher et du palper* hypogastrique est un moyen d'une grande valeur ; la main placée à plat sur le bas-ventre et le doigt rectal arrivent facilement à se rencontrer au travers des parties molles, chez les sujets non obèses et dont les parois abdominales sont dans un état suffisant de relâchement. On apprécie facilement la sensibilité des diverses régions, la présence d'une tumeur, de corps étrangers ; chez l'enfant cette exploration est aisée et féconde en résultats. Chez la femme le doigt vaginal rejoint aisément la main hypogastrique ; chez elle on doit d'autant moins négliger ce mode d'exploration que le cathétérisme explorateur ne confère pas toujours une certitude absolue à cause de la flaccidité des parois.

5° *Cathétérisme explorateur.* — La technique de l'introduction des instruments jusqu'à la vessie nous est connue (voy. p. 9).

L'exploration au moyen d'une bougie à boule renseigne mal, car, par ce moyen, l'évaluation de la distance du col à la paroi postérieure manque de

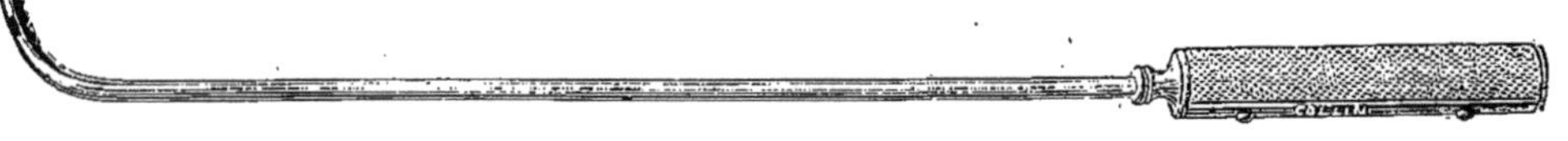

Fig. 147. — Explorateur vésical métallique de Guyon.

précision ; les colonnes vésicales, les calculs, les corps étrangers sont parfois perçus, mais au hasard et il n'y a rien de méthodique dans cette exploration. De même les sensations recueillies pendant un cathétérisme évacuateur sont imprécises ; parfois un calcul est ainsi décelé, et la profondeur excessive où l'on est obligé de pénétrer pour atteindre l'urine indique l'existence d'une saillie prostatique que la sonde contourne avant d'arriver à la vessie.

On doit employer les *explorateurs métalliques* (fig. 147). La technique de l'examen à l'aide de ces instruments est la suivante : la vessie est modérément remplie ; l'explorateur une fois introduit dans la vessie, bec en haut, est poussé jusqu'à la paroi postérieure, et maintenu dans le plan sagittal. Le bec de l'instrument est alors incliné doucement sur la muqueuse, latéralement, et ramené lentement vers le col pour permettre de recueillir toutes les sensations de contact. Sur une vessie saine, ce glissement est très doux, se fait presque sans rencontrer d'irrégularités, et donne à la main une sensation de mollesse particulière, comme celle d'une étoffe souple, veloutée, peu épaisse (Guyon). Au niveau du *col* on sent que la paroi, un peu plus épaisse, est moins dépressible. On exploré avec soin cette région en imprimant à la sonde un mouvement de rotation qui permet de la circonscrire.

La *paroi supérieure* est également accessible, surtout si on a pris le soin de ne pas trop remplir la vessie ; pour cela il faut quelquefois abaisser fortement le manche de l'explorateur entre les jambes du malade. Chez les vieillards, au contraire, le bas-fond est très développé, et pour y plonger on est obligé de renverser et de tourner en bas le bec de l'instrument dont on élève le manche.

On reconnaît ainsi la disposition de la paroi vésicale, les saillies, les colonnes, etc. ; elles présentent une fixité et une constance qui les distinguent des irrégularités, des bosselures dues aux contractions partielles ; celles-ci sont d'autant plus rares et plus faibles que la vessie est soumise à une moindre tension. Quant aux tumeurs et aux calculs, nous aurons à revenir sur les particularités du cathétérisme dans ces cas.

Chez la femme, la *dépressibilité de la paroi inférieure*; les dimensions et l'irrégularité de la vessie rendent l'exploration souvent incertaine.

6° *Radiographie.* — Ce moyen d'exploration sera décrit au chapitre des calculs et des corps étrangers, au diagnostic desquels il est limité.

II. — Examen fonctionnel

Laissant de côté les troubles de la miction, qui seront étudiés dans chacune des affections vésicales, nous n'envisagerons que les symptômes décelés par l'exploration pratiquée par le chirurgien. Celui-ci les reconnaît au moyen de la palpation, du toucher rectal ou vaginal, du cathétérisme explorateur, du cathétérisme évacuateur, de l'injection de liquides, de la manométrie.

1° *Palpation et toucher.* — Ces moyens renseignent surtout sur la *douleur* provoquée. Par le palper hypogastrique, on provoque une douleur vague, généralement faible, plus souvent un besoin d'uriner; par le toucher, le siège de la douleur est mieux localisé : elle se montre le plus souvent au niveau du col vésical lui-même, ou du trigone où elle est facile à provoquer chez la femme. On en distingue la douleur localisée aux orifices urétéraux, symptomatique des lésions urétérales et pyélo-urétérales infectieuses que nous aurons à apprécier plus loin.

La palpation et le toucher, permettant aussi de mesurer approximativement la quantité d'urine retenue, et la tension à laquelle elle est soumise, donnent de précieuses indications sur la *tonicité* de la vessie.

2° *Cathétérisme explorateur.* — Pendant qu'on examine la configuration intérieure de la vessie, on met en jeu la *sensibilité au contact*. A l'état normal, celle-ci, en dehors du col, est nulle ou très obtuse; dans les cystites, elle devient au contraire très vive; l'exploration la localise au col, à la paroi postérieure. En même temps, le contact provoque des *contractions musculaires réflexes*, plus ou moins violentes suivant l'état de la vessie, totales ou partielles; elles sont très fortes chez les calculeux et dans les cystites, et sont en même temps très douloureuses. Nous avons constaté ces faits au cours d'expériences dont les résultats sont consignés dans notre thèse inaugurale; nous arrivions à provoquer des contractions partielles par des contacts localisés. Le professeur Guyon a constaté au cours de la lithotritie la succession des contractions partielles : c'est tout d'abord la paroi postérieure qui s'avance sous la forme d'un éperon, puis le bas-fond de la vessie se soulève; quant au sommet et aux parties latérales, leur contracture est consécutive et plus difficilement perçue; ces contractions sont lentes et persistantes. On les observe encore pendant la cystoscopie, surtout chez la femme; les contractions soulèvent certains points, forment des cavités en d'autres, et ces déformations sont rapides ou assez persistantes. Elles n'échappent pas à l'explorateur métallique, dont elles limitent les mouvements de propulsion, de latéralité et de rotation.

On verra du reste que, pendant la lithotritie, les contractions réflexes totales dues aux contacts répétés avec l'instrument peuvent aller jusqu'à empêcher momentanément d'écarter les mors, ou de produire aucun mouvement de latéralité; les contractions partielles gênent l'opérateur en présentant la muqueuse à l'instrument, en produisant des dépressions mobiles d'un point à un autre sur le plancher vésical où les fragments se dispersent, s'enchatonnent même dans des cavités physiologiques.

L'exploration révèle aussi le défaut de contraction de la paroi inférieure en permettant de constater l'existence d'un bas-fond.

3° *Cathétérisme évacuateur.* — Nous avons exposé déjà la technique de la traversée urétrale et le choix des instruments; il nous reste peu de chose à ajouter.

La sonde, une fois introduite dans la vessie, est maintenue ou ramenée au point où ses yeux affleurent le col vésical : on le reconnaît en retirant peu à peu la sonde jusqu'au voisinage du point où l'écoulement s'arrêterait. Parfois, le col franchi, l'urine ne s'écoule pas; ce fait s'observe surtout avec la sonde de Nélaton, et doit être attribué à l'oblitération de l'œil de la sonde, tantôt par des caillots ou des mucosités, tantôt par la paroi vésicale qui s'applique sur lui, quand la sonde est trop enfoncée, ou plus rarement quand, le col dépassé, il existe une tumeur ou une saillie prostatique qui ferme l'œil de la sonde, ou reporte en arrière la cavité où se collecte l'urine. On rétablit donc le fonctionnement, suivant les cas, en injectant vivement une petite quantité de liquide qui débouche la sonde, en l'enfonçant ou en la retirant doucement. Enfin, en cas d'hématurie, la coagulation en masse du contenu vésical peut être la cause de l'insuccès.

C'est surtout à la fin de l'évacuation que l'œil de la sonde doit être ramené au niveau du col : la vessie se rétractant peu à peu vient coiffer le bec de la sonde quand elle est trop enfoncée. L'examen des dernières gouttes est toujours très important, parce qu'elles peuvent être les plus riches en sédiments et en produits septiques. Cependant, dans les vessies très congestionnées, l'évacuation complète peut amener une hémorragie (voy. Hypertrophie de la prostate), et dans une vessie enflammée, sa tétanisation au moment de l'expulsion des dernières gouttes devient une cause de douleurs violentes et persistantes; dans ces cas il convient de ne faire qu'une évacuation incomplète, et de modifier seulement les qualités de l'urine résiduelle par l'injection d'eau stérilisée ou faiblement additionnée d'antiseptiques. Nous avons vu qu'il est d'ailleurs parfois dangereux d'évacuer la vessie (voy. Hypertrophie prostatique) sans certaines précautions.

Le cathétérisme évacuateur est un excellent moyen d'examen des fonctions vésicales. Il convient d'étudier attentivement le mode d'évacuation, les troubles sensitifs et congestifs, la quantité d'urine retenue dans la vessie.

Dans la vessie normale, moyennement remplie, le cathétérisme évacuateur amène d'abord l'issue d'un jet assez violent de l'urine; la force du jet se maintient presque égale pendant toute la durée de l'évacuation, et ne diminue qu'aux dernières portions de l'urine : la contraction est en effet régulière. Dans les vessies irritées, par exemple dans certains cas de calculs, de cystite, etc., le premier jet est violent et sa force de projection, exagérée pendant toute l'évacuation, augmente encore à la fin; elle peut devenir saccadée, en même temps que des douleurs se produisent, par suite de contractions successives énergiques de la vessie ; il n'est pas rare de provoquer des contractions semblables quand le bec de la sonde, arrêté exactement au col vésical, ne peut évacuer de l'urine; il s'agit alors de contractions réflexes dont le point de départ est urétro-prostatique ou cervical, plutôt que vésical. Il est en apparence paradoxal que dans certaines cystites l'exagération des contractions coïncide avec l'atonie du bas-fond, de sorte qu'on trouve à la fois une rétention incomplète plus ou moins forte, et la contracture vésicale. Le fait se comprend facilement par exemple dans le cas où, en raison d'un obstacle prostatique, la contractilité vésicale se conserve longtemps et même s'accroît ; l'hypertrophie de la musculature et l'exagération de la contraction sont insuffisantes pour vaincre l'obstacle, et l'atonie limitée au bas-fond permet la distension de ce dernier et cause de la rétention; qu'on place une sonde, la force du jet d'urine témoignera de l'état de la musculature vésicale. Toutefois on n'attribuera pas à la contractilité vésicale, l'expulsion violente du jet d'urine, au début du cathétérisme d'une vessie en distension.

Dans les vessies parésiées ou paralysées, par exemple chez les médullaires, chez les prostatiques anciens, l'urine s'écoule au contraire lentement, en bavant, si ce n'est tout au début de l'évacuation, où un faible jet se manifeste encore grâce à la pression abdominale; peu à peu, la vessie se vide sans que sa contraction intervienne, la sonde faisant office de siphon.

Les troubles sensitifs se produisent surtout en cas de cystite; quand elle est violente, les douleurs ont leur maximum à la traversée du col, aux moindres mouvements qui amènent au contact deux parois opposées de la vessie, à la fin de l'évacuation par suite de la contracture. La douleur peut persister après le retrait de la sonde; elle nécessite parfois, nous l'avons vu, l'injection d'une petite quantité de liquide.

Les troubles congestifs se manifestent par l'hématurie qui accompagne les dernières gouttes, ou même qui suit le retrait de la sonde; cependant ces hématuries peuvent reconnaître des causes autres que la congestion, telles qu'un traumatisme, des ulcérations, etc.

Avec l'étude du mode d'évacuation, l'évaluation de la quantité d'urine retenue dans la vessie est le point capital de l'examen. C'est par le cathétérisme pratiqué aussitôt après une miction que l'on dépiste les rétentions incomplètes des affections chroniques ou aiguës de la prostate et de la vessie, qu'on apprécie leur importance, qu'on assiste à leur diminution au cours d'un traitement, etc.

4° *Injection de liquide.* — La vessie évacuée, il convient, sauf dans certains cas où tout essai de distension de la vessie est dangereux, d'apprécier par l'injection de liquide, la *capacité* de la vessie, c'est-à-dire la quantité de liquide nécessaire à l'apparition du besoin d'uriner : cette quantité qui est en moyenne de 250 à 300 grammes varie dans une même vessie suivant qu'il s'agit d'une solution irritante ou non par sa composition chimique, sa température, et que l'injection est faite avec plus ou moins de rapidité; on évaluera la capacité par une injection très lente pour se rapprocher des conditions de la réplétion physiologique de la vessie. Quand la *sensibilité à la distension* est exagérée, le besoin d'uriner se produit trop rapidement; si l'on insiste, on provoque une vive douleur, des besoins impérieux, et l'urine s'échappe violemment entre l'urètre et la sonde. Dès que le piston de la seringue transmet à la main une sensation de résistance, on doit d'ailleurs cesser l'injection.

L'injection excessive produit aussi une congestion de la vessie qui se manifeste, dans les maladies prédisposant à l'hématurie, par la reproduction de ce symptôme et son accroissement à mesure que l'injection est répétée. Nous verrons son importance pour le diagnostic de l'origine vésicale d'une hématurie.

5° *Manométrie vésicale.* — Il peut être utile de connaître la pression intra-vésicale de l'urine qui correspond à tel ou tel degré de réplétion; la pression augmente, normalement, avec la quantité de liquide injecté et parallèlement au besoin d'uriner; dans des cas pathologiques nous verrons que le besoin et la pression peuvent cesser d'être proportionnels l'un à l'autre.

Pour examiner la tension du liquide intra-vésical, on raccorde au moyen d'un robinet à trois voies la sonde en place dans la vessie, d'une part avec la seringue à injection, d'autre part avec un manomètre. D'après

Genouville, le besoin d'uriner apparaît, à l'état normal, quand la tension intra-vésicale est mesurée par une colonne d'eau de 15 à 25 centimètres ; mais la quantité nécessaire pour déterminer cette tension a varié, suivant les sujets, de 60 à 250 grammes. Le même auteur a montré que les contractions vésicales peuvent donner une pression de $1^m,50$ d'eau, tandis que les contractions des muscles abdominaux n'atteignent pas $0^m,50$.

CYSTOSCOPIE

Exposer les indications de la cystoscopie, ce serait faire d'avance la description de toutes les affections vésicales, car il n'en est presque pas où ce mode d'exploration n'ait son utilité, où il ne joue souvent même le rôle principal dans l'examen des symptômes objectifs et pour le diagnostic de la maladie. Nous n'envisagerons ici que l'instrumentation et la technique de la cystoscopie. Rappelons cependant qu'à l'histoire de la cystoscopie resteront attachés surtout les noms de Désormeaux, de Boisseau du Rocher et de Nitze. Désormeaux, le premier, en 1865, appliqua l'endoscopie à la vessie : son appareil se composait d'une sonde droite et d'une lampe placée au foyer d'un réflecteur concave sphérique, qui projetait les rayons lumineux dans la sonde ; ce fut le premier des cystoscopes à lumière externe. Nitze (1877) amena l'instrumentation au degré de perfection actuel, qui paraît devoir être difficilement dépassé, et étendit les applications de la cystoscopie, non seulement à l'examen d'affections vésicales, mais même à leur traitement. La plupart des cystoscopes plus récents ne sont que des modifications des cystoscopes de Nitze et de Boisseau du Rocher.

INSTRUMENTATION

On divise les cystoscopes en cystoscopes à *lumière externe*, et en cystoscopes à *lumière interne*. La caractéristique de ces derniers, à peu près seuls employés maintenant, est qu'ils portent le foyer lumineux électrique dans la vessie même.

1° Cystoscopes a lumière externe. — A Désormeaux revient le mérite d'avoir le premier éclairé la cavité vésicale et de l'avoir rendue accessible à la vue. Mais l'imperfection de l'instrumentation (fig. 148) qui ne donnait qu'un faible éclairage, ne permettait que l'inspection d'un champ très limité : aussi son emploi ne se généralisa-t-il pas. Outre cet instrument on connaît

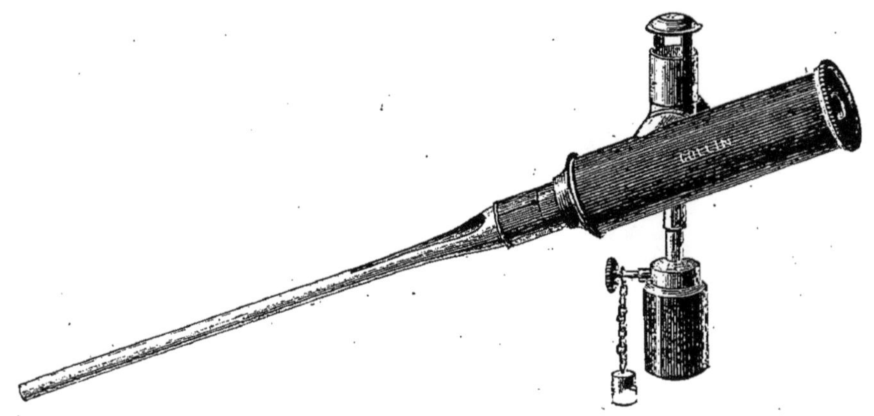

Fig. 148. — Endoscope de Désormeaux.

surtout celui de Grünfeld, qui projetait dans un tube métallique droit la lumière d'une lampe électrique au moyen du miroir frontal ; le tube était fermé par une glace à son extrémité vésicale, et évasé en entonnoir à l'autre extrémité.

2° Cystoscopes a lumière interne. — Ils se composent essentiellement d'un tube muni d'un appareil optique et d'une lampe à incandescence.

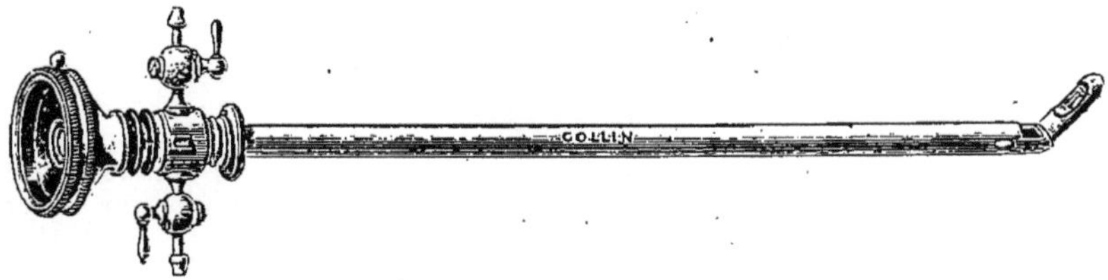

Fig. 149. — Cystoscope de Nitze à irrigation.

Nous décrirons ceux de Nitze, de Boisseau du Rocher et leurs dérivés. On a fait récemment des tentatives de cystoscopie directe, c'est-à-dire sans appareil optique, en y adaptant l'éclairage interne ; nous décrirons, en terminant, les instruments créés dans ce but, dont les indications nous paraissent très restreintes.

Instrumentation de Nitze. — Nitze a créé de nombreux modèles de cystoscopes.

Le *cystoscope simple de Nitze* a l'aspect extérieur d'une sonde métallique à béquille ; à l'extrémité du bec, du côté interne de l'angle obtus qu'il forme avec la tige de l'instrument, on voit une petite lampe à incandescence; sur le tube lui-même, près de l'angle, se trouve la face plane

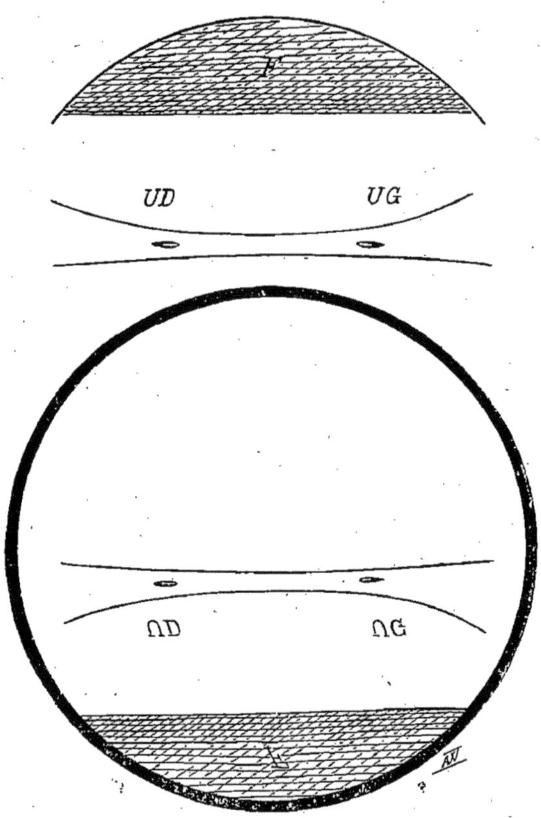

Fig. 150. — En haut, schéma conventionnel représentant les orifices urétéraux et le fond de la vessie ; en bas, même schéma, vu par le cystoscope, pour montrer le renversement de l'image d'avant en arrière, non d'un côté à l'autre.

d'un prisme; à l'extrémité opposée, le tube est muni d'un pavillon qui contient l'oculaire de l'appareil, et abrite l'œil de l'opérateur contre la lumière extérieure ; vers ce pavillon se fixe une sorte de manche adapté à des fils conducteurs qui mettent la lampe en communication avec la source électrique. Les premiers cystoscopes avaient un calibre n° 24; ils sont construits maintenant avec des calibres moindres, de 18 à 21.

L'appareil optique est destiné à agrandir le champ de vision. Il se compose d'un prisme, qui réfléchit les rayons lumineux dans le tube; celui-ci contient, près du prisme, un système de lentilles plan-convexes, qui donnent de l'objet une image renversée et très petite; vers la partie moyenne du tube une nouvelle lentille plan-convexe redresse cette image et la reporte vers l'oculaire, situé au niveau du pavillon de l'instrument; cet oculaire est formé de lentilles convergentes dont le rôle est d'agrandir l'image, qui

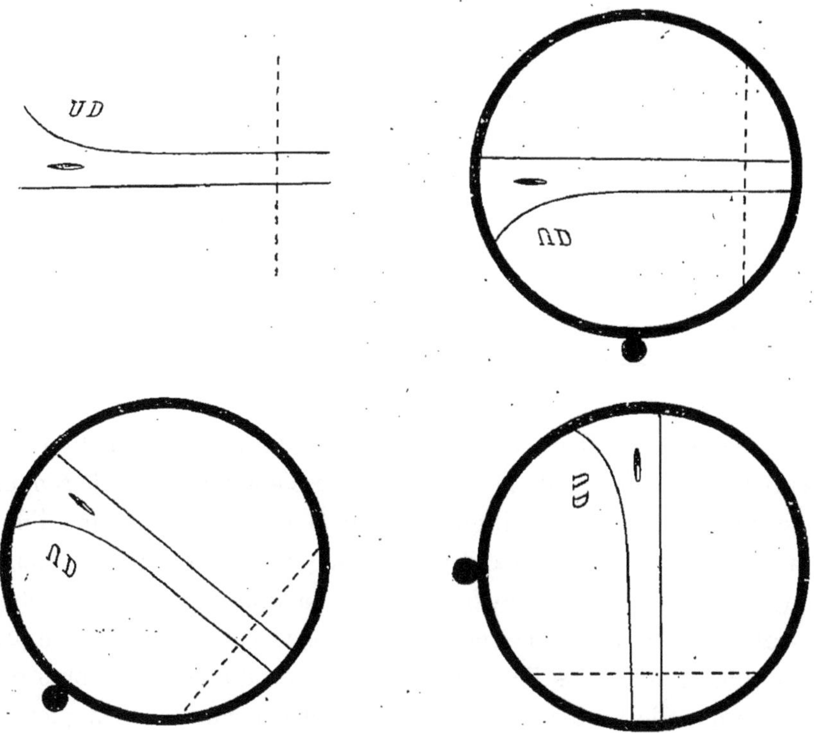

Fig. 151, 152, 153, 154. — Schéma vu dans trois positions du bec du cystoscope, indiquées par le bouton.

apparaît renversée et avec les dimensions réelles de l'objet, quand celui-ci se trouve à une distance convenable du prisme.

L'étendue du champ de la vision, la grandeur de l'image, la déformation de l'objet méritent d'être considérées. L'étendue de la paroi vésicale qui devient visible est d'autant plus grande que le prisme est plus éloigné de cette paroi; en même temps que le champ de vision s'agrandit, l'image est moins lumineuse à cause de l'éloignement de la lampe, et ses détails moins visibles, parce qu'ils sont plus petits : inversement plus l'objet est rapproché du prisme, plus l'image est nette et grossie.

Les *déformations* sont multiples : 1° par suite de l'éloignement inégal des diverses parties d'un objet, son extrémité la plus rapprochée paraît très grossie, tandis que l'autre est trop petite : ainsi une épingle à cheveux, dont les pointes seraient rapprochées du cystoscope, paraîtrait avoir des branches énormes et très écartées vers la pointe; elles viendraient converger et s'unir au niveau de la partie incurvée, très rapetissée ;

2° nous l'avons vu, l'image est renversée, mais elle ne l'est que dans un sens; ainsi le bec de l'instrument étant dirigé en bas vers le dessin que nous représentons, on voit que l'objet serait renversé d'avant en arrière, mais non de droite à gauche ou de gauche à droite (fig. 150) ;

3° quand l'objet est placé latéralement par rapport à la surface du prisme, il paraît dévié d'un angle de plus en plus ouvert à mesure que l'objet se rapproche des limites du champ de visibilité; ainsi la fente d'un uretère, par exemple, vue quand le bec du cystoscope regarde en bas, paraîtra à peu près transversale, mais si l'on incline de plus en plus le bec du cystoscope jusqu'à le diriger vers la paroi latérale de la vessie, la fente urétérale paraîtra peu à peu oblique puis dirigée d'avant en arrière (fig. 151 à 154).

En pratique, on s'efforce de supprimer cette dernière déformation en plaçant le prisme bien en face de la partie de la vessie à examiner; le renversement de l'image est d'une interprétation facile si l'on dessine l'image pour la redresser ensuite. L'habitude fait qu'on n'en tient aucun compte; quant au grossissement et inversement, à la diminution des objets, ils n'exposent à des erreurs de diagnostic qu'un observateur peu exercé. Enfin dans certaines conditions, l'éclairage, par la production d'ombres ou de reflets, rend difficile l'interprétation de certains aspects de la muqueuse.

Dans deux autres modèles de Nitze, le prisme est placé sur le bec de l'instrument; l'un, placé du côté de la *convexité*, regarde à peu près exactement la partie opposée à celle que montrerait le cystoscope simple; l'autre regarde le pavillon même de l'instrument et permet l'*inspection du col vésical* (fig. 161).

La partie optique des autres cystoscopes de Nitze est semblable à celle du cystoscope simple; ils en diffèrent par des détails de construction appropriés à un but spécial. Ainsi dans le *cystoscope à irrigation*, à la partie optique sont annexés deux tubes; l'un est parcouru par le liquide injecté dans un orifice voisin du pavillon et muni d'un robinet ; il s'ouvre dans la vessie par une fente contiguë au prisme : le liquide nettoie donc ce prisme et s'écoule par un œil latéral donnant accès au deuxième tube. Le *cystoscope urétéral*, que nous décrirons plus tard (voir Exploration du rein) est parcouru par une canalisation dans laquelle on peut placer soit un

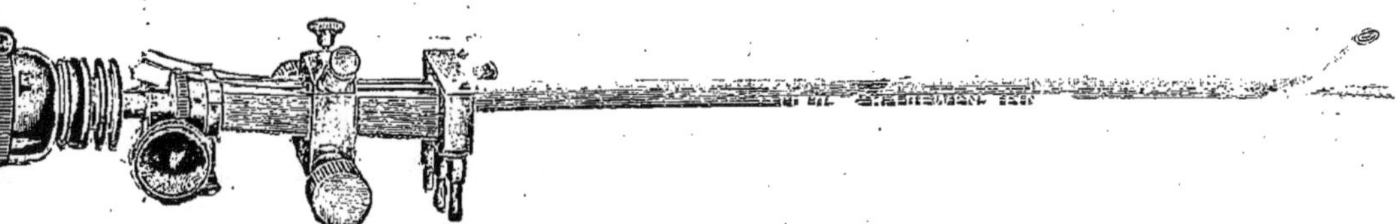

Fig. 155. — Cytoscope opérateur de Nitze (anse galvanique).

tube destiné à l'irrigation, soit une gouttière cannelée qui reçoit la sonde urétérale.

Le *cystoscope à opérations* de Nitze se compose d'un tube cystosco-

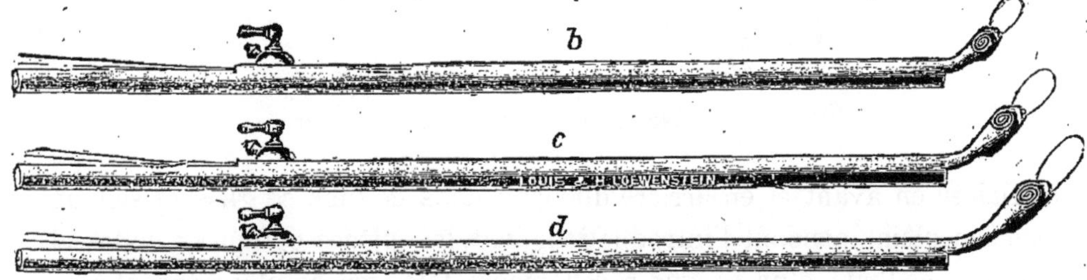

Fig. 156. — Cystoscope opérateur de Nitze (tubes interchangeables).

pique long et mince, mobile dans une gaine dont l'extrémité vésicale présente une forme adaptée à l'opération. Dans le modèle destiné au traite-

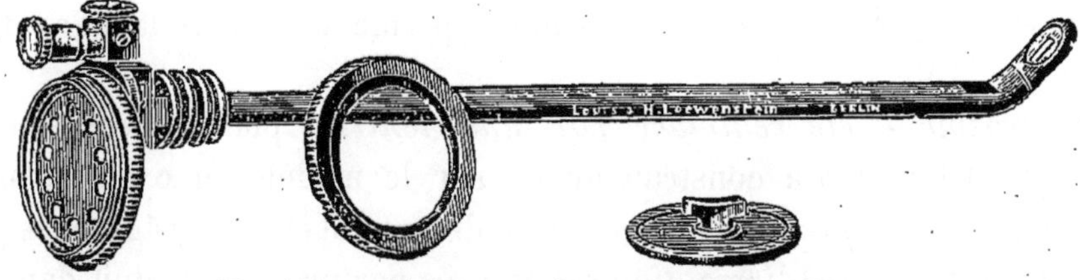

Fig. 157. — Cystoscope photographique de Nitze.

ment des tumeurs vésicales, le bec de cette gaine s'applique exactement à celui du cystoscope quand l'instrument est fermé, et s'en écarte à volonté de manière à découvrir la lampe et le prisme : dans cette position, l'extrémité du bec se trouve dans le champ de vision. Cette extrémité porte une anse galvanique, dissimulée pendant l'introduction de l'instrument mais que l'on développe ensuite facilement par l'action d'une crémaillère voisine du pavillon du cystoscope ; en outre, dans un modèle récent, au bec lui-même est adapté un galvano-cautère.

Enfin Nitze a pu adapter son cystoscope à la *photographie* de la vessie (fig. 157).

Autres modèles de cystoscopes. — Le cystoscope de *Boisseau du Rocher* (mégaloscope) se compose d'un tube métallique coudé à son extrémité vésicale fenêtrée, qui porte la lampe à incandescence et permet à celle-ci

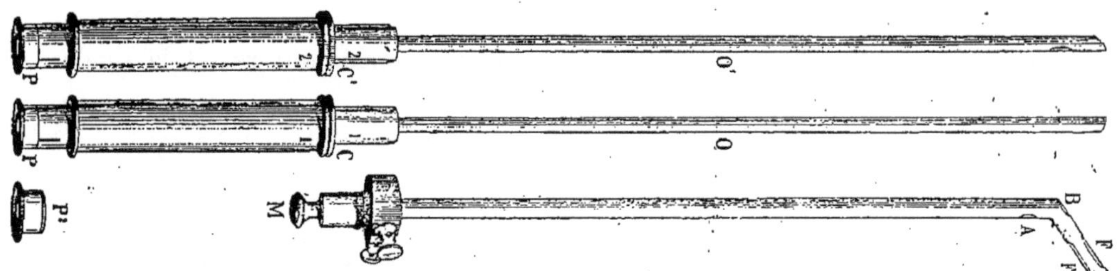

Fig. 158. — Cystoscope de Boisseau du Rocher.

d'éclairer en avant et en arrière du bec ; dans ce tube se glissent soit un mandrin plein, pendant l'introduction, soit les pièces optiques ; celles-ci sont munies l'une d'un prisme à réflexion totale, qui se place devant une ouverture latérale du tube, et permet la vision latérale comme le cystoscope de Nitze, l'autre d'une lentille terminale, qui se place devant un autre orifice exactement centré par rapport au tube, et permettant la vision des objets placés directement dans le prolongement de la partie droite du tube. En l'absence de pièce optique, l'instrument permet de grands lavages de la vessie (fig. 158).

Le *prisme a été remplacé par une lentille* plan-convexe hémisphérique (Otis). On a construit aussi, sur le modèle du cystoscope de Nitze, des *cystoscopes pour enfants*, de calibre petit et des cystoscopes plus courts pour femmes. L'*irrigation* est assurée par un seul conduit dans les modèles de Lonhstein, de Ferria ; elle est pratiquée très largement, par suite de l'indépendance de la partie optique qui peut être retirée du tube extérieur, dans divers autres modèles qui rappellent celui de Boisseau du Rocher. Le *cystoscope rétrograde* de Schlagintweit est un cystoscope irrigateur de ce genre ; en outre sa partie optique est combinée de manière à permettre soit la vision latérale, soit la vision rétrograde au moyen d'un prisme qui peut basculer hors du tube (fig. 159 et 160).

On a pu, depuis que les lampes sont plus froides et plus éclairantes, augmenter aussi le champ de vision et le pouvoir grossissant du système optique. Le *pan-cystoscope de Baer* comprend plusieurs pièces interchangeables et permet l'irrigation, le cathétérisme urétéral, l'inspection latérale, directe et rétrograde, la manœuvre d'une anse galvanique.

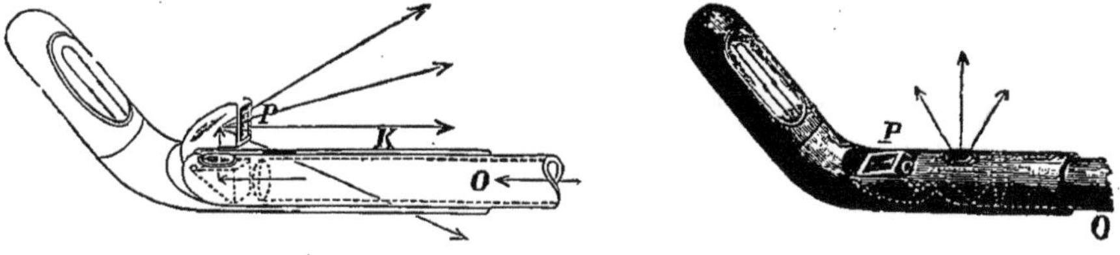

Fig. 159 et 160. — Cystoscope rétrograde de Schlagintweit.

On a adapté encore au cystoscope d'autres systèmes optiques permettant la vision *stéréoscopique* (stéréo-cystoscope de Jacoby) et la stéréo-photographie, ou le *redressement de l'image* soit au moyen d'un miroir plan placé dans le tube (Nitze, Weinberg), soit au moyen d'un deuxième prisme adjacent à l'oculaire; ce prisme peut être mobile, pour permettre la vision renversée ou droite.

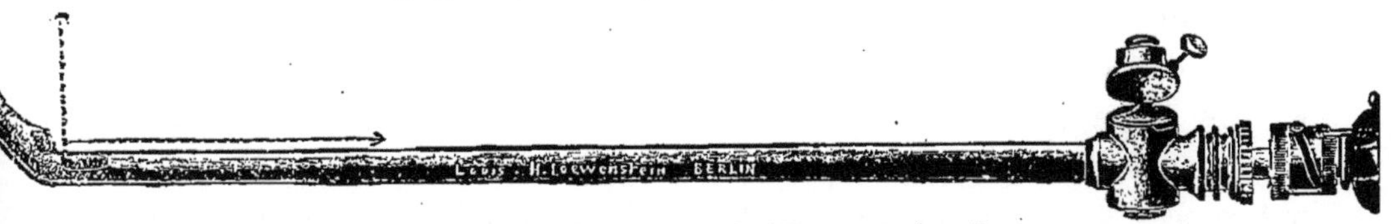

Fig. 161. — Cystoscope de Nitze; rétrograde.

On trouvera plus loin la description des cystoscopes destinés au cathétérisme urétéral. Ils se prêtent aussi à l'introduction de petits galvanocautères, qui prennent la place de la sonde.

TECHNIQUE

Position du malade. — Le malade est placé sur un plan horizontal, le bassin à plat, les cuisses modérément fléchies et écartées, les jambes verticales reposant sur des étriers placés à un niveau plus bas que celui du lit. Une flexion insuffisante des cuisses sur le bassin obligerait le médecin à prendre une position très gênante, le pavillon de l'instrument se dirigeant trop bas ; pour la même raison, la table à cystoscopie devra être assez haute. Le dos du malade sera placé sur un plan horizontal ou légèrement relevé.

Préparation de la vessie. — L'urètre ayant été reconnu perméable aux instruments et aseptisé ainsi que la verge, on procède à la préparation de la vessie, qui comprend le lavage, l'anesthésie et la réplétion.

Le lavage est pratiqué comme d'ordinaire : on a évité soigneusement pendant la traversée urétrale, de faire saigner la muqueuse ; on évite de même de faire saigner la vessie et de l'irriter par une distension trop forte ou des injections trop répétées, ou encore par l'emploi d'antiseptiques forts : on préfère l'eau stérilisée, ou additionnée d'une quantité faible d'oxycyanure de mercure, d'acide borique. Le lavage est cependant assez prolongé pour que la sonde ramène un liquide limpide.

Après le lavage, on anesthésie la vessie en y injectant quelques centimètres cubes d'une solution de cocaïne à 3/100, qui n'est laissée dans la vessie que pendant deux ou trois minutes ; un léger retrait de la sonde permet d'anesthésier l'urètre postérieur avec la même solution, s'il ne l'a pas été avant le lavage. L'anesthésie vésicale est souvent inutile dans la vessie saine, qui est peu sensible ; l'anesthésie urétrale et surtout urétro-prostatique est au contraire très utile, tant pour ménager la sensibilité du patient que pour faciliter le passage de l'instrument. Dans les vessies douloureuses, la cocaïnisation peut se montrer insuffisante, et l'anesthésie générale est indiquée par la douleur et par l'état de contracture de la vessie ; elle doit parfois être poussée très à fond si l'on veut rendre suffisante la capacité du réservoir. La cocaïne nous a semblé préférable aux substances analogues et en particulier à la stovaïne.

Enfin on distend modérément la vessie, pour que l'instrument ait avec la muqueuse le moins de contact possible, et que la paroi soit étalée ; une distension excessive rendrait la cystoscopie difficile à supporter, ou éloignerait trop du cystoscope la paroi vésicale. En moyenne la vessie doit contenir de 100 à 150 cent. cubes environ ; sa capacité, dans certaines affections, ne permet pas d'injecter cette quantité ; au-dessous de 50 à 60 grammes l'examen devient très imparfait.

La cystoscopie peut être pratiquée soit dans un milieu *liquide*, soit dans un milieu *gazeux*. Le milieu liquide, qui doit être absolument limpide et non coloré, est le plus employé : il refroidit la lampe, place la paroi dans son état physiologique, permet le déplacement de petites particules (caillots, pus, épithélium desquamé), la mobilité des prolongements de tumeurs villeuses. Les gaz injectés sont l'air stérile, l'oxygène, l'acide carbonique ; ce dernier augmenterait l'anesthésie de la vessie ; l'examen en milieu gazeux serait aussi simple et aussi fructueux qu'en milieu liquide et permettrait même de mieux observer la forme des éjaculations urétérales, mais le prisme est plus facilement souillé, les brûlures sont plus difficiles à éviter, ce qui oblige à interrompre l'éclairage. En fait, les préférences varient avec les opérateurs. Nous estimons cependant que les avantages du milieu liquide sont prédominants.

Introduction du cystoscope. — On a vérifié auparavant le fonctionnement du cystoscope et de sa lampe. Le champ opératoire étant protégé par des serviettes aseptiques, l'instrument est introduit doucement ; il faut éviter toute hémorragie urétrale et surtout prostatique, car elle salirait le prisme, et obligerait à recourir à une irrigation qui aurait pour inconvénient tout au moins d'allonger la durée de l'examen ; une hémorragie assez intense rend même l'examen impossible.

L'introduction est facile, en l'absence d'obstacles urétraux ou prostatiques. L'hypertrophie de la prostate oblige à abaisser fortement le pavillon de l'instrument, pendant qu'on déprime à pleine main les téguments de la région hypogastrique et la racine de la verge ; dans les cas extrêmes, le cystoscope ne pénètre parfois dans la vessie que si on l'abaisse jusqu'à lui faire prendre une position voisine de la verticale.

L'instrument une fois libre dans la cavité vésicale, on fait passer le courant destiné à la lampe dont l'intensité a été réglée à l'avance.

Examen méthodique de la vessie. — Les diverses régions de la vessie doivent être examinées successivement. Au moment de l'introduction, l'instrument a le bec dirigé en haut, comme l'indique un index fixé au pavillon ; dans cette position, on voit la *partie antéro-supérieure*. Il convient d'examiner d'abord le col vésical : quand le prisme est incomplètement dégagé de l'urètre, le champ cystoscopique comprend une partie sombre, c'est l'urètre, limité par une ligne légèrement concave, et une partie éclairée qui est la vessie. L'introduction plus profonde du cystoscope fait peu à peu disparaître la partie sombre, et bientôt on voit seulement la paroi antérieure ; plus loin, l'instrument découvre la bulle d'air brillante qui occupe le sommet de la vessie. Si ce mouvement de propulsion est répété avec

PLANCHE II

CYSTOSCOPIE

(*Le bouton indique la direction du bec de l'instrument.*)

Fig. 1. — Aspect normal du col de la vessie, le prisme tourné en bas et incomplètement dégagé de l'urètre. Les détails de la muqueuse apparaissent très grossis.

Fig. 2. — Même région, le bec du cystoscope tourné en haut.

Fig. 3. — Méat urétéral (côté droit) en forme de fente au sommet du bourrelet urétéral.

Fig. 4. — Méat urétéral (côté droit) punctiforme.

Fig. 5. — Méat urétéral (côté gauche) à repli falciforme ; le bourrelet est très accentué.

Fig. 6. — Cathétérisme de l'uretère.

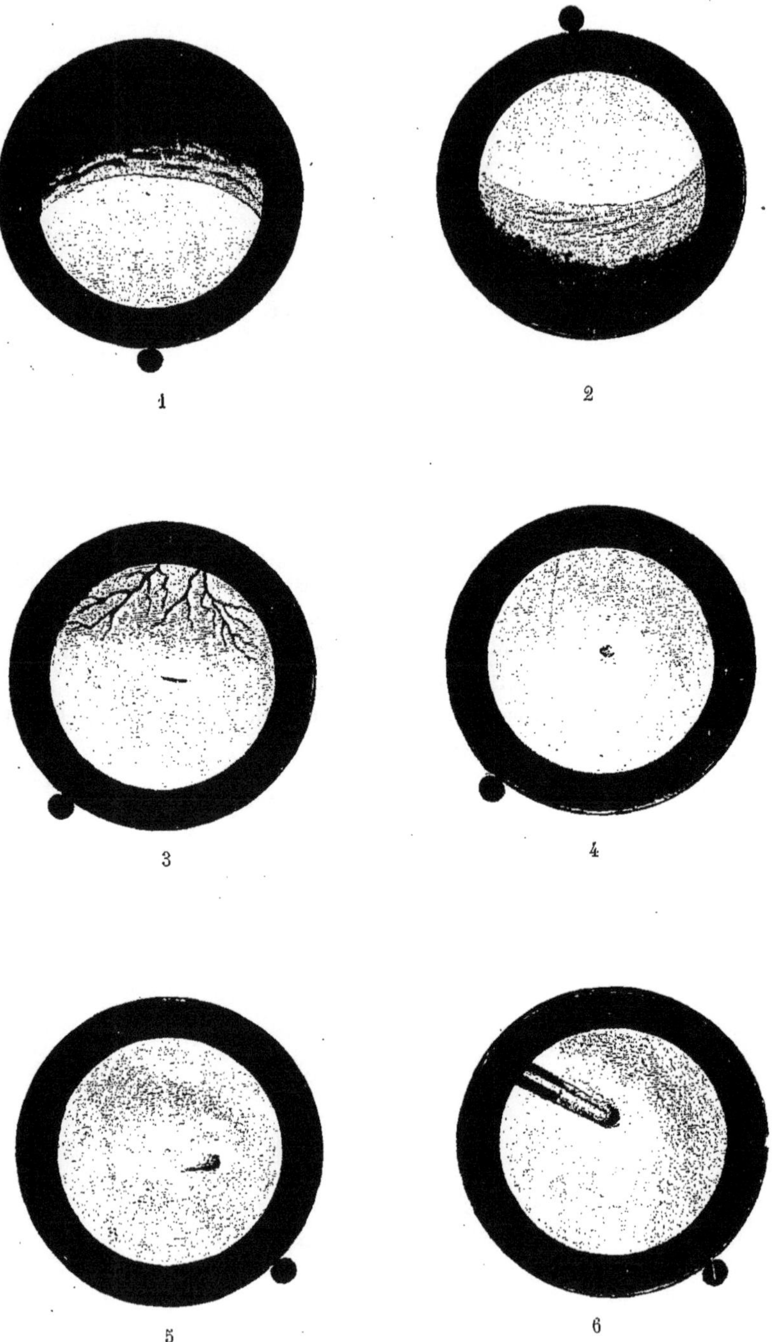
1
2
3
4
5
6

une légère inclinaison du bec de l'instrument à droite et à gauche, on a reconnu toute la paroi antérieure.

Tournant alors le bec du cystoscope directement en bas, on examine le *trigone*, qui présente ordinairement plus d'intérêt. Le bord concave du col vésical est reconnu comme à la partie supérieure ; puis, le manche un peu abaissé, on pousse plus profondément le cystoscope, de manière à découvrir peu à peu toute la partie médiane du trigone, jusqu'au bourrelet inter-urétéral ; l'inclinaison du bec à droite et à gauche en montre les parties latérales. Les orifices urétéraux sont recherchés et examinés attentivement : pour les trouver, il convient de faire pénétrer le prisme à 2 centimètres environ de l'orifice cervical, de reconnaître le bourrelet s'il existe, et tournant le bec latéralement, de chercher l'uretère à l'extrémité de ce bourrelet : il présente l'aspect d'une fente plus ou moins déprimée, plus rosée que la muqueuse avoisinante, placée sur le bourrelet vivement éclairé, ou sur une légère éminence, plus rarement de niveau avec la paroi vésicale ; le soulèvement du pourtour de l'orifice, parfois accompagné d'un plissement de la muqueuse voisine, annonce l'éjaculation de l'urine qui rend l'orifice béant ; enfin l'orifice se referme, l'éminence s'affaisse, et le méat devient moins visible jusqu'à une nouvelle éjaculation urétérale. Quand un uretère a été trouvé, il est facile en général de trouver l'autre, même s'il se présente plus obliquement, en tournant le bec de l'autre côté et dans une position symétrique à la première (voy. Planche II).

L'examen du trigone est plus difficile dans le cas de *valvule prostatique* du col ; celle-ci masque une partie de la muqueuse située en arrière d'elle, et jusqu'aux uretères, quand elle est assez considérable ; la situation de la saillie prostatique, entre le prisme et la lampe, la fait voir translucide quand l'instrument ne la déborde pas assez ; on reconnaît nettement le contour de la saillie prostatique, ordinairement convexe et régulier, les sillons qui séparent deux saillies voisines, etc. ; la propulsion du cystoscope permet de découvrir peu à peu une partie de la muqueuse d'abord cachée par la valvule.

Pendant l'examen du trigone, de même que dans le reste de la vessie, l'opérateur recherche le point où les détails lui apparaissent avec netteté et dans ce but, éloigne ou approche le bec de la paroi vésicale ; l'interprétation est parfois difficile avec un grossissement exagéré.

On examine ensuite la région *postéro-inférieure*. Au delà du bourrelet urétéral, elle est souvent déprimée en bas-fond ; on l'examine successivement au milieu et sur les parties latérales, en abaissant peu à peu la partie extérieure du tube à mesure que le point examiné est plus haut placé sur la paroi postérieure. Un plissement, plus ou moins sombre, sépare souvent celle-ci de la paroi inférieure. Des contractions partielles peuvent parfois masquer certains détails dans les parties peu éclairées.

Les *parties latérales* sont examinées de même, le bec du cystoscope dirigé à droite et à gauche, en partant du trigone comme point de repère, et en progressant en même temps du col vers la paroi postérieure. Le plus souvent, leurs détails ont été déjà aperçus en partie pendant l'examen des parois antérieure et inférieure.

Il reste à examiner la *paroi postérieure*, déjà entrevue dans sa partie inférieure; pour achever de la découvrir, le cystoscope étant poussé jusqu'au bas-fond, le bec est tourné en haut, le pavillon relevé, jusqu'à une mise au point exacte; puis on tire peu à peu à soi le cystoscope, en l'abaissant, pour examiner de bas en haut la paroi, jusqu'au voisinage de la bulle d'air.

L'examen peut être troublé par des *difficultés*, dont nous exposerons les principales. Chez la *femme*, elles sont dues aux contractions partielles et au défaut de fixité de l'instrument dans l'urètre court et mobile; aussi la mise au point est quelquefois plus difficile que chez l'homme.

Le cystoscope peut ne donner *aucune image*, comme si la lampe ne fonctionnait pas : le prisme est alors encore engagé dans l'urètre, ou appliqué sur une tumeur vésicale; ou bien la vessie est vide. S'il n'existe qu'une *lueur rougeâtre*, le prisme peut être appliqué sur une tumeur, sur un lobe prostatique, sur la paroi contracturée, ou recouvert de caillots; ou bien l'hémorragie vésicale rend le milieu impropre à l'examen : il convient alors de pratiquer l'irrigation; les cystoscopes à partie optique indépendante rendent de grands services dans le cas d'hémorragie; cependant il peut être nécessaire, dans l'intérêt du malade, de renoncer à l'examen. Le *trouble pyurique* du liquide est rarement assez fort pour rendre inefficace l'irrigation. *L'hypertrophie de la prostate* peut, nous l'avons vu, cacher une partie de la vessie et nécessiter un abaissement extrême du pavillon.

Cystoscopie rétrograde. — Avec les cystoscopes dont le prisme est dirigé vers le pavillon du cystoscope (Nitze, Schlagintweit), on voit de face la région cervicale et prostatique, invisible ou tout au moins vue trop obliquement avec les cystoscopes ordinaires. Le col vésical lui-même apparaît avec l'instrument brillant qui y est engagé.

Cystoscopie sus-pubienne. — Dans des cas de fistules hypogastriques de la vessie, coïncidant avec des difficultés de cathétérisme par l'urètre, on peut utiliser l'orifice anormal pour l'introduction d'un cystoscope ; l'examen est possible si le contenu vésical ne s'écoule pas autour de l'instrument. On a même proposé à défaut de fistule, de pratiquer la ponction hypogastrique de la vessie, suivie de l'introduction du cystoscope, pour examiner la région cervicale ; on y arriverait soit après dilatation préalable du trajet ponctionné, soit en introduisant un cystoscope droit dans un trocart assez large ; si un tel examen s'imposait, nous préférerions la taille exploratrice.

Cystoscopes sans appareil optique. — Les premiers cystoscopes, à

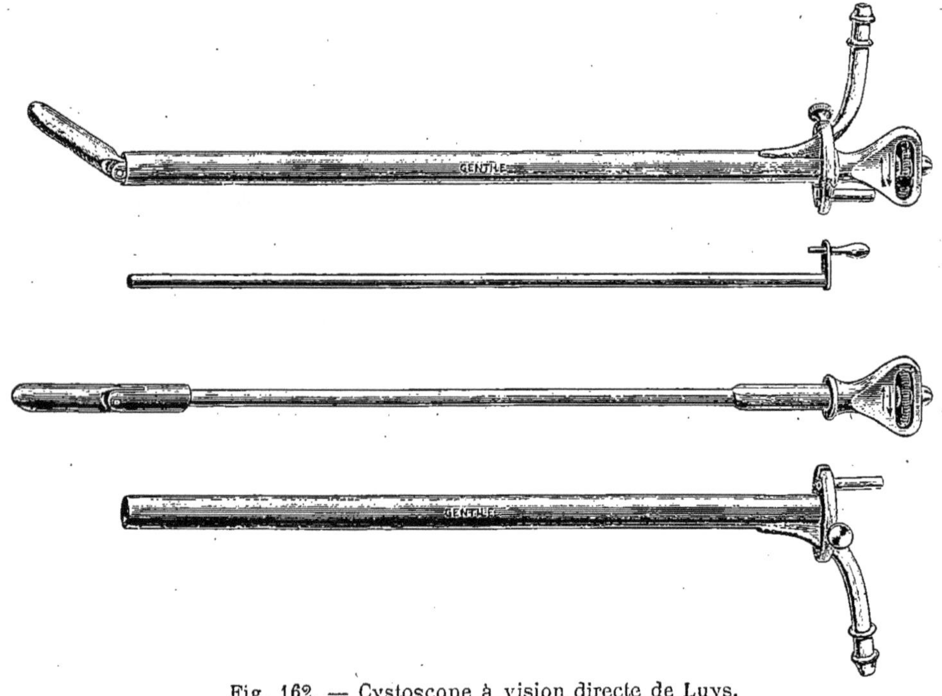

Fig. 162. — Cystoscope à vision directe de Luys.

éclairage extérieur, comme ceux de Désormeaux, de Grünfeld, étaient dépourvus de système optique ; on a tenté récemment de leur adjoindre l'éclairage interne. Cette disposition est réalisée dans les appareils de Cullen, de de Keersmaecker, de Luys, de Cathelin. Le cystoscope « à vision directe » de Luys (fig. 162) consiste en un tube plus long que le tube uréthroscopique, et muni d'un mandrin dont l'extrémité vésicale le dépasse, et peut être coudée ou redressée par une vis de rappel ; au tube lui-même est soudé un conduit par lequel l'urine est aspirée pendant l'examen, par un appareil à vide ; la lampe à incandescence est mobile comme dans l'urétroscope de Valentine. L'examen de la vessie exige la position de Trendelenburg, qui étale la vessie et la distend légèrement par l'accès de l'air

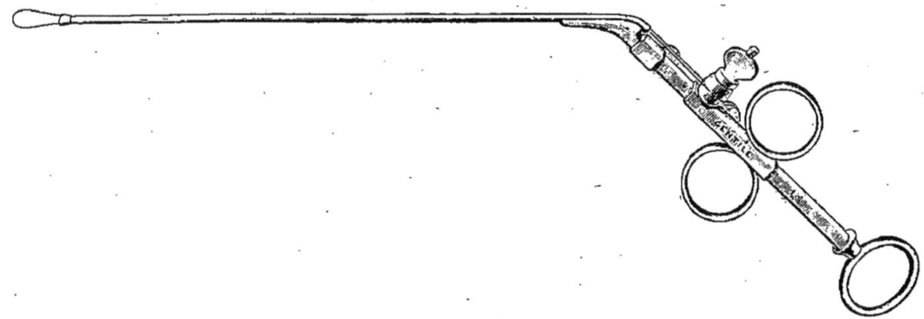

Fig. 163. — Serre-nœud applicable au cystoscope de Luys.

atmosphérique; le diamètre du tube est suffisant pour le passage de petits instruments, porte-tampons, pinces à corps étrangers, serre-nœud (fig. 163), etc.

L'instrument de Cathelin consiste en un tube terminé à son extrémité vésicale par une partie courbe dont la convexité est largement fenêtrée; une petite lampe est placée, dans le tube même, à la partie supérieure de la fenêtre ; le pavillon de l'instrument est fermé par une lentille légèrement grossissante. L'examen se fait dans la position ordinaire, la vessie remplie d'air; pour y introduire des instruments, il faut placer le malade en position de Trendelenburg.

Ces cystoscopes, d'un diamètre plus grand que le cystoscope de Nitze, ont encore sur lui le désavantage d'avoir un champ de vision très restreint, de placer le malade dans une position incommode; ils s'appliquent mal à l'examen de certaines parties de la vessie. Mauvais instruments d'exploration, par contre ils peuvent être utilisés pour l'extraction de corps étrangers, pour des cautérisations localisées; l'instrument de Luys permet le cathétérisme urétéral.

CHAPITRE II

TRAUMATISMES DE LA VESSIE

BIBLIOGRAPHIE

HOUEL. Plaies et ruptures de la vessie. *Th. Agrég.*, 1857. — BARTELS. Die Traumen der Harnblase. *Arch. f. kl. Chir.* Bd 22, 1878. — FERRATON. Rupture de la vessie. Th. Paris, 1883. — RIVINGTON. The Lancet, 1882-83. — V. STUBENRAUSCH. *Arch. f. kl. Chir.* Bd 51. — BERNDT. *Arch. f. kl. Chir.* Bd. 58. — BERT et VIGNARD. *Prov. med.*, 1898. — SIEUR. Trait. chir. des rupt. traum. de la vessie· *Arch. gén. de méd.*, 1894. — DAMBRIN et PAPIN. Ruptures intrapéritonéales de la vessie. *Annales g. urin.*, 1904. — MOREL. *Ann. g. urin.*, 1906. — POSNER. Blasenruptur bei prog. Paral. *Festschrift f. Lewin*, 1896. — EDEL. Même sujet. *Psichyatr. neurol. Woch*, 1902.

Les traumatismes de la vessie sont les plaies et les ruptures ; celles-ci se distinguent des précédentes en ce que la solution de continuité n'intéresse pas les téguments. D'une manière générale les traumatismes sont rares à cause de la situation pelvienne de la vessie, ainsi que le montrent les statistiques suivantes : 3 cas sur 10 867 affections chirurgicales de Bethanien-Spital à Berlin, 2 cas sur 16 711 à Saint-Bartholomew's hospital, 183 cas sur 408 762 blessés de la guerre de Sécession (Otis).

PLAIES DE LA VESSIE

ÉTIOLOGIE. — Elles sont produites par des instruments piquants, tranchants ou contondants.

Les plaies par instruments *piquants* sont les plus fréquentes après les plaies par armes à feu ; il s'agit de coups d'épée, de baïonnette, de couteau; l'action de corps *contondants* tels que cornes d'animaux, bâtons, échalas, produit des lésions analogues mais plus complexes ; ils atteignent la vessie, soit par l'hypogastre, soit par le périnée en intéressant souvent le vagin ou le rectum par une sorte d'empalement, soit encore exceptionnellement, en passant par le trou obturateur (Larrey, Malherbe), par la voie ischiatique (Soulié).

Jamais les plaies par instruments *tranchants* n'auraient été produites par des accidents (Bartels); elles seraient toujours chirurgicales. En dehors des opérations pratiquées sur la vessie, celle-ci a été incisée accidentellement pendant des opérations sur l'abdomen, le rectum, l'utérus, le vagin, les hernies, etc., surtout quand il existe des adhérences ou des déplacements de la vessie.

Les plaies par *armes à feu* sont causées par les balles et les éclats d'obus, ou encore par les esquilles détachées de la ceinture pelvienne par ces projectiles.

On ne signale pour ainsi dire pas de plaie de la vessie à l'état de vacuité. La principale cause prédisposante est la réplétion de la vessie (Larrey).

Anatomie pathologique. — Les plaies de la vessie sont *complètes* ou *incomplètes*, et au point de vue de leur siège, *intra-péritonéales* ou *extra-péritonéales*.

Les plaies *incomplètes* sont celles qui n'intéressent pas toutes les tuniques de la vessie; la muqueuse présente une résistance assez grande pour assurer le fonctionnement de la vessie pendant la réparation de la couche musculaire (Tuffier). Réciproquement, la muqueuse, intéressée par une opération endo-vésicale, se répare intégralement, et la couche musculaire s'oppose à l'issue de l'urine. Les plaies incomplètes sont presque toujours chirurgicales.

Les plaies *complètes*, beaucoup plus fréquentes, ont pour résultat de mettre la cavité vésicale en communication avec l'extérieur et parfois avec d'autres viscères. La solution de continuité des téguments échappe à toute description méthodique; très souvent pour les balles, on constate l'existence d'un orifice d'entrée et d'un orifice de sortie, et le premier est parfois éloigné de la vessie. Le trajet, d'abord direct, cesse bientôt de l'être par suite du *chevauchement des parties molles* dû à la rétraction de la vessie qui se vide, et l'urine s'accumule dans les tissus; dans des cas heureux, la plaie reste large et directe, et l'écoulement de l'urine se fait aisément au dehors. Dans le trajet on a trouvé des corps étrangers, des débris de vêtements, des esquilles entraînées par le projectile; rarement celui-ci demeure dans la vessie; il en sort pour se loger dans les parties molles. Suivant la force et la forme du corps vulnérant, la plaie vésicale est nette ou déchiquetée, simple ou multiple, de direction variée. Les instruments piquants et petits, comme un trocart, laissent une plaie minime qui s'accole aussitôt ; les plaies par instruments tranchants et contondants s'écartent par suite de la rétraction de la couche musculaire.

Au point de vue clinique et anatomique, la division en plaies *intra* et *extra-péritonéales* est beaucoup plus importante. Nous en exposerons les caractères à propos des ruptures.

Enfin on rencontre des lésions concomitantes, dont la fréquence se déduit du relevé suivant (Bartels) :

Lésions	osseuses	131
—	de l'intestin et du rectum	70
—	du péritoine	28
—	vasculaires	18
—	des parties génitales	12
—	nerveuses	9
—	de la hanche	3
—	du rein	1
—	de l'urètre	1

Symptômes. — Les symptômes *immédiats* sont ceux des traumatismes abdominaux ; on peut observer une vive douleur locale, et des symptômes généraux tels que la pâleur, la tendance à la syncope.

Des symptômes vésicaux ne tardent pas à apparaître : quelques-uns sont communs aux plaies extra et intra-péritonéales, d'autres spéciaux à chacune de ces variétés.

1° *Symptômes communs aux plaies de la vessie.* — La *douleur* existe non seulement au niveau de la plaie, mais dans l'abdomen, les bourses, et s'irradie aux reins, aux membres inférieurs ; elle manque rarement. Le *besoin d'uriner* est impérieux, douloureux, allant jusqu'au ténesme vésical, mais les efforts de miction sont sans résultat ou n'amènent qu'une petite quantité de sang ou d'urine hémorragique ; *l'absence de miction est due* soit à l'évacuation de l'urine à l'extérieur à travers la plaie, ou à son infiltration dans le tissu cellulaire ou dans des viscères creux, soit à la présence de caillots vésicaux, ou encore à un spasme membraneux. L'*hémorragie* se manifeste par l'aspect des urines, dans d'autres cas par l'issue du sang au niveau de la plaie.

2° *Symptômes propres à chaque variété.* — Dans les plaies *extra-péritonéales*, on observe l'*issue de l'urine par la plaie*, qui peut cependant exister aussi dans certaines plaies intéressant le péritoine ; cet écoulement, pathognomonique, est constant quand la plaie est large, le trajet non anfractueux, et manque dans les circonstances opposées. Souvent intermittent, il cesse pendant un certain temps par suite du rapprochement des bords de la plaie ou de son obstruction par un caillot, puis il se reproduit quand la vessie se remplit de nouveau ou qu'un obstacle s'élève au niveau de l'urètre.

Les douleurs diminuent bientôt et un calme relatif revient ; l'urine continue à s'écouler par la plaie, en présentant des intermittences qui prédisposent à l'*infiltration.* D'après Larrey, les blessures par projectiles de guerre parcourent trois phases. Pendant les vingt-quatre ou trente-six premières heures, l'infiltration est rare. Du deuxième au sixième jour surviennent un gonflement et des eschares qui s'opposent à l'issue de l'urine. Au bout de ce temps les eschares commencent à tomber, c'est le moment où l'infiltration est le plus à craindre.

En l'absence de toute complication, la marche vers la guérison d'une plaie simple à trajet direct est rapide. On en trouve un exemple dans la façon dont se comportent les plaies de taille périnéale ou hypogastrique.

Dans les plaies *intra-péritonéales*, le sang et l'urine peuvent se déverser entièrement dans le péritoine, et ne pas apparaître à la plaie cutanée. Les symptômes généraux sont les plus importants : au bout de quelques heures apparaissent des douleurs vives, irradiant dans tout l'abdomen et vers les membres supérieurs, un état nauséeux, du hoquet, un pouls petit et filiforme et surtout une grande tendance aux lipothymies et à la syncope. L'état est rapidement désespéré, à moins d'une intervention chirurgicale précoce. Cependant la mort a manqué dans un cas où une seconde plaie de la vessie sur un autre point assurait une sorte de drainage de la région vésicale inférieure (Bartels).

Complications. — Elles sont immédiates, secondaires ou tardives.

Complications immédiates. — L'*hémorragie* peut acquérir une importance considérable ; le sang est fourni soit par les parois mêmes de la vessie, soit plutôt par la blessure d'un vaisseau voisin, épigastrique, iliaque, etc. La vessie se remplit alors rapidement de caillots.

Les *organes voisins* sont souvent intéressés. Nous ne ferons que signaler la blessure de l'intestin; malgré l'assertion de Legouest, la perforation du rectum ne paraît pas aggraver le pronostic immédiat et expose seulement à une fistule consécutive. Par contre, une lésion de l'urètre complique souvent le pronostic parce qu'elle rend le cathétérisme difficile ou impossible. La blessure du cordon ou des vésicules entraîne des troubles fonctionnels pour l'avenir.

Du côté du *squelette* les complications se rencontrent dans plus de la moitié des cas; plus ou moins graves, elles peuvent aider à la déchirure de la vessie ou la produire à elles seules.

Les *corps étrangers* se rencontrent presque uniquement dans les plaies par armes à feu; la pénétration des balles est d'ordinaire immédiate; parfois elles s'implantent dans les tissus périvésicaux et tombent dans la vessie un peu plus tard au moment de l'ouverture d'un abcès ou de la chute d'une eschare. Des boutons d'uniforme, des pièces de monnaie, des morceaux de drap ont été rencontrés.

La plupart des corps étrangers sont, en général, bien supportés et beaucoup de blessés les ont gardés longtemps après la fermeture de leur plaie sans s'apercevoir de leur présence; ou bien ils sentaient ces corps rouler dans leur vessie sans en éprouver de douleur. Ailleurs on a vu des souffrances atroces suivre presque immédiatement l'introduction d'une balle dans la vessie. Ces symptômes douloureux sont la règle quand une cystite a été provoquée par un corps lourd, offensif et chargé de matières septiques, ce qui arrive presque toujours lorsque des lambeaux de vêtement ont été entraînés.

L'expulsion spontanée par l'urètre a été notée 34 fois sur 92 cas réunis par Bartels; plus rarement la disposition de la plaie a permis de les extraire directement.

Complications secondaires. — Il faut placer ici au premier rang l'*infiltration d'urine.* Très rare lorsque la plaie est large, béante et régulière, elle se produit surtout dans les plaies par instruments piquants ou mousses; en pareil cas les tissus, momentanément écartés, se déplacent aussitôt après, de sorte que les deux orifices d'entrée et de sortie ne se correspondent plus. Dans les plaies par armes à feu, elle résulte le plus souvent de la chute des eschares. Enfin l'obstruction plus ou moins complète de l'urètre en l'absence d'une voie artificielle joue un rôle capital dans la pathogénie de cet accident. Les plaies vagino-vésicales et recto-vésicales sont celles qui s'accompagnent le moins d'infiltration.

Celle-ci peut se faire dans les couches superficielles au niveau du *fascia superficialis*, mais d'ordinaire elle est sous-péritonéale et présente alors un pronostic des plus sévères. Quand elle n'affecte pas une marche très rapide et qu'une intoxication urineuse aiguë n'emporte pas le malade elle peut secondairement déterminer des accidents de suppuration diffuse et de pyohémie ; ailleurs on observe une péritonite par propagation.

Complication bien moins grave, la cystite résulte d'une suppuration de voisinage ou de l'introduction de matières septiques dans la vessie.

Complications tardives. — Les *fistules* sont une conséquence éloignée de l'infiltration. Elles peuvent se produire dès qu'une voie artificielle ou spontanée a été ouverte à l'urine infiltrée. Bartels en a relevé huit variétés qui sont les suivantes : 1° fistule vésico-rectale ; 2° fistule vésico-vaginale ; 3° fistule vésico-hypogastrique ; 4° fistule vésico-inguinale ; 5° fistule vésico-fessière ; 6° fistule vésico-scrotale ; 7° fistule vésico-périnéale ; 8° fistule vésico-crurale.

Diagnostic. — Parfois évident lorsque la plaie livre passage à l'urine, le diagnostic est souvent difficile dans les cas légers, en face d'une plaie étroite, par instrument piquant, par exemple. Les mêmes difficultés existent dans les circonstances opposées, alors que le traumatisme, très considérable, a produit des lésions multiples. La direction de la blessure ne fournit aucun indice ; on se basera sur la réaction générale et sur l'évolution des symptômes. En cas de doute, il faut agir comme s'il y avait pénétration.

Quant à la *blessure du péritoine*, il est important d'en faire hâtivement le diagnostic ; car c'est avant l'apparition des symptômes généraux, que l'intervention a quelques chances de succès. Le diagnostic précoce de l'infiltration est également difficile ; et dans ce cas aussi une intervention hâtive est seule efficace.

Pronostic. — Nous n'avons pas à insister sur la gravité du pronostic lorsqu'il existe une lésion du péritoine ; les plaies par armes à feu permettent une survie en général un peu plus longue. La mort survient du deuxième au quinzième jour après ces dernières, et du premier au troisième jour après les plaies d'une autre nature. Les perforations secondaires comportent un pronostic tout aussi grave.

A l'infection urineuse appartient le rôle capital dans la production des accidents généraux qui accompagnent l'infiltration ; il en est de même des épanchements péritonéaux qui sont l'origine d'accidents septicémiques à marche foudroyante.

Quand le péritoine n'a pas été ouvert, la gravité bien que considérable encore, est moindre et se déduit des chiffres relevés par Bartels.

La mortalité générale est la suivante :

		Guéris.	Morts.	Inconnus.
Plaies par instruments piquants	27	19	8	»
Plaies par instruments plus ou moins mousses .	20	16	3	1
Plaies par cornes d'animaux	3	3	»	»
	50	38	11	1

La mortalité est donc ici de 22,4 p. 100; elle s'élève à 24,5 p. 100 pour les plaies par armes à feu ; la présence de lésions osseuses assombrit le pronostic, car la proportion des morts, qui est de 29,9 p. 100 lorsque le squelette a été intéressé, tombe à 17,5 lorsqu'il est intact.

Enfin les plaies à deux orifices sont moins graves (23 p. 100 de mortalité) que lorsque la perforation est unique (30 p. 100) ; la terminaison est plus souvent fatale quand le projectile a pénétré d'arrière en avant.

Traitement. — Le traitement diffère dans les plaies intra-péritonéales et dans les plaies extra-péritonéales. Dans le doute, on agit comme si la plaie était reconnue intra-péritonéale.

1° *Plaies extra-péritonéales*. — Dans les *cas légers* (Hache) on se bornera d'abord à l'expectation ; cette attitude est permise quand la plaie est produite par un instrument piquant de petit volume ou par une balle de faible calibre, et que les symptômes sont presque nuls. Toutefois, il sera le plus souvent prudent de laisser une sonde à demeure. Dans les plaies survenues au cours d'une intervention *chirurgicale*, la vessie doit être refermée aussitôt que la blessure est reconnue : on pratique une suture au catgut à deux étages et l'on s'assure que la ligne de réunion est étanche en distendant légèrement la vessie ; on place une sonde à demeure, et l'on draine le tissu cellulaire péri-vésical si l'on a quelque crainte d'hémorragie ou d'infiltration. Les plaies ainsi suturées se réunissent facilement par première intention. Exceptionnellement, on ne ferait aucune suture dans le cas de plaie exiguë, ou une suture très incomplète d'une plaie plus étendue, si des motifs d'ordre général imposaient d'abréger la durée de l'opération ; on établirait alors un drainage de l'espace péri-vésical, et l'on pourrait souvent espérer la guérison sans fistule permanente.

Quand les symptômes indiquent l'existence d'une plaie plus grave, l'intervention s'impose, sans attendre que l'infiltration d'urine se manifeste par l'altération de l'état général. Elle consiste dans le débridement large du trajet jusqu'à la plaie vésicale, ou si ce trajet est irrégulier et complexe, dans une incision classique soit hypogastrique, soit périnéale, soit encore combinée, qui conduira sur la lésion vésicale : l'une ou l'autre voie s'imposera suivant le siège et le trajet de la plaie. On pratique alors la suture de la vessie en plusieurs plans, sans y intéresser la muqueuse, et l'on draine la vessie par une sonde à demeure, la plaie opératoire par un tamponnement et des drains ; les trajets anfractueux, les hématomes sont incisés et drainés au point déclive. On peut encore réunir incomplètement la plaie vésicale et y placer des tubes-siphons. Delagenière, Thelemann ont pratiqué la taille hypogastrique et suturé la plaie par la voie transvésicale.

Quand l'épanchement de l'urine septique dans le tissu cellulaire y détermine un phlegmon diffus on assiste au tableau clinique de l'infiltration d'urine ou de la cellulite pelvienne, on pratique alors de larges débridements hypogastriques et périnéaux ; on draine largement jusqu'au voisinage de la vessie. Ce n'est que plus tard, après la chute des eschares, qu'on tentera la fermeture de la vessie si des fistules menacent de persister.

2° *Plaies intra-péritonéales.* — Elles doivent être traitées par la laparotomie qu'on pratiquera le plus tôt possible ; même au bout de plusieurs jours, des cas de guérison autorisent cette conduite. L'intervention comprend : 1° la toilette du péritoine au moyen de compresses, et dans la position horizontale ; 2° la suture de la vessie ; 3° le drainage du cul-de-sac de Douglas et du tissu cellulaire périvésical. On laisse une sonde à demeure, mais il est prudent d'établir en outre un drainage vésical hypogastrique comme après la taille.

Traitement des complications. — On ne s'arrête à la médication hémostatique, au tamponnement du trajet, que dans les cas légers. La recherche de foyers hémorragiques ou septiques et de corps étrangers, commande souvent des manœuvres supplémentaires qui sont réglées par les circonstances. Quand la vessie est obstruée et distendue par les caillots, on sera parfois autorisé à en pratiquer l'évacuation par la sonde, avec aspiration ; mais à aucun prix on n'y fera d'injection pour dissocier les caillots ; dans presque tous les cas il est préférable d'aborder directement la vessie par la voie hypogastrique, de rechercher la plaie et d'en suturer les bords, si la disposition de ceux-ci le permet, ou de tamponner la cavité vésicale.

La conduite à tenir relativement aux *corps étrangers* varie suivant la nature de l'accident. S'il y a une plaie large, ou des indications d'en créer une artificielle, on l'utilisera pour extraire le corps étranger ; en cas contraire, la tolérance de la vessie permettra souvent d'attendre le moment opportun.

La blessure concomitante du vagin n'impose aucune intervention spéciale : on suture la vessie et le vagin séparément. Celle du rectum sans lésion péritonéale constitue une indication du drainage de l'espace prérectal.

RUPTURES DE LA VESSIE

Les ruptures de la vessie ne sont pas rares : en 1882, Rivington avait rassemblé 384 cas. L'homme est atteint dans la proportion de 90 p. 100.

Étiologie. — Suivant que la rupture survient sans traumatisme sur une vessie altérée, ou qu'elle est causée par un traumatisme sur une vessie saine, elle est dite spontanée ou traumatique. La transition est établie par les cas où le traumatisme atteint une vessie malade, prédisposée à la rupture.

1° *Ruptures spontanées*. — Nous laisserons de côté les ulcérations vésicales qui seront étudiées dans les divers chapitres de ce livre ; on sait qu'elles envahissent les parois tantôt de dedans en dehors comme on en voit au cours de la tuberculose, des néoplasmes, de l'ulcère simple en présence des calculs ou de corps étrangers, tantôt de dehors en dedans au cours des abcès chauds ou froids, ou par le fait de kystes dermoïdes, des tumeurs.

En dehors des ulcérations, les principales altérations des parois qui seront susceptibles d'amener une rupture spontanée sont l'amincissement extrême d'une cellule vésicale, la dégénérescence hyaline (Morel et Raymond) chez un paralytique général, la dégénérescence graisseuse (Hedreu), l'hypertrophie et les altérations musculaires de la paroi due à un rétrécissement de l'urètre (Dupouy). Les observations sont encore peu nombreuses. Pousson insiste sur les ruptures dues au développement *exagéré de la musculature de la vessie*, et y rattache un certain nombre de ruptures par effort et par distension : « C'est chez les hommes jeunes atteints d'hypertrophie de la vessie consécutive à l'existence d'un rétrécissement, d'un calcul, d'une cystite violente et douloureuse que l'on observe de préférence cet accident. Il s'est produit un certain nombre de fois pendant les manœuvres de la distension préparatoire de la vessie pour la taille hypogastrique. » La rupture serait précédée d'une formation diverticulaire extemporanée (Anicet, Durrieux). Ajoutons que la spontanéité est rarement absolue et qu'un léger traumatisme est la cause occasionnelle.

Les ruptures par rétention sont extrêmement rares en l'absence d'altérations vésicales. La pression à laquelle l'urine est soumise a été invoquée, mais ce mécanisme paraît peu vraisemblable, si on tient compte de la lenteur de l'arrivée de l'urine dans la vessie, de la faiblesse de contraction des uretères et du peu de résistance de leurs parois comparée à celle de la vessie (Hache). Il est donc probable que la plupart d'entre elles sont dues à des altérations préalables et que quelques-unes résultent d'une violente contraction du muscle vésical.

2° *Ruptures traumatiques*. — Le traumatisme est tantôt intra-vésical, tantôt causé par l'effort, tantôt de cause extérieure.

a) *Traumatismes intravésicaux*. — Ce sont: les *traumatismes instrumentaux* comme la déchirure par un lithotriteur, la perforation par une curette (Strauss, Stern); la *surdistension par des liquides*, qui peuvent d'ailleurs n'avoir été injectés qu'en petite quantité : 200 grammes (Guyon), 300 à 1 500 grammes (Dittel), 100 à 250 grammes (Uhlmanm); il faut sans doute invoquer dans ces cas l'influence de la cystite, de l'excitation du début de la narcose qui détermine des contractions vésicales; un cas a été observé pendant un grand lavage vésical sans sonde (Audry). La surdistension par la *vapeur d'eau* a déterminé l'éclatement de la vessie dans un cas de Rosenstein au cours d'une opération de Bottini.

b) *Ruptures par effort*. — Elles se produisent sous le poids d'un fardeau, sous l'influence de la narcose, et sont rares. Il est probable que la contraction musculaire joue aussi un rôle dans les grands traumatismes.

L'effort produit la rupture par l'action des muscles abdominaux et du muscle vésical lui-même; le contenu de ce réservoir est soumis à une pression excessive et cède au point le plus faible. De nouvelles observations avec examen histologique seraient nécessaires pour savoir si cette catégorie de ruptures doit rentrer dans celle des ruptures spontanées, car, là aussi, une altération primitive paraît nécessaire.

Les *ruptures obstétricales* s'expliquent par l'effort et par la réplétion de la vessie, parfois par les lésions de la vessie dues à la pression de la tête fœtale; elles peuvent aussi accompagner les ruptures utérines (Demelin et Calbet).

c) *Traumatismes extérieurs.* — Nous décrirons : les déchirures consécutives aux fractures du bassin, les ruptures par choc direct, les ruptures par choc indirect ou à distance.

Dons les *fractures du bassin*, un fragment pubien peut perforer la vessie; parfois encore il y a déchirure par l'intermédiaire des ligaments pubio-vésicaux ; dans ces cas les ruptures siègent le plus souvent à la partie antéro-inférieure de la vessie. Elles se produisent le plus souvent par écrasement: on trouve les fractures dans 38 p. 100 des ruptures traumatiques, d'après Bartels.

Une condition prédisposante qui paraît nécessaire est la *réplétion de la vessie*, et à plus forte raison sa distension. La quantité d'urine signalée n'est pas toujours considérable; Géraud a vu une rupture survenue vingt minutes après la miction. La distension est favorisée par l'anesthésie qui accompagne l'ivresse, par l'ardeur du combat (Larrey), etc.

Les *traumatismes directs* sont le plus souvent un coup sur l'hypogastre, une chute sur le ventre, un écrasement par éboulement, par roues de voiture, par tamponnement). Parmi les *traumatismes indirects* on trouve surtout signalée une chute sur le dos, les talons, le siège.

Anatomie pathologique et mécanisme. — Les ruptures sont *incomplètes* ou *complètes*. Les ruptures incomplètes sont très rares : elles se produisent de dedans en dehors, respectant la séreuse ; cependant, dans le cas de Zeldoviteh la musculeuse seule était conservée.

Les ruptures *complètes* sont divisées, d'après leur *siège*, en *extrapéritonéales* et *intrapéritonéales ;* les ruptures intrapéritonéales sont beaucoup plus fréquentes que les autres (95 contre 57 d'après Maltrait, 80 à 90 p. 100

d'après diverses statistiques). Les ruptures de la base de la vessie sont le plus souvent dues aux fractures du bassin, tandis que les ruptures intra-péritonéales sont consécutives aux contusions de l'abdomen ; les ruptures spontanées sont plutôt postéro-inférieures.

Le siège en est établi dans les statistiques suivantes :

Rivington : Ruptures	en arrière et en bas,	44	p. 100
—	en arrière et en haut,	22	—
—	au sommet,	22	—
—	en avant et en haut,	3	—
—	en avant,	9	—

Sieur : Sur 42 cas,	ruptures	postéro-inférieures,	17
—	—	postéro-supérieures,	10
—	—	antérieures,	15

Les ruptures extrapéritonéales siègent sur la face antérieure, ou à la partie la plus inférieure de la face postérieure.

La *forme* et la *direction* sont variables suivant diverses conditions étiologiques. Les fractures du bassin causent des perforations, parfois multiples ; Le Fort a même vu la vessie criblée d'orifices par une fracture esquilleuse. Un choc produit par un corps animé d'une grande vitesse rencontrant la vessie remplie, cause un énorme éclatement. Le plus souvent il existe une fissure *antéro-postérieure*, à bords nets, médiane ou voisine de la ligne médiane ; direction dont le mécanisme sera étudié plus loin. La fissure principale peut être compliquée d'une fissure oblique ou transversale qui se branche sur elle en T ou en Y. Cependant il existe des fissures à bords déchiquetés, et des fissures transversales.

Ordinairement la longueur est de 1 à 5 centimètres et peut atteindre 12 centimètres (Bartels). Les ruptures sont parfois doubles, l'une postérieure, l'autre antérieure, exceptionnellement plus nombreuses.

L'explication de la fréquence de la rupture à la partie postéro-supérieure dans les chocs hypogastriques, et de sa direction sagittale est la suivante (Houël, Bartels) : la vessie plus ou moins distendue déborde le détroit supérieur, et se trouve comprimée entre le corps vulnérant d'une part, le promontoire d'autre part : la rupture se fait par éclatement au niveau de ce dernier ; quant à la direction elle est due à la disposition longitudinale des fibres musculaires à la face postérieure de la vessie (Hilton). On a expliqué encore le siège postérieur de la rupture par la transmission du choc par l'intermédiaire du contenu vésical (Rivington, Ferraton). Pour Stubenrausch, le siège postéro-supérieur est dû à l'existence d'intervalles entre les fibres longitudinales et à un manque de soutien par le squelette pelvien qui en font le point le moins résistant de la vessie. D'après les expériences de Bert et Vignard, la rupture est extrapéritonéale quand le coup est porté par un corps large qui refoule la vessie dans l'excavation, ou quand un corps étroit frappe l'abdomen près du pubis; elle est intrapéritonéale quand le coup atteint l'abdomen fort au-dessus du pubis.

Dambrin et Papin, s'appuyant sur les recherches cadavériques de Stubenrausch et de Berndt, acceptent les conclusions suivantes : la vessie éclate au point faible, c'est-à-dire à la partie postéro-supérieure, dont la résistance diminue encore pendant la distension de la vessie qui se fait à son niveau ; c'est aussi la partie la plus exposée aux hernies tunicaires, la moins soutenue par le squelette et la musculature pelviennes; la direction de la rupture est commandée par celle des fibres longitudinales.

Quand la rupture a lieu à la base de la vessie elle se produit parce que celle-ci étant peu remplie, la force vulnérante agit plutôt de haut en bas que d'avant en arrière; dans ce cas elle s'applique à la région supérieure qui trouve en bas un point d'appui ; la vessie éclate en un autre point faible.

Le siège postéro-inférieur des ruptures spontanées peut s'expliquer par les lésions qui affaiblissent la vessie surtout à ce niveau, ou par l'action de la paroi abdominale qui comprime la vessie (Dambrin et Papin), ou à notre avis, parce que la partie supérieure, plus contractile, chasse le contenu vésical contre la paroi inférieure et la fait céder au point où elle est le plus mal soutenue, c'est-à-dire au niveau du bas-fond.

Physiologie pathologique. — La vessie rompue, l'urine se répand dans le tissu cellulaire pelvien ou dans le péritoine; cependant la vessie est rarement complètement vide, et conserverait, d'après Morel, une quantité d'urine, fixe pour chaque cas et variable suivant le niveau de la perforation ; l'urine peut, inversement (Morel), refluer du tissu cellulaire et du péritoine dans la vessie, sous l'action de la pesanteur dans les expériences cadavériques, sous celle de la pression abdominale chez le vivant, dans certains changements de position du corps.

Nous avons étudié dans un chapitre précédent l'action de l'urine septique sur le tissu cellulaire; dans les ruptures extra-péritonéales le plus souvent elle aboutit à la formation de phlegmons urineux diffus, parfois circonscrits.

Dans les ruptures intra-péritonéales, les phénomènes varient suivant que l'urine est stérile ou septique. Même abondante, l'urine stérile déversée dans le péritoine est d'abord rapidement résorbée, et on n'en trouve les premiers jours qu'une faible quantité à l'incision (Ferraton); la résorption amène des phénomènes d'intoxication qui, dans les cas graves, peuvent causer la mort sans péritonite. Strauss, Tuffier ont montré expérimentalement que l'injection d'urine aseptique dans le péritoine ne cause pas de péritonite; cependant celle-ci peut survenir tardivement, l'infection se faisant soit par les voies urinaires, soit à travers la paroi intestinale. Ordinairement, plusieurs jours s'écoulent avant que la péritonite se déclare; à ce point de vue, les ruptures diffèrent donc beaucoup des plaies de la vessie. Quand l'urine est septique, la péritonite apparaît rapidement; cependant si la quantité d'urine est très petite, des adhérences peuvent se former et protéger la grande cavité séreuse (Maubrac).

La solution de continuité de la vessie ne présente aucune tendance à la réparation spontanée, si ce n'est dans les petites perforations; cette atonie serait due à l'inhibition réflexe des actes de la vie organique (Ferraton).

Symptomes. — Parfois les symptômes se bornent à une *douleur violente* dans le bas-ventre, accompagnée d'envies fréquentes d'uriner, et de ténesme vésical et rectal, et à l'expulsion de quelques gouttes d'urine teintée de sang.

Le plus souvent les symptômes sont graves; la douleur est extrême et force le malade à se courber sans lui permettre de se relever; elle irradie dans l'abdomen, les aines, les cuisses; *les besoins sont incessants* et impérieux; les efforts, violents, restent le plus souvent infructueux. Quelquefois le malade se lève et marche après l'accident; puis à l'occasion d'un léger mouvement ou de toute autre cause, des phénomènes graves apparaissent; on doit alors admettre une rupture en deux temps, une des tuniques vésicales ayant été tout d'abord herniée, rompue ensuite.

Une sonde introduite dans la vessie ne ramène pas d'urine ou seulement un peu de liquide sanguinolent : parfois, après un ressaut, on en voit s'écouler une certaine quantité qui tombe en bavant.

L'état général est d'emblée fortement ébranlé; on constate une dépression profonde, parfois une syncope; le pouls est petit, misérable, la face couverte de sueur.

Au bout de quelque temps, ces symptômes se modifient suivant que la rupture est intra ou extra-péritonéale. Dans le premier cas, les malades meurent souvent dans un état de *collapsus* ou d'hypothermie; ailleurs, une *péritonite* suraiguë éclate avec son bruyant cortège symptomatique. Quand l'épanchement s'est fait en dehors du péritoine, on a vu se dessiner une tuméfaction hypogastrique due à la distension de la cavité prévésicale; d'ordinaire on assiste au développement de l'*infiltration d'urine*, accompagnée bientôt de phénomènes d'intoxication urineuse; mais on en soupçonne l'existence plutôt qu'on ne peut l'affirmer, surtout lorsque le liquide se répand en arrière et décolle le tissu sous-péritonéal pelvien.

La mort est la conséquence fatale des ruptures intra-péritonéales abandonnées à elles-mêmes; les extra-péritonéales guérissent assez souvent, mais elles laissent quelquefois à leur suite des fistules, vésico-vaginales, intestinales ou tégumentaires.

Diagnostic. — Il est souvent difficile au début à cause des lésions concomitantes, traumatisme péritonéal, fracture du bassin, et surtout de l'état de stupeur dans lequel est plongé le blessé.

Le ténesme dépend aussi bien de la contusion de la vessie que de celle de l'urètre; le seul signe qui ait une grande valeur est le cathétérisme par lequel on constate que la vessie est vide ou ne contient qu'un peu d'urine sanglante. Nous avons vu que cette quantité est quelquefois assez grande.

Le diagnostic différentiel entre les ruptures intra et extra-péritonéales est d'ordinaire très épineux : une vive douleur étendue à tout l'abdomen, de même qu'une tuméfaction hypogastrique sont de bons signes dans l'un ou l'autre cas. Le cathétérisme métallique est interdit comme dangereux. On a proposé l'injection d'une grande quantité d'eau tiède, qui détermine une ascite expérimentale (Ferraton), ou une injection d'air stérilisé qui produit un tympanisme pathognomonique; ces moyens ne doivent être tentés que lorsqu'on est préparé à faire une laparotomie (Hache).

Quant au pronostic, il est des plus graves. La mortalité est de 93 sur 94 ruptures intra-péritonéales. Elle tombe à 17 sur 63 dans les ruptures extra-péritonéales, mais augmente quand il y a fracture; on ne compte alors que 9 p. 100 de guérisons; enfin, en cas de fractures multiples, les ruptures vésicales ont toujours été mortelles.

Traitement. — Dans les ruptures *intra-péritonéales*, la *laparotomie* s'impose comme la seule chance de salut. Elle doit être précoce et aussi hâtive que possible; cependant si l'état de stupeur était extrême, s'il était impossible de réchauffer le malade, si les injections sous-cutanées d'éther ne le ranimaient pas, il serait inutile de tenter une opération au cours de laquelle le malade courrait le risque de succomber et l'on pratiquerait tout au plus une laparotomie rapide pour placer un drainage dans le péritoine; Cabot s'est contenté de faire une cystotomie périnéale. Dans tous les autres cas, comme la terminaison fatale est constante, on doit ouvrir la cavité abdominale, et faire la toilette du péritoine, ainsi que nous l'avons déjà indiqué.

La conduite à tenir envers la vessie varie suivant les cas. Quand la rupture est d'accès facile, on doit pratiquer la *suture totale;* dans ce but on place le malade dans la position de Trendelenburg, on régularise les bords de la plaie s'il y a lieu, puis on pratique deux étages de sutures au catgut, les unes musculeuses, les autres musculo-séreuses, pour que la ligne de réunion soit étanche. On draine séparément le péritoine et la cavité de Retzius. Toute stagnation de l'urine est évitée par une sonde à demeure.

S'il existe en même temps une rupture extra-péritonéale de la paroi antérieure, on peut l'utiliser pour assurer le drainage par des tubes-siphons; exceptionnellement on placerait un drain dans l'angle antérieur d'une rupture intra-péritonéale, si l'urètre est imperméable, si la longueur et l'irrégularité de la rupture, si la cystite ou les craintes d'hémorragie font redouter une désunion partielle de la plaie ou un mauvais fonctionnement de la sonde.

Les ruptures postéro-inférieures peuvent être parfois suturées par la voie transvésicale; on tentera cette suture plutôt que de renoncer à toute réunion par première intention. Le drainage doit être alors périnéal.

Quand il n'existe pas de signe certain d'épanchement d'urine dans le péritoine, on s'est parfois contenté d'installer une sonde à demeure, ou mieux de faire une boutonnière périnéale pour permettre l'écoulement de l'urine et l'exploration digitale de la vessie. Mais il est plus prudent de faire une *laparotomie immédiate*, dès qu'il est établi qu'on n'a aucun moyen de savoir si la rupture est extra ou intra-péritonéale (Cabot). La mortalité opératoire dans les ruptures intra-péritonéales est de 43,5 p. 100 d'après Dambrin et Papin qui ont relevé 78 cas; elle est tombée à 20,5 p. 100 depuis 1895.

Si le diagnostic de *rupture extra-péritonéale* est certain, il faut aussitôt que possible pratiquer des *incisions* qui conduisent jusqu'à la vessie : c'est une véritable taille et, suivant les symptômes, la voie périnéale ou hypogastrique sera indiquée comme en présence d'une plaie vésicale. Même si l'on pratique une incision hypogastrique, le drainage de la vessie devra presque toujours être fait par le périnée.

CHAPITRE III

CYSTITES

BIBLIOGRAPHIE

CLADO. *Thèse* Paris, 1887. — HARTMANN. Des cystites douloureuses. *Thèse* 1887. — ALBARRAN et HALLÉ. *Acad. méd.*, 1888. — MELCHIOR. Cystite et infection urin. Trad. Paris, 1895. — ALBARRAN, HALLÉ et LEGRAIN. *Rapport à l'Assoc. fr. d'Urol.*, 1898. — FALTIN. *Annales génito-urinaires*, 1902. — HARTMANN et ROGER. Contr. à l'ét. bactériol. des cystites *Ass. fr. d'Ur.*, 1902. — RITTER v. HOFFMANN. *Zentrabl f. d. Grenzgeb. d. Med. u. Chir.*, 1904. — HALLÉ et MOTZ. *Annales g°. urinaires*, 1902. — IMBERT et PASTEAU. *Rapports à l'Assoc. fr. d'Urol.*, 1903. — ZUCKERKANDL. *Handbuch d. Urol.* Bd II, 1905. — GUYON. Leçons cliniques. — LABROY. Rétention dans les cystites. *Thèse* 1900. — GUYON. *Annales g° urinaires*, 1887. — GIRARD, *Thèse* 1887. — ESCAT. *Ass. fr. d'Ur.*, 1901. — MÉZARD, *Thèse* 1900. — HALLÉ. *Associat. Ur.*, 1903. — POUSSON. Cureitage et écouvillonnage. *Ass. fr. d'Ur.*, 1905.

ÉTIOLOGIE

L'inflammation de la vessie est due non à la décomposition ammoniacale de l'urine, comme on l'a cru longtemps, mais aux microbes pathogènes déposés à la surface ou introduits dans la paroi de cet organe, et à leurs toxines ; la cystite amicrobienne, cantharidienne par exemple, est une exception. Mais les microbes pathogènes ne produisent la *cystite* que s'ils rencontrent un *terrain* favorable à l'inflammation ; dans le cas contraire ils peuvent se perpétuer dans la cavité vésicale et cultiver dans l'urine sans cystite proprement dite ; il y a seulement *infection vésicale*. Au point de vue clinique tout au moins, cette distinction entre la cystite et l'infection vésicale mérite d'être retenue. La colonisation dans l'urine vésicale sans cystite est appelée *bactériurie vésicale*.

Nous étudierons donc : 1° les *causes qui prédisposent* à la cystite ; 2° les *bactéries* dont la présence a été constatée et leurs *voies d'accès ;* 3° l'*infection vésicale* et la bactériurie.

1° Causes prédisposantes et occasionnelles des cystites. — Elles sont générales ou locales. Les unes et les autres préparent le terrain à l'infection.

A. *Causes générales.* — L'influence de l'*âge* paraît médiocre en elle-même et subordonnée à la fréquence inégale des infections urétrales et prostatiques aux divers âges ainsi qu'aux altérations séniles de la vessie. Quoi qu'il en soit, la cystite est rare dans l'enfance, plus fréquente à l'âge adulte et surtout dans la vieillesse. Le *sexe masculin* est plus éprouvé que le sexe féminin, si ce n'est dans l'enfance, où la fréquence de la vulvite explique celle des cystites; aux autres périodes de la vie, les hommes sont plus souvent atteints, les causes d'altération vésicale étant chez eux bien plus communes que chez les femmes. On attachait autrefois une grande importance aux *diathèses;* l'arthritisme et l'herpétisme passent encore pour prédisposer sinon à l'éclosion, du moins à la chronicité de la cystite. Certaines altérations des caractères physiques et *chimiques des urines* peuvent préparer la cystite; telles sont la phosphaturie, l'oxalurie, la gravelle urique, l'acidité excessive et l'alcalinité de l'urine. On incrimine encore certaines conditions générales qui entretiennent un état de *congestion habituelle* du réseau veineux pelvien et vésical : professions sédentaires, constipation, position assise prolongée, etc.

Parfois, il s'agit de congestions aiguës comme celles que peuvent produire le *froid* (cystite a frigore), la suppression des règles, les brûlures étendues, l'*ingestion* de boissons et de mets irritants (alcool, épices), de certains *médicaments* (iodure de potassium, balsamiques en excès). Nous reviendrons sur la cystite *cantharidienne.* Les *excès de coït* et la masturbation produisent aussi une congestion vésicale.

Les affections *médullaires*, surtout le tabes et les traumatismes, de même que les troubles fonctionnels névropathiques de la vessie sont des causes importantes de cystite, favorisée dans ces cas par la rétention complète ou incomplète d'urine, et très souvent aussi par des troubles trophiques qui en rendent la pathogénie plus complexe.

Enfin certaines *maladies générales infectieuses* peuvent atteindre la vessie : la grippe, la fièvre typhoïde, l'infection puerpérale, les fièvres éruptives, les oreillons, la coli-bacillose, etc.

B. *Causes locales.* — La *congestion* de la vessie joue un rôle incontestable; on retrouve son influence dans toutes les espèces de cystites, aiguës et chroniques, totales ou partielles, de quelque nature qu'elles soient. Mais l'action en est plus ou moins fâcheuse et prolongée, suivant le degré d'altération des parois ; c'est ainsi que, dans une vessie jeune dont les tuniques muqueuse et musculaire sont saines, une poussée congestive sera de courte durée et disparaîtra sans laisser de traces, tandis que, s'il existe une dégénérescence plus ou moins complète, telle que la sclérose vésico-prostatique, on verra s'installer une inflammation durable comportant un pronostic sévère.

La *rétention* d'urine est une des causes les plus fréquentes de congestion vésicale ; en outre, elle permet l'action prolongée des agents pathogènes et l'altération de l'urine. L'influence de la congestion et celle de la rétention se retrouveront dans les diverses affections locales qui prédisposent à la cystite. On peut les classer en cinq catégories.

1° Les grands *traumatismes*, plaies et ruptures, les traumatismes limités à la muqueuse comme ceux qui résultent des *calculs*, des *corps étrangers*, du *cathétérisme*, les contusions de la vessie pendant l'*accouchement*, causent la cystite, les uns en créant des solutions de continuité, les autres en y apportant en outre directement les agents infectieux. On peut y rattacher l'injection de *substances caustiques* ou irritantes.

2° Les altérations primitives des parois vésicales ; il n'est d'ailleurs pas de lésion de la vessie qui ne puisse se compliquer de cystite. Celle-ci est particulièrement fréquente et rebelle dans les *tumeurs* vésicales. Citons encore la sclérose vésicale sénile, les diverticules, la bilharziose, les fistules.

3° Les affections d'*organes voisins* de la vessie amènent par compression, par action réflexe, par suite des connexions vasculaires, soit la congestion pariétale, soit la rétention d'urine ; quelquefois même, l'infection y trouve son point de départ. L'une ou l'autre de ces influences pathogéniques se retrouvent dans les inflammations et les suppurations rectales et péri-rectales, les hémorrhoïdes, les tumeurs et les inflammations pelviennes, les fistules anales.

Chez la femme, viennent agir les déviations utérines, la grossesse, les tumeurs utérines et ovariennes, les métrites, salpingites, périmétrites, l'hématocèle. Souvent les opérations sur ces organes sont suivies de rétention ; le danger de cystite existe surtout si la distension vésicale a été grande et l'évacuation trop rapide. Il en est de même après l'accouchement.

4° Dans les affections *rénales* la pathogénie de la cystite est complexe : les suppurations rénales et pyéliques infectent la vessie mais peuvent ne pas produire la cystite ; il en est de même des bactériuries rénales. Mais l'infection des voies urinaires supérieures peut se propager de proche en proche à la vessie : mécanisme rendu évident par l'observation de la tuberculose urinaire. Avant tout, les affections rénales, avec ou sans infection, produisent souvent une congestion réflexe de la vessie et favorisent ainsi l'éclosion de la cystite.

5° Les cystites liées aux maladies de l'*urètre et de la prostate* sont les plus fréquentes de toutes. La *blennorragie* y occupe une place prépondérante. L'*urétrite*, aiguë ou chronique, se propage à la vessie par continuité, parfois par l'intermédiaire du pus déversé dans la vessie ; la cystite est favorisée encore dans ces cas par la congestion vésicale, accrue souvent elle-même par un traumatisme minime comme un lavage, un cathétérisme, la sonde à demeure. De même la *prostatite* peut infecter la vessie ; en outre elle diminue la résistance à l'inflammation par le mécanisme de la congestion, parfois par la rétention incomplète ou même complète ; aussi la prostatite se complique-t-elle de cystite surtout quand la prostate fait obstacle au fonctionnement de la vessie comme dans l'hypertrophie prostatique et certaines prostatites. C'est du reste chez les prostatiques que l'on rencontre au maximum les altérations vésicales congestives et la stagnation des urines : la cystite y est imminente dès qu'un apport microbien se produit, et elle y rencontre des causes puissantes de chronicité. Les *rétrécissements de l'urètre*, presque toujours compliqués d'infection latente de l'urètre et de la prostate, deviennent une cause de cystite surtout à l'occasion d'un cathétérisme, d'une dilatation, ou par propagation d'une poussée aiguë d'urétrite, plus souvent à la faveur de la rétention complète ou incomplète d'urine avec laquelle on voit l'inflammation s'accroître ou disparaître. Les troubles congestifs et la stagnation de la vessie sont surtout prononcés dans les rétrécissements *traumatiques* : la cystite y est plus fréquente et plus tenace que dans les rétrécissements inflammatoires, dont l'évolution lente altère moins profondément le fonctionnement vésical. Il en est de même dans les *calculs et corps étrangers de l'urètre* qui opposent un obstacle subit à la miction. Les *néoplasmes* de l'urètre, les tumeurs de la prostate n'interviennent pas d'une manière particulière.

Chez la femme, il faut mentionner spécialement les polypes de l'urètre et l'urétrocèle, causes d'infection urétrale chronique et souvent de troubles vésicaux réflexes.

2° **Bactériologie des cystites.** — Il n'existe pas de forme de cystite qui soit particulière à l'une ou à l'autre des espèces bactériennes observées dans l'urine.

Nous devons donc nous limiter à l'énumération de ces bactéries et à l'exposé de leur fréquence relative dans les examens. Cependant, certaines d'entre elles ne causent que des cystites bénignes et souvent se borneraient à infecter la vessie sans l'enflammer, par exemple le bacille d'Eberth; tandis que d'autres, même sans altérations antérieures de la paroi vésicale, y déterminent une inflammation violente et nécrosante, comme on l'a observé pour le proteus. La fréquence des associations microbiennes rendrait d'ailleurs difficile la description de formes cliniques classées uniquement d'après les espèces bactériologiques.

A. *Flore microbienne des cystites.* — Pasteur découvrit en 1859 l'agent de la décomposition ammoniacale de l'urée ; cette torulacée fut, pendant toute la période qui suivit, considérée comme la cause indirecte des cystites, celles-ci étant causées par l'urine ammoniacale, et les travaux qui ont établi la bactériologie des cystites ne remontent pas au delà de vingt ans. On en trouvera l'historique dans le rapport présenté à la 3e session de l'Association française d'Urologie (1898) par Albarran, Hallé et Legrain.

Les *bactéries pathogènes* le plus fréquemment observées dans les cystites non tuberculeuses sont le coli-bacille, le staphylocoque, le streptocoque, le gonocoque, le proteus, etc.

Entrevu par Bouchard, décrit dans les cystites par Clado sous le nom de bactérie septique de la vessie, puis sous le nom de bactérie pyogène par Albarran et Hallé (1888) qui purent reproduire expérimentalement, par inoculation de cette bactérie, la cystite et d'autres lésions de l'appareil urinaire, le *coli-bacille* fut identifié comme tel par Achard et Renault, Krogius, Reblaub. Injectée dans la vessie normale, la culture pure de coli-bacille ne détermine pas de cystite (Albarran et Hallé, Melchior). Mais si l'on pratique au contraire la ligature de la verge dans le but de provoquer une rétention temporaire, une cystite intense se déclare (Albarran et Hallé, Reblaub, Melchior). Cependant Barlow a déterminé une cystite légère sans ligature de la verge. Le coli-bacille en culture pure ne décompose pas l'urée dans la vessie (Melchior). Il produit de même toutes les lésions de l'infection urinaire et la fièvre urineuse. Sa fréquence dans les cystites est établie par une statistique globale du rapport d'Albarran, Hallé et Legrain : sur 304 cas, le coli-bacille est rencontré 131 fois, dont 89 fois à l'état de pureté ; il est de beaucoup le plus fréquent des agents pathogènes des cystites. Dans les cas d'association microbienne, Baisch a signalé la disparition des cocci qui font place en deux semaines au coli-bacille pur.

Les *staphylocoques* pyogènes, d'après la même statistique, ont été rencontrés 70 fois sur 304 cas. Le *streptocoque*, qui n'a pas été signalé dans toutes les recherches, n'est pas très fréquent. Le *gonocoque*, rencontré pour la première fois dans une cystite par Krogius, ne serait pas la cause habituelle des cystites qui surviennent au cours de la blennorragie (Melchior, Hallé) ; le plus souvent il s'agirait d'une infection associée. Le *proteus* de Hauser, déjà décrit sous le nom de uro-bacillus liquefaciens septicus par Krogius, a été rencontré par Schnitzler, Reblaub, Melchior, Bastianelli, etc. 26 fois sur 304 cas ; il produit expérimentalement une cystite violente par injection simple dans la vessie, sans rétention ni traumatisme, et cause souvent des accidents mortels ; il décompose l'urée.

A côté de ces microbes fréquents on a rencontré : le *bacille d'Eberth* qui serait présent dans l'urine des typhiques dans la proportion de 15 à 30 p. 100 des cas (Curshmann), bien que la cystite soit exceptionnelle ; le *pneumocoque* (Bastianelli), le bacille de *Friedländer* (Montt-Savedro), le bacille *pyocyanique* (Le Noir, Motz, Rovsing, etc.), qui existerait plus souvent à l'état saprophytique et pourrait se montrer l'antagoniste d'autres bactéries (Faltin), des *amibes* (Mac-Dile), de nombreuses espèces *anaérobies*. Celles-ci ont été trouvées 5 fois sur 6 cas examinés par Hartmann et Roger qui mentionnent le staphylococus parvulus, le b. ramosus, le micrococcus fœtidus, le streptococus fusiformis liquefaciens.

Citons encore de nombreuses bactéries non pathogènes.

B. *Voies d'accès des bactéries.* — Ce sont la voie réno-uretérale, la voie urétrale, la voie pariétale, avec ou sans solution de continuité, la voie sanguine.

1° *Voie réno-urétérale.* — Le *passage des bactéries du sang à travers le filtre rénal* a été démontré expérimentalement par des injections intraveineuses de cultures microbiennes. Mais tandis que Wyssokowitch admet que les bactéries passent tardivement à travers le rein, après l'avoir altéré, s'il était sain auparavant, Biedl et Kraus ont trouvé le passage rapide, parfois en cinq minutes, des bactéries, dans l'urine recueillie dans les uretères. Nous verrons que le passage des bacilles à travers le rein sain ou malade a été étudié particulièrement à propos de la tuberculose. Des infections locales, même bénignes, peuvent devenir ainsi l'origine d'infections vésicales (Enriquez, Bazy) ; telles sont les infections urinaires à coli-bacilles provenant de l'intestin (Reblaub, etc.).

Les *suppurations rénales* se déversent dans la vessie, mais tandis que dans les cas favorables à l'inflammation, la cystite apparaît, dans beaucoup d'autres cas il ne se produit aucune réaction dans la paroi vésicale. Plus souvent il s'agirait de cystite par continuité.

2° *Voie urétrale.* — Les microbes de l'air, des téguments voisins de l'urètre, peuvent être amenés dans la vessie par le cathétérisme, éventualité rare depuis la pratique de l'asepsie ; dans d'autres cas, spontanément ou à l'occasion d'injections, de lavages, du cathétérisme, les bactéries de l'urètre sain ou pathologique pénètrent dans la vessie. La brièveté de l'urètre expose la femme plus particulièrement à l'infection sans cathétérisme. Enfin les urétrites se propagent à la vessie par continuité de tissus.

3° *Voie pariétale.* — Par des solutions de continuité des plaies ou des fistules, s'introduisent dans la vessie les microbes de l'air extérieur, ceux des cavités viscérales, telles que l'intestin, le vagin, l'utérus, ceux des abcès ouverts dans la vessie. La cystite n'est pas la conséquence nécessaire de l'introduction du pus dans la vessie.

La question du passage des bactéries à travers la paroi vésicale, sans solution de continuité, est plus controversée ; Reymond et Wriden ont montré que les coli-bacilles provenant de cavités abcédées voisines de la vessie, ou du rectum altéré, peuvent effectuer une migration à travers la paroi vésicale et infecter la vessie. D'après Faltin, l'infection n'atteindrait la vessie que si celle-ci est lésée, par exemple par l'occlusion de l'urètre. Kraus, Vicenzi ont étudié la migration des bactéries en sens inverse de dedans en dehors, et montré la possibilité d'infections générales d'origine intra-vésicale, déjà connues en clinique.

4° *Voie sanguine.* — L'apparition de cystites au cours de maladies infectieuses générales, de la grippe, de la fièvre typhoïde, s'explique soit par le passage de microbes à travers le rein, qui a été constaté, soit par l'apport direct de ces microbes à la paroi vésicale par la voie sanguine, qui a été vérifié pour le bacille de Koch. De nombreux expérimentateurs ont montré que le coli-bacille peut, à la faveur de lésions rectales, même peu importantes, passer dans le sang et dans l'urine (Posner et Lewin); il n'est pas démontré, malgré les expériences de Markus, que des infections vésicales à coli-bacilles se soient produites par cette voie, sans passage à travers le rein.

3° **Infection vésicale (sans cystite); bactériurie.** — Nous avons vu que, expérimentalement, l'invasion de la vessie par les bactéries pyogènes, même très virulentes, ne détermine la cystite que si des lésions vésicales, telles que la congestion due à la rétention, la favorisent; le proteus ferait seul exception. En clinique, il en est de même; quand l'apport microbien est peu durable, comme celui du cathétérisme, la vessie s'en décharge par les mictions et l'on ne constate pas d'inflammation; quand du pus ou des sécrétions chargées de bactéries se déversent d'une manière continue dans la vessie, on peut de même ne constater aucune réaction inflammatoire dans la paroi vésicale; cependant la surface de la muqueuse reste septique, il y a infection vésicale. C'est ainsi qu'on voit bien tolérées par la vessie d'anciennes suppurations d'origine rénale; l'ouverture dans la vessie est parfois une terminaison favorable de certaines collections pelviennes, et même des fistules mettant la vessie en communication avec des cavités d'abcès, avec l'intestin, le vagin, peuvent ne pas se compliquer de cystite. Toutefois celle-ci reste imminente et peut apparaître brusquement ou insidieusement, quand la résistance de la vessie se trouve modifiée.

A plus forte raison les bactéries non pathogènes prospèrent dans l'urine vésicale, l'altèrent sans déterminer cependant de cystite. La vessie peut, nous venons de le voir, se comporter de même à l'égard des bactéries pyogènes. Dans tous ces cas, la flore microbienne se trouve dans l'urine vésicale comme dans un bouillon de culture : c'est la *bactériurie*.

La bactériurie (Roberts) est donc caractérisée par la présence de bactéries dans l'urine, à l'exclusion des éléments histologiques qu'on y trouve en cas d'inflammation, des hématies, des leucocytes en quantité appréciable; en général la pullulation microbienne est très active, et produit des urines troubles qui peuvent simuler la pyurie. Parfois la bactériurie n'est pas absolument pure ; des leucocytes peu abondants en comparaison du grand nombre des micro-organismes témoignent de l'existence d'un foyer inflammatoire concomitant.

Parmi les microbes rencontrés dans la bactériurie, le *coli-bacille* est de beaucoup le plus fréquent, pur ou associé à d'autres formes ; on rencontre encore les *staphylocoques,* dorés et blancs, le *streptocoque,* des saprophytes, le proteus. Certaines bactéries peuvent même produire la décomposition ammoniacale de l'urine. La bactériurie due au bacille d'*Eberth* est des plus intéressantes : très fréquente et persistante dans la fièvre typhoïde, comme nous l'avons vu, elle ne se complique presque jamais de cystite, et l'on peut opposer à ces cas ceux, exceptionnels, où une cystite typhique s'est produite par contamination extérieure sans fièvre typhoïde (Brown).

La contamination des urines se produit soit dans le rein, soit dans la vessie ; l'apport microbien a lieu tantôt par voie sanguine, comme dans la fièvre typhoïde et diverses infections générales, tantôt par voie urétrale à l'occasion du cathétérisme, d'urétrites ou de prostatites, tantôt par des fistules vésicales ; l'origine intestinale de certaines bactériuries à colibacilles n'est pas douteuse.

Les *symptômes* de la bactériurie se réduisent aux modifications de l'urine. Celle-ci est trouble, mais à des degrés variables : parfois elle est à peine louche et le diagnostic n'est porté que par l'examen de l'urine centrifugée ; plus souvent, on aperçoit par transparence un trouble léger dû à des particules très fines dont on peut suivre les mouvements quand on agite l'urine, et qui ressemble à celui des cultures récentes de colibacille ou de bacille d'Eberth dans le bouillon. Parfois enfin le trouble est considérable et l'urine absolument opaque ; alors le trouble est dû non seulement à la présence de bactéries, mais aux modifications de l'urine. Suivant les propriétés des bactéries, on observe en effet tantôt la précipitation des phosphates dans l'urine alcalinisée, tantôt la fermentation ammoniacale. Le microscope n'y fait voir que peu d'éléments histologiques, mais une grande abondance des bactéries ; nous avons vu qu'il s'agit le plus souvent du coli-bacille. Un caractère à peu près constant de la bactériurie est une odeur de l'urine *sui generis,* non ammoniacale, mais légèrement fétide, fade, écœurante et très persistante ; elle est presque pathognomonique de la présence du coli-bacille.

ANATOMIE PATHOLOGIQUE

Nous étudierons successivement les lésions de la vessie dans les cystites aiguës et dans les cystites chroniques ; parmi celles-ci, les cystites rebelles nécessiteront une description particulière.

I. — Cystites aigues

Au point de vue du *siège* la cystite aiguë est totale, ce qui est rare, ou partielle, ce qui est la règle ; elle peut être limitée au voisinage du col ou s'étendre au trigone, ou déborder les limites de ce dernier au delà des orifices urétéraux, vers le bas-fond et les parties latérales de la vessie ; les cas où le col et le trigone ne sont pas les régions les plus fortement atteintes sont l'exception ; le dôme vésical est le plus épargné. Au point de vue de la *profondeur des lésions*, la cystite est, soit limitée à la muqueuse, soit étendue à la couche sous-muqueuse et à la couche musculeuse : c'est la cystite interstitielle ; elle gagne même la séreuse et le tissu péri-vésical et détermine une péri-cystite.

Les lésions ont été rarement étudiées sur le cadavre, mais plutôt par la cystoscopie, par des fragments excisés au cours d'opérations, et expérimentalement sur les animaux. La cystoscopie permet de distinguer les deux premiers degrés de la cystite : le premier est le stade d'*hyperhémie ;* la muqueuse, rougeâtre, présente une vascularisation exagérée, surtout au trigone, vers les orifices urétral et urétéraux, et paraît œdématiée. Le second degré est caractérisé par une *desquamation* de l'épithélium altéré, tantôt fine, tantôt en pellicules ou même en lambeaux, et par la disparition des arborisations vasculaires masquées par l'œdème rosé ou rougeâtre de la muqueuse. La surface en apparaît parcourue par des plis épais, ou granuleuse revêtue de petites vésicules ; on trouve du pus en plus ou moins grande quantité à la surface de la muqueuse et dans les urines. A ces détails caractéristiques viennent s'ajouter, dans certaines formes, des ecchymoses, parfois des ulcérations, ou bien encore des exsudats pseudo-membraneux, lésions plus fréquentes dans les formes interstitielles. Le troisième degré, constitué par ces lésions interstitielles, échappe le plus souvent à la cystoscopie, à cause de l'intolérance vésicale ; macroscopiquement, on a trouvé l'épaississement de toute la paroi vésicale, parfois la formation d'abcès interstitiels et, à la surface interne, des ulcérations et des membranes fibrineuses ou nécrotiques.

Histologiquement, à la *période d'hyperhémie* simple, on constate que les capillaires sous-épithéliaux sont élargis, gorgés de globules rouges et peu à peu de leucocytes polynucléaires ; les mailles du tissu cellulaire muqueux sont gonflées de sérosité et la diapédèse y apparaît. Au début, l'épithélium n'est pas altéré (Zuckerkandl).

Au deuxième degré, celui de desquamation, les lésions, complexes, ont altéré l'*épithélium*. Celui-ci est envahi par les globules du pus qui cheminent entre les cellules et y forment en certains points des amas purulents ; les cellules épithéliales gonflées, dissociées, tombent dans l'intérieur de la vessie. Plus importantes encore sont les lésions du *chorion* muqueux : la zone *juxta-épithéliale* est caractérisée par le développement considérable et l'*injection du réseau capillaire*, gorgé d'hématies et de leucocytes polynucléaires ; ces vaisseaux s'entourent d'amas de leucocytes, qui pénètrent jusque dans l'épithélium. Plus profondément, le chorion apparaît œdématié, vascularisé, quoique à un moindre degré ; il présente des amas circonscrits de cellules embryonnaires, en même temps qu'une infiltration diffuse plus ou moins clairsemée des mêmes éléments.

Certains amas de cellules rondes, situés dans le chorion, et assez voluneux pour faire parfois saillie à la surface de la muqueuse, ont été confondus avec des follicules adénoïdes enflammés, d'où le nom de *cystite folliculaire* donné à cette forme de cystite (Chiari, Ebstein et Lubarsch) ; d'après Zuckerkandl, il faut distinguer dans ces nodules deux variétés : les uns, « pseudo-folliculaires », sont mal circonscrits et ne représentent qu'une agglomération de cellules rondes plus dense à la périphérie qu'au centre ; les autres, formés de lymphocites en amas peu denses et parcourus par un fin réseau capillaire, circonscrits à la périphérie par des rangées de cellules plus étroitement serrées les unes contre les autres, sont tout à fait analogues aux follicules lymphoïdes.

Les vésicules saillantes à la surface de l'épithélium seraient dues, d'après Cornil et Ranvier, à la distension des glandes vésicales, d'après Clado et Guyon à de simples extravasations séreuses ; leur rupture peut laisser à découvert de petites ulcérations qui guérissent rapidement sans cicatrice appréciable.

Dans la cystite aiguë *interstitielle*, les infiltrats inflammatoires gagnent la couche conjonctive sous-muqueuse, et la tunique musculeuse dont ils occupent le tissu conjonctif; ils peuvent aboutir à la formation d'abcès interstitiels et d'ulcérations, ou même d'une suppuration diffuse qui constitue la cystite phlegmoneuse. Parfois la muqueuse vésicale se recouvre d'une *fausse-membrane* fibrineuse englobant tout ou partie de l'épaisseur de l'épithélium nécrosé. Dans les formes les plus graves, la gangrène débute dans les couches profondes, c'est ce qu'on observe dans la cystite gangréneuse dissécante, forme rare, ou bien elle frappe à la fois la muqueuse et la musculeuse; la membrane fibrineuse englobe les éléments nécrosés de ces couches; elle adhère aux zones plus profondes qui présentent des lésions inflammatoires diffuses; après la chute des parties nécrosées, il reste une ulcération profonde. Quand la guérison se produit, c'est au prix de cicatrices larges et parfois dangereuses pour le fonctionnement des uretères.

II. — Cystites chroniques

Les lésions des cystites chroniques sont mieux connues que celles des cystites aiguës. Leur étude a été faite sur de nombreuses préparations biopsiques et nécropsiques. Il importe de remarquer que dans ces dernières la chute de l'épithélium ne permet pas un examen complet de ses lésions; il en est de même pour la muqueuse normale dans les examens *post-mortem*.

D'une manière générale, les points d'élection sont les mêmes que ceux des cystites aiguës, c'est-à-dire les régions qui entourent les orifices, le trigone, le bas-fond. Dans les vessies à colonnes la partie la plus saillante de celles-ci est la plus atteinte. Il importe de distinguer les lésions de la muqueuse et celles de la totalité de la paroi qui constituent la cystite interstitielle.

L'*aspect macroscopique* de la *muqueuse* est variable. Dans les cystites accompagnées de fermentation ammoniacale, la surface est recouverte d'un enduit purulent visqueux, difficile à déterger, d'odeur ammoniacale et putride, qui masque la muqueuse et n'en laisse voir que les plus grosses arborisations vasculaires; dans d'autres cas, il n'existe qu'une couche peu épaisse de mucus ou de muco-pus; le pus s'accumule en flocons ou en nappe dans le bas-fond vésical quand il est abondant; ailleurs on ne trouve que des produits de desquamation. La muqueuse elle-même présente une coloration rougeâtre, grisâtre ou ardoisée, mais non la rougeur vive de la cystite aiguë ; dans le cas d'ecchymoses, on voit en outre des taches irrégulières, noirâtres ou brunâtres, plus ou moins confluentes, parfois assez nombreuses pour qu'on ait pu décrire une forme hémorragique ; quelquefois la muqueuse, à leur niveau, est frappée de nécrose, d'où la production de fausses membranes et d'ulcérations (Hallé et Motz) ; plus souvent on trouve un épaississement général et de gros plis œdémateux en voie d'induration. La prolifération s'accuse par des productions saillantes à la surface, et de dimensions variables : au degré le plus faible, ce sont des *granulations*, qui donnent à la muqueuse un aspect rugueux, chagriné ; dans des cas plus graves, on trouve des *végétations*, de volume plus ou moins considérable, parfois villeuses dans la cystite blennorragique, où l'on trouve des filaments de quelques millimètres de longueur réunis par îlots, parfois polypiformes, pédiculées ; celles-ci peuvent être à leur tour le siège d'infiltrats hémorragiques, de dilatations kystiques. De petits *kystes* peuvent aussi faire saillie à la surface de la vessie. Dans d'autres cas, ou en d'autres points d'une vessie malade, on rencontre des *ulcérations*, assez peu fréquentes cependant dans les cystites chroniques, parfois profondes et laissant alors à leur suite, quand elles guérissent, des îlots de tissu cicatriciel. Ajoutons que sur le cadavre, la muqueuse est ramollie, macérée, facile à détacher par le râclage.

Dans les cystites interstitielles, la *paroi* vésicale est en outre épaissie et indurée ; le tissu musculaire est parcouru par des stries grisâtres qui trahissent la sclérose interstitielle. Au degré le plus intense, la paroi vésicale, dont l'épaississement atteint jusqu'à 2 centimètres, est dure, *rétractée* sur elle-même, de sorte que la cavité vésicale est réduite à quelques centimètres cubes et reste inextensible.

Les *abcès vésicaux*, quoique rares, constituent plusieurs variétés ; il en existe de sous-muqueux, d'intra et d'extra-musculaires : on a même observé des abcès en bouton de chemise (Guyon) à la fois sous-séreux et sous-muqueux. Leur volume varie de celui d'une lentille à celui d'une petite noix. Ils peuvent siéger dans tous les points de la vessie.

A côté de ces abcès collectés on doit mentionner l'infiltration purulente de la paroi vésicale elle-même (Le Dentu) ; elle paraît succéder à une suppuration en nappe du tissu cellulaire périvésical.

Les lésions *histologiques*, dans la *cystite superficielle*, portent sur l'épithélium et sur le chorion. Dans les cas les plus bénins, il n'existe qu'un degré léger d'infiltration embryonnaire, en voie de transformation conjonctive, dans le chorion, et une desquamation épithéliale modérée. Lorsque la cystite est intense, les principales lésions à étudier sont les végétations, les productions kystiques, les infiltrats embryonnaires et fibreux, les ulcérations.

Les *végétations* sont formées par des prolongements du derme muqueux infiltrés d'amas embryonnaires et assez vasculaires pour mériter le nom d'angiome capillaire (Hallé et Motz), recouverts d'un épithélium altéré ou normal; elles sont parfois pédiculées; la plicature du pédicule peut être suivie de l'œdème de la partie terminale qui prend un aspect kystique. Stoerk a donné le nom de *cystite papillaire* à une forme de cystite du bas-fond caractérisée par la formation de nombreuses papilles émanées du chorion, très vasculaires, parsemées d'infiltrats embryonnaires et revêtues d'un épithélium dont la couche superficielle a pris le caractère d'un épithélium cylindrique, de sorte que les intervalles des papilles représentent, à la coupe, des tubes à revêtement épithélial cylindrique. A côté de ces végétations, mentionnons le *bourgeonnement de l'épithélium* à sa face profonde, de manière à produire des *cordons épithéliaux* simples ou subdivisés, qui peuvent s'évider à leur centre, d'où la formation de petits kystes, revêtus de plusieurs rangées de cellules épithéliales (*cystitis cystica*, Rokitansky, Limbeck, Brunn). Ces productions kystiques, qui pourraient exister en dehors de toute inflammation (Lehndorff, Giani) se rencontrent dans les cystites végétantes; certaines végétations sont même constituées par de tels bourgeons épithéliaux à kystes multiples, à contenu colloïde. Sous le nom de *cystite glandulaire*, Zuckerkandl décrit la production abondante de longs tubes épithéliaux rappelant la coupe de l'intestin, revêtus d'une seule couche de cellules cylindriques ou caliciformes; cette production ne s'observerait que dans des cystites intenses, au voisinage des orifices de fistules, etc. Au-dessous de ces altérations épithéliales, on rencontre des infiltrats plus ou moins abondants, plus ou moins diffus, qui se transforment peu à peu en tissu fibreux; cette zone est très vascularisée.

Les *ulcérations* succèdent à la nécrose de l'épithélium; dans les cystites superficielles, elles sont limitées à une exulcération du sommet des plis muqueux.

Dans les *cystites interstitielles*, on retrouve à un haut degré ces mêmes lésions muqueuses, en particulier les *végétations* de la cystite végétante, les kystes, les *ulcérations*. Celles-ci sont profondes et intéressent la sous-muqueuse, et parfois jusqu'à la musculeuse ; elles succèdent à la nécrose des tissus, aux fausses membranes, aux hémorragies, ou encore à l'ouverture d'abcès pariétaux. Elles présentent parfois à leur surface, de même que les végétations, des *incrustations calcaires* extrêmement adhérentes qui ont fait admettre une variété de cystite incrustante. Au-dessous on trouve les tissus enflammés ou fibreux.

La tunique musculaire, souvent modifiée primitivement par l'affection qui a prédisposé à la cystite telle qu'un rétrécissement, l'hypertrophie de la prostate, est altérée par la production de travées fibreuses qui peuvent amener l'atrophie des éléments musculaires, ou leur dégénérescence hyaline (Hallé, Motz). On observe, en outre, la *périartérite* et la *périphlébite* fibreuses, et plus rarement la *périnévrite* (Hallé).

Les lésions qui caractérisent les *cystites rebelles* sont celles de la cystite interstitielle totale (Hallé et Motz). Les plus fréquentes et les plus graves de ces lésions constituent la cystite *pseudo-membraneuse ;* la fausse membrane est constituée par la muqueuse nécrosée, et cette nécrose est liée (Hallé) à un processus *hémorragique interstitiel* ; parfois la nécrose atteint même la couche musculaire ; c'est la forme *membraneuse*. La cystite *leucoplasique* que nous étudierons plus loin, la cystite *ulcéreuse*, la cystite *incrustante*, se rencontrent aussi dans les cystites rebelles.

Quand l'inflammation s'étend au tissu cellulaire péri-vésical, il y a *péri-cystite*. Celle-ci peut être simple ou suppurée, aiguë ou chronique, et nous l'étudierons ultérieurement. Dans d'autres cas chroniques, l'inflammation péri-vésicale n'est pas caractérisée par l'œdème et les infiltrats embryonnaires, à plus forte raison par la suppuration, mais il existe plutôt des modifications d'ordre trophique qui consistent dans l'épaississement des mailles celluleuses et dans la néoformation de lobules adipeux dans ces mailles ; c'est la péri-cystite scléro-lipomateuse ; elle produit des adhérences très résistantes entre la vessie, la paroi abdomino-pelvienne et la séreuse, et crée des difficultés dans les opérations sur la vessie.

SYMPTOMES ET MARCHE

Au point de vue des symptômes, il importe de décrire d'abord ceux qui sont communs à toutes les cystites : ils doivent être examinés successivement dans la cystite aiguë et dans la cystite chronique. Mais les symptômes et la marche des cystites sont très variables, parfois très caractéristiques, suivant les conditions étiologiques, les affections concomitantes et certaines lésions anatomiques. Nous étudierons donc ensuite diverses formes de cystite qui méritent une description particulière ; telles sont la cystite blennorragique, la cystite des corps étrangers et calculs, la cystite des néoplasiques, la cystite chez la femme, la cystite cantharidienne, la cystite goutteuse et rhumatismale, la cystite membraneuse et pseudo-membraneuse, les cystites douloureuses.

1° Cystite aigue

Les symptômes du *début* de la cystite aiguë apparaissent tantôt brusquement, tantôt d'une manière progressive, suivant la cause de la cystite ; ainsi ils augmentent peu à peu d'intensité dans les poussées aiguës au cours d'une cystite chronique.

A la période d'état, la cystite est caractérisée par une *triade de symptômes*, dont la réunion est nécessaire et suffisante pour poser le diagnostic : ce sont la *fréquence*, la *douleur* des mictions, et la *pyurie* (Guyon), d'autres symptômes moins importants peuvent s'y ajouter, comme l'hématurie, la rétention et l'incontinence, la douleur dans l'intervalle des mictions. Enfin l'exploration de la vessie permet de reconnaître des symptômes objectifs et subjectifs importants.

La *fréquence* des mictions est variable, mais toujours accentuée. Le besoin se répète toutes les demi-heures, toutes les quinze, dix, cinq minutes, et ne cesse pas complètement après la miction ; il est impérieux, le malade ne peut retenir ses urines que quelques secondes avant qu'elles ne s'échappent involontairement. Au degré extrême, la répétition et le caractère impérieux des besoins sont tels que le malade est constamment mouillé, la moindre quantité d'urine qui s'accumule dans la vessie provoquant le besoin irrésistible d'uriner : il s'agit là d'une *fausse* incontinence, car le malade a conscience qu'il urine, sans pouvoir s'y opposer. La nuit n'apporte à cet état qu'une atténuation, nulle dans les cas violents et incomplète dans les cas bénins ; le besoin d'uriner réveille le malade, et dans les cystites suraiguës, l'insomnie qui en résulte devient une cause d'épuisement.

La *douleur* existe pendant toute la miction, mais elle atteint son maximum au moment de l'expulsion des dernières gouttes et peut persister au delà, jusqu'à dix et quinze minutes dans les cas graves, où elle devient continuelle d'une miction à l'autre, à cause du rapprochement des besoins d'uriner. L'expulsion des dernières gouttes provoque le ténesme rectal ; involontairement le malade se livre à des efforts qui amènent souvent l'expulsion des matières fécales. Il prend des attitudes bizarres, s'accroupit, s'arc-boute contre les objets voisins, urine incliné en avant ou couché sur le côté. La face se congestionne, les traits s'altèrent et prennent une expression de profonde souffrance.

Le siège de la douleur est imprécis ; les malades le rapportent à une région profonde, à l'hypogastre, avec irradiations aux régions inguinales, crurales, aux flancs, aux lombes. Nous verrons que l'intensité de ce symptôme caractérise certaines formes de cystite chronique ; il n'est donc pas en rapport seulement avec l'acuité du processus. Les douleurs sont dues, dans la cystite aiguë, à la sensibilité extrême de la muqueuse inflammée, et à la *contracture musculaire* ; elles sont plus prononcées chez les sujets nerveux.

Quand la *pyurie* est assez faible, elle n'est décelée qu'à l'examen microscopique, au début ou vers la fin de la cystite. D'ordinaire elle se manifeste par un trouble des urines pendant toute la durée de la miction ; l'épreuve des trois verres montre que la pyurie est totale ; toutefois le deuxième verre, dont le trouble homogène est caractéristique de la cystite, peut être le moins chargé de pus, parce que dans le premier se collecte en même temps du pus urétral ou urétro-prostatique, et que dans le troisième se dépose le pus amassé dans le bas-fond de la vessie et celui que les contractions musculaires expulsent de la prostate.

La quantité de pus est rarement grande quand la cystite ne se complique pas d'urétéro-pyélite ; on songera à cette inflammation lorsqu'on verra au fond du verre un dépôt purulent considérable, occupant, par exemple, un quart de la masse liquide totale.

Au microscope, le dépôt est constitué par de nombreux polynucléaires, des hématies, des débris épithéliaux, des bactéries (voir pl. haut).

Les *hématuries*, inconstantes et d'intensité très diverse, varient avec les formes de cystites. La plus constante et la plus facile à interpréter est l'hématurie *terminale* : les dernières gouttes de l'urine sont teintées de rouge, et souvent même suivies de quelques gouttes de sang pur qui n'attire l'attention du malade que par les taches laissées sur le linge. La compression de la muqueuse cervicale enflammée par le muscle vésical contracturé explique cette modalité de l'hématurie, qui caractérise les cystites du col. Plus rarement on observe du sang pendant une plus grande partie de la miction, ou mélangé uniformément à la totalité de l'urine.

On explique la *rétention* complète d'urine par un spasme de la région membraneuse, mais elle est plus souvent causée par une complication telle que la prostatite aiguë; l'impossibilité de la miction, jointe aux douleurs et au ténesme, plonge le malade dans un état d'angoisse inexprimable. La rétention *incomplète* est bien moins rare (Labroy); elle est due à l'atonie partielle des fibres musculaires qui ne parviennent pas à évacuer tout le réservoir vésical et permettent la formation d'un bas-fond en général peu accentué; l'un de nous a montré que cette parésie s'explique par le voisinage de la muqueuse enflammée, en vertu de la loi de Stokes.

Il est rare d'observer l'*incontinence* vraie, excepté dans des cystites très anciennes et très aiguës, et surtout quand la région cervico-prostatique est détruite par un processus ulcéreux ou néoplasique.

L'*exploration* de la vessie se pratique au moyen du palper, du cathétérisme et de la cystoscopie.

Par une palpation hypogastrique profonde, des pressions exercées pendant le toucher vaginal ou rectal, on provoque une douleur, sourde ou aiguë suivant les cas, et le besoin d'uriner. Ce signe a une grande importance pour le diagnostic, car il manque dans les cystalgies.

Le cathétérisme *explorateur* est douloureux et souvent un spasme membraneux arrête l'instrument; l'urètre prostatique est excessivement sensible, car il participe souvent à l'inflammation. La traversée du col vésical y provoque une vive douleur, qui devient faible ensuite, jusqu'à ce que l'instrument arrive au contact de la paroi vésicale postérieure. En ce point l'éveil d'une sensibilité accentuée indique que la cystite n'est pas limitée au col.

On provoque les mêmes sensations par le cathétérisme *évacuateur;* dès l'entrée de la sonde dans la vessie, l'urine s'échappe avec force, parfois entre la sonde et l'urètre; en outre, quand la vessie achevant de se vider rencontre le bec de la sonde, il se produit une contracture totale très douloureuse, parfois décomposée en une série de contractions violentes qui expulsent les dernières gouttes d'urine ou de sang, et chassent une sonde abandonnée à elle-même.

Si la cystite n'est pas très violente, on peut rechercher la *sensibilité à la distension;* celle-ci fait naître le besoin d'uriner d'autant plus vite et pour un volume de liquide d'autant moindre que l'inflammation est plus vive. La quantité de liquide tolérée est moindre que la quantité d'urine nécessaire pour provoquer le besoin, elle se réduit à 20 ou 10 grammes, ou s'échappe violemment autour de la sonde dès que l'on injecte quelques grammes de liquide. C'est l'un des symptômes les plus constants des cystites ; toutefois il est moins prononcé dans les cystites du col que dans les cystites totales. L'emploi de ce précieux moyen d'investigation offre toutefois des dangers, toute mise en tension de la vessie provoquant une recrudescence de la cystite.

La *cystoscopie* n'est possible que dans les cystites peu intenses, ou au déclin de la maladie ; dans les formes aiguës, l'instrument provoquerait de vives douleurs et la quantité de liquide toléré par la vessie ne permettrait pas l'examen ; en outre, toute tentative de ce genre serait nuisible au malade.

Dans les cas légers, on constate surtout l'injection des vaisseaux et la rougeur de zones en général assez limitée de la muqueuse, par exemple en forme de plaques séparées les unes des autres par une muqueuse saine ; le plus souvent la rougeur siège au pourtour du col, au trigone et au basfond. Dans des cas plus graves, où la cystoscopie n'est possible qu'à la période de déclin, on trouve une rougeur généralisée, une surface dépolie ou chagrinée, parfois des ecchymoses, une desquamation intense de l'épithélium qui apparaît sous la forme de lambeaux blanchâtres déchiquetés adhérents à la paroi ou flottant dans le liquide injecté, ou simplement sous celle de petites pellicules qui s'amassent dans les parties déclives ; exceptionnellement on peut trouver des ulcérations.

La cystoscopie renseignera donc sur l'intensité des lésions et sur le degré de guérison obtenu.

Symptômes généraux. — On ne rencontre de symptômes généraux que dans les cystites intenses : ce sont l'agitation, l'insomnie, la lassitude, souvent même l'inappétence ou l'anorexie, et si cet état se prolonge, une dépression des forces et l'amaigrissement.

Sauf complications, *jamais la cystite ne s'accompagne de fièvre* (Guyon). Quelle qu'en soit la violence, on constatera toujours une apyrexie complète ; les diverses fonctions seront assurément troublées sous l'influence de l'agitation extrême où est jeté le malade, mais le thermomètre n'accusera pas la plus légère élévation anormale. L'existence de la fièvre au cours d'une cystite doit faire conclure à une complication et en particulier à une ascension inflammatoire vers les voies urinaires supérieures. Dans quelques cas aussi, lorsqu'il y a infection, la rétention incomplète détermine une élévation de température.

La marche des cystites aiguës varie suivant leurs conditions étiologiques ou anatomiques. Nous en décrirons plus loin les principales variétés.

2° Cystite chronique

Les symptômes de la cystite chronique sont analogues à ceux de la cystite aiguë, mais se présentent avec des caractères différents, et d'ailleurs très variables suivant les cas. C'est ainsi qu'on trouve la même triade de symptômes fonctionnels. La *fréquence* des mictions existe, mais les intervalles sont plus longs, l'envie moins impérieuse et moins continuelle. La *douleur*, comme celle de la cystite aiguë, accompagne la miction, devient plus vive à la fin et persiste quelque temps après en s'atténuant, mais elle est moins violente que dans la forme aiguë. On observe aussi la douleur hypogastrique, périnéale, les irradiations à la verge, aux aines, mais souvent il s'agit plutôt d'une gêne que d'une douleur véritable ; enfin elle est parfois sous la dépendance d'une maladie concomitante, et en contracte des caractères spécifiques : nocturne chez les prostatiques à cause de la congestion vésicale pendant le décubitus, augmentée par la locomotion chez les calculeux, par la menstruation chez les femmes, etc. La *pyurie* varie comme abondance et comme aspect. Dans certains cas elle est à peine apparente et doit être recherchée au microscope après centrifugation ; ou bien elle ne se manifeste qu'à certains moments de la journée, quand l'urine est plus concentrée et les besoins peu rapprochés. Dans les cas moyens, on reconnaît le trouble caractéristique du deuxième verre ; par le repos il se forme un dépôt plus ou moins abondant, blanc jaunâtre et visqueux, purulent ou muco-purulent, tandis que l'urine s'éclaircit presque complètement ou ne reste obscurcie que par un précipité floconneux de mucus dû au refroidissement.

Dans des cystites anciennes, où les conditions bactériologiques produisent la fermentation ammoniacale, le dépôt purulent devient épais, filant, il forme avec l'urine une masse visqueuse qui adhère fortement au fond du vase ; c'est à ces cas qu'on a donné le nom de *catarrhe de la vessie*, sans qu'il s'agisse cependant d'une espèce particulière de cystite. Enfin la précipitation des phosphates peut augmenter encore le trouble des urines, et se manifester par l'expulsion de masses glaireuses mêlées de concrétions ou de boues phosphatiques.

De même que dans la cystite aiguë, on retrouve ordinairement une diminution de la capacité physiologique de la vessie, et une douleur au contact et à la distension ; les hématuries terminales sont rares, mais possibles ; la rétention incomplète est assez fréquente.

Nous ne reviendrons pas sur le résultat des examens bactériologiques des urines.

La *cystoscopie* permet de constater l'*étendue* et le *degré* des lésions. Celles-ci sont rarement distribuées également à toute la muqueuse ; elles n'atteignent le plus souvent que la région cervicale, le trigone, le bas-fond ; c'est en ces régions qu'elles présentent aussi leur plus haut degré.

Suivant les cas les lésions sont très diverses. Dans les plus bénins, on peut se demander si l'aspect de la muqueuse est bien celui d'une véritable cystite, ou s'il ne s'agit pas de modifications d'ordre congestif : il en est ainsi des cas de vascularisation anormale du trigone, quand le grand nombre, la plénitude et la flexuosité des petits vaisseaux contrastent avec la couleur, l'éclat presque ou entièrement normaux de la muqueuse de cette région. De telles modifications peuvent exister dans les pollakiuries, les cystalgies, sans qu'il y ait cystite, mais elles se rencontrent aussi dans les cystites améliorées ou peu intenses.

A un degré plus prononcé, on remarque la rougeur de la muqueuse, la disparition plus ou moins complète des arborisations vasculaires, la perte de l'éclat de l'épithélium ; la surface est mate, chagrinée ou mamelonnée : la muqueuse paraît épaissie, œdématiée. Le pourtour du col, en particulier, présente des modifications très apparentes ; au lieu d'une courbe régulière, son profil est sinueux, bourgeonnant, végétant, parfois surélevé par de petites productions kystiques translucides qu'il ne faut pas confondre avec de petits kystes non inflammatoires ; la muqueuse est rouge, dépolie, et en desquamation ; elle saigne facilement et l'on peut voir le filet sanguin gagner le trigone et se diffuser peu à peu dans le liquide vésical. Au trigone, et dans le bas-fond, outre le gonflement, le dépoli et la rougeur de la muqueuse, on constate la desquamation par lambeaux ou par minces pellicules qui reposent aux points déclives ou se meuvent devant l'image cystoscopique de la paroi. On voit de même, surtout dans le fond des sillons ou entre les colonnes, de petits amas muco-purulents, des dépôts phosphatiques ; dont le lavage prolongé ne déterge pas toujours entièrement la vessie; quand ils sont abondants, ils troublent rapidement la netteté de l'image et s'opposent à la prolongation de l'examen.

Pendant les poussées aiguës, la coloration de la muqueuse passe du rose au rouge vif ou au rouge sombre; des ecchymoses et des hémorragies se produisent plus facilement au contact du bec de l'instrument.

D'autres lésions sont moins fréquentes; telles sont de légères ulcérations, environnées d'une muqueuse enflammée; des vésicules, parfois en grande abondance, fines, claires et brillantes, ou plus grosses, parfois purulentes; ou encore ces exsudats sous-épithéliaux formant de nombreuses petites saillies kystiques, de la grosseur d'un grain de chènevis jusqu'à celle d'un pois, décrits par Kolischer sous le nom d'œdème bulleux. Dans un cas de cystite blennorragique chronique, Labusquière a vu des granulations purulentes de la grosseur de têtes d'épingles, qu'il considère comme des abcès sous-épithéliaux.

Les lésions interstitielles échappent au cystoscope. Nous décrirons, à propos des cystites rebelles, les lésions intenses de cystites très anciennes qui s'accompagnent de végétations, d'ulcérations, d'incrustations.

Tels sont les symptômes dans les formes moyennes; certaines cystites, malgré leur chronicité, offrent des symptômes fonctionnels d'une violence égale à celle des cystites aiguës les plus intenses : ce sont les cystites douloureuses (voir Cystites rebelles).

Enfin il importe de connaître la *marche* de la cystite chronique; en dehors des particularités que lui impriment sa nature et ses origines, la cystite a une marche inégale; les accalmies alternent avec les *poussées aiguës*, qui surviennent sous des influences diverses capables d'augmenter la congestion vésicale ou la stagnation de l'urine. Si la cystite chronique succède à la cystite aiguë, elle peut aussi être chronique d'emblée et même affecter une marche progressive qui se termine par une période d'acuité. La *durée*, presque toujours en rapport avec les conditions étiologiques, est souvent longue, et même indéfinie.

3° Cystites du corps et du col

La division classique en cystites du corps et cystites du col est artificielle; sans doute l'intensité du processus est souvent moindre dans la plus grande partie de la vessie qu'au voisinage du col, ou même dans des cas rares, l'inflammation n'atteint réellement que cette dernière région avec tout ou partie du trigone ; mais il n'en est pas ainsi quand le corps de la vessie est envahi ; le col et le trigone présentent toujours ou presque toujours les principales lésions.

Au point de vue des symptômes, la cystite du corps est aussi difficile à établir. Sans doute le dépôt purulent est plus abondant quand la surface sécrétante est plus étendue, et les douleurs sont plus vives. Quand la cystite du corps a envahi toutes les tuniques, on trouve une exagération de la douleur due à la contracture du muscle vésical; or c'est précisément ce symptôme qui est donné généralement comme appartenant en propre à la cystite du col.

On peut cependant apprécier la participation de la paroi postérieure à l'inflammation par certains symptômes, comme la douleur au contact quand le cathéter rencontre cette paroi, la douleur provoquée par le palper hypogastrique, par le toucher vaginal et rectal quand la pression est exercée au delà de la région cervicale. L'intégrité relative du corps est probable quand la sensibilité à la distension est peu marquée en comparaison des douleurs éprouvées à la fin des mictions, quand l'introduction du cathéter dans la vessie ne provoque pas de vive douleur, quand le besoin d'uriner, moins fréquent dans le décubitus horizontal, apparaît immédiatement si le malade passe de cette position à la station debout.

FORMES PARTICULIÈRES DES CYSTITES

Les caractères cliniques qui permettent de décrire des formes particulières de cystite dépendent le plus souvent, nous l'avons vu, des affections qui les ont préparées, ou bien sont expliqués par la gravité de certaines lésions ; à propos de chacune de celles que nous allons décrire, nous aurons donc à rappeler tantôt l'étiologie, tantôt l'anatomie pathologique.

Nous renvoyons aux chapitres correspondants, pour les cystites des rétrécis, des prostatiques, des calculeux, des néoplasiques et pour la cystite tuberculeuse.

I. — Cystite blennorragique

Étiologie. — La cystite blennorragique est le résultat de la propagation de l'inflammation blennorragique de l'urètre à la vessie. Rarement spontanée, elle est souvent due au cathétérisme ou à une injection violente qui traumatisent et ensemencent la vessie, ou à la fois l'urètre postérieur et la vessie, dans les cas où l'urètre antérieur était seul infecté.

Ailleurs, le mécanisme de la propagation est moins net : on invoque une fatigue, un excès de boisson et surtout de coït, la masturbation, la prolongation excessive d'une médication diurétique ou balsamique, etc. Les causes générales paraissent seules agir quelquefois ; tels sont le froid, l'humidité, ou une influence diathésique, l'arthritisme, la tuberculose, que nous avons déjà plusieurs fois signalés.

Malgré la fréquence de l'urétrite postérieure au cours de la blennorragie, la propagation de l'infection à la vessie n'est pas constante, ni fréquente, comme on l'a cru ; de nombreuses blennorragies restent pendant des années cantonnées à l'urètre, sans complication de cystite.

Le reflux du pus blennorragique de l'urètre postérieur et de la prostate dans la vessie ne cause pas nécessairement la cystite ; l'épithélium vésical offre donc à l'infection une résistance tout autre que celle de l'épithélium urétral.

La cystite apparaît *rarement au début* de la blennorragie ; elle présente son maximum de fréquence vers la 3e ou 4e semaine, mais elle peut n'éclater que longtemps après et même *alors que tout écoulement semble avoir disparu ;* une urétrite latente en est alors le point de départ. C'est à l'extension de ces inflammations chroniques qu'il faut souvent rapporter nombre de cystites dites spontanées dont les causes restent obscures.

Anatomie pathologique. — La description que nous avons faite des cystites aiguës s'applique à la blennorragie ; les lésions sont limitées au *pourtour du col,* ce dont on se rend compte sur le vivant par le cathétérisme ou par le toucher vaginal, parfois par la cystoscopie (Finger), qui est contre-indiquée à la période d'acuité.

L'existence constante de lésions de l'urètre postérieur est certaine ; une boule exploratrice provoque sur ce point une douleur vive et est retirée chargée de produits de sécrétion muco-purulente. Il y a donc *urétro-cystite.* Les lésions des cas anciens ont été étudiées soit sur quelques rares pièces anatomiques, soit au cours de tailles hypogastriques (Guyon) pratiquées pour des cystites devenues très douloureuses, soit par la cystoscopie ; nous les avons exposées plus haut.

Les uretères, les bassinets et les reins sont envahis à un moment donné ;

cette ascension de l'inflammation est rarement précoce et peu commune dans les cystites de moyenne intensité.

La cystite blennorragique a été niée comme espèce morbide, par plusieurs auteurs. Diday voit dans les symptômes une contracture du col, une cystalgie de nature non inflammatoire ; il s'appuie sur ce fait erroné, que souvent on ne rencontrerait pas de pus dans l'urine. Leprévost émet une autre théorie : il rapporte à l'urétrite profonde concomitante tous les phénomènes observés ; il se base sur le peu de sensibilité au contact de la muqueuse vésicale et, dans l'expérience qui consiste à recueillir le produit d'une même miction dans trois verres, sur l'absence fréquente du pus dans le dernier. Ses arguments prouvent seulement la coexistence de l'urétrite profonde. Au point de vue bactériologique, on rencontre tantôt les gonocoques à l'état de pureté, tantôt des infections associées.

Symptômes. — Les trois symptômes fondamentaux de toute cystite, *fréquence*, *douleur*, *pyurie*, se retrouvent ici, très nettement caractérisés. Toutes les formes ont été observées, depuis la cystite suraiguë, jusqu'à une inflammation légère dont la manifestation se borne à une fréquence un peu plus grande des mictions.

Quand l'acuité est grande, les douleurs sont atroces, les besoins extrêmement précipités se répètent parfois de cinq en cinq minutes, l'*hématurie* est fréquente, et presque constante, mais il est rare qu'elle soit profuse. Ordinairement, les allures sont moins bruyantes et les besoins laissent un répit plus long, de une demi-heure ou de une heure ; ils restent toujours impérieux. Enfin, dans un degré encore moins prononcé, les symptômes se bornent à de la fréquence et à un léger ténesme vers la fin de la miction.

Le pus n'est pas mélangé en quantité égale à toute la masse de l'urine. Si on recueille le produit d'une miction dans trois verres, le premier en contient une forte proportion ; le deuxième à peine quelques traces ; on en retrouve dans le troisième, en quantité variable il est vrai, parfois très considérable, mais ordinairement moindre que dans le premier. Ce fait prouve l'existence de l'urétrite postérieure concomitante, dont les produits, caractérisés par des grumeaux muco-purulents, sont abondants surtout dans le premier verre ; le pus du bas-fond vésical se mélange facilement à l'urine et n'est pas agglutiné en petites masses.

Une *rétention* complète ou plus souvent incomplète s'observe quelquefois; elle est rarement de longue durée (Mauriac). On a invoqué une contracture réflexe née sous l'influence d'une violente inflammation cervicale, et souvent assez intense pour faire obstacle au cathétérisme; on peut s'en assurer en pratiquant le cathétérisme après une miction. La cause la plus fréquente réside dans le développement d'une prostatite souvent insidieuse; aussi dans ce cas doit-on toujours pratiquer le toucher rectal.

L'*incontinence* ne s'observe pas souvent; par contre, il est fréquent de voir une *fausse incontinence* que simule une fréquence extrême; les besoins sont incessants et impérieux, la miction, soudaine, ne permet pas la moindre attente.

Quant à l'*écoulement urétral*, on a dit qu'il cessait au moment où éclatait la cystite. Cette proposition n'est pas absolument exacte; mais en général la cystite apparaît au déclin de la blennorragie, à un moment où la sécrétion est peu abondante; de plus, la grande fréquence des mictions empêche que le pus ne s'accumule en quantité appréciable dans le canal. On constate moins de pus au méat, mais la quantité sécrétée reste à peu près la même.

Ici comme dans toutes les cystites, des *phénomènes généraux* plus ou moins prononcés sont sous la dépendance de l'excitabilité nerveuse, ou bien consistent en quelques troubles digestifs, de l'insomnie, etc.; mais quelle que soit sa violence, jamais la maladie ne s'accompagne de fièvre (Guyon).

Le *diagnostic* est d'ordinaire facile, lorsque, par exemple, l'affection a débuté au cours d'une blennorragie, après une injection ou une fatigue; au contraire, l'élément blennorragique est moins évident lorsqu'il s'agit d'une urétrite très ancienne ou latente. On ne confondra pas la cystite avec une urétrite profonde qui provoque des envies d'uriner moins impérieuses, moins douloureuses. Quant au diagnostic différentiel avec d'autres cystites, il découle des notions étiologiques, et des symptômes associés qui ne relèvent pas de la cystite; dans quelques cas, en particulier dans la tuberculose, la difficulté du diagnostic est extrême.

La *marche* est très variable; parfois la cystite a une durée éphémère et cesse au bout de quelques jours après avoir présenté des symptômes alarmants, hématurie, envies très fréquentes, qui disparaissent d'eux-mêmes. Le plus souvent la durée est de deux à trois semaines.

Le passage à l'*état chronique* est loin d'être rare et se fait de plusieurs manières; tantôt on observe une série d'oscillations de mieux et de pire;

puis, la maladie conservant toujours le même caractère, sans augmenter d'intensité et souvent même après une certaine amélioration, n'a plus aucune tendance à la guérison et résiste au traitement; une telle marche comporte un pronostic fâcheux, car elle est souvent l'indice de l'invasion tuberculeuse. Il est difficile de préciser le moment où l'une de ces infections succède à l'autre, mais c'est un mode fréquent de début de la tuberculose vésicale, qui rentre dans les *cas limites* (Guyon) dont nous parlerons plus loin et qui est souvent le premier indice d'une tuberculose rénale. Ailleurs, la maladie poursuit son cours sans modifications et augmente progressivement d'intensité.

Bien souvent les douleurs et la fréquence ne sont pas moindres que dans la forme aiguë : la *cystite douloureuse* est alors constituée; c'est en ce cas qu'on observe les lésions graves, décrites au début de ce chapitre. Enfin, ailleurs encore, la maladie guérit imparfaitement, elle reste chronique sans atteindre une intensité très grande et présente souvent des poussées aiguës.

II. — Cystite chez la femme

La cystite est moins fréquente chez la femme que chez l'homme, ce que les dispositions anatomiques expliquent mal; car si la rareté des rétrécissements, l'absence de la prostate écartent certaines causes, d'autre part, la brièveté de l'urètre, la richesse de la flore bactérienne vulvaire exposent la femme plus que l'homme aux infections exogènes spontanées par voie urétrale.

Etiologie. — Les cystites chez la femme sont les unes comparables à celles de l'homme, comme la cystite blennorragique, les autres dues à des causes propres à la femme. Nous n'envisagerons ici que ces dernières.

Les polypes de l'urètre, l'urétrocèle, un rétrécissement, un calcul enclavé, mais surtout une urétrite blennorragique ou non, sont les causes de cystite que l'on peut relever chez la femme au niveau de l'urètre.

Plus importantes, comme causes prédisposantes et occasionnelles, sont les affections génitales. Il existe une sorte de solidarité vasculaire (Monod) entre l'utérus et la vessie qui reçoivent l'un et l'autre leurs artères des hypogastriques, et dont les plexus veineux communiquent largement; la vessie est souvent comprimée, tantôt par le col, tantôt par le corps de l'utérus suivant les déviations de cet organe. Pendant la menstruation, la vessie est congestionnée, ce que manifestent une légère augmentation de la fréquence des mictions, à l'état physiologique, et une exacerbation des symptômes, à l'état pathologique. Elle est prédisposée à la cystite dans une certaine mesure pendant les troubles congestifs dus à la *ménopause*, mais surtout pendant la grossesse et après l'accouchement. La grossesse intervient par la congestion vésicale, par la compression : la dilatation des veines et l'hyperhémie cervicale sont révélées par la cystoscopie ; d'après Monod, la moitié des femmes enceintes présentent des troubles de la miction, et la cystite a été rencontrée par lui 15 fois sur 124.

Après l'accouchement, la cystite est assez fréquente ; on l'a expliquée par une fissure du col (Voillemier), par une ulcération de la muqueuse. A l'occasion du traumatisme qu'exerce sur la vessie et sur l'urètre le passage de la tête fœtale, l'infection frappe d'autant plus facilement la vessie que la brièveté de l'urètre n'oppose pas un obstacle suffisant à son ascension ; en outre il existe souvent une rétention passagère qui augmente la réceptivité de la vessie et favorise la pullulation bactérienne ; le cathétérisme, survenant dans ces conditions, infecte souvent la vessie.

Après les opérations sur les organes génitaux, on observe des conditions pathologiques semblables. L'opération est suivie d'une congestion pelvienne à laquelle la vessie participe ; souvent la rétention d'urine survient, par cause réflexe, et aidée par la position horizontale, la distension vésicale peut atteindre un haut degré ; la vessie est donc en état de réceptivité et la moindre faute d'asepsie dans le cathétérisme vient l'ensemencer.

Dans les déviations utérines où la vessie est comprimée, ou gênée dans son expansion, dans les affections inflammatoires de l'utérus et des annexes où elle participe à la congestion utérine et pelvienne, dans les tumeurs, fibromes, cancers, hématocèle, etc., qui compriment le corps de la vessie, l'entraînent pendant leur ascension vers l'abdomen, ou compriment l'urètre au point de produire parfois la rétention complète d'urine, la vessie se trouve toute prédisposée à l'infection. Celle-ci la menace d'ailleurs plus directement par l'infection des lymphatiques pelviens, par les sécrétions purulentes qui se déversent dans le vagin et baignent le méat urétral, parfois par l'irruption dans la vessie du pus collecté à son voisinage.

Enfin l'origine rénale de l'infection est peut-être plus fréquente encore que chez l'homme : l'uretère peut être infecté par contact avec une salpingite, par exemple, et les produits septiques descendent dans la vessie. Ailleurs il s'agit d'une infection primitive du rein, telle que la tuberculose.

Dans la vieillesse, la cystite devient très rare chez la femme ; en effet, la période d'activité et de morbidité de l'appareil génital est terminée. Quant à la sclérose vésicale sénile, capable de produire une rétention plus ou moins comparable à celle des prostatiques, elle se rencontre rarement et expose peu à l'infection mais plutôt à la cystalgie.

Symptômes et marche. — Parmi les cystites de la femme, beaucoup ne sortent pas du cadre symptomatique général des cystites aiguës et chroniques. La plupart sont localisées au trigone, comme le montre la cystoscopie.

Celles qui accompagnent les affections inflammatoires et les déviations utérines ont une tendance marquée à la chronicité ; la persistance de la cause génitale entraîne en effet la persistance de la cystite ; en outre, la résistance à l'infection de la paroi vésicale en totalité se trouve diminuée, d'où la possibilité de cystites interstitielles, à marche rebelle. Ces lésions une fois constituées survivent à la guérison de l'affection génitale causale.

Pendant la grossesse, on voit certaines cystites légères guérir facilement par le traitement ; d'autres sont plus persistantes et menacent le rein d'une infection ascendante. Enfin certaines formes sont particulièrement intenses : telles sont la cystite membraneuse et la gangrène de la paroi vésicale. La cystite post-partum peut revêtir aussi ces formes graves.

Diagnostic. — Bien des cas de cystalgie des femmes sont en réalité des inflammations chroniques, et nous verrons que la tuberculose peut être souvent incriminée ; le diagnostic de cystite se fait par la recherche des leucocytes dans le dépôt de l'urine centrifugée, et par la cystoscopie qui montre des lésions du col vésical et du trigone, parfois très peu intenses. Mais nous ne pouvons ranger dans les cystites à l'exemple des auteurs allemands (Zuckerkandl, Heymann, etc.), les cas de cystalgie où la cystoscopie ne révèle qu'une vascularisation exagérée du trigone ; il y a congestion vésicale, non inflammation, et les altérations métaplasiques de l'épithélium décrites en pareil cas par les auteurs ne sont pas essentiellement inflammatoires.

III. — Cystites dans les affections médullaires

Au cours d'affections traumatiques ou inflammatoires de la moelle épinière, surtout dans le tabes, on observe des cystites de caractères variés.

Le plus communément, il s'agit d'une affection médullaire qui a produit la rétention d'urine et qui d'autre part diminue la vitalité de la paroi vésicale en y créant de véritables troubles trophiques (Charcot). Dans ces conditions le cathétérisme, ou encore une infection ancienne de la prostate, une infection d'origine intestinale, ayant amené l'infection vésicale, les symptômes de la cystite aiguë apparaissent. Ils atteignent dans certains cas une très grande violence ; dans d'autres, la fréquence et la douleur manquent, si la lésion médullaire abolit en même temps la sensibilité et la contractilité ; ordinairement tenaces, ils cèdent à un traitement approprié, et surtout à l'évacuation régulière de la vessie. Si au contraire on ne supprime pas la rétention, l'infection se propage rapidement aux reins, et devient ainsi une des principales causes de mortalité dans certaines affections médullaires telles que les traumatismes et le tabes.

Dans les cas plus favorables, la cystite s'apaise, mais l'infection vésicale persiste souvent, plus ou moins latente, et se manifeste par la bactériurie et par des poussées intermittentes de cystite.

IV. — Cystite cantharidienne

C'est par la cantharidine qu'elles contiennent que les préparations de cantharide agissent sur l'économie. Cette substance pénètre tantôt par la peau, tantôt par l'appareil digestif. Dans ce dernier cas, les accidents sont plus redoutables et se produisent plus facilement ; mais l'ingestion des cantharides, fréquente en Orient, où elle est faite dans un but aphrodisiaque, s'offre assez rarement à notre observation.

Il n'en est pas de même de l'absorption par la peau à la suite de l'application d'un *vésicatoire*. Le *séjour prolongé* de l'emplâtre vésicant semble nécessaire, quoiqu'on ait vu des cystites éclater quelques heures après son application ; une solution de continuité de la surface cutanée, des scarifications ouvrent une voie à l'agent toxique ; la poudre de camphre est un moyen prophylactique des plus infidèles (Gubler). De relevés faits par Landrieux, il résulte que la cystite suit l'application d'un vésicatoire dans la proportion de une fois sur onze. Certains sujets présentent une susceptibilité particulière et il en est qui sont fatalement atteints de cystite chaque fois qu'ils recourent à ce topique.

La cantharidine éliminée par les reins agirait d'abord sur ces glandes; il y aurait une sorte de vésication des tubuli; la néphrite serait donc constante et précéderait le développement de la cystite (Bouillaud). D'après Morel-Lavallée, la cantharidine exercerait une action directe sur la muqueuse vésicale; on peut admettre que si une irritation du rein provoquée par le passage de l'agent toxique est constante, une véritable néphrite aiguë est rare, car la fièvre manque ordinairement, même dans les cystites les plus aiguës.

La cystite débute de six à vingt-six heures, en moyenne dix-huit heures, après l'application du vésicatoire (Gubler). Les symptômes présentent un degré d'intensité très variable. Morel-Lavallée distingue trois formes : une légère, de beaucoup la plus commune, dans laquelle les mictions sont fréquentes et un peu douloureuses et le dépôt purulent est peu abondant; souvent même on n'y trouverait que de l'albumine; nous nous sommes assurés que, même dans les cas les plus légers, des leucocytes existent dans la dernière portion d'une masse d'urine reposée.

Dans une deuxième forme, les accidents sont les mêmes, mais beaucoup plus intenses; la quantité de pus est en particulier plus grande. Enfin, quand l'affection est portée à son plus haut degré, on observe la forme pseudo-membraneuse; les fausses membranes ont été données comme pathognomoniques de la cystite cantharidienne; elles indiquent seulement une intensité extrême de l'inflammation. Dans ces cas en observe une hématurie plus ou moins abondante et prolongée.

La *durée* de la cystite cantharidienne, en général très courte, est de douze à quatorze heures en moyenne (Gubler). Après avoir débuté brusquement, elle cesse de même; dans les cas très aigus, elle peut se prolonger plusieurs jours, même avec un peu d'hématurie; chez certains sujets une légère fréquence persiste pendant plusieurs semaines.

Bien que le pronostic soit en général favorable, elle peut être le point de départ d'une cystite tuberculeuse (Guyon) chez un sujet prédisposé. Nous avons vu également la cystite blennorragique éclater à la suite de l'application d'un vésicatoire.

Le traitement visera surtout les phénomènes douloureux; on évitera toute manœuvre intra-vésicale à moins d'indications dues à la présence de fausses membranes.

V. — Cystite rhumatismale

Nous mentionnons la cystite *rhumatismale* et la cystite *goutteuse*, parce qu'elles ont prêté à des discussions ; des observations cliniques établissent l'existence de l'une et de l'autre. La cystite rhumatismale est une manifestation très rare du rhumatisme articulaire, et comme les autres localisations de cette maladie, est douloureuse, aiguë, mobile (Besnier) ; on peut maintenant la comparer aux autres cystites qui surviennent au cours d'une maladie infectieuse générale telle que la grippe, une fièvre typhoïde, une angine. La cystite goutteuse, établie par quelques observations (Charcot, Guyon, Labadie-Lagrave) et observée par nous-même, n'est souvent autre qu'une cystite banale favorisée par la goutte, ailleurs elle se réduit à des troubles congestifs intenses.

VI. — Cystites dans les maladies infectieuses générales

Les cystites qui compliquent les maladies infectieuses générales ont été énumérées plus haut ; nous avons vu que la propagation par voie sanguine les explique, et que cette propagation atteint l'appareil urinaire soit au niveau du rein d'où l'infection gagne la vessie par les urines ou par continuité de tissus, soit même au niveau de la paroi vésicale, mode qui paraît plus rare. L'infection grippale est l'une de celles qu'on observe le plus fréquemment.

Le rôle des infections associées n'est pas établi dans ces cas qui méritent d'être mieux étudiés, tant à ce point de vue qu'au point de vue symptomatologique, car on ne peut ni actuellement donner de ces cystites une description clinique générale, ni leur attribuer des caractères distinctifs suivant la variété microbienne.

VII. — Cystites membraneuse et pseudo-membraneuse

Nous avons mentionné, parmi les lésions anatomiques graves des cystites, la production de membranes à la surface et aux dépens de la paroi vésicale ; tantôt il s'agit d'un *exsudat fibrineux* avec nécrose superficielle de la muqueuse (*cystite pseudo-membraneuse*, cystite croupale), tantôt il s'agit d'une mortification profonde de la paroi vésicale (*cystite membraneuse*, exfoliante, gangréneuse).

A. Cystites membraneuses. — *Étiologie*. — Ces cystites ne constituent pas une espèce distincte ; elles peuvent survenir au contraire dans les infections les plus diverses. Il faut cependant mentionner spécialement l'influence de la *grossesse*, où les lésions nécrotiques de la cystite membraneuse seraient produites par la compression des vaisseaux vésicaux par l'utérus rétrofléchi, ou par le fœtus pendant un accouchement laborieux : dans cette paroi vésicale mal nourrie, l'inflammation due aux microbes pathogènes prend des caractères gangréneux. D'après F. Guyon, la gangrène qui caractérise la forme membraneuse est due à l'extrême intensité des phénomènes inflammatoires jusque dans les couches profondes de la muqueuse et même au delà dans la paroi vésicale ; Dolbeau avait vu déjà qu'il s'agissait d'une cystite sous-muqueuse ; Hallé et Motz attribuent la violence de l'infection à la dénudation du derme muqueux qui permet l'infection profonde par les bactéries de l'urine, la formation des thromboses et des foyers hémorragiques interstitiels.

Souvent les accidents suraigus de la cystite membraneuse apparaissent au cours d'une infection chronique, à l'occasion d'un accès de rétention, d'une manœuvre intra-vésicale, d'un refroidissement, d'un excès, etc.

Anatomie pathologique. — Cette variété est caractérisée par la gangrène de la muqueuse, de la sous-muqueuse, même d'une partie de la paroi musculaire. Hallé et Motz ont montré que les *hémorragies* intenses qui ont lieu dans la paroi déterminent le sphacèle de toutes les couches susjacentes.

La nécrose est partielle ou au contraire étendue à toute la vessie. La membrane peut se détacher de la paroi, ou bien lui rester adhérente ; l'exfoliation laisse une ulcération profonde.

A la coupe on reconnaît que la membrane est formée non par un simple exsudat fibrineux, mais par les éléments anatomiques, plus ou moins reconnaissables, des couches frappées par la nécrose. A la limite des lésions existent des lésions vasculaires (Hallé et Motz), des foyers hémorragiques, et plus loin une infiltration leucocytaire abondante. Les faisceaux musculaires sont dissociés, parfois nécrosés eux-mêmes.

Symptômes. — Le tableau clinique est celui d'une cystite très aiguë, survenant en général au cours d'une cystite plus ancienne (Guyon), auquel deux symptômes spéciaux, la *putridité des urines* et l'*expulsion de mem-*

branes donnent sa caractéristique. Les urines sont purulentes, souvent hémorragiques; elles produisent une vive irritation des parties avec lesquelles elles entrent en contact, l'urètre, la vulve, la peau; elles exhalent une odeur ammoniacale, et plus encore une odeur particulièrement fétide de macération anatomique.

Les membranes expulsées sont plus ou moins épaisses, plus ou moins larges, paraissent sphacélées, et dégagent une odeur gangréneuse. Chez la femme, l'expulsion est facile pour les membranes de dimensions modérées; on peut aider à leur expulsion par des tractions sur la partie engagée dans l'urètre; cependant les grandes membranes peuvent oblitérer l'urètre; dans des cas heureux, l'expulsion de la membrane est suivie de celle d'un flot d'urines fétides; dans d'autres cas, l'obstruction durable cause la rétention complète et précipite la marche fatale de la maladie par l'infection gangréneuse ascendante des voies supérieures. Chez l'homme, la rétention complète ou incomplète par les membranes est plus fréquente.

Dans d'autres cas quoique les membranes ne soient pas détachées, la septicémie peut enlever le malade; mais la terminaison fatale est alors moins fréquente que dans les cas accompagnés de rétention.

Toutefois les symptômes généraux ne sont pas toujours aussi graves; l'expulsion de membranes où des éléments de la paroi musculaire même ont été retrouvés a été suivie de guérison. Il existe vraisemblablement des cas qui forment une *transition* entre la cystite membraneuse telle que nous venons de la décrire, et les cystites pseudo-membraneuses.

B. Cystites pseudo-membraneuses. — L'*étiologie* n'offre rien de particulier dans les cystites pseudo-membraneuses, qui, *anatomiquement*, sont caractérisées par un *exsudat fibrineux* revêtant la muqueuse vésicale, et par une *nécrose superficielle ;* les deux variétés membraneuse et pseudo-membraneuse reconnaissent donc un seul et même processus, mais dans la dernière, il est limité à la muqueuse. On voit aussi la nécrose superficielle de la muqueuse donner lieu à des membranes, sans exsudat fibrineux. Tous les points de la vessie peuvent en être le siège. et elles s'étendent quelquefois dans les uretères, les bassinets, l'urètre. La vessie est tapissée d'une sorte de membrane blanchâtre, peu adhérente. Dans les cas légers, l'épithélium est seul nécrosé; on en retrouve les éléments disséminés dans l'exsudat fibrineux; dans des cas plus intenses, le derme est lui-même atteint. On retrouve à la limite des couches nécrosées, les vascularisations, les thromboses, les hémorragies comparables à celles des cystites membraneuses. La membrane elle-même, plus ou moins épaisse (3 millimètres dans un cas d'Escat), est composée de fibrine englobant des cellules épithéliales, des leucocytes, des cristaux, des bactéries ; l'incrustation calcaire s'ajoute à ces lésions dans les cas anciens. On a vu aussi des ulcérations concomitantes (Kirmisson). Les cas où la membrane était composée surtout d'épithélium stratifié (Escat, Cabot), seraient voisins de la leucoplasie vésicale d'après Imbert.

Les *symptômes* sont très différents de ceux de la variété précédente. Cette différence porte surtout sur les phénomènes *généraux*, qui d'abord caractérisés par la fièvre, deviennent bientôt bénins, ou ne s'aggravent que peu à peu, par la chronicité de la maladie. En outre, la cystite peut être pseudo-membraneuse d'emblée sans cystite chronique préalable (Escat).

Au début les symptômes locaux sont ceux des cystites aiguës, mais ils s'améliorent peu et la cystite passe à l'état de cystite rebelle. Tantôt les membranes expulsées sont minces et de peu d'étendue, et franchissent l'urètre sans difficulté, tantôt elles sont plus larges et obstruent l'urètre au moins temporairement, surtout quand elles sont incrustées; elles oblitèrent même les sondes. Les urines peuvent être ammoniacales, ou même, exceptionnellement, putrides, mais plus souvent elles ne diffèrent pas de celles des cystites chroniques ; le dépôt est glaireux, visqueux, et comme dans les autres cystites chroniques à urines alcalines, favorise la production de concrétions phosphatiques. Les hémorragies n'ont rien de caractéristique et manquent souvent ; mais le symptôme dominant est la *douleur* qui atteint souvent l'extrême intensité que nous aurons à décrire dans le chapitre suivant.

La marche est chronique, mais dans les cas bénins la guérison est possible sous l'influence du traitement ordinaire des cystites ; dans les autres, la marche est celle des cystites rebelles.

VIII. — Cystites rebelles. Cystites douloureuses

On désigne sous le nom de *cystites rebelles* celles qui ne montrent aucune tendance à la guérison par les moyens thérapeutiques ordinaires, comprenant la médication interne, les lavages et les instillations, bien qu'aucune affection concomitante ou causale comme un rétrécissement, l'hypertrophie prostatique, une tumeur vésicale, un calcul, etc., n'explique cette incurabilité. La plupart de ces cystites deviennent des *cystites douloureuses*, c'est-à-dire que la douleur y acquiert une intensité et une continuité qui en font leur symptôme principal. On voit que *l'étiologie* ne suffit pas à expliquer la persistance des cystites rebelles.

Anatomie pathologique. — Dans un certain nombre de cas, on ne trouve que les lésions des cystites chroniques ordinaires; ailleurs, des lésions étendues et profondes témoignent d'un processus d'inflammation grave et profonde. Telles sont les lésions nécrotiques des cystites *membraneuses et pseudo-membraneuses*, que nous avons étudiées précédemment, les *ulcérations* vésicales (voir Anatomie pathologique des cystites), la *leucoplasie* vésicale (voy. pl. b.); ces diverses lésions peuvent se compliquer de cystite *incrustante*. En outre, la cystite *interstitielle*, généralisée dans la plupart des cas, se manifeste par l'hypertrophie et la transformation scléreuse de la couche musculaire, qui acquiert 2, 3, 4 centimètres d'épaisseur, tandis que la cavité vésicale est réduite à quelques centimètres cubes par la contracture, puis par la rétraction scléreuse de la paroi.

Toutefois il existe des cystites très douloureuses indépendamment de ces lésions. Bien qu'elles ne fassent pas partie des cystites rebelles proprement dites, nous devons les mentionner ici. Telles sont les cystites banales, sous certaines influences, comme celle d'un traitement mal dirigé, la cystite tuberculeuse, la cystite des néoplasiques, parfois aussi la cystite calculeuse. L'état douloureux est souvent lié à l'existence d'une affection *rénale* concomitante, soit que les deux affections rénale et vésicale contribuent à la production des douleurs, soit que l'affection rénale à elle seule donne lieu à ces violentes douleurs réflexes; la névralgie s'ajoute alors à l'inflammation.

Symptômes. — Nous passerons vite sur les cystites rebelles *peu douloureuses*, qui se rencontrent surtout en l'absence des lésions graves que nous avons énumérées; Imbert mentionne 19 cas indolents ou presque indolents sur 42 cystites « sans lésions cliniquement caractérisées »; toutefois cette indolence cesse le plus souvent à une période plus avancée de la maladie.

Dans les *cystites douloureuses*, la *fréquence* des mictions et la douleur acquièrent une intensité extrême, et le plus souvent ces deux symptômes évoluent parallèlement. Les malades urinent 20, 30, 40 fois par jour: chez certains, les mictions sont presque incessantes, très impérieuses, au point que le malade ne peut les retenir. Il s'agit cependant d'une fausse incontinence, car l'acte mictionnel existe ; les cas extrêmes correspondent aux vessies rétractées dont la capacité est nulle. Ordinairement la fréquence s'accompagne de *polyurie*.

Les *douleurs* sont dues à la *contracture* du muscle vésical, contracture qui survient à la moindre mise en tension, souvent par une quantité minime d'urine, et qui s'exagère à la fin de la miction. Les douleurs *pendant la miction* sont mal localisées ; elles irradient au périnée, à l'anus, à l'extrémité de la verge, quelquefois, mais à un degré moindre, dans des régions très éloignées, la plante des pieds (Hartmann), le thorax, les membres supérieurs.

Vives pendant toute la durée du passage de l'urine, elles acquièrent leur maximum au moment de l'expulsion des dernières gouttes, quelquefois teintées de sang. Le malade fait des efforts considérables, s'arc-boute contre les objets environnants; très souvent on observe une poussée douloureuse du côté du fondement, accompagnée de ténesme rectal, et les matières s'échappent involontairement.

Après la miction, les douleurs se prolongent plus ou moins longtemps et durent souvent sans atténuation pendant dix et quinze minutes. Elles sont alors presque continues, car les mictions se succèdent sans relâche. Dans leur intervalle, lorsque la fréquence n'est pas extrême, il peut y avoir des moments d'accalmie; mais il est rare que la douleur cesse complètement; la marche, l'attitude debout, et surtout les secousses en provoquent le retour, en déterminant sans doute, par la propulsion du liquide, des distensions momentanées.

Malgré la contracture de la vessie, il peut survenir de la *rétention*; il ne s'agit ordinairement que d'une rétention minime (20 à 30 grammes) et parfois la capacité de la vessie tolère cependant à peine le double de cette quantité; rarement il se produit *des crises de rétention* complète : ces crises paraissent expliquées par l'engagement de caillots dans l'urètre (Michon) ou par un spasme du sphincter, plutôt que par une paralysie vésicale (Bazy).

Les *hématuries* sont plus fréquentes que dans les cystites banales; elles acquièrent surtout de l'importance dans le cas d'ulcères vésicaux. Nous les verrons aussi dans la cystite leucoplasique. Elles sont totales ou plus souvent terminales.

Comme pour les autres variétés, l'*examen de la sensibilité* se fait par le palper hypogastrique, le toucher vaginal et rectal, le cathétérisme.

Quand la *pression hypogastrique* détermine une douleur vive, on est en face d'un cas grave et d'une cystite très intense et invétérée. D'ailleurs cette sensibilité est variable, toujours plus grande lorsque la vessie est remplie. Très souvent la douleur ne se produit que lorsqu'on retire la main qui déprimait les tissus; elle est habituellement rapportée au méat.

Le toucher rectal donne des renseignements peu précis et le fond de la vessie n'est sensible que dans les inflammations très intenses. Il n'en est pas de même du toucher vaginal qui permet d'explorer une grande partie de la vessie; par la pression de sa face inférieure contre le pubis, on détermine une douleur qui indique que la vessie est envahie dans sa totalité et non pas seulement au niveau du col.

Le *cathétérisme* devra être fait avec un explorateur à boule. L'obstacle naturel qu'oppose le sphincter membraneux est parfois considérable; mais, celui-ci une fois dépassé, la boule parcourt la prostate et franchit le col facilement; les contractures dites du col siègent en effet, dans l'immense majorité des cas, au niveau de la portion membraneuse. L'exploration portera surtout sur deux points : la *sensibilité* et les *dimensions*. En portant l'instrument sur le fond de la vessie, on détermine une douleur vive, accusée au moment où l'instrument heurte cette paroi; quand cette douleur est extrême, on est en droit de soupçonner des ulcérations ou des lésions telles que des pseudo-membranes.

Pour connaître la profondeur de l'organe, il suffit de mesurer sur la tige de l'explorateur, au niveau du méat, la distance qui sépare le point où la boule exploratrice a éprouvé un petit ressaut, à son passage à travers le col, de celui où le contact du fond de la vessie produit une sensation douloureuse. Cette dimension antéro-postérieure est souvent réduite à 3, ou même 2 centimètres, au lieu de 9 à 11 qu'elle mesure normalement. La capacité de la vessie est ainsi donnée bien plus exactement qu'au moyen d'une injection intra-vésicale; car celle-ci provoque une douleur vive, une contraction si violente que le liquide s'échappe immédiatement entre les parois de la sonde et le canal.

L'exploration métallique est indiquée dans le cas où on soupçonne la présence d'un calcul; de plus, elle renseigne sur l'existence d'une ulcération ou d'un point douloureux dans la région péri-cervicale, notions que ne fournit pas un instrument mou.

Par la *cystoscopie*, impossible dans les vessies complètement rétractées, on arrive à recueillir de précieuses indications; souvent, on devra recourir à l'anesthésie générale et se contenter d'une distension modérée. On diagnostiquera ainsi les ulcères vésicaux, la leucoplasie, les végétations, qui échappent au contraire aux autres moyens de diagnostic. La cystoscopie sera utile surtout pour le diagnostic de la tuberculose vésicale, et permettra d'éliminer les douleurs d'origine rénale.

L'*aspect des urines* est variable; tantôt acides, tantôt alcalines, elles sont troubles et laissent déposer par le repos une couche plus ou moins épaisse de pus. Suivant les variétés de la flore microbienne développée dans l'appareil urinaire, on rencontre, ou non, la décomposition ammoniacale, la fétidité des urines; suivant les lésions, le dépôt renferme des fausses membranes leucoplasiques ou nécrosées, des concrétions phosphatiques, des caillots récents ou décolorés.

Les *symptômes généraux* sont tardifs, quand des complications rénales ne surviennent pas. Il n'y a pas de fièvre, mais la douleur, l'insomnie, l'inappétence, peuvent conduire peu à peu le malade à la cachexie.

Marche et pronostic. — La marche de la maladie est essentiellement chronique; un tel état ne s'installe pas d'emblée, mais, une fois constitué, il persiste pendant des mois et des années. Abandonnée à elle-même, une cystite douloureuse est fatalement progressive et se complique tôt ou tard de lésions d'urétéro-pyélite ascendante.

Il convient de dire que la gravité est souvent moindre et on doit distinguer (Guyon) des cas moyens et des cas graves; dans les premiers, les douleurs violentes, mais non excessives, laissent du répit au malade qui peut guérir à l'aide d'un traitement approprié. Dans les cas graves, les crises sont continuelles, les douleurs atroces et les lésions rénales constantes. Des intermédiaires existent entre ces deux types qui sont susceptibles de se modifier; un cas grave peut devenir moyen.

Diagnostic. — Le diagnostic doit porter sur deux points : distinguer la cystite des névralgies vésicales et déterminer la nature de cette cystite. Dans la cystalgie vraie, on ne constate pas de pus dans les urines; quelquefois cependant certaines névralgies vésicales sont d'origine rénale et le pus descendant des bassinets est une cause de confusion; le diagnostic différentiel se fera en explorant directement la sensibilité vésicale par des manœuvres externes ou internes. Celle-ci est normale dans les cas de névralgie (Hartmann).

On déterminera la *nature de l'affection* d'après les symptômes concomitants propres à chaque espèce, à la tuberculose, aux néoplasmes, aux calculs, etc., et d'après les antécédents ; la cause première est souvent une blennorragie. Chez la femme surtout ce diagnostic est entouré de grandes difficultés, et l'étiologie de certaines cystites devenues très douloureuses reste problématique.

Complications. — Les complications infectieuses peuvent, au cours de cystites graves et surtout dans les cystites rebelles et membraneuses, atteindre les *voies urinaires supérieures*, ou même causer des accidents *généraux infectieux*.

L'*infection ascendante* des uretères et des reins est la complication la plus redoutable ; elle survient surtout quand la vessie infectée est en même temps atteinte de rétention. Tantôt ces accidents sont aigus, comme nous l'avons vu pour les cystites membraneuses ; tantôt ils évoluent insidieusement au début et n'acquièrent que peu à peu toute leur gravité. Ils commandent en définitive le pronostic des cystites.

L'*infection générale* peut se manifester, surtout à l'occasion des lésions pyéliques et rénales, par les signes de l'*infection urineuse*. On a signalé des accidents plus rares, comme la paralysie ascendante aiguë (Walker) et la polynévrite (Albarran). Expérimentalement, l'infection générale d'origine vésicale est d'ailleurs démontrée (Kraus, Vincenzi) ; elle se produit surtout par la voie pyélo-rénale.

TRAITEMENT

Le traitement des cystites s'adresse : 1° aux affections causales et concomitantes ; 2° à la cystite elle-même. Il diffère dans la cystite aiguë et dans la cystique chronique, et présente des particularités dans quelques-unes des formes cliniques que nous avons décrites ; il est chirurgical dans les cystites rebelles et surtout dans les cystites douloureuses.

Il est indispensable de s'adresser aux causes des cystites ; après les avoir occasionnées, elles tendent en effet à les perpétuer, et, inversement, il est généralement très facile de les guérir quand la cause a disparu.

Dans les cystites survenues au cours d'infections générales, ou extra-urinaires, on traitera donc le foyer infectieux primitif, ou la maladie générale ; on rendra les urines peu propices au développement des bactéries, par les antiseptiques internes tels que l'urotropine et le salol. Dans les cystites liées aux calculs vésicaux, ou à des affections de l'urètre, des reins et des bassinets, des organes juxta-vésicaux, on s'attaquera d'abord à la lésion initiale.

L'existence d'une cystite ne contre-indique pas une *intervention opératoire* qui, lorsqu'elle est de nature à supprimer la cause, doit être des plus hâtives. Quand, par exemple, une cystite s'est développée derrière un rétrécissement, même élastique et susceptible de céder à la dilatation, l'emploi d'une méthode rapide, telle que l'urétrotomie, s'impose et fait cesser presque instantanément les phénomènes inflammatoires, tandis que l'introduction successive de bougies les aggrave.

I. **Cystite aiguë**. — Au traitement médical, le plus répandu, on ajoute un traitement *intra-vésical* dans certains cas.

Le *traitement médical* comprend l'hygiène, les boissons et médicaments modificateurs de l'urine, la médication symptomatique de la douleur.

Le malade évite la fatigue, les veilles, le refroidissement, et toute excitation génésique ; on supprime le thé, le café, les boissons alcoolisées, si ce n'est dans les cas bénins ou en voie d'amélioration, où l'on permet l'eau rougie, le cidre léger ; on interdit les mets relevés, les sauces, le poivre, les truffes, les excitants de toute sorte, le gibier, le foie gras, les crustacés, et parmi les légumes, les asperges, l'oseille. Une nourriture fortifiante est recommandée.

On recommande les boissons délayantes et alcalines. A ce point de vue, le *régime lacté* partiel, qui fournit en même temps au malade une nourriture excellente, peut être indiqué. On fait prendre des *tisanes* en grande quantité ; elles agissent par la quantité d'eau qui traverse le rein plus que par les qualités des plantes infusées. Le chiendent, la pariétaire, la queue de cerises, le stigmate de maïs, la réglisse, la graine de lin, l'orge, etc., sont réputées diurétiques et lénitives. Les sirops d'orgeat, de gomme peuvent y être ajoutés, mais on évitera les sirops de térébenthine, de tolu, etc., qui renferment des balsamiques.

Ces boissons seront *alcalinisées* à l'aide de bicarbonate de soude (5 à 8 grammes), ou de nitrate de potasse (4 à 5 grammes), ou remplacées par des eaux minérales alcalines ; celles de Vichy, Vals, Pougues, etc., conviennent bien. Les antiseptiques pris à l'intérieur, tels que l'urotropine (2 à 3 grammes), le salol (2 à 4 grammes), l'helmitol (2 à 3 grammes) ont une action médiocre.

Quant aux *balsamiques*, en capsules ou en tisanes, ils seront *proscrits* du traitement de la cystite *aiguë*.

Les *bains locaux* et surtout *généraux*, un peu prolongés, produisent un soulagement, de même que l'application à l'hypogastre et au périnée de cataplasmes de farine de graine de lin ou de compresses d'eau de sureau arrosées de XV à XX gouttes de laudanum et recouvertes d'une étoffe imperméable.

Les *émissions sanguines* doivent être réservées pour les cas suraigus : 12 à 15 sangsues seront alors placées au périnée. On assurera l'évacuation du rectum, au moyen de lavements ou de lavages intestinaux.

A la douleur s'adressent, outre les bains, plusieurs médicaments qui sont introduits de préférence par la voie rectale. Tels sont les lavements de *chloral*, suivant la formule suivante (Dujardin-Beaumetz) :

Chloral hydraté	5
Eau	50

Dans un verre de lait additionné d'un jaune d'œuf.

ou les lavements à l'*antipyrine* et au laudanum :

Antipyrine	2 à 3 grammes
Laudanum de Sydenham	X à XX gouttes
Eau	60 grammes ;

Les suppositoires contenant des extraits de belladone, de jusquiame, de morelle, d'opium, ou les alcaloïdes de l'opium sont d'un emploi fréquent. Dans les cas très aigus, on emploiera la *morphine* en injections hypodermiques (1 à 2 centigrammes).

Les *lavages vésicaux sont contre-indiqués* dans toute cystite aiguë, et d'autant plus que celle-ci est plus douloureuse ; en effet, la distension de la vessie augmente la congestion et la contracture. Les médicaments topiques doivent donc être injectés sous un volume très réduit : c'est le but des *instillations*, qui, dans les cas de rétention incomplète, sont pratiquées après l'évacuation du résidu vésical, dans les autres cas, après une miction.

L'instrumentation et le manuel opératoire sont simples : un instillateur de petit calibre (13 ou 14), éventuellement la sonde de caoutchouc qui aura servi à l'évacuation, est conduit jusqu'au col vésical et l'on injecte alors quelques gouttes de liquide ; on instille encore quelques gouttes au delà du col, sans que la sonde traumatise la paroi postérieure. Il peut être utile dans le cas où l'urètre postérieur participe à l'inflammation, de déverser aussi quelques gouttes au contact immédiat du sphincter membraneux d'où elles refluent vers la vessie.

Parmi les médicaments qui peuvent être instillés dans la vessie, on choisira, non pas les médicaments analgésiques (morphine, cocaïne) qui ont une action nulle ou trop courte, mais des substances antiseptiques et modificatrices. Cependant on peut instiller d'abord une petite quantité de solution de cocaïne dans l'urètre postérieur pour diminuer la douleur que peuvent produire ces médicaments. L'antipyrine (1/20) est d'une application douloureuse.

On pratique surtout les instillations de *nitrate d'argent* (Guyon), applicables même aux cas les plus aigus, même aux cas accompagnés d'hématurie ; on injecte de XX à XXX gouttes, ou plus, de solutions à 1/100 et 1/50, plus rarement de solutions concentrées jusqu'à 1/30 ou 1/25. Les instillations sont renouvelées tous les deux jours ; la concentration de la solution est diminuée quand la réaction paraît trop violente. La douleur est modérée (avec une solution à 1/100) au moment de l'application, elle peut durer quelques heures, et fait place à une diminution de la douleur et de la fréquence ; ces dernières sont plus fortes quand la solution est instillée dans l'urètre postérieur, une injection hypodermique de morphine peut même devenir utile chez les sujets impressionnables.

Les autres solutions de sels d'argent peuvent être employées ; moins douloureuses que le nitrate d'argent, elles ont aussi une efficacité moindre : tels sont le protargol (1/10), l'albargine (1/20 à 1/10). Le collargol, indolore, donne de très bons résultats (Jeanbrau), en solution au 1/100 ou au 1/50. Les instillations huileuses de gaïacol à 1/20, de goménol à 1/15 conviennent moins aux cas aigus qu'aux cystites chroniques.

On peut encore injecter des solutions un peu plus faibles, mais en plus grande quantité, 2 ou 3 centimètres cubes, qu'on abandonne dans la vessie.

II. Cystite chronique. — Dans la cystite chronique les règles de la médication sont sensiblement modifiées. Les antiphlogistiques ne sont plus de mise : on évitera surtout les grands bains prolongés qui exposent à des refroidissements. On relèvera l'état général, au moyen de *toniques*, de *stimulants ;* on agira sur la peau à l'aide de *frictions sèches*, de préférence aux fumigations et aux douches.

Il est bon de *diluer l'urine* et à ce titre les eaux d'Évian, de Vittel, de Contrexéville, de Gapvern sont indiquées; mais les eaux alcalines fortes, si utiles dans les cas aigus, donnent ici de médiocres résultats. On recommande pour les tisanes des plantes qui, à leur vertu diurétique, passent pour joindre une action modificatrice de la muqueuse; il serait difficile de prouver la réalité de ce rôle; néanmoins on prescrit dans la cystite chronique : le *Buchu* (en décoction 30 grammes pour 500 grammes d'eau); l'*Uva ursi* ou *Busserole* (8 à 10 grammes en infusion ou décoction); le *Polygala* (3 à 4 grammes en infusion). On a fait des teintures et des extraits qu'on peut associer aux tisanes : teinture de buchu, de pareira brava, et surtout extrait de *Winter-green* (pyrole ambrée) très en usage en Angleterre et qu'on donne à la dose de 2 à 4 grammes dans la tisane (Thompson).

Les antiseptiques administrés à l'intérieur ne paraissent avoir aucune action sur la muqueuse. Aussi a-t-on renoncé généralement, dans ces cas, au biborate de soude, au salol; le salicylate de soude (2 à 4 grammes) nous a semblé produire un soulagement des symptômes vésicaux chez les rhumatisants. On prescrit également l'acide benzoïque (1 à 2 grammes) et le benzoate de soude (1 à 3 grammes). La vogue de l'urotropine et de l'helmitol fait qu'on les prescrit souvent; ils éclaircissent l'urine, mais ont rarement une action sur les lésions vésicales.

L'action la plus puissante appartient aux *balsamiques*, sous forme de sirop (de térébenthine, goudron, eucalyptus, tolu, etc.), ou bien de capsules (térébenthine, santal, copahu, goudron, etc). Parmi elles l'*essence de santal* paraît la plus active, mais l'usage ne peut en être continué très longtemps, car son action s'épuise vite. Il est bon d'ailleurs de varier l'administration des balsamiques et de les substituer les uns aux autres. L'eau de goudron, les tisanes de bourgeons de sapin, d'eucalyptus, etc., contiennent peu de substance active.

Quand elles sont mal digérées, on remplace les capsules par des pilules dans la composition desquelles des balsamiques figurent :

Térébenthine de Venise	} àà
Extrait de quinquina	} 0gr,10
Magnésie calcinée	q. s.

Pour 1 pilule. De 4 à 6 par jour (Guyon).

ou bien :

Terpine.	) ââ
Poudre de réglisse	) $0^{gr},10$

Pour 1 pilule.
De 6 à 8 par jour.

Dans les cystites chroniques, la médication topique consiste surtout en lavages. Ici la cavité vésicale est moins irritable que dans la forme aiguë et tolère une certaine quantité de liquide ; de plus, les sécrétions s'y accumulent et les parois de la vessie tout entière ont besoin d'être irriguées ou modifiées. Les lavages trouvent donc ici de nombreuses indications ; on les pratiquera de la façon suivante :

Lavages de la vessie. — Les instruments nécessaires sont une sonde et un appareil injecteur.

Nous laissons ici de côté les lavages faits dans le but d'évacuer des débris calculeux, dont le manuel opératoire sera indiqué plus loin. Ce cas particulier étant excepté, on n'emploiera pas de sonde métallique. Une sonde de caoutchouc rouge, absolument inoffensive, est quelquefois suffisante ; cependant une *sonde de gomme*, dont la lumière est plus large pour un même calibre extérieur, est préférable. Son emploi est nécessaire quand la vessie est encombrée de petits caillots ou de dépôts glaireux. Elle doit être munie de deux yeux latéraux, disposition qui assure un remous plus complet du liquide intra-vésical.

Certaines personnes emploient des sondes à double courant qui sont cependant assez défectueuses. L'existence de deux canaux, d'aller et de retour, fait qu'aucun d'eux ne possède une lumière suffisante. On ne peut donc établir un bon remous ; les mucosités sont déplacées, mais ne flottent pas et ne sont pas entraînées vers l'orifice de sortie ; enfin un débit suffisant à la sortie n'est obtenu qu'au prix d'une distension vésicale. Cependant, dans certains cas particuliers, on peut faire une irrigation continue à l'aide d'une sonde de Pezzer spéciale, dans laquelle le conduit d'arrivée est de très petit calibre et le reflux largement assuré. Ce procédé ne convient qu'aux formes légères.

On a préconisé également les lavages de la vessie sans sonde (Bertholle, Vandenabeele, Lavaux, Janet, etc.), au moyen d'un embout qu'on introduit dans l'urètre et auquel on adapte un injecteur.

Ce procédé consiste en réalité en une irrigation urétro-vésicale, car l'urètre seul est lavé. Quant à la vessie, elle ne sert que de réservoir au liquide qui y pénètre presque goutte à goutte, sans soulever et sans entraîner le pus et les mucosités qu'elle renferme, car il est expulsé par une miction ; aussi Bertholle a-t-il justement donné à ce procédé le nom de

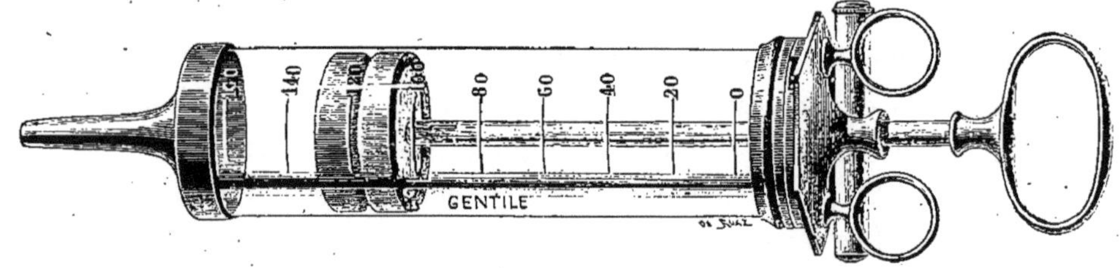

Fig. 164. — Seringue de Guyon.

lavement de vessie. On se borne à imposer une miction de plus à une vessie déjà trop irritée par des contractions répétées. Cette manière de procéder est loin d'être inoffensive et nous avons observé et signalé des acci-

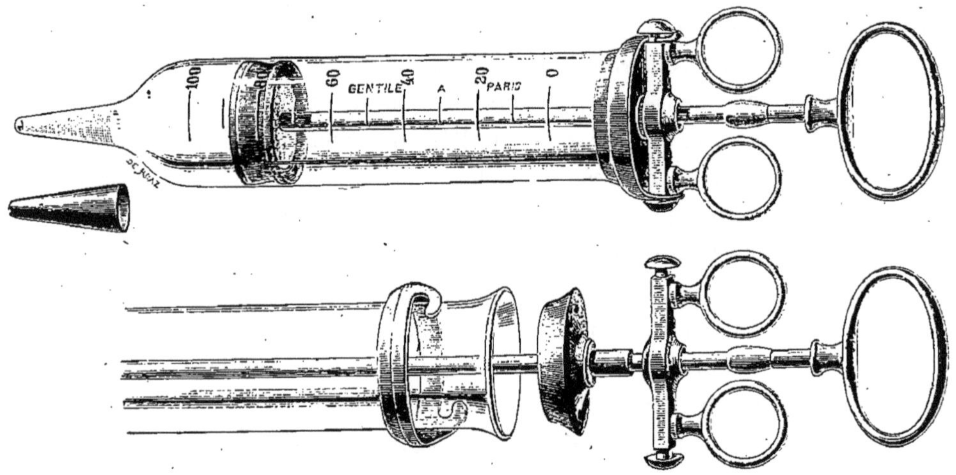

Fig. 165. — Autre modèle de seringue stérilisable.

dents graves qu'elle avait causés. Comme méthode générale, le lavage de la vessie sans sonde doit donc être repoussé : il peut donner quelques résultats contre l'urétrite postérieure, qui, nous l'avons vu, accompagne souvent la cystite ; c'est surtout comme moyen d'apaisement des douleurs qu'il pourra être employé.

Aussi est-ce presque toujours, à l'aide d'une sonde qu'on lavera la vessie. Comme appareil injecteur, on se servira de préférence d'une *seringue à anneau* de 150 à 200 grammes de capacité. Il est indispensable que le piston glisse d'un bout à l'autre à frottement très doux et sans secousses.

Il faut aussi que ces seringues restent aseptiques. Les seringues à corps de verre (Guyon) remplissent ce but (fig. 164) : les parties métalliques en sont argentées ; le piston est réglé pour ne pas pouvoir descendre jusqu'au fond de ce corps, ménageant ainsi en ce point un espace qu'on maintient constamment rempli d'une solution de nitrate d'argent. Un autre modèle remplit les mêmes indications (fig. 165) ; sa disposition générale, l'absence de couvercle à sa partie supérieure en rendent l'asepsie plus facile.

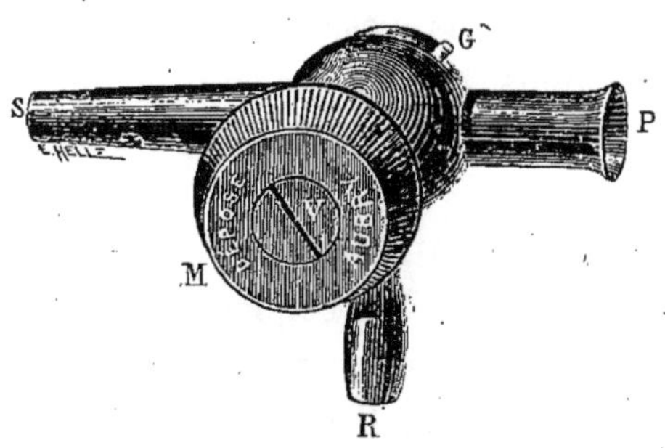

Fig. 166. — Robinet à trois voies.

Quelques chirurgiens, et surtout les malades qui font leurs lavages eux-mêmes, emploient souvent un siphon, récipient de métal, de verre ou de caoutchouc qu'ils disposent à une certaine hauteur et auquel ils adaptent un tube de caoutchouc terminé par une canule appropriée. Des fabricants ont perfectionné cet appareil en rendant le récipient mobile et en permettant de l'élever et de l'abaisser à volonté ; malgré cela on apprécie mal de cette façon la pression produite dans la vessie. La seringue est de tous points préférable, car elle transmet à la main les moindres sensations de résistances auxquelles il faut obéir. Toutefois, pour les malades qui font leurs lavages eux-mêmes, l'emploi d'un injecteur automatique de Duchastelet avec un robinet à trois voies facilite les manœuvres (fig. 166).

La sonde étant conduite jusque dans la vessie dont le contenu est évacué, l'embout de la seringue est introduit dans son pavillon et l'injection faite par petits coups ; de faibles quantités de liquide, incapables de produire une distension, 50 à 80 grammes au plus, sont injectées sans violence, mais vivement, de façon à produire un *jet* assez rapide. Puis la seringue est immédiatement retirée et on laisse le liquide s'écouler sans appuyer sur l'hypogastre ; avant que la vessie soit complètement vide, on renouvelle l'injection et ainsi de suite en ayant soin de ne jamais laisser cette cavité à sec. La quantité totale de liquide à introduire varie avec chaque cas ; en général on s'arrête dès que celui-ci ressort limpide ; 2 ou 3 seringues au moins sont nécessaires pour cela. Aucune règle générale ne peut non plus être tracée relativement à la répétition des lavages ; ils seront faits tous les jours, ou tous les deux jours, ou plusieurs fois dans la même journée, suivant le degré de la cystite, l'abondance des mucosités, etc.

On emploie le liquide *tiède*, ou bien plus rarement froid, ou même glacé, pour stimuler les parois vésicales ou pour arrêter une hémorragie. Quant aux injections *très chaudes*, à 50 ou 55°, qui constituent un bon moyen hémostatique, elles ont l'inconvénient de provoquer des contractions vésicales.

La nature du liquide varie à l'infini ; on a proposé des infusions, des décoctions *calmantes*, de pavots, de coquelicots, de camomille ; ou *émollientes*, de graine de lin, de guimauve, etc., ou bien des substances *astringentes* comme la ratanhia, l'alun, l'acétate de plomb, etc. La plupart de ces préparations justifient assez mal les qualités qu'on leur attribue, mais il n'y a pas d'inconvénient à s'en servir à condition qu'elles aient été *soumises à l'ébullition* pendant une demi-heure au moins et qu'on les emploie dès qu'elles sont refroidies.

En effet l'injection vésicale telle que nous venons de la décrire est un procédé de lavage qui sert en même temps de pansement pour des surfaces enflammées. Il est donc indispensable que les liquides introduits soient *aseptiques* ou *antiseptiques*. L'eau récemment bouillie, chargée ou non de produits d'une infusion végétale, est applicable ; mais elle perd rapidement sa pureté ; elle est néanmoins d'un emploi facile et recommandable.

La substance dont l'usage est le plus répandu est l'*acide borique*. Une solution saturée, ou à 4 p. 100, suffisante dans la grande majorité des cas, est absolument inoffensive pour les parois de la vessie qui n'en perçoivent pas le contact. Mais son pouvoir antiseptique est faible. On augmente le degré de solubilité en y ajoutant un peu de biborate de soude. Voici la formule de cette solution :

Acide borique	50	grammes
Biborate de soude	5	—
Eau distillée bouillante	945	—

Quoi qu'il en soit, l'acide borique reste un modificateur peu puissant permettant surtout de faire une bonne asepsie; il suffit pour une opération sur des voies urinaires non infectées si la solution est rigoureusement stérilisée.

Ce n'est donc pas à lui qu'il convient de s'adresser quand on veut agir sur la muqueuse. Dans ce but, de nombreux antiseptiques ont été essayés. L'acide phénique n'est inoffensif qu'au titre de $\frac{1}{1000}$ et alors son pouvoir antiseptique est nul; il en est de même du sulfate de cuivre qui est mal supporté. Nous avons obtenu de bons résutats du permanganate de potasse à $\frac{1}{4000}$, du chlorure de zinc de $\frac{1}{1000}$ à $\frac{1}{2000}$, du thymol à $\frac{1}{200}$ associé à l'acide borique, et surtout de l'oxycyanure de mercure à $\frac{1}{4000}$ ou du protargol à $\frac{4}{1000}$.

Le sublimé ne peut être employé qu'à des doses très faibles; même à $\frac{1}{20000}$ il produit souvent une cuisson vive et persistante sans exercer une action sérieuse sur les parois.

L'*iodoforme* est toujours bien supporté et constitue un agent précieux. Il n'est pas caustique, mais s'oppose au développement des germes; son action s'exerce d'une manière continue. Nous l'employons en suspension, suivant la formule suivante, mixture dont on abandonne 20 à 30 grammes dans la vessie :

Iodoforme pulvérisé	10	grammes,
Glycérine neutre.	40	—
Solution boriquée à 5 p. 100	160	—

Ou encore en solution à 5 p. 100 dans du rétinol (F. Vigier).

Le salol en suspension est irritant; toutefois il est bien supporté en solution dans le rétinol.

Mais l'antiseptique par excellence, qui constitue en même temps le plus puissant modificateur de la muqueuse, est le *nitrate d'argent* (Guyon). Toutes les espèces bactériennes rencontrées dans la vessie cessent de cultiver, quand elles sont mises en contact avec une solution nitratée, même faible. Pour les injections vésicales, une solution de $\frac{1}{1000}$ à $\frac{1}{500}$ suffit ordinairement, quoiqu'on puisse aller jusqu'à $\frac{1}{300}$.

III. Traitement des bactériuries. — Les bactériuries consistant dans la pullulation dans l'urine des microbes déversés à la surface d'une partie des muqueuses de l'appareil urinaire, le traitement doit consister à rendre l'urine impropre à la colonisation microbienne, et surtout à détruire le foyer infectieux initial.

On réalise la première de ces indications au moyen des antiseptiques internes, des antiseptiques appliqués localement, et en s'opposant à la stagnation des urines. Les antiseptiques internes les plus actifs sont actuellement l'urotropine et l'helmitol, qui, introduits par le tube digestif, sont éliminés par les urines sous la forme de l'aldéhyde formique. L'urotropine agit à faibles doses : $0^{gr},50$ à 2 grammes suffisent presque toujours à supprimer le trouble spécial des urines, en même temps qu'à raréfier les bactéries. L'helmitol agit de même, mais à plus fortes doses. Ces médicaments sont bien supportés ; cependant ils donnent de l'excitation vésicale, et même des hématuries à doses un peu élevées. Ils agissent peu en milieu alcalin ; ils dissolvent les phosphates en suspension dans l'urine. Mais ils n'influent en rien sur l'infection intra-pariétale, de sorte que trop souvent, dès que cesse leur ingestion, la bactériurie reparaît.

Il est donc utile d'agir en même temps directement sur la paroi muqueuse, ce qui n'est possible qu'au niveau de l'urètre et de la vessie ; dans ce but on pratiquera des lavages antiseptiques fréquents, comme dans les cystites. Il faut éviter surtout toute stagnation des urines dans la vessie au moyen du cathétérisme répété et du traitement des obstacles à la miction : tel est le cas chez les prostatiques, les médullaires, les rétrécis. La stagnation dans le bassinet est malheureusement plus difficile à combattre.

Enfin on s'attaquera au foyer infectieux qui se déverse dans les voies urinaires. Quand ce foyer est prostatique, le massage de la prostate et les lavages urétro-vésicaux réussissent le plus souvent. Les foyers pariétaux de la vessie, les diverticules, les fistules, etc., opposent au contraire une résistance considérable au traitement. Souvent enfin, le foyer principal se trouve dans les bassinets et le rein, et un traitement chirurgical peut seul se montrer suffisant dans bien des cas. On ne doit pas oublier enfin que l'origine de l'infection peut être extra-urinaire, comme dans la bactériurie typhique, dans les bactériuries d'origine intestinale, etc. ; on les combattra par des moyens appropriés à chaque variété.

IV. **Cystite blennorragique.** — Les moyens généraux réussissent quelquefois en présence d'un cas léger ou de moyenne intensité ; on prescrira d'abord des bains, des cataplasmes sur le bas-ventre, des tisanes émollientes, etc., qui possèdent, il faut l'avouer, une action peu énergique. Quand on n'a pas un succès bien net dès les premiers jours ou quand la cystite est très aiguë d'emblée, on pratiquera sur la région cervicale des instillations avec une solution du nitrate d'argent à $\frac{1}{50}$; dans aucune espèce de cystite, les résultats ne sont plus remarquables qu'ici ; il y a quelquefois, après les deux ou trois premières, une recrudescence apparente pendant les quelques heures qui suivent l'application du topique, mais l'amélioration se fait rapidement sentir ; la fréquence diminue tout au moins. La douleur cède un peu plus tard ; quant aux urines, elles restent quelquefois troubles pendant plusieurs jours après que tout symptôme fonctionnel a disparu. Trois ou quatre instillations sont en général suffisantes pour les cas aigus. Nous avons réussi également avec des instillations de permanganate de potasse à $\frac{1}{200}$; le protargol à $\frac{1}{10}$ est également efficace et mieux supporté ; l'acide picrique est généralement insuffisant.

A la période de début, en pleine évolution gonococcique, on emploie aussi de grands lavages avec une solution de permanganate de potasse de $\frac{1}{5000}$ à $\frac{1}{2000}$ (Janet). On pourra les faire sans sonde, si le liquide passe facilement, ou en cas contraire avec une sonde en pomme d'arrosoir portée dans la région prostatique de l'urètre ; on ne remplira que très modérément la vessie ; le malade urinera le liquide injecté. Si, dès le début, ce procédé provoque des douleurs et augmente la fréquence, il faut de suite le suspendre, laisser reposer le malade pendant quelques jours et faire des instillations.

Dans la forme chronique, c'est encore aux instillations qu'on a recours ; souvent la ténacité de cette affection oblige à en pratiquer un grand nombre : il est bon alors de les diviser par séries de 6 à 8 au bout desquelles on laisse le malade au repos pendant une à deux semaines. Dans ces cas on peut aussi, quand la vessie n'est pas trop intolérante, faire à l'aide d'une sonde des injections avec des solutions de nitrate à $\frac{1}{500}$ qui alterneront avec des séries d'instillations ; ailleurs il sera avantageux de faire dans la même séance un lavage suivi immédiatement d'une instillation, quand ce procédé ne provoque pas une douleur trop intense.

Enfin quelques cystites sont rebelles à tout traitement; elles affectent volontiers la forme douloureuse et exigent un traitement spécial (voy. pl. b).

Pendant toute la période que dure ce traitement local, la médication interne constitue un adjuvant de quelque utilité. Dans les cas aigus, des tisanes prises en grande quantité agissent en diluant l'urine ; l'emploi des balsamiques est indiqué lorsque la période aiguë est passée. L'usage des antiseptiques à l'intérieur, en particulier de l'urotropine, du salol, du benzoate associé au biborate de soude, donne des résultats douteux.

V. **Cystite membraneuse.** — Il est indispensable de *combattre la rétention* au moyen du cathétérisme répété, s'il est facile et s'il ne doit pas être répété trop souvent. En cas contraire, on placera une sonde à demeure, et des lavages antiseptiques seront pratiqués aussi fréquemment que possible, malgré l'acuité de la cystite, car il y a une indication urgente à remplir, qui est d'essayer la dissociation des membranes. On évitera à tout prix de distendre la vessie.

On a vu combien la situation était rendue grave par la rétention due à l'engagement d'une fausse membrane ; en pareil cas, devant une issue nécessairement fatale, et lorsque le cathétérisme et les lavages sont demeurés infructueux, on doit pratiquer une cystotomie, bien qu'une opération dans de telles conditions ne doive laisser qu'un bien faible espoir. Néanmoins comme le danger vient surtout d'une ascension de l'infection aux voies supérieures, on aura d'autant plus de chance d'obtenir une guérison que cette intervention sera pratiquée plus hâtivement.

VI. **Cystites rebelles.** — Quand la médication locale a définitivement échoué devant certaines lésions comme les végétations, les ulcérations, les fausses membranes, la leucoplasie, l'incrustation, il est très utile d'entreprendre un traitement chirurgical qui aura pour but leur ablation. Mais quand, causée ou non par les lésions précédentes, une cystite douloureuse existe, le traitement chirurgical nécessaire a pour but immédiat de mettre la vessie au repos absolu, de la supprimer physiologiquement, de sorte que l'urine, au sortir des uretères, ne séjourne pas dans la vessie et s'écoule aussitôt au dehors ; l'ablation des lésions complète éventuellement cette intervention.

Nous exposerons successivement les moyens qui réalisent la suppression physiologique de la vessie, puis les procédés d'exérèse des tissus malades.

1° *Suppression physiologique de la vessie.* — La sonde à demeure ne réalise cette suppression que d'une manière trop incomplète; en outre, elle irrite la vessie par sa présence au niveau du col et n'est presque jamais supportée.

Parmi les moyens chirurgicaux, on a délaissé la dilatation du col vésicale par une boutonnière urétro-prostatique, ou chez la femme par les voies naturelles; ces procédés peuvent être encore utilisés comme un temps préparatoire du curettage de la muqueuse vésicale.

La *cystostomie* est maintenant l'opération de choix; elle peut être pratiquée par la voie hypogastrique, par la voie périnéale, par le vagin (taille vésico-vaginale).

Le choix entre les voies d'accès de la vessie dépendra des circonstances. La cystostomie *hypogastrique* répond à toutes les éventualités, chez l'homme comme chez la femme, et permet, mieux que les autres, l'examen facile de la vessie et le traitement de la paroi elle-même; toutefois, dans le sexe féminin, la facilité, la bénignité de la taille vaginale, la déclivité de l'orifice artificiel, les résultats très favorables indiqués par les statistiques, pourront la faire préférer. Le drainage vésical par la voie périnéale est plus difficile à pratiquer, et, obligeant le malade à garder le lit, convient peu à une ouverture de quelque durée; les insuccès sont plus fréquents qu'après les autres tailles.

La cystostomie hypogastrique est la fixation des bords de l'incision vésicale à ceux de l'incision cutanée, pour assurer l'évacuation permanente ou temporaire de l'urine à l'extérieur : elle produit un méat hypogastrique.

L'opération a été fixée ainsi par Poncet : les premiers temps ressemblent à ceux de la cystotomie (V. p. 675), mais l'incision des téguments est plus courte, l'incision de la vessie admet simplement l'extrémité du doigt; alors des fils d'argent sont passés à travers les téguments, la paroi abdominale, la vessie, ou simplement à travers la peau et la paroi vésicale, qu'on cherche à affronter. Poncet ne place pas de drain par l'orifice artificiel.

On a essayé de former autour de cet orifice une sorte de sphincter, pour éviter les inconvénients de l'incontinence du méat hypogastrique, que les malades supportent péniblement. La suture de la muqueuse seule à la peau (Wassilieff) permettrait à la musculature vésicale de former une sorte de sphincter autour de la muqueuse herniée; on a cherché aussi à former un trajet oblique dans la paroi musculaire de la vessie (Martin), ou d'attirer la vessie par une boutonnière faite dans les muscles droits

(Jaboulay). Il est plus simple de placer une sonde de Pezzer à demeure à l'orifice hypogastrique ; un bourrelet extérieur surajouté à cette sonde l'empêchera de pénétrer trop profondément.

Le point le plus important est la longue durée de la fistulisation, qui ne devra cesser d'être entretenue qu'après la disparition prolongée des symptômes, et après des essais de mise en tension de la vessie dont l'orifice se resserre progressivement autour de la sonde à demeure. Il arrive du reste qu'une vessie anciennement rétractée et sclérosée ne puisse se fermer, sa cavité ayant disparu.

2° *Exérèse des lésions vésicales.* — L'exérèse des lésions n'est possible que quand celles-ci sont limitées ou peu profondes ; cependant, même dans les cas où elle reste incomplète, le résultat est en général satisfaisant

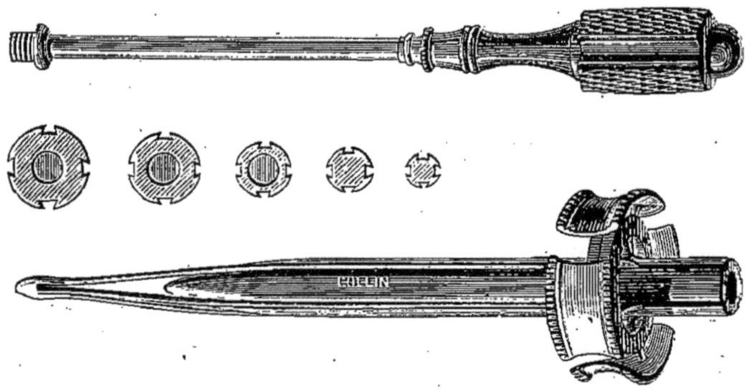

Fig. 167. — Dilatateur de Guyon.

et la diminution de l'inflammation, au moins temporaire, s'observe presque toujours. Il n'est pas question ici de résection vésicale, les lésions portant le plus souvent sur le trigone ; aussi les moyens les plus employés sont le curettage instrumental, plus rarement le curettage digital, et la destruction ignée de la zone qui présente les lésions les plus graves : leucoplasie, membranes, ulcérations, végétations.

Le *curettage de la vessie* est pratiqué soit *par les voies naturelles*, soit par une incision de la paroi vésicale. Dans le premier cas, le curettage peut être précédé, au moins chez la femme, de la *dilatation du col* de la vessie ; cette dilatation n'a d'ailleurs pas sur la contracture vésicale l'action qu'on lui avait attribuée d'abord, ou du moins cette action est peu durable ; il s'agit donc non d'une dilatation forcée destinée à vaincre l'anneau musculaire, mais d'une préparation au passage d'instruments un peu volumineux et à la pose d'une sonde de gros calibre que l'on fixera ensuite à demeure. Chez l'homme, on a pratiqué cette dilatation au moyen de la *boutonnière périnéale :* par cette brèche, on passait un dilatateur (Dolbeau, Duplay-Guyon fig. 167).

L'instrumentation consiste soit dans une curette ordinaire convenable-

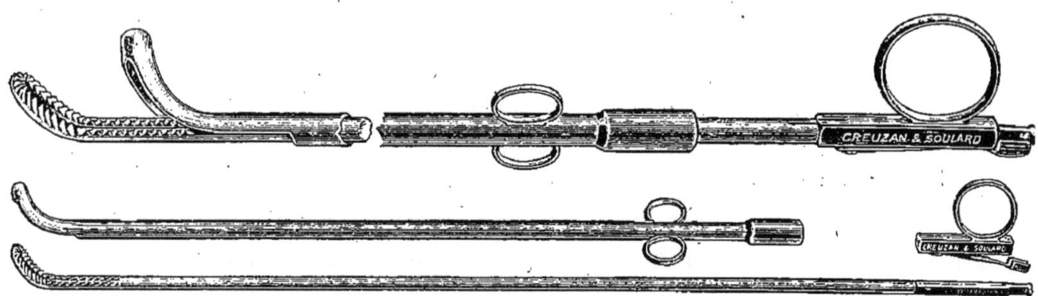

Fig. 168. — Herse de Pousson.

ment coudée, soit dans des instruments plus perfectionnés comme celui de Pousson (fig. 168 et 169), qui se compose d'une curette-herse coudée vers son extrémité et mobile dans une sonde métallique où elle se dissimule pen-

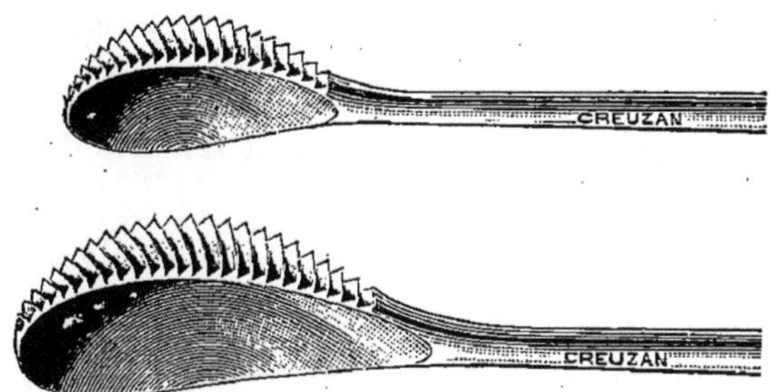

Fig. 169. — Curette-herse de Pousson.

dant l'introduction ; le curettage porte sur tout le pourtour du col, le trigone et l'urètre postérieur ; le bas-fond et le corps échappent à un curettage aussi complet. Il est suivi d'un écouvillonnage au moyen de tampons d'ouate ou de gaze.

On peut reprocher au curettage par les voies naturelles d'être aveugle et de ne pas s'attaquer uniquement à des lésions limitées, d'être par contre insuffisant pour le fond et le sommet de la vessie ; enfin il n'est pas sans danger. Strauss, Pousson, ont eu à déplorer des perforations, ce qui ne peut surprendre dans des vessies ulcérées ou friables. Enfin la sonde à demeure n'assure pas toujours ensuite un repos suffisant de l'organe.

Aussi, malgré les succès obtenus parfois au moyen de ce procédé, nous l'employons rarement, même chez la femme, et nous préférons le traitement chirurgical de la paroi à *ciel ouvert*. Tout au plus, dans des lésions très limitées (polypes, plaques leucoplasiques) avons-nous quelquefois recours à la *cautérisation* au moyen de l'anse galvanique sous le contrôle du cystoscope.

D'ailleurs, généralement, dans les cystites douloureuses, il importe surtout de mettre la vessie au repos par la taille, et l'exérèse devient le complément de la *cystostomie*. Après la recherche de la vessie rétractée derrière le pubis, celle-ci est ouverte et examinée, puis on pratique, suivant le cas, soit le décollement digital des fausses membranes peu adhérentes, soit le curettage général de la muqueuse suivi d'attouchements au nitrate d'argent, au chlorure de zinc, soit encore le raclage des plaques adhérentes avec la curette tranchante, ou l'excision aux ciseaux; le thermo-cautère sert à achever de détruire les ulcérations, la base des végétations, des plaques leucoplasiques, et à arrêter l'hémorragie.

De même qu'après la cystostomie simple, on placera de gros drains hypogastriques pendant dix ou quinze jours, puis le drainage sera assuré par une volumineuse sonde de Pezzer également à l'hypogastre ; dans les cas favorables qui s'améliorent rapidement, une sonde à demeure dans l'urètre suffira, mais plus souvent il convient de faire durer la fistulisation pour éviter plus sûrement la récidive.

Rappelons, en terminant, le pronostic de ces diverses interventions, d'après les statistiques relevées par Imbert. La taille *vaginale* a donné les meilleurs résultats globaux : parfois même elle a réussi après l'échec de la taille hypogastrique, et la mortalité est insignifiante : il y a 65 pour 100 de guérisons, mais en revanche à peu près 50 p. 100 de fistules consécutives, ce qui réduit le taux de guérisons parfaites, sans fistules, à 34 p. 100. La taille *hypogastrique* est un peu plus grave (11 p. 100 de mortalité), et très efficace (38 p. 100 de guérisons et 19 p. 100 de grandes améliorations), mais chez la femme elle est inférieure à la taille vaginale. Le pronostic de la taille *périnéale* est plus sérieux (23 p. 100) et les résultats sont moins bons que ceux de la taille hypogastrique, mais elle expose peu aux fistules. Enfin le *curettage*, sur 32 cas, avec une mortalité nulle, n'a donné que 26 p. 100 de guérisons et 22 p. 100 de grandes améliorations.

CHAPITRE IV

LEUCOPLASIE. — MALACOPLASIE

BIBLIOGRAPHIE

LEUCOPLASIE VÉSICALE

HALLÉ. Leucoplasies et cancroïdes dans l'appareil urinaire. *Annales g°-urinaires*, 1896. — IMBERT et PASTEAU. *Rapport à la 7e session de l'Assoc. fr. d'Urol.*, 1903. « Des cystites rebelles ». — ALBARRAN. Sur un cas de leucoplasie vésicale (avec fig.). *Revue pratique des mal. des org. g°-urin.*, 1907. — ENGLISCH. Ueber Leucoplakie u. Malakoplakie. *Zeit. f. Urol.*, 1907.

MALACOPLASIE

V. HANSEMANN. *Virchow. Arch.*, 1903. — LANDSTEINER et STOERCK. *Zieglers Beitr.*, 1904, etc. — MINELLI. *Virch. Arch.*, 1906. — KIMLA. *Virch. Arch.*, 1906. — ZANGEMEISTER. *Centralblatt f. Harn. u. Sex. Org.*, 1906 (avec fig. cystoscopique). — WILDBOLZ. *Zeitsch. f. Urol.*, 1907. — ZANGEMEISTER. *Zeitsch. f. Urol.*, 1907.

LEUCOPLASIE

La leucoplasie vésicale est la transformation de l'épithélium vésical en un épithélium pavimenteux stratifié corné; elle porte d'ordinaire sur une partie assez restreinte de la vessie, mais peut l'envahir entièrement; elle s'accompagne le plus souvent mais non constamment de la symptomatologie des cystites chroniques, d'où le nom de *cystites leucoplasiques* donné à celles où l'on rencontre des plaques leucoplasiques.

ÉTIOLOGIE. — La leucoplasie vésicale, qui coïncide parfois avec celle de l'uretère et du bassinet, ou encore avec celle de l'urètre, est une affection rare. Aux observations antérieures de Rokitansky, de Marchand, de Cabot, etc., Hallé ajouta 7 observations personnelles (1896), Imbert en releva 22 cas dans sa statistique des cystites rebelles (1903), Albarran cite 22 cas, dont 10 personnels (1907), J. Englisch, 28 cas (1907). Bien des cas diagnostiqués par la cystoscopie n'ont pas été publiés.

La leucoplasie a été plus souvent observée chez l'homme que chez la femme; d'après Albarran, elle atteint surtout les hommes âgés et les femmes jeunes. Les différences suivant le sexe et l'âge s'expliquent par la fréquence inégale de la cystite chronique dans ces diverses conditions. Englisch fait remarquer que la leucoplasie des voies urinaires supérieures est au contraire plus fréquente de vingt à quarante ans, avec un maximum de trente à quarante ans, et que la leucoplasie urétrale survient surtout dans la vieillesse. Il règne donc encore une certaine obscurité sur ce point.

On a incriminé comme causes toutes les affections urinaires concomitantes : la cystite chronique (13 fois sur 28, Englisch), la lithiase vésicale (11 fois sur 28, Englisch ; 6 sur 22, Albarran), les antécédents blennorragiques (9 fois, Englisch) ; la tuberculose ne s'est pas montrée aussi fréquente que dans les cas de leucoplasie urétrale. On peut donc considérer comme établies l'influence de l'inflammation, et celle de l'irritation par le contact d'un calcul, contestée par Hallé; aussi la leucoplasie vésicale se rapproche-t-elle des leucoplasies buccale, conjonctivale, etc., mais elle en diffère par son indépendance vis-à-vis de la syphilis.

Comment l'inflammation ou l'irritation prolongée peuvent-elles transformer un épithélium d'origine endodermique en un épithélium de type ectodermique; c'est ce que l'on n'a pu élucider encore. Toutefois cette transformation a été observée ailleurs que dans la leucoplasie urinaire, de sorte que la doctrine de la spécificité cellulaire ne peut plus être considérée comme absolue. Nous verrons qu'il existe des degrés dans la leucoplasie au point de vue histologique, et que la cornification n'est pas absolument constante; or l'irritation prolongée expérimentale a amené sinon la leucoplasie, du moins des hyperplasies épithéliales : c'est ainsi qu'on a pu reproduire (Giani) les lésions de la cystite kystique, ou les voir se développer sans cystite, par exemple chez les rétentionnistes (Lehndorf).

Anatomie pathologique. — Les lésions de la leucoplasie sont caractérisées macroscopiquement par l'aspect *blanc nacré* de leur surface ; elles sont disposées en plaques isolées, ou confluentes, et peuvent exceptionnellement tapisser toute la vessie ; nous avons vu que la leucoplasie a été parfois généralisée à toute l'étendue des voies d'excrétion de l'urine, comme dans le cas très connu de Marchand. Les *plaques* se présentent tantôt sans changement de niveau avec la muqueuse vésicale, tantôt comme des plaques légèrement surélevées, ou bien comme un semis de granulations blanchâtres, tantôt enfin comme de véritables petites *tumeurs* sessiles ou même pédiculées. Leur contour est arrondi, ovalaire, ou au contraire irrégulier ou polygonal; les plaques confluentes ont de même un contour polyédrique ou sinueux. La surface est tantôt lisse, tantôt chagrinée; parfois elle présente des lambeaux prêts à se détacher; au début, les tumeurs leucoplasiques peuvent être condylomateuses et rougeâtres; elles se revêtent plus tard d'incrustations calcaires. A la coupe, on voit que les lésions cornées acquièrent une épaisseur variable suivant les cas, mais que la muqueuse est notablement épaissie, blanchâtre et indurée. Souvent la zone cornée se détache vers la partie centrale, ou vers les bords, et au-dessous apparaît une surface ulcérée; il en est de même après la chute spontanée de la plaque cornée, et ainsi s'explique une partie des *ulcérations* qui peuvent exister dans la vessie avec la leucoplasie. Plus souvent la plaque leucoplasique adhère fortement aux tissus sous-jacents.

La répartition des lésions dans la vessie est la suivante, d'après un relevé d'Englisch (27 cas) :

Toute la vessie	16 fois	Paroi latérale	2 fois
Paroi postérieure	1 —	Col	1 —
Trigone	3 —	Col et paroi post.	1 —
Bas-fond	3 —	Col et trigone	1 —
Paroi antérieure	2 —		

Enfin, la vessie présente le plus souvent des lésions concomitantes; tantôt il ne s'agit que d'une cystite localisée au trigone, au col, et peu intense; tantôt, au contraire, ce sont les lésions graves de la cystite interstitielle, et les plaques leucoplasiques se rencontrent parmi des ulcérations, des végétations, des productions kystiques. Chez les vieillards, c'est souvent une vessie à colonnes qui présente de la leucoplasie. Enfin, dans les formes graves, on trouve la vessie épaissie, sclérosée et rétractée des cystites rebelles.

Histologiquement la plaque de leucoplasie est constituée par un épithélium pavimenteux corné, reposant sur une couche sous-épithéliale cellulo-fibreuse, riche en vaisseaux néoformés et en infiltrats embryonnaires, et qui pénètre dans l'épithélium sous forme de papilles fibro-vasculaires. Ces deux couches sont épaissies, la couche sous-épithéliale par la multiplication des éléments conjonctifs, la couche épithéliale par le grand nombre des assises cellulaires. L'épithélium est composé, en allant de la profondeur vers la surface : d'une couche basale formée de cellules cylindriques, d'une couche formée par des assises nombreuses de cellules du type malpighien, les moyennes polygonales, les plus superficielles aplaties, d'une couche granuleuse à cellules plates avec granulations d'éléidine, d'un stratum lucidum plus ou moins net, et d'une couche de cellules cornées dont les plus superficielles sont en voie de desquamation. On a vu manquer la couche de cellules polygonales.

Alentour, la vessie présente ordinairement les lésions des cystites intenses; on y a trouvé les productions végétantes de la cystite chronique, des ulcérations, des dépôts calcaires, de petits kystes épithéliaux, la cystite glandulaire de Zuckerkandl, la sclérose sous-épithéliale et sous-muqueuse, etc.

Symptômes. — Au point de vue symptomatologique, on peut décrire deux formes, suivant l'intensité de la cystite : 1° Dans la *cystite leucoplasique* proprement dite, les symptômes sont tantôt ceux d'une cystite chronique peu intense avec poussées aiguës à répétition, tantôt ceux de la cystite douloureuse; une partie des symptômes est aussi tenue sous la dépendance de la maladie concomitante, hypertrophie de la prostate, lithiase vésicale. Il faut mentionner spécialement l'importance des *hématuries,* qui peuvent être le symptôme dominant; elles sont parfois très abondantes, totales, et simulent, par leur intensité, leur spontanéité et leur répétition, les hématuries néoplasiques; 2° dans la *leucoplasie sans cystite*, ou avec cystite très peu prononcée, les symptômes douloureux manquent ou se réduisent à des sensations vagues (Krebs); la leucoplasie passerait inconnue si les hématuries (Escat) ou une autre affection, comme l'hypertrophie de la prostate, n'invitaient à pratiquer la cystoscopie.

Celle-ci, quand la cystite ne s'y oppose pas, montre les plaques ou les tumeurs leucoplasiques et les autres lésions vésicales que nous avons décrites. Le diagnostic cystoscopique offre cependant parfois de sérieuses difficultés quand la leucoplasie se présente sous forme de tumeur; on peut hésiter entre leucoplasie et tumeur maligne, leucoplasie et végétation de cystite, surtout si les lésions sont recouvertes d'incrustations ou quand la leucoplasie ulcérée rappelle l'aspect du cancroïde. L'examen histologique lèverait les doutes; encore faut-il ne pas oublier la transformation possible de la leucoplasie en cancroïde.

Avant la cystoscopie, le diagnostic peut être fait par l'examen des membranes leucoplasiques expulsées spontanément dans l'urine et par la présence de cellules cornées dans les sédiments.

La *marche* est chronique et l'on ne connaît pas d'exemple de guérison spontanée. Dans la plupart des cas, la marche est en outre progressive. La cystite intense, l'infection ascendante des reins peuvent amener la mort, d'autant plus que cette affection se manifeste plutôt sur des organismes déjà affaiblis.

Traitement. — Le traitement doit être chirurgical, cependant dans les cas de plaques leucoplasiques peu étendues et qui ne se compliquent ni d'une cystite intense, ni d'hématuries, on restera dans l'expectation, ou l'on se contentera de détruire la plaque avec l'anse galvanique sous le contrôle d'un cystoscope approprié.

Le traitement chirurgical consiste dans l'ablation de la plaque ou de la tumeur au moyen de la curette tranchante et dans la cautérisation thermique de son point d'implantation. La taille, sans curettage, atténue les symptômes mais ne peut guérir la leucoplasie. Sur trois cas de curettage par l'urètre, rapportés par Imbert, on trouve un insuccès (Camero) et deux guérisons (Le Clerc-Dandoy, Poisson). Les lésions concomitantes de la vessie, l'hématurie, indiquent d'ailleurs formellement la taille hypogastrique, qui constitue l'opération de choix pour l'ablation complète des lésions et pour la mise au repos de la vessie.

MALACOPLASIE

La malacoplasie de la vessie peut être provisoirement décrite à côté de la leucoplasie qu'elle accompagne parfois, et à la suite des diverses formes de cystite.

Cette affection, décrite pour la première fois par V. Hansemann (1901), n'avait été constatée qu'à l'autopsie jusqu'aux observations appuyées sur l'examen cystoscopique de Hagemann et de Zangemeister (1906).

Mal connue dans sa nature et son étiologie, elle a été considérée surtout comme produite par la cystite, qui ne manquait que dans un cas (V. Hansemann) sur les 18 actuellement publiés. Elle paraît pouvoir être rattachée souvent, sinon toujours, à la tuberculose (Kimla, Zangemeister) et se rapprocherait des formes végétantes de la cystite tuberculeuse, en particulier de la cystite en plaques (Wildbolz).

Les plaques de malacoplasie se montrent la plupart du temps disséminées sur toute la muqueuse vésicale, sans siège de prédilection. Chacune d'elles, ronde ou ovalaire, se présente comme une granulation, ou dans les cas plus avancés, comme une plaque saillante pouvant atteindre 1/2 à 1 centimètre de diamètre, jaunâtre, déprimée en son centre ; Minelli la compare à une plaque de Peyer ; à une période plus tardive, la surface parfois s'ulcère. Les plaques peuvent être confluentes et former des îlots de contour très irrégulier. On a rencontré des ulcérations étendues à côté des productions végétantes. La muqueuse vésicale est souvent saine autour de ces plaques.

Au point de vue histologique, ces productions sont formées d'amas de très grandes cellules arrondies vers la surface, polygonales dans la profondeur des tumeurs, présentant un seul noyau, rarement 2 ou 3, et un protoplasma abondant, souvent granuleux ou vasculaire ; outre les amas, on trouve encore des cellules semblables disséminées dans les couches plus profondes de la vessie. A côté des grandes cellules se trouvent aussi des amas de petites cellules embryonnaires, surtout abondantes à la limite de la tumeur et de la sous-muqueuse. La tumeur est parcourue par des capillaires qui proviennent de la sous-muqueuse. On y remarque enfin, inclus dans les grandes cellules, des corpuscules volumineux, grisâtres ou jaunâtres, parfois incolores, décrits par Michaelis et Guttmann, et qui se colorent en bleu par la réaction du ferrocyanure de potassium ; ces corpuscules ferreux se rencontrent aussi en moins grand nombre en dehors des cellules.

Dans les amas de cellules on a trouvé des bactéries qui (dans les autopsies) ont paru être le coli-bacille et des bactéries de même forme. Kimla y a trouvé les bacilles de Koch qui ont éclairé la nature de ces productions.

Enfin les amas cellulaires sont situés dans la couche sous-épithéliale et recouverts par l'épithélium, d'abord normal, puis peu à peu dégénéré et ulcéré au centre de la tumeur.

Au point de vue symptomatologique, presque toujours les malades présentent des symptômes de cystite, mais à des degrés variables.

CHAPITRE V

TUBERCULOSE VÉSICALE

BIBLIOGRAPHIE

TAPRET. Étude clinique sur la tubercul. vésic. *Arch. gén. méd.*, 1878. — BOURSIER. De la tuberculose de la vessie. *Thèse*, 1885. — CLADO. Lésions anatomo-pathol. de la tub. vésic. *Annales gén.-urin.*, 1887. — ALBARRAN. Les infections secondaires dans la tub. urin. *Ann. gén.-urin.*, 1897. — HALLÉ et MOTZ. Tuberculose de la vessie. *Annales gén.-urin.*, 1904. — VIGNERON. Résultats de l'interv. chirurg. dans la tub. vésic. *Congrès de chir.*, 1893. — BANZET. Trait. des cystites tuberculeuses. *Ann. gén.-urin.*, 1897. — PASTEAU. Rapport. *Assoc. f. d'Urol.*, 1903, p. 277. — MINET. L'acide pyrogallique dans les cystites tub. *Assoc. f. d'Urol.*, 1904.

ÉTIOLOGIE ET PATHOGÉNIE

Les considérations générales qu'on trouvera exposées plus loin (V. Tuberculose rénale) nous permettront d'être brefs sur ce point. Si dans certains cas la vessie semble être cliniquement le premier organe envahi par la tuberculose, nous ne connaissons aucun fait précis, aucune pièce qui permette de l'affirmer. Sur 50 pièces de tuberculose urinaire du musée Guyon, aucune ne montre une tuberculose vésicale isolée. En admettant même que cette localisation primitive existe, il faut reconnaître que, dans l'immense majorité des cas, la tuberculose vésicale est consécutive à celle de la prostate et plus souvent encore des reins, et elle se propage suivant le mécanisme déjà indiqué. Elle paraît, il est vrai, quelquefois primitive ; c'est parce que les symptômes qu'elle détermine sont bruyants et ne peuvent échapper à l'observateur, tandis que les lésions de la prostate et surtout celles des reins restent longtemps silencieuses.

Elle se développe surtout de quinze à quarante ans; on l'a vue chez l'enfant (quatre ans, trois ans et demi); elle est moins rare chez le vieillard (Tuffier), mais n'en reste pas moins exceptionnelle à ces âges extrêmes.

Elle se rencontre plus souvent chez l'homme (Guebhard), fait qui peut tenir à ce que la vessie de la femme ne s'infecte guère que par voie descendante.

Les excès, surtout les excès de coït et les refroidissements, etc., sont autant de causes congestives qui hâtent le développement des tubercules. L'influence de la *blennorragie* doit être placée au premier rang, surtout en ce qui concerne les cystites blennorragiques invétérées qui ont résisté à une thérapeutique rationnelle ; le bacille provenant des lésions rénales ou prostatiques est inoculé sur la région enflammée, préparée par la blennorragie. Cette transformation s'opère grâce à des infections secondaires dont il est difficile de suivre la succession ; il est rare que le bacille de Koch succède directement au gonocoque. Ce sont des *cas-limites* (Guyon) où on ne peut pas encore distinguer les manifestations de l'infection tuberculeuse.

ANATOMIE PATHOLOGIQUE

On doit reconnaître dans l'évolution des lésions trois degrés auxquels correspondent les trois périodes de l'évolution clinique : initiale, d'état et terminale.

La lésion initiale est la granulation grise tout d'abord saillante à la surface, atteignant parfois le volume d'un grain de chènevis. Un peu plus tard elle devient jaune et son contenu est caséeux. Elle apparaît dans le derme muqueux, débutant sous l'épithélium qu'elle soulève et qui peut rester longtemps indemne avant de s'ulcérer. Au microscope, la granulation grise se présente sous la forme d'un amas de cellules embryonnaires, rondes, plus serrées au centre qu'à la périphérie. A cette période, la vessie examinée à l'œil nu offre une vascularisation irrégulière beaucoup plus marquée au pourtour de l'un des orifices urétéraux, avec une rougeur particulière de la muqueuse qui paraît dépolie, toutes lésions plus visibles au cystoscope qu'à l'autopsie.

La seconde période est caractérisée par l'évolution de la granulation jaune qui se présente sous la forme d'une saillie à sommet blanc jaunâtre comme une pustule d'acné ; la base est entourée d'un cercle très vascularisé. A ce moment les cellules centrales de la granulation grise ont dégénéré et la cellule géante apparaît. La granulation jaune est formée d'une masse de substance caséeuse où on retrouve de rares cellules géantes.

L'ulcération peut être considérée comme caractéristique de la troisième période; d'abord superficielle et résultant de la chute de l'épithélium, elle commence par un pertuis punctiforme, gagne peu à peu en profondeur, semblable à une ulcération d'herpès (Tapret). Les dimensions s'élargissent

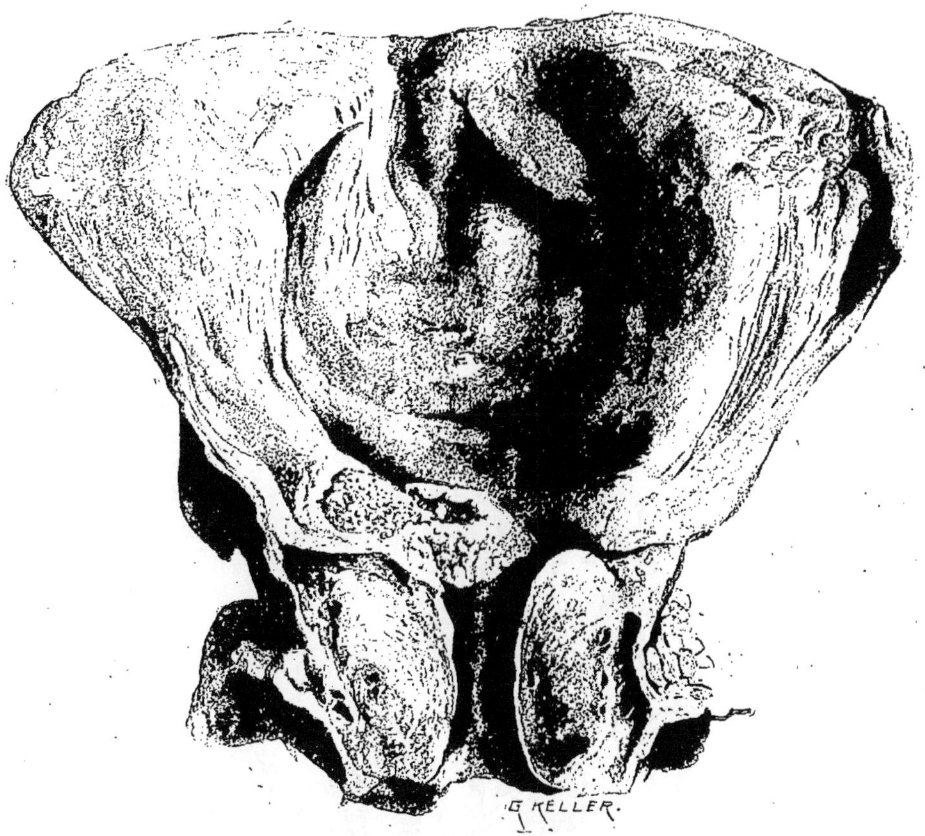

Fig. 170. — Ulcération tuberculeuse de la vessie (Collection du Dr Letulle).

Outre l'ulcération à bords décollés que l'on voit à droite du trigone, la muqueuse présente des granulations tuberculeuses disséminées. La prostate est creusée de petits abcès tuberculeux. La paroi vésicale est peu modifiée.

bientôt, plusieurs ulcérations se réunissent et leur confluence lui donnent un aspect irrégulier, festonné, polycyclique (fig. 170). Autour d'elle se voit une zone vasculaire plus ou moins développée; la paroi, le derme infiltré sont épaissis, la couche musculaire hypertrophiée (fig. 171). Dans les cas avancés, on rencontre des lésions à divers degrés de développement.

Enfin, à une période ultime, on observe une extension destructive des lésions à toutes les parties de la vessie, lésions énormes et exception-

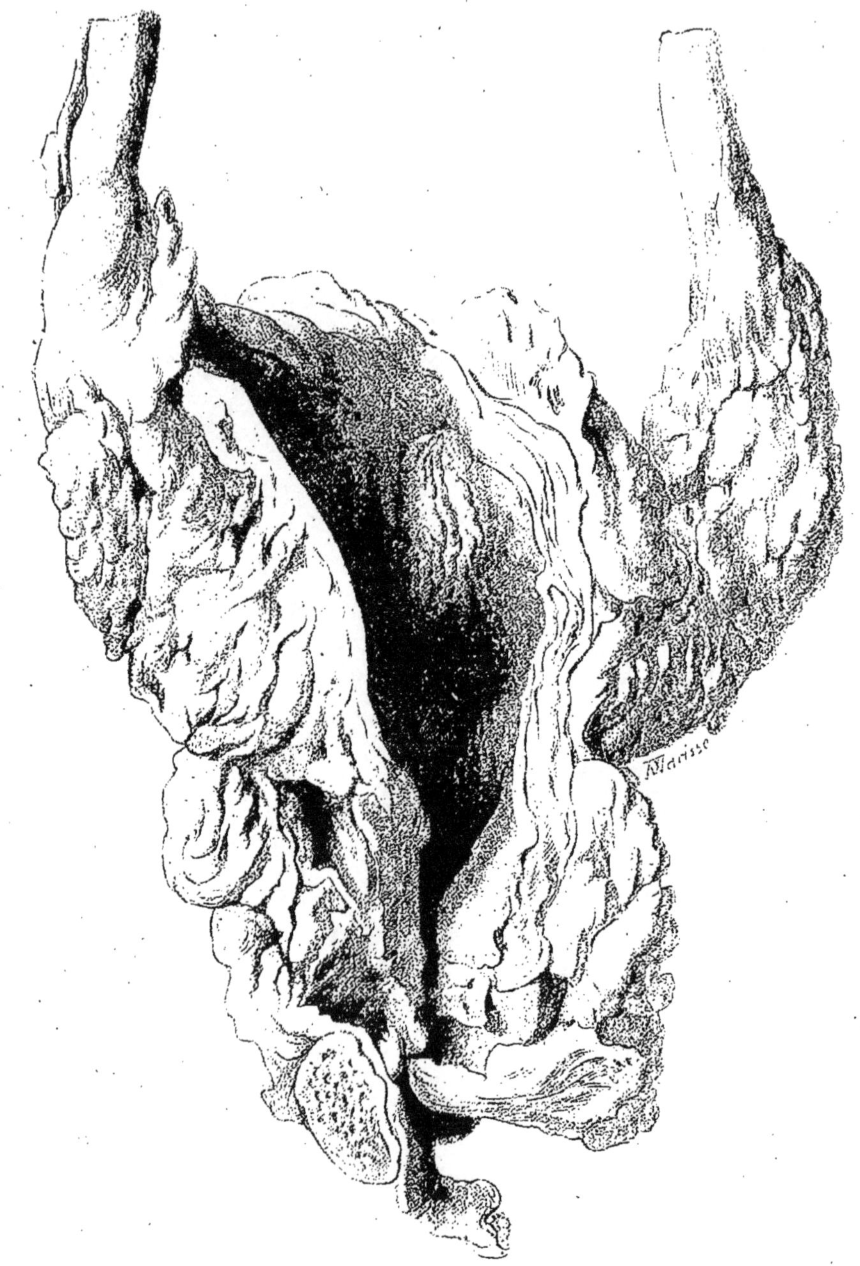

Fig. 171. — Tuberculose vésicale (Collection du Dr René Marie.)

Une seule ulcération profonde et semis de granulations existent sur toute la surface de la muqueuse : énorme épaississement des parois de la vessie et effacement presque complet de la cavité.

nelles dont les pièces du Musée Guyon ont permis à MM. Hallé et Motz de donner une remarquable description. Ils en reconnaissent trois types : 1° ulcéreux simple, où la vessie est creusée de dépressions cupuliformes séparées par des élevures en forme de bourgeons; 2° ulcéreux réticulé, dans lequel la destruction totale met à nu le plexus des fibres musculaires; 3° ulcéreux végétant, où de grosses saillies isolées hérissent la surface vésicale, soit sessiles, soit pédiculées, en forme de fongosités. Leur constitution histologique est embryo-vasculaire ou embryo-musculaire, ou purement musculaire. Exceptionnellement on voit une infiltration caséeuse massive des parois. Presque toute la vessie est envahie; ses parois sont dures, épaisses; sa capacité est généralement agrandie.

Dans d'autres cas, également rares, le stade ultime aboutit à la destruction histologique des parois vésicales, soit partielle, soit totale. On ne reconnaît plus à l'examen histologique de ces vessies rien de la structure de la paroi normale qui est devenue entièrement fibreuse : elle est alors ordinairement très augmentée de volume et la distension est considérable. Dans ces cas exceptionnels les parois vésicales sont ordinairement hypertrophiées.

Localisation des lésions. — Une règle qui semble ne pas avoir d'exception est que les lésions commencent au niveau des orifices vésicaux, uretères ou urètre. Au début un seul uretère est envahi, lésions plus souvent reconnues au cystoscope qu'à l'autopsie (voy. Pl. III), elles s'étendent en longueur dans la direction du col vésical, et peuvent rester très longtemps limitées à cette région, sans que le congénère y participe.

Ailleurs, c'est autour de l'urètre qu'elles débutent, mais dans ce cas elles sont consécutives à la tuberculose prostatique. On voit que leur point de départ habituel est la région du trigone et qu'elles y restent prédominantes; quand la vessie est entièrement envahie, c'est encore dans cette région que leur développement est le plus avancé.

Ces cas d'envahissement absolument total de la vessie sont rares; au début la plus grande partie de la vessie est indemme, mais même en présence de lésions profondes et avancées on voit souvent des espaces assez étendus présenter un aspect normal. On les rencontre surtout au niveau d'un uretère sain, à sa partie inféro-antérieure, où il semble que le passage continuel d'une urine non infectée produit un lavage suffisant pour empêcher l'inoculation de cette région.

Lésions concomitantes. — Nous n'avons pas à revenir sur les lésions

PLANCHE III

CYSTOSCOPIE

Fig. 1. — Petit papillome vésical voisin de l'uretère.

Fig. 2. — Tumeur villeuse.

Fig. 3. — Lésions tuberculeuses du méat urétéral (1er degré). Vascularisation légère, d quamation des bords de l'orifice.

Fig. 4. — Lésions tuberculeuses (2e degré). Erosions légères, éversement de l'orifice.

Fig. 5. — Lésions tuberculeuses (3e degré). Agrandissement de l'orifice, épaississem de la muqueuse qui devient mamelonnée, et diffusion de la cystite tuberculeuse.

Fig. 6. — Lésions tuberculeuses (4e degré). Ulcérations et prolifération de la muque péri-urétrale, déformation du méat urétéral.

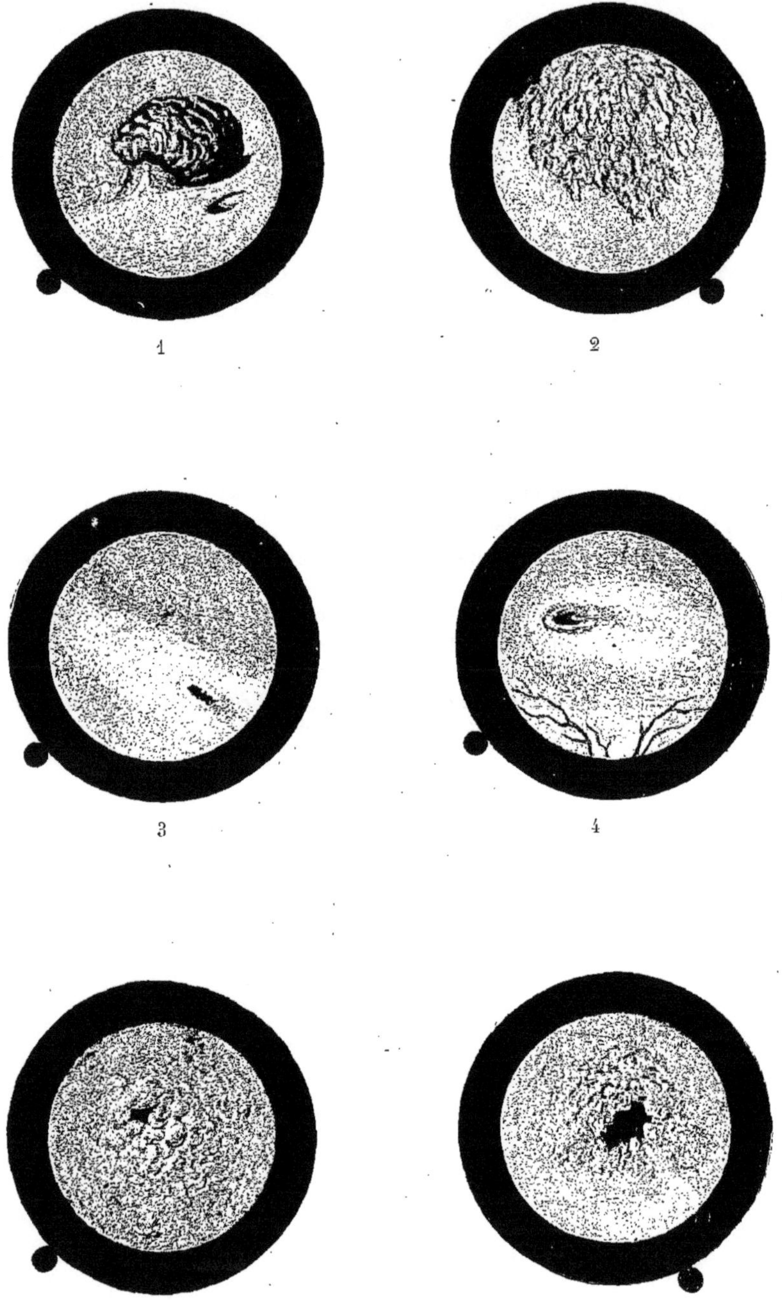
1
2
3
4
5
6

des reins, de la prostate et des vésicules qui sont étudiées en leur place, et qui précèdent les lésions vésicales. Ce sont donc ces dernières qui devraient être considérées comme des complications.

Comme telles nous n'étudierons donc ici que les lésions péri-vésicales. La péricystite est constante sous la forme d'épaississement de la couche fibro-adipeuse externe, lésion inflammatoire réactionnelle banale, surtout dans les formes ultimes, alors que la paroi vésicale vraie s'atrophie et disparaît, ailleurs très irrégulière et disposée en masses fibro-lipomateuses. Des adhérences intestinales sont assez fréquentes surtout dans les cas de cystite phlegmoneuse ; quelquefois des productions tuberculeuses s'y développent et peuvent devenir le point de départ de suppurations et de fistules cutanées ou viscérales ; les fistules vésico-intestinales sont les plus fréquentes. Après la cystostomie, une péricystite localisée se développe autour du trajet fistuleux.

Examen des urines. — La présence du bacille de Koch démontre la nature de la lésion, mais ne renseigne en rien sur la localisation. Comme la cystite est toujours secondaire, on ne peut savoir, par le simple examen microscopique, si ce bacille vient du rein, de la prostate ou de la vessie. Une grande quantité de pus dans l'urine, des bacilles abondants font soupçonner plutôt des lésions rénales.

A la période des infections bacillaires fermées, les lésions marchent avec une grande lenteur. Plus tard des infections secondaires se développent, des micro-organismes pyogènes activent la suppuration et l'extension des lésions, mais avec des différences telles que rien dans la bactériologie n'en donne la raison.

SYMPTÔMES

Toujours secondaire, la tuberculose vésicale se comporte différemment suivant que la lésion primitive occupe les voies supérieures ou inférieures.

Dans le premier cas l'infection vésicale n'apparaît ordinairement que fort tard ou lorsque les lésions rénales et uretérales sont déjà avancées. Il est même remarquable que les lésions de l'orifice inférieur de l'uretère si précoces et si facilement appréciables au cystoscope restent longtemps cantonnées dans ce point sans s'étendre à la muqueuse adjacente. Mais lorsque l'infection vésicale se produit, elle ne reste pas silencieuse et les symptômes se montrent. Ils sont souvent la première manifestation d'une tuberculose urinaire très avancée dans les voies supérieures.

Au contraire, quand la prostate a été primitivement atteinte, l'éveil est donné depuis longtemps déjà, car la prostatite tuberculeuse s'accompagne d'un cortège de symptômes difficiles à méconnaître et que nous n'avons pas à rappeler. Quoi qu'il en soit, une fois la lésion installée, elle détermine une symptomatologie différente aux périodes de début, d'état ou de terminaison.

Signes fonctionnels. — A la *période initiale* les symptômes dépendent de la congestion provoquée par la présence de la granulation grise. Elle se traduit par de la *fréquence ;* les besoins, impérieux, se renouvellent aussi souvent le jour que la nuit. Ils sont peu douloureux à cette période et surtout l'expulsion des dernières gouttes ne détermine pas de crises douloureuses comme celles que nous retrouverons bientôt. Au début la fréquence est en général peu considérable; nous l'avons cependant vue telle qu'elle simulait une incontinence.

Parmi les symptômes les plus précoces apparaît l'*hématurie ;* comparable à l'hémoptysie des tuberculeux, elle accompagne les poussées congestives ; le sang est mélangé aux dernières gouttes ; parfois sa présence donne simplement une teinte rosée à l'urine; ailleurs une certaine quantité de sang pur se répand dans la vessie, mais jamais en assez grande abondance pour la remplir. Ces hématuries sont *spontanées,* et non influencées par les mouvements; le repos au lit ne les fait pas cesser. Elles sont donc très différentes des hématuries calculeuses, fait important, car les douleurs des tuberculeux vésico-prostatiques sont souvent augmentées par la marche et les secousses de la voiture ; différentes aussi de celles des tumeurs vésicales, car dans la tuberculose les hématuries, relativement peu abondantes, diminuent à mesure que la maladie fait des progrès, contrairement à ce qui se passe pour le néoplasme.

Les symptômes de la période initiale de la tuberculose vésicale se bornent à de la fréquence et à des hématuries ; lorsqu'il s'y joint une gêne plus ou moins pénible de la défécation, avec irradiations au périnée et aux aines, celle-ci dépend d'une prostatite concomitante.

Ces symptômes sont dus à la congestion et diffèrent de ceux qui nous restent à décrire et qui relèvent d'un état inflammatoire. Aussi a-t-on voulu établir une distinction plus théorique que clinique entre la tuberculose vésicale, caractérisée par ces seuls symptômes et la cystite tuberculeuse.

Lorsqu'aux phénomènes congestifs s'ajoute l'inflammation la *période d'état* est confirmée. Trois symptômes la caractérisent : la douleur à la fin des mictions, le pus dans les urines et la fréquence.

Le *pus est souvent assez abondant ;* c'est au commencement et à la fin de la miction qu'il apparaît. L'expérience des trois verres est démonstrative ; il arrive très souvent que le troisième est celui qui contient la plus grande quantité de pus.

La présence de bacilles de Koch lui donne un caractère histologique pathognomonique. Leur constatation emporte le diagnostic, mais elle ne doit pas être considérée comme nécessaire. Dans beaucoup de cas, on ne retrouve pas de bacilles dans les sédiments de l'urine. C'est donc un élément de diagnostic qu'on doit rechercher, car il est des plus précieux, mais qui ne dispense pas de l'étude minutieuse des autres signes.

La *polyurie* est à peu près constante et s'observe à diverses phases de la maladie. Au début elle est un signe précoce qui doit mettre en éveil ; elle est tantôt trouble, tantôt limpide. Trouble elle est l'indice d'une suppuration rénale, très probablement de même nature ; limpide, elle peut dépendre aussi d'une lésion rénale, mais au début elle existe parfois sans altération du rein sur lequel elle n'agit que par voie réflexe en raison de l'irritation qu'elle produit sur tout l'arbre urinaire. Elle est alors temporaire et correspond aux poussées congestives (Guyon).

Les *douleurs* sont ordinairement vives, mais d'une intensité variable, et elles se prolongent longtemps après la miction. Le besoin lui-même est douloureux et les envies étant très fréquentes, les souffrances sont continuelles ; elles deviennent parfois atroces. Cependant dans un grand nombre de cas, heureusement les plus fréquents, les douleurs sont supportables et ne se manifestent qu'à la fin des mictions ; mais ces états subaigus ne sont pas de très longue durée et les poussées aiguës éclatent tôt ou tard.

Le *spasme urétral* se rencontre fréquemment dans la cystite tuberculeuse ; il a pour cause une irritation partie de la région urétro-cervicale et pour conséquence une *rétention complète ou incomplète*. La première succède en général à une irritation surajoutée, telle que le cathétérisme explorateur, et cesse d'ordinaire assez rapidement. Une rétention incomplète amène une certaine distension du bas-fond et constitue un accident sérieux, car elle augmente la congestion. Elle est due aux lésions du muscle sous-jacent à la muqueuse enflammée qui est dégénéré et se laisse distendre par la masse de l'urine.

L'*incontinence* vraie, l'issue involontaire de l'urine, est plus rare : elle se produit par regorgement dans le cours d'une rétention incomplète, ou bien est la conséquence d'une destruction ulcérative de la région cervicale et prostatique.

Signes physiques. — Il faut être sobre de cathétérisme en présence d'une cystite tuberculeuse. Le contact d'un instrument est dangereux et donne souvent une suractivité à la marche de la maladie. Il n'est utile que lorsqu'on est amené à soupçonner l'existence d'un rétrécissement, duquel dépendrait la cystite, ou concomitant avec l'affection tuberculeuse.

Toutefois la *cystoscopie* rend de tels services qu'on doit faire une exception pour elle. Dans la plupart des cas du début, elle seule permet de faire le diagnostic. Elle montre à cette période une muqueuse peu ou pas congestionnée dans presque toute son étendue, excepté au niveau du trigone et en ce point, autour des orifices urétéraux ou cervical une prédominance de la vascularisation, une traînée rouge, quelquefois avec des points saillants accuminés, se diffusant à une certaine distance. Ces localisations ont la plus grande signification et sont pathognomoniques. (Pl. III, fig. 3, 4, 5, 6.)

Plus tard, l'étendue de la lésion augmente, on voit de petites élevures se détacher de la muqueuse sous la forme de squames, de petits copeaux blanchâtres qui flottent dans le liquide; la vessie presque entière est alors fortement vascularisée, mais à des degrés divers et il est rare de ne pas trouver des parties à peine atteintes à côté de grosses lésions. Plus tard encore, à la troisième période, on aperçoit des ulcérations différentes de forme et de nombre, localisées le plus souvent au trigone, prédominant toujours au niveau de l'un des uretères. Enfin à la période terminale toute la vessie est occupée par ces ulcérations; l'intolérance vésicale est alors telle que les examens cystoscopiques sont rendus impossibles.

Le cystoscope à vision directe peut rendre alors quelques services parce qu'il n'exige pas de réplétion vésicale. Mais son contact avec une vessie ainsi altérée est douloureux et il produit vite un saignement qui entrave l'examen.

L'*exploration par les voies rectale ou vaginale* renseigne sur la sensibilité du bas-fond de la vessie; l'induration, le manque de souplesse de cette région sont également appréciables par ce procédé d'exploration, surtout si on le combine avec le palper hypogastrique. Lorsqu'on déprime la région sus-pubienne, la douleur se fait souvent sentir au moment où on retire la main, si ce retrait est un peu brusque (Guyon). Le toucher rectal permet en outre d'apprécier les lésions des organes avoisinants : vésicules, prostate, etc.

Enfin, on recherchera l'existence d'autres manifestations tuberculeuses, surtout dans les poumons.

Marche, durée. — Nous distinguerons les cas où le foyer primitif est supérieur ou inférieur. Si l'origine est rénale on a devant soi, dans la période initiale, une tuberculose vésicale provoquant par congestion de la fréquence et des hématuries; souvent même ces dernières manquent. Le diagnostic est alors délicat; un certain nombre de vessies irritables ne sont autres que des vessies où tôt ou tard évolueront des tubercules. Cette période, ordinairement courte, dure rarement plus de quelques mois. Néanmoins on voit des guérisons apparentes; les symptômes s'atténuent, puis reparaissent par intervalles; un tel état peut alors se prolonger pendant plusieurs années.

Il faut savoir aussi que dans beaucoup de cas ces symptômes sont d'origine réflexe et traduisent seulement l'existence d'une lésion rénale. On en a la preuve après certaines néphrectomies pour tuberculose rénale qui font cesser du jour au lendemain tout symptôme de cystite.

Tout autre est le début quand les bacilles s'implantent sur un terrain en pleine inflammation, comme par exemple au cours d'une cystite blennorragique. L'apparition des tubercules n'est annoncée par aucun signe qui lui soit propre : les hématuries se reproduisent peut-être plus facilement; le pus est moins abondant, tandis que la violence des douleurs reste la même; ces *cas-limites* échappent à un diagnostic précoce, excepté dans le cas où un examen bactériologique, plus nécessaire que jamais, révèle la présence de bacilles de Koch : autrement on s'appuiera sur la durée de l'affection et sa résistance au traitement.

La cystite une fois établie, sa *ténacité* est grande; d'ordinaire elle procède par oscillations. Parfois des rémissions très longues font croire à une guérison, et on les a vues se prolonger à un point tel que la durée totale de la maladie a atteint cinq, dix ou même vingt ans.

Ce n'est pas la cystite par elle-même qui amène la terminaison fatale, mais les lésions qui l'ont produite et en particulier le développement de lésions rénales. Souvent aussi la péricystite amène des complications redoutables, des suppurations interminables, des fistules surtout vésico-intestinales. Aussi il existe tant de variétés dans les complications qu'on ne peut fixer par des chiffres la durée totale de la cystite tuberculeuse; en général plusieurs années s'écoulent avant la terminaison fatale. Les tuberculoses d'origine rénale paraissent marcher plus vite que celles qui proviennent des voies inférieures.

On a signalé (Hallé et Motz) un processus de guérison qui aboutit, dans des cas ultimes, à la destruction et l'élimination des produits tuberculeux, mais aussi à celles de la muqueuse et du muscle vésical. La tuberculose peut être ainsi guérie, mais l'état d'impotence fonctionnelle dans lequel reste la vessie correspond mal au terme guérison.

DIAGNOSTIC

Difficile au début, il sera basé sur l'ensemble des signes précédemment décrits. On tiendra compte de la durée des premiers symptômes et de l'absence de causes déterminantes appréciables; toute cystite spontanée, née sans cause bien nette, doit être tenue pour suspecte. A ce moment la découverte du bacille est laborieuse et rare; aussi est-il de toute nécessité de pratiquer l'examen de l'appareil génital, de voir si les testicules, la prostate, les vésicules ne contiennent pas de noyaux indurés.

Il importe également de faire le diagnostic des lésions rénales. La polyurie trouble est caractéristique de la pyélonéphrite ; au début, on trouve rarement chez les tuberculeux le rein augmenté de volume. Le moyen d'investigation le plus précieux est la *cystoscopie*, elle seule dans la majorité des cas du début permet de sortir des hypothèses. Nous renvoyons à la description que nous venons de faire des lésions.

Quand il existe des *calculs* vésicaux, les douleurs, les recrudescences de la cystite, les hématuries se produisent sous l'influence de la marche, des cahots de la voiture, etc., et le repos au lit les fait disparaître.

L'*hypertrophie de la prostate* se traduit au début par la fréquence des mictions, comme la tuberculose pendant la période congestive : mais les prostatiques sont d'un âge auquel on ne rencontre pas souvent la tuberculose ; la fréquence chez eux est surtout nocturne et les autres symptômes sont absolument différents.

En général les *tumeurs de la vessie* s'accompagnent d'hématuries d'une abondance et d'une durée qui ne peuvent se confondre avec celles de la tuberculose et, dans l'intervalle qui sépare les accès d'hématurie, on n'observe ni douleur ni troubles de la miction. Cependant certains néoplasmes, surtout infiltrées, saignent peu et par contre des tuberculoses vésicales donnent lieu à une hématurie abondante. Là encore la cystoscopie est de toute nécessité.

La *cystite des rétrécis* prête aussi à l'erreur. Mais l'étude des causes a une grande importance et on retrouvera toujours chez ces malades une blennorragie ou un traumatisme antérieurs; le début de la maladie a été différent et la miction a présenté une gêne particulière pendant un certain temps. L'exploration urétrale ne confère pas toujours une certitude absolue; l'instrument est souvent arrêté; est-ce par la contraction de la région membraneuse très fréquente en présence d'une inflammation vésicale ou par un rétrécissement ? Ce point de diagnostic différentiel a été déjà exposé.

TRAITEMENT

La tuberculose vésicale étant secondaire, il est chimérique d'en attendre la guérison au sens absolu du mot, si le foyer primitif d'infection persiste. C'est dire que l'effort de la thérapeutique devra porter tout d'abord sur le rein ou sur la prostate et les vésicules suivant que le foyer aura débuté par les voies supérieures ou inférieures.

Pour la tuberculose rénale, le chirurgien possède une arme puissante dans la néphrectomie. On verra que si l'infection est unilatérale, une guérison vraie est probable et est atteinte dans bien des cas. La conséquence de cette suppression du foyer retentit rapidement sur la vessie : nous avons fréquemment observé des cas où la néphrectomie seule a amené la disparition des phénomènes vésicaux et cela dans un temps très court, en quelques semaines tout au plus, sans qu'aucun traitement topique ait été appliqué à la vessie. Il n'en est pas toujours ainsi et une médication dirigée contre les lésions vésicales est ordinairement nécessaire ; mais alors elle peut et doit être suivie de succès parce que la source de la réinfection est tarie.

Même dans les cas où un foyer rénal ou prostatique subsiste, la thérapeutique vésicale a une action marquée ; elle ralentit la marche et surtout apaise la douleur. Elle s'adresse à la fois à l'état général et à l'état local.

La thérapeutique générale sera exposée plus loin (voir Tuberculose rénale). Comme dans la prostatite la créosote semble donner de bons résultats ; les glycérophosphates, l'arsenic, les toniques sous toutes les formes, la kola et le quinquina en particulier, sont utiles ; mais on évitera les préparations alcooliques.

Enfin la douleur exige une médication particulière qu'on devra modifier souvent ; on emploiera successivement les mêmes moyens variés que contre la prostatite tuberculeuse.

L'intervention intra-urétrale devra être conduite avec beaucoup de ménagements. Elle est proscrite au début en présence d'une excitation vésicale peu intense, alors qu'on ne trouve dans l'urine que peu de leucocytes, d'autant plus que les symptômes de la cystite sont souvent réflexes et qu'un contact de la muqueuse avec un cathéter risque d'ouvrir la porte à l'inoculation d'un bacille.

A la période d'état, lorsque les symptômes sont très accusés, on peut agir localement. Les lavages de la vessie avec ou sans sonde sont presque toujours contre-indiqués pour les raisons que nous avons données en parlant des cystites très aiguës. Cependant on aurait retiré de bons résultats (Witzach) des petits lavages avec une solution d'acide lactique à 5 p. 100 ou de formol à $\frac{1}{500}$ (Lamarque), et English conseille l'emploi de solutions astringentes faibles (tannin, acétate de plomb, permanganate de potasse).

Mais il faut éviter à tout prix de produire une distension par les lavages (Guyon), aussi emploiera-t-on avec avantage des solutions concentrées sous forme d'instillations sur le col vésical et dans la région prostatique. Il est des substances qu'on doit repousser, car elles produisent une nécrose de la muqueuse et une ulcération en mettant à nu le tubercule. Ce sont le chlorure de zinc, le sulfate de cuivre et surtout le nitrate d'argent qui est dangereux. Les solutions calmantes de stovaïne, de cocaïne, de morphine apportent un soulagement éphémère et peu appréciable. Il n'en est pas de même du gaïacol qui, à un pouvoir antiseptique réel, joint une action anesthésique incontestable et prolongée. On injecte 5 à 10 centimètres cubes de la mixture suivante (Collin) :

Gaïacol.	5	grammes.
Iodoforme pulvérisé	2	—
Huile d'olive stérilisée.	100	—

Nous avons souvent employé avec avantage une solution de salol ou mieux d'*iodoforme* à 5 p. 100 dans du *rétinol* dont on abandonne de 10 à 15 grammes dans la vessie. Lorrsqu'il y a rétention incomplète on retire de bons résultats d'une mixture tenant de l'iodoforme en suspension dont 1 ou 2 grammes peuvent sans danger être abandonnés dans la vessie. A ces préparations, en général mal acceptées par les malades à cause de l'odeur qu'elles répandent, nous préférons le goménol sous la forme suivante (Pasteau) :

Gomenol	20 grammes.
Huile d'olives stérilisée	100 —

5 à 6 centimètres cubes sont injectés et abandonnés dans la vessie.

Comme modificateurs de la muqueuse, on a conseillé l'acide lactique dont l'application douloureuse est rendue supportable par l'addition de lactate de cocaïne, le formol (Lamarque) à $\frac{1}{100}$; le sublimé est préférable (Guyon). On commencera par une solution à $\frac{1}{5000}$ dont on élèvera peu à peu le litre à $\frac{1}{1000}$. Nous obtenons des résultats meilleurs encore avec des solutions d'acide picrique à $\frac{1}{100}$ ou mieux d'acide pyrogallique à $\frac{3}{100}$. On les fera, la vessie vide, avec des solutions de titres variés en commençant par des solutions faibles pour tâter la susceptibilité du malade. Ces applications, qui sont suivies d'une réaction variable suivant les sujets, déterminent une atténuation rapide des divers symptômes, douleurs, hématurie, fréquence : elles doivent être renouvelées tous les deux ou trois jours, rarement tous les jours.

Lorsque tous les moyens ont échoué et que la maladie continue à évoluer et à produire de vives douleurs, vient se poser la question d'une intervention chirurgicale sur la vessie elle-même, qui atteint un double but. D'abord elle est dirigée contre la douleur, dans la *forme douloureuse ;* elle consiste en une cystostomie hypogastrique ou périnéale et reconnaît les indications précisées plus haut (voir Cystites douloureuses). De plus, on s'est proposé d'obtenir la cure radicale de la tuberculose vésicale. Ces tentatives ne sont justifiées que si on s'est préalablement rendu maître des lésions primitives, rénales ou prostatiques. La taille hypogastrique permet alors d'attaquer directement la production tuberculeuse par le raclage ou la cautérisation de la muqueuse, etc. (Poncet, Reverdin). Cette opération a quelquefois enrayé la marche de la maladie (Guyon). Mais il faut qu'elle soit très complète, car une intervention qui ne remplit pas cette condition risque de déterminer une poussée aiguë et l'extension intra et extra-vésicale de l'infection. C'est dans ce but qu'on a pratiqué l'excision complète de la muqueuse (Delagenière) et même l'excision de la vessie (Trendelenburg) avec abouchement des uretères dans l'S iliaque.

Ajoutons en effet que les opérations de curettage et d'excision ont été souvent suivies d'une aggravation et d'une extension de la tuberculose non seulement à toute la vessie, mais aux organes voisins. Aussi les indications d'une action chirurgicale contre le tubercule lui-même sont exceptionnelles ; on n'est autorisé à proposer une cystotomie à un malade qu'en présence de très vives douleurs. C'est ce dernier élément qui servira de guide et qui déterminera à pratiquer l'ouverture de la vessie ; celle-ci une fois établie, on examinera le siège et l'étendue des lésions ; si elles semblent bien limitées, on pourra les attaquer soit par le bistouri soit par le feu ; en cas contraire il vaut mieux respecter les lésions, le détournement du cours de l'urine et la suppression des fonctions de la vessie restent les principaux buts à atteindre.

CHAPITRE VI

CORPS ÉTRANGERS DE LA VESSIE

Étiologie. — Les corps étrangers de la vessie, qui parfois ont pénétré à travers une perforation traumatique ou spontanée de la vessie sont presque toujours *introduits par l'urètre* et peuvent être classés comme les corps étrangers urétraux. Ils ont pour cause soit un accident de cathétérisme, soit une manœuvre érotique, soit un accès de folie. On sait que les érections et les tiraillements exercés sur la verge jouent le plus grand rôle dans la progression des corps dans l'urètre.

Quand le corps étranger est *introduit par une voie accidentelle*, il s'agit tantôt d'une plaie, tantôt d'une ulcération : à la suite d'un traumatisme, pénètrent par une plaie de la vessie une balle, un lambeau de vêtement, une esquille, etc. ; ailleurs, à la faveur d'une inflammation ou d'une ulcération des parois, une fistule vésico-intestinale livre passage aux matières fécales, à des noyaux de fruits, des débris d'os ; ou bien à la suite d'un abcès froid des parois du bassin ouvert dans la vessie un séquestre y pénètre : nous en avons publié un cas personnel ; par une fistule hypogastrique tombent des pièces de pansement, des fils de suture, de la gaze, etc. Les kystes dermoïdes ouverts dans la vessie y déversent de la matière sébacée, des poils, ce qui explique le phénomène de la pilimiction. On peut de même trouver des hydatides dans les cas d'ouverture vésicale de kystes hydatiques.

Caractères et nature. — Les corps étrangers de la vessie sont de trois sortes : 1° flexibles, mous ou de petit volume ; 2° longs, mais friables : 3° longs et résistants. On a rencontré les plus variés et les plus bizarres, nous citerons seulement :

1° Des sondes de caoutchouc, des petites bougies, des écheveaux de fil, des morceaux de linge, des racines, une chaîne de montre, des cailloux, des haricots, des pois, des coquillages, des grains de plomb, des boucles d'oreilles, des fragments d'un lithotriteur, etc.;

2° Parmi les corps étrangers de forme allongée qui peuvent se briser spontanément, être broyés ou se plier, on a trouvé des sondes de gomme, des tuyaux de pipe, des morceaux de craie, des tiges de cire, des épingles à cheveux, des tubes de verre et même un pessaire de Dumontpallier (Barnsby).

3° Des objets allongés, mais non fragiles, des crayons, des porte-plumes, des fragments de sonde, des aiguilles d'acier, des étuis à aiguilles, etc.

Position dans la vessie. — La présence de ces corps étrangers est plus fréquente chez la femme. Les corps étrangers des deux premiers groupes que nous venons de signaler se placent dans une situation indéterminée ou obéissent à l'action de la pesanteur. Les sondes se courbent ou se nouent (Guyon) (fig. 172).

Les corps rigides et mousses, longs de 6 à 9 centimètres, se placent *transversalement* (Guyon et Henriet). En effet, de tous les diamètres vésicaux, le transversal est seul constant et offre un espace suffisant pour les loger. Une tige de plus de 9 centimètres ne peut pénétrer que lorsque la vessie est distendue; elle conserve alors une direction verticale ou oblique. Les objets de faibles dimensions flottent dans la vessie ou gardent une grande mobilité. Les corps longs et pointus peuvent se ficher dans la paroi par une extrémité; ainsi les épingles à cheveux s'implantent au voisinage du col et pivotent autour de cette partie fixe suivant l'état de réplétion ou de vacuité de l'organe.

Inscrustation des corps étrangers. — Au bout d'un temps variable, tout corps étranger s'incruste des éléments minéraux de l'urine, ordinairement de phosphates, surtout ammoniaco-magnésien. La rapidité avec laquelle se dépose la couche phosphatique est proportionnée au degré d'infection vésicale. Elle varie aussi avec la nature du corps étranger : les objets de fer et de fonte s'incrustent plus facilement que ceux de plomb (Hache). S'ils sont allongés, leur revêtement phosphatique, inégalement disposé, les rend fusiformes et parfois les extrémités du corps étranger dépassent les limites du calcul qui paraît embroché.

Les sondes abandonnées dans une vessie infectée et suppurante se recouvrent très rapidement d'une couche calcaire : la première altération

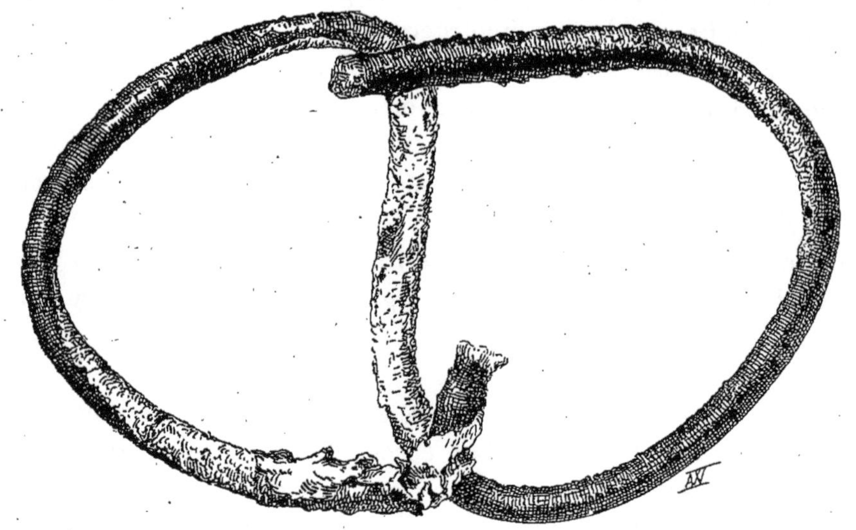

Fig. 172. — Sonde extraite de la vessie au bout de huit jours. Altérations de la gomme et incrustation calcaire.

consiste dans une chute de la couche de gomme, qui laisse une surface

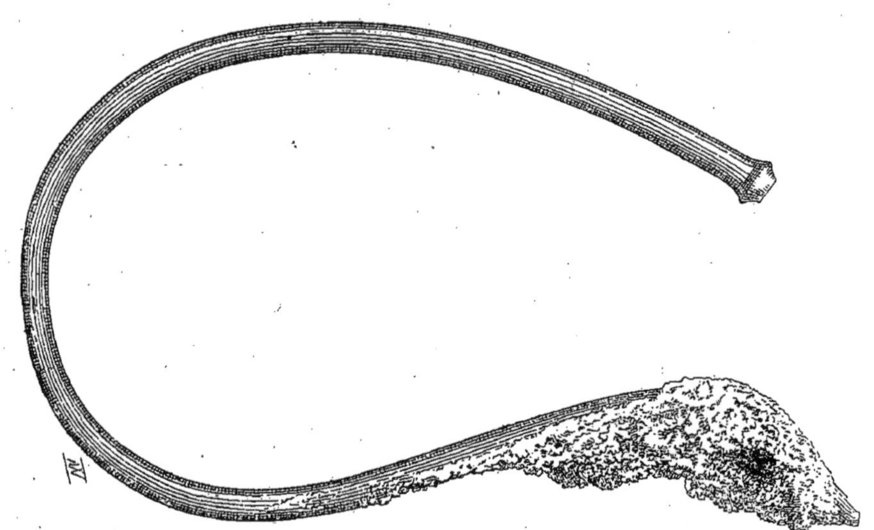

Fig. 173. — Sonde de Nélaton laissée à demeure pendant plusieurs mois.

dépolie sur laquelle les particules calcaires se déposent : telle est la sonde représentée ici (fig. 172), qui a été retirée au moyen d'un brise-pierre au bout de huit jours. Quant à la figure 173 elle représente une sonde de Nélaton qui était restée plusieurs mois à demeure et dont l'extrémité était enchâssée dans un gros calcul phosphatique à qui elle servait de noyau.

L'acide urique et les urates peuvent aussi revêtir les parois des corps

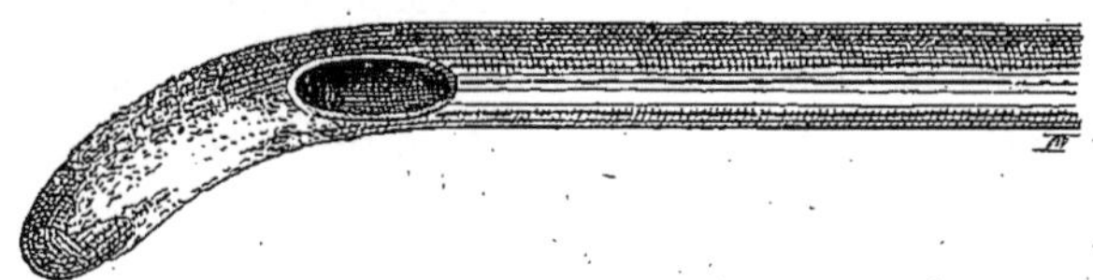

Fig. 174. — Sonde laissée à demeure 36 heures et déjà recouverte d'un dépôt uratique.

étrangers, d'ordinaire plus lentement que les phosphates, parfois très vite selon la composition de l'urine. C'est ainsi que chez un sujet dont l'urine très chargée d'acide urique, produisait des récidives fréquentes de calculs, la sonde représentée par la figure 174 s'est recouverte de dépôts uratiques en moins de trente-six heures.

Symptômes. — Quand il n'y a pas de cystite, la tolérance de la vessie est telle que certains corps étrangers peuvent rester plusieurs années dans la vessie, sans donner lieu à aucun trouble. En général, au bout d'un temps plus ou moins long, apparaissent des signes fonctionnels analogues à ceux des calculs; toutefois, si le corps étranger est arc-bouté contre les parois vésicales, les symptômes de locomotion sont peu marqués ou nuls. Les signes physiques fournis par le toucher rectal ou vaginal, le palper hypogastrique et le cathétérisme sont également analogues à ceux de la pierre dans la vessie. L'exploration intra-vésicale devra être conduite avec beaucoup de douceur, car les mouvements imprimés à un corps long ou offensif seraient dangereux pour les parois. La radioscopie est appliquée au diagnostic des objets métalliques.

La *cystite* éclate ordinairement à un moment donné ; mais elle n'est pas constante et peut n'apparaître qu'après un cathétérisme septique. Elle est d'autant plus précoce que le corps étranger est plus offensif, chargé de matières capables d'amener une infection. On assiste alors à des poussées aiguës, séparées par des accalmies; ailleurs elle est chronique d'emblée, avec des crises aiguës très violentes. La contraction des parois sur un corps offensif donne naissance à une ulcération lorsqu'il y a contact prolongé, c'est-à-dire en présence d'un corps étranger trop long : la perforation, qui en est parfois la conséquence, résulte aussi de la contracture violente du muscle vésical sur le corps étranger. Suivant les cas, on trouve les urines purulentes, hématiques. Des urines sont devenues bleues pendant le séjour d'objets en cuivre.

Marche, durée. — Assez souvent, le corps étranger est expulsé spontanément (28 fois sur 89 corps étrangers d'origine traumatique). On a vu rendre ainsi un morceau d'étoffe, une épingle, une bougie conductrice. Cette expulsion se voit même, quand le corps a subi l'incrustation phosphatique. L'engagement dans le canal donne lieu à des phénomènes de rétention, à des douleurs et des hémorragies : le pronostic en est grave.

L'expulsion par une voie artificielle peut se produire après ulcération et perforation vésicale. Le pronostic en est également sévère, sauf chez la femme, lorsque c'est la cloison vésico-vaginale qui est intéressée.

Diagnostic. — Les commémoratifs ont une grande importance pour le diagnostic ; mais, en pareil cas, il faut toujours se défier des renseignements

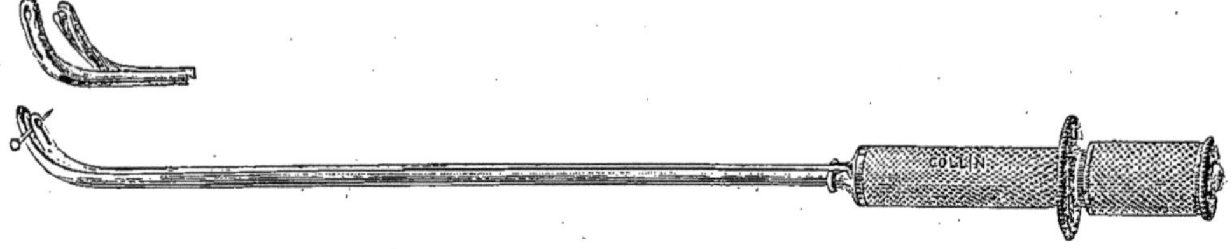

Fig. 175. — Explorateur à sonnerie pour les corps étrangers.

fournis par le malade. On tâchera de connaître la nature, la longueur et la consistance du corps étranger, données importantes au point de vue du traitement.

L'exploration urétrale doit toujours précéder l'exploration vésicale. Celle-ci, lorsqu'elle est tentée à l'aide d'un explorateur à petite courbure, ne donne que des renseignements vagues si le corps étranger est mou : à cet instrument on doit préférer le lithotriteur à mors plats ou l'explorateur de Collin. Celui-ci est disposé comme un petit lithotriteur ; dans l'intervalle des deux mors existe une petite pédale, qui met en mouvement une sonnerie à trembleur, lorsqu'un corps étranger, si mince qu'il soit, empêche la fermeture exacte de l'instrument (fig. 175).

Souvent l'existence d'un corps étranger servant de noyau à un calcul n'est reconnue qu'au moment d'une opération de taille ou de lithotritie. On soupçonnera le corps étranger quand un calcul présente une forme ou une situation inusitées, ou une fixité anormale.

Dans nombre de cas, la tolérance de la vessie permet l'emploi du *cystoscope*.

TRAITEMENT. — Le traitement comprend trois indications : 1° faciliter l'expulsion spontanée du corps étranger ; 2° en tenter l'extraction par les voies naturelles ; 3° par une voie artificielle.

1° *Faciliter l'expulsion spontanée*. On attend quelques jours pour laisser reposer la vessie, et l'on dilate au besoin l'urètre. Les succès sont très rares.

2° *Extraction par les voies naturelles*. Si le corps est petit (pois, grains de plomb, perles, etc.), on emploiera l'aspirateur comme après la lithotritie. S'il est friable à un degré quelconque (morceau de craie, tuyau de pipe), on essaiera l'écrasement, à moins que les fragments obtenus ne risquent de blesser les parois vésicales, comme s'il s'agit, par exemple, d'un morceau de verre, ou d'une esquille osseuse ; dans un cas de ce genre, pourtant, nous avons eu un succès.

Si l'objet est de nature à être plié, on se servira d'instruments particuliers appelés *plicateurs*, disposés comme un lithotriteur et possédant deux mors : le mors femelle largement fenêtré laisse passer le mors mâle, mousse sur tous ses points. Celui-ci peut dépasser en arrière la branche femelle et être ensuite ramené en avant : un corps étranger qui s'interpose aux deux mors dans la première de ces positions est saisi dans le mouvement de retrait et plié de telle façon que ses extrémités regardent en arrière. A défaut de plicateur, un lithotriteur à mors plat, modifié par Bazy, avec une branche mâle plus longue et plus large que la branche femelle et la débordant, donnera un aussi bon résultat.

Si l'objet allongé n'est ni friable, ni susceptible d'être plié (morceau de bois, crayon, porte-plume), on essaiera de le sectionner à l'aide de divers instruments : sécateur de Caudmont, lithotriteur à branche mâle coupante, etc. Cette section permettra rarement l'expulsion spontanée, mais elle facilitera les manœuvres ultérieures.

Les corps étrangers placés transversalement dans la vessie, ne pouvant être saisis que par leur milieu, sont souvent difficiles à extraire ; on a imaginé pour ces cas, des instruments *redresseurs* ou *basculeurs*. La préhension simple à l'aide d'un lithotriteur doit toujours être essayée, et permet, rarement il est vrai, de saisir l'objet par une extrémité et suivant son axe.

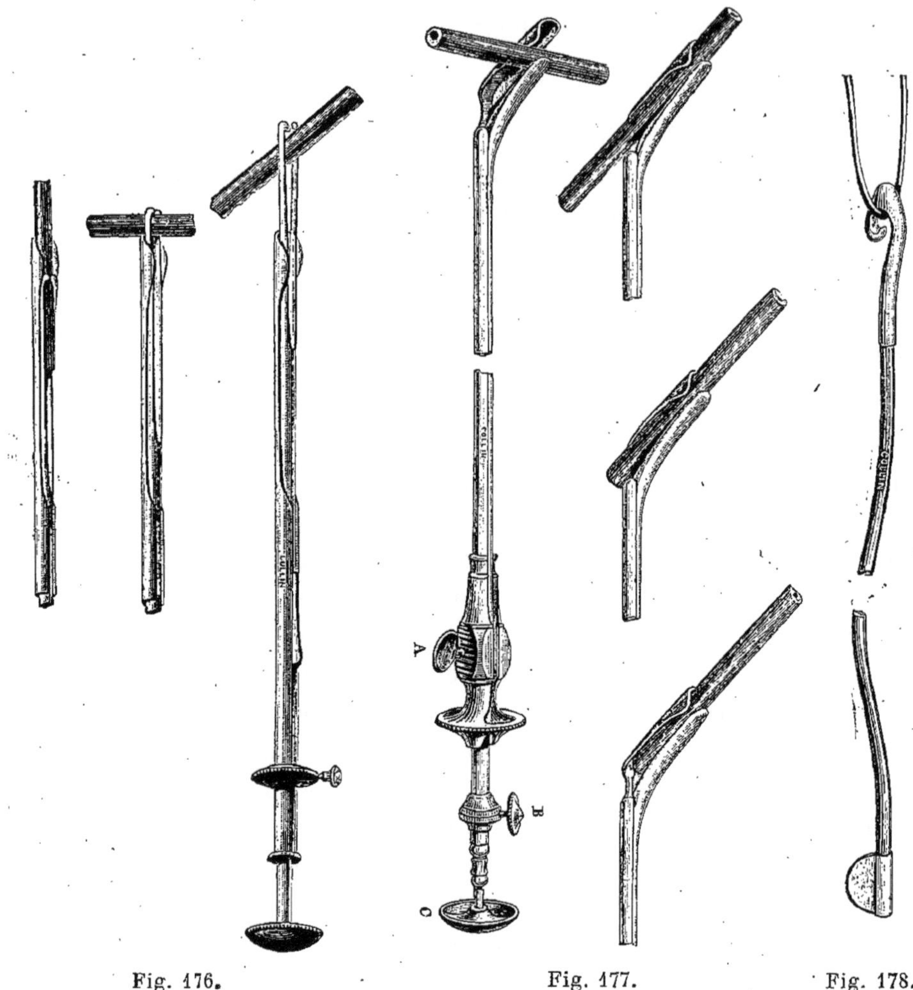

Fig. 176. Fig. 177. Fig. 178.

Il est utile de se guider par le toucher rectal ou vaginal (Guyon). Le basculeur de Le Roy d'Étiolles, les redresseurs de Collin sont des instruments ingénieux : il en existe deux modèles ; l'un (fig. 176) n'est applicable que chez la femme ; l'autre (fig. 177) est spécialement construit pour l'homme ; mais ils fonctionnent mal quand il y a incrustation phosphatique. Dans ces cas, on peut briser l'enveloppe au moyen d'un lithotriteur et tenter ensuite l'extraction par les voies naturelles.

Signalons enfin un crochet (Collin) qui permet d'extraire facilement les épingles à cheveux de la vessie de lafemme (fig. 178) et qui peut être introduit le long du tube cystoscopique.

Nitze a construit aussi un cystoscope muni d'une pièce spéciale permettant la préhension de corps flexibles et petits. On peut encore employer les cystoscopes sans partie optique, comme ceux de Luys et de Cathelin, pour des corps mous ou très peu volumineux.

3° *Extraction par une voie artificielle.* Cette voie peut être la région périnéale ou la région hypogastrique. Les manœuvres que permet la taille périnéale sont trop limitées lorsqu'on a affaire à un corps offensif, et insuffisantes quand il est volumineux; cette taille convient seulement aux corps petits, mais alors elle peut être remplacée par une opération plus simple, la boutonnière périnéale. Dès que les autres procédés d'extraction auront été jugés inapplicables ou insuffisants, lorsque le corps étranger est offensif ou volumineux, ou très incrusté, lorsque la vessie est atteinte de cystite, la taille hypogastrique permet seule des manœuvres convenables.

On a pu extraire des corps étrangers par une incision de la paroi recto-vésicale (Grosglic), ou de la paroi vésico-vaginale (Montaz).

CHAPITRE VII

CALCULS VÉSICAUX

BIBLIOGRAPHIE

GUYON. Leçons cliniques. — DESNOS. Étude sur la lithotritie à séances prolongées. *Thèse* Paris, 1882. — KIRMISSON. Lithotritie moderne. *Th. d'Agrég.*, 1883. — D'ARBOIS DE JUBAINVILLE. Symptômes et diag. des calculs vésicaux chez l'enfant. *Thèse* Paris, 1898. — HACHE. Traitement des calculs vésicaux chez l'enfant. *Assoc. française d'Urol.*, 1904. — POUSSON. Calculs de la vessie. *Soc. méd. de Bordeaux*, 1893. — PASTEAU et DURRIEUX. Les calculs diverticulaires de la vessie. *Ass. fr. d'Urol.*, 1904.

ÉTIOLOGIE

Les causes des calculs vésicaux sont générales ou locales.

1° *Causes générales.* — Il est avéré que les calculs sont plus fréquents en certains pays que dans les autres ; cette distribution *géographique* des calculs est-elle due au climat, aux habitudes, à l'eau de boisson différente suivant les conditions géologiques, à l'alimentation, c'est ce que l'on ne peut déterminer exactement, et les opinions diffèrent : ainsi, pour ce qui concerne les influences géologiques, nous voyons Denys incriminer l'absence de sels terreux dans les eaux de la Hollande, tandis que de nombreux auteurs admettent que les eaux calcaires et magnésiennes constituent au moins une cause prédisposante, et récemment Preindlsberger a constaté pour la Bosnie une fréquence plus grande dans le calcaire triasique. Quoi qu'il en soit, l'Inde présente le maximum de fréquence des calculs, suivie par la Perse ; en Europe, les contrées les plus éprouvées sont l'Angleterre, la Hollande, la Bavière, la France. Parmi les pays où les calculs sont les moins fréquents, citons la Chine, la plus grande partie de l'Amérique. En France, la mortalité par calcul serait, par rapport à la mortalité générale, de 8 p. 10.000 (Pousson); les provinces de l'Est, la Charente, la Gironde, etc., seraient les plus atteintes; la basse Normandie y échapperait presque complètement, peut-être à cause de l'usage du cidre.

L'influence des *races* est diversement appréciée; les noirs paraissent moins souvent atteints en Amérique et en Egypte. A Madagascar, les calculs sont fréquents chez les enfants hovas (Fontoynont).

Les calculs vésicaux sont *rares chez la femme*, beaucoup plus *fréquents chez l'homme*; 5 femmes contre 100 hommes (Coulson), 42 contre 1.100 (Leroy d'Étiolles); cette rareté est due à la sobriété de la femme, et surtout l'absence de la prostate et à la dilatabilité de l'urètre qui permettent l'expulsion facile des pierres descendues du rein.

La fréquence d'après l'*âge* paraît présenter deux maxima, l'un dans l'enfance, l'autre chez les vieillards; les statistiques diffèrent suivant qu'elles sont prises dans la clientèle aisée ou à l'hôpital; les enfants pauvres et les vieillards aisés étant les plus souvent atteints, les statistiques hospitalières anciennes (Cheselden, R. Smith, Civiale) accusent un maximum dans l'enfance. D'après Thompson, les calculs se voient de cinquante à soixante-dix ans dans la proportion de 65 p. 100, et de 22 p. 100 au-dessus de soixante-dix ans. Sur 210 calculeux lithotritiés par le P. Guyon, on trouve : au-dessous de cinquante ans 10,47 p. 100 et au-dessus de soixante-dix ans 20 p. 100.

Il existe de nombreuses observations où les calculs vésicaux s'observent de père en fils, ou simultanément chez divers membres d'une même famille; nous admettons donc une prédisposition *héréditaire*.

L'influence de la *diathèse* est frappante pour la gravelle urique : toutes les manifestations de l'*arthritisme*, la goutte en particulier, sont susceptibles de précéder, d'accompagner ou de suivre cette variété de gravelle ou même d'alterner avec elle; elle peut produire encore des calculs oxaliques, des calculs de cystine et de xanthine. On relève souvent la coïncidence du diabète.

La production des calculs phosphatiques dépend le plus souvent d'une cause exclusivement locale; cependant il existe une diathèse *phosphatique* (Bence Jones, Bouchard), au cours de laquelle les urines alcalinisées laissent précipiter les phosphates. Des calculs phosphatiques peuvent se former ainsi, mais plus souvent il ne s'agit pas de véritables calculs : les urines sont seulement troubles, ou encore chargées de flocons muco-phosphatiques.

A côté de l'influence des diathèses, il faut placer celles de l'*alimentation*, des *boissons*, des habitudes *hygiéniques*, des *professions*, etc. La production des calculs uriques et, dans certains cas, des calculs phosphatiques, est favorisée par un régime riche en substances azotées, une nourriture abondante, surtout lorsqu'il s'y joint le défaut d'exercice. Celle des calculs oxaliques résulte d'un régime végétal, de l'abus de certains légumes et de fruits qui contiennent de l'acide oxalique tout formé, tels que l'oseille, les épinards, le céleri, les pommes, les poires, etc. Ainsi s'expliquent la fréquence des calculs uriques chez les riches (surtout chez les vieillards), et d'autre part, celle des calculs oxaliques chez les pauvres (en particulier chez les enfants), ainsi que dans certaines contrées de l'Orient, la Perse, par exemple.

Quant aux *boissons*, les vins des grands crus de Bourgogne hâtent le développement de la gravelle urique, que retarderaient les vins blancs mousseux de Champagne, du Rhin, etc. ; en revanche, ces derniers sont propres à charger l'urine d'acide oxalique. D'après Denis Dumont, le bon cidre est un agent d'immunité, en raison de ses propriétés diurétiques, et des carbonates alcalins qu'il renferme.

Les professions sédentaires, le passage d'une profession demandant une grande activité corporelle au repos, parfois l'alitement dû à une autre maladie, telle qu'une fracture, etc. d'après Leroy d'Etiolles, facilitent la production des calculs.

2° *Causes locales.* — Parmi les causes locales, les unes agissent en produisant la stagnation de l'urine et en s'opposant à l'expulsion des calculs, les autres surajoutées ou non aux précédentes, modifient les propriétés chimiques et physiques de l'urine.

Les obstacles à l'expulsion des calculs venus du rein sont urétraux, prostatiques ou vésicaux. Au niveau de l'urètre, ce sont surtout les rétrécissements ; à la prostate, les déformations de l'urètre prostatique et du col vésical ; au niveau de la vessie l'existence d'un bas-fond, de cellules, d'une cystocèle, l'insuffisance de la contractilité vésicale, névropathique, inflammatoire, prostatique ; aussi les calculs sont-ils fréquents au cours de l'hypertrophie prostatique. La plupart du temps ces obstacles produisent en même temps la *stagnation de l'urine*, qui devient elle-même une circonstance favorable à la formation et à l'accroissement des calculs.

Les propriétés de l'urine sont modifiées par l'*infection*, et celle-ci trouve dans la stagnation les conditions les plus favorables à son apparition et à sa permanence. Le plus souvent l'infection amène l'alcalinisation, ou même la décomposition ammoniacale de l'urine ; grâce à ces conditions, et au plus haut degré en cas de décomposition ammoniacale, les phosphates sont précipités et s'agglomèrent autour des débris organiques, des corps étrangers, des calculs préexistants, parfois même à la surface des parties irrégulières de la muqueuse telles que les végétations et les ulcérations des cystites, des néoplasmes, de la tuberculose vésicale. On nomme *calculs secondaires*, ceux qui se forment ou s'accroissent par suite de l'infection vésicale, par opposition aux *calculs primitifs*, formés sans infection vésicale ou descendus du rein. En présence de ces derniers la vessie et son contenu restent longtemps aseptiques.

Le rôle des bactéries dans l'alcalinisation de l'urine est démontré par les faits; il est plus difficile de savoir s'ils jouent un rôle direct dans la précipitation des sels et dans leur agglomération en forme de calculs. On sait seulement qu'ils existent dans les calculs des urines infectées ; Kuhn, Waldeyer, Galippe ont admis pour cette raison leur rôle lithogène ; Lœwenhardt qui a trouvé entre les cristaux des cultures pures de staphylocoques, dans des cas de phosphaturie, leur attribue la formation de calculs. L'inflammation de la muqueuse produirait en outre en abondance les matières *colloïdes* du mucus, du sang, du pus qui d'après Ord précipitent et agglutinent les matériaux salins dissous dans l'urine.

ANATOMIE PATHOLOGIQUE

Nous étudierons : 1° les calculs ; 1° leur siège ; 3° les lésions vésicales.

I. — Description des calculs

Caractères extérieurs. — En général, le calcul est unique ; mais très souvent il en existe deux ou trois, ou même beaucoup plus ; on en a compté jusqu'à 55 (Portal), 480 (obs. personn.) et même 1.000 (Keyes). Sur 295 cas empruntés à la pratique du professeur Guyon, 158 fois il existait un seul calcul ; 70 fois les pierres étaient multiples ; 68 fois leur nombre n'est pas précisé. Pousson mentionne des observations de calculs nombreux (96 et 214) chez la femme.

Le *volume* est généralement en raison inverse du nombre. Les calculs qui atteignent des proportions colossales et acquièrent le volume d'un œuf de poule, de dinde et même d'autruche (Le Roy d'Étiolles), sont en général solitaires.

La densité varie d'après la composition.

Les plus *denses* sont formés d'oxalate de chaux ; puis viennent ceux

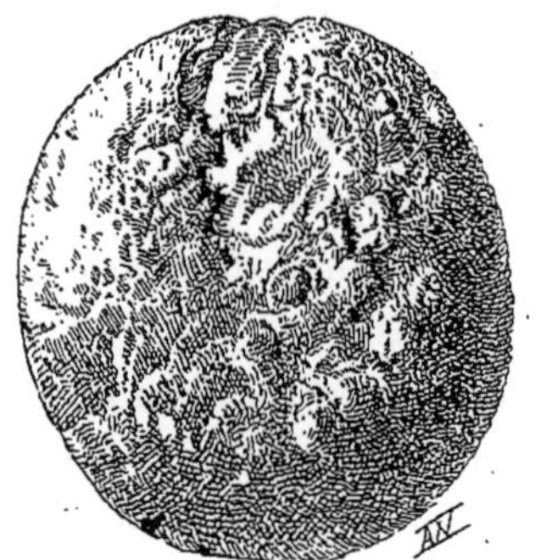

Fig. 179. — Calcul phosphatique ovoïde légèrement aplati.

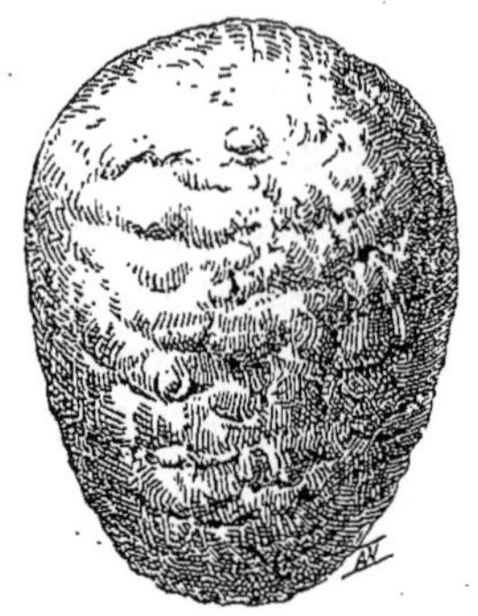

Fig. 180. — Calcul en galet vu de face et de profil.

d'acide urique, d'urate d'ammoniaque, enfin les phosphatiques. Les plus gros pesaient 750 grammes (Deschamps, La Charrière) 978 grammes (Milton) et 1.400 grammes (Bacle). Les concrétions de phosphate de magnésie, exceptionnelles, sont moins denses que l'urine (Méhu).

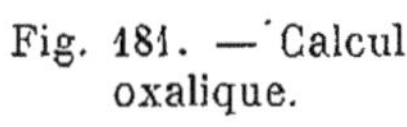

Fig. 181. — Calcul oxalique.

Rarement un calcul représente une sphère ou un ellipsoïde parfait ; il revêt la forme d'un ovoïde plus ou moins aplati (fig. 179) d'un cône, d'une pyramide à angles effacés, rarement réguliers. La forme polyédrique, habituelle pour les pierres multiples, s'explique par la présence de facettes qui se correspondent (fig. 184). La forme en sablier est produite par un prolongement situé en dehors de la grande cavité vésicale. Dans quelques cas, larges et étalés, ils affectent la forme d'un galet (fig. 180).

Une *surface* lisse indique habituellement un calcul urique. Les phosphatiques sont assez souvent grenus ou poreux, et ceux d'oxalate de chaux offrent des saillies mamelonnées (fig. 181) qui rappellent l'aspect d'une mûre, d'où leur nom de calculs mûraux.

La *couleur* blanche appartient aux concrétions de phosphate d'ammoniaque, de phosphate de chaux, de carbonate d'ammoniaque. Les calculs d'acide urique sont d'un jaune fauve, de même que les calculs d'urates dont la teinte est plus grisâtre. Quant à la couleur noire, elle n'existe, le plus souvent, qu'à la surface ; pourtant, les calculs d'oxalate de chaux sont quelquefois noirâtres dans toute leur épaisseur.

La consistance est très variable ; depuis la concrétion phosphatique pâteuse, qui, par écrasement, forme une sorte de mortier adhérent aux mors de l'instrument, jusqu'à la pierre dure comme le marbre, résistant dans la vessie au lithotriteur comme elle résiste au marteau une fois extraite, tous les degrés intermédiaires se rencontrent ; quelquefois le calcul est formé de couches concentriques de consistance inégale, dur au centre, et mou à la périphérie ; plus rarement, c'est le contraire.

Structure. — A la coupe, le calcul présente le plus souvent deux parties distinctes : une centrale qui est le *noyau*, et une périphérique qui est l'*écorce* (fig. 182).

Le *noyau*, en général foncé et d'aspect homogène, est constitué par une agglomération de substances précipitées de l'urine : acide urique, urates, oxalates, phosphates, quelquefois il est formé de mucus, de sang, de fibrine, de débris de tissus normaux ou pathologiques provenant des parois de l'appareil urinaire, d'œufs d'entozoaires, de poils ou autres débris provenant de kystes dermoïdes ouvertes dans la vessie ; etc. Il est habituellement unique ; cependant on a, dans plusieurs calculs, trouvé deux et même trois noyaux (Leroy d'Étiolles).

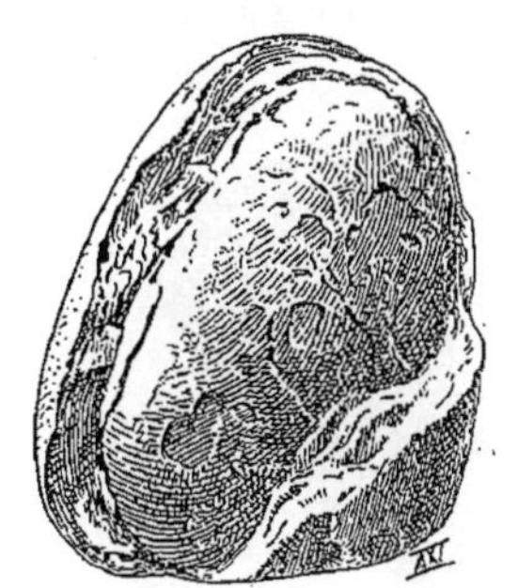

Fig. 182. — Calcul fragmenté de manière à montrer la stratification.

L'*écorce* présente à la coupe un aspect uniforme ou granuleux ; tantôt elle semble formée de grains agglomérés par une matière unissante, tantôt elle est lamelleuse, rappelant la disposition d'un oignon (Robert, Bayle) ; c'est le calcul alternant des Anglais. Dans les calculs mixtes, on voit souvent alterner les couches rougeâtres, compactes et d'aspect finement rayonné des dépôts uratiques, avec les couches épaisses, irrégulières et grisâtres des dépôts calcaires.

L'écorce et le noyau ne sont pas toujours en contact : le vide qui les sépare quelquefois est attribuable à la rétraction du noyau, lequel est alors formé d'une matière organique (mucus, caillot, sanguin, fibrine, etc.) ; dans certains cas, la rétraction aboutit à la disparition complète du noyau ; ainsi se forment les calculs creux. Nous avons vu aussi l'écorce ne revêtir le noyau qu'incomplètement, d'où leur aspect cupuliforme (fig. 183).

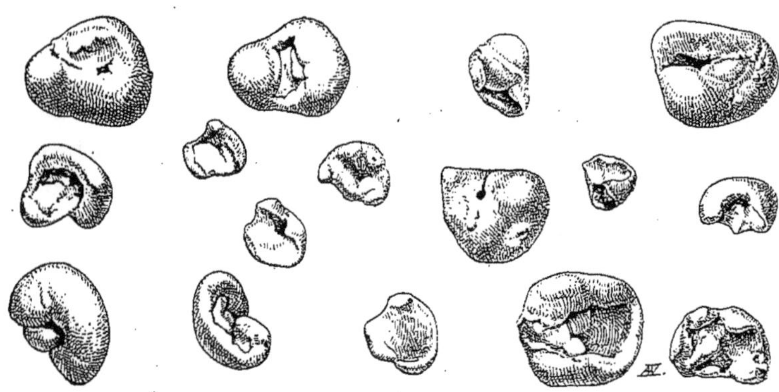

Fig. 183. — Calculs multiples cupuliformes.

Mode de formation. — Ni l'état pathologique des voies urinaires, ni la quantité exagérée de matières en solution dans l'urine ne suffisent pour

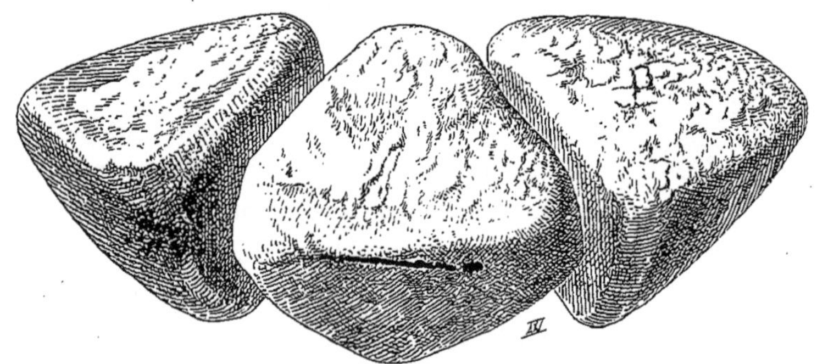

Fig. 184. — Trois calculs développés dans un cloisonnement rétropubien de la vessie chez une femme âgée, absolument réguliers, égaux entre eux, symétriques et de même poids.

donner naissance à un calcul ; deux questions sont à résoudre : pourquoi les substances normales ou anormales en solution dans l'urine se précipitent-elles ? Pourquoi s'agglutinent-elles en masse ? (Pousson.)

La première de ces questions a été résolue par Scherer de la manière suivante : la précipitation des sels résulte des fermentations que subit l'urine dans l'intérieur de ses voies d'excrétion. Ces *fermentations* sont de deux ordres : l'une, *acide*, décompose les urates et met en liberté l'acide urique ; l'autre, *alcaline*, décompose l'urée en carbonate d'ammoniaque, sel peu fixe dont la base se déplace avec la plus grande facilité pour former des urates et des phosphates.

Quant à l'agglutination, elle a été diversement interprétée. D'après Ch. Robin, l'adhésion, toute physique, résulte simplement de la juxtaposition immédiate par contact réciproque des particules constituantes.

La théorie des colloïdes, que nous résumons d'après Pousson, explique mieux l'agglomération des sels sous forme de calculs. Elle part de deux faits démontrés par un expérimentateur anglais, G. Rainey :

1° Les sels qui se précipitent au sein d'une solution gommeuse tendent à revêtir la forme de sphères d'une structure tout autre que les cristallisations ordinaires de ces mêmes sels. Ce qu'on explique en disant que la viscosité de la gomme, intimement mélangée à la substance saline, détruit la polarité du cristal et laisse les molécules obéir à la loi de mutuelle attraction.

2° Ces sphères artificiellement produites, placées dans de nouvelles solutions gommeuses de densité différente, se brisent, se désagrègent et retournent à leur disposition moléculaire primitive.

Un autre savant anglais, W. Ord, appliquant les recherches de Rainey à l'étude de la lithogénie, est parvenu à déterminer le rôle des différentes substances colloïdes contenues dans l'urine normale (mucus, matière colorante), ou pathologique (albumine, sucre, sang, pus). Il a démontré que, sous leur influence, les corps en dissolution dans l'urine sont susceptibles, par suite d'une modification de leur forme cristalline, de s'agglomérer, de se modeler en sphéroïdes, en un mot de constituer des calculs. La présence des substances colloïdes prime tout dans la théorie de Ord : lorsqu'elles manquent, un individu, rendît-il de grandes quantités d'acide urique et d'urates, ne fera jamais de calcul ; lorsqu'elles existent, au contraire, la production des concrétions est probable.

Ebstein et Nicolaïer d'une part, Tuffier d'autre part, ont entrepris des expériences relatives à la production des calculs urinaires. Toutes les tentatives d'ingestion d'acide urique faite sur des animaux ont donné des résultats négatifs. Au contraire, l'ingestion d'oxamide a toujours été suivie de la formation de calculs d'oxalate de chaux qu'on a rencontrés dans les bassinets, les uretères ou la vessie ; ils se sont toujours montrés multiples et constitués par des couches concentriques d'oxalate de chaux ; au centre était un noyau de substance organique.

L'oxamide s'élimine en grande partie par le rein et produit une chute, une nécrose partielle de l'épithélium rénal ; les produits détachés forment le noyau autour duquel la substance calcaire se dépose.

Quant aux corps étrangers, ils ne peuvent devenir un noyau d'un calcul que lorsqu'il existe en même temps une inflammation des voies urinaires ; s'il en est autrement, on constate seulement à leur surface une légère et superficielle incrustation.

Accroissement des calculs. — Les phénomènes qui président à l'accroissement sont mieux connus.

Un corps étranger, venu de l'extérieur ou formé dans l'organisme (noyau d'acide urique, d'oxalate, etc.), constitue un centre d'attraction autour duquel se précipitent, sous forme de grains ou de lamelles, les diverses substances solides, en dissolution dans l'urine. Une concrétion urique peut ainsi s'entourer d'une couche de phosphates qui se déposent à sa surface.

Les calculs d'acide urique et d'oxalate s'accroissent lentement ou vite, selon que leur structure est compacte ou spongieuse ; les phosphatiques sont ceux dont le développement est le plus rapide : quelques mois leur suffisent pour atteindre un volume considérable.

Une fois formés, les calculs présentent, dans des circonstances fort rares d'ailleurs, un phénomène curieux : celui de la *fragmentation spontanée.* On suppose que l'urine, se trouvant avoir à un moment donné une réaction et une densité différentes de celles qu'elle avait au moment de la formation du calcul, détermine une désintégration moléculaire. Ailleurs l'imbibition pénètre jusqu'au noyau, le gonfle et fait éclater le calcul. Debout d'Estrées en a présenté récemment un bel exemple.

Classification des calculs. — Fourcroy divisait les calculs en trois groupes : 1° calculs simples, formés d'une seule substance, en totalité ou presque en totalité ; 2° calculs composés, constitués par plusieurs matériaux sans très grande prédominance de l'un d'eux ; 3° calculs ayant pour noyau un corps étranger.

Les caractères des principales variétés chimiques de calculs urinaires sont résumés dans le tableau ci-dessous que nous empruntons à Pousson.

VARIÉTÉS CHIMIQUES	NOMBRE ET VOLUME	ASPECT EXTÉRIEUR	ASPECT DE LA COUPE	CONSISTANCE
Calcul d'acide urique (souvent pur, parfois mélangé de différents urates et d'oxalate de chaux ; fréquemment recouvert de couches phosphatiques). — Le plus fréquent. — *Calcul primaire*.	Souvent multiples s'ils sont petits, solitaires s'ils sont de moyen volume. — En général, peu volumineux.	Forme ovale, assez souvent aplatis comme un galet. Présentant souvent des facettes s'ils sont multiples. — Couleur jaune fauve. — Surface extérieure parfois très polie, souvent râpeuse ou granuleuse à grains très fins.	Deux aspects différents : A, lamelliforme ; B, amorphe, uniforme, présentant parfois des fissures rayonnantes.	Très dure, parfois cependant molle, principalement lorsqu'il existe des fissures rayonnantes.
Calcul d'oxalate de chaux (rarement pur ; souvent mélangé d'acide urique, d'urates divers, de carbonate de chaux ; fréquemment enveloppé de dépôts phosphatiques). — Presque aussi fréquent que l'acide urique. — *Calcul primaire*.	Presque toujours solitaire. — Ne dépasse guère le volume d'une noix.	Rond, sphérique. — Couleur gris sombre, brun, parfois noir ; exceptionnellement jaunâtre ou rougeâtre. — Aspect extérieur très rugueux, tuberculeux, *mûriforme*. Certains petits calculs d'oxalate de chaux prenant naissance dans le rein, sont arrondis, lisses, rappelant un grain de chènevis.	Couches lamellées, fortement ondulées.	Très dure, résiste très souvent aux instruments broyeurs.
Calcul de phosphate tribasique (chaux, ammoniaque, magnésie). — Il constitue l'enveloppe extérieure du plus grand nombre des calculs uriques, uratiques et oxaliques ; il forme les concrétions qui se développent autour des corps étrangers. — *Calcul secondaire*.	En général, unique. — Volume très variable, allant des plus petites concrétions jusqu'aux plus monstrueuses.	Se moule au début sur le corps qui lui sert de noyau et prend également la forme de l'endroit où il se développe lorsqu'il est gêné. Sa tendance est d'affecter la forme sphérique. — D'un blanc plus ou moins sale, gris, quelquefois brunâtre. — Aspect extérieur parfois assez lisse et poli à l'œil, mais râpeux, rugueux, granuleux au toucher.	Parfois lamellée, d'autres fois granulée, d'autres fois amorphe.	Variable en rapport avec le mode de structure et la prédominance de l'une des bases.

Calcul de phosphate de chaux (presque toujours mélangé au précédent). — Très rare. — *Calcul secondaire.*	Variable. En général, petit.	Constitue très rarement des masses figurées; se présente sous l'aspect de masses informes, mélangées de mucus et ressemblant à du mortier. — Grisâtre.	»	Très molle, empâte les instruments.
Calcul de carbonate de chaux (très rarement pur dans l'espèce humaine, se rencontre assez souvent chez les herbivores; chez l'homme, il est presque toujours mélangé à l'azotate et aux phosphates de chaux). — Très rare. Se rencontrerait plus souvent dans les reins que dans la vessie. — *Calcul primaire.*	Le plus souvent multiple dans les reins. — Ne dépasse pas la grosseur d'une noix.	Quelquefois blanc, mais plus souvent gris jaunâtre, brunâtre, rougeâtre ou bronzé, parfois ambré. — Surface souvent grenue.	Lamellée en couches curvilignes, concentriques au noyau. Quelquefois les noyaux sont multiples.	Très dure.
Calcul de cystine (il est pur ou mélangé d'acide urique, de phosphate, d'oxalate ou de carbonate de chaux). — *Calcul primaire.*	Ordinairement solitaire, mais assez souvent multiple. — Généralement petit; mais on en a trouvé qui pesaient plusieurs onces.	Arrondi. — Ordinairement jaunâtre, quelquefois blanc ou tout à fait noir. — La coloration s'altère à la longue. — Aspect lisse ou comme rongé à la surface.	La coupe est d'un vert pâle, d'aspect cireux, non lamellée. La fracture donne une surface brillante, satinée.	Molle et friable, bon pour la lithotritie.
Calcul de xanthine. — Excessivement rare. — *Calcul primaire.*	Petit.	Brun ou rougeâtre. — Surface lisse et polie.	Lamellée, prend l'apparence de la cire par le frottement.	Consistance analogue à celle de l'acide urique.
Calcul d'urostéalithe. — Excessivement rare. — *Calcul secondaire.*	Toujours multiple. — Variable.	Arrondi, aplati. La configuration varie en raison de la grande malléabilité de la substance constituante. — Jaunâtre ou brunâtre.	Aspect cireux.	Consistance molle et malléable.

Keyes propose la classification suivante, que nous adopterons :

1er *groupe. Calculs primaires :* se développent dans une urine acide, ou du moins non alcaline.	Calculs d'acide urique. — d'urates de soude, de potasse, de chaux. — d'oxalate de chaux. — de cystine. — de xanthine. — de carbonate de chaux. — de phosphate bicalcique. — d'indigo.
2e *groupe. Calculs secondaires ou symptomatiques :* se développent dans une urine alcaline et en présence de lésions inflammatoires de la muqueuse urinaire.	Calculs d'urate d'ammoniaque. — de phosphate tricalcique. — de phosphate ammoniaco-magnésien. — de phosphate amorphe de chaux. — d'urostéalithe.

II. — Siège des calculs

Les calculs sont situés soit dans la cavité vésicale, soit dans un diverticule, ou encore ils présentent un prolongement extravésical.

1° Les *calculs de la vessie* sont mobiles, ou très rarement, fixées dans leur position. Mobiles, ils occupent les parties déclives de la vessie, c'est-à-dire ordinairement le voisinage du trigone et du col, ou plus encore la région rétro-urétérale, surtout si celle-ci est creusée en bas-fond. Les pierres petites sont toujours mobiles, et les contractions vésicales, les changements de position du malade, suffisent souvent à les déplacer. Les pierres plus volumineuses et plus anciennes finissent par déprimer la vessie au point où elles sont appliquées, et y acquièrent une certaine immobilité qui les rend plus supportables : ainsi, chez les vieillards, on peut voir le bas-fond déprimé constituer une loge moulée sur la pierre. Chez la femme, l'utérus soulevant la partie médiane de la vessie, l'excavation est bilatérale. Ailleurs au contraire elles se logent derrière le pubis s'y creusent une loge et peuvent s'y immobiliser comme dans le cas représenté figure 184. Parfois le calcul occupe la partie supérieure de la vessie, grâce à une contracture annulaire de la vessie qui le maintient arc-bouté sur les parties latérales du dôme vésical : il s'agit alors de calculs volumineux ou de vessies très irritables. Ces contractures partielles ne doivent pas être confondues avec l'enchatonnement.

Outre la fixité par contracture que nous avons mentionnée, les calculs peuvent être fixés par *adhérence* à des productions végétantes de la muqueuse vésicale, à des fils proéminant dans la vessie à la suite d'opérations, etc., ou encore par suite de la forme ou de la nature du corps étranger qui les a causés.

2° Les calculs *diverticulaires* ou *enchatonnés* occupent les petits ou grands diverticules de la vessie ; ils peuvent y être inclus de telle sorte qu'ils ne sont pas perçus par l'instrument évoluant dans la vessie, plus souvent leur surface affleure à l'orifice du diverticule; plus rarement ils sont en sablier, l'étranglement par l'orifice séparant les deux extrémités renflées, diverticulaire et vésicale. Exceptionnellement, le calcul est enchatonné au niveau du trigone. Les calculs diverticulaires peuvent être volumineux (130 gr. Fenwich, 280 gr. Gardini) et multiples. Dans d'autres cas, la pierre est complètement isolée de la cavité vésicale et incluse dans la paroi ; cette disposition très rare porte le nom d'*enkystement* (fig. 185 et 186).

3° Les prolongements *extra-vésicaux* des calculs sont *urétéraux* ou *urétraux*. Les premiers se produisent quand un calcul incomplètement issu de l'uretère se développe par son extrémité vésicale. Les calculs *urétro-vésicaux*, appelés aussi *vésico-prostatiques*, ont la forme en *sablier;* ces calculs, d'abord vésicaux, se sont engagés dans le col vésical par une extrémité qui peu à peu s'est accrue, refoulant autour d'elle l'urètre prostatique.

D'autres prolongements sont plus rares ; dans un cas de Cathelin et Villaret, il était situé non dans l'urètre prostatique, mais dans la prostate. Une malade, opérée pour fistule vésico-vaginale par colpocléisis, présentait, seize ans après, un calcul *vésico-vaginal* (Tuffier).

III. — Lésions vésicales

La présence du calcul produit une excitation vésicale qui se manifeste par des contractions musculaires répétées; celles-ci produisent une *hypertrophie de la tunique musculaire*, qui s'exagère encore en cas de cystite. L'hypertrophie est générale ou partielle; celle-ci, plus fréquente, porte sur certains faisceaux musculaires et aboutit à la formation de *colonnes* vésicales qui envahissent peu à peu le bas-fond, puis les parties supérieures de la vessie.

La muqueuse vésicale elle-même est plus ou moins vivement congestionnée; elle peut présenter des exulcérations au niveau des calculs. Plus rarement on observe des ulcérations par calcul volumineux, et à

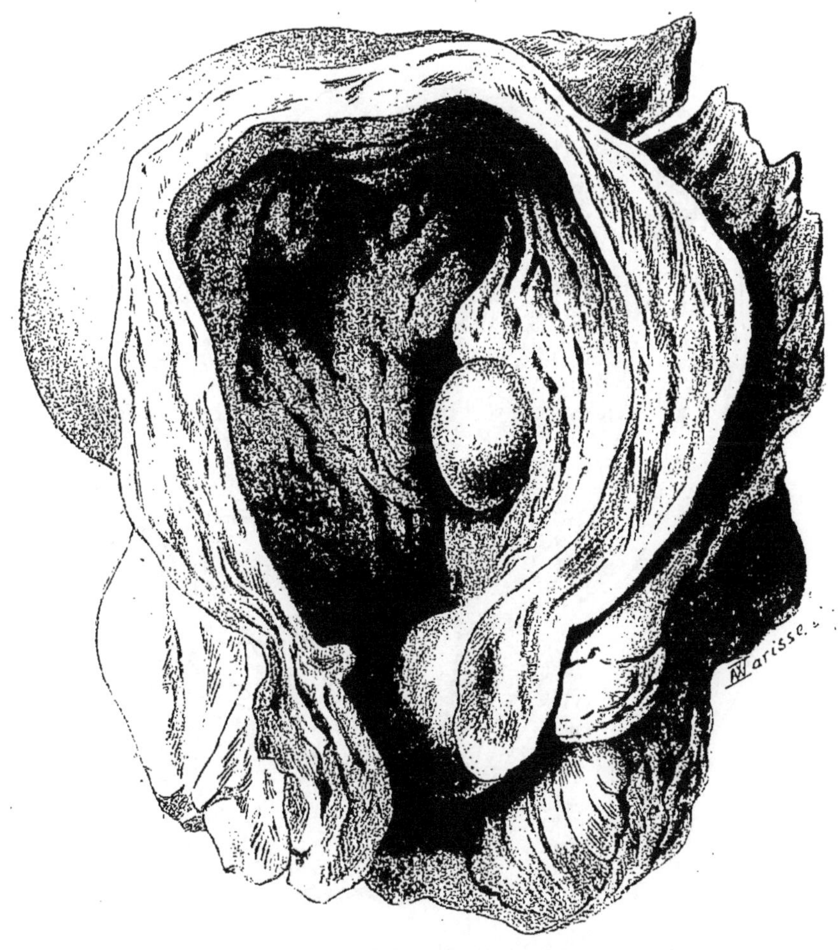

Fig. 185. — Calcul enchatonné dans un diverticule, et faisant saillie dans la cavité vésicale. Enorme hypertrophie de la paroi vésicale (Collection du Dr R. Marie).

titre de curiosité on peut citer la perforation spontanée avec issue du calcul.

Chez la moitié environ des sujets, le calcul est compliqué de *cystite* (43 fois sur 82 cas). La forme aiguë se rencontre surtout dans les cas où un calcul primitif est descendu tout formé des voies supérieures; elle se montre en général à la suite d'une cause occasionnelle bien nette. Dans des conditions inverses, la vessie est enflammée depuis longtemps et une urine alcaline a donné naissance à des concrétions phosphatiques: ce sont

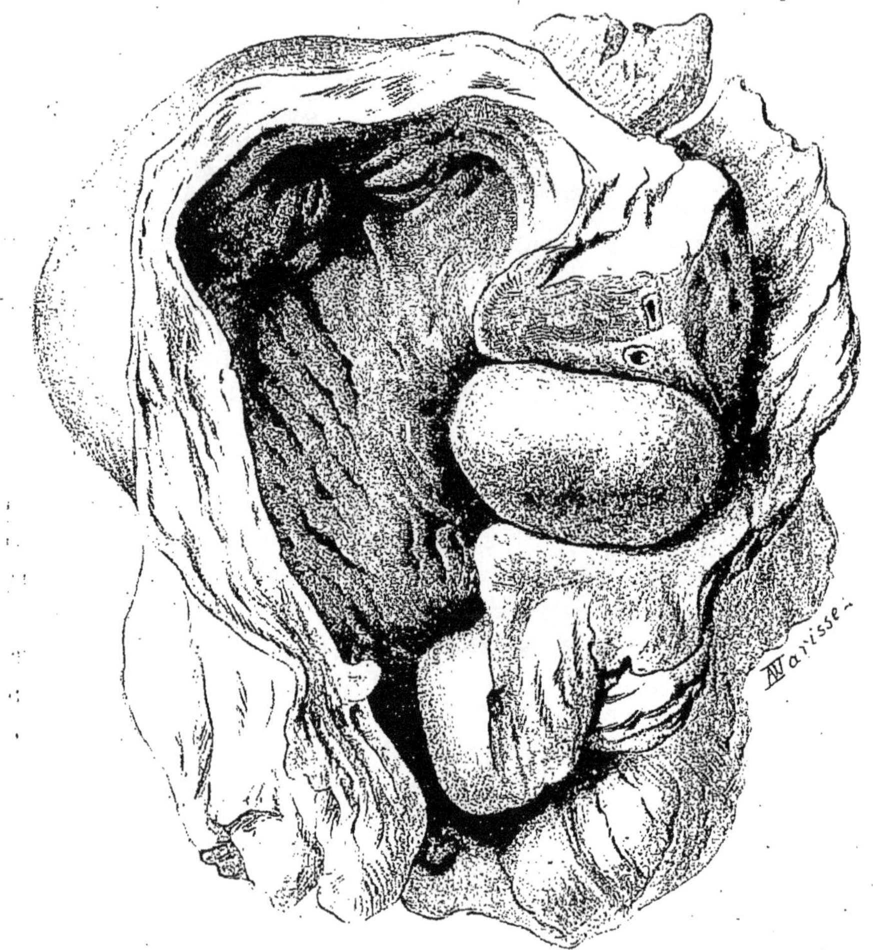

Fig. 186. — Calcul enchatonné. Le diverticule représenté figure 182 et dont la paroi est très épaisse, a été sectionné. (Collection du Dr R. Marie.)

les lésions d'une cystite chronique qu'on rencontrera dans ces cas.

SYMPTÔMES

Symptômes fonctionnels. — Souvent ils manquent au début et même pendant une certaine période quand il n'existe pas de cystite, ils ont été dénommés calculs latents. A la période d'état, on observe des douleurs, des troubles de la miction, de l'hématurie; les autres modifications de l'urine relèvent de complications et seront exposées avec celles-ci.

Douleurs. — Les conditions d'*apparition* des douleurs sont caractéristiques dans la plupart des cas; ce sont des douleurs *provoquées.* Elles se produisent presque toujours à la suite d'une cause occasionnelle nettement établie, course en voiture ou à pied, saut, chute, équitation, roulis d'un navire; la douleur varie d'importance suivant la force et la répétition des chocs : tel malade perçoit plutôt un choc qu'une douleur dans certains mouvements brusques du corps; parmi les moyens de transport, les malades craignent surtout les voitures légères et mal suspendues, les omnibus, moins le chemin de fer, moins encore le tramway, sans doute parce que dans celui-ci les oscillations de la pierre la portent sur les parties latérales de la vessie et non sur le col qui est la partie la plus sensible. Ordinairement les mêmes causes reproduisent les mêmes sensations; cependant celles-ci peuvent disparaître pendant une certaine période; plus souvent elles deviennent progressivement plus violentes, et le malade peut craindre même la marche sur un terrain inégal. La douleur *disparaît par le repos,* les calculeux « sont guéris la nuit » (Guyon).

Les douleurs *spontanées* véritables sont rares en dehors de la cystite; au début elles se réduisent à des sensations très vagues, mais deviennent de plus en plus marquées. En réalité, elles sont dues surtout aux *contractions vésicales* qui se produisent au moindre mouvement du calcul, au moindre contact avec le col, par exemple dans la station debout ou surtout assise, ou sans raison apparente. Les sensations sont moins vives quand le contact avec le calcul est rendu moins intime par la présence d'une certaine quantité d'urine, qui enlève en outre une partie de son poids au calcul. Les douleurs se produisent surtout quand la vessie se vidant, se contracte sur le calcul et le repousse vers le col vésical, c'est-à-dire à la fin de la miction; elles acquièrent alors leur maximum d'intensité et se prolongent ensuite autant que les contractions vésicales elles-mêmes.

Ces phénomènes sont *plus marqués chez les enfants* et les adultes; chez les vieillards, par suite de la rétention incomplète d'urine, de l'atonie du bas-fond incapable de contractions, de la protection du col par la saillie des lobes prostatiques, la douleur est souvent moins forte; elle devient excessive en cas de cystite.

La douleur siège profondément, « *au col* de la vessie », disent les malades; le maximum s'observe à ce niveau, ou encore à l'hypogastre, au périnée; en outre, les *irradiations* sont fréquentes. Les douleurs irradiées à l'*extrémité de la verge,* au niveau du gland, consistent dans des sensations de cuisson, de piqûre parfois insupportables; les malades prennent instinctivement l'habitude d'y porter la main, et plusieurs contractent ainsi des habitudes de masturbation; l'organe est dans un état de demi-érection; dans certains cas où cette congestion était devenue habituelle, on a constaté un allongement du prépuce et même une hypertrophie de la verge. Ces sensations existent surtout chez les enfants et les adultes; elles sont rares quand la prostate hypertrophiée défend le col contre les contacts du calcul; aussi peut-on en rapporter l'origine au col vésical.

On observe encore des irradiations aux aines, aux testicules et à la région scrotale, aux reins, au rectum et à l'anus, au coccyx, aux membres inférieurs jusqu'à la plante du pied et au gros orteil (Guyon) où cette douleur est souvent limitée, et a pu faire parfois penser à une névralgie ou à une attaque de goutte, et même aux membres supérieurs (Hunter).

Troubles de la miction. — Les circonstances qui provoquent la douleur déterminent de même la *fréquence* des mictions : telles sont les secousses de la marche, de la voiture; elle atteint son maximum le jour et disparaît la nuit de même que la douleur. La réunion des deux symptômes : douleur et fréquence, fait souvent porter le diagnostic de cystite, mais celle-ci n'existe cependant qu'en certains cas.

Nous avons déjà mentionné les douleurs de la miction, surtout terminales; quand ces douleurs se produisent dans la station verticale, et non dans le décubitus, il existe une forte présomption de calcul vésical.

Les modifications de la forme et du volume du jet ne sont pas importantes ou tiennent à des causes autres que la présence du calcul. L'interruption brusque du jet est souvent donnée comme pathognomonique; en réalité ce signe s'observe assez peu souvent dans les calculs et relève aussi d'autres causes, comme le spasme membraneux chez les névropathes et les prostatiques, ou une rétention incomplète chez les individus urinant couchés, et chez les prostatiques. Quand elle se produit chez un calculeux, l'explication est la suivante : une pierre mobile et petite est poussée vers le col vésical pendant la miction et l'obture, de sorte que la contraction vésicale n'aboutit plus à faire expulser l'urine, mais seulement à produire de vives douleurs en appuyant le calcul sur le col, le fait ne se produit que dans la position debout et cesse dans le décubitus. Le phénomène n'a de valeur que chez l'adulte et surtout chez l'enfant, et seulement dans la position verticale ; nous avons vu qu'il se produit dans d'autres conditions chez les vieillards, les névropathes et les malades alités.

La *rétention* d'urine est exceptionnelle ; elle est due à l'engagement du calcul dans l'urètre ou du moins dans le col vésical; cependant elle peut aussi se produire par suite d'un spasme membraneux. Plus souvent au contraire le calcul provoque des contractions énergiques dans une vessie fatiguée par un obstacle prostatique ou urétral; de sorte que la rétention apparaît après l'extraction du calcul.

L'*incontinence* est peu fréquente; elle est due à la filtration de l'urine autour du calcul et à travers l'anneau sphinctérien maintenu béant et parésié par sa présence.

Hématurie. — L'hématurie est un des symptômes les plus importants des calculs de la vessie. Ordinairement peu importante et peu durable, surtout si on la compare à celles des tumeurs, elle peut cependant dominer la scène temporairement; dans d'autres cas elle est si peu notable qu'elle échappe facilement à l'attention du malade.

Elle n'est pas spontanée et se produit dans deux conditions, à la fin des mictions et par suite des mouvements imprimés au calcul. L'hématurie de la fin des mictions accompagne la douleur terminale, et est favorisée comme cette dernière par la miction debout, par les mouvements du malade qui exagèrent la contractilité de la vessie; cette hématurie simule celles des cystites. Plus nette, caractéristique, est l'*hématurie provoquée* par les mouvements : c'est à la suite d'une course à pied ou en voiture, d'une promenade à cheval, d'un saut, etc. que le malade rend pendant une miction une certaine quantité de sang, intimement mélangé à l'urine. Si les mouvements ne se prolongent pas quelque temps, l'hémorragie s'arrête, et ne reparaît que si les secousses de la locomotion se reproduisent. La douleur peut manquer complètement, et l'hématurie surprend le malade. Même prolongée, l'hématurie est suspendue la nuit.

D'autres altérations de l'urine sont rares, en dehors des complications; la *polyurie*, peu fréquente, traduit l'influence réflexe de l'irritation vésicale sur la fonction rénale.

Signes physiques. — La présence d'une pierre dans la vessie se constate soit par la palpation, soit par l'exploration intra-vésicale, soit par la cystoscopie, accessoirement par la radiographie.

1° *Palpation.* — Le *palper hypogastrique* est sans valeur, la pierre n'étant jamais assez volumineuse pour déborder le pubis; on ne l'emploiera que combiné avec le *toucher rectal ou vaginal*, suivant le sexe ou l'âge du malade. Exceptionnellement, de volumineux calculs ont été sentis nettement par le toucher; le plus souvent les sensations sont très vagues, et il faut, pour les préciser, imprimer à la paroi un choc brusque capable de soulever la pierre qui retombe ensuite sur le doigt; les renseignements sont à peu près nuls chez le vieillard et chez l'adulte, plus nets chez l'enfant où les difficultés du cathétérisme le font recommander, et chez la femme.

2° *Exploration intra-vésicale.* — L'exploration intra-vésicale au moyen d'un *explorateur à boule* est insuffisante, cependant il arrive qu'on puisse diagnostiquer la présence d'un calcul par ce moyen, surtout si la vessie est peu remplie ; de même parfois un calcul est décelé par un choc ou un frottement rugueux pendant le cathétérisme évacuateur; dans ces cas, il ne peut s'agir que d'un diagnostic de présence, et des erreurs tactiles sont faciles.

L'exploration méthodique se fait avec les *explorateurs métalliques*, exceptionnellement avec une sonde métallique de même courbure. Elle n'est pas toujours sans danger au point de vue de l'infection : on ne la pratiquera qu'avec la plus grande prudence, et au besoin après plusieurs jours de soins antiseptiques, si la vessie est infectée; on la différera, si la vessie est intolérante par suite de fatigues, si l'hématurie est imminente du fait d'une autre affection, par exemple, à certaines périodes de l'hypertrophie prostatique, ou dans les néoplasmes. Les dangers d'infection sont bien diminués si l'on prend des précautions antiseptiques préalables et si l'on évite tout traumatisme.

L'*anesthésie* à la cocaïne est généralement suffisante; on injecte une solution de chlorhydrate de cocaïne à 2 p. 100 dans l'urètre et dans la vessie, afin de diminuer la sensibilité réflexe et la douleur; dans le même but, on aura évité les lavages trop répétés, la distension vésicale et l'emploi de liquides irritants comme le nitrate d'argent; si l'intolérance vésicale est extrême, il peut devenir nécessaire de recourir à l'anesthésie générale : c'est dans le cas de cystite que la cocaïne peut se montrer insuffisante.

Par contre, certains malades peuvent supporter sans souffrances l'exploration même sans cocaïnisation vésicale, et le temps le plus pénible est alors la traversée urétrale.

La vessie cocaïnisée est remplie modérément d'eau stérilisée; dans des cas aseptiques on peut explorer la vessie avant la miction, pour éviter même l'excitation du lavage; l'explorateur métallique, choisi d'après l'âge du malade et la courbure prostatique, est introduit avec les précautions d'usage : on sait que l'une des plus importantes consiste à soulever le siège du malade sur un coussin peu épais.

Le bec de l'instrument ayant pénétré dans la vessie, est poussé directement en arrière au contact de la paroi postérieure, puis ramené vers le

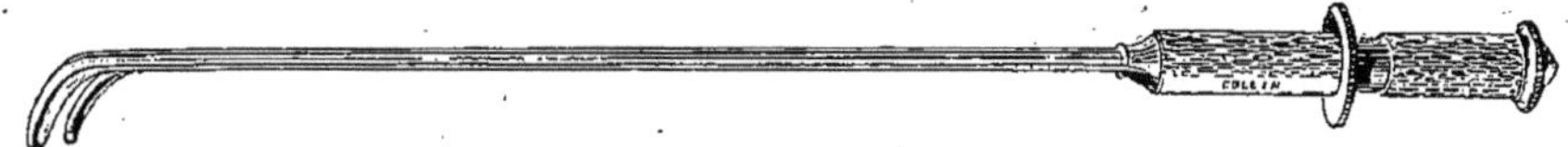

Fig. 187. — Brise-pierre explorateur.

col après qu'on l'a incliné latéralement jusqu'à ce qu'il rencontre la muqueuse, ou encore pendant qu'on imprime au manche des mouvements limités de rotation, de telle sorte que le bec percute doucement la paroi vésicale ; on agit de même des deux côtés de la vessie. On explore ensuite le bas-fond s'il existe, en retournant complètement le bec de l'instrument : cette rotation est faite pendant l'abaissement du manche pour éviter que le bec ne froisse la vessie; le bec une fois dirigé en bas, on lui imprime de petits mouvements en divers sens pour aller à la rencontre des calculs qui peuvent être abrités derrière une saillie prostatique. Enfin on termine en reprenant la position primitive et en abaissant fortement le manche afin d'explorer la partie supérieure de la vessie.

Le contact du calcul et de l'instrument est annoncé par une *sensation* et un *son*. La sensation transmise à la main du chirurgien est celle d'un frottement et, si le calcul est gros, d'une résistance des plus caractéristiques et qui prête peu à l'erreur. Cependant la certitude absolue n'est acquise que lorsqu'on entend un bruit métallique. Le son que produit la rencontre des calculs et de l'instrument est tantôt clair et éclatant, et il indique alors un calcul d'une dureté plus ou moins grande, tantôt faible, sourd et peu distinct, comme il arrive quand la pierre est molle. Un choc double ou multiple révèle l'existence de deux ou de plusieurs calculs.

Il est très utile, surtout au point de vue du choix de l'opération, de déterminer les dimensions du calcul. On a souvent recommandé de se servir dans ce but d'un brise-pierre, et en particulier du brise-pierre explorateur de Colin (fig. 187). En saisissant le calcul entre l'écartement des branches, on arriverait à connaître exactement ces dimensions. Une telle précision est plus théorique que réelle : les calculs sont rarement d'une forme régulière et l'écartement des branches de l'instrument peut aussi bien donner la mesure du petit que du grand diamètre du calcul : il reste donc toujours de l'incertitude (Guyon). De plus, certains calculs friables s'écrasent très facilement au moindre contact. On risquerait donc, en exerçant une pression même légère sur le calcul, de le faire éclater, et de commencer malgré soi une opération qu'on n'est pas toujours en mesure de compléter au moment d'une exploration.

L'instrument métallique à petite courbure permet d'arriver à une approximation suffisante. Pour cela on exécute des mouvements de percussion. Dès que le premier contact est obtenu, le chirurgien place un doigt sur la tige au niveau du méat, puis ramène l'instrument en avant ; il continue ainsi jusqu à ce que la percussion ne rende plus un son métallique. Il note alors sur la tige la distance qui sépare son doigt du méat et qui donne la dimension d'un des diamètres du calcul ; c'est ordinairement le plus grand, le calcul occupant une situation antéro-postérieure.

Il est cependant des cas où le lithotriteur est nécessaire pour dépister un calcul : c'est lorsque celui-ci, de petites dimensions ou d'une densité très faible, fuit devant l'instrument sans donner une sensation nette du contact. Pour en apprécier l'existence, on peut aller à sa recherche avec les mors renversés du lithotriteur, ou mieux, par une manœuvre que nous décrirons plus loin, on déprime le fond de la vessie avec l'instrument ouvert, puis une série de secousses fait tomber dans la concavité de l'instrument le ou les calculs. Il suffit alors de rapprocher les branches pour les saisir.

On a aussi inventé dans ce but des instruments destinés à amplifier le son : tels sont un tube acoustique adapté au manche de l'explorateur et dont l'extrémité libre se place dans le conduit auditif du chirurgien. Tel est aussi le microphone ; l'usage de cet instrument peut induire en erreur en transmettant des sensations exagérées : le moindre choc contre un pli de la muqueuse ou contre une colonne se traduit par un bruit intense qui peut faire croire à une concrétion. On doit se contenter d'amplifier légèrement le son à l'aide d'un petit résonnateur comme celui que représente la figure 188.

Citons, en dernier lieu, un appareil aspirateur (voir *Lithotritie*) qui permet d'entendre un cliquetis très caractéristique, lorsqu'un calcul, entraîné par le courant liquide, vient heurter l'œil de la sonde métallique. Ce moyen, précieux pour rechercher les derniers débris après une lithotritie, convient moins bien pour une première exploration.

Malgré tout, l'exploration peut rester négative quoiqu'il existe un calcul. Les causes d'erreur sont les suivantes. La pierre est située dans une cellule, fait absolument exceptionnel. Une prostate qui forme une saillie considérable peut également cacher un calcul; il est rare cependant qu'on

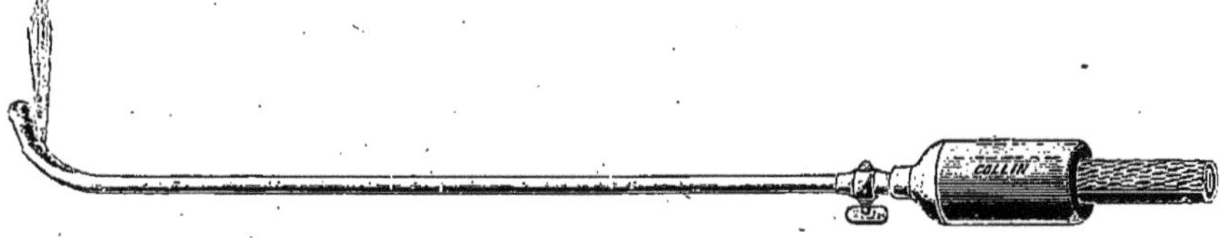

Fig. 188. — Explorateur métallique à robinet et résonnateur.

ne l'atteigne pas en renversant le bec et en élevant le manche de la sonde. Presque toujours ce sont les contractions partielles de la vessie qui dissimulent le calcul; aussi mettra-t-on le moins possible en jeu cette contractilité vésicale. Enfin, il existe une difficulté particulière d'exploration chez la femme, dont la vessie irrégulière et dépressible permet au calcul d'échapper aux recherches; aussi ne faut-il pas craindre de multiplier et de varier les manœuvres. Il en est de même chez l'enfant. Certains calculs peuvent ainsi paraître *intermittents*.

L'erreur contraire a été commise et on a cru quelquefois avoir rencontré un calcul lorsque l'instrument est venu heurter sur une colonne dure et résistante; on se rappellera que la percussion et la production d'un son métallique sont nécessaires pour le diagnostic.

3° *Cystoscopie*. — La cystoscopie est généralement inutile et moins bien supportée que l'exploration; souvent elle est impraticable, soit que la vessie ne la tolère pas, soit que la prostate s'oppose au passage de l'instrument. Cependant elle ne doit pas être négligée dans les cas douteux; elle rend de grands services dans le cas de calculs diverticulaires, adhérents, dans les cas où l'hématurie atypique fait craindre la coïncidence du calcul et d'une tumeur. Elle permet dans certains cas de préciser le diagnostic du nombre, du volume, de la nature, du siège des calculs; en revanche, elle peut ne pas montrer des calculs dissimulés derrière une prostate trop grosse,

PLANCHE IV

CYSTOSCOPIE

Fig. 1. — Cystite du col. Le contour du col est irrégulier et présente de la desquamation. Au fond, vascularisation de la muqueuse péri-cervicale.

Fig. 2. — Hypertrophie de la prostate. Saillies prostatiques déformant le col vésical à sa partie antérieure. (Par erreur, le bec du cystoscope a été représenté dirigé en bas.)

Fig. 3. — Colonnes vésicales. Orifice d'un diverticule.

Fig. 4. — Fragment d'une sonde de Nélaton tombé dans la vessie, juxtaposé à un calcul.

Fig. 5. — Petit calcul vésical.

Fig. 6. — Dilatation kystique de l'uretère, au moment de l'éjaculation urétérale.

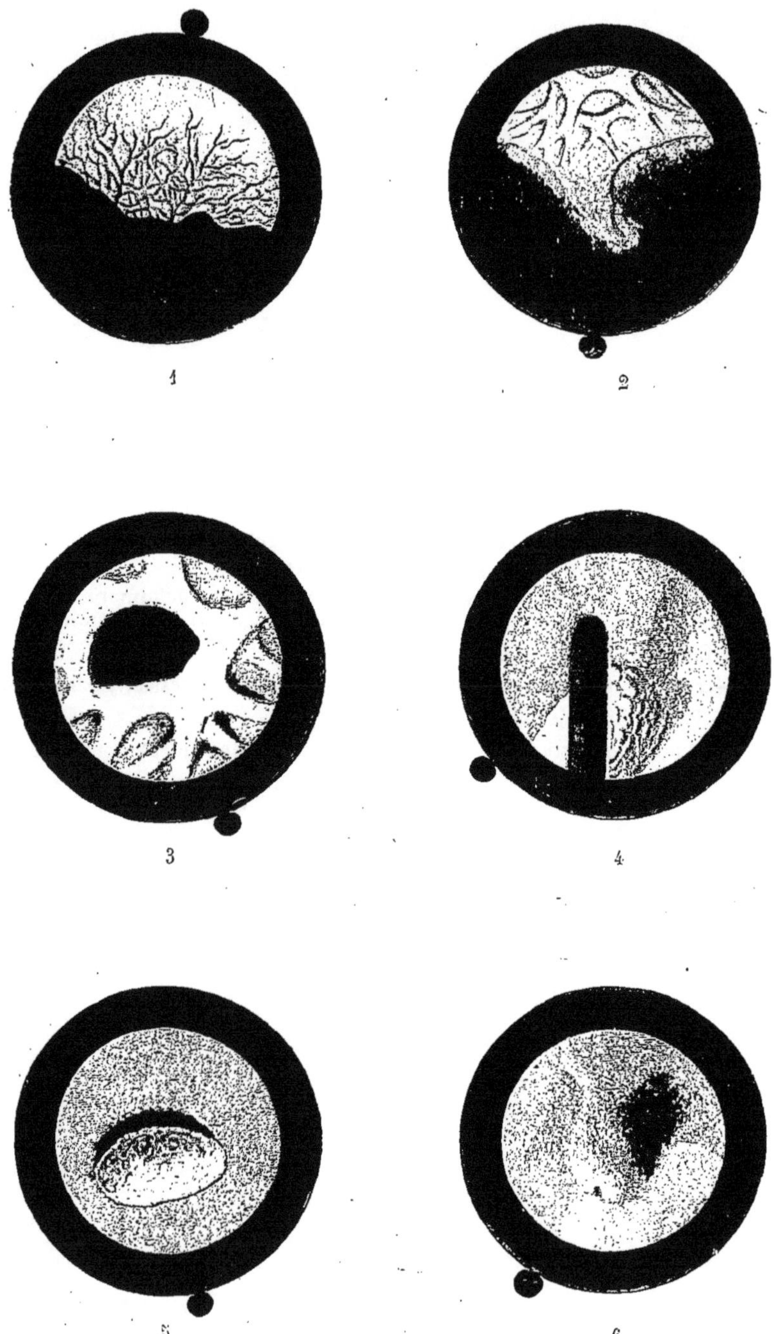
1
2
3
4
5
6

ou entre des replis pariétaux résultant de contractions partielles. On pourra encore l'utiliser pour vérifier les résultats d'une opération.

4° *Radiogaphie.* — La radiographie des calculs vésicaux n'est pas

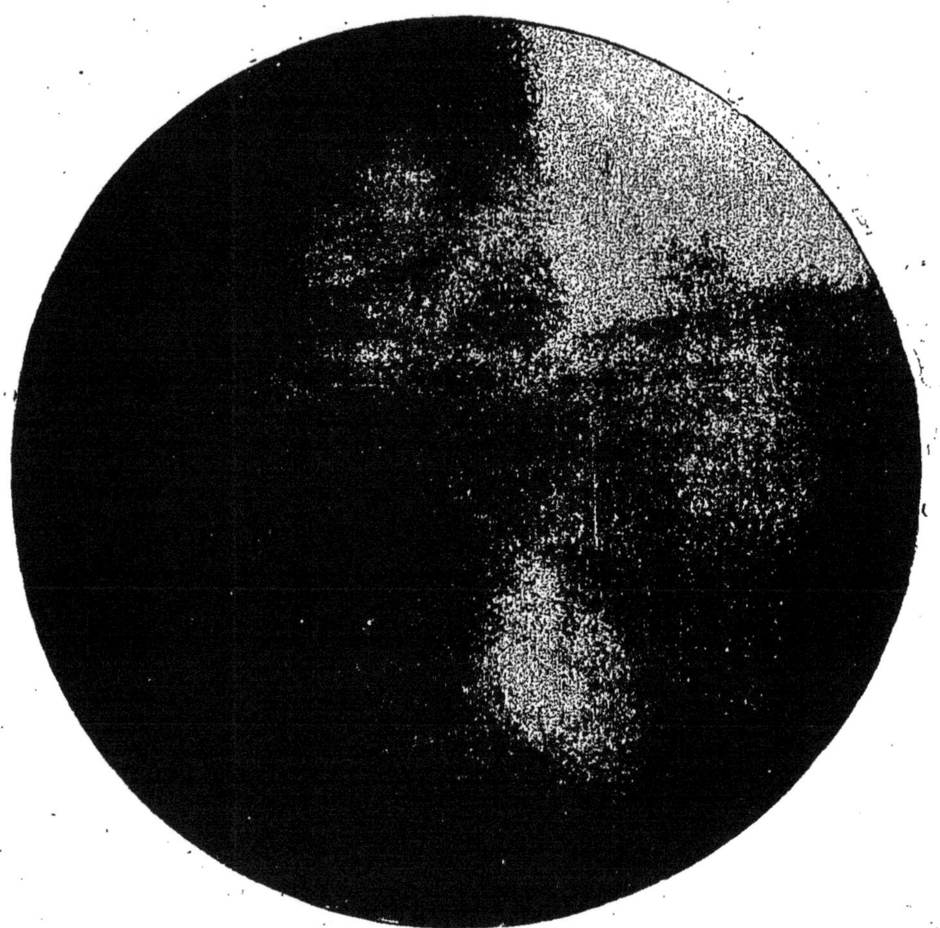

Fig. 189. — Epreuve radiographique d'un volumineux calcul vésical (Dr Beclère).

encore entrée dans la pratique; les autres méthodes de diagnostic sont assez simples en général, et la radiographie rencontre de tels obstacles à cause de la ceinture osseuse pelvienne, qu'on s'explique l'insuccès relatif de cette méthode. Il n'est pas impossible cependant d'obtenir de bonnes radiographies des calculs vésicaux, surtout si leur composition les rend peu proméables aux rayons (fig. 189). Nous en figurons ici un exemple. Dans quelque cas où le calcul encellulé est retenu par la contraction échappée à l'explorateur la radiographie a pu le révéler.

DIAGNOSTIC

Les symptômes fonctionnels suffisent souvent pour poser le diagnostic de calcul, quand ils sont nettement provoqués par les mouvements capables de se transmettre au calcul. Ainsi l'hématurie est le plus souvent si caractéristique qu'elle ne peut être confondue avec celles d'autres affections vésicales. On attachera aussi une grande importance aux commémoratifs, quand ils révèlent des coliques néphrétiques non suivies de l'issue du calcul, des symptômes nettement provoqués par la locomotion, ou encore quand l'hématurie apparaît soudain chez un prostatique ancien.

On ne confondra pas les calculs avec les néoplasmes : en l'absence de cystite, ceux-ci sont indolents ; les hématuries sont plus abondantes, spontanées, ne se calment pas par le repos, et disparaissent d'elles-mêmes. Un cas difficile est celui où coïncident calcul et tumeur : les caractères des hématuries se rapportent, suivant les cas, tantôt à ceux des calculs, tantôt à ceux des tumeurs.

Dans certaines prostatites douloureuses, en particulier dans les prostato-cystites douloureuses, on peut observer des douleurs et de la fréquence provoquées par les mouvements et la locomotion, parfois même simplement au moment où le malade se lève de son siège ; il suffit d'être prévenu de cette cause d'erreur pour l'éviter, car les autres symptômes de calcul font défaut.

Dans les cystites, l'hématurie est terminale, ou prédominante à la fin de la miction ; elle se réduit souvent à quelques gouttes de sang pur aux dernières contractions vésicales. La fatigue n'a sur elle qu'une influence relative : elle peut, par exemple chez les tuberculeux, être plutôt vespérale et cesser la nuit. Il ne s'agit pas là de symptômes vraiment provoqués. La fréquence et les douleurs ne disparaissent pas aussi complètement la nuit que chez les calculeux.

Un corps étranger peut être difficile à distinguer d'un calcul, surtout s'il est incrusté de phosphates ; on s'appuiera sur les commémoratifs, sur le siège parfois insolite du calcul, sur la précocité de la cystite, sur les sensations anormales que fournit le contact.

On recherchera les calculs latents chez les vieillards prostatiques. Chez les enfants, l'incontinence jointe aux hématuries constitue un bon moyen de diagnostic. Dans tous les cas, l'exploration métallique ou la cystoscopie lèveront les doutes.

Les calculs prostatiques donnent aussi la sensation de frottement dur et de choc, mais si l'on pousse l'explorateur jusque dans la vessie, on n'y trouve pas de calcul ; le toucher rectal vient confirmer le diagnostic.

MARCHE, DURÉE, TERMINAISON

Le premier symptôme peut être chez l'enfant ou le jeune homme un arrêt brusque du jet de l'urine. Le fait est rare ; le début est le plus souvent marqué par une hématurie après une course forcée, une promenade en voiture ou en chemin de fer, en un mot, après des secousses d'une certaine violence ; la miction devient douloureuse, quelquefois dès ce moment, d'ordinaire un peu plus tard. L'hématurie et la douleur ainsi provoquées disparaissent au bout d'un temps plus ou moins court, pour se produire de nouveau chaque fois que le malade s'expose aux mêmes causes.

Les calculs descendus du rein dans une vessie saine peuvent ne donner lieu, pendant longtemps, à aucun symptôme. De grandes différences individuelles s'observent ; certains malades souffrent dès le début ; chez d'autres une pierre acquiert des dimensions importantes, sans provoquer de symptômes caractéristiques. Les calculs phosphatiques développés dans une vessie malade affectent une marche spéciale que nous étudierons plus loin.

La *durée* de l'affection ne peut être fixée, même approximativement. Tel calculeux jouit pendant quelques années d'une santé assez bonne, tel autre est rapidement atteint de symptômes généraux graves. Le degré d'altération des parois de la vessie joue ici un rôle capital. On a, d'ailleurs, peu de données sur la rapidité du développement des calculs, plus lent quand ils sont uriques que lorsqu'ils sont phosphatiques.

L'*expulsion spontanée* du calcul est une terminaison rare ; elle se produit surtout chez la femme lorsqu'il est petit ou qu'il a subi la fragmentation spontanée ; dans certains cas, on l'a vu s'effectuer par une voie artificielle, par exemple par une fistule périnéale consécutive à une opération de taille.

COMPLICATIONS

1° **Complications locales.** — Les complications locales comprennent la cystite calculeuse, l'engagement du calcul dans le col et la rétention complète.

Cystite calculeuse. — Il faut distinguer la cystite primitive qui, non seulement préexiste à la pierre, mais préside à sa production ou tout au moins à son accroissement, et la cystite consécutive, la seule qui soit, à proprement parler, une complication. Celle-ci n'est pas, comme on l'a souvent avancé, la conséquence obligée de la présence d'un calcul dans la vessie ; elle manque même dans la majorité des cas (Guyon, Hache).

La *cystite primitive*, le plus souvent chronique, s'accompagne de stagnation d'urine, comme cela se voit chez les prostatiques. Quelquefois alors un calcul formé dans le bassinet tombe dans une vessie enflammée où il se recouvre de dépôts phosphatiques. En général, la concrétion, qui est alors véritablement secondaire, se forme de toutes pièces dans la vessie : un amas de muco-pus sert de noyau ; autour de lui les phosphates se précipitent sous l'influence de la transformation ammoniacale. Les poussées de cystite expliquent le dépôt successif des différentes couches et la stratification que l'on remarque sur une coupe du calcul.

La *cystite consécutive* trouve dans la congestion permanente que présente une vessie qui renferme un corps étranger une cause prédisposante permanente et qui peut être encore augmentée par un refroidissement, un excès, les secousses imprimées au calcul par la marche : la cystite est imminente et n'attend, pour éclater, que l'invasion d'un élément infectieux ; celui-ci peut préexister dans la prostate, l'urètre, ou le rein, mais presque toujours il est introduit par le cathétérisme explorateur, ou thérapeutique. Cet accident était aussi fréquent autrefois avec la lithotritie ancienne à séances répétées, qu'il est rare aujourd'hui avec la lithotritie nouvelle.

Primitive ou consécutive, la cystite des calculeux se traduit par les symptômes ordinaires de cette inflammation, avec cette caractéristique qu'ils sont exaspérés par toutes les causes qui déterminent les douleurs chez ces malades : les souffrances deviennent atroces au moindre mouvement et s'accompagnent d'efforts violents pendant la miction. Ces symptômes se produisent d'abord par crises généralement courtes, puis ils deviennent continus et acquièrent une intensité extrême. Les urines sont ammoniacales, des membranes sont quelquefois expulsées. Des hématuries se montrent sous l'influence non seulement des mouvements, mais aussi des contractions vésicales, surtout dans les cystites anciennes; elles paraissent alors spontanées.

La formation d'un calcul au cours de la cystite primitive ne se manifeste au début que par des symptômes vagues : la cystite subit une recrudescence, puis surviennent des crises qui n'existaient pas auparavant et tous les signes propres à la locomotion du calcul.

L'*engagement du calcul* dans le col n'arrive guère qu'avec une prostate peu développée, il se traduit par une rétention plus ou moins marquée, mais rarement absolue; l'urine s'écoule goutte à goutte, souvent au milieu de vives douleurs et au prix de grands efforts; des hématuries et des accidents urineux se produisent soit spontanément, soit à la suite de manœuvres urétrales. Il ne faut pas prendre pour un calcul engagé dans le col le prolongement urétral d'un calcul vésical, traduit ordinairement par de l'incontinence.

La *rétention complète* est liée le plus souvent à une hypertrophie prostatique concomitante, la production d'un spasme de la région membraneuse admise encore par quelques personnes est loin d'être démontrée.

Mentionnons, à titre de rareté, qu'un calcul volumineux a pu devenir une cause de dystocie (Wagner).

2° Complications générales. — L'insomnie, quelquefois l'inappétence, marquent le retentissement des phénomènes douloureux sur le système nerveux. Les complications principales sont entièrement sous la dépendance de l'infection et de l'*intoxication urineuse* qui, aiguë ou chronique, finit par emporter les calculeux. Tantôt les accidents urineux sont consécutifs à une lésion vésicale et à l'évacuation incomplète du réservoir, etc.; tantôt et bien plus souvent, ils sont sous la dépendance d'une *pyélonéphrite*.

Celle-ci, secondaire et ascendante, ne se montre pas indifféremment dans toutes les formes; s'il s'agit d'une vessie jeune, bien musclée, dont le fonctionnement est assuré malgré les lésions qu'elle présente, le malade peut résister longtemps, car les reins sont protégés. Mais si la vessie se laisse distendre, ne suffit plus à son rôle et ne produit qu'une évacuation imparfaite, l'inflammation envahit les uretères et les bassinets; une telle propagation est d'autant plus grave que les lésions primitives sont plus accentuées, et le pronostic devient des plus sévères chez les prostatiques dont l'appareil urinaire tout entier est atteint de sclérose. On a vu exceptionnellement la distension urétéro-rénale et l'infection causées par la compression directe exercée par un calcul enclavé au méat urétéral.

PRONOSTIC

Quoique bien amendé par les progrès récents de la thérapeutique, le pronostic est toujours sérieux, variable, d'ailleurs, suivant la consistance, le volume et la nature des calculs. Une concrétion urique, du volume d'une noisette, par exemple, comporte un pronostic bénin, car elle est justiciable d'une opération des plus simples. Une pierre phosphatique volumineuse, contenue dans une vessie enflammée, avec des reins plus ou moins envahis et menacés, constitue une affection grave et dont le traitement est entouré d'écueils. Le pronostic est en somme essentiellement subordonné au degré d'altération des voies supérieures.

TRAITEMENT

Nous exposerons le traitement préventif, ou traitement général de la lithiase secondé par le traitement local des affections prédisposant aux calculs, et le traitement curatif ou chirurgical.

1° Traitement préventif. — Le traitement préventif local est celui des affections vésicales et prostatiques qui prédisposent à la formation des calculs ou s'opposent à l'expulsion précoce de ceux qui descendent du rein ; à ce titre la prostatectomie peut être considérée comme un traitement préventif des calculs vésicaux. Nous ne décrirons pas ici à nouveau cette partie du traitement, malgré son importance pratique.

Le traitement préventif *général* est différent suivant qu'il s'agit des lithiases urique, oxalique ou phosphatique ; il s'applique également aux localisations rénales de la lithiase.

A. Lithiase urique. — Le traitement a pour but de s'opposer à la formation exagérée de l'acide urique et des urates, et de favoriser leur élimination.

On limite la formation de l'acide urique surtout par le régime alimentaire, et une hygiène appropriée; on favorise son élimination par cette même hygiène par la médication alcaline et quelques autres médicaments.

1° *Régime alimentaire.* — L'alimentation doit être modérée et peu azotée; on interdira le gibier, les viandes rouges en excès, la charcuterie, le foie gras, les poissons de mer, etc.

On choisira de préférence les viandes blanches, les œufs, le laitage; les légumes et les fruits sont utiles en ce sens qu'ils transforment les urates en hippurates, sels beaucoup plus solubles (Garrod); toutefois les végétaux acides, l'oseille, les épinards seront proscrits, car l'acide oxalique facilite la formation d'oxalates qui, dans les calculs, coïncident assez souvent avec les urates (Pousson). On permettra, mais en petite quantité, les boissons fermentées légères : vins blancs mousseux de Champagne et d'Anjou, vins de Bordeaux, bière légère, cidre et d'une façon générale toutes les boissons plus ou moins diurétiques. L'eau ordinaire est d'un usage utile; l'eau distillée, les eaux faiblement minéralisées (Contrexéville, Vittel, Martigny, Capvern, Evian) exercent une action favorable en raison de leur grand pouvoir dissolvant. Les grands vins et les boissons fortement alcoolisées sont rigoureusement prohibés. A ces indications on joindra, pour les prostatiques, celles qui leur sont propres et qui ont été exposées plus haut.

2° *Hygiène.* — Les échanges nutritifs seront activés par les exercices au grand air, comme la marche, l'équitation, la bicyclette, ou d'autres exercices sportifs pratiqués sans excès; l'escrime, la gymnastique sont également utiles. On recommandera les soins de la peau et l'excitation de la circulation cutanée, au moyen de bains, de l'hydrothérapie, des frictions matinales au gant de crin, à l'alcool, etc., des massages. Ces prescriptions sont surtout importantes pour les individus astreints à des occupations sédentaires, à la vie urbaine, au travail intellectuel.

3° *Médication.* — Les *alcalins* facilitent les oxydations organiques, diminuent ou même neutralisent l'acidité de l'urine par la formation d'urates alcalins solubles : ainsi est expliquée l'augmentation du pouvoir dissolvant de l'urine; on emploie les sels de soude et de lithine de préférence aux sels de potasse, et en particulier le bicarbonate de soude, le carbonate, le citrate et le benzoate de lithine, qui sont en même temps des diurétiques puissants. Ces médicaments peuvent être pris dissous dans des eaux peu minéralisées ; on prescrira ainsi, par jour, de 2 à 4 grammes de bicarbonate de soude, ou 0,30 à 0,50 de carbonate de lithine, ou bien les *eaux minérales alcalines*, qui contiennent en dissolution des quantités importantes de bicarbonate de soude et concurremment des sels de potasse, de chaux, de magnésie, quelques-unes de lithine ; les plus employées sont celles de Vichy (5 à 6 grammes de bicarbonates alcalins en moyenne), de Vals, de Pougues, de Royat, etc. Toutefois l'usage des alcalins ne doit pas dépasser certaines limites ; son exagération déterminerait une diminution du pouvoir dissolvant de l'urine à l'égard des phosphates terreux, et ceux-ci, précipités, pourraient former des calculs autour des concrétions uriques, même minimes. Ils doivent être exclusivement réservés aux calculs uriques ou oxaliques et leur usage serait nuisible pour les concrétions phosphatiques.

Les autres médicaments employés contre la lithiase urique sont : l'acide benzoïque et les *benzoates* qui favorisent l'élimination des urates en les transformant en hippurates solubles et augmentent la quantité totale de l'azote éliminé, mais ne diminuent pas l'acidité de l'urine ; la *pipérazine* (chlorhydrate de pipérazine, 1 à 2 grammes par jour) qui forme avec l'acide urique des urates solubles ; le lycétol, doué de propriétés semblables ; l'urotropine. On a administré aussi l'urée, pour amener la formation d'un urate d'urée soluble (Rosenfeld). De tous les agents employés, la lithine et ses sels restent encore les meilleurs dissolvants. A ces médications on peut ajouter les cures de fruits, dont les sels (malates, tartrates et citrates alcalins) sont diurétiques, et s'éliminent à l'état de carbonates : la plus connue est la cure de raisins blancs. On a tenté de réhabiliter, peut-être avec raison, l'huile de Harlem, médicament jadis populaire, composé d'huile de cade, d'huile de noix et de baies de lauriers.

B. **Lithiase oxalique.** — Le traitement diffère peu de celui de la gravelle urique. Il faut surtout bannir l'oseille, les épinards, la rhubarbe, les fruits acides, qu'ils soient cuits ou crus. D'après A. Gautier cependant, l'acide oxalique ne serait pas éliminé à l'état d'oxalate, et la tomate serait non seulement autorisée, mais utile. Le sucre et même les féculents doivent être pris avec modération ; le thé, le café, les boissons mousseuses sont à éviter. A ces moyens on ajoutera l'exercice, les frictions, l'hydrothérapie, ainsi que la médication alcaline.

C. **Lithiase phosphatique.** — Nous n'aurons pas en vue ici le traitement de la phosphaturie, qui du reste ne suffit pas d'ordinaire à la production de calculs, et dont le traitement causal relève de la médecine générale ; on évitera du moins, en pareil cas, les alcalins.

Par exception, la gravelle phosphatique primitive existe avec des urines aseptiques (Ultzmann, Ebstein) ; dans les cas où elle reconnaît une origine diathésique, on cherchera d'abord à modifier cette dystrophie, si faire se peut. On se gardera, de plus, d'introduire en excès dans l'organisme les carbonates de soude et de potasse qui, en alcalinisant les urines, favorisent, comme on l'a vu, la précipitation des phosphates et carbonates terreux.

La lithiase phosphatique est presque toujours consécutive à la transformation ammoniacale de l'urine due à l'infection des voies urinaires et à la cystite. On devra donc en assurer l'antisepsie par les antiseptiques internes, l'urotropine de préférence, et surtout par l'évacuation de l'urine stagnante et le traitement direct de la muqueuse vésicale : lavages vésicaux, instillations argentiques. Les injections acides (Thompson) qui ne modifient pas les parois de la vessie sont insuffisantes.

2° Traitement chirurgical. — Une fois constitué, le calcul peut, comme on l'a vu, être expulsé par les voies naturelles spontanément ou par une sonde quand son volume ne s'y oppose pas ; dans tous les autres cas, il est justiciable du traitement chirurgical.

Les intéressantes expériences d'électrolyse *in vitro* de Yvon n'ont pu être utilisées en chirurgie ; elles consistent à placer un calcul entre deux électrodes en platine, dans une solution de sulfate de soude ; le courant galvanique met en liberté une quantité d'acide qui dissout le calcul et le creuse sur un de ses côtés.

Les méthodes opératoires sont la lithotritie, la taille, et en outre, chez la femme, l'extraction après dilatation du col. L'extraction au moyen du cystoscope opérateur de Nitze ne convient qu'à des calculs minuscules et ne peut être classée dans les opérations.

I. — Lithotritie

Historique. — La première lithotritie fut pratiquée par Civiale, avec succès, le 13 janvier 1824. Déjà des essais avaient été tentés, notamment par Leroy d'Étiolles avec sa pince à trois branches ou trilabe, dont se servit Civiale. Ce dernier régla l'opération, qui fut pratiquée en plusieurs séances : le broiement opéré, il faisait uriner le malade et extrayait ou refoulait avec la pince les fragments engagés dans l'urètre. A la suite de Civiale, les chirugiens inventèrent instruments sur instruments et cherchèrent à obtenir une meilleure évacuation; Heurteloup en 1831 inventa son percuteur, instrument d'où sont dérivés les lithotriteurs modernes, et son videur, sonde métallique à grande courbure, à deux yeux latéraux et pourvue d'un mandrin. A la même époque Amussat, qui se servait d'une pince pour le broiement, commençait à proposer le broiement en une seule séance. Puis on discutait ardemment pour ou contre la lithotritie, pour ou contre les séances courtes où prolongées. Parmi les inventeurs d'instruments plus récents et plus perfectionnés, citons encore les noms de Cornay, inventeur du premier aspirateur, Guillon père, Mercier, Reliquet, Thompson, Guyon, etc. Peu à peu, la lithotritie avait conquis une place prépondérante dans le traitement des calculs vésicaux; on la pratiquait, à l'exemple de Civiale, par séances très courtes, pour éviter le plus possible la cystite et la fièvre; les séances étaient donc presque toujours multiples, les fragments restant dans la vessie pendant leur intervalle; on s'aidait parfois de lavages, de la sonde à demeure couramment.

En 1878, Bigelow (de Boston), ayant reconnu la possibilité de faire supporter à la vessie de longues séances de broiement à la condition d'en assurer l'évacuation parfaite à l'aide de l'*aspiration* à travers des sondes de large diamètre, met en honneur la « lithotritie rapide », en une séance, parfois très longue, avec évacuation complète des fragments. Le principe de cette méthode est tout différent de celui de la lithotritie ancienne et, établissant la nécessité d'une évacuation immédiate complète, Bigelow l'avait appelée *litholapaxie*. Ainsi comprise, elle constituait une opération intéressante, mais brutale, et incertaine dans ses indications. Le professeur Guyon l'a reprise, l'a pliée aux exigences de la clinique et rendue appplicable à l'immence majorité des calculs vésicaux : la lithotritie « à *séances prolongées* » est donc bien aussi une opération nouvelle. L'un de nous en a exposé la technique dans sa thèse (1882). La pratique de l'antisepsie, jointe à ces perfectionnements, a assuré le triomphe définitif de la lithotritie.

Instruments. — Les instruments nécessaires pour pratiquer une lithotritie sont les suivants :

1° Des sondes molles, et en particulier des sondes béquilles n° 20 à 22;

2° Deux seringues à anneaux et à large embout, stérilisables;

3° Des lithotriteurs ou brise-pierres. On connaît la disposition générale de ces instruments qui sont, dans leur partie centrale, composés de deux tiges emboîtées l'une dans l'autre : l'une plus volumineuse, ou branche

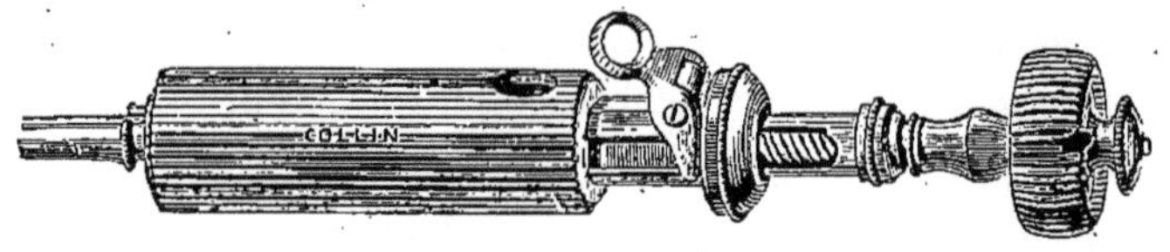

Fig. 190.

femelle, reçoit dans une rainure la branche mâle, qui glisse sur elle à frottement très doux. L'extrémité externe de la branche mâle est terminée par une vis sans fin qu'on actionne au moyen d'une petite roue ou volant, à circonférence cannelée. La branche femelle supporte une poignée cylindrique et un écrou brisé qu'on ouvre et qu'on resserre au moyen d'une petite bascule (fig. 190) ; ouvert, il laisse la branche mâle libre ; fermé, il s'engrène avec la vis sans fin, et la branche mâle ne peut plus se mouvoir qu'au moyen du volant terminal.

L'autre extrémité du bec est courbe ou plutôt coudée, à angle obtus très fermé et presque droit et constitue les mors de l'instrument. Les dis-

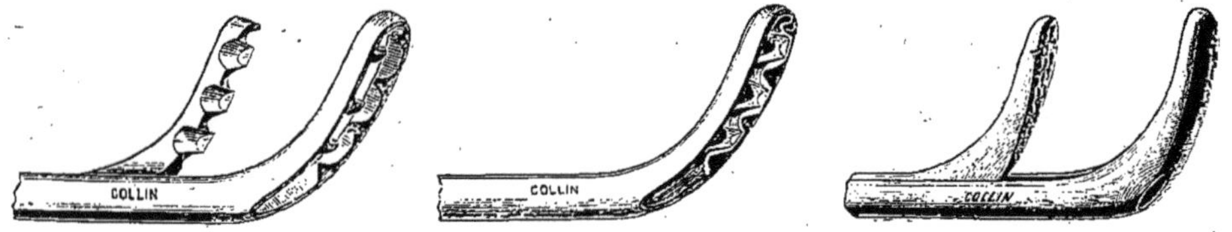

Fig. 191. — Mors fenêtrés de Reliquet. Fig. 192. — Mors plats.

positions de ceux-ci, très variées, peuvent se ramener à deux : le mors femelle est plein ou fenêtré ; les mors fenêtrés les plus employés sont ceux de Reliquet (fig. 191), qui donnent à l'instrument une grande puissance. On devra avoir à sa disposition plusieurs instruments fenêtrés ; on fabrique cinq modèles différents, désignés par les n°s 1, 1 1/2, 2, 2 1/3, 3 ; ils correspondent aux n°s 24 à 32 de la filière Charrière. Quant aux mors plats, deux modèles suffiront, n°s 1 et 2 (21 à 26) (fig. 189). Enfin, la lithotritie chez l'enfant exige un instrument plus petit.

4° Un marteau métallique (fig. 198).

5° Des sondes métalliques n°s 21 à 25, à petite et à grande courbure (fig. 193, 194), percées de deux yeux et munies d'un mandrin métallique spirale.

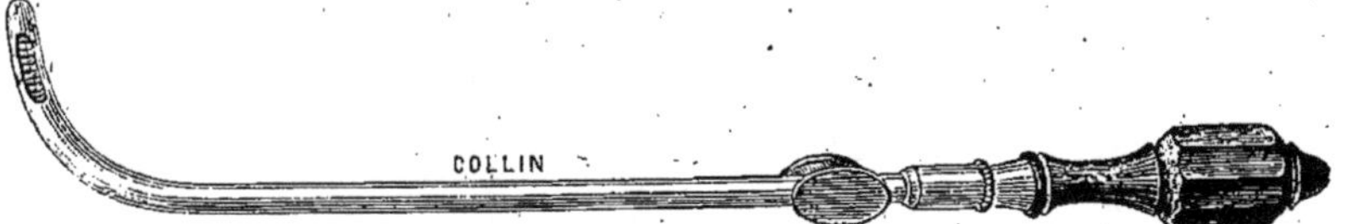

Fig. 193. — Sonde évacuatrice à grande courbure.

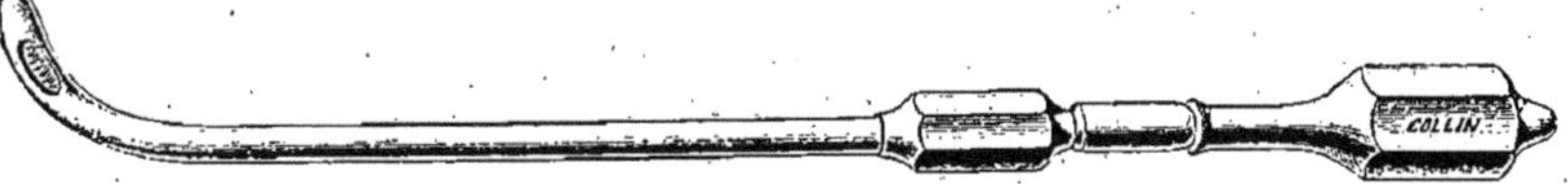

Fig. 194. — Sonde évacuatrice à petite courbure.

6° Un appareil aspirateur (fig. 195). Avec le modèle ci-joint du professeur Guyon, on dispose d'une force aspiratrice convenable ; les fragments s'accumulent dans le récipient inférieur, le courant passe au-dessus d'eux sans les refouler dans la vessie. On peut, de plus, imprimer à la sonde qui y est adaptée des mouvements variés.

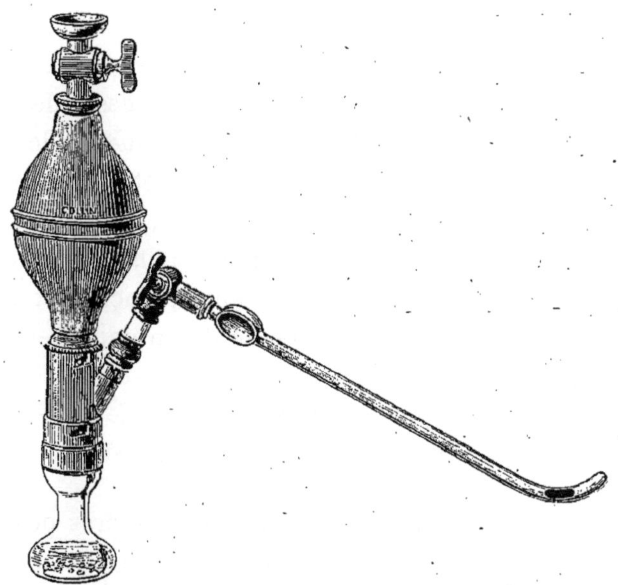

Fig. 195. — Aspirateur du professeur Guyon.

7° Enfin, comme instruments accessoires : un brise-pierre urétral, une pince de Collin pour les corps étrangers, un urétrotome à bascule pour le méat, des mandrins métalliques, des bougies de gomme et métalliques, etc.

Soins préliminaires. — On tâchera de modifier tout d'abord l'infection de l'appareil urinaire ; nous verrons plus loin quelles indications doivent être tirées de l'état fébrile au point de vue de la détermination opératoire.

La cystite sera combattue par le repos au lit, qui constitue la base du traitement de cette complication locale. Les grands lavages doivent être employés avec beaucoup de ménagements, car ils risquent de provoquer des contractions de la vessie. Par contre, des lavages nitratés à $\frac{1}{1000}$ peu copieux, et surtout des instillations argentiques à $\frac{1}{100}$ produisent d'excellents résultats. On a voulu habituer la vessie à la distension au moyen d'injections copieuses, mais, bien au contraire, on excite ainsi sa contractilité et on réveille les symptômes inflammatoires. L'intolérance de cet organe est heureusement combattue par une injection hypodermique de 2 centigrammes de chlorhydrate de morphine ou par un petit lavement de 2 grammes d'antipyrine pris avant l'opération.

Du côté de l'urètre, on s'assurera que le canal est libre et non enflammé. S'il y a rétrécissement ou urétrite, on traitera ces affections par des moyens appropriés ; le calibre du canal doit permettre le libre passage d'une bougie n° 25. Cependant certains urètres, rétrécis depuis de longues années, atteignent difficilement cette dimension, et, chez les enfants, il faut manœuvrer avec des instruments plus petits. Lorsque le canal est libre, la méthode qui consiste à l'habituer aux contacts au moyen de cathétérismes répétés est abandonnée comme inutile ou dangereuse (Guyon).

Des lavements et des laxatifs auront raison de la constipation : de toute façon on donnera un purgatif léger la veille de l'opération, un lavement la veille au soir et un autre le matin même.

Technique. — Le malade est couché, le plus près possible du bord droit du lit d'opération. On place sous le siège un coussin peu élevé portant la vessie de 15 à 20 centimètres au-dessus du lit. Les jambes et les cuisses sont entourées de couvertures de laine.

Le malade est soumis au chloroforme, et l'on pratique l'asepsie de la verge et du gland ; on lave aussi l'urètre avec une solution faible de sublimé ou d'oxycyanure de Hg. Au moyen d'une sonde molle ou métallique à petite courbure on évacue le contenu de la vessie et pratique le lavage jusqu'à ce que le liquide ressorte limpide; ce dernier sera une solution boriquée si la vessie est aseptique, une solution d'oxycyanure où de nitrate d'argent s'il y a infection. On ne prolongera pas trop les lavages pour ne pas éveiller les contractions vésicales.

La vessie est alors remplie d'eau stérilisée ou d'une solution faible d'oxycyanure de Hg. Par une pression lente et continue on injecte une quantité de liquide qu'on ne saurait fixer par des chiffres. C'est la contraction des parois qui l'indique; quand la main perçoit une résistance, on doit s'arrêter : si la quantité est peu considérable, on attend que la contraction ait pris fin; mais on ne cherchera, sous aucun prétexte, à entrer en lutte avec elle. Le plus souvent, 120 à 130 grammes suffisent, et sont bien tolérés. Parfois on doit se contenter d'une cinquantaine de grammes et même moins. Même dans des vessies vastes, dont les parois flasques et atones paraissent avoir besoin d'être maintenues écartées, on n'injectera qu'une quantité modérée de liquide, car une grande masse d'eau augmente les dimensions des poches et cloisonnements physiologiques et les calculs s'y dissimulent.

Broiement. — Le lithotriteur est bien graissé à l'aide de vaseline ou d'huile stérilisées, et introduit. Le spasme oppose rarement une résistance prolongée; s'il en est ainsi, le passage d'un Béniqué et surtout la chloroformisation poussée plus loin suffisent généralement à le faire cesser.

Une fois qu'on a pénétré, on recherche le calcul comme avec un explorateur et on parcourt toute la vessie pour se rendre compte de sa capacité, de ses dispositions, etc. Le lithotriteur étant maintenu bien exactement dans le plan de l'axe du corps, le chirurgien applique sur la paroi inférieure, mais sans la déprimer, le talon de l'instrument. Il éloigne l'un de l'autre les deux mors en leur donnant un écartement variable suivant le diamètre connu du calcul, mais toujours sensiblement plus grand. Puis il imprime un mouvement de rotation à droite ou à gauche, de manière que les mors se couchent sur la muqueuse (fig. 196). Il rapproche les deux branches doucement, lentement et sans déprimer la paroi. Si les deux mors arrivent au contact, c'est que rien n'a été saisi. Il recommence alors la même manœuvre sur l'autre côté, puis en d'autres points, tout à fait au fond ou près du col.

Lorsque les mors ont éprouvé une résistance, on les maintient dans cette position avec les mains, mais sans exercer de pression (fig. 197). Un nouveau mouvement de rotation ramène le bec vers le centre de la vessie, puis on cherche à compléter le rapprochement des mors : s'il peut s'effec-

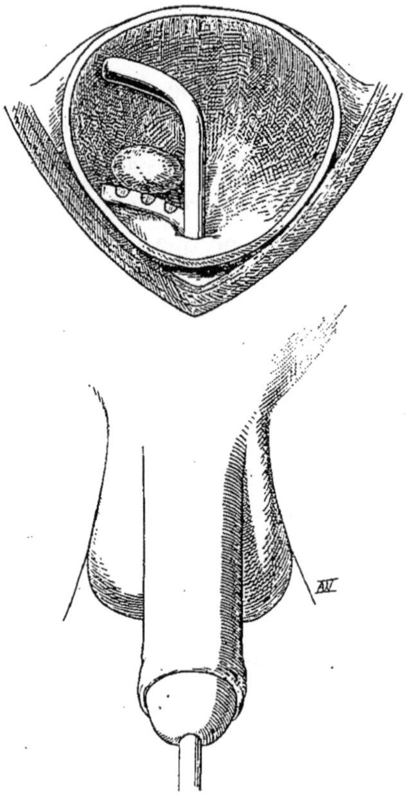

Fig. 196. — Prise latérale ; la branche mâle au contact du col.

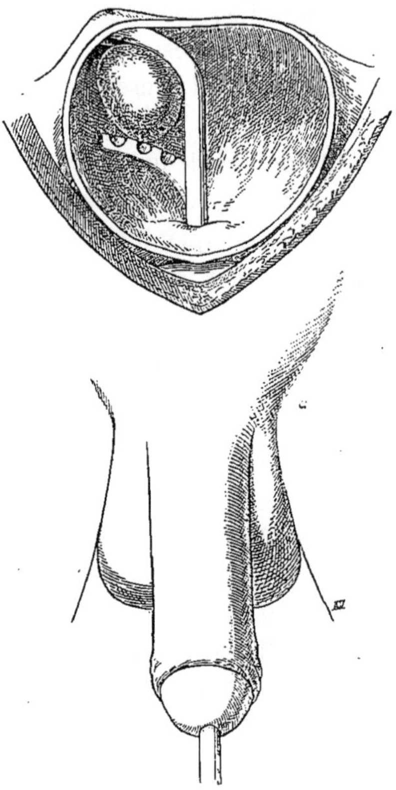

Fig. 197. — Prise latérale : la branche femelle déprime la paroi postérieure.

tuer, l'obstacle qui s'y opposait tout à l'heure était un repli de la muqueuse ; lorsque la résistance persiste, il s'agit d'un corps mobile : c'est le calcul.

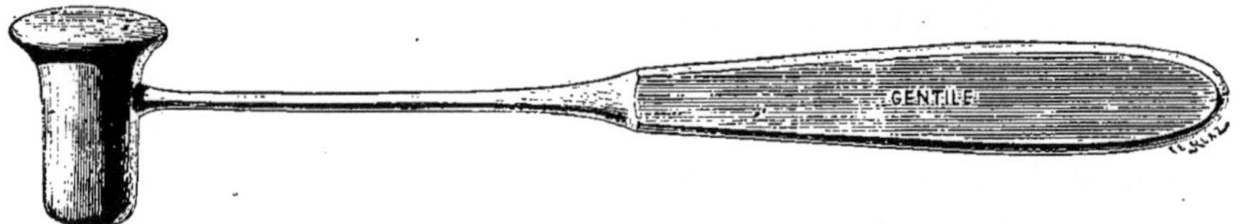

Fig. 198. — Marteau pour la lithotritie.

On ferme alors l'instrument en abaissant la bascule ; pour s'assurer de nouveau qu'aucun pli de la muqueuse n'a été saisi, on imprime divers mouvements au brise-pierre et on tourne le volant terminal : la force à déployer est variable suivant le volume et la consistance du calcul : en général il éclate assez facilement.

Parfois, il résiste à tous les efforts : il faut alors le broyer par percussion. On relève la bascule ; puis l'instrument étant saisi de la main gauche par la poignée, le pouce et l'index maintiennent la branche mâle au contact du calcul ; la main droite, armée d'un marteau (fig. 198), frappe de petits coups secs sur cette extrémité. Le calcul cède alors le plus sou-

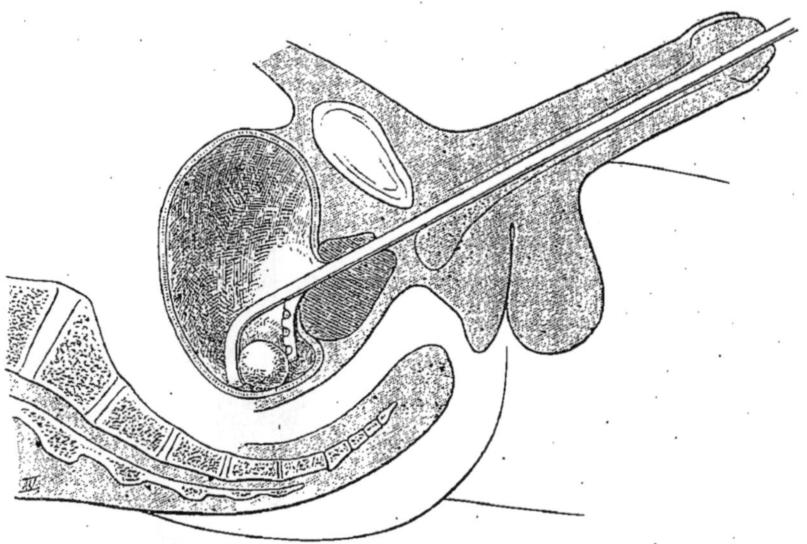

Fig. 199. — Prise d'un calcul dans le bas-fond.

vent ; s'il résiste, on retire le brise-pierre pour en introduire un plus puissant. Si le calcul résiste encore, on doit renoncer à la lithotritie.

Une fois que la pierre a éclaté, l'opération est loin d'être terminée ; il faut aller à la recherche des fragments, les saisir, les faire éclater de nouveau, toujours par les mêmes manœuvres, en promenant l'instrument dans tous les points de la vessie, en explorant le fond, les parties latérales, le col. Presque toujours, les fragments retombent en majorité dans *une même région* où on en retrouve jusqu'à la fin du broiement ; très fréquemment aussi ils sont ramenés vers le col quand la vessie est contractile. Enfin, lorsque le bas-fond est très accusé et la prostate hypertrophiée, on est autorisé à renverser le mors de l'instrument en bas, de telle façon que le bec du lithotriteur plonge dans cette cavité, où les fragments se cachent derrière la prostate (fig. 199).

Vers la fin de la séance, on peut porter l'instrument renversé au niveau du fond de la vessie (fig. 200) ; on écarte les branches, puis on imprime au bassin des secousses, en percutant avec la paume de la main la crête iliaque ; des fragments viennent se déposer entre les mors : il suffit de pousser la branche mâle pour les saisir. Ce moyen ne réussit que dans les vessies peu contractiles, régulières et assez vastes.

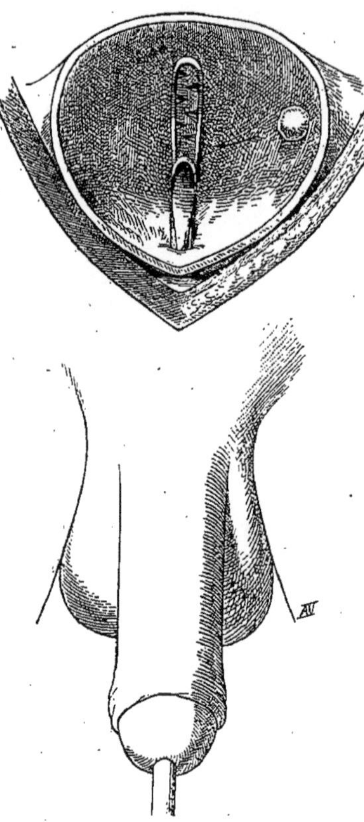

Fig. 200.
Prise indirecte.

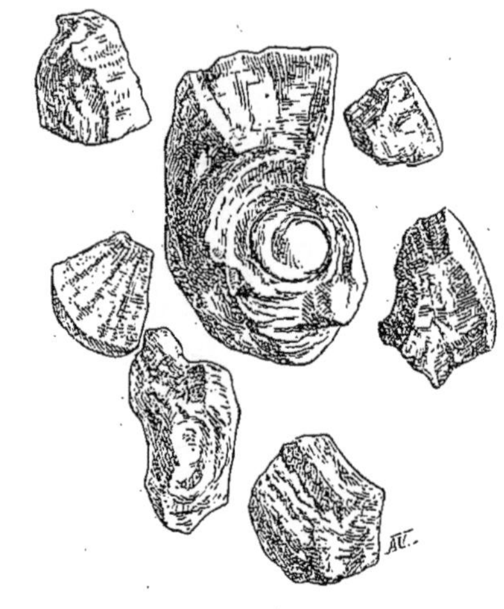

Fig. 201. — Calcul fragmenté par une seule prise pendant une lithotritie accidentellement interrompue, et extrait par la taille hypogastrique.

Les manœuvres seront poursuivies jusqu'à ce qu'on ne rencontre plus de fragments d'un volume notable, au-dessus d'un demi-centimètre, par exemple. Quand l'instrument introduit dès le début est de dimensions convenables, il doit suffire à l'éclatement du calcul (fig. 201) et à l'écrasement des débris. Il faut s'efforcer de les réduire en poussière ; on en assure ainsi l'évacuation : « L'évacuation, c'est le broiement » (Guyon).

Avant de retirer le lithotriteur, il faut en bien *vider les mors ;* pour assurer leur parfait rapprochement, on serre vigoureusement la vis de la branche mâle ; si un écartement persiste, on rapproche les mors à l'aide de petits coups de marteau. D'ailleurs, pendant toute la durée du broiement, on effectue de temps en temps cette évacuation pour ne pas permettre l'engorgement.

Évacuation. — Le lithotriteur est alors retiré et remplacé par une sonde métallique à petite courbure, n° 25, munie d'un mandrin. Celui-ci, une fois enlevé, le liquide s'écoule, entraînant avec lui un grand nombre de débris. Des lavages sont alors pratiqués; une seringue à large embout est introduite dans l'extrémité de la sonde et le chirurgien injecte rapidement, mais sans violence, le tiers ou le quart de son contenu, puis la retire immédiatement. Sous cette influence, la vessie se contracte et expulse avec force le liquide; on a d'ailleurs pris soin de suspendre quelque peu l'administration du chloroforme. On continue ces lavages jusqu'à ce que le liquide ressorte sans rien entraîner, en faisant varier les positions de la sonde.

Aux lavages on substitue alors l'*aspiration*. Pour cela, l'anesthésie est poussée aussi loin que possible; le malade doit être dans la *résolution la plus complète*. On injecte lentement avec la seringue une quantité de liquide suffisante pour mettre les parois en tension, ce dont on est averti par la difficulté qu'on éprouve à faire progresser le piston. On adapte alors l'aspirateur à la sonde (fig. 195). Un aide le soutient de la main gauche placée à plat sous le récipient, et de la main droite qui tient l'armature supérieure. Le chirurgien saisit de la main droite le centre de la poire de caoutchouc et exerce sur elle une pression énergique et brusque. Puis il écarte rapidement les doigts; l'expansion de l'appareil se produit et détermine un courant liquide de la vessie vers l'extérieur. Il en résulte un remous considérable et, pendant que les fragments sont en suspension, l'aspiration se réalise.

Les pressions ne doivent pas être trop rapprochées, il faut laisser aux fragments non aspirés le temps de retomber. La position de la sonde varie à chaque instant et le bec doit parcourir successivement toutes les régions de la vessie; en général, c'est aux points où on a trouvé le plus de débris à broyer que l'aspiration est le plus fructueuse. Les fragments un peu volumineux produisent par leur contact avec les yeux de la sonde un bruit particulier, un *cliquetis caractéristique* : quand ce cliquetis se reproduit plusieurs fois, c'est qu'il reste un fragment trop gros pour être évacué. Pendant toute la durée de l'aspiration, l'anesthésie chloroformique aura été maintenue complète. Les parois vésicales doivent se laisser écarter et rapprocher mécaniquement, et rester aussi atones que possible; c'est le contraire de ce qu'on cherche pendant les lavages.

Si l'on a entendu un cliquetis ou si, pour quelque autre raison, on suppose qu'il reste des débris, on *réintroduit un lithotriteur* qu'on choisit en général plus petit et à mors plats, pour lui permettre de s'insinuer plus facilement entre les plis de la vessie. Les mêmes règles sont ici applicables et on termine en renouvelant les lavages et l'aspiration.

Il est bon, avant de quitter le malade, d'introduire une sonde béquille de gomme, de vider la vessie, puis d'exercer une pression sur l'hypogastre pour en chasser les quelques bulles d'air qui auraient pénétré pendant les manœuvres. D'ailleurs, on laissera une *sonde à demeure*, dans les circonstances suivantes : lorsqu'un état d'inflammation antérieur fait craindre la production d'un spasme; lorsqu'une lésion du col ou de l'urètre s'est produite; enfin lorsqu'on redoute qu'il ne reste des fragments susceptibles de s'engager dans l'urètre, ou simplement par prudence pour éviter au malade les douleurs des premières mictions. En général, cette sonde est retirée le lendemain.

On laisse le malade se réveiller peu à peu, après avoir retiré le coussin qui lui élevait le siège et l'avoir recouvert chaudement et entouré de boules d'eau chaude. Les suites sont d'ordinaire des plus simples. Il est rare qu'une sensation de cuisson vive soit accusée, surtout s'il y a une sonde à demeure; les urines présentent quelquefois une teinte rouge ou rose, qui disparaît dans la journée.

Une *vérification ultérieure* est ordinairement inutile, car on a dû s'assurer, vers la fin de l'opération, que la vessie était vide. Si les symptômes persistent ou si l'on n'est pas certain d'avoir complété l'évacuation, on soumettra le malade à une nouvelle exploration à l'aide du lithotriteur, après un délai de cinq à six jours. Le chloroforme n'est plus nécessaire, en général; les fragments étant petits, un mors plat est préférable. La cystoscopie peut parfois être utilement employée.

Plusieurs chirurgiens ont essayé de substituer au chloroforme l'anesthésie locale obtenue par la *cocaïne*. Si la muqueuse est normale, l'anesthésie se produit assez facilement, quoique certains sujets soient presque réfractaires à cet agent. Lorsqu'il y a cystite aiguë ou chronique, il est très rare que l'insensibilité soit complète, quelle que soit la dose employée; parfois même l'action de la cocaïne est nulle. De plus, l'injection d'une certaine quantité de cocaïne dans ces conditions n'est pas toujours inoffensive, car l'absorption s'exerce activement s'il y a érosion ou inflammation. Aussi faut-il surveiller très attentivement le malade ; s'il se produisait des nausées, des vertiges, premiers signes de l'intoxication par la cocaïne, on évacuerait et on irriguerait immédiatement la vessie.

Ces remarques faites, il faut reconnaître que l'injection intra-vésicale de cocaïne est avantageuse dans certains cas, où des lésions cardiaques, par exemple, interdisent l'emploi du chloroforme, ou bien lorsqu'on veut procéder à des recherches répétées ou minutieuses. Nous avons obtenu de bons résultats, sans observer d'accident, en procédant de la manière suivante : on injecte, après un lavage boriqué de la vessie, 30 grammes d'une solution à 2 p. 100, soit 60 centigrammes de cocaïne, qu'on laisse cinq minutes au moins en contact. Puis, on achève de remplir la vessie avec une solution boriquée et on opère dans le mélange. Les sensations douloureuses de contact sont effacées, mais l'anesthésie n'est pas généralement suffisante pour faire cesser les réflexes. La stovaïne donne des résultats un peu moins bons.

Pousson a obtenu une insensibilité suffisante pour pratiquer une lithotritie après l'injection dans la vessie de 40 grammes d'une solution d'antipyrine à 2 p. 100. Plus récemment on a utilisé l'anesthésie par la rachicocaïnisation, et mieux la rachistovaïnisation qui produit une anesthésie suffisante pour supprimer la douleur ; mais elle n'empêche pas les contractions réflexes partielles, gênantes pour effectuer la recherche des petits débris calculeux.

Lithotritie à courtes séances. — Cette méthode était seule employée avant la découverte de Bigelow. Quoique la lithotritie rapide lui soit aujourd'hui préférée, il ne faut pas oublier les services qu'elle a rendus et qu'elle peut rendre encore : elle est en effet applicable dans des cas dont nous préciserons plus loin les indications. Aussi en dirons-nous quelques mots.

La préparation du malade et les soins préliminaires sont les mêmes : on ne se sert pas du chloroforme, dont le principal inconvénient est de provoquer des vomissements ; la cocaïne est utile. La réplétion de la vessie, les manœuvres pour la préhension du calcul suivent les mêmes règles.

La différence capitale consiste dans la durée des séances. Ici elles ne doivent pas dépasser trois à quatre minutes, et on abandonne dans la vessie les fragments broyés sans faire ni lavages, ni aspiration. En effet, celle-ci est impraticable sans anesthésie ; quant aux lavages, ils provoqueraient des contractions vésicales qui causeraient la blessure de la muqueuse par les fragments. On place une sonde à demeure, surtout lorsque la prostate est petite, et on laisse les débris s'évacuer pendant les mictions. Plus tard, des lavages antiseptiques ou plutôt des irrigations, très lentement poussées et par petites quantités, sont praticables et utiles quand la cystite n'est pas trop intense.

On laisse cinq à six jours s'écouler entre les séances de broiement qui sont renouvelées aussi souvent qu'il est nécessaire, sans que leur durée dépasse jamais un petit nombre de minutes. Toutefois, les dernières séances qui ont surtout pour objet une recherche minutieuse des débris pourront être un peu plus prolongées ; on sera de même autorisé, dans ce cas, à pratiquer quelques lavages évacuateurs.

Suivant les indications dont nous parlerons plus loin, il faut choisir entre la méthode rapide et la lithotritie à séances répétées. Un procédé mixte qui consisterait à prolonger les séances sans assurer la complète évacuation, ferait courir des risques au malade, car il permettrait à une vessie fatiguée de se contracter sur des débris ; une cystite serait la conséquence de cette manière d'agir.

Difficultés et complications. — Les difficultés du cathétérisme n'offrent ici rien de spécial ; si elles sont jugées trop considérables, elles doivent faire renoncer à la lithotritie.

La *déchirure des parois urétrales* par un fragment qui déborde les mors du lithotriteur ou les yeux de la sonde doit être évitée en vidant les mors du brise-pierre et en introduisant le mandrin à fond dans la sonde, à l'aide du marteau si cela est nécessaire.

L'*irrégularité des parois vésicales* est rarement anatomique ; les cellules vésicales peuvent même passer inaperçues pendant la lithotritie ; les colonnes sont quelquefois assez volumineuses pour qu'un fragment moyen se cache dans leur intervalle ; un petit lithotriteur à mors plats suffit pour le faire reconnaître et le saisir.

Le plus souvent, c'est aux contractions vésicales que tiennent les difficultés des manœuvres. Très atténuées par le chloroforme, elles persistent cependant dans les cas de cystite intense, de vessie très douloureuse ; elles sont exaspérées par la longueur excessive d'une séance et par l'injection d'une grande quantité de liquide. Des contractions partielles empêchent parfois d'obtenir une évacuation complète en dissimulant un fragment derrière un repli.

La flaccidité des parois est également à craindre lorsque la vessie est vaste et accepte une grande quantité de liquide. Une telle disposition semble favorable parce qu'elle donne une grande liberté aux mouvements de préhension, mais elle est féconde en dangers, car elle permet aux parois de s'insinuer entre les mors; de plus, les fragments s'y dispersent à l'excès; une vessie petite et peu contractile est préférable.

C'est dans ces cas qu'on a observé des déchirures de la muqueuse et même des perforations de la vessie broyée entre les mors de l'instrument; pareil accident peut et doit toujours être évité. D'abord, les sensations que donnent la saisie d'un calcul et celle d'un repli vésical sont très différentes; de plus, on ne doit jamais broyer sur place, et, quand un calcul a été saisi, il faut faire exécuter de multiples mouvements à l'instrument, avant de le faire éclater : si on n'avait pas un sentiment de liberté absolue, on abandonnerait la prise. Plus souvent un petit lambeau de muqueuse s'est trouvé déchiré pendant les recherches; quoique le chirurgien doive apporter les plus grands soins à éviter cet accident, il ne faudrait pas en exagérer l'importance, si la déchirure est petite; on placerait une sonde à demeure en la maintenant ouverte.

Quant à l'*atonie* de la vessie, elle n'est plus par elle-même une contre-indication, car l'aspiration supplée à ses contractions absentes.

L'*enclavement* des mors du brise-pierre dans un calcul qu'on ne peut achever de broyer est rare; en pareil cas, on ouvre l'instrument, et de petits coups, frappés à l'aide du marteau sur une des branches, communiquent des secousses qui sont de nature à dégager le calcul.

On signale de plus en plus rarement la *rupture* ou la *flexion du lithotriteur*. Il ne faut pas exercer une pression trop forte; dès qu'on sent que l'élasticité de l'acier est mise en jeu, on doit s'arrêter et prendre un instrument plus puissant. Le plus souvent, c'est un des mors qui se brise et tombe dans la vessie; il se comporte comme un corps étranger qu'on extraira par des moyens appropriés. Si la tige est fléchie, faussée au point d'empêcher la fermeture de l'instrument, la seule ressource consiste à pratiquer au plus vite la taille hypogastrique et à extraire par cette voie le lithotriteur, préalablement coupé à la lime au niveau du manche.

L'*hémorragie* est un accident rare. Parfois elle paraît inquiétante quand le premier jet sortant de la sonde est très foncé et entraîne quelques caillots; la plupart du temps, même en telle occurence, le saignement cesse vite et, après quelques injections, le liquide revient limpide. L'aspiration en provoque parfois un retour passager. Enfin, si l'hématurie persiste, elle devient justiciable des moyens ordinaires usités en pareils cas : on a recours surtout à la sonde à demeure.

Les accidents consécutifs, peu nombreux, sont pour la plupart d'ordre inflammatoire. La *cystite*, assez fréquente autrefois, alors qu'on laissait la vessie plus ou moins encombrée de fragments, est exceptionnelle après la lithotritie rapide et le devient de plus en plus, à mesure que les précautions antiseptiques sont plus généralement observées. Une cystite préalable persiste rarement après l'évacuation complète, sauf dans le cas d'inflammation intense et ancienne qui crée même une contre-indication à la lithotritie L'apparition de la cystite post-opératoire doit faire penser à l'existence d'un fragment calculeux oublié. D'après les observations publiées dans notre thèse, nous avons trouvé une proportion de 12 p. 100, qui a sensiblement baissé dans les opérations faites depuis cette époque.

Plus grave, mais plus rare encore, est la *néphrite post-opératoire*. Celle-ci atteignait en 1882 une proportion de 4 1/4 p. 100. La néphrite préexistante ne constitue pas toujours une contre-indication opératoire, et est souvent améliorée à la suite de l'opération.

Signalons la prostatite, l'orchite, qu'on n'observe pour ainsi dire plus, grâce à une bonne antisepsie.

L'*engagement des fragments*, si fréquent dans la lithotritie ancienne, est aujourd'hui rendu la plupart du temps impossible par le fait même du débarras complet de la vessie en une seule séance. Si on craignait d'avoir laissé des fragments ou si la séance n'avait pas été complète, on placerait une sonde à demeure.

Après les manœuvres on observe parfois un accès de *colique néphrétique* à la suite de laquelle un calcul arrondi, n'ayant pas l'apparence d'un fragment broyé, est expulsé. Cet accident n'est pas toujours sans gravité; il s'accompagne le plus souvent d'une poussée de néphrite qui s'est parfois terminée par la mort.

Résultats. — La mortalité est extrêmement faible après la lithotritie; c'est une des opérations les plus bénignes de la chirurgie moderne, surtout si on en observe les indications. Quand il n'y a pas d'infection préalable, les malades se lèvent au bout de quelques jours, entièrement guéris.

Les résultats éloignés sont également favorables, les récidives ne sont maintenant jamais imputables à une opération incomplète entre les mains d'un chirurgien exercé, mais à la persistance de la diathèse urique ou de lésions vésicales, que le malade peut le plus souvent modifier par un traitement approprié.

Voici d'ailleurs les résultats obtenus par les divers chirurgiens qui ont bien voulu nous les transmettre.

Mais nous placerons d'abord hors de pair la pratique du professeur Guyon qui sans pouvoir donner de chiffres rigoureusement exacts, a pratiqué plus de 4.000 lithotrities avec une mortalité globale inférieure à 2 p. 100 (communication verbale).

Lithotrities.

OPÉRATEUR	NOMBRE	GUÉRISONS	DÉCÈS
Albarran	484	480	4
Cathelin	21	20	1
Desnos	412	400	12
Escat	37	36	1
Genouville	40	38	2
Imbert	11	11	»
Jeanbrau	32	31	1
Legueu	99	97	2
Malherbe	149	140	9
Minet	25	25	»
Pauchet	20	20	»
Pousson	300	288	12
Rafin	77	72	5
Rochet	29	28	1
Tédenat	91	89	2
Tuffier	57	57	»
Divers	114	111	3
Total	1 998	1 943	55

soit une mortalité de 2,75 p. 100.

II. — TAILLE

La taille, ou cystotomie, est l'incision de la vessie ; appliquée aux calculs, on l'a appelée aussi lithotomie. Les méthodes employées empruntent tantôt a voie périnéale, tantôt la voie hypogastrique.

1° Tailles périnéales

La taille périnéale a surtout un intérêt historique; cependant on peut encore, dans des cas exceptionnels, préférer la voie périnéale pour aborder la vessie, sans recourir toutefois exactement aux anciens procédés, dont nous ne rappellerons que les principaux :

1° Taille prérectale ou taille de Nélaton. — Un cathéter cannelé est placé dans l'urètre ; par le toucher rectal on reconnaît le bec de la prostate grâce à la minceur des couches qui séparent le doigt du cathéter.

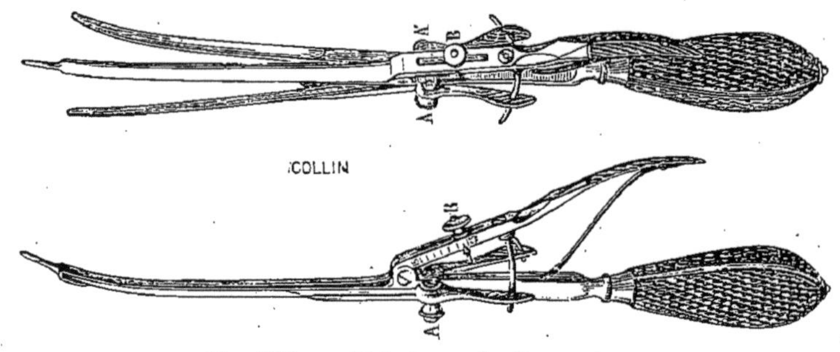

Fig. 202. — Lithotome de Dupuytren.

L'incision est courbe et transversale; elle passe à 1 centimètre et demi au devant de l'anus sur la ligne médiane et le contourne pour s'en éloigner de 2 centimètres sur les parties latérales. Le bord antérieur du sphincter est coupé transversalement, en s'aidant du doigt rectal, puis l'incision s'approfondit jusqu'à ce que le rectum se mobilise facilement; on arrive ainsi à l'urètre et au bec de la prostate.

Dans un deuxième temps on ponctionne au bistouri l'urètre au niveau du bec de la prostate, et on agrandit légèrement l'orifice ainsi formé.

Dans un troisième temps, on introduit dans l'urètre, le long de la cannelure du cathéter, le lithotome double de Dupuytren (fig. 202); le cathéter est enlevé, le lithotome est retourné de façon que sa concavité regarde en bas, puis ses lames écartées; enfin on le retire peu à peu et en abaissant son manche vers l'anus, pour sectionner les tissus sur une étendue déterminée.

Le doigt introduit par la plaie périnéale explore la vessie et le calcul, puis sert de guide aux tenettes, droites ou courbes, et de dimensions appropriées à celles du calcul; au contact de celui-ci, les mors sont ouverts et le saisissent sans le briser. On s'assure que les tissus ne sont pas pris dans les mors, en exécutant quelques mouvements de va-et-vient, puis on attire le calcul au dehors en suivant exactement l'axe de la plaie, en la débridant légèrement s'il est trop volumineux. Quand il est trop gros, il doit être brisé dans la vessie, complication fâcheuse; dans ce but on emploie les anciens instruments (lithoclaste de Dolbeau (fig. 203) chaîne de Guyon), mais il vaut mieux alors recourir à la taille hypogastrique; les manœuvres d'extraction seront très douces, car les fragments sont offensifs. Les soins consécutifs consistaient jadis dans le placement d'une canule métallique (Dupuytren) qui drainait la vessie par le périnée;

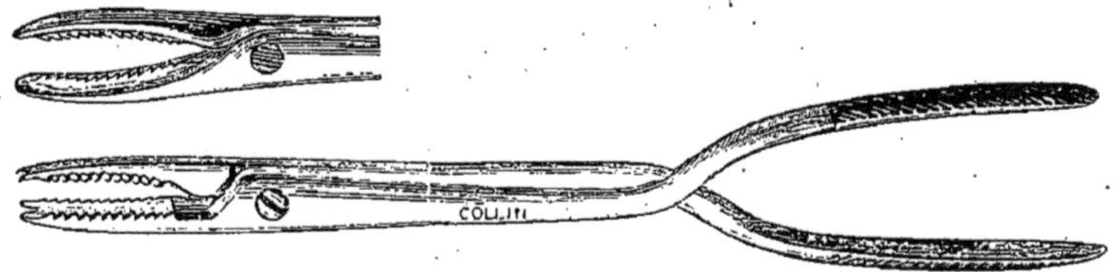

Fig. 203. — Brise-pierres de Dolbeau.

on la remplacera par un drain de caoutchouc volumineux qui conduira l'urine directement dans l'urinal stérilisé; la plaie elle-même sera tamponnée avec quelques mèches de gaze. Au bout de quelques jours, on remplacera le drain périnéal par une sonde à demeure dans l'urètre, et l'on assurera le drainage des parties molles du périnée par les moyens ordinaires.

La technique moderne n'utilise plus le lithotome double, et doit assurer une opération à ciel ouvert. Elle ne diffère pas de celle des temps correspondants de la prostatectomie périnéale, et c'est presque exclusivement à cette occasion que l'on pratique actuellement l'extraction des calculs vésicaux par la voie prérectale.

Parfois aussi, pour certains calculs vésico-prostatiques, la voie périnéale ne permet que l'ablation de la partie prostatique du calcul, et l'on doit pratiquer en outre une taille hypogastrique pour l'extraction de sa partie intra-vésicale. En pareil cas, on profite de l'incision périnéale pour assurer le drainage de la vessie, et l'on suture complètement l'incision de la paroi antérieure de la vessie.

2° Taille médiane (taille pararaphéale, Bouisson). — Incision longitudinale le long du raphé, un peu à gauche de la ligne médiane, commençant à 3 ou 4 centimètres de l'anus pour se terminer à 1 centimètre en avant de cet orifice. On incise couche par couche en évitant le bulbe, jusqu'à ce qu'on reconnaisse l'urètre, qui est ponctionné en arrière du bulbe. Puis l'incision est prolongée sur la prostate, un peu latérale, pour éviter le verumontanum.

Taille latéralisée. — L'incision commence à 5 millimètres à gauche du raphé, à 3 centimètres ou $3^{cm},5$ en avant de l'anus, se prolonge dans une étendue de $7^{cm},5$ environ, obliquement en bas et en dehors, à égale distance de l'anus et de l'ischion. L'incision doit être d'emblée assez profonde et dirigée dans la direction présumée du cathéter, en traversant le tissu adipeux qui remplit le triangle latéral du périnée. L'index gauche est conduit dans la plaie jusqu'à ce qu'il sente le cathéter au travers des tissus, jusque sur le sommet de la prostate, au niveau de la portion membraneuse. On ponctionne en ce point, et, la pointe du bistouri une fois engagée dans la cannelure du cathéter, une incision très oblique est pratiquée jusque dans la vessie, à une profondeur variable, suivant les dimensions supposées du calcul. L'index gauche suit alors la cannelure et arrive peu à peu jusqu'au milieu de la prostate qu'il dilate chemin faisant (A. Thomson).

Boutonnière périnéale. — La boutonnière périnéale est l'incision de l'urètre postérieur, pratiquée dans le but d'aborder la vessie par le col vésical. Celui-ci était dans ce but dilaté à l'aide d'instruments spéciaux (Dolbeau, Guyon-Duplay).

L'incision est celle de la taille prérectale; elle conduit à l'urètre en arrière du bulbe ; l'urètre postérieur est incisé, et par l'incision on introduit l'instrument dilatateur qui est écarté jusqu'à un diamètre de 2 centimètres. Après l'extraction, on place une sonde à demeure.

2° Taille hypogastrique

C'est la voie habituellement suivie. Pratiquée pour la première fois par Franco vers 1560, et désignée sous le nom de *haut appareil*, tour à tour abandonnée et reprise pendant les deux siècles suivants, la taille hypogastrique eut un moment de faveur, il y a une cinquantaine d'années, grâce à quelques chirurgiens, entre autres à Souberbielle, Delmas, Amussat, qui l'employèrent souvent. Depuis lors, elle était de plus en plus délaissée à cause des accidents de blessure du péritoine et d'infiltration auxquels elle exposait, et considérée comme une méthode d'exception, quand Petersen, de Kiel, publia en 1880 un mémoire réhabilitant la section haute. Il transformait cette opération par l'emploi de la méthode antiseptique et l'introduction dans le rectum d'un ballon destiné à soulever la vessie. Elle fut adoptée bientôt en France, où Guyon, Périer, Demons, etc., ont apporté au manuel opératoire d'importants perfectionnements.

Instruments. — Le chirurgien aura à sa disposition les instruments généraux : bistouris, pinces hémostatiques, écarteurs, etc., sondes de gomme. Comme instruments spéciaux, il faut une *sonde métallique à grande courbure*, munie autant que possible d'un robinet ; au besoin un *ballon de caoutchouc*, d'une contenance de 3 à 600 grammes, terminé par un tube à robinet, dit ballon de Petersen ; *deux gros tubes* de caoutchouc, percés de trous latéraux, ou mieux un appareil tout préparé, composé de deux tubes accolés parallèlement en canons de fusil : ce sont les tubes de Guyon. Des écarteurs en forme de valve de Sims, des écarteurs de Bazy, de Farabeuf et l'écarteur à fixation automatique de Legueu.

Préparation du malade. — Outre l'asepsie du champ opératoire, c'est-à-dire de l'abdomen, de la verge et des bourses, on doit pratiquer la désinfection de la vessie.

On commence par introduire la sonde métallique à robinet ; puis, l'urine est évacuée et la vessie lavée avec une solution nitratée à $\frac{1}{1\,000}$. Toutefois quand la vessie est intolérante, il faut éviter les caustiques, car leur action irritante empêche la dilatation ultérieure. S'il y a lieu on placera de suite dans le rectum le ballon de caoutchouc : celui-ci étant roulé et largement enduit de vaseline, ainsi que le pourtour de l'anus, on le pousse dans l'intestin en ayant soin de le diriger avec le doigt pour qu'il ne se replie pas sur lui-même.

Alors seulement on s'occupe de remplir la vessie ; pour éviter le reflux de l'urine entre le canal et la sonde, le chirurgien place sur la verge une ligature élastique, puis il injecte très lentement une solution boriquée ou d'eau stérilisée, ou de sérum artificiel. La quantité à introduire n'est pas déterminée d'après des données numériques, mais on se guide sur la résistance de la vessie ; dès que celle-ci se contracte ou ne cède pas au bout de quelques secondes, on s'arrête et on ferme le robinet. La limite de tolérance de la vessie varie, en général, entre 150 et 350 grammes.

On peut encore injecter de l'air stérilisé, qui présente l'avantage de ne pas souiller la plaie opératoire. Ce n'est que dans les cas d'extrême intolérance de la vessie, ou lorsqu'une opération délicate doit être faite sur le bas-fond vésical que le ballon de Petersen est nécessaire. Ces divers temps s'exécutent dès que l'anesthésie est suffisante.

On répare alors les fautes d'asepsie qui ont pu se produire accidentellement pendant ces manœuvres, à cause de la septicité des urines, et l'on place les champs stérilisés qui doivent limiter le champ opératoire. Le malade est placé dans la position de Trendelenburg.

Découverte de la vessie. — L'incision cutanée est longitudinale et médiane et mesure environ 10 centimètres ; elle se prolonge en bas jusqu'à la face antérieure de la symphyse ; la ligne blanche est incisée et les muscles droits écartés.

Si la musculature est forte, si un grand espace est nécessaire pour le temps intra-vésical de l'opération, nous faisons alors la *désinsertion des muscles droits ;* une rugine droite atteint facilement ce but. La section de l'insertion tendineuse des muscles est moins recommandable, parce qu'elle affaiblit la paroi abdominale, sans donner un jour beaucoup plus grand.

La graisse prévésicale reconnaissable à sa coloration jaune beurre frais caractéristique apparaît alors ; avec l'index recourbé, le chirurgien la divise et la sépare de la vessie, en commençant au voisinage du col vésical, derrière le pubis, puis de bas en haut ; le cul-de-sac péritonéal se trouve en même temps relevé au-dessus de la face antérieure de la vessie, qui se montre globuleuse, rougeâtre, avec de grosses veines longitudinales, rappelant l'aspect d'une tête de fœtus à la vulve (fig. 204). Le décollement est poussé peu loin de part et d'autre de la ligne médiane afin d'éviter les clapiers.

Ce temps n'est difficile que dans certains cas d'adhérences très fortes de la graisse prévésicale et du péritoine résultant d'une péri-cystite, et dans les cystotomies secondaires, où le tissu cicatriciel plus ou moins épais remplit tout l'espace prévésical. Il faut toujours alors s'assurer de l'intégrité du péritoine ; s'il était ouvert, on le suturerait immédiatement.

Incision de la vessie. — La vessie libérée est sai e latéralement au moyen d'une ou de deux pinces de Museux qui forment sur la paroi un pli transversal ; dans ce pli, la vessie est ponctionnée avec le bistouri, et l'incision est agrandie en haut et en bas. On pince aussitôt les vaisseaux importants de la tranche vésicale. Cependant le contenu liquide de la

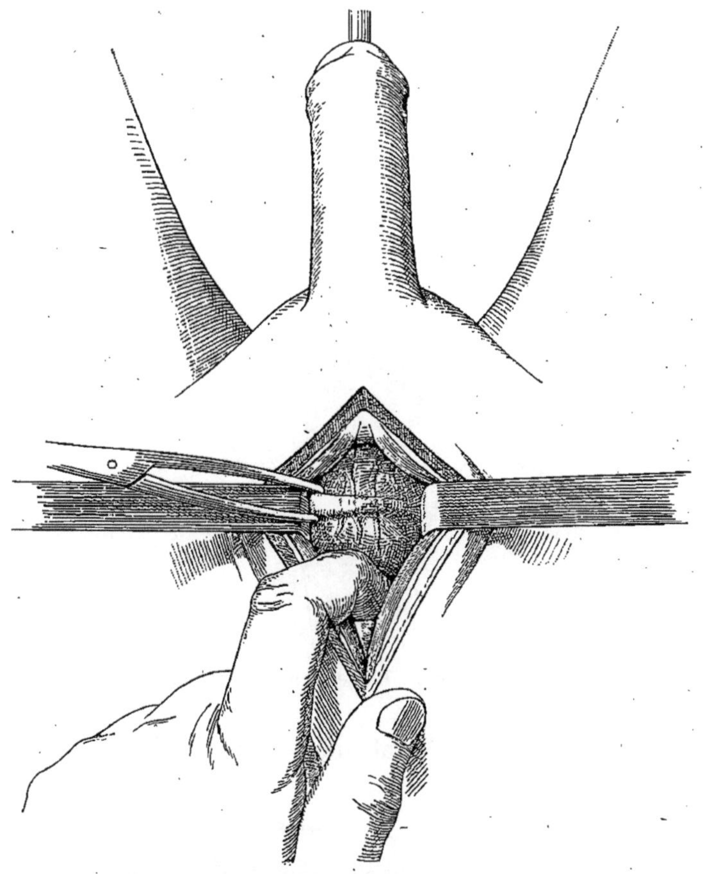

Fig. 204. — Découverte de la vessie. Refoulement du cul-de-sac péritonéal et soulèvement d'un pli de la paroi.

vessie a été recueilli dans des vases stérilisés ou épongé. Deux ou trois soies plates traversent de chaque côté les bords de l'incision vésicale qu'elles maintiennent béante et attirent la vessie entière ; on retire les pinces de Museux ; ces soies resteront ainsi placées jusqu'au moment de la suture de la vessie (fig. 205).

L'examen de la vessie doit être d'abord facilité par le placement d'écarteurs. Il en existe plusieurs modèles. On peut se contenter dans bien des cas d'une large valve (fig. 206) assez longue, placée en haut de l'incision,

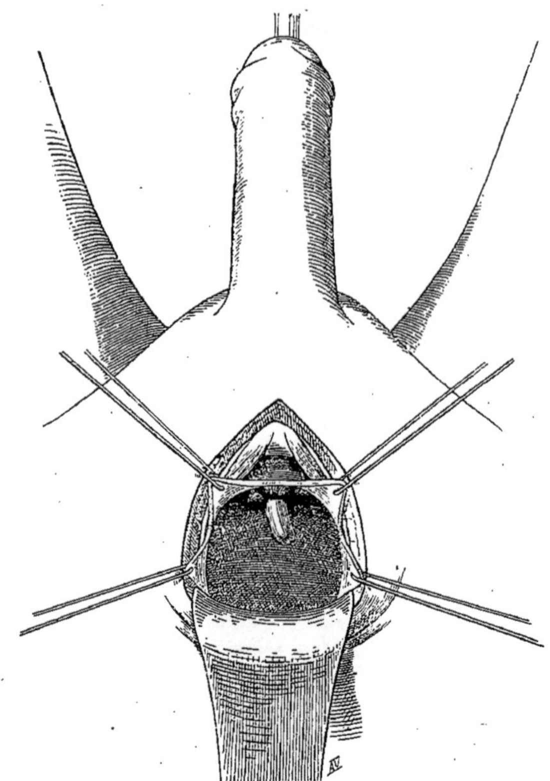

Fig. 205. — Cystotomie. Placement des fils suspenseurs.

et de deux écarteurs étroits de Farabeuf, à branches longues de 5 à 6 cen-

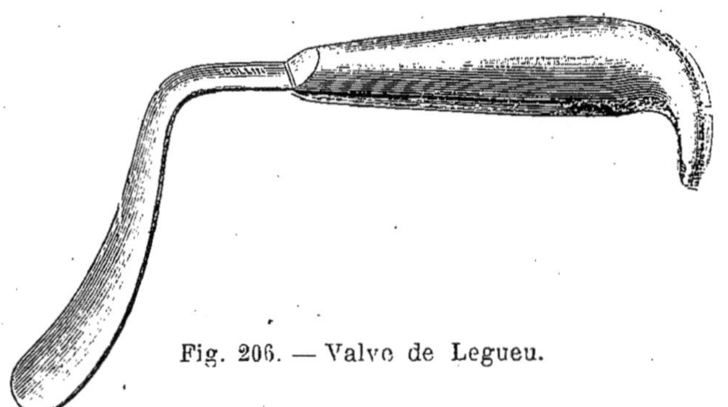

Fig. 206. — Valve de Legueu.

timètres, que l'on place en bas et latéralement : la valve inférieure étale la face postérieure de la vessie ; les écarteurs en montrent le trigone et les parties antéro-latérales. On se sert aussi de l'écarteur bivalve de Legueu

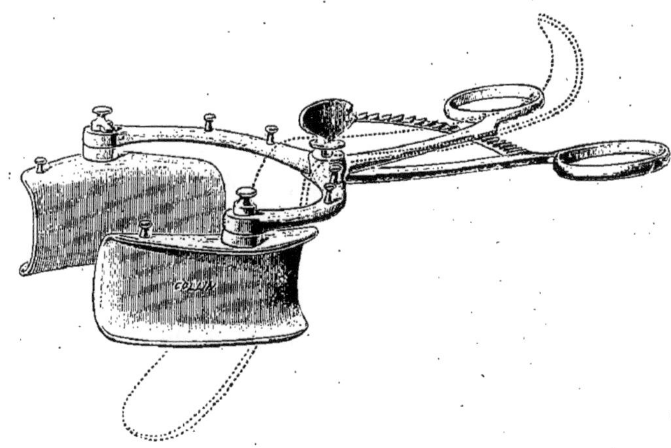

Fig. 207. — Ecarteur de Legueu.

(fig. 207), qui maintient béante l'incision de la paroi, et où l'on fixe les fils

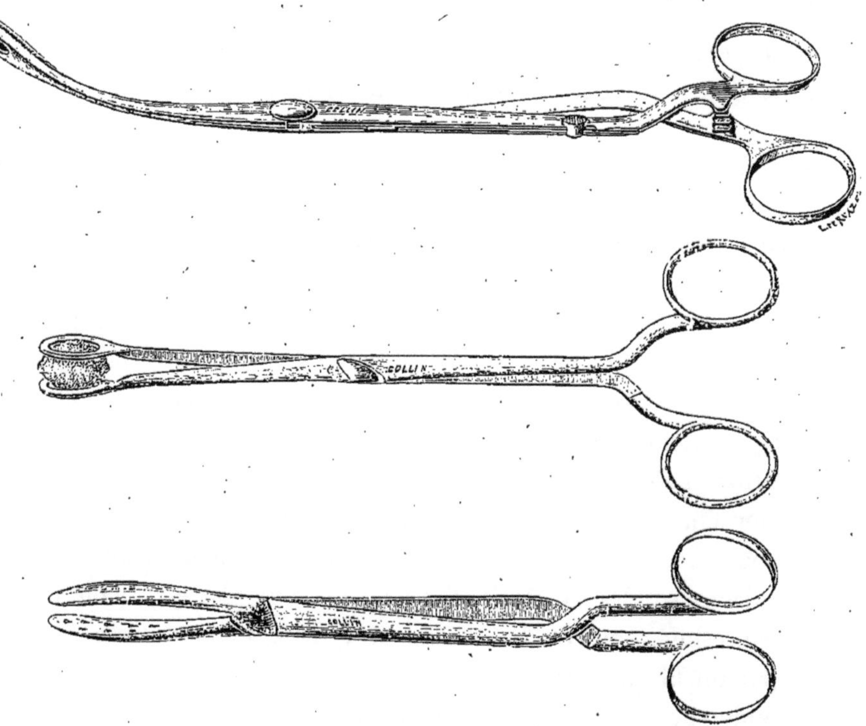

Fig. 208 à 210. — Tenettes pour l'extraction des calculs.

suspenseurs ; on complète l'écartement au moyen d'une valve supérieure, ou encore des écarteurs de Farabeuf. L'éclairage peut être ainsi très suffisant; dans le cas contraire, une petite lampe électrique est introduite dans la vessie. On déplace les valves pour examiner toute la paroi, ou bien un aide les maintient pendant le reste de l'opération.

Extraction du calcul. — La vessie ouverte, le calcul est pris avec les tenettes et attiré doucement au dehors, en évitant toute déchirure. S'il existe de nombreux petits calculs, ils sont extraits avec de plus petites pinces, avec la curette mousse, enlevés avec la compresse, ou entraînés par une irrigation assez forte. De très gros calculs pourraient seuls présenter des difficultés sérieuses d'extraction. Dans le cas de calculs diverticulaires, on introduit dans le diverticule des pinces ou de petites tenettes (fig. 208, 209 et 210); il peut être nécessaire d'aider à l'extraction en déprimant le fond du diverticule de dehors en dedans, ou encore de débrider l'orifice du diverticule; dans les cas de calculs très gros, devenus extra-vésicaux, on inciserait directement la poche.

Drainage et suture de la vessie. — L'intervention intra-vésicale terminée, on choisit entre la suture complète de la vessie et la suture incomplète.

S'il existait auparavant de l'infection, ou seulement s'il y a doute sur la possibilité de l'infection, si l'on craint une hémorragie, on drainera la vessie par la voie hypogastrique; si la vessie est aseptique, on sera autorisé à la suturer complètement et à placer simplement une sonde à demeure.

La suture complète se fait par un ou deux plans de points séparés au catgut; on prend soin de ne pas perforer la muqueuse, par crainte de voir tomber des catguts dans la vessie où ils s'incrustent, et pour rendre la suture parfaitement étanche.

La suture incomplète est exécutée par des points séparés, non perforants, rapprochant les angles supérieurs et inférieurs de la plaie, et laissant libre l'espace strictement nécessaire aux drains. Ceux-ci sont généralement les drains soudés de Périer-Guyon; ils sont placés au contact de la partie postéro-inférieure de la vessie, et immédiatement fixés à la plaie cutanée par un fil (fig. 211).

Les indications respectives de la suture complète et de la suture incomplète sont diversement appréciées; cependant il est hors de discussion que cette dernière s'impose non seulement dans les cas où l'urètre est imperméable, dans ceux où le drainage vésical est une des principales indications de la taille comme dans les calculs compliqués de cystite ou de tumeurs, mais encore toutes les fois qu'on doit redouter le mauvais fonctionnement de la sonde urétrale obstruée par la présence de caillots, l'intolérance vésicale, l'agitation du malade, l'infection de la vessie et de la ligne de suture, ou l'hémorragie.

L'avantage principal de la suture complète réside dans la rapidité de la guérison : les cas sont nombreux dans lesquels la réunion de la vessie s'effectue rapidement sans incident. Comme on ne doit retirer le drain prévésical que lorsque la plaie vésicale est fermée, une réunion complète abrège de bien peu la période d'immobilisation ; le retrait des tubes-siphons

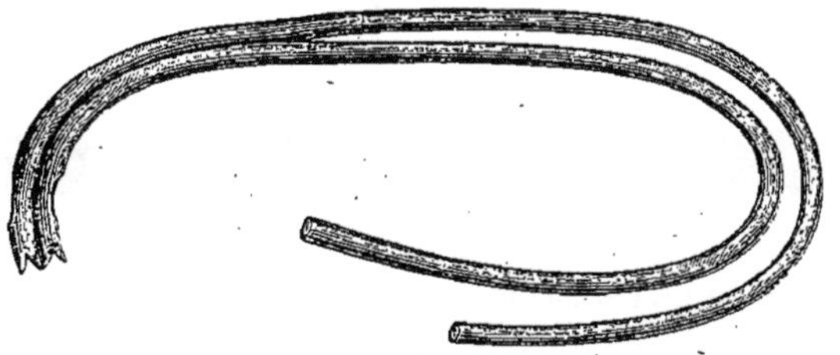

Fig. 211. — Drains de Périer-Guyon.

est suivi de la cicatrisation de la paroi à peu près dans le même temps, dans les cas aseptiques. Si au contraire la désunion de la vessie se produit, on voit une infiltration de l'urine, malgré le drain prévésical, très limitée en général et sans danger, mais qui retarde souvent la guérison de plusieurs semaines.

Restent les cas où le drainage urétral doit suffire, ceux où l'opération a été aseptique et ne fait courir aucun risque d'hémorragie consécutive. Dans ces cas, la suture complète est le procédé de choix : la réunion est en effet rapide ; même si une désunion partielle se produit, le plus souvent elle est de très courte durée, et le drainage prévésical empêche toute complication grave ; les malades peuvent se lever dès que la paroi est solide au bout de quinze à vingt jours.

Mais les cas où toute crainte de désunion est écartée sont rares en pratique ; le plus ordinairement, il existe un certain degré d'infection ; des hémorragies secondaires sont possibles ; dans ces conditions le malade se trouverait exposé à des dangers ; aussi rejetons-nous la suture complète toutes les fois que l'opération n'a pas eu lieu dans une vessie parfaitement aseptique, bien qu'on ait eu parfois des succès malgré la cystite ou quand l'hémostase n'est pas absolument assurée. C'est chez l'enfant que la suture complète est le plus souvent réalisable.

Suture de la paroi abdominale. — La suture vésicale faite, on replace le malade dans la position horizontale avec les précautions d'usage ; on

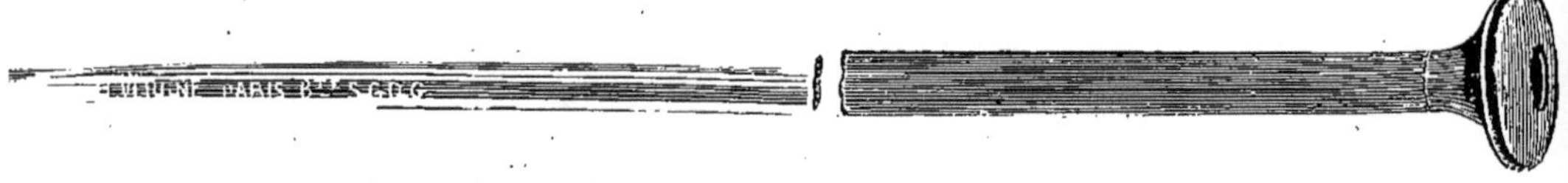

Fig. 212. — Sonde de de Pezzer, à introduction rétrograde.

s'assure que la suture complète est étanche, ou que les drains fonctionnent bien. Un petit drain est placé, dans l'un et l'autre cas, dans la cavité de

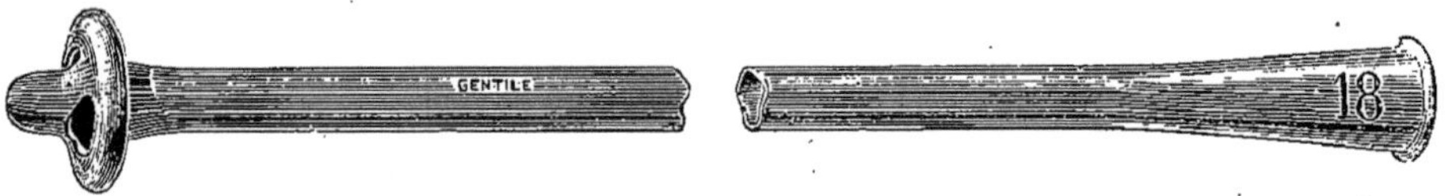

Fig. 213. — Sonde de de Pezzer pour le cathétérisme par les voies naturelles.

Retzius. On suture au catgut la paroi musculaire, en la solidarisant le plus possible avec la vessie ; on place enfin les sutures des téguments.

Si la suture est complète, on place à demeure une sonde de de Pezzer,

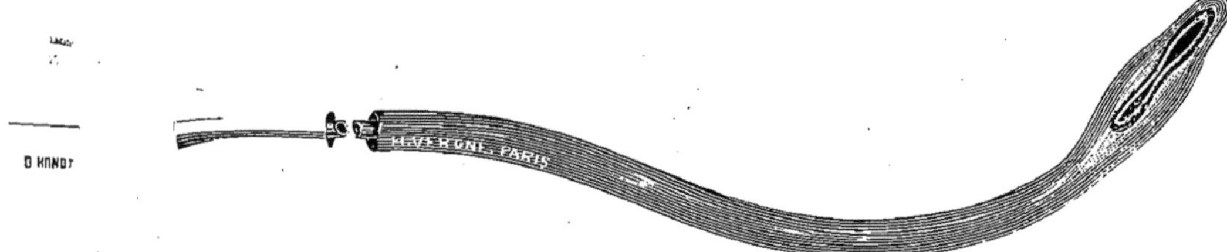

Fig. 214. — Même sonde ; introduction sur mandrin.

(fig. 212) qui sera changée au bout de quelques jours ; le drainage par la sonde à demeure est maintenu pendant huit à quinze jours. Le drain prévésical peut être enlevé au bout de deux à quatre jours.

Si la suture est incomplète, les drains hypogastriques restent placés, suivant le degré d'infection et les incidents post-opératoires, de cinq à dix jours et plus ; ils sont remplacés par la sonde à demeure dans l'urètre jusqu'à la fermeture définitive de l'urètre (fig. 213 et 214). Les lavages sont pratiqués fréquemment, mais avec une prudence extrême.

Variétés de taille hypogastrique. — Parmi les autres procédés de taille hypogastrique, mentionnons la taille *transversale*, utile parfois pour éviter le péritoine, pour disséquer la paroi latérale jusqu'au voisinage de l'uretère, les *résections osseuses* temporaires du pubis et des branches ischio-pubiennes, qui doivent être délaissées à cause de leur gravité et de leur peu d'efficacité, la *symphyséotomie*, passible des mêmes reproches et qui restera exceptionnelle.

Accidents et complications. — L'hémorragie est rarement inquiétante. Les grosses veines qui sillonnent la face externe de la vessie s'affaissent d'elles-mêmes dès que les parois sont incisées ; quand celles-ci sont très hypertrophiées, on rencontre souvent une ou deux petites artérioles ; enfin, la muqueuse saigne quelquefois à la suite des manœuvres intravésicales. En général, l'hémorragie s'arrête dès qu'on laisse la vessie au repos, et l'emploi du thermo-cautère est superflu.

Deux accidents graves et redoutés sont la blessure du péritoine et l'infiltration d'urine.

La blessure du péritoine est devenue excessivement rare. La position de Trendelenburg qui entraîne le cul-de-sac péritonéal vers l'ombilic, son élévation qui résulte de la distension de la vessie et de son refoulement avec le doigt, permettent de voir nettement la surface vésicale et de l'inciser en toute sécurité. Si on intéressait la séreuse, un pareil accident, assurément très regrettable, ne serait cependant pas fatal grâce à une antisepsie parfaite ; il faudrait se hater de suturer le péritoine.

L'infiltration d'urine se rencontre un peu plus fréquemment, quoique les perfectionnements apportés au drainage l'aient rendue très rare. Le relèvement des bords de la vessie au moyen des fils suspenseurs concourt également à la prévenir.

Quand l'infiltration se produit malgré ces précautions, il faut, dès les premiers signes, désunir la plaie abdominale, faire des injections antiseptiques et établir un drainage de tout l'espace rétro-pubien au moyen de tubes qu'on fait ressortir par une contre-ouverture au-dessous de la symphyse ; plus tard d'autres incisions sont parfois nécessaires.

Des accidents signalés du côté du *rectum* et dus à l'emploi du ballon de Petersen sont rares depuis que celui-ci est délaissé presque complètement. Tantôt, il s'agit de troubles passagers, tels que la parésie de l'intestin à la suite d'une distension exagérée ; tantôt, mais très rarement, d'un accident d'une gravité extrême, qui est la rupture du rectum (Nicaise) : aussi est-il prudent de n'injecter dans le ballon qu'une quantité moyenne de liquide.

Les accidents consécutifs sont peu nombreux. Parfois la plaie se cicatrise mal et une *fistule* s'établit et persiste : elle est plus rare que dans les tailles périnéales, et la fermeture en est plus facile à obtenir. La rupture de la cicatrice a été observée un certain nombre de fois ; ordinairement elle est totale et les cicatrices cutanée et vésicale se rouvrent ensemble ; rarement (Guyon) la vessie seule a cédé, déterminant un épanchement d'urine dans l'espace prévésical ; dans tous ces cas, il s'agit presque toujours d'infection du trajet. La fistule qui résulte de la rupture se ferme en général d'elle-même après le séjour plus ou moins prolongé de la sonde à demeure.

L'éventration, signalée quelquefois, surtout après la section transversale des muscles, est heureusement conjurée par la suture en étage au catgut qui maintient le rapprochement des muscles droits.

3° Autres procédés de taille

Taille vésico-vaginale. — La taille vésico-vaginale (voir Cystites) ne présente rien de particulier en cas de calculs ; on prendra les mêmes précautions que dans les autres procédés de taille pour éviter les déchirures et l'attrition des lèvres de l'incision. On suturera complètement la vessie et le vagin dans les cas aseptiques, et l'on placera une sonde de Pezzer à demeure ; dans les cas septiques, on ne fermera qu'incomplètement la plaie, qui présentera une tendance naturelle à l'occlusion parfaite.

Taille sous-symphysaire. — On peut atteindre la vessie par une incision sous-pubienne (Langenbuch, Legueu) qui intéresse les téguments prépubiens, sectionne le ligament suspenseur de manière à permettre l'abaissement de la verge, puis le ligament sus-pubien ; on a ainsi accès sur la partie antérieure du col vésical.

Nous ne ferons que mentionner des procédés de taille abandonnés, ou exceptionnels, comme la recto-cystotomie, la cystotomie par la voie sacrée.

4° Dilatation de l'urètre postérieur et du col vésical

Elle peut être utilisée chez l'homme après qu'on a pratiqué une *boutonnière périnéale*, mais c'est plutôt *chez la femme* que nous l'étudierons.

Nous mentionnerons encore, chez l'homme, la lithotritie pratiquée par la boutonnière périnéale, opération exceptionnelle, mais qui pourrait parfois être utilisée. C'est la lithotritie périnéale de Dolbeau.

La dilatation forcée est obtenue d'une manière simple au moyen des bougies de Hégar, ou du dilatateur utérin à trois branches ; on peut employer aussi le dilatateur du professeur Guyon qui se compose (fig. 167) d'un conducteur composé de quatre tiges métalliques réunies à une de leurs extrémités par une sorte de bouton arrondi ; à l'autre extrémité elles supportent chacune un segment d'un cercle métallique brisé qui permet de maintenir l'instrument avec solidité, tout en laissant aux branches la liberté de s'écarter et de se rapprocher. Des mandrins métalliques, de grosseur progressivement croissante, sont creusés de quatre gouttières dans lesquelles les tiges doivent s'engager. Pour dilater le col vésical, on engage successivement les mandrins avec douceur. Le plus gros a un diamètre de 2 centimètres. Un saignement plus ou moins abondant suit cette dilatation, mais s'arrête ordinairement de lui-même aussitôt qu'on laisse les organes au repos. Pour éviter les déchirures du méat, on peut y pratiquer deux petites incisions latérales (Duplay).

Le calcul est saisi au moyen d'une petite tenette ou d'une simple pince de Kocher, et extrait doucement. Si le volume du calcul est excessif, on pratique une boutonnière vésico-vaginale plutôt que de dilacérer le col et l'urètre.

Une sonde est laissée à demeure quelques jours. Les accidents signalés sont les ruptures de l'urètre, les hémorragies, l'infiltration d'urine, et surtout l'incontinence d'urine consécutive, ordinairement passagère, mais parfois permanente, surtout s'il s'agit de femmes âgées.

INDICATIONS ET CHOIX DE L'OPÉRATION

Les contre-indications opératoires formelles sont rares dans les calculs vésicaux ; cependant on peut craindre parfois que le malade ne puisse supporter une taille et même une lithotritie, et il est préférable de s'abstenir de tout traitement opératoire : cette éventualité se présente chez les vieillards infectés ; ainsi, au-dessus de quatre-vingts ans le pronostic opératoire devient grave et la mortalité atteint une proportion de 1 sur 3, et dans les cas de complications inflammatoires, la mort est l'issue de toute intervention ; lorsque les douleurs ne sont pas vives, il est donc préférable de s'en abstenir. Il en serait de même en cas d'affections graves extra-urinaires.

Dans les autres cas, il faut choisir entre la taille et la lithotritie ; nous négligerons les indications de la taille périnéale, presque complètement abandonnée pour la taille hypogastrique si ce n'est quand elle est combinée à la prostatectomie. Des deux opérations, la lithotritie doit être considérée comme *l'opération de choix*, en général : en effet, la guérison est rapide, les suites opératoires n'existent pour ainsi dire pas, l'opération est aussi complète qu'on peut le souhaiter, l'état général, même défectueux, s'en accommode plus facilement que s'il s'agit de la taille et la mortalité est moindre qu'à la suite de cette dernière opération. On peut dire que la taille ne vit plus que des contre-indications de la lithotritie.

Nous relèverons ici une objection faite à cette dernière opération : on a dit en Allemagne qu'elle devait être réservée à un certain nombre « d'artistes » et qu'elle n'était pas à la portée de tous les chirurgiens. Sans doute, il est nécessaire de s'être exercé aux manœuvres de préhension et de broiement, de même qu'il est bon d'avoir répété un certain nombre de fois sur le cadavre une amputation, par exemple, avant de l'exécuter sur le vivant. Mais la lithotritie ne renferme pas de difficultés spéciales ; elle exige surtout de la douceur, de la patience et du sang-froid, toutes qualités indispensables pour faire de bonne chirurgie. Hâtons-nous d'ajouter qu'elle n'est pas applicable à tous les cas et ses indications, nous le reconnaissons, seront plus au moins étendues, suivant l'habitude que le chirurgien aura de cette opération.

Tout en considérant la lithotritie comme l'opération de choix on devra baser sa détermination sur certaines conditions générales et locales, que nous allons passer en revue.

1° Chez les *enfants*, surtout chez les garçons, l'exiguïté de l'urètre peut faire préférer la taille hypogastrique ; c'est chez les enfants qu'a persisté le plus l'emploi de la taille périnéale, que nous ne recommandons pas à cause de l'accès insuffisant qu'elle donne dans un cas laborieux, et des lésions prostatiques et déférentielles qu'elle détermine. La lithotritie, d'une exécution délicate, peut cependant être employée, à partir de cinq ans environ ; elle doit être complète en une seule séance, à cause de la facilité de l'engagement des fragments. Hache, sur 40 enfants opérés, a pratiqué 21 tailles hypogastriques, 8 boutonnières périnéales avec dilatation de l'urètre postérieur et 11 lithotrities sur des sujets de trois à treize ans ; il reproche à la lithotritie surtout les difficutés de l'aspiration à cause du calibre trop étroit des sondes, les déchirures fréquentes du canal par le lithotriteur engravé, cause de rétrécissements traumatiques, et son impossibilité dans les calculs adhérents, plus fréquents qu'on ne le pense généralement (11 sur 33), et dans les calculs durs d'oxalate, à cause du peu de résistance des petits lithotriteurs. Il déconseille la boutonnière périnéale à cause de l'incontinence possible, sauf dans le cas de calculs vésico-prostatiques. La taille hypogastrique conviendrait donc à la majorité des cas; elle s'impose au-dessous de cinq ans.

2° Chez les vieillards, on donnera la préférence à la lithotritie, dont la gravité est moindre, à moins que la cystite et l'hypertrophie de la prostate ne comportent une indication spéciale.

3° Chez la femme, les calculs petits et mobiles sont enlevés par l'urètre après dilatation ; quand ce mode d'extraction paraît devoir présenter des difficultés, on emploiera plutôt la lithotritie, quoiqu'elle soit ici moins facile que chez l'homme. Dans les cas de calculs adhérents ou enchatonnés, incassables, ou trop volumineux, on pratiquera la taille hypogastrique, préférable à la taille vaginale dans ces cas difficiles.

La lithotritie constitue, quoi qu'on ait dit, une bonne opération chez la femme et la petite fille ; mais elle est d'une exécution beaucoup plus difficile que chez l'homme ; l'absence de parois résistantes, les dimensions de la vessie ordinairement plus grandes, ses contractions partielles et sa dépressibilité, rendent pénibles et incertains la recherche et le broiement des fragments calculeux. On se servira de lithotriteurs petits, susceptibles de pénétrer entre les plis ; les lavages et l'aspiration devront être faits tour à tour et répétés à plusieurs reprises.

4° Les *maladies générales*, quand elles ne contre-indiquent pas toute opération, font pencher le choix vers la lithotritie, qui ébranle moins l'organisme. On pourra donc opérer même des cancéreux et des tuberculeux ; le diabète, sauf dans des formes graves, n'interdit pas l'opération, mais doit être soigné auparavant. Le mal de Bright comporte un pronostic plus sévère (Segond), mais peut bénéficier de la guérison de l'affection vésicale.

5° Les *affections de l'appareil urinaire* présentent une grande importance.

Les *rétrécissements* de l'urètre peuvent presque toujours être amenés, par l'urétrotomie ou la dilatation, à un calibre suffisant pour permettre la lithotritie ; le placement d'une sonde à demeure pendant quelques jours est quelquefois très utile pour assouplir un canal rétréci avant l'opération. Déjà, avec un calibre n° 21, la lithotritie en une séance est possible.

Dans l'*hypertrophie de la prostate* l'introduction des instruments peut être impossible ainsi que leur manœuvre dans le bas-fond; souvent l'aspiration suffit à supprimer les difficultés que la saillie prostatique oppose à l'issue des fragments. En général, la lithotritie reste possible et doit être préférée à la taille. Nous avons vu que la prostatectomie a diminué, dans ces dernières années, les indications de la lithotritie. Mais elle est loin d'avoir détrôné cette dernière, et ses indications sont encore exceptionnelles. La présence d'un calcul modifie un peu la décision opératoire dans quelques cas seulement. Il faut dans l'ensemble symptomatique que présente un malade faire la part de ce qui revient au calcul et à l'obstacle prostatique et agir en conséquence.

Les *tumeurs* de la vessie indiquent la taille. La *tuberculose* vésicale rend la lithotritie difficile, ou même impossible dans les formes douloureuses; cependant on la pratiquera toutes les fois que la tolérance vésicale est suffisante.

La *cystite* n'est pas une contre-indication de la lithotritie, sauf quand elle acquiert une intensité extrême, et réclame alors le traitement des cystites douloureuses, c'est-à-dire la cystotomie : on rejette donc la lithotritie moins pour ses difficultés, parfois considérables, que pour remplir l'indication principale qui est de mettre la paroi vésicale au repos absolu. C'est dans ces cas qu'on peut encore pratiquer la taille périnéale, alors que la contracture extrême des parois de la vessie en rend la distension impossible. La plupart des cystites seront traitées avant de pratiquer la lithotritie; le repos au lit est indispensable. Si la cystite tarde à s'améliorer malgré le traitement, l'indication opératoire devient formelle : c'est en évacuant les calculs qu'on assurera la guérison de la cystite. On préférera la lithotritie à la taille : sans doute les contractions vésicales rendent l'opération plus difficile qu'il ne l'est dans une vessie normale; mais ces difficultés sont diminuées par la chloroformisation; il est rare que les contractions entravent complètement les manœuvres.

Les lésions *rénales* fébriles, aiguës, contre-indiquent les opérations; on attendra donc que l'affection rénale soit passée à une période subaiguë. Cependant l'opération est parfois le seul moyen de faire cesser la fièvre due aux lésions rénales chez les calculeux. Il faut donc chercher à évacuer le calcul et choisir l'opération qui cause le moindre traumatisme, c'est-à-dire la lithotritie. Mais il est nécessaire que le débarras de la vessie soit complet en une seule séance, car le séjour de quelques fragments exaspérerait les phénomènes inflammatoires. Aussi lorsque les difficultés opératoires paraissent excessives, lorsque le chirurgien ne possède pas une habitude suffisante de la lithotritie, la taille est-elle préférable.

6° Le *calcul lui-même* peut faire pencher le choix de l'opérateur vers l'une ou l'autre intervention, d'après son siège, son volume et sa consistance.

Les calculs adhérents, enchatonnés dans un diverticule ou même par la contracture permanente de la paroi vésicale, les calculs vésico-prostatiques d'un certain volume, les calculs enkystés, doivent être extraits par la taille : la lithotritie serait en effet, suivant les cas, impossible, dangereuse ou incomplète.

La *consistance de la pierre* constitue une contre-indication ou plutôt une impossibilité de la lithotritie. Quand un calcul, saisi par un instrument d'une puissance suffisante, résiste à la percussion, la taille seule est applicable.

Un *volume exagéré* doit également faire renoncer au broiement : ici, les indications sont moins précises. Si des chirurgiens, d'une habileté et d'une expérience consommées, ont eu raison de calculs de 6 centimètres de diamètre, on ne peut ériger en règle ces faits exceptionnels. Au delà de 4 centimètres, le broiement et l'évacuation d'un calcul dur représentent une opération laborieuse.

CHAPITRE VIII

TUMEURS DE LA VESSIE

BIBLIOGRAPHIE

ALBARRAN. Les tumeurs de la vessie (1892). — CLADO. Traité des tumeurs de la vessie (1895). — MOTZ. Etude histol. sur 87 néoplasmes vésic. *Assoc. fr. d'Urol.*, 1898. — PASTEAU. Etude du syst. lymphat. dans les maladies de la vessie et de la prostate. *Thèse* 1898. — TUFFIER et DUJARIER. De l'extirpation totale de la vessie pour néoplasmes (*Rev. de Chir.*, 1898). — LEMAITRE. Tumeurs péri-urétérales de la vessie. *Thèse* 1903. — RAFIN. *Rapport à la 9e session de l'Association fr. d'Urologie*, 1905. — WEINRICH. Extirpation endo-vésicale des tum. de la ves. au moyen du cystoscope opérateur de Nitze. *Assoc. fr. d'Urol.*, 1905. — ALBARRAN, LEGUEU, BAZY, DESNOS, CARLIER. Indications opér. dans les tumeurs de la vessie. *Assoc. fr. d'Urol.*, 1905. — POUSSON. Résultats statistiq. de 60 interv. pour tum. de la vessie. *Assoc. fr. d'Urol.*, 1905. — BOIVIN. Rétention rénale dans les tum. vésic. *Thèse* 1899.

Mal connues jusqu'au dernier quart du XIXe siècle, malgré les travaux de Chopart et ceux, plus modernes, de Civiale, les tumeurs vésicales ont été méthodiquement étudiées, d'abord au point de vue anatomique, puis au point de vue clinique et opératoire, par Thompson et surtout par Guyon, dont les leçons cliniques sur ce chapitre demeureront classiques ; parmi les travaux français les plus importants, citons ceux de Féré (1881), Pousson (1885), Bazy (1883), Albarran (1891), Clado (1895), à l'étranger, ceux de Küster, Dittel, etc. La première taille sus-pubienne aurait été pratiquée en 1840 par Liston ; plus tard cette opération fut pratiquée par Billroth (1874), par Volkmann et par Bazy (1881) avant d'entrer dans la pratique ; sous l'influence de Thompson, on lui préféra longtemps l'extirpation par la voie périnéale. Dittel, le premier, vit une tumeur vésicale au cystoscope. Cette question a été étudiée et fixée dans un rapport remarquable de M. Rafin à l'Association française d'Urologie (1905).

ÉTIOLOGIE

Les tumeurs de la vessie représentent 3,2 p. 100 des affections des voies urinaires (Küster); c'est surtout de quarante à soixante ans qu'on les rencontre chez l'homme et à un âge moins avancé chez la femme; elles sont exceptionnelles au delà de soixante-dix ans, de même qu'entre dix et vingt ans, moins rares dans l'enfance. La fréquence est plus marquée dans le sexe masculin dans la proportion de 179 hommes pour 86 femmes (Albarran). L'épithélioma ne se rencontrerait même que dans 7 p. 100 des cas chez la femme; les tumeurs secondaires seraient au contraire plus fréquentes dans le sexe féminin.

Les causes prédisposantes et occasionnelles sont peu connues; on a invoqué l'hérédité, des prédispositions individuelles à la production d'excroissances vésicales (Pousson), les causes locales irritatives comme les cystites chroniques, les calculs, les rétentions d'urine, etc. Les cas où ces causes prédisposantes sont démontrées sont bien rares; il ne s'agit pas souvent de tumeurs dans les proliférations de cause inflammatoire; mais celles-ci, fréquentes au trigone, seraient parfois un premier stade de la transformation épithéliomateuse (Zuckerkandl). On a récemment relevé la fréquence des tumeurs le plus souvent malignes chez les ouvriers des fabriques d'aniline; nous verrons aussi que la Bilharzia produit des lésions très voisines des néoplasmes. Des tumeurs ont été observées sur la vessie exstrophiée.

Les tumeurs vésicales sont primitives ou secondaires. Celles-ci sont dues à la *propagation* de tumeurs d'organes voisins (prostate, rectum, utérus et vagin), exceptionnellement à une généralisation à distance; il s'agit alors souvent de néoplasmes mélaniques. Nous aurons en vue surtout les tumeurs primitives.

D'après Motz et Montfort, les tumeurs épithéliales malignes de la vessie seraient très fréquemment d'origine prostatique.

ANATOMIE PATHOLOGIQUE

1° Caractères macroscopiques généraux. — Un certain nombre de caractères morphologiques sont communs à la plupart des tumeurs vésicales, quelle que soit leur marche, bénigne ou maligne, quelle que soit leur structure. Ces caractères ont trait au siège, au nombre, au volume, à l'aspect extérieur, à l'implantation des tumeurs.

Les tumeurs vésicales sont fréquemment *multiples*, dans 1/4 des cas (Albarran) ; leur nombre peut être considérable ; plus souvent, on compte deux ou trois tumeurs. L'une d'elles est plus considérable et les autres paraissent développées plus récemment.

D'une manière générale, le *volume* est inversement proportionnel au nombre ; il varie des dimensions les plus restreintes, à peine visibles, jusqu'à celles d'une mandarine, d'une orange, d'une tête de fœtus ; les tumeurs distendent alors la vessie qu'elles remplissent.

Le *siège* habituel est la moitié inférieure de la vessie ; très rares au sommet et sur les faces latérales, plus fréquentes à la face postérieure et surtout dans le bas-fond et le trigone, elles sont surtout communes au voisinage des orifices urétéraux et de l'orifice urétral. D'après Albarran leur siège est la zone moyenne de la partie inférieure de la vessie. Le voisinage des méats urétéraux explique la possibilité de lésions rénales par oblitération ou envahissement de l'uretère.

Généralement rougeâtre ou violacée, parfois plus blanchâtre, la surface de la tumeur se présente sous des aspects divers ; tantôt elle est recouverte de fines et longues *villosités*, qui, dans un milieu liquide, s'étalent et flottent comme des algues ; tantôt elle est seulement inégale et tomenteuse, *mûriforme* et rappelle l'aspect du chou-fleur ; ailleurs ces tumeurs sont presque lisses ou semblent rugueuses, compactes. Généralement molles et friables, elles offrent cependant dans certains cas une certaine dureté, les tumeurs épithéliales ou à prédominance épithéliale présentant une consistance plus molle que les tumeurs fibreuses, comme dans tout autre organe. A la coupe on la trouve différente suivant que la production est papillomateuse ou compacte, et suivant ses connexions. A la périphérie la muqueuse vésicale est souvent atteinte de cystite, parfois proliférante, sans que ces végétations soient toujours néoplasiques. L'aspect des tumeurs présente encore des variations en rapport avec l'ulcération, les dépôts calcaires, le sphacèle, les hémorragies de la surface.

Au point de vue du *mode d'implantation*, on distingue des tumeurs *pédiculées*, *sessiles*, *infiltrées*. La fréquence relative en est la suivante (Albarran) : tumeurs pédiculées, 28 ; tumeurs sessiles, 9 ; tumeurs infiltrées saillantes, 31 ; tumeurs non saillantes, 10. Cette classification est la plus importante en clinique.

Les tumeurs *pédiculées* (fig. 215) se continuent avec la muqueuse vésicale par la base du pédicule ; à ce niveau la muqueuse vésicale, le plus

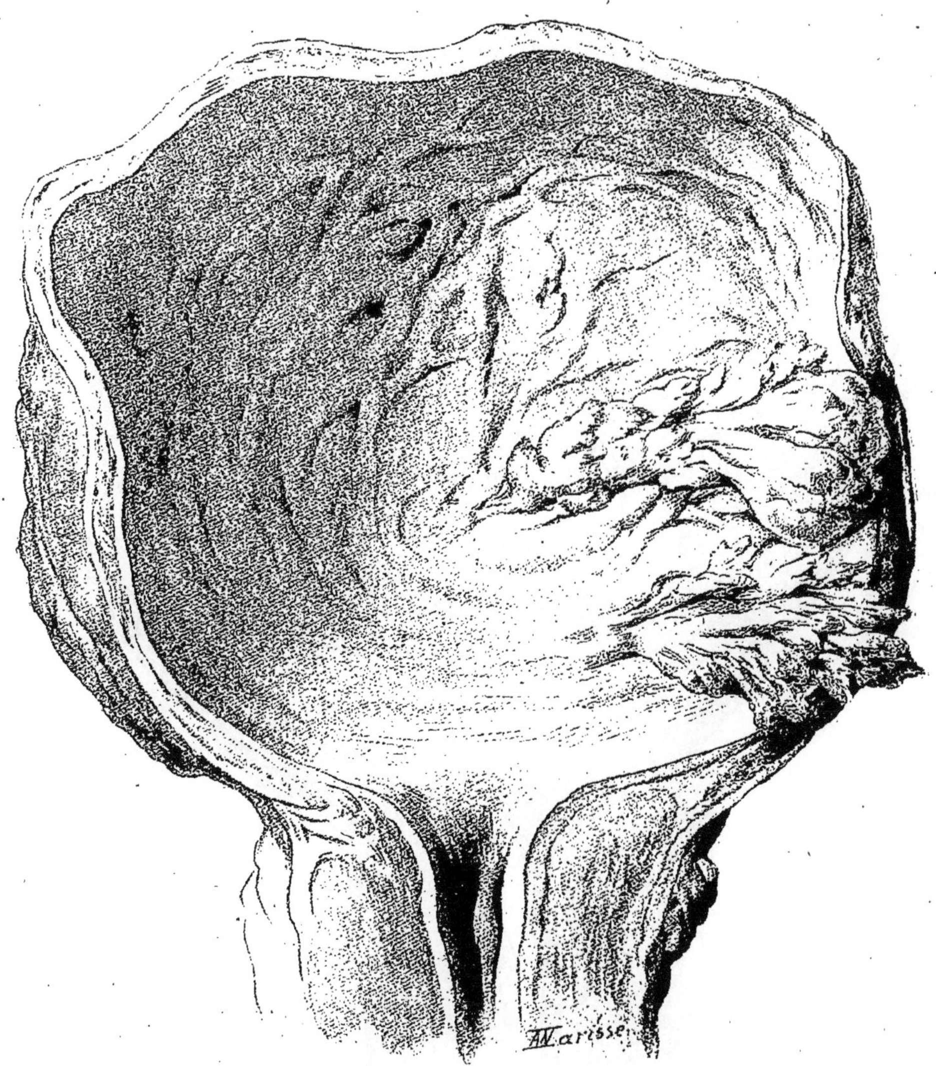

Fig. 215. — Tumeur villeuse pédiculée de la vessie.

souvent, n'est pas envahie par la dégénérescence néoplasique, et, en général peu adhérente aux couches musculaires, elle se laisse attirer facilement par une traction sur la tumeur. Le pédicule, parfois étroit et long, est plus souvent court. Les tumeurs pédiculées ont un aspect tantôt lobulé, tantôt villeux, d'où le nom de *maladie villeuse* donné par les Anglais

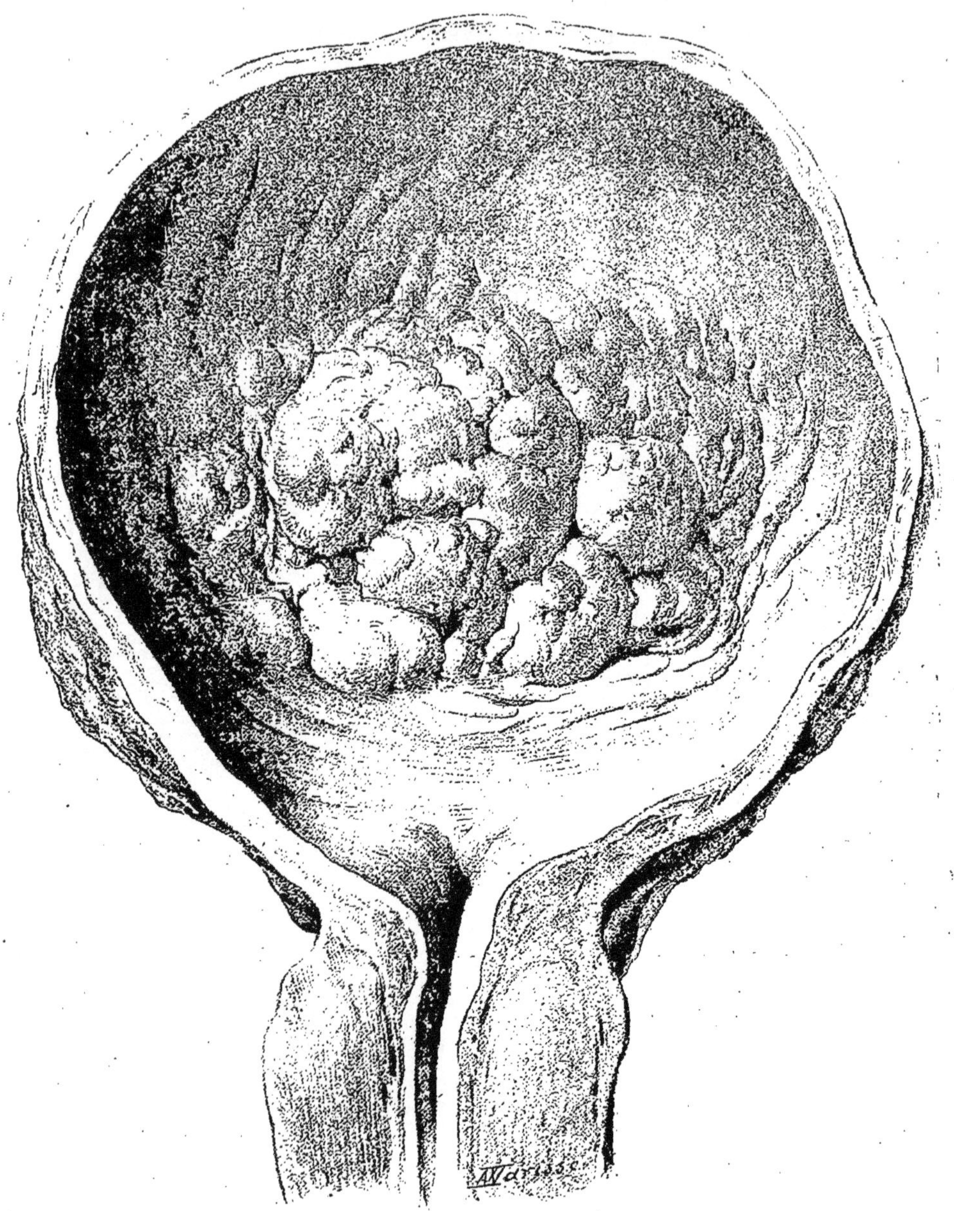

Fig. 216. — Cancer infiltré de la vessie.

aux tumeurs villeuses multiples. La plupart d'entre elles sont épithéliales et bénignes : on les appelle ordinairement *papillomes ;* cependant sur 28 tumeurs pédiculées. Albarran a trouvé 15 tumeurs malignes.

Les tumeurs *sessiles* sont plus rares ; elles ont la surface mamelonnée ou villeuse ; leur base, en général débordée par le corps de la tumeur, est constituée par la muqueuse dégénérée, et les lésions peuvent envahir même la couche musculaire voisine.

Les tumeurs *infiltrées* (fig. 216), toujours malignes, font corps avec la vessie ; tantôt elles *végètent* dans la cavité vésicale comme les précédentes, mais à leur base elles envahissent la paroi en largeur et en épaisseur ; tantôt elles ne font que peu ou pas de saillie dans la vessie, et apparaissent comme des épaississements indurés de la paroi vésicale, à surface inégale, ou comme des ulcérations dont le fond et les bords présentent une induration ligneuse. Les tumeurs *larvées* de Guyon sont celles qui ne présentent pas de modifications de la muqueuse à l'œil nu, mais qui peuvent être décelées par l'examen histologique ; elles jouent un rôle important dans la production des récidives.

Ces trois formes de tumeurs peuvent coexister dans une même vessie, à divers stades de développement.

2° Caractères histologiques. — Ces caractères permettent seuls une classification scientifique des tumeurs vésicales. Nous ne reproduirons pas à propos de celles-ci une étude générale sur la classification des tumeurs, ni sur leur pathogénie, et nous exposerons seulement la structure de chacune d'elles.

I. *Tumeurs épithéliales.* — Ce sont les plus communes des tumeurs vésicales, et parmi elles on rencontre surtout le papillome, le carcinome, l'épithélioma lobulé ou tubulé (fig. 217-218).

a. *Papillomes (polypes villeux, fibromes papillaires).* — Ce sont les plus communes des tumeurs pédiculées ; elles sont bénignes, mais peuvent se transformer en tumeurs malignes. Elles sont formées : d'un axe de tissu conjonctif qui se divise pour chaque villosité et dans lequel cheminent des vaisseaux subdivisés de même et terminés en anse à l'extrémité de la villosité ; on y rencontre aussi quelques fibres élastiques et musculaires, surtout dans le pédicule ; d'un revêtement de cellules épithéliales disposées en couches plus ou moins nombreuses, régulières. Dans ces tumeurs bénignes le revêtement épithélial reste nettement circonscrit et n'empiète ni sur la trame conjonctive de la tumeur, ni sur le chorion muqueux autour du pédicule, même dans la forme non proéminente des papillomes (papillome plat). L'épithélium est généralement assez voisin de celui de la vessie, cylindrique dans la couche basale, polyédrique dans les couches moyennes, aplati à la surface.

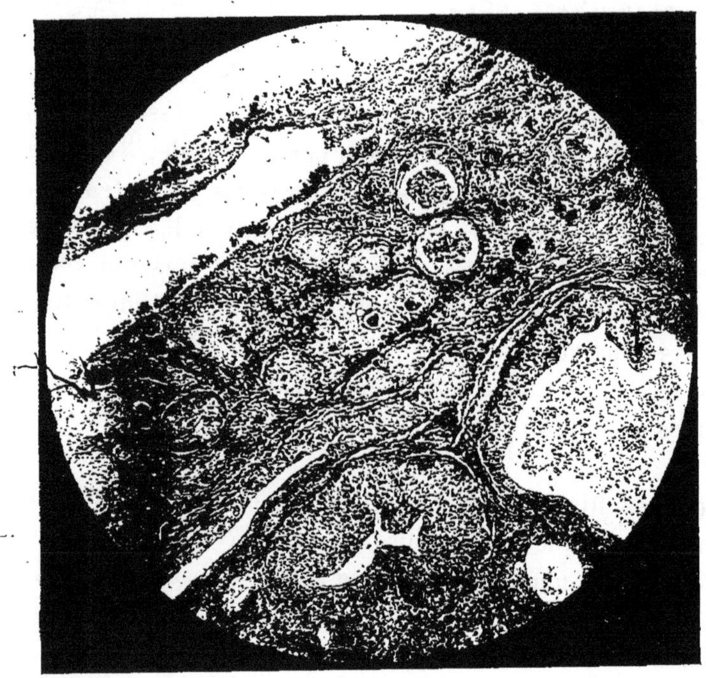

Fig. 217. — Coupe transversale d'un papillome pédiculé de la vessie.

Les bourgeons papillomateux sont coupés transversalement ; au centre, leurs vaisseaux et la trame conjonctive qui en bien des points est dilatée et tend à prendre la forme kystique ; cette évolution qu'on trouve à divers degrés, atteint son maximum à droite de la figure. — Entre les bourgeons épithélianx, faisceaux conjonctifs peu denses et vaisseaux, avec leurs ramifications qui des espaces conjonctifs principaux, passent dans les intervalles des bourgeons.

b. *Epithélioma tubulé et carcinome.* — Ces tumeurs se montrent sous l'aspect pédiculé et villeux et ne diffèrent pas alors macroscopiquement des papillomes, plus souvent sous l'aspect de masses végétantes irrégulières et sous la forme infiltrée, avec ou sans ulcération. Leur caractère principal est la tendance aux infiltrats néoplasiques dans le chorion de la muqueuse vésicale : les tubes épithéliaux peuvent s'y enfoncer directement et atteindre peu à peu la couche musculaire, ou bien ils pénètrent dans les capillaires qui transportent à distance les éléments de nouveaux infiltrats. Ceux-ci sont observés même dans la forme qui simule le papillome, alors que la coupe des villosités ne décèle aucune disposition atypique, à plus forte raison quand la structure papillaire typique est méconnaissable.

c. *Epithélioma lobulé.* — L'épithélioma lobulé, ou cancroïde de la vessie, bien étudié par Hallé qui a montré la transformation successive de

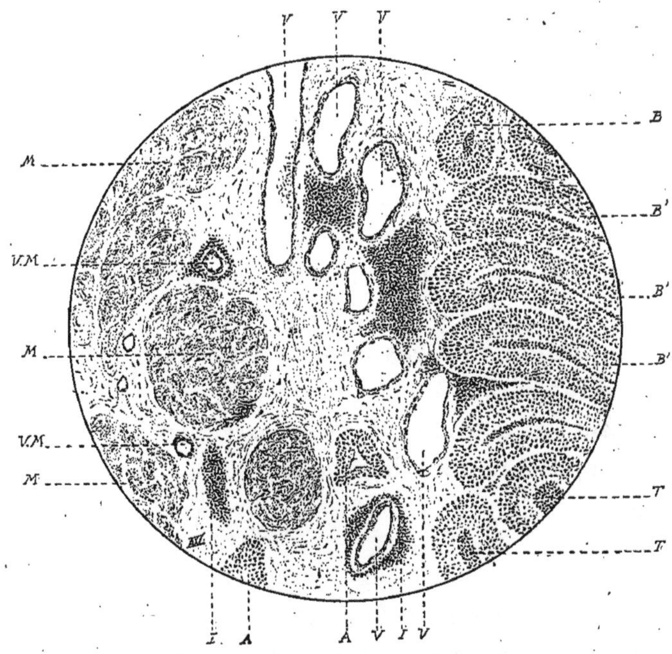

Fig. 218. — Coupe d'un papillome vésical sessile, passant à la limite de la zone épithéliale et de la musculeuse ; montrant le début de l'infiltration à la base de la tumeur.

A, alvéoles épithéliales infiltrées dans la couche musculaire et présentant la même structure que les bourgeons papillaires. — B, bourgeons papillaires constituant la tumeur proprement dite ; au centre, leur trame T, vasculaire et conjonctive teintée fortement par de nombreux noyaux des éléments conjonctifs et leurs strates épithéliales B'. — M, faisceaux musculaires coupés transversalement. — V, vaisseaux néoformés, abondants et dilatés, dans la sous-muqueuse. Autour de ces vaisseaux et dans leurs intervalles, infiltrats embryonnaires I, qui témoignent de l'infection vésicale concomitante. — V, M, vaisseaux de la musculeuse.

lésions inflammatoires en lésions leucoplasiques, et de celles-ci en épithélioma, se présente macroscopiquement comme un cancer infiltré ; il est caractérisé par un épithélium pavimenteux, avec couche cornée et globes épidermiques.

Les autres tumeurs épithéliales sont : l'*adénome*, tumeur bénigne très rare, caractérisée par des tubes glandulaires à revêtement cylindrique, qui a été attribuée à la transformation de glandules prostatiques aberrantes (Klebs) ou plutôt de glandes vésicales du trigone (Albarran) ; l'épithélioma adénoïde ; l'épithélioma réticulé ; le cylindrome ; le myo-épithéliome.

II. *Kystes*. — On peut rapprocher des tumeurs épithéliales les kystes, qui appartiennent à plusieurs variétés. Les petits kystes sont dus soit à un processus inflammatoire chronique, caractérisé au début par la prolifération de l'épithélium, puis par la transformation kystique des îlots hyperplasiques, soit à l'oblitération des glandules vésicales ; les grands kystes, très rares, seraient d'origine extra-vésicale (Laboulbène, Vincent, Legrand).

Bien différents sont les kystes dermoïdes, néoplasmes hétérotopiques développés dans l'épaisseur de la paroi vésicale (Broca, Le Dentu, etc.) et les kystes hydatiques, d'origine plutôt rétro-vésicale.

III. *Sarcomes*. Les sarcomes ne sont pas extrêmement rares (49 cas, Albarran), quoique bien moins fréquents que les tumeurs épithéliales. Ils se distingueraient de celles-ci par leur fréquence pendant la jeunesse, et chez la femme (1/3 des cas). Tantôt pédiculé, tantôt sessile (2/3 des cas) ou infiltré, le sarcome ne présente pas un aspect macroscopique différent de de celui des autres tumeurs.

Histologiquement on a trouvé le sarcome embryonnaire, le sarcome fuso-cellulaire, l'angio-sarcome, le fibro-sarcome, le myo-sarcome, le chondro-sarcome.

IV. *Autres tumeurs*. — On a signalé encore les myxomes et myxo-sarcomes, plus fréquents chez l'enfant, les fibro-myxomes, les fibromes, les myomes (Terrier et Hartmann), ordinairement cavitaires, parfois interstitiels, ou à développement excentrique, de très rares cas d'angiome, de lipome, de rhabdomyome (Livio), de déciduome (Djewitzki), de chondrome (Ordonez), d'endothéliome, de lymphadénome (Marion et Gandy).

Les tumeurs vésicales peuvent subir la dégénérescence graisseuse et colloïde ; quand elles sont baignées par une urine infectée, on les voit aussi s'incruster de sels calcaires, en amas parfois considérables. Elles ont été quelquefois morcelées mécaniquement par les contractions vésicales, d'où la possibilité d'expulsion spontanée, partielle ou même totale.

3° Propagation et généralisation. — La propagation des tumeurs malignes se fait soit de proche en proche, soit à distance par voie sanguine ou lymphatique ; ainsi se produisent les tumeurs multiples dans la vessie, qui peut aussi être envahie par une sorte de greffe (Albarran) ; les tumeurs bénignes ne se propagent pas, cependant nous avons vu que, à la base de ces tumeurs, peuvent exister des noyaux cancéreux; ainsi s'explique ce fait que les récidives sur place des tumeurs bénignes soient souvent malignes.

En dehors de la vessie, la tumeur peut envahir les organes voisins : la prostate, plus rarement les vésicules séminales et l'urètre, moins souvent encore l'uretère, le vagin, le péritoine quelquefois par perforation, l'intestin dont l'envahissement aboutit à une fistule vésico-intestinale; les os du bassin peuvent être atteints. La propagation au tissu cellulaire pelvien est assez fréquente; à des degrés extrêmes, on a vu la tumeur gagner les échancrures sciatiques, les fosses iliaques (Clado), le trou obturateur (Pooley); il s'agit presque toujours d'envahissement par voie lymphatique.

Ce mode de propagation était déjà considéré comme assez fréquent par Albarran, qui, en 1892, sur 17 autopsies de tumeurs vésicales avait rencontré 11 fois des lésions des ganglions. Pasteau a bien étudié cette question en 1898 et démontré combien cette fréquence était grande (102 fois sur 129 observations). Mais cette propagation est tardive, et ne se produit peut-être pas dans les tumeurs limitées à la muqueuse. Les adénopathies sont peu considérables et échappent assez facilement à l'examen clinique et aux recherches opératoires d'ailleurs très difficiles; la récidive n'a jamais été prédominante aux ganglions.

La généralisation est exceptionnelle ; cependant on a cité des cas d'envahissement du poumon, de la plèvre, du rein, du foie, des méninges; ces métastases présentaient la même structure que la tumeur primitive.

4° **Lésions de l'appareil urinaire.** — Pendant longtemps, et même malgré un volume considérable, les tumeurs vésicales peuvent n'amener aucune altération secondaire de l'appareil urinaire. Malgré la fréquence de l'implantation au voisinage des méats urétéraux, la compression de ceux-ci est rare : quand elle se produit, on observe l'hydronéphrose ou la pyonéphrose.

La rétention d'urine complète est assez rare, la rétention incomplète plus fréquente; elle s'explique tantôt par le développement ou l'engagement de la tumeur au col vésical, tantôt par la perte de la contractilité de l'organe infiltré; on trouve la paroi hypertrophiée, ou amincie et sclérosée.

Les lésions les plus importantes sont dues à l'infection : cystite qui peut être proliférante autour de la tumeur; urétérite et pyélonéphrite, qui prennent une grande importance dans l'aspect clinique des dernières phases de la maladie.

SYMPTÔMES

Symptômes fonctionnels. — Les symptômes fonctionnels sont : l'hématurie, la présence de débris néoplasiques dans l'urine, la douleur et les troubles de la miction.

Parmi ces symptômes, il en est un, très caractéristique, qui domine les autres, en raison de sa constance presque absolue, et des caractères spéciaux qu'il revêt : c'est *l'hématurie*. L'hématurie des tumeurs vésicales est *précoce* et peut rester pendant longtemps le *seul* symptôme de l'affection. Elle se présente sous forme d'accès spontanés qui n'ont besoin, pour se produire, ni de secousses imprimées au malade, ni d'excès, ni d'aucune cause provocatrice. Indolore au point d'être ignorée du malade, à qui elle n'est parfois révélée que par la coloration de l'urine, elle ne s'accompagne pas même de ténesme, ni de besoins fréquents, si ce n'est lorsque la vessie se trouve encombrée de caillots. Son abondance, toujours considérable, variable d'ailleurs, est absolument pathognomonique. La teinte rouge persiste généralement pendant toute la durée du jet, mais croît d'intensité du début à la fin. Un accès non seulement se continue toujours pendant plusieurs mictions, mais se prolonge parfois pendant des jours, des semaines et même des mois. Il *cesse brusquement*, comme il a débuté ; puis, après une accalmie plus ou moins longue, au bout d'un intervalle de plusieurs années, quelquefois, reparaît un nouvel accès. Un dernier caractère de l'hématurie des tumeurs vésicales, quelle qu'en soit la nature, est sa résistance à toutes les médications.

Telle est la manière dont se présente l'hématurie dans la grande majorité des cas ; il est néanmoins des exceptions dans lesquelles l'hématurie est peu abondante, parfois elle ne consiste qu'en l'expulsion terminale de quelques gouttes d'urine sanglante, qui se fait sans douleur, sauf complication de cystite. Il en est de même de la spontanéité ; certains malades accusent nettement que leur hématurie survient à la suite d'une fatigue, de secousses, d'efforts ; mais il est rare que l'influence du repos la fasse disparaître comme lorsqu'un calcul en est la cause. Dans ces cas, la tumeur est presque toujours pédiculée.

La pathogénie de ces hématuries est obscure ; on est en droit d'admettre qu'elles sont d'ordre congestif (Tuffier) : l'ulcération, qui est rare, n'augmente pas leur tendance au saignement ; la congestion s'étend à toute la muqueuse vésicale; la perte de sang peut être énorme et même entraîner la mort, alors que le néoplasme ne dépasse pas le volume d'un pois (Guyon) et il n'y a pas de rapport à établir entre son abondance, sa répétition et le volume ou la nature de la tumeur.

La présence de débris de tumeur dans l'urine est un symptôme précieux, mais très inconstant. Ces débris se présentent sous la forme de petites masses grisâtres, de houppes détachées de villosités de la tumeur. Dans quelques cas on en a observé de très volumineux dont le poids dépassait 80 grammes (Albarran); l'examen histologique vient préciser le diagnostic; toutefois l'existence de ce signe n'est pas d'une absolue nécessité et le chirurgien, lorsque l'expulsion de ces débris ne se fait pas spontanément, n'est pas autorisé à la provoquer par le cathétérisme, ou par des manœuvres dangereuses de lavage ou d'aspiration.

Irrégulière dans son apparition, la *douleur* ne se produit guère qu'à une époque tardive. Ni de son existence, ni de sa précocité relative, on ne peut conclure, comme le fait Thompson, à la malignité de la tumeur. Presque toujours la douleur est liée à la rétention par un caillot ou au développement d'une cystite; lorsqu'elle dépend de la tumeur elle-même, elle tient le plus souvent à ce que son siège est situé près du col, et se manifeste sous la forme d'irradiations dans le bas-ventre et dans les membres inférieurs (sciatique).

Les *troubles de la miction* n'ont aucune valeur par eux-mêmes : ils se rattachent soit à la cystite concomitante, soit à l'implantation de la tumeur sur le col. Dans ce dernier cas ils consistent en accès de rétention qui cèdent soit après l'expulsion des débris, soit spontanément, ou en de l'incontinence due le plus souvent à l'engagement dans le col de prolongements du néoplasme qui en empêchent le fonctionnement.

Dans l'intervalle des hématuries, l'urine est ordinairement limpide; parfois cependant on y voit en suspension des filaments plus ou moins longs et abondants; ailleurs elle présente un aspect trouble qui peut reconnaître pour cause la chute de cellules épithéliales abondantes à l'exclusion de leucocytes (Hallé).

Signes physiques. — Les signes physiques doivent être recherchés au moyen du toucher rectal, du cathétérisme et de la cystoscopie.

Le *toucher rectal* ou vaginal chez la femme donne des renseignements très importants. Une sensibilité exagérée du bas-fond est un signe de peu de valeur et dépend généralement d'une cystite concomitante. Lorsque la paroi vésicale est *indurée*, épaissie, bosselée, il y a certainement une infiltration plus ou moins étendue. Au contraire, la paroi reste *souple*, sans donner une sensation de résistance, quand la néoplasie se borne à la muqueuse. Un tel renseignement, bien que négatif, possède donc une valeur considérable, car une opération est alors possible dans de bonnes conditions. La combinaison du toucher hypogastrique et du toucher rectal, pratiqués sur la vessie vide, renseigne non seulement sur la sensibilité de la vessie, mais surtout sur la localisation de la tumeur : quand celle-ci est d'un certain volume on apprécie que telle ou telle région est occupée.

Pratiqué avec un instrument métallique le *cathétérisme explorateur*, est un moyen peu fécond en renseignements, et qui laisse parfois méconnaître une tumeur même d'un volume notable. Cependant il permet ordinairement à un chirurgien expérimenté de constater la présence d'un néoplasme volumineux. Une tumeur considérable rend parfois impossibles les mouvements du cathéter; si elle siège près du col, on ne peut contourner celui-ci avec le bec renversé de l'instrument; lorsqu'il s'agit de productions villeuses, l'instrument semble passer sur une étoffe soyeuse (Guyon). En général le cathétérisme explorateur est suivi d'une hématurie plus ou moins abondante ; il réclame, par conséquent, beaucoup de douceur dans les manœuvres. Cette hématurie provoquée a une grande valeur séméiologique et, lorsqu'elle manque, il faut toujours réserver le diagnostic.

Le *cathétérisme évacuateur* doit être pratiqué à l'aide d'une sonde de Nélaton; il met en évidence un fait indiqué déjà parmi les symptômes fonctionnels : la masse de l'urine est plus ou moins teintée, mais les dernières gouttes recueillies séparément sont constituées par du sang presque pur. C'est pour laisser à ce symptôme toute sa valeur qu'il est bon d'employer une sonde aussi peu offensive que possible et ne pas l'agiter dans la vessie. Si dans certains cas le premier jet se trouve au contraire être plus rouge que le reste de la masse, c'est qu'alors le néoplasme occupe le voisinage du col. Il arrive parfois que le sang n'apparaît pas pendant un cathétérisme pratiqué de la sorte, mais accompagne les premières mictions qui suivent. (Guyon).

La *cystoscopie* donne de précieuses indications (voir pl. III, fig. 1 et 2). On devra la pratiquer de préférence pendant la période inter-hématurique pour ne pas être gêné par l'écoulement du sang dans le liquide vésical et aussi pour ne pas provoquer une aggravation de l'hémorragie; cependant cet examen est possible quand la tumeur saigne, après lavage : il faut agir rapidement. En faisant varier la position du prisme, on aperçoit et on examine en détail la tumeur qui suivant le cas, apparaît tomenteuse, ulcérée, hémorragique, ou encore villeuse, avec des prolongements flottants dans le liquide, ou incrustée; on localise sa situation par rapport aux uretères, son mode d'implantation est parfois masqué par le corps de la tumeur. On diagnostique les lésions de la muqueuse vésicale autour du néoplasme et l'existence de tumeurs multiples en parcourant tous les points de la vessie. Les plus petites productions sont visibles, et la cystoscopie permet ainsi un traitement précoce, dont on comprend la nécessité quand les tumeurs sont malignes, ou bénignes, mais susceptibles de transformation maligne. Cependant on ne peut reconnaître par l'examen cystocopique la nature de la tumeur, ni les infiltrats néoplasiques à la base, dans les cas d'apparence favorable.

La cystoscopie peut être entravée par la cystite, par le volume énorme de la tumeur qui encombre la vessie, par des difficultés de cathétérisme au niveau du col vésical, par l'hématurie enfin, qui empêche la vision distincte quand elle est considérable, et que d'ailleurs cet examen risquerait d'augmenter; nous l'avons vu, une hématurie légère n'est pas une contre-indication.

CYSTITE DES NÉOPLASIQUES. COMPLICATIONS

La *cystite* que nous avons déjà signalée à plusieurs reprises est une complication fréquente, mais non constante et qui joue un rôle considérable dans l'évolution du néoplasme. Elle est spontanée ou provoquée.

Rarement précoce, la cystite *spontanée* apparaît alors que le néoplasme a déjà un volume considérable; une ulcération de la tumeur n'est pas nécessaire et beaucoup de cystites intenses éclatent alors que le néoplasme n'en présente pas. Par contre, on sait combien est vive la congestion de la vessie dans tous les cas, et la limite qui sépare la congestion de l'inflammation est facilement franchie. Quant à la nature de la tumeur, bénigne ou maligne, elle paraît être sans influence.

La cystite *provoquée* se montre à toutes les périodes. Dans quelques cas même elle constitue un signe de début et précède l'hématurie; les excès, les fatigues sont impuissants à la faire naître; la rétention peut à meilleur droit être incriminée; quand elle résulte de caillots qui remplissent la vessie, celle-ci peut alors s'infecter secondairement. Presque toujours la cystite précoce est déterminée par le cathétérisme; une exploration de la vessie, même prudente et modérée, est souvent le signal de violents accidents inflammatoires. Il en est de même du cathétérisme évacuateur, surtout quand il y a rétention, alors que la vessie est congestionnée; il suffit d'une déplétion rapide pour augmenter la congestion et faire éclater une cystite.

Celle-ci affecte d'emblée une intensité très grande : son début est en général brusque et survient sous l'influence d'une cause bien nette. La douleur a pour caractères un degré extrême et l'absence de rémission. Une fois installée, cette cystite ne s'atténue pas, ou bien elle se calme à peine quelques jours. Elle peut s'éterniser à la façon des cystites chroniques, mais en conservant la violence de la forme aiguë.

Aux trois symptômes principaux des cystites, douleur, fréquence, pyurie, se joint presque toujours l'*hématurie*. Elle n'est pas plus abondante, mais elle se répète plus souvent que lorsque la vessie n'est pas enflammée; le sang est plus ou moins mélangé à l'urine, mais n'apparaît pas uniquement avec les dernières gouttes, comme dans la blennorragie et la tuberculose.

Un autre caractère de l'urine consiste dans la rapidité de sa transformation ammoniacale; elle dégage une odeur extrêmement fétide, comparable à celle de la cystite pseudo-membraneuse. Dans quelques cas, à cette odeur ammoniacale s'en ajoute une spéciale, aromatique, fade et fétide, dont la persistance est caractéristique.

Un tel état comporte un pronostic sévère; l'état des malades s'aggrave rapidement, et la douleur acquiert une intensité telle qu'elle est souvent incompatible avec l'existence.

Des *complications rénales* sont assez fréquentes. Il s'agit tantôt de l'obstruction aseptique d'un uretère comprimé par la tumeur, qui produit une hydronéphrose, tantôt d'une pyélonéphrite ascendante consécutive à une cystite; ailleurs enfin ces deux causes, mécanique et inflammatoire, se trouvent réunies.

Marche, durée. — Les *accès* d'hématurie sont séparés, on l'a vu, par des intervalles de santé parfaite, qui peuvent durer plusieurs années. A mesure que l'affection progresse, les accès vont se rapprochant et finissent par jeter le malade dans un état d'anémie profonde.

En l'absence de complications inflammatoires, la *marche* est extrêmement *lente*. Il n'est pas rare d'entendre dire à un malade qu'il pisse du sang depuis dix ou quinze ans ; dans un cas rapporté par Guyon, l'hématurie durait depuis vingt-sept ans.

Les troubles de la miction et la cystite, qui surviennent en général tardivement, précipitent encore la marche de la maladie. Celle-ci, d'après Thompson, serait plus rapide dans les tumeurs malignes ; si théoriquement on peut le présumer, on ne saurait en fournir la démonstration clinique. La mort est amenée par les progrès de la cachexie, par l'abondance de l'hématurie, ou par les complications rénales déjà signalées.

DIAGNOSTIC

Le diagnostic des tumeurs vésicales se fait la plupart du temps par l'examen des signes fonctionnels, et, en premier lieu, par celui de l'hématurie ; il est nécessaire de ne pas négliger les autres signes fonctionnels et physiques. L'examen cystoscopique, toutes les fois qu'il est possible, confère une certitude ; il ne sera jamais négligé, surtout dans les cas où les signes fonctionnels laissent quelque doute.

En présence d'une hématurie abondante, et surtout si elle constitue l'unique symptôme fonctionnel, on doit toujours penser à la possibilité d'une tumeur vésicale. On s'assurera que l'hématurie est vésicale : plus marquée à la fin de la miction, réveillée par le lavage vésical, par le séjour de la sonde pendant quelques minutes dans la vessie évacuée ; quand les symptômes répondent au type classique que nous avons décrit, et surtout en présence d'une hématurie pathognomonique, le diagnostic s'impose, mais bien souvent il est loin d'en être ainsi. Les hématuries rénales très abondantes peuvent cependant donner aussi du sang pur à la fin de l'évacuation et malgré le lavage, mais cela est exceptionnel ; quelquefois aussi les hématuries de cause prostatique induisent en erreur, quand elles sont considérables, et surtout quand la vessie saigne pour son propre compte au cours d'une affection de la prostate, hypertrophie ou cancer, mais, même dans ces circonstances qui sont assez rares, la prédominance de l'hématurie au début de la miction attirera l'attention sur la prostate. L'hématurie reconnue vésicale, on doit l'attribuer à une tumeur d'après les caractères les plus importants : abondance, durée parfois longue, répétition à intervalles de plus en plus rapprochés. La difficulté est grande quand une cystite ou un calcul coexiste avec une tumeur et en dénature les symptômes; mais là encore la prolongation de l'hématurie donne toujours l'éveil. Ailleurs, l'hématurie est atypique : peu abondante, réduite à quelques gouttes terminales, plus ou moins réveillée par la locomotion; la tumeur est alors presque toujours pédiculée.

Les autres symptômes fonctionnels, quand ils existent, ne caractérisent pas une tumeur, mais attirent l'attention sur la vessie : tels sont la fréquence, la douleur de la miction, la rétention, l'incontinence.

L'examen microscopique de fragments expulsés impose le diagnostic, quoique leur interprétation puisse laisser un doute; cependant des fragments d'un certain volume peuvent être diagnostiqués macroscopiquement, par exemple s'il s'agit de papillomes villeux.

Le diagnostic *cystoscopique* est de la plus haute importance. Pratiqué à la période hématurique, quand le peu d'abondance de celle-ci le permet, il confirme l'origine vésicale ou rénale de l'hémorragie. Mais en outre il enlève tous les doutes quand il montre la tumeur elle-même, avec ses différents caractères.

S'il s'agit d'une tumeur pédiculée ou sessile, unique ou multiple, mais de volume assez peu considérable, l'examen est facile; on distingue la coloration pâle ou rougeâtre de la tumeur, son siège, son volume, les villosités flottantes ou l'aspect lobulé de sa surface, parfois son pédicule, souvent masqué cependant par le corps de la tumeur, ses rapports de voisinage avec l'orifice urétéral, parfois les petites hémorragies qui s'y produisent. Les très petites tumeurs apparaissent même plus nettement, ou du moins échappent moins facilement à l'examen qu'après l'ouverture de la vessie. On reconnaît autour de la tumeur la muqueuse saine ou infiltrée, ou épaissie, comme plissée et rugueuse, rougeâtre, autour de la partie végétante; toutefois la cystoscopie ne permet pas d'écarter toute idée d'infiltration quand la vessie paraît saine.

Les tumeurs non saillantes, le cancroïde, ulcéré ou non, présentent plus souvent des difficultés d'examen et d'interprétation; il est facile de comparer la zone malade avec les parties saines de la vessie, plus malaisé parfois de faire le diagnostic différentiel avec certaines lésions de cystite ou de tuberculose; les lésions des orifices urétéraux, habituelles dans la tuberculose vésicale, constituent un bon moyen de diagnostic.

Parmi les maladies de la vessie qui prêtent à confusion par la présence d'une tuméfaction anormale, se rangent les végétations de certaines *cystites* chroniques ou tuberculeuses, la dilatation kystique de l'*extrémité vésicale* de l'*uretère* que l'on distinguera à la présence du méat au sommet de la tumeur cylindrique et lisse, le *prolapsus* de la muqueuse urétérale à l'extrémité de laquelle on aperçoit l'éjaculation de l'urine, le *lobe moyen* de la prostate reconnaissable à ses connexions avec le col vésical, à sa surface lisse, à son profil de convexité régulière. Il est facile d'éviter une erreur grossière avec les calculs, les amas de pus, les caillots, les corps étrangers, les plis muqueux fortement grossis quand le prisme du cystoscope en est trop rapproché. Une tumeur incrustée pourra parfois prêter à la confusion avec une concrétion calcaire libre ou recouvrant un corps étranger, un fil provenant d'une opération antérieure, etc.

Quant à la nature bénigne ou maligne de la tumeur, elle ne peut être indiquée que dans la mesure où nous savons que la configuration et les connexions des tumeurs permettent de porter un tel diagnostic. Il en est de même pour le diagnostic de la variété anatomique de la tumeur. Mais pratiquement le cystoscope renseigne assez exactement sur les limites de la tumeur; aussi cet examen devra-t-il être pratiqué systématiquement avant toute opération, si l'hématurie, l'intolérance vésicale ou les difficultés du cathétérisme ne s'y opposent pas, et si l'intervention n'est pas commandée d'urgence par les symptômes fonctionnels.

TRAITEMENT

1° Traitement médical. — Aucun traitement médical des tumeurs vésicales ne possède actuellement une action sur leur développement; il ne peut être dirigé que contre certains symptômes ou certaines complications. C'est ainsi qu'on doit désinfecter la vessie par des lavages antiseptiques, ou, si ces derniers sont mal tolérés, améliorer la cystite au moyen d'instillations, par exemple celles de nitrate d'argent; dans les vessies encombrées par la tumeur, dans les cas de stagnation de l'urine, dans les vessies à colonnes et à cellules, cette désinfection est parfois très difficile. La médication interne n'a qu'une très faible action sur l'infection rénale qui peut diminuer cependant sous l'influence du traitement de la cystite. La médication de la douleur, des hématuries, est la même que dans les autres affections vésicales; la morphine convient aux cas les plus douloureux. Quand l'hématurie aboutit à de l'obstruction vésicale par les caillots, la fragmentation et l'aspiration de ceux-ci, répétée aussi longtemps qu'il le faudra, peut débarrasser la vessie et amener la cessation de l'hématurie. Ces manœuvres doivent être très prudentes et très douces. La sonde à demeure ne sera employée qu'avec prudence; elle est cependant rendue nécessaire par l'infection, par les difficultés du cathétérisme, surtout s'il y a en même temps rétention complète de l'urine.

L'infection et les hématuries nous ont paru heureusement modifiées dans bien des cas par les instillations vésicales d'une solution de *bleu de méthylène* à 5 p. 100. Il ne s'agit toutefois là que d'un traitement palliatif qui bénéficiera des contre-indications opératoires.

2° Traitement chirurgical. — Suivant qu'on peut, ou non, dépasser les limites de la tumeur, l'ablation de celle-ci constitue un traitement radical ou un traitement palliatif; parfois même on doit se contenter de l'ouverture de la vessie sans extirpation du néoplasme. Avant d'étudier les indications et contre-indications opératoires, nous exposerons successivement la technique des opérations radicales et des opérations palliatives; et nous décrirons les opérations cystoscopiques.

A. Opérations radicales. — 1° Pour les *papillomes* pédiculés, l'opération est facile. Après que l'incision sus-pubienne verticale a permis

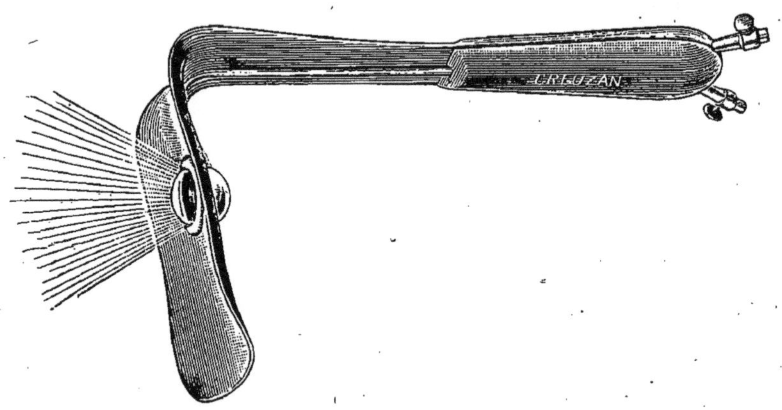

Fig. 219. — Valve de Pousson.

d'examiner la vessie et de ne laisser échapper aucune tumeur quand celles-ci sont multiples, on dispose les écarteurs de manière à procurer un accès facile aux instruments et à bien éclairer la région à opérer; l'écarteur bivalve de Legueu, ou encore une large valve à l'angle supérieur de la plaie et deux longs écarteurs de Farabeuf de part et d'autre de l'angle inférieur, ou encore la valve munie d'une lampe électrique de Pousson (fig. 219) atteignent ce but. La tumeur est saisie et soulevée par un tenaculum (fig. 220), par une pince de Museux, maniés assez prudemment pour ménager sa friabilité, jusqu'à ce que le pédicule soit bien visible et attire avec lui un cône muqueux sain de 1 ou 2 centimètres de large. La tumeur est alors enlevée

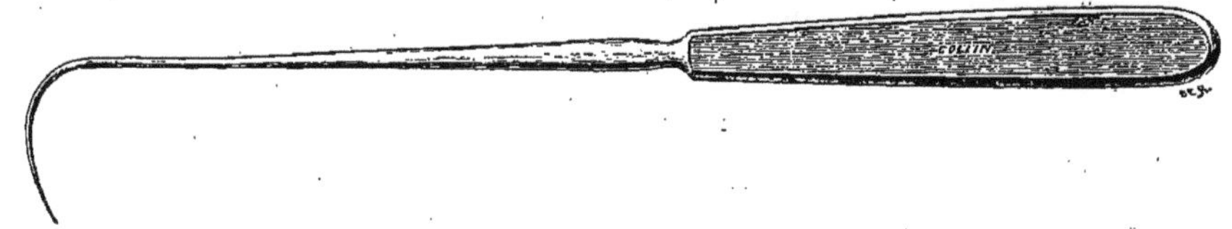

Fig. 220. — Tenaculum.

par une incision pratiquée à la base de ce cône, avec le bistouri ou les ciseaux; on lie les vaisseaux s'il y a lieu, puis on suture les deux bords de la plaie par un surjet de fin catgut. On observe avec soin l'uretère pour ne pas le comprendre dans la suture. Si cette plaie paraît exsangue et s'il n'y a aucune trace d'infection vésicale, on peut fermer la vessie com-

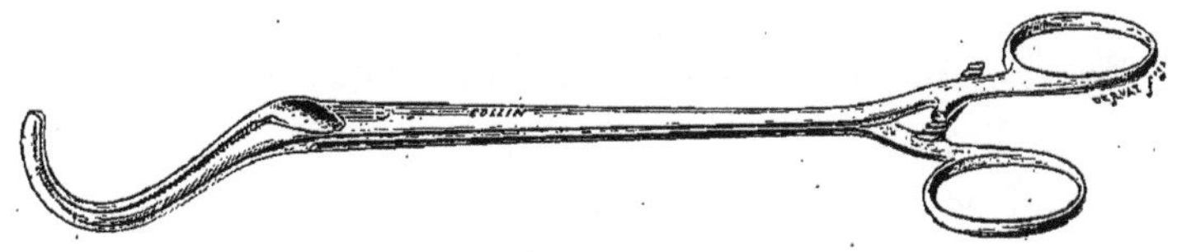

Fig. 221. — Clamp pour les tumeurs pédiculées.

plètement par des points séparés qui ne perforeront pas la muqueuse et le drainage vésical sera assuré par une sonde à demeure; il est avantageux de se prémunir contre des accidents prévésicaux en plaçant à ce niveau un petit drain rétro-pubien avant de terminer la suture de la paroi. Dans les cas infectés, ou s'il existe une tendance au saignement d'un point quelconque de la vessie, il est plus prudent de drainer la vessie au moyen de deux drains soudés, malgré la durée plus longue de la cicatrisation. Ces drains sont enlevés au bout de quelques jours plus ou moins tôt suivant les circonstances, et remplacés par une sonde à demeure dans l'urètre.

2° Pour les *tumeurs sessiles non infiltrées*, on procède à peu près de la même manière, en circonscrivant la base de la tumeur par une incision passant à 1 centimètre et demi ou 2 de celle-ci, et intéressant la muqueuse seule, ou, si l'on craint une infiltration latente, une partie de la couche musculaire. Il est parfois difficile de pratiquer cette incision au bistouri à cause de la situation ou du volume du néoplasme ; on emploie alors l'anse galvanique pour circonscrire et sectionner la base de la tumeur (fig. 222) ; le galvanocautère est utile encore pour détruire les tissus dans une certaine épaisseur au niveau de l'implantation de la tumeur et pour assurer l'hémostase. On pratique une suture de la muqueuse toutes les fois que celle-ci est anatomiquement possible et exempte de dangers, c'est-à-dire quand la plaie est petite, aseptique et peu carbonisée ; dans les autres cas, on ne cherche pas à en rapprocher les bords et l'on se contente de traiter le fond de la plaie par le galvano-cautère. La vessie est alors incomplètement fermée et drainée au moyen des drains soudés.

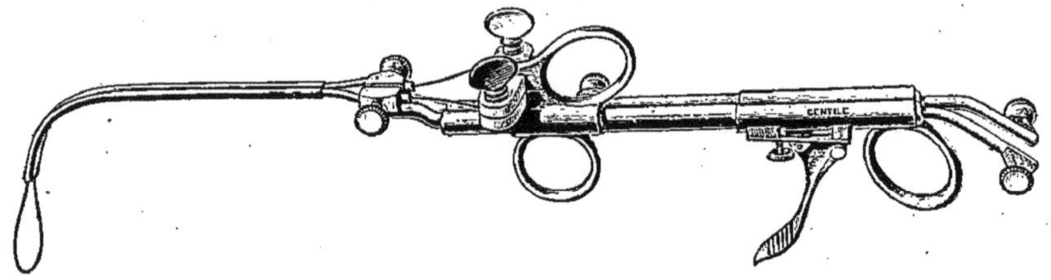

Fig. 222. — Anse galvanique.

3° Pour les *tumeurs infiltrées*, ou à large base d'implantation, on ne peut dépasser les limites de l'infiltration qu'en pratiquant la *résection de la vessie ;* celle-ci est partielle ou totale.

La *résection partielle* consiste dans l'ablation de toute l'épaisseur de la paroi vésicale, dans la région occupée par la tumeur ; la technique varie donc suivant que la tumeur occupe la partie antéro-latérale, la partie recouverte par la séreuse ou la région urétérale et le trigone. Elle peut être pratiquée *de dedans en dehors* (Guyon), et ne diffère du procédé que nous avons décrit pour les tumeurs sessiles que par la profondeur plus grande de l'exérèse à la base de la tumeur, ou plutôt, afin d'éviter de laisser l'opération incomplète, de *dehors en dedans :* c'est cette dernière méthode que nous aurons en vue.

Pour la paroi antéro-latérale, avant d'inciser la vessie, on la libère largement de la couche graisseuse et l'on complète cette séparation après avoir reconnu le siège de la tumeur. L'excision de la paroi est alors très facile ; les sutures et le drainage sus-pubien ne diffèrent que par les détails de technique de ceux de la taille simple.

La résection sous-séreuse présente des difficultés plus sérieuses, et comporte le danger de blessure et d'infection du péritoine. On décolle le péritoine, en suturant les perforations accidentelles. Si le décollement n'est pas possible, après avoir protégé la séreuse ouverte, on excise vessie et péritoine vésical, puis on suture le péritoine pariétal aux bords du péritoine vésical : mais la gravité d'une telle opération est si grande que le plus souvent on préfère renoncer à l'excision avant d'ouvrir le péritoine, et on se contente d'une intervention incomplète. Mieux vaudrait ouvrir délibérément le péritoine avant d'inciser la vessie, circonscrire par une incision le péritoine pelvien autour de la vessie, et suturer les bords de cette incision pour refermer la cavité péritonéale ; la résection pourrait ensuite être pratiquée sans intéresser la séreuse. Les résections osseuses du pubis, la symphyséotomie, qui ne feraient qu'augmenter la gravité de l'opération, sont délaissées.

La zone juxta-urétérale ne peut pas toujours être réséquée en ménageant l'uretère. Si l'on opère de dedans en dehors, on dissèque l'uretère sur une sonde urétérale le plus loin possible au delà de la paroi vésicale, et la résection vésicale achevée, on réimplante l'extrémité urétérale dans un angle de la plaie laissée béante par la résection, puis on achève la suture de cette dernière. Si l'on opère de dehors en dedans, après un décollement suffisant de la face extérieure de la vessie, on sectionne l'uretère à son insertion vésicale ; la résection faite, on réimplante l'uretère soit dans une boutonnière pratiquée à la vessie, soit dans un angle de la plaie vésicale qu'on achève ensuite de suturer (voir Opérations sur l'uretère).

La *résection totale* de la vessie pratiquée pour la première fois par Bardenheuer (1891) comporte la section des uretères qui ont été ensuite tantôt suturés à la peau, tantôt abouchés au rectum ou à l'S iliaque, ou, chez la femme, au vagin.

B. Opérations palliatives. — On peut ranger sous ce titre : 1° les *extirpations incomplètes*, entreprises dans l'espoir d'une cure radicale qui ne fut pas obtenue, à cause de l'infiltration de la vessie, soit avérée pendant l'opération, soit latente : mais parfois la marche et la propagation du néoplasme paraissent avoir été accélérées par ces interventions, qui ne méritent donc pas toujours le nom de palliatives ; nous avons vu, en particulier, des propagations se faire à la cavité prévésicale et constituer une énorme masse qui occupait la moitié inférieure de la paroi abdominale ; 2° la *cystostomie*, ou plus souvent la cystotomie pratiquée pour faire cesser les hématuries ou les douleurs ; la technique est celle de la cystostomie en général ; on n'abrase que les végétations les plus encombrantes, à l'anse galvanique ou à la curette, ou avec une pince coupante (fig. 223), ou simplement avec

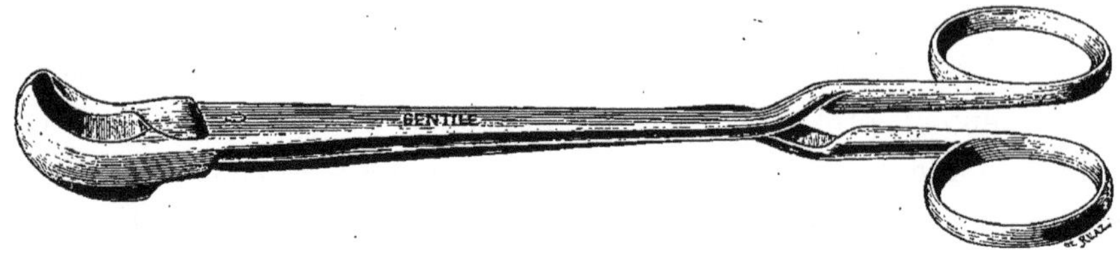

Fig. 223. — Pince coupante de Guyon.

les compresses; on arrête l'hémorragie par les irrigations chaudes et le tamponnement. Cette taille est pratiquée par la voie sus-pubienne; on évite autant que possible d'inciser la vessie dans une zone indurée.

C. Opérations cystoscopiques. — L'excision des tumeurs pédiculées a été pratiquée par Nitze, et à son exemple par quelques opérateurs; nous l'avons employée nous-même dans plusieurs cas; elle est peu répandue en France et même en Allemagne. L'instrument de Nitze (1891) (p. 516), se compose d'une anse de platine dont on peut réduire les dimensions comme on le fait pour un serre-nœud, et d'un cystoscope auquel elle est annexée et qui permet d'en examiner la situation; l'anse peut être employée froide ou rougie par le passage d'un courant. La vessie étant remplie d'eau, on introduit le cystoscope et l'on développe l'anse de platine au niveau de la tumeur, de manière à l'embrasser par son pédicule, si ses dimensions sont petites, ou à la fragmenter dans le cas contraire; en serrant l'anse, on enlève la tumeur ou une parcelle de tumeur, qui sera éliminée par la miction. Le nombre des séances nécessaires varie suivant le volume des tumeurs. L'hématurie consécutive est ordinairement peu durable.

Suivant les cas, cette opération est radicale ou palliative; Nitze l'emploie comme opération radicale et y renonce dans les tumeurs infiltrées.

RÉSULTATS ET INDICATIONS OPÉRATOIRES

Résultats opératoires. — Nous considérerons ces résultats dans les tumeurs bénignes et dans les tumeurs malignes, et suivant l'opération pratiquée; nous empruntons au rapport de Rafin (1905) ses statistiques.

1° Papillomes (*taille hypogastrique*).

	Statistique de Clado.	Statistique de Rafin (littérature).		Statistique de Rafin (communications).	
Nombre. .	62	109		156	
Mortalité .	4 (6,4 p. 100)	15 (13,7 p. 100)		6 (3,8 p. 100)	
Récidive .	9 (15,5 p. 100)	9	sur 26 cas	24	sur 91 cas
Guérison .	49	15 (57,6 p. 100)	suivis.	67 (73,6 p. 100)	suivis.

Notons que les récidives sont plus souvent bénignes (12 fois sur 15 cas de Burckhardt, 9 fois sur 10 cas de Rafin), et que la guérison durable peut survenir après plusieurs interventions pour récidives (Legueu).

Papillomes (*opérations cystoscopiques;* statistique de Nitze-Weinrich, 1905).

Cas opérés.	101 (dont 12 non revus).
Sans récidives.	71
Avec récidives.	18 (dont 9 seulement sur place).

Cette statistique donne 79,7 p. 100 de cas revus sans récidives, et serait en apparence meilleure que celle que donne la taille hypogastrique.

2° Cancer (opérations *sans résection*).

La mortalité varie suivant les statistiques : de 14 p. 100 et 17,6 p. 100 (Rafin), à 26 p. 100 (Albarran, 1897) et 44 p. 100 (Clado). La survie moyenne est de un an quatre mois et trois semaines (Pousson), tandis que celle des non opérés était de un an quatre mois deux semaines. La plupart des malades meurent ou récidivent dans l'année ; Rafin ne relève que quelques guérisons certaines : six ans (Helferich), quatre ans (Albarran), à la suite de l'excision sans résection ; quant aux opérations palliatives proprement dites, la survie moyenne serait de trois à huit mois.

Cancer (*résection partielle*).

Statistique de Rafin :

Nombre de cas.	96
Mortalité opératoire	21 (21,8 p. 100)
Guérisons de 3 ans à 6 ans	5.
— de 1 an à 3 ans.	8

Cancer (*résection totale*).

Statistique de Rafin :

Nombre de cas	30
Mortalité	37 (56,6 p. 100) dont 9 par accidents rénaux.

Sur 8 cas suivis, Rafin relève 3 morts par accidents rénaux tardifs, cinq cas (Hogge), et 2 guérisons, 1 de un an trois mois, 1 de quinze ans (Pawlick).

Ces résultats, peu encourageants, notamment au point de vue de la récidive, tiennent à ce qu'on opère souvent à une période tardive et n'ont qu'une valeur relative. Il est préférable d'opérer hâtivement et le moins possible aux périodes d'état ou terminale. C'est ainsi que nos relevés personnels sont sensiblement meilleurs : nous avons obtenu des survies de 11, 8, 6 et 4 ans. En outre, il faut considérer le relèvement de l'état général et le soulagement qui sont parfois tels qu'ils simulent une guérison pendant plusieurs années.

Indications opératoires. — 1° *Papillomes.* — Malgré des cas heureux de papillomes qui purent être tolérés des années (trente ans, Pousson, trente-sept ans, Robert et Weir) avant de nécessiter une opération, celle-ci paraît devoir être conseillée, dès que le diagnostic est posé, dans la crainte de transformation maligne de la tumeur, et les récidives elles-mêmes comportent le même traitement. Le pronostic en est d'ailleurs favorable, puisque les cas les plus récents recueillis par Rafin ne montrent qu'une mortalité de 3,8 p. 100 et l'absence de récidive dans 73 p. 100 des cas. La voie d'accès est la voie sus-pubienne, qui permet d'exciser largement en tissu sain, seule méthode qui permette un résultat radical; on la préférera aux opérations cystoscopiques qui cependant d'après Nitze donneraient les mêmes résultats sans narcose, sans suites opératoires graves, et sans repos prolongé, mais qui, en réalité, ne sont que palliatives.

2° *Cancer.* — Les indications varient suivant le développement de la tumeur. *A la période de début,* on peut espérer que l'infiltration est encore limitée aux couches superficielles de la paroi vésicale et à une faible distance du point d'implantation de la tumeur; souvent même le diagnostic ne peut être fait cystoscopiquement entre une tumeur bénigne et une tumeur maligne ; la propagation aux ganglions n'est pas en cause. On doit en pareil cas, même en l'absence de symptômes graves, chercher à *extirper la tumeur et la paroi vésicale* où elle s'implante : par la taille sus-pubienne, on précisera le diagnostic du degré d'infiltration, et l'on se comportera en conséquence. Si la tumeur siège dans la zone antéro-latérale, éventualité malheureusement trop rare, on pratiquera la résection de dehors en dedans. Si elle s'implante à la base de la vessie, on se contentera de la résection de dedans en dehors, pratiquée le plus largement possible, et l'on traitera l'uretère, s'il y a lieu, comme nous l'avons indiqué. C'est à cette période qu'existe la véritable indication opératoire : diagnostic précoce, opération précoce.

A la *période d'état*, l'infiltration, visible ou latente, dépasse les limites que le bistouri peut atteindre facilement, et déjà les propagations ganglionaires sont possibles. Pour opérer en tissu sain, il faudrait pratiquer une résection au moins étendue ou même totale de la vessie. Ces opérations sont extrêmement graves ; le nombre des guérisons prolongées est très faible : la résection totale est la seule opération vraiment rationnelle, mais elle comporte une mortalité opératoire du plus de 50 p. 100, avec la presque certitude d'accidents, tardifs ou rapprochés, dus à l'infection ascendante uretéro-rénale, ou à l'atrésie des nouveaux méats urétéraux.

L'abstention opératoire doit être la règle à cette période ; on n'interviendra donc que *dans un but palliatif*, si les douleurs sont excessives et tenaces, si les hématuries mettent la vie du malade en danger. Si l'on est forcé d'opérer dans ces conditions, on détruira le plus parfaitement possible le point d'implantation de la tumeur, et l'on pourra espérer une longue période sans accidents. Mais le plus souvent les symptômes ne commandent aucune intervention, et nous savons que les tumeurs, même malignes, peuvent évoluer lentement et rester peu gênantes. Les cautérisations *cystoscopiques* rencontrent, à notre avis, des indications spéciales à cette période : elles retardent la marche de la maladie et atténuent l'aggravation des symptômes et de l'infection.

A la *période terminale*, une opération *palliative* peut être encore indiquée, dans les cas d'hématuries profuses, de douleurs excessives, d'infection vésicale incurable par les moyens ordinaires et qui constitue une menace constante pour le rein, et surtout s'il existe de la rétention d'urine. Le plus souvent on se borne à la création d'un *méat hypogastrique*, ou bien l'on n'enlève que les parties exubérantes ou incrustées de la tumeur ; le repos de la vessie, la désinfection ou l'élimination partielle de la tumeur suffisent à calmer les symptômes et à suspendre la menace d'infection générale ; nous mentionnions, en 1905, 17 cas opérés de cette sorte, et où le relèvement des forces fut presque toujours remarquable, avec des survies de huit, onze et quatorze mois dans les 4 cas les plus heureux.

CHAPITRE IX

DIVERTICULES VÉSICAUX

BIBLIOGRAPHIE

Robelin. *Thèse* Paris, 1886. — Durrieux. *Thèse* Paris, 1901. — Pousson. Du procédé de l'exclusion... (*Soc. Chir.*, 1900). — Meyer. *Centralblalt. f. K. der Harn- und Sexual Org.*, 1905. — Potherat. *Assoc. fr. d'Urol.*, 1906.

Les diverticules vésicaux sont des cavités permanentes développées aux dépens de la paroi de la vessie et en communication par un orifice resserré avec sa cavité. On leur a donné encore les noms de hernie tuniquaire (Cruveilhier) et surtout ceux de cellules et de poches vésicales, le dernier terme s'appliquant aux grandes cavités, le premier aux plus petites. On a désigné sous le nom de vessie à cellules, de vessie à compartiments, les vessies qui portent ces cavités annexes. Englisch distinguait les diverticules, formés par toutes les tuniques de la paroi, des cellules formées par la hernie de la muqueuse à travers la musculeuse, ou hernie tuniquaire.

Notre définition élimine : les kystes de l'ouraque ; ceux de l'extrémité inférieure de l'uretère ; les kystes et abcès ouverts dans la vessie et restés en communication avec elle ; les faux diverticules par contracture partielle ; enfin les anomalies congénitales étudiées plus loin, les vessies doubles, bilobées et cloisonnées.

Étiologie. — Les petits diverticules ou cellules sont fréquents ; on les rencontre souvent dans les examens cystoscopiques, surtout chez l'homme à un âge avancé ; les grandes poches sont très rares. Les uns et les autres sont exceptionnels chez l'enfant et l'adulte sains et chez la femme ; Durrieux note 118 cas chez l'homme contre 9 chez la femme. On peut les diviser en diverticules *congénitaux* et diverticules *acquis*. Les diverticules *acquis* sont communs dans les vessies à colonnes (voy. Planche III) ; on les rencontre aussi dans des vessies atteintes de cystite chronique. Le plus souvent ils se forment par le mécanisme de la hernie tuniquaire (Cruveilhier) : les faisceaux musculaires hypertrophiés délimitent des espaces celluleux par où fait hernie la tunique muqueuse, soumise à une forte tension produite par les contractions exagérées de la vessie luttant contre des obstacles à la miction tels qu'une hypertrophie prostatique ou des rétrécissements ; la cystite cause de plus l'atonie partielle de la paroi musculaire. L'orifice de communication reste étroit pendant que la cellule se développe progressivement.

Les diverticules congénitaux, qui se distinguent des vessies bilobées en ce que jamais ils ne contiennent le méat urétéral, se forment pendant la vie fœtale, par suite d'obstacles à l'évacuation de la vessie (Englisch), ou de la faiblesse d'un point de la paroi. Le développement peut en être très lent tant qu'une affection de l'âge adulte ne met pas obstacle à la miction.

Anatomie pathologique. — Le *siège* des diverticules est très variable, et on a diversement distribué les régions le plus fréquemment atteintes ; ce sont surtout les parois latérale et postérieure, principalement aux environs des orifices urétéraux (Durrieux) ; le trigone est assez souvent atteint (15 cas dans Durrieux) ; la paroi antérieure l'est rarement ; au sommet se rencontrent plutôt des kystes de l'ouraque. Les grandes cellules sont le plus souvent latérales.

Les diverticules sont uniques ou multiples, et leur volume est inverse du nombre ; sur une même vessie on en trouve à divers degrés de développement. Le plus souvent on en compte 2 à 4, parfois plus ; jusqu'à 7 dans un cas de R. Marie ; ils étaient si nombreux dans le cas de Civiale, que celui-ci comparait la vessie à une grappe de raisin. Les grands diverticules peuvent atteindre ou dépasser le volume de la vessie : Potherat retira 5 litres et demi de liquide de l'un d'eux. Durrieux en a trouvé de bilatéraux et symétriques. La figure 224 représente des diverticules multiples.

En général, la forme en est arrondie ou ovoïde, ou en doigt de gant ; la surface extérieure est lisse et sans vaisseaux, de même que la surface interne qui présente parfois des lésions de cystite ; en général, son aspect ne diffère pas de celui de la muqueuse voisine qui se continue dans la poche, en se fronçant parfois au niveau du collet rétréci. Les calculs sont fréquents.

Les diverticules congénitaux et acquis n'ont pas la même *structure*. Dans les premiers, la paroi est formée par toutes les tuniques de la vessie :

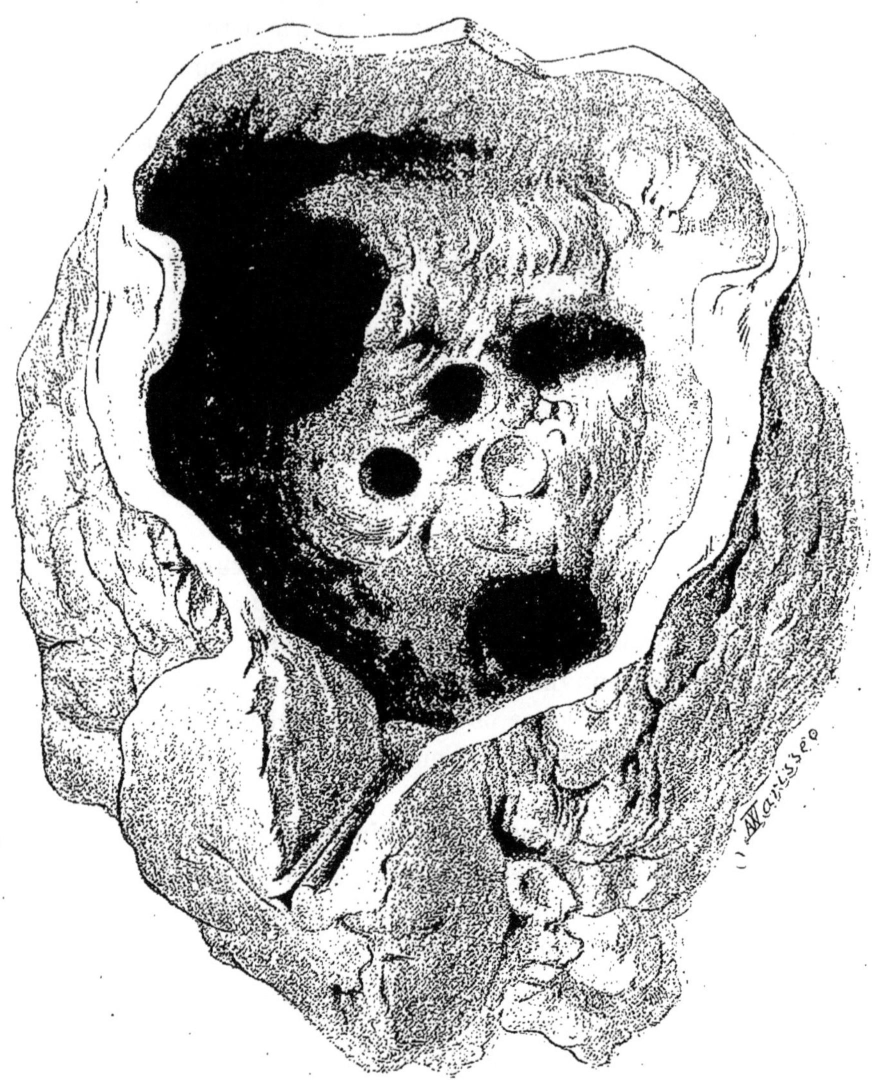

Fig. 224. — Diverticules multiples de la vessie consécutifs à l'hypertrophie de la prostate. (Collection du Dr R. Marie.)

muqueuse, musculeuse, celluleuse; la couche musculeuse peut être complète et d'apparence normale ; mais plus souvent les faisceaux musculaires sont dissociés, étalés, parfois atrophiés, et le tissu conjonctif interstitiel devenu scléreux prend une plus grande importance. Dans les diverticules acquis, on ne retrouve que des fibres de la couche moyenne de la musculeuse ; la paroi est formée par la muqueuse, par la sous-muqueuse riches en fibres élastiques et par la celluleuse ; elle est très mince toutes les fois que la péricystite ne vient pas l'épaissir.

Symptômes. — Les *petits diverticules* n'ont d'autres symptômes que ceux de la maladie qui les a occasionnés ; on les diagnostique par l'examen cystoscopique qui en fait apparaître l'orifice sombre, bordé d'un collet mince, valvulaire, rarement plissé ; le plus souvent, il existe alentour des colonnes très développées. Le bec d'une sonde coudée, qui permet de sentir les colonnes, fait quelquefois penser, par l'arrêt qu'il subit, à la présence d'un diverticule. Souvent le diverticule est diagnostiqué par la fixité et le siège anormal d'un calcul.

Les *grands diverticules* ont une symptomatologie, au moins dans certains cas : douleurs, rétention incomplète, compression. On les a vus former une *tumeur* hypogastrique, comme dans le cas récent de Potherat, et cette tumeur est tantôt médiane, tantôt latérale ; le toucher rectal combiné au palper hypogastrique, et pratiqué après l'évacuation de la vessie, montre les dimensions de la poche. Suivant le niveau occupé par l'orifice de communication, la vessie paraît se vider en un temps ou en deux temps, ce dernier provoqué par la pression exercée sur la poche. On a pu examiner au cystoscope l'intérieur d'un diverticule (Meyer). Une *cystite* est parfois entretenue par l'infection du diverticule, qui retient des urines boueuses, purulentes, parfois ammoniacales, alors même que le contenu vésical a été modifié par les lavages.

La *complication* la plus fréquente est la présence de *calculs* phosphatiques qui peuvent donner lieu aux symptômes du calcul intermittent. Nous les avons étudiés déjà sous le nom de calculs enchatonnés.

On a signalé aussi la *perforation*, la *péri-cystite* adhésive ou suppurée, la *compression de l'uretère* avec signes de colique néphrétique (Young) ou de rétentions rénales, la compression du rectum et des vaisseaux iliaques.

Traitement. — Les *petits diverticules* peuvent être négligés ; si la présence de calculs enchatonnés oblige à intervenir, on pourra se comporter comme dans le cas de diverticules plus grands. On empêchera en tous cas le développement de ces diverticules par le cathétérisme régulier ou par la suppression de l'obstacle à la miction, et l'on s'opposera, au moyen de lavages antiseptiques, à la persistance de l'infection.

Les *grands diverticules* et les diverticules à calculs doivent être traités chirurgicalement. La cure radicale peut être obtenue par l'un des procédés suivants :

Exclusion du diverticule (Pousson) : par la voie transvésicale, on avive et on suture le collet du diverticule préalablement évacué ;

Retournement du diverticule en doigt de gant, de l'extérieur à l'intérieur de la vessie, suivi d'une suture en bourse de la paroi vésicale ;

Résection complète de la poche, sans ouverture de la vessie elle-même, suivie de la suture de l'orifice de communication vésico-diverticulaire ;

Ouverture et marsupialisation de la poche que l'on suture à la paroi abdominale, avec ou sans essai de suture de l'orifice de communication ;

L'opération de choix est la résection complète ; en cas d'impossibilité, on ferait une résection incomplète et la marsupialisation du reste de la poche ; l'exclusion convient aux cas où la dissection de la poche est complètement impossible sans intéresser la séreuse. Pagenstecher a fait la résection d'un diverticule par la voie sacrée ; ce cas restera exceptionnel.

CHAPITRE X

ULCÉRATIONS DE LA VESSIE

BIBLIOGRAPHIE

MERCIER. *Gaz. méd. de Paris;* 1836. — FENWICK. *Brit. med. J.*, 1896. — CASTAIGNE. Ulcère simple de la vessie. *Soc. Anat.*, 1899. — LE FUR. Des ulcérations de la vessie, en particulier de l'ulc. simple. *Thèse*, Paris, 1901. — WALKER. *Ann. of Surg.*, 1907.

ÉTIOLOGIE. — Les ulcérations de la vessie sont mécaniques, inflammatoires, trophiques, vasculaires, spécifiques. On a observé à la suite de chacune de ces variétés la possibilité de *perforations* vésicales, mais, en dehors des néoplasmes et de la tuberculose, il existe une variété qui mérite le nom d'*ulcère perforant :* c'est l'ulcère simple, de cause vasculaire.

1° *Ulcérations mécaniques.* — Elles résultent de la présence d'un corps étranger, ou plus rarement d'un calcul, lorsque celui-ci est volumineux et qu'il y a en même temps une cystite intense. Une pression continue, très prolongée, s'accompagnant de contractions du réservoir, a déterminé la nécrose partielle et l'ulcération. Il en est de même de la pression du segment inférieur d'un utérus gravide en rétroversion.

D'après Spiegelberg et Guéneau de Mussy, les fissures du col vésical (voy. Cystite chez la femme) pourraient, comme les fissures anales, devenir l'origine de contractures et d'ulcérations mécaniques consécutives. Cette pathogénie est à démontrer (Guyon) : en effet, examinées au cystoscope, ces prétendues ulcérations fissuraires présentent une surface granuleuse comme celles des cystites chroniques.

2° *Ulcérations inflammatoires.* — Nous connaissons déjà les ulcérations de la cystite aiguë très intense; celles de la cystite pseudo-membraneuse, celles des formes chroniques et de la leucoplasie.

Dans cette catégorie rentrent les ulcères perforants de Mercier, ulcérations débutant toujours *au fond d'une cellule*, envahissant progressivement toutes les tuniques jusqu'au tissu péri-vésical, et pouvant devenir le point de départ d'une péritonite ou d'un abcès urineux par perforation. Ces ulcérations existent incontestablement et, bien qu'interprétées de diverses façons, elles paraissent dues à l'infection du diverticule et à la stagnation de l'urine altérée, comme le pensait Mercier.

3° *Ulcérations trophiques.* — Ce sont celles que nous avons mentionnées au cours d'affections médullaires rapides et graves, traumatismes de la moelle, myélite, syringomyélie, etc.

4° *Ulcère simple.* — L'ulcère simple est caractérisé par son apparition sur une vessie absolument saine, sans cause apparente, et par ses caractères anatomiques ; il siège à la paroi postérieure, au voisinage du col (Lawson), en arrière du bourrelet inter-urétéral (Fenwick), ou en d'autres points ; il est unique, ses bords sont taillés à pic, comme à l'emporte-pièce ; il attaque les couches profondes et perfore souvent la vessie ; celle-ci est saine autour de l'ulcère, tant que la cystite n'a pas paru (Le Fur). A une certaine période de la maladie, l'infection se manifeste en effet par les symptômes d'une cystite douloureuse, par l'incrustation de l'ulcération et les altérations interstitielles inflammatoires de la vessie (Fenwick).

Dans un cas examiné au point de vue histologique, Castaigne a trouvé au niveau des bords de l'ulcération la nécrose de toutes les couches de la paroi, et autour de la zone nécrosée, une zone caractérisée par la dilatation des vaisseaux bourrés d'hématies et par les infiltrats hémorragiques ; il a même rencontré une artériole thrombosée. On compare ces ulcères à l'ulcère simple de l'estomac, et comme pour celui-ci (Gandy), on leur attribue comme pathogénie l'embolie et la thrombose, sans expliquer pourquoi elles surviennent.

4° *Ulcérations spécifiques.* — L'existence du chancre simple, admise par Vidal de Cassis, est plus que douteuse ; on peut en dire autant des ulcérations d'origine syphilitique.

A l'exception du cancroïde, les néoplasmes ne s'ulcèrent que très rarement.

Quant aux ulcérations tuberculeuses, elles sont décrites ailleurs.

Symptômes. — Les symptômes varient suivant la cause, et dépendent de cette dernière.

L'ulcère simple a pour symptômes des hématuries intenses, totales, au point de simuler les hématuries rénales (Castaigne), une douleur vésicale, irradiée à l'urètre (Fenwick), tandis que les urines ne montrent que peu ou pas de pyurie. Au cystoscope, on aperçoit une ulcération à pic, infundibuliforme, découpée dans la muqueuse saine. Sa gravité particulière vient de la tendance à la *perforation* de la vessie.

En général, rien ne permet de diagnostiquer l'existence d'ulcérations, si ce n'est parfois l'intensité des hématuries. On les découvre à l'occasion d'une taille ou par le cystoscope. Ainsi l'on aperçoit, dans les calculs vésicaux, des exulcérations assez régulières, d'un rouge plus sombre que celui de la muqueuse environnante, dans les parties déclives occupées par les calculs ; elles disparaissent après la lithotritie. Exceptionnellement elles sont plus profondes et causent une perforation. Dans les cystites, dans la tuberculose, on trouve des ulcérations irrégulières, environnées d'une zone de cystite intense, souvent avec d'autres lésions telles que les végétations, la leucoplasie, etc.

La perforation donne des symptômes différents suivant qu'elle se produit dans le péritoine ou dans le tissu cellulaire. Ce sont ceux que nous avons décrits aux ruptures.

Traitement. — Nous avons exposé ailleurs le traitement des ulcérations secondaires aux cystites, de la tuberculose vésicale, etc. Le traitement de l'ulcère simple doit être chirurgical et précoce, afin d'éviter la perforation ; il consistera dans le curettage de l'ulcération et surtout dans la suppression physiologique de la vessie au moyen d'une cystostomie jusqu'à ce que l'ulcère se trouve en voie de bourgeonnement. Dans certains cas où l'ulcération, profonde, est bien limitée, une résection vésicale partielle est indiquée.

Les perforations réclament d'urgence, outre la cystotomie, l'incision et le drainage du tissu cellulaire ou du péritoine ; dans ce dernier cas, on avive en outre les bords de la perforation et l'on pratique une suture en plusieurs plans, musculaires et séreux.

CHAPITRE XI

MALADIES PARASITAIRES DE LA VESSIE. MUGUET

BIBLIOGRAPHIE

Damaschino et Zancarol. *Bull. de la Soc. médicale des hôp.*, 1882 (avec figures). — Allen. *Lancet*, 1882. — Goebel. *Vers. d. Naturf. u. Aerzte*, Breslau, 1904. — Kutner. *Centralblatt. f. Harn. u. sex. Org.*, 1905.

Ce sont : les *kystes hydatiques*, qui sont en réalité rétro-vésicaux (voir Kystes de la prostate), mais qui peuvent se rompre dans la vessie et la remplir de vésicules filles rejetées avec les urines, et la *bilharziose*. Nous y ajouterons le *muguet* de la vessie.

Bilharziose vésicale. — Cette affection est commune au Cap et en Égypte ; les cas observés en Europe l'ont été sur des sujets qui avaient séjourné dans ces régions.

Le parasite (*distoma hæmatobium*) parvient à la vessie par les anastomoses des veines vésicales avec les veines pelviennes et hémorrhoïdales, et infecte donc d'abord les couches profondes de la paroi ; des veines, les œufs se répandent dans les tissus voisins, grâce aux ruptures vasculaires causées par l'inflammation et l'engorgement des vaisseaux.

Les lésions de la vessie sont parfois ulcéreuses, le plus souvent néoplasiques. Sous l'influence de l'irritation causée par les parasites, on observe le développement de végétations polypiformes, granuleuses ou polymorphes, analogues à des bourgeons charnus, des lésions diverses de cystite superficielle et interstitielle, des incrustations calcaires, enfin des néoplasmes malins : sur 19 cas de tumeurs malignes dues à la Bilharzia, Goebel a trouvé 6 carcinomes, 2 épithéliomas cylindriques, 11 cancroïdes. Ces tumeurs, quelquefois généralisées à toute la vessie siègent, le plus souvent, au voisinage du col. On trouve les œufs de Bilharzia dans les urines,

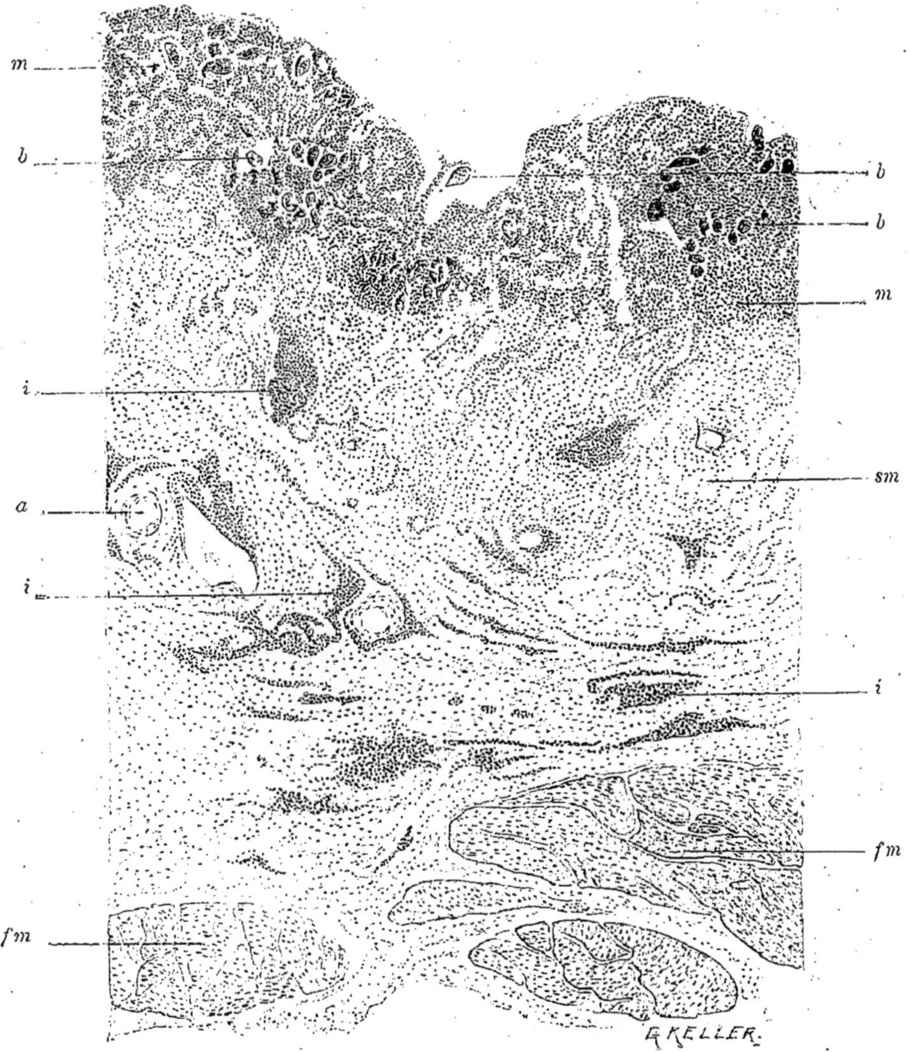

Fig. 225. — Bilharziose urinaire. Cystite chronique bilharzienne. Grossissement 32/1 (Collection du Dr Letulle).

m,m, la muqueuse vésicale est infiltrée de nombreux œufs de Bilharzia, l'épithélium pavimenteux est desquamé et la cystite se reconnaît à la tuméfaction du derme de la muqueuse et à son ulcération étalée. — *b,b*, œufs de Bilharzia inscrustés dans les mailles du derme de la muqueuse ; quelque œufs sont prêts à tomber dans la cavité vésicale. — *sm*, sous-muqueuse épaissie, sclérosée, infiltrée d'îlots inflammatoires, mais exempts (comme les couches musculeuses) de parasites bilharziens. — *i,i*, îlots inflammatoires, semés parmi le tissu conjonctivo-vasculaire et en rapport avec les altérations infectieuses qui suivent, nécessairement, la migration des œufs de Bilharzia et leurs effractions à travers la muqueuse vésicale. — *f,m*, couches musculeuses de la vessie, épaissies et en partie sclérosées (Letulle).

et dans les coupes de la paroi vésicale à la base des lésions inflammatoires et néoplasiques ou vers leur surface (fig. 225 et 226).

Dans un cas où il put pratiquer l'examen cystoscopique, Kutner trouva des tumeurs en chou-fleur, les unes lisses, les autres en voie d'ulcération, atteignant jusqu'au volume d'un œuf de pigeon.

Comme premier symptôme apparaissent des hématuries spontanées comme celles des tumeurs ; les premières lésions sont en effet des lésions vasculaires ; elles peuvent être profuses et anémier rapidement le malade. Plus tard, outre les hématuries, on trouve les symptômes d'une cystite

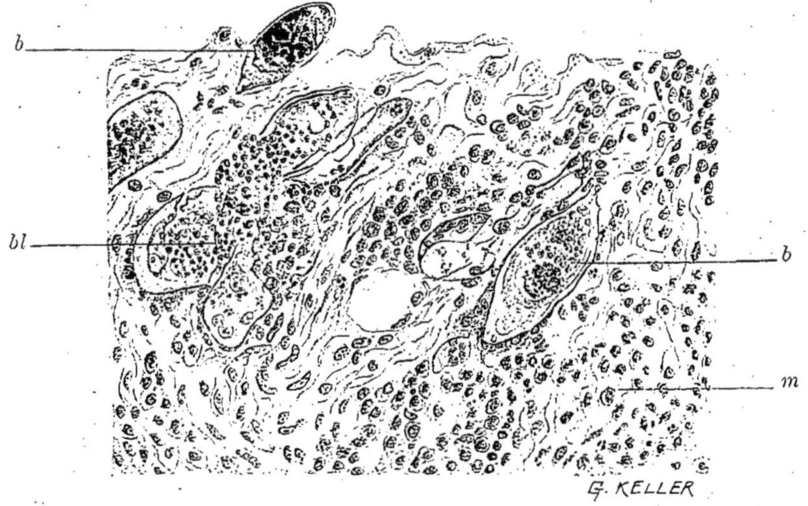

Fig. 226. — Cystite bilharzienne. Colonie d'œufs de Bilharzia incrustée à la surface interne de la muqueuse vésicale. Grossissement 200/1 (Collection du Dr Letulle).

b,b, deux œufs reconnaissables à leur forme oviforme et à leur éperon polaire qui termine la petite extrémité de la coque. L'embryon inclus dans l'œuf est mort et, en partie, calcifié, comme à l'ordinaire. La plupart des œufs vivants ne séjournent pas dans la paroi vésicale et, rompant leur coque, tombent directement dans la cavité urinaire. — *bl*, quelques œufs rompus, réduits à leur coque, et envahis par des leucocytes polynucléaires. L'infiltration de la cavité de la coque cause la mort rapide des leucocytes envahisseurs ; leurs noyaux se pulvérisent (Letulle).

intense et rebelle, ou ceux des calculs secondaires, ou enfin ceux des tumeurs vésicales quand le cancer se développe sur ce terrain.

Le pronostic est grave ; la maladie a peu de tendance à la guérison et le traitement ordinaire des cystites ne donne aucun résultat. La mortalité serait de 25 p. 100 en Égypte (Ziégler) et de 50 p. 100 au Cap (Brock) ; la mort survient par suite des hémorragies répétées ou du développement de tumeurs malignes.

Le traitement consiste dans l'emploi de balsamiques comme le copahu, et dans la désinfection de la vessie ; dans le cas de cystite intense, on en est réduit à l'ouverture de la vessie avec curettage de la paroi, sans que les résultats aient paru très satisfaisants, à cause du siège profond des parasites.

Allen aurait obtenu des succès par l'injection d'une solution alcoolique de santonine.

Muguet de la vessie. — Le muguet peut se développer dans la vessie, mais il est d'une excessive rareté, et paraît n'avoir été observé que chez des diabétiques. L'urine sucrée paraît bien nécessaire à son développement, car il disparaît avec la glycosurie.

Dans le cas de Hogge, les urines, troubles, contenaient en « suspension un grand nombre de grains de chanvre blanc jaunâtres » ; ces grains étaient formés d'un mycélium filamenteux et d'amidés en chapelet. On y trouve aussi des infections associées.

Au cystoscope (von Frisch), le muguet se manifeste par de petites taches d'un blanc très pur, de forme irrégulière, avec un contour finement découpé.

Cette affection est sans gravité.

CHAPITRE XII

VARICES DE LA VESSIE

Étiologie. — Considérées comme fréquentes par beaucoup d'auteurs, elles seraient l'origine de certaines hématuries mal expliquées. En réalité, elles sont très rares.

Chez les sujets âgés atteints de sclérose vésico-prostatique, les congestions fréquentes et habituelles déterminent bien une dilatation des plexus veineux intra et périprostatique et périvésicaux, en un mot de tout le système veineux de cette région; mais ce ne sont pas là de véritables varices constituant une entité morbide.

Dans une autre catégorie de faits, certaines lésions du système nerveux central, des myélites (Guyon, Le Dentu), des traumatismes suivis de paraplégie, déterminent une dilatation des veines de la vessie par paralysie vaso-motrice, mais qui n'offre pas non plus les caractères ordinaires des varices.

Ailleurs, la dilatation veineuse se présente conjointement avec d'autres dilatations variqueuses : hémorroïdes (Baraduc), varicocèle chez les vieillards (Duplay père). Dans ces cas seulement, on a affaire à de véritables varices de la vessie. Telles étaient celles que Guyon et Albarran ont observées pendant la *grossesse*.

Lésions anatomiques. — Le plexus veineux péricervical, gonflé, soulève la muqueuse. On peut observer en même temps des fissures et quelquefois des ulcérations ou encore des suffusions sanguines et des ecchymoses.

Symptômes. — Les symptômes sont très vagues; la pesanteur périnéale, le retard de la miction sont des signes qui appartiennent à l'hypertrophie prostatique avec congestion. Les hématuries spontanées sont des causes fréquentes d'erreur, car elles indiquent le plus souvent la présence d'un néoplasme ; cependant, quand elles surviennent chez un sujet jeune, hémorroïdaire, elles peuvent faire soupçonner des varices du col. Elles présentent parfois une abondance extrême. Les difficultés de la miction n'ont qu'une médiocre valeur, même lorsqu'on a constaté l'absence de toute autre cause, hypertrophie prostatique ou rétrécissement. En somme, le diagnostic de cette rare affection est presque toujours impossible autrement que par le cystoscope ; c'est ainsi que des varices ont été diagnostiquées dans le cas de Guyon et Albarran, où la grossesse s'était compliquée d'hématuries persistantes.

Traitement. — Le passage de sondes Béniqué (Tillaux) amènerait une amélioration. Mais c'est un procédé dangereux, susceptible de provoquer une grosse hématurie. Cheeman, de New-York, a dû pratiquer une cystotomie hypogastrique pour combattre une hématurie due à une veine variqueuse.

CHAPITRE XIII

VALVULES DU COL

Sous les différents noms de *valvules*, de *barres* (Guthrie, Thompson), de *rétrécissement du col* (Le Dentu), on désigne une disposition anatomique des tissus de la région cervicale, telle qu'une saillie plus ou moins considérable proémine entre la cavité vésicale et l'urètre.

Signalées depuis longtemps par Guthrie, les valvules du col ne furent admises qu'avec réserve par Civiale. Elles sont connues surtout grâce aux importants travaux de Mercier, qui en distingua deux variétés.

Aujourd'hui cette question est considérée comme peu importante, car si l'existence anatomique des valvules est certaine, leur histoire clinique offre peu d'intérêt et leur traitement chirurgical se confond avec celui de l'hypertrophie prostatique.

Mercier, avons-nous dit, avait distingué deux variétés de valvules : des valvules prostatiques, constituées par une hypertrophie de la portion sus-montanale de la prostate, et des valvules musculaires, dans lesquelles deux replis de la muqueuse sont séparés seulement par une couche de tissu musculaire.

Les premières ne sont qu'une variété déjà décrite d'hypertrophie de la prostate. Les *valvules musculaires* résulteraient d'une irritation ou d'une inflammation vésicale entraînant d'abord des contractions violentes du muscle cervical, puis une contracture de ce muscle, enfin une hypertrophie partielle, origine de la valvule. A l'état normal, l'orifice interne du col est triangulaire, la base du triangle est postérieure (Mercier), et formée par des fibres musculaires qui passent au-dessus des lobes latéraux de la prostate pour se porter vers la face antérieure de la vessie. Leur rôle est d'attirer en avant cette lèvre postérieure qui remonte au-dessus de la lèvre antérieure. Dans la contracture et l'hypertrophie consécutives, ces fibres formeraient une saillie permanente, une barre plutôt qu'une valvule.

Cette pathogénie des valvules musculaires, de même que le mécanisme de l'occlusion, sont contestables. Les examens histologiques montrent que dans ces cas les lésions vésicales sont constituées par un épaississement scléreux des parois; ces saillies ne sont pas spéciales au col; et se rencontrent dans toutes les régions de la vessie. Quant aux hypertrophies musculaires qui succèdent parfois à l'inflammation chronique de l'urètre chez des hommes jeunes (Le Dentu), elles sont des plus rares, mais démontrées par des pièces anatomiques.

Aux deux variétés de valvules reconnues par Mercier, il faut ajouter des valvules exclusivement muqueuses ; elles consistent tantôt en un repli simple et médian, étendu d'un lobe à l'autre de la prostate, tantôt en deux replis soulevés par une saillie médiane de la prostate.

Donc, anatomiquement, on doit admettre trois espèces de valvules : 1° les saillies prostatiques, de beaucoup les plus fréquentes ; 2° les saillies musculaires ; 3° les replis de la muqueuse. Ces deux dernières classes, qui seules constituent la véritable valvule, n'existent que très rarement.

Les *symptômes* fonctionnels sont ceux de la rétention incomplète et des congestions vésico-prostatiques. Quant aux signes physiques et au diagnostic, il faut pour leur étude se reporter à l'hypertrophie de la prostate. Le diagnostic à l'aide de la sonde coudée de Mercier est des plus incertains ; les difficultés en ont été reconnues par cet auteur lui-même. Le rétro-cystoscope permet de les reconnaître.

Le *traitement* autrefois employé, surtout par Mercier, était la section ou l'excision des obstacles péricervicaux. En cas de saillie musculaire sans hypertrophie prostatique, on instituera le traitement de la rétention incomplète. Trendelenburg a dû pratiquer une taille hypogastrique pour inciser une valvule située au niveau du bas-fond, retenant l'urine et empêchant le fonctionnement de la vessie : le malade a guéri.

CHAPITRE XIV

FISTULES VÉSICALES

BIBLIOGRAPHIE

PASCAL. Des fistules vésico-intestinales acquises chez l'homme et chez la femme. *Thèse*, 1900. — TUFFIER et DUMONT. Des fistules vésico-intestinales chez la femme, *Rev. de Gynéc.*, 1898. — WALTHER. Fistule intestino-vésicale. *Soc. Chir.* 1903. — PERSON. Fistules appendiculo-vésicales. *Thèse*, 1906.

Suivant les communications que ces fistules établissent, on distingue des fistules vésico-cutanées, des fistules vésico-intestinales, des fistules vésico-vaginales. Ces dernières sortent du cadre de cet ouvrage.

1° FISTULES VÉSICO-CUTANÉES

Elles sont *traumatiques* ou *spontanées*.

Fistules traumatiques. — Ce sont les plus fréquentes. Le traumatisme est accidentel ou chirurgical; nous avons vu la pathogénie des fistules traumatiques, à propos des plaies de la vessie, et en particulier des plaies par armes à feu. Les traumatismes chirurgicaux sont les ponctions, les tailles, périnéale et hypogastrique; les fistules après cette dernière sont d'ailleurs rares (1 sur 260, Gunther); elles surviennent quand elles sont entretenues par un corps étranger, ou résultent de l'extrême rétraction des parois vésicales enflammées. Les blessures de la vessie au cours des laparotomies, quand une cystocèle inguinale et crurale a été méconnue pendant une cure radicale de hernie, ou prise pour un abcès, se réparent facilement quand l'accident est reconnu de suite, mais en cas contraire elles s'infectent et ne se ferment pas; on a signalé des fistules à la suite d'un cathétérisme, d'une lithotritie ayant déterminé un abcès péri-vésical.

Fistules spontanées. — Celles-ci sont généralement consécutives à un abcès, provoqué lui-même par une rupture de la vessie ou par l'issue d'un corps étranger. L'ouverture est hypogastrique, inguinale, etc. On cite un cas de fistule spontanée par le fait d'un kyste pileux ouvert à la fois dans la vessie et à l'hypogastre.

Des manifestations diathésiques aboutissent rarement à la production de fistules vésico-cutanées; cependant la tuberculose donne lieu quelquefois à des fistules hypogastriques, ombilicales et surtout périnéales.

Aux fistules vésico-cutanées, nous pouvons rattacher les fistules *vésico-ombilicales indépendantes de l'ouraque* : par hernie de la muqueuse à travers la musculeuse et allongement en doigt de gant jusqu'à l'ombilic; par ouverture à l'ombilic d'un diverticule vésical; par ouverture d'un abcès à l'ombilic et dans la vessie; dans ce cas la fistule consécutive a pu guérir spontanément (Boursier).

Anatomie pathologique. — Il existe deux variétés anatomiques principales de fistules vésico-cutanées, qui sont hypogastriques et périnéales, mais l'orifice extérieur de ces fistules a été rencontré un peu partout : à l'ombilic, au pli de l'aine, en différents points de la paroi abdominale et même de la paroi thoracique (E. Monod), à la marge de l'anus, etc. Ces orifices sont souvent multiples, surtout lorsque la fistule est consécutive à un abcès. L'orifice vésical au contraire est ordinairement unique. Il occupe le sommet ou la face antérieure de la vessie dans les fistules hypogastriques, le col et le trigone dans les fistules périnéales.

Le trajet, court et rectiligne dans les fistules d'origine traumatique, peut être très long et tortueux dans celles qui se produisent consécutivement à des suppurations étendues. Ses parois épaissies, indurées, établissent des adhérences solides entre la vessie et la paroi abdominale. Parfois existe en même temps une fistule intestinale.

Symptômes. — La fistule donne lieu à un écoulement d'urine continu ou intermittent : continu, s'il existe un obstacle urétral ou si l'orifice vésical du trajet occupe soit le voisinage du col, soit une partie déclive du réservoir; intermittent dans le cas contraire, il ne se produit que lorsque la vessie est remplie, mais il est susceptible de devenir continu dans le décubitus abdominal.

Lorsque la fistule est large, la miction est supprimée. Quand elle est étroite, il ne s'échappe que très peu d'urine dans l'intervalle des mictions, pourvu que l'urètre soit libre et qu'on n'en laisse pas s'accumuler une grande quantité; mais sous l'influence d'un effort l'urine sort à la fois par le méat et par la fistule.

L'orifice présente un aspect variable. C'est un petit pertuis à bords tantôt normaux, tantôt érythémateux, ou bourgeonnants et saignants.

Diagnostic. — En face de certaines fistules périnéales, on peut se demander si le point de départ est urétral ou vésical. Dans le premier cas, l'écoulement est intermittent; dans le second, il est presque toujours continu, car la lésion vésicale siège alors près du col. En cas de doute, il suffit de pratiquer, par l'orifice extérieur, une injection colorée qui sortira par le méat en cas de communication avec l'urètre antérieur.

Traitement. — Trois indications se posent :

1° Rétablir le cours de l'urine s'il existe un obstacle urétral;

2° Soustraire les parois de la fistule au contact de l'urine en plaçant une sonde à demeure;

3° Agir sur ses parois soit par la cautérisation qui donne rarement, un bon résultat soit par l'avivement suivi de suture. Si la perte de substance est considérable, on aura recours à l'autoplastie; on régulisera le trajet au moyen de débridements, surtout si l'on soupçonne la présence de corps étrangers.

2° Fistules vésico-intestinales

Étiologie. — Plus rares chez la femme que chez l'homme, à cause de la position de l'utérus en arrière de la vessie, elles peuvent être : *a*. Traumatiques; — *b*. Ulcératives; — *c*. Diathésiques; — *d*. Congénitales.

a. *Fistules traumatiques*. — Le traumatisme a agi soit de dehors en dedans, soit de dedans en dehors.

Dans le premier cas, l'intestin et la vessie sont intéressés par une plaie résultant d'une opération sur le rectum, la prostate ou la vessie, d'un coup de feu, d'une chute sur un corps acéré. On a aussi observé des fistules à la suite de contusions abdominales ; dans ces cas, la fistule est d'ordinaire tardive et résulte de la chute d'une eschare.

Dans le second cas, on a signalé la perforation de la vessie par un corps étranger, ou par un cathéter, fait peu admissible en l'absence d'altérations préalables de la vessie ; on a cité encore des manœuvres malheureuses de la lithotritie.

b. *Fistules ulcératives.* — L'ulcération se produit de deux façons :

De dehors en dedans : la fistule est consécutive à un abcès périvésical, urineux ou autre, à un phlegmon de la cavité de Retzius, à une suppuration pelvienne, une diverticulite, une appendicite, un abcès stercoral, un abcès produit par des corps étrangers intestinaux (noyaux, lombrics), une salpingite, une grossesse extra-utérine, à la compression par l'utérus gravide, etc.

De dedans en dehors : ici doit être signalée l'action ulcérative d'une sonde à demeure maintenue trop enfoncée, de corps étrangers allongés, en particulier de ceux qui sont trop longs pour se placer transversalement (voy. *Corps étrangers de la vessie*). Encore est-il nécessaire que la vessie soit très contractile et que ses parois s'appliquent fortement sur le corps étranger. L'ulcère simple développé au fond d'une cellule (Mercier) a pu être aussi l'origine d'une fistule.

c. *Fistules diathésiques.* — Ces fistules surviennent à titre de complication dans le cours d'une affection cancéreuse de l'intestin et surtout du rectum, de la prostate, beaucoup plus rarement de la vessie, ou dans la tuberculose ; on a signalé l'actinomycose (Michaïloff), la bilharziose, les gommes syphilitiques (Kuthe, Lannelongue, Tuffier).

d. *Fistules congénitales.* — L'abouchement du rectum dans la vessie est un vice de conformation très rare ; il ne s'observe guère que dans le sexe masculin. L'orifice, situé entre le bas-fond et le col, est étroit et traverse les parois vésicales à la façon des uretères (Duplay).

Anatomie pathologique. — Suivant la portion de l'intestin qui est ouverte, la fistule est dite vésico-intestinale ou vésico-rectale. Celles-ci sont les plus fréquentes (132 sur 244 cas où les orifices furent connus, Pascal).

1° *Fistules vésico-intestinales.* — Les orifices de ces fistules, plus communes chez la femme, présentent de grandes variétés : souvent les deux cavités ont leurs parois accolées, les deux orifices se correspondent (fistules directes) et s'ouvrent soit directement, soit obliquement comme l'embouchure des uretères, ils présentent même parfois une sorte de valvule permettant le passage dans un sens et l'empêchant dans l'autre. Ailleurs, un trajet plus ou moins long ou même un abcès urineux est interposé aux deux organes (fistules indirectes). L'orifice vésical occupe le sommet de la vessie quand elle communique avec l'intestin grêle ou l'appendice ou encore une face latérale quand le cæcum ou l'S iliaque sont ouverts. Il peut exister plusieurs orifices intestinaux; dans les cas inflammatoires, l'orifice vésical et l'orifice intestinal sont presque toujours très petits (Pascal).

Fistules vésico-rectales. — La communication est généralement directe; quelquefois elle se fait par l'intermédiaire d'un trajet plus ou moins long et sinueux, d'un abcès iliaque (Duplay) ou autre. Consécutivement à ces fistules se développent des lésions vésicales, intestinales et urétéro-rénales, etc., sur lesquelles nous reviendrons.

Symptômes. — Les deux symptômes principaux sont : 1° le passage des gaz et des matières de l'intestin dans la vessie : 2° le passage de l'urine de la vessie dans l'intestin. Quand l'ouverture est large, le courant peut exister simultanément dans les deux sens; toutefois ce fait est exceptionnel.

Ordinairement, tout se borne, au début, à la pénétration de l'urine dans le rectum : il en résulte des selles liquides et de la diarrhée; le sphincter anal fonctionne assez bien pour retenir l'urine un certain temps et permettre des *mictions anales* (E. Monod). Tôt ou tard ces troubles se compliquent d'accidents de rectite et parfois d'une obstruction de l'intestin au-dessous de la fistule.

D'autres fois, et plus souvent, ce sont les matières fécales qui, jointes à des débris organiques, des noyaux, des pépins, etc., font irruption dans la vessie. Celle-ci reste un certain temps sans réagir : on n'observe que des irrégularités et une certaine gêne de la miction, quelquefois simplement l'issue des gaz par l'urètre (pneumaturie). Cet état d'infection du milieu vésical avec conservation de l'intégrité des parois de la vessie est remarquable et se prolonge parfois très longtemps; nous avons suivi pendant plusieurs années des malades rendant des gaz et des matières par l'urètre sans aucun symptôme d'inflammation vésicale ou rénale et chez lesquels la cystoscopie ne montrait qu'une très légère desquamation. Mais un jour éclatent des phénomènes de cystite ou de rétention par obstruction vésico-urétrale. Un accident plus grave est la production d'une néphrite ascendante ayant pour point de départ la vessie transformée de la sorte en un milieu septique. L'extension du travail ulcératif peut provoquer l'apparition d'une péritonite.

La guérison spontanée est très rare, excepté dans les cas de fistule traumatique; Pascal n'a relevé sur 300 cas que 50 guérisons spontanées ou consécutives au traitement chirurgical.

Diagnostic. — La présence de gaz dans la vessie peut faire croire à la pneumaturie essentielle (Guiard). Mais ce phénomène, très rare, survient chez les diabétiques et ne s'accompagne pas de l'odeur fétide et de l'ensemble symptomatique ci-dessus décrit.

Le diagnostic du siège est plus difficile à établir. A ce point de vue, il faut diagnostiquer les fistules accessibles et les fistules inaccessibles (E. Monod). Le siège des premières (fistules vésico-rectales inférieures) est déterminé par le toucher et par le spéculum. Celui des secondes ne peut être que soupçonné. Nous avons réussi pourtant à reconnaître le siège d'une communication intéressant une partie élevée du rectum en portant dans cet intestin, à l'aide d'une longue canule, une injection de lait : celle-ci refluait immédiatement vers la vessie.

La cystoscopie montre nettement l'orifice vésical, quand la vessie peut être remplie suffisamment, mais on ne peut établir une relation précise entre le siège de l'orifice vésical et le segment intestinal intéressé.

Traitement. — Les moyens indirects réussissent quelquefois; c'est ainsi qu'on supprimera, s'il y a lieu, les obstacles au libre cours des matières et de l'urine. On détournera l'urine au moyen d'une sonde maintenue à demeure. Quant aux matières, faute de pouvoir en changer le cours, on essaiera au moyen de lavements et d'injections antiseptiques de prévenir les accidents qu'elles pourraient provoquer.

Des fistules d'origine syphilitique ont guéri par le traitement spécifique.

Le *traitement chirurgical* peut être *palliatif* ou *curatif*. Le traitement palliatif a pour but de détourner les matières du segment intestinal où siège la fistule ; on y parvient soit par la *colotomie*, soit par une *entéro-anastomose*. La colotomie n'a pas donné de guérisons.

Le traitement curatif a pour but de séparer la vessie de l'intestin et de fermer les orifices de chacun de ces viscères. On peut y arriver, pour les fistules vésico-rectales, par la voie périnéale : dissection des deux viscères, mobilisation du rectum pour faire disparaître le parallélisme des orifices, ou abaissement et résection partielle du rectum, suture facultative de l'orifice vésical (voir Fistules urétro-rectales).

Pour les fistules haut placées on a recours à la *laparotomie*, qui dans les cas favorables permet la libération des orifices et leur suture.

Plus récemment on a cherché et obtenu la guérison par avivement et suture de l'orifice vésical, par la *voie transvésicale* (Pousson, Tuffier, Jacomet). C'est une opération rationnelle qui mérite de retenir l'attention des chirurgiens.

CHAPITRE XV

CYSTOCÈLES

BIBLIOGRAPHIE

CYSTOCÈLE INGUINALE : MONOD et DELAGENIÈRE. *Revue de Chir.*, 1889. — JABOULAY et VILLARD. *Lyon méd.*, 1895. — LEJARS. *Revue de Chir.*, 1893. — IMBERT. *Annales gén° urin.*, 1896. — LUCAS-CHAMPIONNIÈRE. *Congrès de Chir.*, 1902. — CYSTOCÈLE CRURALE. FRŒLICH. *Annales*, 1896. — *Thèses* de LEGRAND (1896), de MORIN (1897). — PETIT et IMBERT. *Annales*, 1897. — ALESSANDRI. La hernie de la vessie, etc., *Annales*, 1901. — CYSTOCÈLE URÉTRALE : POUSSON. — *Thèse* VARY, 1895. — VILLAR. *Arch. prov. chir.*, 1905. — TÉDENAT. H. vésicale de la ligne blanche. *Soc. chir.*, 1901. — COTTARD. Trait. opér. de l'incont. d'ur. chez la femme. *Thèse* 1906. — FARGIN-FAYOLLE. Hernies de la vessie. *Thèse* 1903.

La cystocèle est la hernie de la paroi vésicale par un orifice normal ou pathologique de la paroi de l'abdomen ou du petit bassin.

La principale variété est la cystocèle *inguinale*, que nous décrivons plus loin, ainsi que la cystocèle *vaginale* et la cystocèle *urétrale*, propres à la femme.

On rencontre encore : la cystocèle *crurale* plus fréquente chez la femme que chez l'homme, peu volumineuse, qui passe facilement inaperçue ; Alessandri n'en a réuni que 23 cas, en 1901 ; — la cystocèle *périnéale*, très rare (8 cas d'après Hache), plus fréquente chez la femme, en général consécutive à un traumatisme (chute sur le périnée, coup de corne, etc.), ou à l'accouchement; elle forme au périnée chez l'homme, à la grande lèvre chez la femme, une forte tumeur réductible, gênante plutôt que douloureuse, où a pu se développer un calcul (Hartmann); la hernie vésicale de la *ligne blanche* (Tédenat) ; les cystocèles ischiatiques et obturatrices.

Aux hernies constituées par la totalité de la paroi, nous opposerons le *prolapsus de la muqueuse* seule, par l'urètre (voir cystocèle urétrale), et, dans un cas exceptionnel, par une fistule vésico-vaginale (Grouzlew).

CYSTOCÈLE INGUINALE

Étiologie. — Les cystocèles inguinales sont relativement fréquentes, et plus chez l'homme que chez la femme (48 cas contre 5, Imbert); exceptionnelles chez l'enfant (2 cas cités par Imbert), elles deviennent plus fréquentes au delà de quarante et surtout de cinquante ans.

Les causes prédisposantes sont surtout les affections qui amènent la dilatation et l'atonie de la vessie : ce sont les rétrécissements, l'hypertrophie de la prostate, chez la femme les grossesses, les tumeurs de l'utérus et du petit bassin; on a rencontré aussi les diverticules vésicaux (Feitchenfeld, Kümmer). La vessie relâchée et étalée à sa partie supérieure vient s'engager dans l'anneau inguinal dilaté, sous l'influence d'efforts répétés ou brusques, qui se produisent précisément au cours des affections citées comme prédisposantes : ou encore sous l'influence des tractions exercées *pendant la dissection* du sac dans les opérations de hernie.

La *cystocèle inguinale* peut être *congénitale* (Lucas-Championnière), c'est-à-dire favorisée par des anomalies congénitales telles que les diverticules, la faiblesse des moyens de fixité de la vessie, de l'anneau inguinal; cependant la rareté de la cystocèle en comparaison de la hernie inguinale (sur 700 opérations de hernie inguinale, Lucas-Championnière n'a rencontré la vessie que 8 ou 9 fois), l'âge avancé, les maladies causales observées, prouvent que la cystocèle est presque toujours acquise.

Pathogénie. Anatomie pathologique. — La cystocèle *acquise* est primitive ou secondaire (Verdier). Primitive, la hernie de la vessie se produit sans coexistence d'une hernie inguinale : dans ce cas, tout au moins pendant une certaine période, il n'y a pas de sac séreux (cystocèle *extra-péritonéale*). Monod et Delagenière attribuent un rôle prépondérant au *lipome* prévésical, que l'on rencontre en effet souvent à côté du sac des hernies inguinales; ce lipome, adhérent à la vessie, ferait d'abord hernie dans le canal inguinal et attirerait la vessie à sa suite. On objecte que la lipocèle est inconstante, que le lipome peut ne pas adhérer à la vessie, et faciliter seulement le glissement (Jaboulay et Villard). Secondaire, elle se produit après une hernie inguinale et, vraisemblablement sous l'influence de celle-ci, la vessie, normalement très adhérente à la séreuse au niveau de l'insertion de l'ouraque (Jaboulay et Villard) et souvent aussi sur une plus grande étendue, est attirée par le *glissement* du péritoine; parfois on a trouvé des adhérences avec le contenu de la hernie elle-même. Deux cas se présentent : ou bien la vessie est attirée peu à peu par glissement, et se trouve *accolée au sac* séreux (*cystocèle para-péritonéale*) ou bien, dans les cas de grande distension, son sommet *bascule dans le sac* lui-même (*cystocèle intra-péritonéale*).

Quoi qu'il en soit, on peut anatomiquement conserver la division en cystocèle extra-péritonéale, para-péritonéale et intra-péritonéale (Jaboulay et Villard); la deuxième variété est de beaucoup la plus fréquente, la troisième très rare.

L'importance de la partie herniée de la vessie varie, depuis une dépression formant pointe de hernie, jusqu'à la totalité de la vessie, avec un (Imbert) ou deux uretères (Leroux) ; la coudure des parois, plus souvent la compression par l'anneau inguinal, rendent plus ou moins étroit l'orifice de communication entre la poche herniée et la poche vésicale. Le volume, proportionnel à la surface de la paroi herniée, se modifie suivant la vacuité ou la réplétion. Le sac péritonéal, dans les cystocèles para-péritonéales, est antéro-externe par rapport à la vessie; dans les cystocèles intra-péritonéales il peut contenir en même temps d'autres viscères herniés. La vessie elle-même est généralement amincie, et sa surface interne présente des colonnes; parfois elle est épaissie. Des calculs s'y développent assez souvent (Verdier).

Symptômes. — Les signes physiques consistent en une tumeur occupant le trajet inguinal et descendant plus ou moins dans le scrotum, de consistance mollasse, ordinairement dépressible, mate à la percussion, sauf le cas d'entérocèle concomitante venant compliquer le diagnostic, elle peut offrir des variations spontanées de volume. Si on cherche à la réduire, on fait naître l'envie d'uriner ; elle se vide mal par le cathétérisme, disparaît alors par la pression et se reproduit ensuite si on pousse une injection dans la vessie. Quand la poche comprend presque toute la vessie, nous avons vu la sonde arrêtée aussitôt après le passage au col vésical, ne donner issue à l'urine que si l'on comprimait la tumeur scrotale. Par le toucher rectal, on constate un aplatissement du bas-fond et une ascension de la prostate.

Les mictions sont fréquentes ; les efforts n'augmentant pas le débit, le malade est amené instinctivement à presser sur la poche pour faciliter ses mictions. On a observé la rétention passagère, l'incontinence, les douleurs au niveau de la hernie, ou irradiées à l'abdomen.

Enfin les symptômes ne diffèrent pas de ceux d'une hernie inguinale dans les cystocèles peu développées; celles-ci ont donc été souvent découvertes et parfois blessées pendant l'opération.

Complications. — La cystocèle inguinale devient souvent *irréductible* par suite d'adhérences. Elle peut *s'engouer* (Nélaton), et le canal qui la fait communiquer avec le reste de la vessie est quelquefois oblitéré temporairement par des mucosités ou des calculs. Son inflammation ou son étranglement s'accompagnent parfois d'une obstruction intestinale et de son cortège symptomatique : douleur, hoquet, vomissements, etc.; le diagnostic n'est souvent fait qu'après l'opération.

Le développement ou la descente d'un calcul dans la cystocèle n'est pas une complication rare : la tumeur devient plus dure et plus douloureuse à la pression. Les lésions rénales sont fréquentes et résultent ordinairement d'une inflammation ascendante. On a vu aussi l'hydronéphrose par compression des uretères herniés (Leroux).

Diagnostic. — Les signes physiques de la cystocèle inguinale étant au début assez incertains, le diagnostic sera surtout basé sur l'existence de troubles de la miction, susceptibles d'être modifiés par le refoulement de la poche.

Pendant les opérations contre la hernie inguinale, on redoutera la présence d'une cystocèle dans le lipome situé en dedans et en arrière du sac.

Traitement. — Le traitement *palliatif* consiste, pour les cystocèles réductibles, dans le port d'un bandage, pour les autres dans celui d'un suspensoir approprié au volume de la tumeur. On assurera la miction, s'il est nécessaire, au moyen de sondages; la cystite est justiciable des moyens habituels.

Le *traitement radical* est préférable, toutes les fois que l'âge avancé, le volume considérable d'une hernie inguinale irréductible concomitante, des altérations rénales ou viscérales graves, etc. ne contre-indiquent pas l'opération.

I. Dans les petites cystocèles, l'opération consiste dans la dissection de la vessie herniée et son refoulement dans l'abdomen; le reste de l'opération ne diffère pas de la cure radicale de la hernie inguinale.

Quand la vessie est sectionnée au cours de cette dernière opération, on ferme la plaie par deux plans assez rapprochés pour assurer une réunion étanche, et l'on draine l'espace périvésical si l'on a quelque crainte; la sonde à demeure est utile; pour quelques chirurgiens, elle est facultative, ou même (Lucas-Championnère) nuisible.

II. Les moyennes et grandes cystocèles, réductibles ou non, réclament le même traitement; on a conseillé, si la paroi est altérée, ou même saine, de *réséquer* la portion herniée (Monod et Delagenière, Guelliot).

Dans le cas de cystocèle volumineuse nous conseillons de compléter l'opération par une incision hypogastrique et la fixation du sommet de la vessie à la partie inférieure de la paroi abdominale, après ou sans résection suivant le degré de distension et de flaccidité de la vessie.

III. Les cystocèles intra-péritonéales, libérées des adhérences contractées dans le sac, doivent être refoulées dans l'abdomen sans résection; on termine par la cure radicale de la hernie.

IV. On extrait les calculs, par incision hypogastrique, et l'on tente ensuite de disséquer la vessie herniée, pour la fixer enfin à la paroi abdominale; il pourra être utile de faciliter la réduction de la cystocèle par une incision inguinale.

V. Dans le cas d'étranglement, on libère la vessie par des incisions appropriées; si la paroi est très altérée, il peut être indiqué de la réséquer, ou de l'inciser.

CYSTOCÈLE VAGINALE

On désigne sous ce nom la hernie de la vessie à travers l'anneau vulvaire (Hache). Souvent on donne le nom de cystocèle à la simple dépression de la paroi antérieure du vagin appréciable par le toucher; mais en réalité, c'est là le prolapsus du vagin à son premier degré qui prépare la production de la cystocèle.

On a vu aussi la vessie faire hernie sous la muqueuse vaginale, par une éraillure de la tunique musculaire.

Étiologie. — Un bassin large, une vulve dilatable ou agrandie par une déchirure périnéale, des efforts habituels ou la station debout prolongée, des accouchements multiples, les métrites, le prolapsus et les déviations de l'utérus, telles sont les causes qui prédisposent à la cystocèle vaginale. Aussi se produit-elle pendant toute la période d'activité sexuelle, et surtout chez les femmes astreintes à des travaux fatigants. Très rare chez les vierges, elle est le plus souvent la conséquence de la chute de l'utérus et du vagin ; cependant le prolapsus utérin existe sans cystocèle (Hégar et Kaltenbach).

Parfois elle est liée à l'existence d'obstacles à la miction (Scanzoni).

Anatomie pathologique. — A un degré avancé une portion plus ou moins considérable de la vessie fait saillie à l'orifice ; c'est d'abord le bas-fond, plus tard le trigone, quelquefois la vessie presque tout entière y est comprise, avec l'extrémité inférieure des uretères ; l'urètre prolabé décrit une courbe à concavité inférieure. La cavité herniée est séparée de la vessie par un resserrement plus ou moins prononcé. La paroi vaginale ordinairement amincie, est au contraire parfois épaissie dans les cas anciens.

Symptômes. — La tumeur, grosse comme une noix, un œuf de poule, une mandarine, quelquefois comme une tête d'enfant, fait saillie à la vulve ; globuleuse et lisse, molle, à peine élastique, ordinairement dépressible et réductible, elle est peu influencée par les efforts brusques comme ceux de la toux ; elle l'est, au contraire, par les efforts prolongés. Le décubitus dorsal, le cathétérisme, seul ou accompagné d'une compression, en amènent la disparition.

Une pesanteur, une gêne de la marche, des douleurs rénales, des tiraillements inguinaux ou lombaires sont la conséquence de ce déplacement ; les troubles de la miction sont très variables : la rétention incomplète est ordinaire si la tumeur est volumineuse : les besoins sont alors mal satisfaits et fréquents. Ces malades sont polyuriques, et très souvent on observe de la cystite chronique.

L'urètre est dévié, attiré en arrière et en bas, le méat déformé en entonnoir : il en résulte une modification du jet qui tombe en bavant ou se disperse en éventail, et, plus tard, des excoriations cutanées.

Diagnostic. — Les kystes du vagin ont le même aspect, mais ne donnent lieu à aucun trouble de la miction et sont irréductibles. Le cathétérisme lèvera tous les doutes.

L'urétrocèle est située plus bas et ne contient que l'urine qui s'y accumule pendant la miction. Par l'exploration, on sent la résistance du sphincter en amont de la cavité.

Traitement. — 1° *Palliatif.* — Certains changements d'habitude seront conseillés tout d'abord.

Les pessaires, le sac à air, la ceinture hypogastrique combinés avec le cathétérisme rendront des services, mais presque toujours incomplets.

2° *Curatif.* — S'il y a prolapsus ou déviation de l'utérus, on aura recours à l'une des opérations employées en pareil cas.

Le traitement opératoire consiste dans la colporraphie antérieure soit par un avivement en fer à cheval (Hegar) laissant au centre une partie de la muqueuse intacte, soit par un avivement de toute la paroi. En cas de prolapsus utérin on doit combiner une double colporraphie antérieure et postérieure avec l'opération d'Alexander (Doléris).

CYSTOCÈLE URÈTRALE

La cystocèle urétrale, c'est-à-dire la hernie de la vessie à travers l'urètre, chez la femme, est surtout connue par les travaux de Winkel, complétés par Hache, et par un mémoire de Pousson.

Étiologie. — Trois conditions sont nécessaires à sa production : laxité de la vessie, dilatation de l'urètre, pression abdominale ou utérine. Elle peut se développer à tout âge, on l'a observée de neuf ans à cinquante-deux ans.

Anatomie pathologique et pathogénie. — On a décrit deux sortes de cystocèle : 1° Dans l'*inversion des trois tuniques* de la vessie qui est la plus fréquente, c'est le sommet qui vient s'invaginer dans l'urètre. La hernie est presque toujours partielle; cependant on l'a vue constituée par la totalité de la vessie (Meckel) ; on a pu y voir les orifices des uretères (Green Crosse). La tumeur, dans cette sorte de cystocèle urétrale, est épaisse, ferme, à pédicule court et volumineux.

2° Le *prolapsus de la muqueuse* vésicale est très rare ; Pousson et Vary en mentionnent six cas ; il faut y ajouter celui de Villar.

On a invoqué la pathogénie suivante : décollement de la muqueuse par l'urine infiltrée à la suite de la distension de l'uretère oblitéré (Noël) ; formation et distension progressive de culs-de-sacs à la base de valvules (Patron), ou aux dépens de glandes cervicales (Pousson) ; décollement par suite de phénomènes d'osmose (Pousson-Vary); laxité spéciale de la muqueuse (Villar).

Symptômes. — Au niveau de l'urètre existe une tumeur d'un volume variant de celui d'un œuf de pigeon à celui d'un œuf de poule, rouge, molle, dépressible et réductible. L'orifice urétral est ordinairement dilaté au point de laisser passer le doigt.

La tumeur s'est développée graduellement, donnant lieu à la dysurie d'abord et quelquefois à un arrêt brusque du jet. Aux difficultés de la miction qui augmentent, se joignent des douleurs très vives. La vessie peut rester longtemps aseptique; mais, tôt ou tard, les urines s'altèrent, les uretères se dilatent, il se produit des lésions rénales et des symptômes généraux.

Traitement. — On peut essayer de réduire la tumeur, sous le chloroforme, car cette opération est très douloureuse, et de la maintenir au moyen d'une grosse sonde, du tamponnement vaginal, de bandelettes de diachylon.

On électrisera ensuite le col et l'on fera des lavages vésicaux astringents.

Mais ces moyens échouent le plus souvent. On pratiquera alors l'excision de la portion herniée s'il s'agit de la muqueuse seule. On pourra agir de même en cas de hernie complète en faisant un plan de sutures au catgut de la plaie péritonéale; un second plan réunit alors la muqueuse. Il est bon également dans certains cas de faire sur l'urètre des opérations complémentaires telles que le redressement et la torsion (Duret).

CHAPITRE XVI

TROUBLES DE LA SENSIBILITÉ DE LA VESSIE

BIBLIOGRAPHIE

HARTMANN. Des névralgies vésicales, Paris, 1889. — V. FRANKL-HOCHWART u. ZUCKERKANDL. Die nervösen Erkrank. der Blase. In *Spez. Pathol. u. Therap. Nothnagel* Bd. 19, 1898. — DESNOS. Cystalgie des femmes. *Revue de thérapeut. médico-chir.*, 1899.

A. — VESSIE IRRITABLE

Sous ce nom on désigne un état caractérisé par des besoins fréquents et impérieux, douloureux ou non, indépendants de toute cystite. En réalité, ce terme ne se rapporte pas à une affection définie, mais il est l'expression clinique de diverses lésions de nature vague ou indéterminée ; ce n'est souvent qu'une appellation d'attente (Hache).

Les auteurs anglais l'ont dotée d'une étiologie complexe. Ils lui reconnaissent des causes générales ou lointaines : le rhumatisme, la goutte, les dyspepsies ; des causes nerveuses directes, telles que l'hystérie, ou réflexes, des hémorroïdes ; certaines lésions rénales, certaines affections vulvaires ; enfin des causes locales : un calcul, un cancer, des corps étrangers.

C'est réunir trop de faits disparates. Adoptant un cadre plus restreint, nous nous bornerons à dire que cette susceptibilité vésicale est ordinairement l'indice d'une lésion latente soit des centres nerveux, du tabes au début par exemple, soit de la vessie elle-même, telle qu'une tuberculose commençante, une cystite blennorragique ancienne, etc.

B. — NÉVRALGIES VÉSICALES

Nous comprendrons sous ce nom un ensemble symptomatique ayant pour caractéristique une douleur siégeant au niveau de la vessie, apparaissant spontanément avant, pendant ou après la miction et ordinairement accompagnée de troubles dans l'émission de l'urine. Cette douleur est indépendante de toute lésion organique ou inflammatoire des parois ou susceptible d'en altérer la sensibilité. L'on ne saurait donc entendre par là les douleurs reconnaissant comme origine une cystite, un calcul, un néoplasme, la tuberculose, etc.

Certains auteurs ont, non sans raison, donné à cette affection le nom de cystalgie, mais d'autres ayant employé ce terme pour désigner toutes les affections de la vessie ayant la douleur comme symptôme, il s'est produit une confusion regrettable au point de vue du traitement. La thérapeutique est en effet différente dans l'un et l'autre cas. Un traitement local intempestif, appliqué à des névralgies de la vessie, est souvent la cause de l'infection de cette cavité aseptique jusque-là.

Étiologie. — Les névralgies vésicales se rangent en deux catégories : elles sont idiopathiques ou symptomatiques.

1° *Névralgies idiopathiques.* — Dans cette classe nous comprenons celles dont la cause ne relève pas d'une lésion d'un autre organe, qui paraissent résider uniquement dans la vessie et qui tiennent sous leur dépendance les symptômes vésicaux (Hartmann) ; ce genre de névralgies devient de plus en plus rare avec le perfectionnement des moyens de diagnostic.

Parmi les causes invoquées se trouvent des causes générales : l'hérédité, le rhumatisme, les névroses, les migraines, l'alcoolisme, l'arthritisme, la goutte, la suppression d'un xanthème habituel, la dyspepsie. On a aussi voulu trouver des causes locales telles que : l'incontinence nocturne des urines, l'abus du coït, la masturbation, la spermatorrée, l'irritabilité vésicale, une continence soit habituelle, soit accidentelle des urines, la non satisfaction d'un besoin violent. Mais il est loin d'être prouvé que ces différentes causes soient responsables de la névralgie vésicale. Il n'en reste pas moins vrai que c'est surtout chez les individus prédisposés, les névropathes, les neurasthéniques, les hystériques, mâles surtout, que cette affection s'observe le plus fréquemment.

2° *Névralgies symptomatiques.* — Cette catégorie comprend les manifestations vésicales douloureuses paraissant sous la dépendance soit d'une lésion ayant son siège dans l'appareil urinaire, ou dans tout organe, voisin ou non de cet appareil, soit dans le système nerveux.

a) *Lésions de l'appareil urinaire.* — Au niveau de l'urètre il s'agit ordinairement de lésions bénignes. Alors que le rétrécissement vrai, serré ou même infecté retentit rarement sur la vessie, au contraire les végétations du méat, l'atrésie de cette partie de l'urètre, un polype surtout chez la femme, l'étroitesse congénitale ou acquise du prépuce, le phimosis sont souvent des causes de névralgies, et ce symptôme disparaît avec la lésion.

Les névralgies vesicales reconnaissent aussi pour cause certaines affections prostatiques et principalement les prostatites chroniques.

Si, comme nous l'avons indiqué, les lésions matérielles de la vessie, douloureuses par elles-mêmes, doivent être nettement séparées de l'affection que nous décrivons, on observe à côté d'elles une catégorie de douleurs vésicales qui survient après la guérison de ces lésions, se substituant à elle ; elles méritent le nom de névralgies, car elles constituent à ce moment toute la maladie, par exemple à la suite d'une lithotritie ou d'une cystite anatomiquement guérie.

Ce sont surtout les lésions du rein et de l'uretère que l'on peut incriminer et principalement trois d'entre elles : le rein mobile, les calculs et la tuberculose du rein. Le diagnostic est facile à établir pour le rein mobile, plus difficile pour les deux autres affections, surtout pour la tuberculose urinaire au début. Le siège des lésions est le rein, mais on n'y constate pas de symptômes à ce moment, tandis que des phénomènes vésicaux, douleur, gêne ou pollakiurie, sont les premiers indices du mal.

b) *Lésions des organes voisins.* — Il est rare que les lésions ayant pour siège l'estomac, le foie, l'intestin, aient un retentissement vésical quoiqu'elles aient été invoquées. Il n'en est pas de même des affections de l'utérus (fibromes, métrite, déviations), du vagin, de l'anus (fissure, fistules, hémorroïdes), du rectum et de l'appareil génital (affections testiculaires et surtout varicocèle), dont l'action est manifeste et fréquente. Mais, ainsi que nous l'avons déjà dit, c'est surtout chez les sujets prédisposés (hystériques, névropathes, etc.) que cette douleur réflexe a été observée.

c) *Lésions du système nerveux.* — Bien que l'on ait signalé dans la paralysie générale des névralgies vésicales, ce genre d'affection appartient presque exclusivement à l'hystérie et au tabes. L'on peut voir survenir des douleurs vésicales au début ou comme signe initial du tabes; c'est surtout lorsque cette maladie est confirmée qu'elles se produisent, par crises rarement très prolongées. Dans l'hystérie, elles sont précoces, tenaces et leur apparition est très variable.

Symptômes. — Les névralgies vésicales sont caractérisées par des douleurs entraînant des troubles de la miction.

La douleur a son siège en arrière du pubis; elle survient par accès, ou est continue, irradie le long de la verge ou vers la vulve, vers les aines, le coccyx ou le sacrum. Elle est le plus souvent provoquée par les causes occasionnelles les plus variées. Chez les uns elle apparaît à la suite d'une marche ou d'un exercice forcé, par une température trop élevée ou trop abaissée, alors que chez d'autres elle suivra un repos trop prolongé. Mais la cause déterminante la plus ordinaire est l'état de réplétion de la vessie, la rétention d'urine et surtout l'expulsion forcée des dernières gouttes. Ce phénomène douloureux procède par crises pouvant durer depuis quelques minutes jusqu'à plusieurs jours. Quand ces crises sont aussi longues, elles ne cessent pas complètement, mais elles s'atténuent.

A cette douleur s'associent le plus souvent des troubles de la miction qui parfois même la précèdent. C'est cet ensemble qn'on a désigné sous le nom d'irritabilité vésicale. Des besoins d'uriner fréquents deviennent de plus en plus impérieux; d'indolores qu'ils sont au début, ils se font pénibles, puis douloureux, se renouvellent incessamment et acquièrent une intensité croissante. Bientôt la douleur est constante, due non seulement à la névralgie, mais aux contractions qui se produisent à la fois dans le corps de la vessie et le col.

Avec le professeur Guyon, Hartmann a démontré que, contrairement à ce que l'on croyait antérieurement, les *contractures du corps* étaient causes de la douleur. De la contracture du muscle vésical résulte une sorte de crampe qui a pour résultats la douleur, la fréquence des mictions.

Au contraire, lorsque c'est le col qui se contracte, on ne constate pas de douleur vive, mais seulement des troubles de la miction. Celle-ci est pénible, lente et irrégulière. L'orifice d'écoulement étant diminué de calibre, le jet de l'urine se trouve réduit; parfois l'urine s'écoule goutte à goutte comme en présence d'un rétrécissement urétral lorsque la contracture est très accentuée.

Dans le tabes, les névralgies vésicales, en général bénignes et de courte durée, atteignent parfois une grande intensité et revêtent des caractères particuliers. Pendant longtemps, elles sont le seul signe de la maladie, mais dans le tabès confirmé, elles s'aggravent et deviennent violentes. Les mictions, de plus en plus fréquentes et irrésistibles, remplacées souvent par de faux besoins, laissent à leur suite une douleur qui semble parfois continue, tant les crises sont longues et rapprochées. Ces phénomènes douloureux très intenses irradient dans la verge, le pli de l'aine, l'anus ou le rectum, donnant ainsi l'illusion d'un corps étranger qui blesserait l'urètre et le rectum. Certaines attitudes les atténuent ou les interrompent, d'autres les provoquent ou les exaspèrent.

Quelle que soit l'origine des névralgies vésicales, qu'elles soient symptomatiques ou idiopathiques, ce qui frappe, c'est le contraste entre l'intensité des phénomènes subjectifs et l'absence de tout signe physique. A l'exploration la muqueuse vésicale ne réagit pas et est parfois même insensible. La vessie se laisse dilater et l'injection d'une quantité normale de liquide, faite lorsque l'attention du malade est attirée ailleurs, est indolore et ne provoque aucun besoin. Le jet reste affaibli et l'urine ne renferme ni micro-organismes ni éléments anormaux. Les expériences de Genouville ont montré que la pression intra-vésicale est presque toujours diminuée.

Diagnostic. — Les névralgies vésicales sont facilement méconnues, car la plupart des affections de la vessie peuvent occasionner de la douleur. Mais, en recherchant les symptômes des lésions matérielles de cet organe, on les éliminera les unes après les autres.

Des trois caractères fondamentaux des cystites, fréquence, douleur des mictions, urines purulentes, les deux premiers peuvent conduire à une erreur, que l'absence du troisième suffirait à dissiper. D'ailleurs, le contraste entre la violence des signes objectifs et la bénignité ou même l'absence des signes physiques établirait à lui seul le diagnostic. L'emploi du cystoscope le confirme en montrant une muqueuse vésicale absolument saine.

Où les difficultés deviennent réelles, c'est lorsqu'il y a coexistence de la névralgie et d'une infection telle qu'une urétrite, une pyélite, une prostatite, une cystite, qui déversent le pus dans l'urine. Un examen très minutieux permet cependant le plus souvent de faire la part de l'une et de l'autre de ces causes. La lithiase vésicale, un néoplasme peuvent, d'un autre côté, n'occasionner aucun symptôme propre et provoquer un réflexe douloureux au niveau de la vessie. Dans ces cas on arrivera à éviter l'erreur, par un examen systématique et rigoureux

Là encore, au besoin, l'examen de la vessie au cystoscope, et un cathétérisme urétral pourront donner une certitude dans les cas où l'hésitation persiste.

Le diagnostic étiologique est encore plus délicat. On n'affirmera qu'une névralgie vésicale est essentielle qu'après avoir constaté l'absence de toute affection voisine, car cette catégorie devient une rareté pathologique. Il faudra auparavant examiner avec soin et à plusieurs reprises, dans des conditions différentes, l'appareil urinaire tout entier, uretère, urètre, vessie, prostate, rein surtout, scrotum, analyser fréquemment les urines aux points de vue chimique, histologique, bactériologique, explorer l'abdomen, enfin rechercher tous les signes d'affections médullaires et en particulier du tabes. Une rétention incomplète détermine des douleurs et de la fréquence qu'un sondage régulier suffira à faire disparaître. On aura présent à l'esprit que la tuberculose, la lithiase rénale offrent souvent une névralgie vésicale comme premier et unique symptôme.

Enfin, dans l'ataxie, les douleurs de la miction présentent des caractères particuliers ; elles éclatent sous forme de crises, au moment de l'émission des dernières gouttes et irradient vers l'urètre ; rarement continues, elles s'accompagnent de fréquentes envies d'uriner. Tout à coup l'accès prend le caractère le plus pénible ; les mictions, très souvent répétées, très pénibles, forcent le malade à se tordre, à se plier en deux, et le jettent dans une angoisse extrême ; cette crise dure de une demi-heure à plusieurs heures ; les rémissions, plus ou moins longues, se prolongent parfois quelques jours ; puis la crise revient (Fournier). A un moment donné de la maladie, les accès douloureux peuvent disparaître complètement.

Traitement. — La thérapeutique devra varier suivant la cause, car c'est à elle qu'il faudra s'attaquer. On appliquera un traitement approprié aux lésions incriminées, rétrécissement, prostatite, varicocèle, lésions rénales (eaux minérales, lavages, traitement général), pyélite ou lithiase simple, tuberculose, etc. Ailleurs, le traitement habituel du tabes, de l'hystérie, etc. est applicable.

Parfois, la névralgie se complique d'une infection vésicale rebelle, qu'il faut également traiter tout d'abord. S'il y a rétention purulente dans le bas-fond, on pratiquera les lavages au permanganate de potasse à 1/1500, à l'oxycyanure d'Hg à 1/2000, au protargol à 4/1000. Mais, dans tous ces cas, on évitera de distendre la vessie en ayant soin d'arrêter l'injection dès que le besoin d'uriner se fera sentir. Plus rarement on emploiera les instillations vésicales au protargol à 10/100 ou à l'acide picrique au 1/100.

Quand le diagnostic de névralgie essentielle est établi, on n'usera qu'avec réserve et prudence du cathétérisme, afin d'éviter une infection qui s'installe très facilement. Le passage de gros Béniqué, les instillations sur le col paraissent peu rationnelles, bien que l'on ait rapporté des cas guéris par ces procédés. Nous ne saurions trop mettre en garde contre cette pratique qui cause souvent une exacerbation de la douleur ou une infection vésicale rebelle. Cependant, si les douleurs augmentent en raison d'une rétention incomplète même peu considérable, l'évacuation de la vessie devient nécessaire et le cathétérisme s'impose.

Nous employons souvent l'électrisation, surtout les courants galvaniques. La plaque positive est placée sur la région lombaire, l'électrode négative dans le col ou dans la vessie. D'après Courtade, il vaudrait mieux rester en dehors de la vessie et appliquer les électrodes sur les régions lombaire et hypogastrique en augmentant le courant pendant cinq ou dix minutes ; ces courants, avec application du pôle négatif sur le centre génito-spinal et le positif au-dessus du pubis, ont été employés avec succès en Amérique. On a également obtenu des améliorations par les courants de haute fréquence.

C'est au traitement général qu'on s'adressera surtout. L'hygiène en sera la base : tout aliment excitant, toute boisson alcoolique sera exclue ; le régime lacté donne de bons résultats ; les urines seront diluées au moyen de boissons abondantes auxquelles on mélangera du bicarbonate de soude ou quelques balsamiques. Les calmants (morphine, opium, belladone, chloral) trouvent leur indication au moment des crises. Quant aux eaux minérales, elles sont quelquefois utiles, soit qu'elles s'adressent à la diathèse, comme Vichy pour les rhumatisants, La Bourboule pour les herpétiques, les eaux sulfureuses pour les syphilitiques, soit qu'elles exercent une action sédative comme Néris, Plombières, etc. Enfin, les sédatifs du système nerveux pourront être essayés ; les bromures, la valériane, l'aconitine, l'antipyrine, donnent des résultats bien incertains.

Il faudra éviter l'isolement qui permet au malade de concentrer son attention sur ses symptômes. Enfin la psychothérapie et la suggestion se sont montrées efficaces.

C. — Anesthésie de la vessie

L'anesthésie de la vessie dépend, en général, d'un état cérébral ou spinal, soit chronique (ataxie, hystérie, etc.), soit aigu comme celui qui peut survenir au cours de la fièvre typhoïde.

Souvent liée à une anesthésie urétrale de même origine, elle se manifeste tantôt par de la rétention, tantôt par des mictions involontaires et même inconscientes.

CHAPITRE XVII

TROUBLES DE LA CONTRACTILITÉ DE LA VESSIE

BIBLIOGRAPHIE

FÉRÉ. Troubles vésic. dans les mal. du syst. nerveux. *Arch. de neurol.*, 1884. — GEFFRIER. *Thèse*, 1884. — GUINON. De l'incont. noct. des enfants. *Thèse*, 1889. — JANET. Troubles psychopathiques de la vessie. *Thèse*, 1890. — MARION. Paral. vésic. dans le paludisme. *Thèse*, 1897. — BRISSAUD et LEREBOULLET. Incont. d'ur. chez les hystériques. *Gaz. hebd.* 1899. — BAZY. Variété d'incont. nocturne. *Soc. de Chir.* octobre 1904. — GENOUVILLE. La contractilité du muscle vésical à l'état normal et pathol. *Thèse*, 1897. — BABINSKI. Trait. de l'incont. d'urine par la ponction lombaire. *Soc. méd. d. hopit.* 1904. — ALBARRAN et CATHELIN. Les injections épidurales sacrées, etc. *Assoc. franç. d'Urol.* 1901. — CATHELIN. Les injections épidurales. Paris, 1902. — LAQUERRIÈRE et DELHERM. Électrothérapie clinique. Paris, 1906.

On distingue des troubles par excès et des troubles par défaut de la contractilité. Dans le premier cas, il y a spasme ou contracture ; dans le second, atonie ou paralysie

A. — SPASME ET CONTRACTURE

Le spasme se distingue de la contracture en ce que son début et sa disparition sont subits, immédiats, brusques : c'est un phénomène accidentel d'une durée plus ou moins courte. La contracture est un état durable, qui s'accompagne d'une altération musculaire.

Spasme du col. — On considérait autrefois comme démontrée l'existence d'une contraction des fibres musculaires qui circonscrivent le col même de la vessie, contraction qui se produirait isolément et qui, d'après Caudmont et Delefosse, porterait sur l'ensemble de l'appareil sphinctérien : col, fibres lisses périprostatiques et sphincter de la portion membraneuse. Mais, si on interroge la clinique, on verra qu'on ne peut affirmer l'existence du spasme que sur un seul point, situé au niveau du sphincter intraurétral. Celui-ci s'oppose souvent au passage des instruments ; mais, quand cette première résistance est vaincue, on n'en rencontre plus ni dans la traversée prostatique, ni dans la région cervicale (Guyon). D'ailleurs, en comparant les symptômes du spasme de l'urètre avec ceux que les auteurs ont décrits du spasme du col, on est frappé de la similitude du tableau clinique, et tenté de conclure à une seule affection. Nous croyons devoir faire des réserves au sujet de la pathogénie des symptômes qui lui sont attribués.

Il relève de différentes causes. Le spasme d'origine cérébro-spinale tient à une excitation du centre sphinctérien de la moelle (centre vésico-spinal de Kupressow qui, chez l'homme, semble siéger au niveau du renflement lombaire) ; on l'observe surtout dans l'hystérie, plus rarement dans les tumeurs et inflammations médullaires, dans la sclérose en plaques et le tabes spasmodique ; quant au tabes, il donne lieu à des troubles spéciaux que nous décrirons plus loin. D'autres fois le spasme du col paraît être réflexe et dépendre d'une affection générale, telle que la goutte, ou d'une lésion locale qui intéresse l'urètre antérieur ou l'urètre profond.

Le spasme du col se traduit, suivant les anciens auteurs, par les signes fonctionnels suivants : le jet est fin, hésitant, interrompu au début de la miction ; vers le milieu il reprend ses dimensions normales. Dans certains cas l'urine ne sort que goutte à goutte, et la miction ne se fait qu'au prix des plus grands efforts ; le cathétérisme peut même devenir nécessaire. Quant aux phénomènes douloureux, ils sont, lorsqu'ils existent, sous la dépendance d'une névralgie vésicale qui s'accompagne souvent de contractions violentes du corps de la vessie ; mais celles du col ne sont pas douloureuses.

A l'exploration, la boule est arrêtée au sphicter membraneux : celui-ci franchi, l'instrument pénètre librement dans la vessie en subissant ordinairement un ressaut, mais non un arrêt au niveau du col.

La contracture du col reconnaît les mêmes causes que le spasme, mais elle se prolonge davantage. C'est après un choc traumatique et surtout opératoire que la contraction du col paraît se produire le plus souvent. Elle est d'origine réflexe. On observe les mêmes symptômes, auxquels s'ajoute plus souvent la rétention complète ; celle-ci s'observerait surtout chez les vieillards. On voit l'analogie qui existe entre ce tableau et celui de la dysurie des prostatiques ; elle permet de penser que la congestion joue ici un rôle plus important que le spasme.

Spasme et contracture du corps. — Le spasme du corps consiste en une contraction violente du corps de la vessie au moment des mictions. L'existence d'une contracture idiopathique, comme dans les cas où la fin de la miction est douloureuse malgré l'absence d'inflammation, est rare, mais possible ; nous avons eu l'occasion d'en parler à propos des névralgies vésicales. Elle est le plus souvent liée à une cystite aiguë et se répète à chaque miction.

Dans certaines cystites invétérées, de nature très diverse d'ailleurs, tuberculeuses, calculeuses, blennorragiques, etc., la contracture presque constante, ou se renouvelant à chaque miction, s'accompagne d'une douleur extrêmement violente : c'est à cette classe de cystites qu'on a donné le nom de douloureuses.

B. — ATONIE ET PARALYSIE

Bien qu'ils se manifestent par des symptômes analogues, les deux états qui répondent aux termes : atonie et paralysie, ne sont pas identiques. *Paralysie* s'applique plutôt à l'impuissance d'origine nerveuse, *atonie* à l'impuissance d'origine musculaire.

Étiologie. — Les *causes* sont de deux sortes et relèvent de lésions du muscle vésical ou d'affections du système nerveux.

Les *lésions du muscle vésical* surviennent dans plusieurs circonstances :

Après une *rétention aiguë*, volontaire ou non, le muscle est forcé : il en résulte une atonie, ordinairement de courte durée.

Dans le cours d'une *rétention habituelle* dépendant d'un obstacle permanent, la tunique musculaire s'hypertrophie d'abord, puis s'altère ; ces deux variétés ont déjà été étudiées, notamment comme complication des rétrécissements et de l'hypertrophie prostatique.

Primitivement, les fibres musculaires de la vessie peuvent subir une *dégénérescence* soit aiguë, sous l'influence d'une intoxication phosphorée (Hache) ou phéniquée (Cartaz, Segond), soit lente, au cours de l'hypertrophie prostatique ; dans ce cas l'existence d'un obstacle prostatique hâte la marche, mais n'est pas nécessaire, on l'a vu, à la production de la dégénérescence.

Consécutivement à une *infection aiguë*, l'atonie vésicale est extrêmement rare; on l'a signalée à la suite d'une péritonite, d'une fièvre typhoïde.

Les diverses *affections nerveuses*, capables de déterminer une paralysie de la vessie, sont les suivantes :

1° Les paraplégies brusques; 2° les paraplégies lentes; 3° les hémiplégies ; 4° la paralysie générale ; 5° l'hystérie ; 6° enfin et surtout le tabes.

Les *symptômes* propres à chacune de ces variétés consistent tantôt et plus souvent en une rétention complète ou incomplète, tantôt en une incontinence.

L'importance de chacun de ces deux symptômes est telle que nous devons en faire une étude d'ensemble.

Rétentions d'urine dans les maladies du système nerveux. — Il y a rétention d'urine lorsque l'évacuation de la vessie ne peut se faire par une miction normale. Dans un groupe de faits, une certaine quantité de l'urine contenue dans la vessie est émise, mais il reste une quantité plus ou moins grande qui ne peut être évacuée naturellement : la rétention est alors dite incomplète. Elle est complète lorsque toute l'urine est retenue.

Étiologie. — Après l'ictus de l'*hémorragie cérébrale* la rétention est aussi rare que l'incontinence est fréquente. En tous cas, elle n'est jamais de longue durée. Mais les vieillards sont prédisposés à la rétention en raison du développement de leur prostate. Aussi, après un ictus apoplectique chez un malade dont la vessie se vidait mal, la rétention, d'incomplète qu'elle était, devient facilement complète. La même complication peut survenir dans le ramollissement.

La rétention est rare dans les *méningites aiguës* et surtout dans les méningites tuberculeuses. Toutefois, à la première période, on observe quelquefois, mais rarement, une rétention complète ou incomplète ; au contraire, dans la deuxième période, il y a relâchement de tous les sphincters.

Dans les méningites spinales aiguës, les troubles mictionnels sont la règle, mais à la rétention du début succède rapidement de l'incontinence.

Suivant que l'affection est plus ou moins avancée, les *myélites aiguës*, aussi bien que diffuses, ont une influence variable sur la miction. Le début s'accompagne le plus souvent de rétention. Quant à l'incontinence que l'on décrit généralement dans les périodes plus avancées, elle semble due surtout au regorgement de la vessie : aussi faut-il toujours s'assurer de l'état de vacuité de ce réservoir.

Les intermittences de contracture de la *sclérose en plaques* ont une répercussion sur la musculature de la vessie et des crises de rétention absolue, complète, s'observent elles-mêmes par intermittences. La contraction des sphincters peut quelquefois, mais rarement, être telle qu'elle dure plusieurs jours et empêche le passage des sondes. Entre les crises, la miction est normale et la vessie s'évacue complètement.

Selon leur origine, les *paraplégies* influent différemment sur les mictions. Après un traumatisme, il se produit une rétention complète, brusque, absolue. Sa durée est en rapport avec la gravité des lésions médullaires et elle varie de quelques jours à deux ou trois semaines. Elle laisse place à de l'incontinence, soit par relâchement des sphincters, soit par anesthésie du col de l'urètre. Si la paraplégie survient progressivement, il n'y a pas de rétention, ni complète ni incomplète, ou s'il y en a, elle passe inaperçue et l'incontinence semble primitive.

Au cours de la *paraplégie générale* les troubles mictionnels sont peu marqués, sauf à la période ultime où d'ordinaire apparaît l'incontinence. Quand ils existent à la période de début, ils sont les mêmes que ceux du tabes qui présentent un plus vif intérêt.

Dans le *tabes*, en effet, on observe un syndrome mictionnel qui ne peut être dissocié. Il est caractérisé à la fois par de la rétention, de la dysurie et de l'incontinence. Au début, très fréquemment, 36 fois sur 39 (Geffrier), le tabes s'accompagne de troubles urinaires spéciaux qu'il importe de connaître, car ils constituent souvent le symptôme initial de la maladie. On les a vus précéder de plusieurs années l'apparition des autres phénomènes. Ces troubles sont variables : ils consistent le plus souvent en un mélange de contracture et de parésie ; certains malades sont dès le début obligés de pousser avec plus de force. La lenteur du jet tient probablement à un spasme du sphincter, et il y a quelquefois arrêt brusque, sous l'influence d'une émotion ; souvent la vessie ne se vide pas complètement, ce qui est dû à de la parésie, car la pression sur l'hypogastre achève l'évacuation. D'autres fois, c'est une parésie du sphincter, qui se traduit par de l'incontinence vraie, parfois à l'état de veille, mais plus souvent pendant le sommeil. Ailleurs le malade attend longtemps, croit aider à l'émission en prenant des positions insolites ; finalement il renonce à uriner ; puis, au bout de quelques minutes, la rétention fait place à de l'incontinence : quelques gouttes s'écoulent, ou même tout le contenu de la vessie s'échappe involontairement. Dans d'autres cas, la miction se fait en plusieurs temps, séparés par des arrêts. En somme, il y a une incoordination motrice du muscle vésical, qui aboutit en général à la rétention et à la miction par regorgement. Quand les phénomènes s'accompagnent de douleurs, des névralgies déjà étudiées, on s'en aperçoit rapidement. Indolores, ils laissent en général le malade indifférent.

Tels sont les symptômes du début, mais tôt ou tard survient la rétention incomplète d'abord, parfois douloureuse, ordinairement pénible et gênante. Bientôt elle devient complète et, alors, l'incontinence apparaît. Nous voyons se succéder l'une à l'autre, séparés par des périodes quelquefois longues, deux modes d'incontinence : celle du début, qui consiste en mictions involontaires, en contractions vésicales incomplètes et irrégulières, en l'absence de contractions normales des sphincters avec perception de l'acte, ou bien des mictions inconscientes par anesthésie du col et de la vessie. Le malade ne se sent pas uriner et n'en éprouve pas le besoin.

A la période d'état ou terminale au contraire, il s'agit d'une fausse incontinence, d'un regorgement. Lentement, peu à peu, s'établit une rétention qui évolue sans se trahir par des phénomènes sensitifs à cause des troubles nerveux de la vessie.

Ce regorgement dont la production est parfois rapide passe souvent inaperçu à cause de l'évacuation des petites quantités d'urine chassées par la contraction des muscles abdominaux. Aussi faudra-t-il toujours rechercher si la vessie se vide. Cette recherche est importante car le diagnostic précoce conduit à des déterminations thérapeutiques importantes.

Enfin, à la période de paralysie complète, l'incontinence s'établit définitivement. Elle est totale et absolue.

La rétention n'est pas rare dans l'*hystérie*. Parfois elle est d'emblée complète et dure plus ou moins longtemps. Ailleurs, cette crise accompagne une paraplégie. Il faut la rechercher, car elle est liée à une anesthésie vésicale et ne peut se révéler qu'au bout de plusieurs jours. Parfois encore elle procède par intermittences. Lorsque la rétention est complète, elle est facilement reconnue, mais, quand elle est incomplète, elle ne se traduit par aucun signe.

La forme convulsive de l'hystérie s'accompagne rarement d'incontinence, ce qui aide à éliminer l'épilepsie. Dans la forme léthargique, elle est passagère, surtout lorsque persiste la contracture des membres inférieurs. Le plus souvent, l'incontinence est, là encore, due à un regorgement et cède à un cathétérisme bien conduit. Quant aux relations qu'on a voulu établir entre l'hystérie et l'incontinence nocturne infantile, elles sont loin d'être justifiées.

Enfin les commotions médullaires ou cérébrales s'accompagnent souvent d'une rétention dont la durée est en général courte et qui ne laisse pas de traces. Certaines intoxications, notamment par la morphine, peuvent agir sur l'innervation de la vessie et provoquer de la rétention. Elle s'observe également chez les déments ; elle est parfois volontaire.

Signes et diagnostic. — Aiguë, la rétention est facile à reconnaître : les commémoratifs y aideront. Si le malade est conscient et s'il a conservé sa sensibilité, le besoin d'uriner devient rapidement douloureux. S'il est inconscient, son agitation, ses mouvements toujours dirigés dans le même sens attireront l'attention. Bientôt on découvrira un globe vésical distendu, formant une volumineuse tumeur médiane, arrondie, mate, souvent douloureuse à la pression, dont on précisera les dimensions par le toucher rectal ou vaginal et la palpation bimanuelle qui devient surtout utile quand cette recherche rendue difficile ou impossible par l'obésité, ou la grossesse. Le cathétérisme, nécessaire souvent pour le diagnostic autant que pour le traitement, exige des précautions plus minutieuses peut-être que partout ailleurs. Lorsque la rétention est chronique et progressive, le diagnostic présente des difficultés. Le malade se plaint d'envies fréquentes et néglige de parler des efforts de miction : ce qui peut égarer le diagnostic, d'autant plus que souvent on voit apparaître des signes d'infection vésicale et de cystite.

Enfin, on n'oubliera pas la signification de l'incontinence par regorgement. En effet, les maladies du système nerveux s'accompagnent souvent et à une période précoce de mictions involontaires, ou même inconscientes, dues au regorgement. Chez les névropathes, l'innervation de la vessie est en état de déchéance ; celle-ci se distend plus facilement, la rétention se produit plus rapidement. Mais cette faiblesse, cette hypotonie porte également sur les sphincters qui laissent écouler l'urine, d'où regorgement précoce. Aussi faudra-t-il toujours, avant d'écarter l'idée de rétention et de porter le diagnostic d'incontinence, pratiquer le toucher recto-hypogastrique et parfois même le cathétérisme. Mais ce dernier devra être conduit avec un soin tout particulier pour éviter l'infection de la vessie.

Traitement. — Ici encore il faut distinguer la rétention vraie, complète, de la rétention incomplète ou stagnation. Cette dernière reconnaît des indications thérapeutiques multiples, tandis que la première nécessite le cathétérisme d'urgence.

Rétention complète. — Le malade devra être soulagé, sans retard, mais sans précipitation, car il ne faut pas sonder sans s'être entouré de toutes les précautions désirables. D'ailleurs, dans certaines rétentions aiguës d'origine nerveuse, l'urgence est moins grande que chez d'autres malades car aux troubles moteurs se joint une anesthésie plus ou moins complète et le malade souffre peu. En outre le regorgement se produit assez rapidement et calme les douleurs.

Les rétentions d'origine nerveuse ont une grande tendance à s'infecter et à contaminer rapidement les voies supérieures; aussi devra-t-on ne négliger aucune précaution pour assurer au cathétérisme une *parfaite asepsie*. Nous n'avons qu'à renvoyer aux règles du cathétérisme en rappelant que la moindre faute peut être suivie de graves accidents; les précautions indiquées pour le cathétérisme chez les prostatiques sont applicables presque sans modifications.

A ce traitement palliatif on est souvent en droit d'associer un traitement curatif qui n'est indiqué que lorsque la fibre musculaire est altérée sans être complètement détruite. Il n'a sa raison d'être ni dans la paralysie, qui dépend d'une lésion du système nerveux, ni dans l'atonie liée à la dégénérescence sénile. Certains médicaments, l'ergotine, la strychnine, etc., de même que les douches froides, donnent parfois de bons résultats. Les lavages vésicaux froids sont également à essayer, à moins qu'il n'y ait cystite : en tous cas l'application de ce moyen demande une surveillance attentive. L'électricité peut aussi rendre des services, soit sous forme de courants induits (Guyon), soit sous forme de courants continus (Le Dentu) : un pôle est placé dans la vessie même, et l'autre sur la colonne vertébrale. Dans ces cas on commence par remplir la vessie d'eau légèrement salée et stérilisée, puis on fait pénétrer dans la vessie une électrode métallique (p. 771), ou l'on introduit dans la sonde qui a servi à remplir la vessie un fil de platine immergé dans le liquide salé et mis en communication avec le pôle négatif, qui est disposé de telle sorte que l'extrémité du fil nu ne puisse atteindre le niveau de l'œil de la sonde, ni par conséquent se mettre en contact avec les parois de la vessie, où elle risquerait de produire une cautérisation ou une perte de substance. L'électrode positive constituée par une surface étendue est placée sur l'hypogastre et on établit la communication pendant une dizaine de minutes. Les courants de haute fréquence agissent en stimulant la nutrition générale.

Incontinence d'urine dans les maladies du système nerveux. — Il y a incontinence d'urine, lorsque, sans que le malade en ait conscience ou sans que la volonté puisse intervenir, l'urine s'échappe de la vessie d'une manière continue ou par intermittences.

Bien que groupés sous une même dénomination, les phénomènes qui donnent lieu à cette issue involontaire de l'urine sont bien distincts. Ils sont de quatre ordres : 1° les mictions involontaires : le malade ressent le besoin d'uriner, il sait que la miction s'effectue, mais il ne peut l'arrêter ; 2° les mictions inconscientes : la vessie se contracte et expulse l'urine, mais sans que le malade s'en rende compte autrement que parce qu'il se sent mouillé ; 3° l'incontinence vraie : ce n'est plus par suite des contractions vésicales, mais à cause de l'insuffisance des sphincters que l'urine s'écoule ; 4° l'incontinence par regorgement : l'urine en rétention dans la vessie distend les parois de l'organe ainsi que le col. Chacune de ces variétés s'observe dans diverses affections du système nerveux.

Étiologie. — La plupart d'entre elles ont déjà été examinées à propos de la pathogénie de la rétention, souvent intimement liée à celle de l'incontinence.

Dans l'*hémorragie cérébrale* et le ramollissement, l'incontinence fait suite à la rétention, dure plus longtemps qu'elle et finit d'ordinaire par disparaître. Il est de même dans les méningites tuberculeuses, sauf à la dernière période.

L'incontinence est l'un des signes pathognomoniques de l'*épilepsie*. Elle se produit à plusieurs moments : dans l'aura, les vertiges, les pertes de connaissance. C'est sans le vouloir ou après une courte résistance au besoin que le malade urine. L'incontinence consécutive à l'attaque, celle qui se produit après des crises nocturnes, est quelquefois le seul signe auquel on reconnaît l'épilepsie. C'est à l'exagération des contractions du muscle vésical et au relâchement des sphincters qu'il faut dans ces cas attribuer l'incontinence. Dans l'*épilepsie jacksonnienne*, un mécanisme semblable donne lieu à des émissions involontaires.

On trouve l'incontinence dans un grand nombre d'affections médullaires. Elle fait suite à la rétention dans les *myélites* aiguës où elle est consciente d'abord (mictions involontaires), puis inconsciente. Dans la myélite diffuse et la sclérose en plaques, elle est liée à l'évacuation involontaire de matières fécales. Elle est rare dans la maladie de Little, mais fréquente dans la maladie de Friedreich, fréquente aussi dans la syringomyélie (Albarran) où elle succède le plus souvent à la rétention : dans ces cas le mécanisme semble en être un regorgement vésical et l'infection se produit assez souvent.

Enfin l'incontinence se voit dans les *polynévrites* (Babinski) où elle est d'ordres divers. Elle s'observe tantôt sans rétention, le plus souvent par regorgement en présence de désordres psychiques. La dysurie, bien que parfois peu accentuée, accompagne toujours la paraplégie. L'évacuation se fait lentement, difficilement ou est retardée.

Quant à l'incontinence du tabes et à celle de l'hystérie nous les avons étudiées avec la rétention dont elles sont inséparables ; l'incontinence essentielle infantile fera l'objet du chapitre suivant.

Symptomes et diagnostic. — La façon dont se fait l'émission de l'urine est un bon signe pour distinguer les mictions involontaires de l'incontinence vraie. Elle varie en effet suivant les cas. Dans le premier, miction involontaire, on peut assister à l'issue d'un jet plus ou moins puissant, se produisant par intermittences. Dans l'incontinence vraie, au contraire, l'écoulement d'urine se fait d'une manière à peu près continue, et le liquide s'échappe du méat en suintant. La miction involontaire est rare, de même que le besoin d'uriner.

Il faut s'attacher dans l'incontinence vraie à faire le diagnostic de l'incontinence par paralysie des sphincters, ou de l'incontinence par regorgement, diagnostic qui nécessitera presque toujours un examen direct. Le toucher recto-hypogastrique fournira de bonnes indications, mais seulement lorsque la quantité d'urine contenue dans la vessie sera notable. Or, dans certaines maladies nerveuses, il suffit de peu d'urine pour produire le regorgement, alors que, chez d'autres malades, les prostatiques par exemple, le regorgement n'aura lieu qu'avec la distension vésicale.

On aura recours au cathétérisme si le toucher ne donne pas de renseignements suffisants. En cas de rétention d'urine, le pronostic est relativement favorable, car l'incontinence cède ou tout au moins diminue lorsque l'on pratique des évacuations régulières. Les urines, généralement limpides au début, se troublent trop souvent car l'infection est des plus faciles à produire.

TRAITEMENT. — La thérapeutique varie essentiellement suivant l'origine de l'affection. Si une lésion nerveuse a détruit ou altéré profondément l'innervation de la vessie, il n'y a qu'à empêcher l'infection de l'appareil urinaire, résultat auquel il faut s'attacher énergiquement et qui s'obtient souvent. Dans les cas de mictions involontaires, le traitement local, parfois efficace, peut être dangereux : par exemple, si l'évacuation est due à des contractions violentes et répétées du corps vésical, le cathétérisme, les lavages et les autres manœuvres intra-vésicales ne feront qu'exciter ces contractions. Au contraire, si ce sont les sphincters qui par leur atonie ou leur paralysie causent l'incontinence, des instillations portées dans la prostate ou sur le col, l'électrisation localisée, stimuleront les contractions. On a aussi conseillé le massage par le rectum, mais sans grands résultats. Il en est de même des suppositoires contenant de la strychnine ou de la noix vomique.

Le traitement sera vraiment efficace dans les incontinences dues à une rétention incomplète. Le cathétérisme devra être pratiqué régulièrement, même en présence d'une faible quantité d'urine. En relevant le bas-fond vésical, on favorisera les contractions du corps et du col, et par ce procédé on arrivera très souvent à rétablir les fonctions vésicales. On pratiquera aussi des lavages antiseptiques pour éviter l'infection qui se produit fréquemment.

Enfin on a employé avec quelque succès les injections épidurales dans toutes les espèces d'incontinence. Nous en donnerons les indications et la technique dans le chapitre suivant. La ponction lombaire a aussi donné de bons résultats.

INCONTINENCE ESSENTIELLE

On désigne aussi cette affection sous le nom d'incontinence de l'enfance, incontinence nocturne. Ces dénominations que l'usage a imposées sont impropres. Il n'y a pas, à proprement parler, incontinence, car le petit malade accomplit un acte mictionnel. Le nom de *miction involontaire* conviendrait mieux.

Étiologie et pathogénie. — Elle appartient exclusivement à l'enfance, jusqu'à la puberté, et atteint également les deux sexes. L'hérédité n'est pas sans influence ; elle frappe de préférence des fils de névropathes ou des sujets qui, plus tard, présenteront cette tare nerveuse ; beaucoup deviennent spermatorréiques.

L'incontinence essentielle est symptomatique ou idiopathique.

1° *Incontinence symptomatique.* — Dans un premier groupe la cause réside dans une affection vésicale (calcul, néoplasme, tuberculose, etc.) ou dans des modifications chimiques de l'urine (acidité excessive, glycosurie, albuminurie). Ou bien, elle provient d'un réflexe. Elle dépend alors d'une malformation de l'urètre ou de la verge (épispadias, hypospadias, phimosis, atrésie du méat, polypes ou tumeur urétrale chez la femme), ou plus rarement d'une affection rénale (calcul, tuberculose, sarcome, etc.).

Le réflexe prend aussi naissance dans une lésion de voisinage (oxyures, polypes du rectum, vulvite). Enfin, la cause de l'incontinence est parfois une affection nerveuse bien caractérisée (épilepsie, spina bifida, mal de Pott, myélites, etc.).

Les incontinences qui relèvent de ces causes ne sont pas, à proprement parler, des incontinences essentielles. Mais il est nécessaire d'en parler et d'y toujours penser pour éviter des erreurs de diagnostic. C'est par élimination que l'on arrivera à reconnaître une incontinence essentielle. Le diagnostic tient le traitement sous sa dépendance, et pour amener la guérison il faudra faire cesser la cause. Toutefois, l'incontinence persiste quelquefois après sa disparition. Le traitement est alors celui d'une incontinence idiopathique.

2° *Incontinence idiopathique.* — Le plus souvent, les incontinents nocturnes présentent une tare nerveuse héréditaire ou personnelle, hystérie ou névropathie, dans chacune des trois espèces d'incontinence idiopathique que nous allons étudier :

1° Incontinences psychiques ;

2° Incontinence par exagération de l'excitabilité vésicale ;

3° Incontinence par atonie des sphincters.

1° Incontinences psychiques. — Les petits malades, généralement pollakiuriques dans l'état de veille, pensent sans cesse à leurs mictions ; le sommeil n'arrête pas ces idées et l'incontinence se produit dans un rêve ayant trait soit à une vraie miction, soit à une idée qui la rappelle (de l'eau qui coule, par exemple). L'urine s'échappe pendant le sommeil le plus profond et ne réveille pas le malade. Cette miction peut se produire plusieurs fois par nuit. La paresse est encore une cause de l'incontinence : l'enfant ne s'éveille qu'à demi, il ne fait pas l'effort nécessaire pour se réveiller complètement.

2° Dans les cas où l'incontinence provient d'une excitabilité exagérée de la vessie, on trouve, en général, une hyperesthésie de la muqueuse urétrale, point de départ du réflexe vésical. La vessie entière se contracte, mais la contraction du corps l'emporte sur celle du col et l'urine s'écoule. Quand ce fait se reproduit, la vessie s'habitue à ne se vider qu'incomplètement, d'où un certain degré de rétention. Ce phénomène, assez fréquent, n'est pas une forme spéciale de l'incontinence, mais il complique la rétention par excitabilité nerveuse.

3° Le sphincter peut être insuffisant, soit que sa musculature soit congénitalement trop faible, soit par un vice de fonctionnement. Il ne résiste pas aux contractions vésicales lorsque le sommeil a aboli la volonté.

Symptômes et diagnostic. — Une miction involontaire nocturne vide en entier la vessie. Souvent le sommeil continue : ailleurs l'enfant est réveillé par la sensation d'humidité qui en résulte. Dans certains cas, l'incontinence nocturne est intermittente et ne se produit que deux ou trois fois par semaine ou même par mois; d'autres fois, il y a par nuit deux ou trois mictions. Pendant le jour, le besoin est habituellement perçu ; parfois, la faiblesse du sphincter est telle que l'enfant est obligé d'uriner de suite, tout au moins de n'attendre qu'un temps très court. Il est rare que l'incontinence soit également diurne. Cette affection, sujette à des rémissions temporaires, guérit ordinairement vers l'âge de vingt ans (Guyon), souvent même elle disparaît à la puberté.

Le diagnostic est également facile. Il est plus délicat d'établir le diagnostic de la variété : un examen local et fonctionnel fera reconnaître les incontinences réflexes liées à la présence d'un phimosis ou d'une balano-posthite, les incontinences par irritation qui s'observent dans la tuberculose vésico-prostatique, et celles qui sont symptomatiques de l'épilepsie, enfin les incontinences simulées. Si la boule d'un explorateur traverse le sphincter sans rencontrer de résistance ni causer de douleur, on est en face d'une incontinence par insuffisance sphinctérienne. La douleur et la résistance sont vives, au contraire, lorsqu'il y a de l'excitabilité vésicale.

Traitement. — A un traitement général convenant à toutes les formes s'ajoutera pour chacune d'elles une thérapeutique spéciale.

Il faudra soigner les enfants comme des névropathes : le grand air, l'hydrothérapie, l'exercice physique, le repos intellectuel, tous les moyens susceptibles de les empêcher de penser à leurs mictions sont excellents. En cas de pollakiurie, on imposera aux malades une retenue prolongée en restreignant de plus en plus le nombre des mictions. Sur des sujets impressionnables la suggestion a bien réussi.

Quant aux traitements cruels et barbares qui consistent à punir les

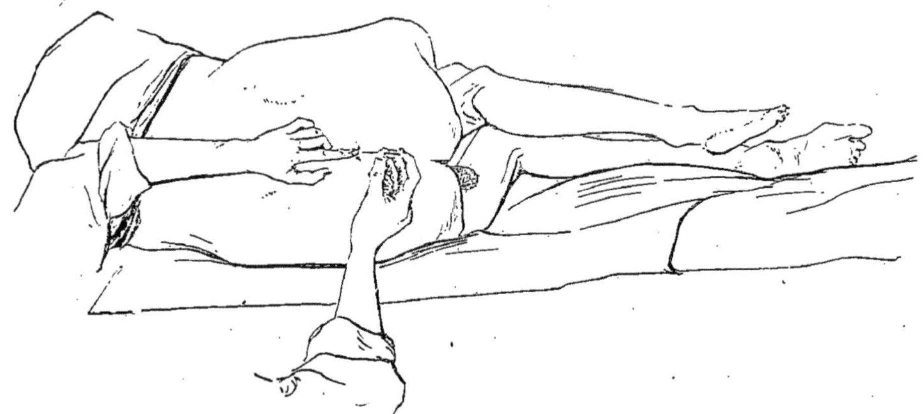

Fig. 227. — Injection épidurale (d'après Cathelin).

enfants et à les terroriser, il faut absolument les abandonner. En effet, si l'incontinence est due à une excitabilité vésicale ou à une atonie des sphincters, une lésion véritable est seule en cause ; si elle est psychique, des punitions ou l'ébranlement moral causé par des châtiments fixent encore davantage dans l'esprit de l'enfant l'image des mictions. Cette pensée revient dans ses rêves et augmente la propension à l'incontinence.

Un moyen plus rationnel consiste à réveiller l'enfant à heures fixes, de préférence aux heures auxquelles il a coutume d'uriner. On a obtenu de bons résultats par ce procédé. On a également cherché à éviter la pression de l'urine sur le col vésical, en faisant coucher les enfants sur un plan incliné, la tête plus basse que le corps.

Une méthode plus ingénieuse et plus scientifique a été proposée en 1901 par Albarran et Cathelin. Ces auteurs, estimant que dans beaucoup d'incontinences l'inhibition de la contractilité sphinctérienne joue un rôle important, ont cherché à provoquer la dynamogénie de la contractilité ou de la tonicité suspendue, mais non abolie. C'est la méthode des injections épidurales proposée contre les diverses formes d'incontinence. En voici la technique (fig. 227). On fait coucher le malade sur le côté gauche ; on délimite au-dessous de la crête sacrée et de chaque côté de l'orifice du canal sacré les deux tubercules osseux qui forment avec la pointe coccygienne les angles du triangle inférieur du canal sacré. On enfonce verticalement un peu au-dessus de la ligne des tubercules sacrés la longue aiguille d'une seringue stérilisée de 10 centimètres cubes de capacité. L'aiguille progresse jusqu'à ce qu'on sente qu'on traverse la couche ligamenteuse qui forme la paroi postérieure du canal sacré. Cela fait, on abaisse le pavillon de la seringue qui devient horizontale ; à ce moment l'aiguille avance librement. Quand on l'a enfoncée environ de 5 centimètres, on injecte le liquide préparé. Au début, on se servait de cocaïne à $\frac{0,20}{100}$ dont on injectait 5 à 6 centimètres cubes. Mais on obtient d'aussi bons résultats en injectant 10 centimètres cubes de sérum artificiel physiologique. On fera ainsi de deux à six injections à des intervalles de trois à huit jours ; si à ce moment on n'a obtenu aucun résultat, il est inutile d'en continuer l'emploi.

Bien que ce traitement soit légitimé par un grand nombre de succès, la proportion d'échecs est encore plus considérable. D'ailleurs, il semble que souvent c'est par la suggestion que les injections épidurales ont produit leurs résultats.

Jaboulay a employé un autre traitement chirurgical. Il pratiqua des injections rétro-rectales de sérum physiologique. L'aiguille, introduite à la pointe du coccyx, sert à injecter une centaine de grammes de liquide. Cette méthode a réussi chez certains sujets ; elle paraît devoir être presque exclusivement réservée aux incontinents psychopathiques, et peut-être comme moyen adjuvant dans les autres cas auxquels une thérapeutique différente est applicable.

Dans l'excitabilité exagérée de la vessie, les narcotiques et les stupéfiants, administrés soit par l'estomac, soit par le rectum sous forme de suppositoires ou de lavements, sont efficaces. Le vieux traitement institué par Trousseau réussit souvent. Il consiste à administrer des pilules contenant de l'extrait de belladone en commençant par de faibles doses pour aller jusqu'à 15 centigrammes. Le chloral, le bromure, l'antipyrine à dose de 1 à 2 grammes, le pyramidon, l'aspirine, reconnaissent les mêmes indications.

Les anesthésiques, tels que la cocaïne ou la stovaïne, portés directement sur le col au moyen d'instillations, ont une action trop passagère pour être conseillés.

Enfin on surveillera l'existence de rétentions pouvant résulter de contractions spasmodiques du col.

Les causes de l'atonie ont été diversement interprétées. Köllischer, ayant constaté au cystoscope une zone rouge péricervicale, en conclut à l'existence d'une lésion inflammatoire et proposa des instillations argentiques sur cette région. Ailleurs on a réussi avec l'introduction de sondes de

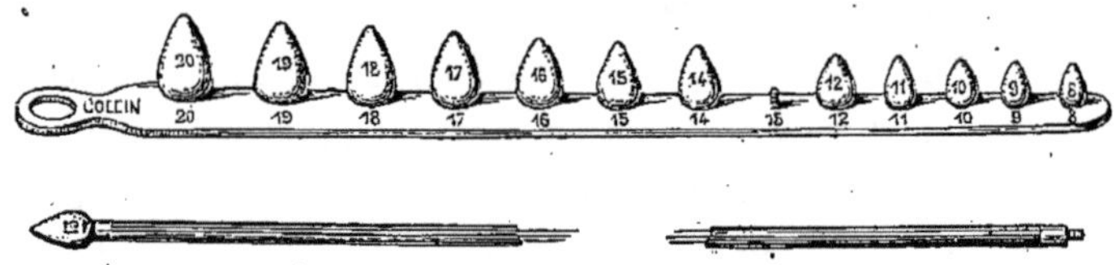

Fig. 228. — Électrode vésicale et urétrale du professeur Guyon.

gomme ou mieux de bougies Béniqué. Dans quelques cas, il a même suffi d'un seul cathétérisme explorateur pour guérir l'affection : ces cas relèvent plutôt de la suggestion.

Plus efficaces sont les applications de l'électricité. Barbier, en employant l'électricité statique, introduit une électrode dans la portion membraneuse et fait jaillir des étincelles de 4 à 20 centimètres. Legros et Onimus ont employé des courants continus descendant le long de la colonne vertébrale. Les courants induits appliqués sur la peau ont donné de médiocres résultats.

Le procédé de beaucoup le plus efficace consiste dans l'emploi méthodique des courants faradiques (Guyon) appliqués directement dans l'urètre. Pour porter le courant jusque sur le sphincter, on se sert d'une tige flexible, formée d'un faisceau de fil de fer que recouvre un vernis isolant, et terminée par une olive métallique d'un calibre proportionné à celui de l'urètre du sujet (fig. 228). La boule qui constitue un des pôles est conduite au niveau du sphincter, sur lequel elle appuie ; chez la femme, on la porte à l'entrée du col ; l'autre pôle est placé au niveau du pubis. On sent l'olive serrée pendant le passage du courant ; les séances, progressivement prolongées, durent de deux à dix minutes et sont répétées tous les jours. En général, 12 ou 15 jours suffisent pour la guérison.

CHAPITRE XVIII

VICES DE CONFORMATION DE LA VESSIE

BIBLIOGRAPHIE

EXSTROPHIE. — POUSSON. Traitement chirurg. de l'exstrophie de la vessie, 1889. — Procédé nouveau, 1898. *Assoc. fr. d'Urol.* 3e session. — TRENDELENBURG. *Arch. f. klin. chir.* 1886. — MAYDL. *Cong. int.*, Rome, 1894. — SEGOND. *Annales g.-urin.* 1890. — Thèses de DURAND (1894) et KATZ (1903). — R. GUITERAS. Exstrophy of the bladder. Oper. *Amer. J. of surg.* 1906.

FISTULES ET KYSTES DE L'OURAQUE. — MONOD. Thèse 1899. — DELORE et COTTE. Des gros kystes de l'ouraque. *Rev. de chir.* 1906, — VAUGHAN. Persist. de l'ouraque. *Med. News.* 1905.

VESSIE DOUBLE. — CATHELIN et SEMPÉ. *Annales g.-urin.*, 1903. — DELBET (PAUL). *Annales g.-urin.*, 1907.

I. — EXSTROPHIE

La plus fréquente des anomalies de développement de la vessie est l'exstrophie, qui consiste dans l'absence de la paroi antérieure de l'organe et dans le défaut de soudure de la paroi abdominale à la région hypogastrique, de sorte que la muqueuse vésicale se continue avec les téguments. Il existe en même temps un épispadias.

ÉTIOLOGIE. PATHOGÉNIE. — L'exstrophie est rare : on l'a observée deux fois sur 100 000 naissances (Neudorfer), et les neuf dixièmes des enfants qui viennent au monde ainsi conformés succombent dès les premiers jours. Elle est plus fréquente dans le sexe masculin. L'étiologie reste inconnue.

Au point de vue pathogénique, on peut rattacher les diverses théories émises à trois principales. La théorie *mécanique*, qui attribue l'exstrophie à la distension de la vessie par l'urine, suivie d'éclatement de cet organe, n'explique ni la fente abdominale, ni l'épispadias concomitant. Les théories *pathologiques* invoquent les maladies fœtales : ulcération de dehors en dedans des parois abdominale et fœtale (Velpeau), adhérences de l'embryon aux enveloppes (de Quatrefages), absence de soudure des pubis (Lecouteux et Hergott). Les théories *tératogéniques*, ou embryogéniques, expliquent mieux les faits. On a toutefois renoncé à celle de Jamain invoquant l'absence de soudure des deux bourgeons allantoïdiens et des deux lames ventrales. Celle qu'ont établie les travaux de Keibel, de Vialleton, est admise aujourd'hui par la plupart des auteurs ; d'après elle les divers degrés de l'exstrophie sont dûs à la résorption plus ou moins complète de la *membrane anale* qui, à une période du développement, forme la paroi antérieure commune à l'allantoïde et au cloaque, et qui n'est composée que par l'endoderme et l'ectoderme accolés ; plus tard, normalement, les lames mésodermiques viennent épaissir cette membrane pour former la paroi vésicale et la paroi abdominale définitives ; quand ces lames protovertébrales n'arrivent pas à coalescence, la résorption de la membrane anale est possible et donne lieu à l'exstrophie.

Anatomie pathologique. — La résorption de la membrane anale peut produire plusieurs degrés d'exstrophie :

1° Dans l'*exstrophie complète*, on trouve à l'extrémité inférieure de l'hypogastre, sur la ligne médiane, une petite tumeur rougeâtre, plus ou moins saillante, à surface mamelonnée, qui diminue par la pression et augmente par la toux, l'effort ; elle est réunie à la peau au niveau de ses bords par l'intermédiaire d'une zone blanche cicatricielle. Cette tumeur est formée par la paroi postérieure de la vessie, refoulée au dehors par l'intestin. On découvre à sa surface, en bas, les deux orifices urétéraux, d'où l'urine sort par petits jets ; il n'existe pas d'orifice urétral, et le sphincter est absent ou réduit à des vestiges. La muqueuse est souvent enflammée, partiellement incrustée même ; elle ne se kératiniserait jamais (Freund, Walezer) ; elle peut devenir le siège de tumeurs. La paroi vésicale est hypertrophiée.

En même temps on constate d'autres malformations : la verge présente un épispadias et une atrophie plus ou moins complète ; le prépuce est très développé ; l'ombilic manque ou plus souvent est abaissé et dissimulé à la limite supérieure de la tumeur, d'où allongement de la veine ombilicale et raccourcissement des artères ombilicales et de l'ouraque qui peut faire défaut. Les organes génitaux sont atrophiés : chez l'homme, le scrotum est petit et les testicules en ectopie ; la prostate est rudimentaire, les vésicules séminales atrophiées, les canaux éjaculateurs s'ouvrent dans la gouttière urétrale, au fond de l'angle formé par la tumeur et la verge. Chez la femme, le vagin et l'utérus sont souvent bifides.

Presque toujours existe un écartement des pubis, réunis par un ligament long de 3 à 12 centimètres ; les muscles droits sont eux-mêmes écartés au niveau de la tumeur.

Les uretères allongés sont souvent dilatés. Dans certains cas coexistent des difformités d'organes plus ou moins éloignés telles qu'une imperforation du rectum qui communique avec la vessie ; on a trouvé en même temps le spina bifida, le bec-de-lièvre, etc.

2° Les variétés incomplètes sont les *fissures de la vessie.* Chez la femme on a observé la fissure vésicale inférieure : la vessie est ouverte à l'extérieur au-dessous de la symphyse et l'urètre est intact, ce qui distingue cette malformation de l'épispadias. On a décrit encore la fissure vésicale supérieure, la vessie s'ouvrant en haut au voisinage de l'ombilic : cette malformation est voisine de la fistule vésico-ombilicale par persistance de l'ouraque.

3° On rattache à la même pathogénie l'*ectopie vésicale ;* la paroi abdominale et les pubis sont seuls divisés ; la vessie elle-même est close et intacte ou d'aspect cicatriciel et peut faire hernie par la solution de continuité des téguments. On a vu enfin l'anomalie de développement réduite à l'aspect cicatriciel de la peau, et coexistant avec un épispadias chez la femme (Guyon).

Symptômes fonctionnels. — Le symptôme dominant est l'écoulement continuel de l'urine. Celui-ci engendre à son tour des dermites, et jusqu'à des ulcérations des téguments du voisinage. En outre, la vessie devient douloureuse dans les cas de cystite, d'incrustations calcaires. Les fonctions génitales sont atteintes : chez l'homme, les désirs sont presque abolis; quand les spermatozoïdes existent, les lésions de l'urètre et du pénis empêchent la copulation. Chez la femme, au contraire, la grossesse et l'accouchement sont possibles.

L'exstrophie est parfois compatible avec une existence longue ; certains sujets ont atteint la vieillesse. Plus souvent l'ouverture des uretères à l'extérieur favorise l'éclosion d'une urétéro-pyélite qui emporte le malade.

Traitement. — Le traitement palliatif consiste dans le port d'appareils appliqués à l'hypogastre, pour recueillir les urines.

On a cherché à obtenir la cure radicale par des interventions chirurgicales dont nous n'exposerons que les grandes lignes ; avec Pousson, nous les rattacherons à trois méthodes principales.

1° *Méthode de dérivation du cours de l'urine.* — Elle comprend : la dérivation dans l'*intestin* destiné à jouer le rôle de réservoir ; la dérivation à la *peau*, au *vagin*, ou à l'*urètre*, pour faciliter le déversement de l'urine dans l'appareil collecteur.

a) La dérivation intestinale est obtenue, soit par l'*abouchement des uretères* à l'intestin (anastomose urétéro-rectale, Simon, 1851), soit par l'*implantation intestinale du trigone* entier, de manière à respecter la musculature des orifices urétéraux (Maydl), soit par la création d'une boutonnière vésico-rectale. Les anastomoses urétéro-intestinales seront étudiées ultérieurement ; le procédé de Maydl consiste à disséquer la vessie, soit après avoir ouvert le péritoine, soit, ce qui est préférable, en restant en dehors de la séreuse, jusqu'à la racine de la verge, niveau auquel l'incision sépare la muqueuse vésicale de l'urètre. Après cette dissection, on excise la vessie en conservant un lambeau large autour des orifices urétéraux ; on mobilise les uretères en respectant les vaisseaux et le tissu cellulaire péri-urétéraux, on recherche et attire hors du péritoine l'S iliaque qui est alors incisé longitudinalement ; enfin, on implante dans cette incision le lambeau vésical dont les bords sont suturés à ceux de la plaie intestinale. On peut aussi pratiquer cette implantation dans le rectum (Mikulicz, Estor, etc.), en y fixant séparément les deux uretères avec leur collerette vésicale.

La *fistulisation vésico-rectale* (Lloyd, Johnson) a été réalisée au moyen d'une pince analogue à l'entérotome (Holmes, Thiersch), ou à ciel ouvert (Tuffier) : chez la femme, on a pratiqué l'anastomose vésico-vagino-rectale (Novaro) avec occlusion de la vulve.

Les résultats éloignés de ces opérations sont trop souvent fâcheux à cause de l'infection ascendante urétéro-rénale (voir Uretères) ; aussi a-t-on essayé encore d'aboucher, dans une portion du rectum isolée du reste de ce viscère, les uretères (Gusuni) ou la vessie (Soubotine).

b) On a encore appliqué à l'exstrophie la dérivation de l'urine dans le vagin (Chavasse), à la gouttière urétrale (avec extirpation de la vessie, Sonnenburg). Ce dernier procédé améliore la situation du malade, mais ne supprime ni l'incontinence, ni l'incrustation, et détruit le sphincter urétéral qui constitue la meilleure défense contre l'infection ascendante.

2° *Méthode de suture des deux marges de la vessie.* — Cette méthode a été appliquée, tantôt sans opération sur le squelette pelvien, tantôt en modifiant celui-ci. Dans la première catégorie se rangent l'avivement avec suture des bords de la vessie (Gerdy, 1843, Rigaud, Wyman) et les procédés plus perfectionnés de suture après dissection extrapéritonéale de la vessie (Segond), qui ont donné, sinon la guérison avec continence, du moins de très heureux résultats. Dans la deuxième, rentrent ceux où l'on cherche en outre à fermer la paroi par le *rapprochement des pubis* : la réalisation de cette idée, due à Dubois et à Dupuytren, a été tentée au moyen de bandages sans opération sanglante (Passavant), et par intervention sanglante (Trendelenburg). Le procédé de Trendelenburg, sur lequel on avait fondé l'espoir d'une véritable cure radicale, consiste dans la disjonction des symphyses sacro-iliaques, suivie d'un traitement orthopédique destiné à maintenir les pubis rapprochés, et, dans une deuxième séance, éloignée de trois à quatre mois, dans l'avivement et la suture de la vessie et du pénis.

3° *Méthode autoplastique.* — Elle consiste à recouvrir la vessie, ou la vessie et l'épispadias, de lambeaux cutanés empruntés aux téguments de l'abdomen et du périnée ; elle a été appliquée pour la première fois par Roux, de Toulon, en 1852, puis avec diverses modifications par Alquié, Ayres, Wood, Le Fort, Billroth, Thiersch, Richelot, etc., et les procédés sont les uns à un seul plan, les autres à deux plans de lambeaux.

Nous prendrons comme type le procédé de Lefort (1882) : dans un premier temps, le prépuce est disséqué et le gland passé à travers une boutonnière pratiquée à la base du lambeau préputial qui recouvre ainsi la face dorsale de la verge ; quelques semaines plus tard, un lambeau rectangulaire est taillé dans les téguments de la région sus-vésicale, puis rabattu sur la vessie, face épidermique en arrière, et suturé aux bords du lambeau préputial ; les fentes latérales qui persistent sont fermées, en deux séances, par des lambeaux pris aux téguments des parties latérales, amenés par glissement en avant des lambeaux suturés antérieurement. La photographie du malade opéré par Le Fort, prise dix-huit ans plus tard, permet de voir que la vessie est en grande partie recouverte, mais que l'incontinence reste absolue ; un appareil en supprimait les principaux inconvénients (fig. 229).

Après la dissection et la suture marginale de la vessie, Segond, dont le procédé se rattache par conséquent à deux méthodes, complète son opération par une réfection autoplastique de la paroi et de l'urètre, et utilise

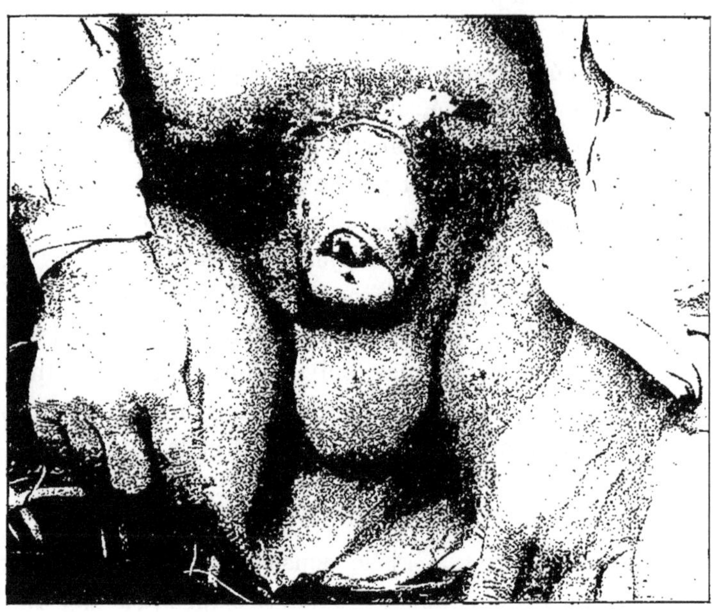

Fig. 229. — Exstrophie de la vessie. L'opéré de Le Fort, dix-huit ans après.

également un lambeau préputial. Pozzi ramène vers la ligne médiane les muscles droits.

Résultats du traitement opératoire. — La seule méthode qui permette d'espérer la continence est la dérivation intestinale des urines ; mais l'opération de Maydl, la meilleure parce qu'elle ménage la musculature des orifices urétéraux et n'expose pas à leur sténose cicatricielle, est grave (25 p. 100 de mortalité, Katz), et laisse le malade exposé dans bien des cas à l'incontinence du sphincter anal, à la rectite et malgré tout à la pyélonéphrite tardive.

Les autres méthodes sont seulement palliatives, mais assez bénignes ; chez les tout jeunes enfants, on tentera le rapprochement orthopédique des pubis ; on obtiendra l'occlusion de la vessie et de l'urètre par les procédés autoplastiques, en particulier, par le procédé de Segond, préférable à celui de Sonnenburg parce qu'il ménage les sphincters urétéraux, à celui de Le Fort parce qu'il crée une cavité entièrement muqueuse, peu exposée aux incrustations calcaires.

II. — Autres anomalies congénitales

1° *Absence de la vessie.* — Elle est extrêmement rare, surtout si l'on considère les cas où elle constitue l'unique malformation. Les uretères s'ouvrent ordinairement dans l'urètre. Citons les cas anciens de Breschet et de Titon, ceux plus récents de Schrader, Bousquet, Luer, Oliver, Pommer.

2° *Distension fœtale de la vessie.* — Plus souvent observée, elle a pu constituer une cause de dystocie. Elle coïncide avec d'autres malformations congénitales, comme l'occlusion de l'urètre. Le contenu de la vessie atteignait 6 litres dans le cas de Schwyzer.

3° *Vessie double.* — On décrit sous le nom de vessie double des anomalies assez différentes ; il peut exister *deux vessies* disposées l'une à côté de l'autre, plus rarement l'une en avant de l'autre, chaque vessie recevant un uretère, et leur réunion se faisant au niveau du col, si d'autres anomalies ne rendent pas la disposition plus complexe. Ou bien la vessie n'est divisée que par une cloison intérieure (*vessie bipartite*), ou disposée en deux cavités superposées (vessie en *sablier*). Nous étudierons en outre dans un autre chapitre les *diverticules* congénitaux.

4° *Fistules et kystes de l'ouraque* (fistules ombilico-vésicales). — L'ouraque peut anormalement rester perméable dans tout ou partie de sa longueur; même à l'état normal il présenterait une cavité centrale (Luschka), et celle-ci peut devenir l'origine de kystes parfois volumineux, que l'on a vus rester en connexion avec la vessie. Les fistules de l'ouraque font communiquer la cavité vésicale avec l'ombilic, où l'on observe l'écoulement de l'urine, tantôt en quantité extrêmement faible, tantôt goutte à goutte, ou même par jet pendant la miction ; si l'orifice ombilical est fermé, il est au contraire le siège d'une petite tumeur kystique. Il existe souvent en même temps un obstacle urétral, ou préputial, au libre cours de l'urine, ce qui explique la fréquence plus grande de ces fistules dans le sexe masculin.

Le traitement comprend le rétablissement de la perméabilité et du calibre de l'urètre, et l'extirpation de l'ouraque (Delagénière) avec suture de la vessie à son insertion.

CHAPITRE XIX

PHLEGMON DE LA CAVITÉ DE RETZIUS

BIBLIOGRAPHIE

BOUILLY. Les tumeurs aiguës et chroniques de la cavité prévésicale. *Th. agrég.*, 1880. — HALLÉ. Des péricystites. *Annales gén.-urinaires*, 1892. — ROLL. Actinomycose de la cavité de Retzius. *Soc. de chir. de Christiania*, 1898. — BAZY. Note sur l'existence de ganglions lymphatiques de la cavité de Retzius. *Soc. de chirurgie*, 1899. — CUNÉO et MARCILLE. Lymphatiques de la vessie. *Soc. anat.*, 1901. — PASTEAU. *Loc. cit.* — MINET. Diagnostic des tumeurs prévésicales. *Soc. médico-chirurgicale*, 1901. — IMBERT. Note sur la pathogénie des phlegmons de la cavité de Retzius. *Assoc. fr. d'Urol.*, 1902.

Le phlegmon prévésical ou phlegmon de la cavité de Retzius est l'inflammation du tissu cellulaire graisseux qui recouvre la face antérieure de la vessie, dépourvue de séreuse.

ÉTIOLOGIE. — Cette affection est assez rare; Bouilly n'en avait pu réunir que 43 cas. Il décrivait des phlegmons idiopathiques et des phlegmons par propagation. Les premiers, plus fréquents chez l'homme dans la proportion de 23 sur 27 observations, étaient imputés aux chutes, aux efforts, aux contractions abdominales violentes, ou à des causes infectieuses. Il considérait le phlegmon par propagation comme le plus rare, car, sur 20 cas, 11 appartenaient au sexe masculin, 9 au sexe féminin.

Aujourd'hui on admet que l'inflammation du tissu cellulaire prévésical résulte d'une infection qui est due tantôt à une cause générale, tantôt à une cause locale.

1° *Causes générales*. — Certaines maladies infectieuses ont pu déterminer la suppuration de la cavité de Retzius : telles sont la pyohémie, la fièvre typhoïde, l'infection puerpérale. Toutefois il est possible que, dans la fièvre typhoïde et dans l'infection puerpérale, l'infection soit due à une propagation par la voie lymphatique de l'inflammation intestinale ou utérine.

2° *Causes locales.* — Le phlegmon est consécutif : 1° à un *hématome prévésical* secondairement infecté ; l'origine en est surtout une rupture de la symphyse pubienne, un traumatisme pelvien ; la suppuration n'avait pas encore envahi l'hématome de la cavité prévésicale dû à une ponction vésicale que Jeannel a constaté dans une autopsie ; 2° à une *infection urétrale, prostatique ou vésicale.* La pathogénie est ici différente suivant les cas. Tantôt le tissu prévésical est infecté directement par l'ouverture d'un abcès vésical ou périprostatique, par une plaie opératoire, par la perforation de dedans en dehors de la vessie sous l'influence d'une ulcération tuberculeuse, néoplasique, par corps étranger, etc. ; tantôt le phlegmon se fait par continuité de tissus, par exemple quand le processus de cystite interstitielle atteint les couches les plus externes de la paroi vésicale ; tantôt, enfin, la propagation a lieu par la voie lymphatique. A ce groupe se rattachent non seulement des phlegmons d'origine vésicale, mais aussi des phlegmons d'origine urétrale et même pénienne, comme dans le cas d'Imbert, où l'infection paraît avoir eu pour point de départ des végétations développées sur le gland, et dans celui de Castero, cité par Bouilly, où il succéda à un chancre de la verge. Les connexions des systèmes lymphatiques vésical et urétral, expliquent ces conditions pathogéniques ; 3° chez la femme, à des *infections de l'appareil génital*, puerpérales ou blennorragiques, transmises par la voie lymphatique le plus souvent, ou encore dues à la diffusion d'une suppuration pelvienne qui peut alors s'ouvrir dans la vessie ; 4° à une *infection intestinale ou appendiculaire* Depuis longtemps on avait remarqué la fréquence des troubles gastro-intestinaux au début du phlegmon, et Bernutz lui décrivait une première période clinique de troubles digestifs. On doit considérer comme possible une infection du tissu prévésical de cause intestinale, propagée par la voie sanguine, sans qu'une pareille éventualité ait été démontrée. Plus souvent il s'agit sans doute d'une infection propagée par la voie lymphatique, comme l'admet Imbert. Dans d'autres cas, une suppuration péri-typhlique ou péri-appendiculaire gagne le petit bassin et la cavité prévésicale ; le siège pelvien de certains appendices favorise cette complication. Quelques abcès, en apparence idiopathiques, ont pour cause une inflammation intestinale ou appendiculaire latente ; 5° à la suppuration des *os du bassin :* ostéite de la branche ischio-pubienne (Février), carie de la hanche (Bierhoff), etc.

Anatomie pathologique. — Nous avons mentionné, à propos des

cystites, la péricystite *fibro-lipomateuse ;* dans cette forme, l'inflammation aboutit, non au phlegmon, mais à la sclérose du tissu cellulaire périvésical, dont les lobules adipeux, hypertrophiés, sont emprisonnés ainsi dans des logettes fibreuses très adhérentes à la vessie et aux parois.

Un certain nombre des suppurations développées dans la cavité prévésicale sont des *adéno-phlegmons ;* l'inflammation envahit soit les ganglions appliqués à la face antérieure de la vessie, décrits par Gérota et par Pasteau, soit les ganglions, plus voisins du pubis, rencontrés par Bazy.

L'une des particularités les plus importantes est la dureté ligneuse que prend le tissu cellulaire prévésical très épaissi par l'infiltration, dans la plupart des phlegmons à allures chroniques ou subaiguës. L'induration a pour limites celles de la cavité de Retzius elle-même ; elle est marquée en haut par une courbe à concavité inférieure, qui peut monter à quatre ou cinq travers de doigt de l'ombilic.

Quand le pus est collecté, la cavité est plus large à son extrémité supérieure hypogastrique qu'à son extrémité inférieure rétro-pubienne. S'il vient fuser dans le bassin, l'abcès prend alors une forme en bissac, une partie étant située en avant du fascia transversalis, l'autre dans le bassin ; ces deux poches communiquent parfois par un pertuis étroit.

La collection peut s'ouvrir dans la vessie, ce qui constitue une issue heureuse pour certaines affections causales, appendiculaires ou génitales ; mais il en résulte le plus souvent la persistance de clapiers périvésicaux.

Symptômes. — Leur évolution comprend deux périodes (Bouilly) :

Première période. — L'affection débute par des symptômes de péritonisme : constipation, coliques, nausées, rarement par des vomissements. Quelques troubles de la miction indiquant une cystite légère sont possibles, mais on n'observe pas de rétention à cette période.

La douleur hypogastrique, constante, est exaspérée par la marche, par la station debout, surtout par l'inclinaison en avant qui exerce une pression sus-pubienne, et aussi par la rétraction vésicale qui suit la miction.

Dans deux cas observés par nous, une légère élévation thermique, 38°, 38°,5, a marqué le début de l'affection ; ailleurs les symptômes précédents sont si peu accusés que cette première période passe inaperçue. Souvent aussi, les symptômes de l'affection causale, vésicale ou appendiculaire, masquent le début du phlegmon.

Deuxième période. — La deuxième période est caractérisée par des troubles urinaires et, plus tard, par l'existence d'une tuméfaction hypogastrique.

Les *troubles urinaires* ne présentent rien de spécial. La miction est gênée, difficile, quelquefois douloureuse, surtout au moment de l'expulsion des dernières gouttes, mais les besoins sont rares. Dans certains cas, une rétention incomplète s'est montrée. Les urines sont limpides et le cathétérisme ne révèle pas de sensibilité vésicale exagérée.

La *tuméfaction hypogastrique* débute par un empâtement sus-pubien, sous forme d'une plaque plus ou moins étendue; bientôt c'est une véritable *tumeur* saillante, globuleuse, occupant la ligne médiane, mais prédominant presque toujours d'un côté; la paroi abdominale semble déprimée latéralement.

Par la palpation, on suit la tuméfaction de bas en haut, depuis le pubis, derrière lequel elle semble se perdre, jusqu'à 6, 10, et même jusqu'à 20 centimètres au-dessus. Elle s'étend de chaque côté de la ligne médiane, dans un espace de 4 à 10 centimètres : le bord externe de la tumeur et celui des muscles droits se correspondent généralement. La saillie est irrégulière et comme sinueuse sur ses bords; globuleuse seulement à sa partie supérieure, elle est plate et étalée en bas (Bouilly) ; dans un cas, nous l'avons trouvée bosselée. Les muscles et les aponévroses sont intimement appliqués sur la tumeur avec laquelle ils font corps, et qui, dure et résistante pendant longtemps, au point de prêter à confusion avec une tumeur solide, donne, lorsqu'elle est devenue considérable, une sensation de fluctuation profonde ; elle est mate à la percussion.

Quand l'abcès est ouvert dans la vessie, on observe, en même temps que des alternatives de réplétion et de diminution de volume de la tumeur, une pyurie plus ou moins abondante, en général intermittente ; l'épaisseur des parois de l'abcès est telle que l'évacuation n'amène pas la disparition de la tuméfaction.

Au toucher rectal, la prostate paraît saine ; on constate seulement de la périprostatite et surtout de l'empâtement périvésical prédominant d'un côté. Chez la femme, le toucher vaginal permet de sentir entre le col de l'utérus et le pubis une masse de consistance mollasse ; les mouvements qu'on lui imprime sont transmis à l'hypogastre; d'autres fois, l'utérus est immobile.

La tumeur est le siège d'une *douleur* spontanée, vive, profonde, souvent lancinante, mais sans irradiations lointaines ; elle s'exagère par la pression, par l'extension des membres, par le mouvement.

L'*état général* est celui des phlegmons en général; la température atteint 39°, 39°,5 ; il existe quelquefois des frissons, de l'anorexie, des vomissements et même de la diarrée.

Durée. Terminaison. — Le phlegmon prévésical se termine de deux façons : par résolution et par suppuration.

La *résolution* n'est pas rare : elle s'observe dans un peu plus du quart des cas. Les symptômes fièvre et douleur s'amendent, et la tumeur diminue progressivement. Elle laisse toutefois une plaque d'induration qui peut rendre persistants les troubles de la miction en immobilisant la paroi vésicale antérieure, dont elle empêche le retrait. La guérison a lieu dans l'espace de trois à six semaines (Bouilly).

Lorsqu'il s'agit d'un phlegmon secondaire par propagation, la *suppuration* est presque fatale : elle peut manquer après un épanchement d'urine, si cette dernière est aseptique. Elle s'annonce par un redoublement des symptômes généraux ; la tumeur hypogastrique s'accroît, la douleur spontanée devient très vive; la dysurie s'accentue ; on observe de la constipation et du ténesme rectal.

Il est de règle que le pus se fasse jour par la paroi abdominale, sur la ligne médiane, entre le pubis et l'ombilic ; si la tumeur est volumineuse, on verra souvent se produire des orifices multiples. Le pus s'échappe en quantité énorme, ce qui s'explique par la diffusion de la collection jusque vers les parties latérales du rectum : il est d'une extrême fétidité, comme celui de la plupart des collections voisines de l'intestin.

L'issue par la vessie, le vagin, le rectum, est plus rare, et, dans ces cas, il existe ordinairement plusieurs ouvertures à la fois. L'irruption du pus dans le péritoine constitue une cause de mort relativement fréquente.

La durée est des plus variables. Si l'ouverture chirurgicale a été faite à temps, la guérison ne demande que quinze ou vingt jours. Autrement, elle s'est fait attendre trois, cinq, dix-huit mois, en raison de la persistance des fistules ; une induration consécutive, dont nous avons parlé plus haut, est fréquente.

Diagnostic. — *Première période.* — Les symptômes de réaction péritonéale peuvent faire penser à la *péritonite*, mais dans le phlegmon prévésical, les nausées, les vomissements sont de courte durée, la constipation n'est pas opiniâtre, la douleur est plus circonscrite.

Le diagnostic avec *l'appendicite*, qui peut être compliquée de phlegmon périvésical, se fera par la localisation exacte du siège de la douleur spontanée et provoquée.

Il est plus facile de distinguer une *cystite* d'un phlegmon, que de diagnostiquer le phlegmon à son début, quand il survient au cours d'une cystite. Quand celle-ci n'existe pas, le phlegmon cause des troubles de la miction insignifiants à cette période, et les urines sont limpides.

Deuxième période. — C'est à la *distension vésicale* qu'on songe tout d'abord, en présence d'un phlegmon prévésical, mais la confusion ne peut être de longue durée. Le globe vésical est régulier, de consistance spéciale, et surtout on le voit disparaître par le cathétérisme. Certaines conditions peuvent devenir pourtant des causes d'erreur; telles sont : 1° la division de la vessie en deux poches dont l'une, hypogastrique, ne peut se vider parce qu'elle renferme un calcul (Velpeau); 2° la compression du réservoir par un corps qui en empêche l'évacuation ; 3° la présence, dans la vessie, d'un calcul extrêmement volumineux ; 4° l'adhérence de la vessie à la paroi abdominale qui l'empêche de revenir sur elle-même : c'est un fait exceptionnel, signalé à la suite d'une ulcération de la vessie, de l'application d'un cautère sur la paroi abdominale ; dans de très rares circonstances, ces adhérences résultent de la taille hypogastrique ; 5° l'existence d'un abcès de la face antérieure de la vessie (Civiale, Bouilly). Dans tous ces cas, en effet, la tumeur disparaît incomplètement par le cathétérisme.

On distinguera les *tumeurs pariétales* à ce qu'elles sont immobilisées et rendues plus saillantes par la contraction de la paroi, tandis que, dans l'état de relâchement de celle-ci, la tumeur est mobilisable ; elle paraît parfois se continuer par un pédicule.

Les *tumeurs de la vessie* elles-mêmes sont peu perceptibles par le palper hypogastrique simple, mais seulement par le palper combiné avec le toucher rectal (Guyon). Cependant il faut en excepter les tumeurs de la vessie propagées au tissu cellulaire, dans quelques cas exceptionnels.

Les *tumeurs des organes pelviens* sont reconnues à leurs symptômes propres. La confusion avec un cancer de l'intestin adhérent à la paroi est parfois difficile à éviter.

On distinguera le phlegmon prévésical du *phlegmon sous-ombilical* par son siège plus élevé, de la *péritonite tuberculeuse* enkystée, des kystes hydatiques rétro-vésicaux ; des *hématomes* de la cavité de Retzius.

Il sera parfois difficile de faire le diagnostic entre *un phlegmon et une tumeur* de l'espace prévésical, quand le phlegmon prend une marche chronique et s'indure, ou encore quand il s'ouvre dans la vessie et détermine une pyurie persistante et une cystite parfois intense.

Les cas les plus difficiles à diagnostiquer sont ceux où la fièvre manque, ainsi que la douleur, qui cependant est un des signes les plus constants des phlegmons, où, loin de trouver la fluctuation, on rencontre une induration ligneuse, parfois telle qu'on a pu croire à un ostéo-sarcome du bassin (Gérardin).

Dans un cas de Roll où les symptômes rappelaient à la fois ceux du phlegmon et ceux d'une tumeur maligne, on trouva à l'opération des clapiers purulents causés par l'*actinomycose*.

Traitement. — Le traitement est l'évacuation du pus collecté par une incision sus-pubienne, et le drainage large de l'abcès. On ne devra pas négliger, quand les symptômes d'infection se seront atténués, de traiter l'affection causale, qui, dans un certain nombre de cas, occasionne la persistance d'une fistule, comme en présence d'une appendicite, d'un calcul appendiculaire, etc.

Chez la femme, on pourrait aborder l'abcès par la voie sous-symphysaire, mais l'incision hypogastrique est préférable.

QUATRIÈME PARTIE

MALADIES DU REIN ET DE L'URETÈRE

CHAPITRE PREMIER

EXPLORATION DU REIN ET DE L'URETÈRE [1]

Le rein et l'uretère peuvent être examinés à travers les parties molles (exploration médiate), ou au contraire par une incision exploratrice de la paroi abdominale (exploration directe), ou par l'intermédiaire de la vessie grâce à des manœuvres faites sous le contrôle du cystoscope. L'étude de ces dernières ne peut être séparée de celle des fonctions rénales.

I. — EXPLORATION MÉDIATE

A. — Reins.

Les moyens d'exploration médiate des reins sont l'inspection, la percussion, la palpation, la radiographie.

A l'*état normal*, le rein échappe à ces moyens d'investigation. Il est en effet situé profondément à la partie inférieure et postérieure de la cage thoracique, et déborde peu la dernière côte, surtout à gauche. Au contraire, abaissé ou augmenté de volume, le rein devient perceptible, surtout à la partie antérieure. On facilite l'examen en évacuant le gros intestin par des lavements ou un purgatif, ou par des poudres absorbantes, telles que la magnésie, le charbon, en cas de météorisme.

[1] Outre les ouvrages mentionnés, soit au début de ce livre, soit dans la bibliographie des chapitres qui suivent, on consultera les traités :

Le Dentu. *Affect. chirurg. des reins, des uretères et des capsules surrénales.* Paris, 1889. — Israel. *Erfahr. üb. Nierenchirurgie.* Berlin, 1894. — *Chirurg. Klinik. d. Nierenkrankh.* Berlin, 1901. — Morris. *Surgical diseases of the kidney and ureters.* London, 1901. — Küster. *Die Chir. d. Nieren... Erlangen,* 1902. — Kapsammer. *Nierendiag. und Nierenchir.* Wien, 1907.

L'*inspection* ne donne un résultat positif que dans le cas de tumeurs énormes ou de distension rénale considérable ; la voussure produite dans ces cas est surtout antérieure et latérale, et beaucoup moins appréciable à la région lombaire ; elle peut n'être décelée que par la comparaison des deux côtés. Au contraire, dans les suppurations périnéphrétiques, la voussure de la région lombaire et de l'espace costo-iliaque devient manifeste. Inversement on pourrait exceptionnellement voir une dépression, un coup de hache au-dessous des fausses côtes, dans le cas de rein abaissé (Tuffier).

La *percussion* de la région lombaire ne donne de renseignements que dans les cas de tumeur énorme où la matité de la région s'étale au delà des limites habituelles, en particulier en haut où elle peut simuler la matité d'origine pleurale. La matité existe même en l'absence du rein. Sur la paroi antéro-latérale de l'abdomen, seuls les reins très volumineux sont appréciables à la percussion ; encore faut-il que le rein soit appliqué à la paroi immédiatement : or, presque toujours, il en est séparé par le côlon qui remonte devant le tiers inférieur du rein droit, se porte transversalement, passe devant le rein gauche et descend en avant de son bord externe : on admet généralement que toute tumeur du flanc présentant de la sonorité appartient au rein, proposition qui comporte bien des exceptions. La sonorité peut manquer dans des tumeurs très volumineuses (Tuffier), surtout du côté gauche, l'intestin étant refoulé de côté par le rein. Le *phonendoscope* n'est pas beaucoup plus précis.

Pour mieux localiser la matité rénale, Naunyn et Minkowski dilatent l'estomac par des gaz (potion de Rivière) et le côlon par l'injection d'eau ; cette méthode est utile pour le diagnostic entre une tumeur rénale volumineuse et une tumeur de l'intestin.

La *palpation* permet de constater l'augmentation de volume, le siège, la mobilité du rein. A la palpation simple avec une seule main, qui permet la fuite du rein et ne donne de sensations précises que si ce dernier est très volumineux, il faut préférer la *palpation bimanuelle*, une main déprimant la paroi antérieure de l'abdomen tandis que l'autre, placée à la région lombaire, dans l'angle de la dernière côte et de la masse sacro-lombaire, forme un plan résistant en arrière du rein qu'elle contribue à fixer.

La palpation se fait surtout dans le décubitus *horizontal ;* le malade a les cuisses légèrement fléchies, le thorax et les lombes à plat, les épaules et la tête un peu élevées ; il doit respirer largement, sans effort, la bouche ouverte, en prolongeant autant que possible l'expiration, pendant laquelle l'abdomen est plus dépressible. Pour le côté droit, le chirurgien se place à droite du malade, la main gauche appuyée à la région lombaire, tandis que la droite déprime la paroi au-dessous des fausses côtes ; pour le côté gauche, la position est inverse ; cependant on peut palper le rein gauche en restant à droite du malade, en plaçant la main droite aux lombes, le poignet très fléchi, en palpant en avant avec la main gauche. Malgré tout, le palper peut être très difficile chez les individus obèses, ou en cas de douleurs qui amènent la contracture de la paroi ; il est parfois indiqué de pratiquer l'exploration sous chloroforme ; dans tous les cas, on doit se rappeler qu'un rein non déplacé et non augmenté de volume n'est pas perceptible ; il faut même, surtout à gauche, que le rein soit déjà très gros pour être perçu, si la paroi n'est pas extrêmement mince et faible.

Le meilleur procédé de palpation consiste à rechercher le *ballottement rénal* (Guyon). Le malade, étant placé comme nous l'avons indiqué, laisse reposer la région lombaire dans la main du chirurgien dont les doigts occupent l'angle de la côte et de la masse sacro-lombaire. S'il s'agit du côté droit, la main droite est appliquée sur l'abdomen, le long des fausses côtes, en dehors du muscle droit.

L'exploration véritable commence ; la main lombaire, exerçant une pression dans l'espace costo-iliaque, y provoque une *douleur*, toutes les fois qu'un état pathologique a augmenté la sensibilité des reins ; la main antérieure concourt rarement, et seulement dans les cas de grosse tumeur, à déterminer cette sensibilité.

C'est l'*augmentation de volume* et la *mobilité* qu'on recherche surtout. Le doigt postérieur exerce de petites pressions, brusques et saccadées, sur l'espace costo-iliaque ; celui-ci étant, par l'intermédiaire des téguments et des muscles, en rapport avec le rein, ces mouvements se communiquent à la glande, qui est repoussée et projetée en avant. La main abdominale intervient alors et se porte progressivement à la rencontre de la main lombaire ; elle arrive, à un moment donné, à percevoir le contact du rein ainsi projeté. Le choc n'est pas considérable : c'est un frottement doux, un frôlement, une sensation passagère, assez analogue à celle qu'on éprouve en pratiquant le toucher vaginal, vers le milieu de la grossesse, quand on repousse du doigt au moyen d'un choc léger la tête fœtale qui lui est ensuite renvoyée ; le ballottement rénal rappelle les sensations de ce ballottement fœtal. En faisant varier la position de la main abdominale, on parvient à reconnaître les limites de la tumeur rénale, les inégalités de sa surface, sa mobilité et ses principaux caractères.

Pour que le ballottement se produise, il faut que le contact existe entre la paroi lombaire et le rein ; celui-ci peut lui être adhérent ou non; s'il s'agit d'un rein mobile rentré dans sa loge, le choc transmis le renvoie en avant ; s'il est adhérent, le ballottement se produira encore, car le doigt repousse en avant toute la paroi et le rein lui-même. Seules les affections rénales donnent lieu à ce phénomène qui est pathognonomique et permet, quand la secousse est provoquée exactement dans l'angle costo-musculaire, d'éliminer les autres tumeurs abdominales et le phlegmon péri-néphrétique.

Une autre condition nécessaire est l'existence d'un espace suffisant entre la face antérieure de la tumeur et la paroi abdominale. Aussi, ne faut-il pas déprimer trop fortement cette paroi, car, si on arrivait au contact de la tumeur, elle ne jouirait plus d'une mobilité suffisante pour donner au doigt la sensation caractéristique du choc. C'est pour la même raison que les tumeurs rénales volumineuses ne donnent pas lieu à la sensation du ballottement. Mais dans ce cas, alors même que la tumeur soulève la paroi abdominale, et qu'on la voit se dessiner en relief, elle occupe encore la région lombaire et des mouvements peuvent être transmis de l'une à l'autre main, signe qui appartient en propre aux tumeurs rénales.

Cette mobilité postéro-antérieure n'est pas la seule dont jouisse un rein augmenté de volume : le ballottement représente la mobilité *lombo-abdominale ;* à côté de celle-ci, le professeur Guyon reconnaît une mobilité *abdomino-lombaire*, spéciale aux tumeurs qui abandonnent momentanément la loge rénale, mais qu'on peut y faire rentrer par une palpation méthodique : quant à la mobilité *abdominale*, transversale ou verticale, elle appartient au rein absolument flottant.

Glénard (de Lyon) a décrit sous le nom de *palpation néphroleptique*, un procédé d'exploration du rein qui comprend trois temps. Dans le premier temps ou *affût*, le chirurgien, s'il s'agit du rein droit, étreint largement et solidement de la main gauche, pouce en avant, médius en arrière, toutes les parties molles immédiatement sous-jacentes au rebord costal. L'anneau ainsi formé par les doigts est complété en avant par la main droite, qui déprime la paroi abdominale. En faisant inspirer profondément le malade, on sent une masse passer entre les doigts, c'est le rein mobile;

c'est la *ptose* (Glénard). Dans le second temps ou *capture*, on porte les doigts aussi haut que possible sous le rebord costal, et, au moment où la ptose est descendue au bas de sa course, on augmente brusquement la constriction exercée par les doigts. Le troisième temps, ou *échappement*, consiste à écarter légèrement les extrémités du pouce et du médius; la ptose remonte alors et, pendant ce second passage, on en apprécie le siège, la forme, la consistance.

Ces résultats sont réels, mais la manœuvre est impraticable sur les sujets qui ont un peu d'embonpoint; on constate bien ainsi la mobilité; les autres caractères de la tumeur rénale sont difficiles à percevoir.

On peut encore pratiquer le palper dans le décubitus *latéral* (Rayer, Le Dentu, Israël) sur le côté non examiné; cette position relâche la paroi, et abaisse le rein vers la paroi abdominale. Pour explorer le rein gauche, le chirurgien se place devant le malade, pose la main droite sur la région lombaire gauche, et la main gauche en avant de l'abdomen qu'il déprime au moyen de petits mouvements de flexion des articulations métacarpo-phalangiennes. Dans le cas de rein flottant, on sent le rein s'abaisser et s'élever pendant les mouvements respiratoires, et l'on peut apprécier son volume et ses altérations. Il nous a toujours été impossible de découvrir ainsi le rein normal.

Enfin on a utilisé la position *genu-pectorale*, qui, après une néphropexie, « donne des résultats très nets, et l'on voit la paroi s'abaisser légèrement sous le poids du rein » (Tuffier); la position *demi-assise*, mais sans raideur, qui facilite l'abaissement des reins mobiles; la position *debout*, très peu favorable.

La *radiographie* a été employée pour les calculs rénaux, à propos desquels nous l'étudierons. Dans quelques cas de tumeurs rénales très considérables, on constate à ce niveau une opacité dans l'image, mais sans netteté.

B. — Uretères

La *palpation* permet d'apprécier l'augmentation du volume et la sensibilité de l'uretère à la pression.

Quant à la *cystoscopie* qui montre le méat urétéral et ses lésions, au *cathétérisme* urétéral qui permet de diagnostiquer avec une certaine précision les rétrécissements et oblitérations de ce conduit par les arrêts ou les frottements qu'il subit pendant son introduction, à la radiographie, employée pour les calculs urétéraux, nous devons en parler dans les chapitres suivants.

Suivant qu'il s'agit de la portion abdominale ou de la portion pelvienne de l'uretère, on emploie le palper abdominal, ou le toucher vaginal et rectal.

Pour palper la *portion abdominale* de l'uretère, le chirurgien, placé du côté à explorer, applique le long du bord externe du muscle droit l'extrémité des doigts des deux mains, et déprime à ce niveau la paroi, en profitant des mouvements d'expiration, jusqu'à la rencontre de la paroi postérieure, puis il les fait glisser profondément de dehors en dedans et de dedans en dehors; quand l'uretère est hypertrophié ou dilaté, on sent rouler sous le doigt un cordon dur et douloureux, moins gros que l'intestin ; au niveau du détroit supérieur, qui forme un plan résistant en arrière des organes abdominaux, se trouve le point d'élection, précisé par Hallé : il correspond à trois centimètres au-dessus de l'intersection de deux lignes, dont l'une relierait les deux épines iliaques antéro-supérieures, et l'autre, perpendiculaire à la première, passerait par l'épine pubienne. L'uretère se trouve, à ce niveau, à 4 centimètres et demi de la ligne médiane.

Quant à l'*extrémité supérieure*, les points de repère indiqués manquent de précision et on observe trop de variations, dues aux déformations pathologiques, pour qu'on puisse attacher une valeur absolue à cette recherche.

Par contre, l'*extrémité inférieure* est relativement facile à trouver, du moins à l'état pathologique. Chez l'homme, elle est accessible par le rectum, à condition que le sujet n'ait pas trop d'embonpoint et que le doigt du chirurgien soit assez long. On arrive à sentir, en dedans et au-dessus de la vésicule séminale, un cordon, ou tout au moins une petite masse résistante, douloureuse, qui est l'uretère. Par le vagin on trouve plus aisément, dans le cul-de-sac antérieur, un cordon dirigé obliquement en avant et en dedans, et qui roule sous le doigt ; cette exploration est rendue plus facile chez la femme enceinte, car la tête fœtale oppose un plan résistant qui rend les sensations plus nettes. On peut, en exerçant une compression digitale plus ou moins prolongée, oblitérer momentanément l'uretère.

Quand l'uretère est enflammé, même sans augmentation notable de volume, en ces divers points on éveille une *douleur localisée*, analogue aux douleurs spontanées que le malade a éprouvées. On la provoque aisément surtout au point de Hallé, et au niveau de la portion vésicale des uretères.

La détermination de la douleur dans des régions et des points déterminés a une grande importance et a été indiquée plusieurs fois; nous devons en compléter l'étude en résumant les notions que fournit l'exploration et qui sont utiles pour le diagnostic.

Ce sont : le point costo-vertébral situé au sommet de l'angle que forment la dernière côte et le bord externe de la colonne vertébrale; le point costo-musculaire situé au sommet de l'angle formé par la dernière côte et le bord externe des muscles lombaires; le point sous-costal, très net à gauche, qui répond à l'extrémité antérieure de la dixième côte, juste en dessous du rebord costal. Au point para-ombilical ou urétéral supérieur, situé environ à deux travers de doigt de l'ombilic sur une ligne horizontale passant par celui-ci, la douleur irradie vers la vessie et s'accompagne de besoin d'uriner. Le point urétéral moyen de Hallé a déjà été indiqué. Le point vésico-rectal ou vésico-vaginal, où l'on réveille également le besoin d'uriner, correspond à l'embouchure de l'uretère dans la vessie; le point sus intra-épineux (Pasteau) est situé juste en dedans et au-dessus de l'épine iliaque antéro-supérieure.

II. — EXPLORATION DIRECTE

Dans des cas de diagnostic très difficile et où cependant une détermination doit être prise en vue d'une intervention opératoire, quand par exemple il existe des doutes sur l'existence ou l'intégrité d'un rein malgré l'emploi des moyens ordinaires d'investigation, on pratique l'exploration directe, soit par une ponction à travers les tissus, soit par une incision qui permet d'examiner la surface du rein, et peut être complétée par l'incision exploratrice du rein lui-même. Il est également possible, en prolongeant l'incision rénale, ou par une incision spéciale, de découvrir et de palper directement l'uretère.

1° *Ponction exploratrice.* — Elle a peu de valeur et n'est pas inoffensive. Si on devait y recourir, nous croyons bon de la pratiquer en arrière, en dehors de la masse sacro-lombaire (Le Dentu) pour éviter le péritoine et l'intestin; mais l'incision est toujours préférable.

2° *Incision exploratrice.* — Comme nous le verrons pour les opérations pratiquées sur le rein, on aborde cet organe, soit par la voie transpéritonéale, soit par la *voie lombaire*. L'incision exploratrice sera faite par cette dernière voie, excepté si le rein a pris un énorme développement dans l'abdomen. Ce mode d'exploration ne doit être employé que d'une manière exceptionnelle et dans des cas où les symptômes observés laissent le diagnostic en suspens, malgré leur gravité. Envisagé de la sorte, il est pleinement justifié d'autant plus qu'une opération curatrice se substitue presque toujours à l'opération exploratrice.

L'incision conduit sur le rein qui est libéré de sa capsule adipeuse ; on peut alors en examiner la surface, constater les anomalies, le volume, les saillies anormales causées par des kystes, par des cavernes tuberculeuses, etc., palper le bassinet pour y rechercher la dureté caractéristique d'un calcul, vérifier les coudures, les adhérences de l'uretère, etc. Toutefois il faut se garder de considérer comme sain tout rein dont la surface ne présente rien d'anormal.

On complète donc l'exploration par l'incision temporaire du rein qui, ainsi que nous le verrons, deviendra souvent curatrice, dans certaines complications des calculs, comme l'anurie calculeuse, dans les rétentions rénales suppurées, dans des hématuries de cause indéterminée, etc. Rarement on se contentera de l'acupuncture ; pratiquée par exemple pour rechercher un calcul, elle risque de le méconnaître s'il est petit.

L'incision du rein doit se faire sur le bord convexe du rein, ou un peu en arrière de ce bord, pendant que l'aide comprime le pédicule (voyez Néphrotomie) ; on se contente souvent d'une petite incision permettant le passage du doigt qui recherche un calcul ; dans d'autres cas, il faut ouvrir largement pour apprécier le degré d'intégrité de la substance rénale ; on se rappellera d'ailleurs que certaines lésions telles que les granulations tuberculeuses peuvent n'être pas médianes et échapper par conséquent à l'incision exploratrice. L'examen terminé, on suture complètement ses lèvres et l'on tente la réunion par première intention, qui réussit ordinairement. Dans certains cas, une incision *bilatérale* a paru nécessaire.

La découverte de l'uretère sera exposée plus loin (voy. Opérations sur le rein et l'uretère).

CHAPITRE II

EXAMEN FONCTIONNEL DES REINS

BIBLIOGRAPHIE

DOYEN. *Cong. de chir.*, 1896. — NICOLICH. *Assoc. fr. d'Urol.*, 1904, p. 616. — IMBERT. Cathét. des uretères par les voies naturelles. *Th.* 1898. — KELLY. *Amer. Journ. of obstet.*, 1894. — NITZE. Lehrbuch d. Kystoskopie. 2e éd., 1907. — CASPER. Handbuch d. Kystoskopie, 1898 ; *D. med. Woch*, 1895. — ALBARRAN. Technique du cathétérisme cystoscopique des uretères. *Rev. de Gynéc.*, 1897 ; — Exploration des fonctions rénales. Paris, 1905. — KAPSAMMER. Nierendiagnostik und Nierenchirurgie. Wien, 1907. — LAMBOTTE. *Ann. de méd. et de chir.*, Bruxelles, 1891 ; *Bull. acad. de Belgique*, 1903. — LUYS. La séparation... etc. *Presse méd.*, 1903; *Annales gén.-urin.*, 1905 ; — LUYS. La séparation de l'urine des deux reins. Masson, 1903.— CATHELIN. Diviseur vésical gradué. *Presse méd.*, 1902 ; *Assoc. fr. d'Urol.*, 1902 à 1906. — BODDAERT. *Annales gén. -urin.*, 1904. — NICOLICH. Séparation... (instrument de Downes) *Assoc. fr. d'Urol.*, 1901.

Quand des modifications pathologiques de la quantité ou de la qualité des urines sont constatées, il importe, après avoir éliminé les causes vésicales et urétrales de ces altérations, de comparer l'une à l'autre l'urine de chaque rein : souvent, en effet, un seul rein sécrète des urines pathologiques, tandis que l'autre, normal, peut même suppléer le rein malade, ou bien, si tous deux fournissent des urines pathologiques, ils peuvent être inégalement ou diversement frappés. L'examen physique, les symptômes éprouvés par les malades, ne suffisent pas toujours à *localiser une affection rénale* dans l'un ou dans l'autre rein ; de graves erreurs se produiraient fatalement, au moins quelquefois, si l'on se bornait à ces moyens de diagnostic, erreurs funestes surtout dans les cas d'unilatéralité congénitale des reins, ou quand un processus pathologique a détruit l'un des reins ou annihilé sa sécrétion. Il importe donc de recueillir séparément les urines de chaque rein.

De même, quand on s'assure de l'intégrité des *fonctions rénales* par des moyens expérimentaux, comme l'injection de bleu de méthylène en vue d'étudier la perméabilité rénale, comme l'ingestion ou l'injection de substances capables de modifier la sécrétion de l'urine; il est encore nécessaire dans bien des cas de recueillir séparément les urines de chaque rein. Aussi nous exposerons d'abord les méthodes destinées à ce but ; ensuite nous aborderons les moyens de s'assurer de la valeur fonctionnelle des reins.

I. — MOYENS DE RECUEILLIR LES URINES DE CHAQUE REIN

Il arrive parfois que, du fait de la maladie elle-même, l'excrétion des urines est suspendue *spontanément* dans un seul rein, par exemple par l'oblitération momentanée d'un uretère par un caillot, par un amas calcaire ou un calcul, de sorte que, momentanément aussi, l'urine d'une miction peut être l'urine d'un seul rein : ainsi s'expliquent des alternatives de pyurie ou d'hématurie et d'urines claires. On comprend qu'il ne peut s'agir là d'un moyen d'investigation précise. De même, les *fistules* rénales permettent parfois un examen séparé.

On peut encore, sans instruments spéciaux, mettre en évidence les différences entre les urines de chaque rein, quand l'un d'eux présente de la suppuration, par l'*expression de haut en bas* du bassinet et de l'uretère du côté malade (Doyen, Nicolich). On opère de la manière suivante ; on évacue la vessie et on laisse la sonde à demeure ; un aide comprime l'uretère du côté non exploré sur le détroit supérieur, pendant toute la durée de l'examen ; une pression légère est alors exercée de haut en bas sur le rein et l'uretère, jusque dans la fosse iliaque, et l'on recueille d'abord l'urine qui s'écoule par la sonde pendant cette manœuvre, ensuite, l'urine totale après que l'aide a cessé la compression, ou bien l'on recommence la même manœuvre pour l'autre rein. Ce procédé ne donne pas assez de sécurité pour être recommandé ; mais on l'utiliserait s'il était impossible de faire d'autres épreuves.

On recueille séparément les urines, soit dans le bassinet ou l'uretère, soit dans la vessie.

CATHÉTÉRISME DE L'URETÈRE

Pour recueillir l'urine dans le bassinet, on pratique le cathétérisme de l'uretère ; celui-ci peut être unilatéral ou bilatéral. La sonde urétérale est introduite sans ou avec l'aide du cystoscope.

A. Cathétérisme sans cystoscope. — Cette méthode, employée autrefois avant les perfectionnements de la cystoscopie, ne l'est plus qu'exceptionnellement; aussi la décrirons-nous rapidement.

La sonde peut être placée dans l'uretère, exposé à la vue par une *cystotomie* pratiquée dans un autre but, par exemple dans une cystite tuberculeuse; on sera autorisé à faire la cystotomie dans le but de cathétériser l'uretère, s'il est nécessaire de s'assurer de l'état des reins, quand la cystoscopie est impraticable, éventualité qui s'est présentée dans la tuberculose rénale. Le cathétérisme fait par la vessie ouverte est parfois difficile. Nous ne ferons que mentionner le cathétérisme à la faveur de la taille vaginale (Bozemann), ou de la taille périnéale (Harrison).

Chez la femme, on a pu cathétériser l'uretère, sans le secours de la vue, *par l'urètre*. La technique la plus connue est celle de Pawlick. La femme est placée dans la position genu-pectorale, pour amener la tension de la paroi vaginale attirée par le poids de l'utérus. L'instrument est une longue sonde métallique, n°s 7 à 8, à extrémité boutonnée, légèrement recourbée. Pour l'introduction, on se guide sur des points de repère vaginaux ; au delà de l'urètre, auquel répond un bourrelet longitudinal et médian de la muqueuse vaginale, on trouve en effet un triangle limité en arrière par un repli, qui se trouve peu en arrière du bourrelet inter-urétéral de la vessie, et dont les extrémités correspondent aux méats urétéraux, sur les côtés par deux sillons qui convergent vers l'orifice urétral de la vessie; il y a donc un véritable trigone extra-vésical. La sonde est introduite par l'urètre, puis on suit la progression du bec avec le doigt vaginal : ce bec est dirigé vers l'angle du trigone extra-vésical, où l'on essaie, par de petits mouvements, de trouver l'orifice urétéral et d'y pénétrer. Quand on a réussi, la sonde n'est plus mobile que d'avant en arrière, et l'urine s'écoule par saccades caractéristiques des mouvements péristaltiques de l'uretère.

Enfin parfois on fait le cathétérisme d'un *uretère anormalement situé*, par exemple abouché dans le vagin.

B. Cathétérisme cystoscopique. — On peut cathétériser l'uretère au moyen d'un tube urétral éclairé par une lampe extérieure (Grünfeld, Kelly), ou intérieure. Luys a perfectionné cette instrumentation et montré qu'on parvient ainsi, même chez l'homme, à cathétériser l'uretère au moyen de la sonde urétérale ordinaire en gomme, dirigée vers l'uretère au moyen d'un mandrin qui donne une certaine rigidité.

On se sert surtout de cystoscopes munis d'un système optique; le cystoscope porte à cet effet un dispositif spécial, permettant le glissement et le redressement de la sonde.

1° *Le cystoscope.* — Les premiers instruments de Brenner (1887), (fig. 230) de Boisseau du Rocher, de Tilden Brown, ne purent faire entrer

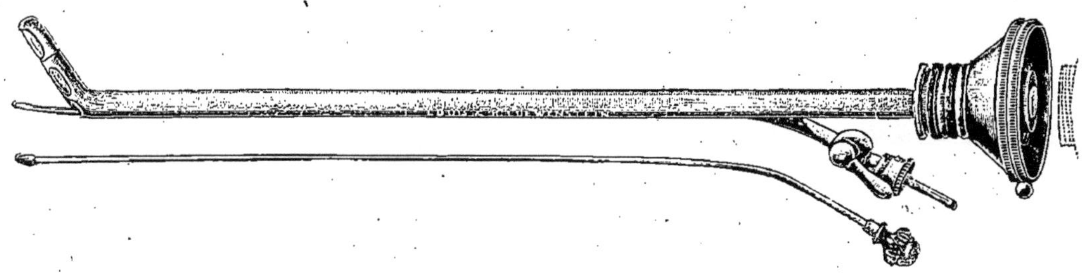

Fig. 230. — Cystoscope urétéral de Brenner.

le cathétérisme urétéral dans la pratique; il ne devint usuel qu'avec les instruments de Nitze et de Casper (1894), et d'Albarran (1897), qui ont reçu depuis des perfectionnements de détail.

Cystoscope de Nitze. — Au tube d'un cystoscope simple, se fixe un manchon métallique qui l'entoure dans toute sa partie rectiligne, en laissant libre, du côté de la concavité du bec, un espace suffisant pour le passage de la sonde urétérale; cette gaine se termine par une partie coudée, parallèle au bec du cystoscope, qui l'emboîte, ou au contraire s'en écarte par le glissement du cystoscope dans le manchon; la sonde uretérale sort par l'extrémité du bec de la gaine. L'instrument (n° 25) est introduit fermé, le bec de la gaine appliqué à celui du cystoscope, et le prisme est masqué; dans la vessie, on éloigne les deux becs, pour laisser libre le prisme et en même temps amener la sonde en face de l'uretère; la direction du bec est telle que la sonde pénètre sans coudure dans le méat uretéral.

Cystoscope de Casper. — La sonde est située dans un canal recouvert d'une lame métallique mobile dans le sens longitudinal, et pénètre dans le liquide vésical par un orifice que laisse libre cette lame à son extrémité; plus on diminue les dimensions de l'orifice, plus la sonde urétérale doit se couder à sa sortie, de sorte qu'on arrive à lui donner la direction voulue pour pénétrer dans l'uretère. Le reste de l'instrument rappelle le cystoscope simple de Nitze, à quelques détails près.

Cystoscope d'Albarran. — Le cystoscope d'Albarran se compose : 1° d'un cystoscope analogue à celui de Nitze, de faible diamètre ; 2° d'une pièce mobile, en forme de demi-gouttière, qui s'adapte au tube cystosco-

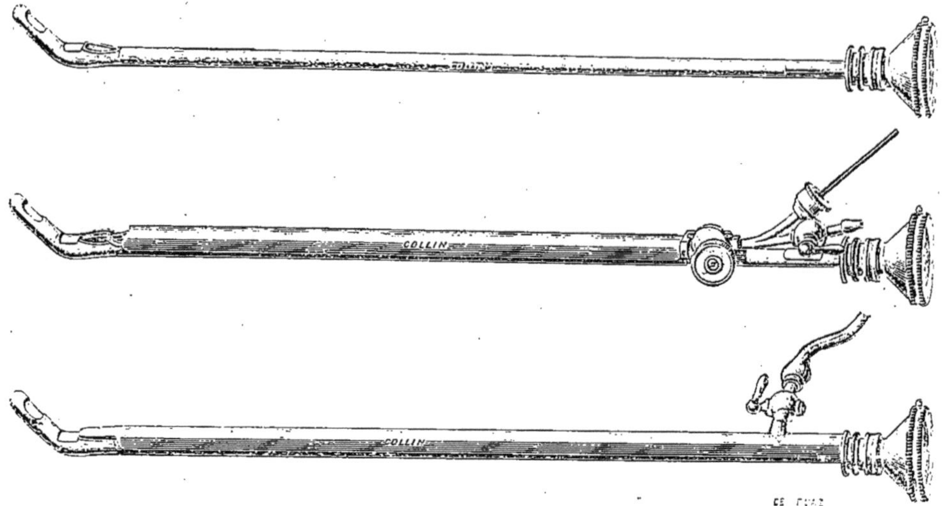

Fig. 231. — Cystoscope d'Albarran.

pique dans sa partie rectiligne, sans recouvrir le prisme, et qui est creusée d'un canal permettant le glissement d'une sonde urétérale n° 8 (fig. 231). A son extrémité vésicale, cette gouttière porte un onglet mobile (fig. 232)

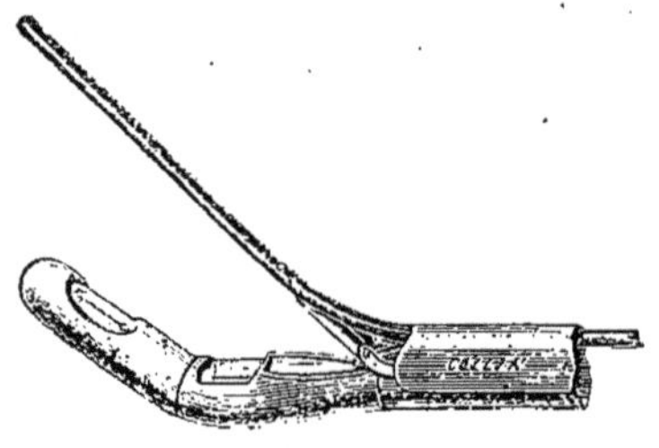

Fig. 232.

qui peut redresser plus ou moins l'extrémité de la sonde, et que commande une petite roue voisine de l'oculaire ; l'onglet peut être amené de la position horizontale jusqu'à la verticale, de sorte que l'opérateur donne à la sonde la coudure exactement nécessaire pour pénétrer dans le méat. Cette pièce mobile est interchangeable avec une autre pièce destinée à l'irrigation.

Dans le cystoscope de Nitze, modèle Lœvenstein, on retrouve l'onglet de l'instrument d'Albarran ; la sonde urétérale parcourt une pièce mobile, en gouttière, contenue dans l'enveloppe commune à cette pièce et à la partie optique ; la gouttière n'admet que des sondes n°s 6 et 7.

Cystoscopes pour les deux uretères. — Casper, Tilden-Brown, puis Nitze, Baer, etc., ont fait construire des cystoscopes permettant le passage

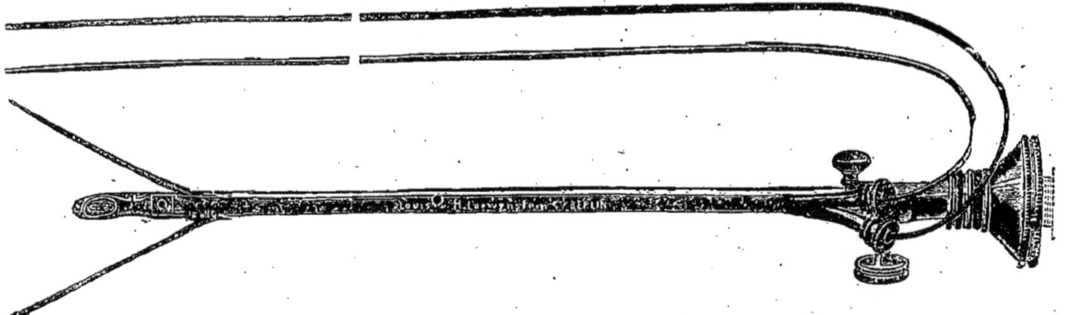

Fig. 233. — Cystoscope de Nitze pour le cathétérisme bilatéral des uretères.

simultané de deux sondes urétérales ; ils ne diffèrent pas essentiellement du cystoscope unilatéral.

2° *Les sondes urétérales.* — Les sondes urétérales sont de calibre 6, 7 ou 8, suivant les instruments ; elles ont 70 à 75 centimètres de longueur, Pasteau a eu l'ingénieuse idée de les diviser par centimètres teintés différemment, ce qui permet de reconnaître exactement la région de l'uretère où est le bec. L'extrémité est mousse ou conique-olivaire, avec œils latéraux ; il est bon d'avoir aussi des sondes taillées en bec de flûte émoussé (Albarran) afin que l'œil ne puisse pas être bouché par la muqueuse (fig. 234, 235, 236).

Albarran se sert aussi de sondes plus grosses à bout coupé, allant jusqu'au n° 14, qui sont introduites sur mandrin ; elles permettent les lavages du bassinet (fig. 237).

Pour empêcher le passage de l'urine autour de la sonde, Nitze l'a munie d'un court manchon élastique, que l'on peut insuffler après sa pénétration. Cette disposition compliquée est rarement utilisable dans la pratique.

3° *Technique du cathétérisme cystoscopique.* — Nous prendrons comme type le cathétérisme au moyen du cystoscope d'Albarran ou du modèle le plus récent de Nitze, qui lui a emprunté l'onglet mobile.

Le malade est placé dans la position cystoscopique et aseptisé ; la vessie est lavée, anesthésiée, remplie de 150 centimètres cubes environ de liquide; des serviettes aseptiques limitent le champ opératoire. La sonde est introduite dans le cystoscope jusqu'à l'onglet, sans faire saillie au dehors; on en vérifie la perméabilité; le cystoscope lubrifié avec de la glycérine est introduit dans la vessie et retourné aussitôt le bec en bas; un aide tient la sonde fermée et lui évite les contacts septiques.

On inspecte rapidement le trigone et l'on place l'instrument de manière à voir le méat urétéral visé, et à s'en rapprocher le plus possible, jusqu'à ce qu'il occupe à peu près le centre de l'image. On commence alors la propulsion de la sonde de telle sorte qu'elle se dirige exactement dans la direction de l'uretère et puisse le dépasser légèrement, en le masquant à la vue par conséquent; à ce moment, on la retire légèrement, on redresse l'onglet, et l'on voit peu à peu le bec de la sonde se replier vers l'orifice urétéral; quand il est en face de celui-ci, il ne reste qu'à pousser la sonde pour l'y faire pénétrer. Quelques mouvements du cystoscope ou de l'onglet rectifient la direction (Pl. II, fig. 6).

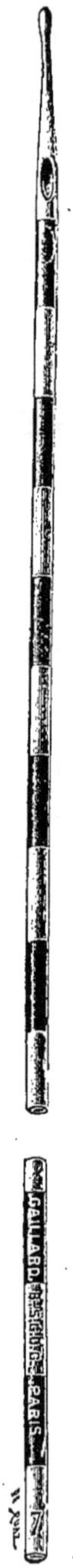

Fig. 234. — Sonde urétérale olivaire, graduation de Pasteau.

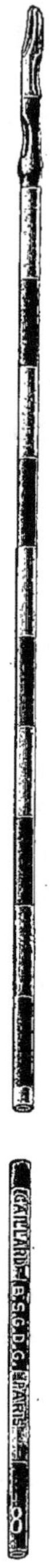

Fig. 235. — Sonde urétérale en biseau, d'Albarran.

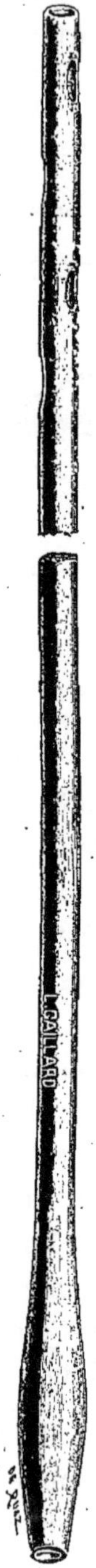

Fig. 236. — Sonde urétérale à bout coupé.

La sonde une fois insinuée dans le méat, on maintient le cystoscope dans la même position, et on la fait progresser d'une longueur égale à celle de l'uretère, si l'on veut atteindre le bassinet, en général de 10 à 15 centimètres si l'on doit rester dans l'uretère. La graduation de la sonde facilite cette mensuration; on doit la surveiller par le cystoscope, pendant tout le temps de son introduction. On s'assure de son fonctionnement ; elle doit laisser s'écouler d'abord le liquide qui y avait pénétré pendant son séjour dans la vessie, puis l'urine, normale ou non, tantôt par gouttes continues, tantôt par séries de gouttes ; si elle ne fonctionne pas, on y injecte une petite quantité de liquide, ou bien on fait l'aspiration avec une petite seringue à instillations.

Parfois, la sonde s'arrête au delà du méat urétéral, si l'uretère est rétréci, ou si la sonde l'aborde dans une mauvaise direction. Quand, malgré l'obstacle, on continue à la faire progresser, on voit le segment contenu dans la vessie se courber sans pénétrer plus avant dans l'uretère. La sonde mise en place, on procède au retrait du cystoscope ; pour ne pas retirer en même temps la sonde urétérale, on repousse peu à peu la sonde dans le cystoscope à mesure qu'on retire celui-ci, en veillant bien à ce que ce retrait et la progression de la sonde soient simultanés et rigoureusement égaux. On a pris la précaution d'éteindre la lampe, d'abaisser l'onglet et de tourner le bec du cystoscope en haut. Pour le cathétérisme bilatéral, on place successivement les deux sondes dans les uretères sans retirer l'instrument.

Tandis que la sonde urétérale commence à donner issue à l'urine dans le cathétérisme unilatéral, on évacue le liquide vésical au moyen d'une petite sonde qui, laissée ensuite à demeure, recueille l'urine du rein du côté opposé pendant le temps jugé convenable.

SÉPARATION DES URINES DANS LA VESSIE

Parmi les instruments destinés à recueillir séparément les urines dans la vessie même, les uns oblitèrent un orifice urétéral pendant que l'autre seul déverse l'urine, les autres forment dans la vessie deux réservoirs distincts, recevant chacun un uretère. Au premier type appartient l'appareil de Rochet et Pellanda (1902) ; les instruments du deuxième type sont à peu près seul employés : nous leur donnerons le nom générique de séparateurs.

Le premier en date est le *séparateur de Lambotte* (1890) qui se compose d'une sorte de sonde métallique à double courant, et d'une longue tige métallique, placée dans cette sonde où elle est mobile, et terminée du côté vésical par un double ressort de 7 centimètres et demi de longueur, coiffé d'un étui de caoutchouc. Pendant l'introduction, le ressort et le tube sont aplatis ; dans la vessie ils s'écartent en haut et en bas, développant le tube de caoutchouc en forme de membrane destinée à cloisonner la vessie dans le sens antéro-postérieur ; les malades restent dans la position verticale, l'urine passe de l'uretère dans la sonde sans stagnation dans la vessie.

D'autres instruments créent une vessie à deux loges par le soulèvement médian de la paroi inférieure au moyen d'un instrument introduit dans le rectum ou le vagin ; une autre partie de l'instrument est placée dans les deux loges de la vessie et sert à l'écoulement des urines ; tels sont ceux de *Harris* et *Downes* (fig. 238), de *Nicolich*.

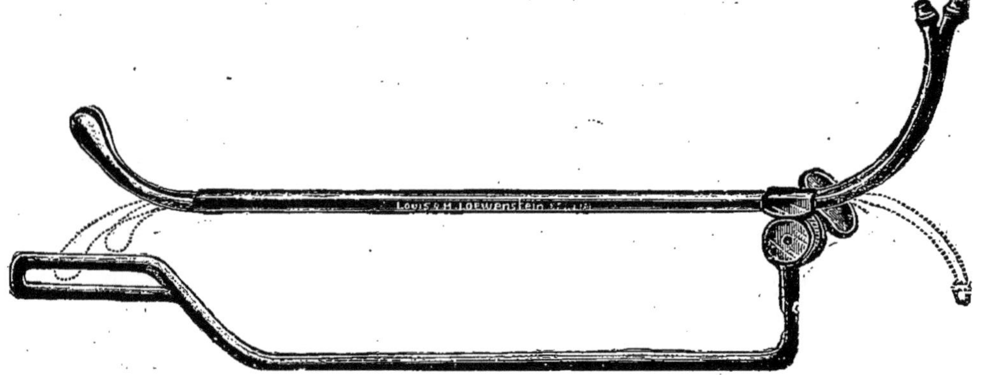

Fig. 237. — Séparateur de Downes.

Du séparateur de Lambotte sont dérivés ceux de Neumann, de Luys, de Cathelin, de Boddaert.

Le *séparateur de Luys* se compose : 1° de deux sondes métalliques demi-cylindriques, se correspondant par leur face plane, ouverte par de larges orifices, au niveau de l'extrémité vésicale, qui présente la courbure d'un Béniqué ; 2° d'une tige métallique aplatie, située entre les deux sondes, présentant la même courbure qu'elles, et dans la concavité de laquelle peut se tendre une chaîne plate ; cette pièce entière est recouverte d'un long étui de caoutchouc. Les trois pièces sont assemblées au niveau du manche et à leur extrémité vésicale où elles sont fixées à l'aide d'un pas de vis pratiqué dans un bouton qui forme la pointe de l'instrument. Celui-ci s'introduit fermé, c'est-à-dire la chaîne non tendue ; quand il est parvenu dans la vessie, on tend la chaîne à l'aide d'une vis sans fin fixée au manche de l'instrument, et l'étui de caoutchouc en s'étirant forme alors une cloison verticale entre les deux parties latérales de la vessie et du col vésical.

On introduit l'instrument de Luys (fig. 239 et 240) comme un Béniqué ; pour faire pénétrer sa partie courbe dans la vessie, il est nécessaire d'abaisser fortement le manche de l'instrument et de pousser l'instrument à fond. Cette manœuvre, facile chez la femme, peut être rendue

Fig. 238. — Séparateur de Luys.

difficile et parfois impossible par le développement ou l'induration de la prostate et les déformations du col vésical. Le malade est placé dans la *position demi-assise* ; la courbure de l'instrument doit déprimer la paroi

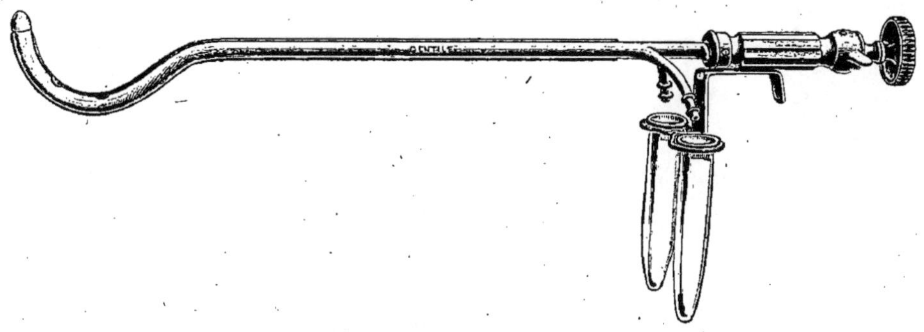

Fig. 239. — Séparateur de Luys monté.

inférieure de la vessie et être attirée vers le col vésical : l'urine ne doit pas ainsi filtrer entre l'instrument et la paroi vésicale. On tend alors la membrane ; le liquide préalablement injecté dans la vessie s'écoule d'abord par les sondes, et amorce le siphon qu'elles constituent, de sorte qu'ensuite l'urine s'écoule au dehors à mesure qu'elle s'échappe des uretères (fig. 241).

Le *diviseur gradué de Cathelin* se compose : 1° d'une tige métallique n° 25, (fig. 242) coudée près de son extrémité vésicale, et creusée d'une cavité longitudinale où se meut un mandrin aplati, à l'extrémité duquel se fixe une membrane de caoutchouc à peu près ovalaire, tendue par un

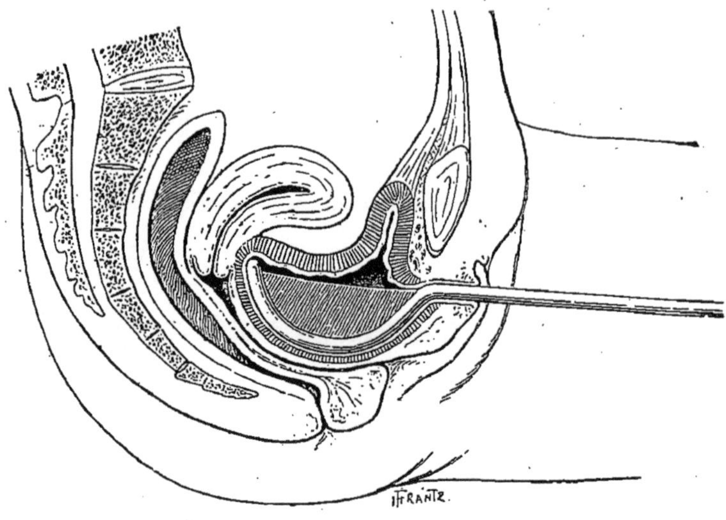

Fig. 240. — Position du séparateur de Luys dans la vessie.

ressort : ressort et membrane se logent dans la cavité centrale de l'ins-

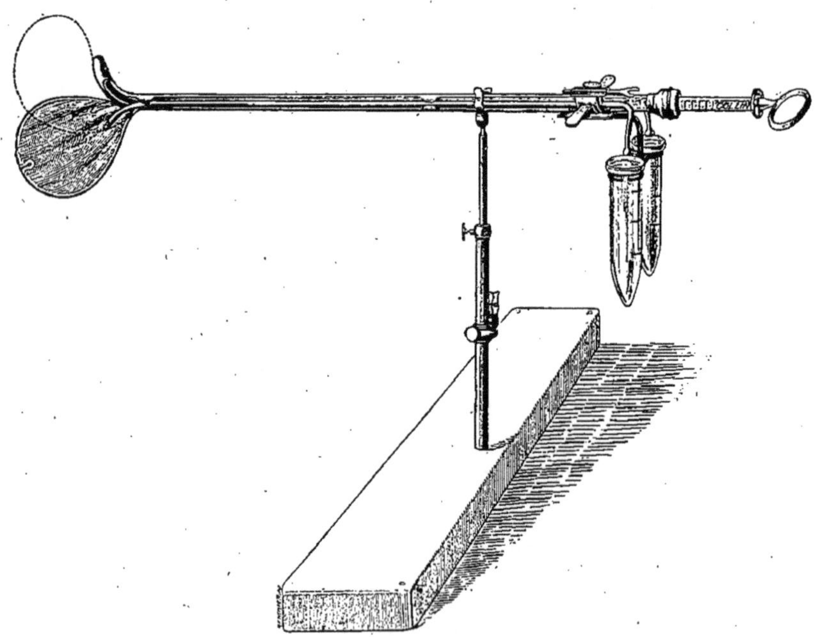

Fig. 241. — Diviseur gradué de Cathelin.

trument pendant son introduction, et ne se déploient que quand on pousse le mandrin vers la vessie : ce mandrin porte des divisions qui correspondent à la capacité de la vessie pour un degré donné de déploiement de la membrane ; 2° de deux petites sondes métalliques accolées à la tige, recourbées comme elle à l'extrémité vésicale, et pouvant effectuer un mouvement de rotation qui porte leur extrémité coudée en dehors et en bas.

L'instrument est introduit fermé, et, dès son entrée dans la vessie,

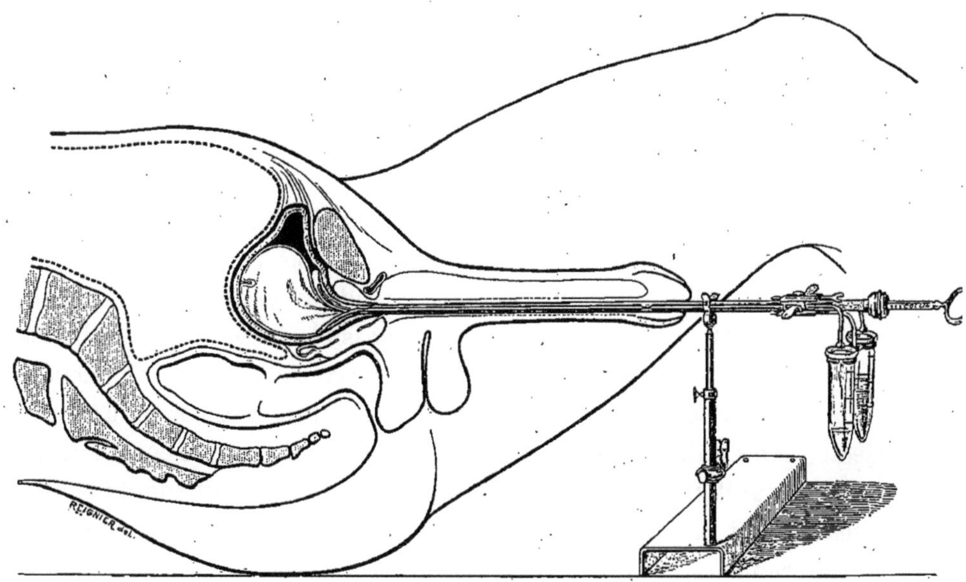

Fig. 242. — Position du diviseur gradué dans la vessie.

attiré vers le col où son bec maintenu en haut prend un point d'appui ; le mandrin est poussé dans la vessie jusqu'à la division qui correspond à sa capacité, déterminée d'avance par une injection de liquide : ainsi les dimensions de la partie de la membrane qui se trouve utilisée sont en rapport avec celles de la vessie, quelles que soient ces dernières, et la paroi s'applique exactement au pourtour de la membrane. L'urine s'accumule alors de chaque côté de la cloison médiane, et les sondes, ayant effectué leur mouvement de rotation, plongent dans chaque réservoir ainsi formé (fig. 243).

La technique est la suivante : le malade est placé dans le décubitus horizontal, les jambes fléchies ; on injecte de l'eau stérilisée pour évaluer la capacité de la vessie, qui est ensuite anesthésiée, lavée et vidée. L'instrument est introduit fermé, ramené vers le col vésical, bec en haut ; le manche est maintenu horizontal; on tourne les sondes vers la paroi inférieure, puis on pousse le mandrin jusqu'au degré voulu ; si le fonctionnement tarde à se produire, on amorce la sonde par l'injection d'une petite quantité d'eau ; enfin on recueille les urines dans des récipients appropriés. Parfois il est nécessaire, pour obtenir l'excrétion de l'urine, de soulever le rein et de lui imprimer quelques mouvements.

Nous mentionnerons encore le *séparateur de Boddaert*, qui diffère des précédents en ce que la membrane se développe par en bas.

Valeur comparée du cathétérisme cystoscopique et de la séparation vésicale des urines. — Le cathétérisme urétéral est une méthode très sûre, même unilatéral, mais le cathétérisme bilatéral a le grand avantage d'éviter l'infiltration le long de la sonde et l'altération de l'urine dans la vessie ; en pratique, le cathétérisme unilatéral suffit le plus souvent. On lui a reproché : 1° la possibilité d'infecter un rein sain, quand la vessie est septique ; aussi faut-il désinfecter le plus complètement possible la vessie, et cathétériser de préférence le rein malade, sans s'exagérer les dangers d'infection ; si l'on a cathétérisé le rein sain, on doit, en retirant la sonde urétérale, y injecter une solution antiseptique ; 2° le passage de l'urine entre le cathéter et la paroi urétérale ; mais cette infiltration est rare, quand le calibre de la sonde n'est pas trop petit et le cathétérisme bilatéral en supprimerait les inconvénients ; 3° les modifications réflexes de la sécrétion rénale (albuminurie, anurie, oligurie et surtout polyurie) ; elles sont en effet plus fréquentes qu'avec la séparation, qui ne les élimine pourtant pas complètement, mais dans bien des cas elles importent peu ; 4° les difficultés de la technique ; il est en effet parfois très difficile de l'exécuter, par exemple dans une vessie peu tolérante, ou même impossible (hématuries profuses, pus adhérent à la muqueuse, rétrécissements de l'uretère), mais ces exceptions parmi lesquelles plusieurs s'opposent aussi à la séparation intravésicale n'enlèvent rien aux indications générales du cathétérisme cystoscopique. En revanche, il ne permet aucun mélange d'urine d'un côté à l'autre ; il décèle les rétentions rénales, empêche l'altération de l'urine dans la vessie, ce qui évite de nombreuses causes d'erreurs (en cas d'hémorragie et de pyurie vésicale, et surtout au point de vue bactériologique).

La séparation des urines est un moyen moins sûr que le cathétérisme urétéral et la douleur éprouvée par le malade est souvent très pénible ; mais sa technique est plus facile à apprendre, ce qui lui attire la préférence des opérateurs peu exercés au cathétérisme urétéral ; dans certains cas, elle est possible alors que ce dernier est impraticable, par exemple quand les uretères sont rétrécis, le milieu troublé trop rapidement ; elle est recommandable quand on constate la filtration de l'urine autour de la sonde, au moyen de l'injection de solutions colorées, à moins qu'il ne s'agisse du cathétérisme bi-urétéral. Quant à l'intolérance vésicale, elle permettra rarement la séparation quand elle s'oppose au cathétérisme; il est d'ailleurs très rare que la chloroformisation ne suffise pas à le rendre possible.

Inversement, la séparation reste douteuse quand les deux urines ont la même composition, quand elles ne sont pas totalement drainées par les sondes; elle est illusoire quand l'irrégularité de la paroi vésicale (hypertrophie prostatique, diverticules, contractions partielles, etc.) nuit à l'adhérence de la paroi à la cloison artificielle; enfin la séparation elle-même n'est pas toujours possible en présence de contractures vésicales, d'obstacles à la pénétration de l'instrument, de douleur excessive. Enfin elle perd de sa valeur quand la vessie est infectée. Elle doit d'ailleurs toujours être *précédée d'un examen cystoscopique*.

L'instrument de Luys et celui de Cathelin ont chacun leurs avantages ; chez la femme, celui de Luys est d'une introduction facile et s'applique bien à la paroi inférieure trop mobile de la vessie ; dans d'autres cas, on peut aussi le préférer à cause de son petit diamètre et du calibre large des sondes. L'instrument de Cathelin est plus facile à introduire chez l'homme ; sa cloison est variable, ce qui lui permet de s'adapter à des vessies de capacité réduite, jusqu'à 40 et même 30 grammes, d'après son inventeur ; en revanche, la membrane peut se déformer ou se renverser dans la vessie.

En résumé, nous considérons le cathétérisme bi-urétéral, comme le seul moyen absolument certain de recueillir séparément les urines des deux reins, mais nous nous contentons ordinairement du cathétérisme unilatéral, et nous employons quelquefois les séparateurs de Luys ou de Cathelin, quand le cathétérisme présente des difficultés exceptionnelles.

II. — APPRÉCIATION DE LA VALEUR FONCTIONNELLE DES REINS

BIBLIOGRAPHIE

V. KORANYI. *Berl. Klin. Wochenschrift*, 1899; *Centrabl. f. d. K. d. H. u. Sexual-organe*, 1900 ; etc. — CLAUDE et BALTHAZARD. *Presse méd.*, 1900. — L. BERNARD. La perméabilité rénale. *Gaz. des hôp.*, 1900. — VINCENT. Recherches sur l'élimination de l'iodure par les urines. *Th. Lyon*, 1884. — ACHARD et CASTAIGNE. *Soc. méd. des hôp.*, 1897-98. — CASTAIGNE. *Thèse* 1900. — ACHARD et DELAMARE. *Soc. de biol.*, 1899, *Soc. méd. des hôp.*, 1899. — DELAMARE. *Thèse* 1899. — CASPER et RICHTER. Funktionelle Nierendiagnostik mit besonderer Berücksichtigüng der Nierenchirurgie, 1901. — KAPSAMMER. *Loc. cit.* — ALBARRAN. *Loc. cit.* — ROVSING. *Arch. f. Klin. Chir.*, 1905. — ALBARRAN et BERNARD. La perméabilité rénale. *Annales gén.-ur.*, 1898. — VOELCKER et JOSEPH. *Münch. m. Woch.*, 1903. — KÜMMEL. Ueb. moderne Nierenchir. *Berl. Kl. Woch.*, 1906.

Pour certains auteurs l'examen du sang ne doit jamais être négligé. La cryoscopie du sang, dont la valeur a été défendue surtout par Kümmel, présenterait une grande importance, si la technique était plus simple et les erreurs moins faciles. Kümmel conseille de s'abstenir absolument de pratiquer la néphrectomie quand δ tombe à 0,6, même si le rein opéré paraît complètement détruit. Le point normal est en moyenne 0,56.

Mais c'est surtout par l'*examen des urines* que les fonctions rénales doivent être appréciées ; on peut le faire, soit pour l'ensemble de la substance rénale, soit pour chacun des reins en particulier, au moyen des procédés indiqués précédemment pour recueillir séparément les urines de chaque côté.

Dans ce but on observe non seulement la quantité, les propriétés physiques et la composition de l'urine avec leurs variations, mais aussi sa toxicité, ses particularités histologiques ; enfin on en étudie les modifications dans certaines conditions expérimentales. Nous exposerons la technique de ces investigations ; nous devrons ensuite juger la valeur des résultats obtenus, et répondre à ces questions capitales : l'intégrité de la fonction rénale démontre-t-elle celle du rein ? les troubles de la fonction sont-ils proportionnels aux lésions rénales ?

1° EXAMEN DE L'URINE GLOBALE

Cet examen comprend : l'examen physique, l'analyse chimique, la recherche de la toxicité, l'appréciation de l'élimination de substances introduites expérimentalement dans l'organisme. Il est complété par l'examen du dépôt au point de vue histologique (cylindres, leucocytes, etc.), ainsi qu'au point de vue bactériologique.

Caractères physiques. — La *quantité* d'urine des vingt-quatre heures, sa *densité*, présentent une importance bien connue, de même que le défaut de transparence de cause rénale, dans certains cas de phosphaturie, de bactériurie et de pyurie.

La *conductibilité électrique* a été étudiée au point de vue de la valeur fonctionnelle des reins par Lœwenhardt, qui a constaté qu'elle est en rapport avec la concentration moléculaire ; les résultats, en ce qui nous occupe, concorderaient avec ceux de la cryoscopie.

La *cryoscopie de l'urine* a été étudiée, à l'état normal et pathologique, surtout par Koranyi, Lindemann, Strauss, Kümmel, etc., et en France par Claude et Balthazard, Bernard. Pour Koranyi et la plupart des auteurs, le point de congélation de l'urine normale de vingt-quatre heures varie de — 1°3 à — 2°2, et est en moyenne (Bouchard) de — 1°35. Mais pour estimer la valeur fonctionnelle du rein au moyen de la cryoscopie, il faut établir le rapport entre le point de congélation de l'urine et d'autres données, comme le Δ du sang (L. Bernard), l'activité de la circulation rénale mesurée par la richesse en chlorures de l'urine (Koranyi), etc. Ces rapports paraissent trop variables pour être utilisés d'une façon pratique dans la chirurgie urinaire ; nous ne croyons pas utile d'insister ici sur la cryoscopie.

Analyse chimique. — La recherche de l'albumine est l'un des points les plus importants de l'analyse chimique ; on doit accorder aussi une grande attention à la quantité d'urée, de chlorures, de phosphates éliminés ; bien qu'on ne puisse y trouver toujours une preuve absolue de la valeur fonctionnelle des reins, en pratique, ces données présentent une très grande importance au point de vue des contre-indications opératoires : ainsi toute diminution notable du taux de l'urée et des chlorures prouve un défaut d'intégrité des reins, ou une déchéance de l'état général.

Examen de la toxicité. — On détermine la toxicité urinaire par la méthode de Bouchard. Normalement il faut 45 centimètres cubes d'urine par kilogramme d'animal pour tuer un lapin, et, en vingt-quatre heures, un homme élimine de 20 à 35 fois cette quantité. L'élimination insuffisante des toxines par un rein malade se traduit par une diminution de la toxicité. Cependant, comme celle-ci ne varie pas seulement avec l'état du rein, mais avec d'autres conditions, comme la toxicité du sang et celle qui est due à la présence de microbes dans l'urine, on ne peut en tirer des conclusions absolues sur l'intégrité ou les lésions du rein.

Essai de la perméabilité rénale. — On avait déjà constaté depuis longtemps le défaut d'élimination de certains médicaments par l'urine dans les maladies rénales, quand on songea à provoquer cette élimination pour s'assurer de l'état des reins. Les premières substances employées furent l'iode (Duckworth), la fuchsine (Bouchard), l'iodure de potassium (Lépine, Vincent, Desprez, de Lyon), l'acide salicylique (Chopin) ; enfin Achard et Castaigne découvrirent un moyen vraiment clinique d'apprécier la perméabilité rénale, par l'élimination du *bleu de méthylène ;* voici la technique de cette épreuve.

Épreuve du bleu de méthylène. — On injecte dans les muscles de la fesse une solution stérilisée contenant 5 centigrammes de bleu de méthylène dissous dans 1 centimètre cube d'eau, et à ce moment on vide la vessie du malade. On recueille les urines émises au bout d'une demi-heure, d'une heure après l'injection, puis d'heure en heure, dans un verre particulier pour chaque miction ; la coloration de l'urine rend compte de l'élimination. Normalement, le bleu apparaît de une demi-heure à une heure après l'injection ; l'urine est de plus en plus colorée ensuite, jusqu'à un maximum qui est atteint vers la troisième ou la quatrième heure ; à partir de la douzième, elle se décolore progressivement, et la décoloration est complète au bout de quarante-huit heures, parfois de trois jours. Quelquefois, en particulier dans les urines alcalines, l'élimination se fait à l'état de chromogène, qui est incolore, mais on peut faire apparaître la coloration bleue en faisant bouillir l'urine dans un tube avec quelques gouttes d'acide acétique. L'élimination est plus active pendant le repos au lit (Linossier et Lemoine).

Dans les lésions scléreuses et chirurgicales des reins, on observe un retard du début de l'élimination contrairement aux néphrites épithéliales, où le début est précoce, une coloration faible, l'élimination prolongée ; les intermittences sont dues à des affections du foie ou du système nerveux, quelquefois à des affections rénales, et à l'hypertrophie compensatrice qui suit la néphrectomie. L'élimination du chromogène, précédant celle du bleu, n'indique une lésion grave du rein que si elle est tardive.

L'épreuve du bleu a une grande valeur, surtout quand elle concorde avec les résultats de l'examen clinique du malade et de l'examen chimique et bactériologique de l'urine, avec ceux des autres épreuves expérimentales de la perméabilité (phloridzine, etc.). Cependant sa valeur n'est pas absolue, parce qu'il existe des exceptions aux règles posées plus haut : on a vu l'élimination normale avec l'un des reins et même les deux reins malades (néphrites épithéliales, rein amyloïde, et, plus rarement, lésions scléreuses), ou, au contraire, l'élimination anormale malgré l'intégrité des reins, tout à fait exceptionnellement d'ailleurs. Malgré ces réserves, l'épreuve du bleu peut être considérée comme précise dans les néphrites interstitielles, les pyélonéphrites, la tuberculose.

A côté d'elle, nous ne ferons que mentionner l'injection de la *rosaniline* (trisulfonate de soude, Lépine), l'injection de *chlorure de sodium* en excès (Claude et Mauté) ou normale (Teissier, de Lyon).

On doit en rapprocher l'épreuve de la glycosurie phloridzique.

Épreuve de la glycosurie phloridzique. — Achard et Delamare ont érigé en méthode d'examen de la valeur fonctionnelle des reins la recherche de la glycosurie phloridzique, c'est-à-dire de la glycosurie produite par l'ingestion ou l'injection de la phloridzine, constatée par von Mering en 1885. 1 ne s'agit plus d'une épreuve de la perméabilité, mais d'une épreuve de la sécrétion rénale ; on ne peut attribuer la formation du sucre à un autre organe, l'injection de phloridzine dans l'artère rénale produisant une glycosurie intense et immédiate du même côté (Zuntz).

On injecte 1 centimètre cube d'une solution de phloridzine à 1/200, stérilisée à basse température, soit 5 milligrammes de cette substance, et l'on vide la vessie. Ensuite on recueille l'urine au bout de quinze à vingt minutes, puis de trente minutes, et ensuite de demi-heure en demi-heure, pendant quelques heures, et l'on dose le glucose dans chaque échantillon. La quantité de sucre normalement éliminée est de 1 à 2 grammes ou même de $0^{gr},50$ à $2^{gr},50$, et la durée, de deux à quatre heures ; le début normal de l'élimination se produit au bout de quinze à vingt minutes, et au plus tard d'une demi-heure.

L'élimination se montre irrégulière quand les reins sont malades ; on trouve surtout l'insuffisance de l'élimination, parfois l'absence complète de la glycosurie ; le début est retardé et l'élimination prolongée. Cependant on a cité des exceptions telles que l'absence de glycosurie avec des reins sains (Israël, Rovsing), des variations du débit sur un même rein dans des épreuves successives (Lichtenstein et Katz), etc.

L'épreuve de la glycosurie phloridzique acquiert une valeur plus grande quand ses résultats concordent avec ceux de l'épreuve du bleu, mais elles ne doivent pas être pratiquées simultanément ; on a remarqué en effet, au moins pour l'indigo-carmin, que l'injection colorée pouvait empêcher la glycosurie.

Valeur de l'examen fonctionnel d'après la totalité des urines. — Parmi les moyens d'appréciation que nous venons d'exposer, les meilleurs et les plus pratiques en clinique sont le dosage de l'urée et de l'albumine, l'épreuve du bleu et celle, un peu plus difficile à faire, de la phloridzine. Aucun n'a une valeur absolue, mais ils ont une importance considérable quand ils donnent des résultats concordants, et quand ils confirment les données de l'examen clinique et, dans certains cas, de l'examen bactériologique (voy. Tuberculose). On admet que les altérations, même graves, d'*un seul rein* ne comportent pas de modifications notables de la fonction rénale en général, mais que les affections chirurgicales bilatérales les entraînent presque nécessairement. Toutefois les exceptions à cette règle sont assez fréquentes pour qu'on doive considérer comme indispensable, dans presque tous les cas, de faire l'examen fonctionnel de chaque rein séparément.

2° Examen comparé de l'urine des deux reins

On emploie pour l'urine séparée de chaque rein les moyens d'examen que nous venons d'exposer pour la sécrétion totale, et en particulier la cryoscopie, l'analyse chimique, l'épreuve du bleu et celle de la phloridzine. En outre, on compare le mode de sécrétion de chaque rein, c'est-à-dire la quantité secrétée en même temps par chacun d'eux dans des conditions normales ou expérimentalement modifiées.

Comparaison des points de congélation. — Si les variations du point de congélation de l'urine globale suivant les affections rénales manquent de valeur absolue, les différences cryoscopiques d'un rein à l'autre, dans un même temps, et par conséquent dans les mêmes conditions générales, prouvent que les fonctions sont inégales; quand la différence est assez grande, on peut conclure à l'infériorité d'un des reins. On doit tenir compte de la polyurie réflexe dans un cathétérisme de l'uretère. En général, ce mode d'examen ne fait que confirmer les résultats des autres moyens employés concurremment; la concentration moléculaire révélée par la cryoscopie n'est pas plus instructive que l'analyse chimique de l'urine des deux reins.

Comparaison de la composition chimique. — Les points les plus importants à comparer sont la réaction de l'urine, les quantités de substances non dissoutes (phosphates, urates), celles des chlorures, des phosphates et de l'*urée*. Il est bon de se rappeler qu'à l'état normal de minimes différences existent le plus souvent entre le taux d'urée des deux reins et des variations sensibles se manifestent d'un moment à l'autre (Albarran). Des lésions bilatérales peuvent se traduire par un abaissement égal de l'urée de chaque côté; inversement, le cathétérisme unilatéral de l'uretère déterminant du côté en expérience une polyurie réflexe, le taux de l'urée par litre se trouve parfois abaissé de ce côté, malgré l'égalité de production dans les conditions habituelles. On peut du reste estimer la quantité d'urée par rapport au temps d'observation au lieu de la rapporter à la quantité d'urine; un rein normal élimine isolément en une heure $0^{gr},35$ à $0^{gr},50$ d'urée, et quand cette quantité diminue de plus de la moitié, le rein doit être considéré comme insuffisant, sauf de très rares exceptions.

On trouve aussi des différences quant à l'*albuminurie*, mais les déductions qu'on en peut tirer au point de vue de l'intégrité anatomique d'un rein n'ont rien d'absolu : ainsi une albuminurie toxique peut trouver sa cause dans l'état de l'autre rein, et constitue une indication de plus pour la néphrectomie.

Épreuve comparée du bleu de méthylène. — Il n'est pas toujours possible de recueillir séparément les urines pendant un temps assez long pour rendre cette épreuve concluante. On peut au moins observer la rapidité du début de l'élimination; dans ce but, on commence le cathétérisme urétéral ou la séparation une demi-heure après l'injection de bleu; ou bien on pratique le cathétérisme dans la troisième ou quatrième heure après l'injection, pour comparer l'intensité de l'élimination.

On observe du côté malade, ou le plus malade, le retard de l'élimination, et son intensité moindre, proportionnellement à l'étendue des lésions ; cependant des cas exceptionnels se présentent où cette règle est en défaut : Albarran en signale dans la pyélonéphrite, dans le rein mobile, dans l'uronéphrose et la pyonéphrose, dans la tuberculose ; dans les tumeurs rénales, l'élimination peut être semblable à celle du rein sain si le parenchyme est en grande partie respecté.

Épreuve comparée de la glycosurie phloridzique. — On injecte 5 milligrammes (Casper et Richter), ou 1 centigramme (Albarran) de phloridzine, et on pratique le cathétérisme urétéral aussitôt après ; normalement, le sucre apparaît de quinze à vingt minutes après l'injection, de sorte qu'il suffit en pratique d'examiner séparément les urines recueillies pendant la première demi-heure ; pendant celles qui suivent, on compare les quantités de sucre sécrétées.

Un retard dans l'élimination de sucre, une grande diminution de sa quantité, parfois sa suppression, se produisent du côté atteint de troubles fonctionnels ; les différences entre les deux côtés, qui normalement n'atteignent que 1 ou 2 p. 100 sont considérables quand les lésions sont unilatérales. On doit tenir compte de la quantité d'urine émise, pour chaque rein (Albarran).

Cependant, les exceptions sont plus nombreuses qu'après l'épreuve du bleu ; et plusieurs auteurs refusent leur confiance à ce procédé (Israël, Albarran, Rovsing) ; tout au moins ne doit-on considérer les résultats comme absolus.

Chromocystoscopie (Voelcker et Joseph). — Parmi les matières colorantes dont on observe l'élimination par l'urine, la solution d'indigo-carmin injectée dans les muscles (4 cent. cubes à 4/100) permettrait de remplacer le cathétérisme urétéral par le simple examen cystoscopique. En effet, la cystoscopie met sous les yeux le début et la durée de l'élimination, grâce à l'issue de l'urine colorée par les méats urétéraux, et son intensité s'apprécie par celle de la coloration. Normalement, le début a lieu vingt minutes après l'injection, le maximum trente minutes plus tard et la durée totale est de deux heures ; en même temps, la coloration facilite la recherche de l'uretère et l'examen de son fonctionnement.

La valeur de cette méthode au point de vue de la détermination de la valeur fonctionnelle est contestée.

Comparaison des quantités d'urine sécrétées. — Cette comparaison présente une grande valeur, soit qu'on considère la quantité sécrétée dans les conditions habituelles, soit qu'on ait provoqué *la polyurie expérimentale.* Toutefois, la quantité peut subir l'influence du cathétérisme urétéral ou de l'introduction des séparateurs ; on a signalé, même dans l'état normal, la polyurie du rein cathétérisé et celle de l'autre côté, et même la polyurie unilatérale dans le cas du cathétérisme double (Kapsammer), rarement l'oligurie ; des constatations semblables ont été faites pendant la séparation où l'oligurie est moins rare. On doit donc comparer aussi la quantité d'urine recueillie des deux côtés pendant l'examen, avec la quantité moyenne pendant un temps égal, évaluée d'après le volume d'urine des vingt-quatre heures. Albarran considère la polyurie comme rare, quand elle n'est pas provoquée volontairement ; nous l'observons fréquemment.

A. *Comparaison des quantités en dehors de toute influence expérimentale.* — On recueille séparément les urines pendant un temps assez long, deux heures au moins (Albarran), en contrôlant le fonctionnement des appareils. Normalement les deux reins ne sécrètent pas la même quantité d'urine ; on constate une différence moyenne de 20 p. 100 d'après Albarran. A l'état pathologique, le plus souvent, la quantité est *moindre du côté* malade, mais il ne s'agit pas d'une règle constante ; en particulier, la sécrétion reste abondante et peut égaler celle du rein sain dans les pyélonéphrites et la tuberculose, mais l'analyse chimique montre alors son infériorité. A l'état normal comme à l'état pathologique, de grandes variations sont observées suivant les moments.

B. *Épreuve de la polyurie expérimentale* (Albarran). — Elle consiste « à explorer la fonction comparée des deux reins avant et après l'absorption d'une certaine quantité d'eau, dans le but d'étudier la marche comparée de la sécrétion de chaque rein ». La quantité d'urine *varie moins dans le rein malade* que dans le rein sain, et est d'autant plus constante que le parenchyme est plus altéré. Un rein sain pris isolément présente une notable élévation de la quantité d'urine avec abaissement du Δ, du taux de l'urée et des chlorures par suite de la dilution de l'urine.

Pour éviter des erreurs dues à des variations d'un jour à l'autre, l'examen est pratiqué plusieurs jours consécutifs, et l'on prend la moyenne des chiffres obtenus. La technique est la suivante : on pratique le cathétérisme urétéral unilatéral, et l'on laisse à demeure la sonde urétérale et une sonde vésicale; les urines sont recueillies à partir du deuxième quart d'heure qui suit l'introduction, pendant deux ou trois heures, et à la fin de la première demi-heure on fait boire au patient trois verres d'eau d'Évian.

On note non seulement la quantité, mais aussi le Δ, le taux de l'urée et des chlorures ; on peut en même temps faire l'épreuve du bleu ou celle de la phloridzine.

La valeur de cette épreuve est incontestable, mais dans la pratique journalière, la nécessité d'examens répétés et certaines difficultés d'interprétation des chiffres obtenus en rendent souvent l'application difficile.

Valeur de l'examen séparé des urines. — Chacun des modes d'examen que nous venons d'exposer peut se trouver en défaut, nous l'avons vu : ni l'épreuve du bleu, ni celle de la phloridzine, ni l'analyse chimique, ni la cryoscopie ne donnent des indications infaillibles sur la fonction rénale. Cependant une certitude presque complète se dégage des résultats de ces investigations, quand ils sont concordants entre eux, et surtout quand ils confirment les données de l'examen clinique et de l'examen bactériologique.

Tout rein dont la fonction sécrétoire apparaît troublée profondément et d'une façon durable d'après les résultats ainsi obtenus, est malade, et incapable à lui seul, d'assurer la survie en cas de néphrectomie. En revanche, l'intégrité de la fonction sécrétoire d'un rein ne permet pas d'affirmer son intégrité anatomique : car certaines lésions telles que les tumeurs, les tuberculoses peu étendues, respectent la fonction, qu'il y ait ou non dans le reste de l'organe une hypertrophie compensatrice; inversement, dans des cas rares, la fonction d'un rein est troublée temporairement sans lésions graves ni définitives, et parfois sous l'influence de produits toxiques dus aux lésions de l'autre rein.

CHAPITRE III

LÉSIONS TRAUMATIQUES DU REIN ET DE L'URETÈRE

Les traumatismes du rein produisent des lésions sous-cutanées (contusions et ruptures) ou sont accompagnés de plaie cutanée (plaies du rein).

A. — Contusions et ruptures du rein

Étiologie. — Les causes sont indirectes ou directes.

1° *Causes indirectes.* — L'existence de contusions indirectes est discutable : après un grand traumatisme, il est difficile de discerner si le rein n'a pas été directement atteint; les observations dans lesquelles on invoque des traumatismes légers, tels qu'une chute, un effort musculaire, l'équitation, ne sont pas convaincantes : la lithiase rénale a pu jouer un rôle dans ces cas. Les ruptures par chute seraient dues à la fixité moindre au pôle inférieur qu'au pôle supérieur (Le Dentu).

2° *Causes directes.* — La fréquence suivant l'âge et le sexe se déduit des chiffres que voici :

Hommes	136
Femmes	17
Enfants	29
Inconnus	18

Le rein droit, situé plus bas que le gauche, a été trouvé contusionné 78 fois, le gauche 69 ; 2 fois seulement les deux reins étaient atteints simultanément (Tuffier).

Dans le mécanisme de ces contusions, on peut considérer, avec Tuffier : la puissance, le point d'appui et la résistance. La *puissance*, c'est-à-dire l'agent vulnérant, est représentée par un coup de pied de cheval, une roue de voiture, un tampon de chemin de fer, etc. Tantôt le sujet fait une chute sur un objet plus ou moins étroit, une barre de fer, par exemple; tantôt le corps offensif est large : la lésion rénale s'accompagne alors de la blessure d'autres organes; pour qu'elle soit isolée, il faut que l'agent vulnérant ait porté directement sur l'échancrure ilio-costale.

La *résistance* est très faible à cause de la mobilité de l'organe, qui, pour ne pas fuir, a besoin d'être calé (Tuffier). Le parenchyme et la capsule du rein sont d'ailleurs relativement peu friables.

Le *point d'appui* peut être artificiel ou naturel. Il est artificiel lorsque par exemple le rein, serré entre deux tampons, l'un fixe, l'autre mobile, est forcé d'éclater. Naturel, il est constitué par la région lombaire, par l'apophyse transverse de la première lombaire et par la douzième côte.

On a signalé la rupture par contraction musculaire projetant les côtes contre le rein (Lucas, Campbell, Küster).

Anatomie pathologique. — On distingue trois degrés dans la contusion du rein (Tuffier) :

1° Il existe une *ecchymose sous-capsulaire* formée de petits épanchements miliaires, plus rarement en nappe.

2° La *déchirure est sous-capsulaire*, avec des foyers sanguins parenchymateux pouvant s'étendre jusqu'au hile : ces lésions ont été constatées expérimentalement sur des chiens.

3° La *capsule est rompue* : une solution de continuité à bords nets traverse quelquefois le rein de part en part et le sépare en deux moitiés. Plus rarement ce sont des fissures petites et étoilées siégeant généralement au voisinage du hile, sur la face postérieure. Presque toujours la rupture, lorsqu'elle est incomplète, porte sur cette face postérieure.

L'épanchement sanguin varie suivant que le foyer est intra-parenchymateux ou extra-rénal. Dans le premier cas (hématonéphrose) l'hémorragie est moins considérable, et le pronostic n'a pas une gravité immédiate. Dans le second cas, le sang s'accumule dans la loge périrénale et produit un décollement sous-péritonéal; parfois l'hémorragie est considérable et le sang s'infiltre jusqu'au canal inguinal; elle peut même entraîner la mort, par son abondance. Un hématome péri-rénal moins abondant peut d'ailleurs se produire sans rupture du rein. Quand la fissure atteint le bassinet, l'urine se mêle au sang dans l'hématome rétro-péritonéal ; parfois elle s'accumule en dehors de la capsule et peut s'y enkyster (*pseudo-hydronéphrose*).

Dans les traumatismes les plus graves, on observe l'éclatement complet du rein, ou encore l'arrachement de l'uretère, des gros vaisseaux ou du pédicule entier.

Lésions concomitantes. — Le *péritoine* est rarement déchiré (17 fois sur 254 cas d'après Quervain), et plutôt chez les enfants, qui n'ont pas de graisse sous-péritonéale.

On a signalé l'anévrysme traumatique de l'artère rénale, et assez souvent la rupture du foie (10 fois sur 31 cas) ; celle de la rate est plus rare (3 fois seulement). Quant aux fractures de côtes, elles sont fréquentes et peuvent être la cause immédiate de la rupture.

Évolution. — Les contusions du rein ont une grande tendance à la guérison : la réparation se fait avec une rapidité remarquable. L'épanchement sanguin se résorbe, ou bien les caillots s'organisent par formation de tissu embryonnaire. Il reste enfin une cicatrice fibreuse où l'on ne retrouve pas de glomérules ni de tubes néoformés, comme l'avait cru Tuffier; mais le rein présente une hypertrophie compensatrice.

Le mélange de l'urine et du sang, est impuissant à produire la suppuration s'il ne s'y joint un élément septique ; mais si l'urine normale ne contient pas de microbes pathogènes, ceux-ci sont assez souvent apportés soit par voie ascendante, ordinairement après un cathétérisme, soit par la circulation générale, et déterminent l'infection du foyer de rupture.

SYMPTÔMES. — Les symptômes généraux sont ceux du choc traumatique : pâleur, sueurs abondantes, abaissement de la température, etc. ; dans certains cas, ils atteignent un degré tel que le malade succombe sur le coup. Plus ordinairement l'aspect clinique est le suivant :

Une *douleur*, en général très vive dans les premiers moments, avec des irradiations en ceinture ou le long du cordon, est augmentée par la pression ; elle peut durer plusieurs semaines et même plusieurs mois ; elle s'accompagne parfois de *contracture* de la paroi du côté blessé.

Bien qu'elle puisse faire défaut, l'*hématurie* est très fréquente, presque constante. Elle se produit aussitôt après l'accident, dure plus ou moins longtemps et est sujette à de fréquentes intermittences qui tiennent à l'oblitération de l'uretère ou de la plaie par des caillots. Parfois, au bout de plusieurs jours, survient une hémorragie secondaire. Le sang s'écoule avec abondance, jamais cependant en quantité suffisante pour causer la mort (Tuffier); il est mélangé à l'urine qu'il teint en rouge. Bien qu'on ait observé des caillots moulés, dont le passage a déterminé des coliques néphrétiques, la masse de l'urine reste ordinairement fluide. L'hématurie peut faire défaut : 1° quand la déchirure est limitée au parenchyme ; 2° dans les grands traumatismes, quand il y a rupture de l'uretère ; 3° dans les traumatismes légers sous-capsulaires.

Ordinairement diminuée dans les premiers jours, la *quantité d'urine* augmente ensuite peu à peu. Il s'établit une hypertrophie compensatrice de l'autre rein (Verneuil). Quelquefois il y a anurie complète, soit que le rein lésé se trouve être unique, soit que la sécrétion du rein non blessé ait subi un arrêt réflexe.

L'*ecchymose lombaire* constitue un symptôme important, mais qui malheureusement manque souvent. Elle n'a d'ailleurs de valeur que si elle se produit au bout de quatre ou cinq jours seulement, et s'il n'y a pas de lésion du voisinage, telle que, par exemple, une fracture de la colonne vertébrale. L'ecchymose inguinale a une valeur diagnostique plus grande encore ; elle se produit plusieurs jours après le traumatisme.

Une *tumeur lombaire* peut être constatée par le palper bimanuel, lombaire et abdominal. Quand elle résulte d'un épanchement sanguin intrarénal, elle est arrondie, plus ou moins mobile ; s'il s'agit d'un épanchement périrénal, la tuméfaction est plus ou moins diffuse, et peut même parfois être perçue par le toucher rectal quand le sang a gagné le petit bassin.

Marche. — A ce point de vue on peut avec Tuffier distinguer trois types :

Dans les *cas graves*, avec collapsus, hématurie et tuméfaction lombaire, la mort arrive dans l'espace de deux jours.

Les *cas moyens* se traduisent quelquefois par des symptômes de choc, des hématuries avec caillots, une diminution de la quantité d'urine et des douleurs violentes. Ces phénomènes s'atténuent progressivement.

Enfin, les *cas légers* sont caractérisés seulement par une douleur plus ou moins vive et par une hématurie légère dont la durée ne dépasse pas quelques jours.

Pronostic et complications. — La présence ou l'absence de complications (Tuffier) commandent le pronostic.

Sur 113 cas exempts de complications, on a compté 60 guérisons et

49 morts, soit 43 p. 100 ; sur 55 cas avec complications, il y a eu 7 guérisons seulement et 48 morts, c'est-à-dire 87 p. 100.

1° *Complications infectieuses.* La *suppuration du foyer*, presque toujours consécutive à un cathétérisme, revêt trois formes : la forme *périrénale* donne tous les symptômes d'un phlegmon périnéphrétique à évolution lente ; l'*abcès du rein*, dont le diagnostic est très difficile, présente des signes analogues à ceux de la pyélo-néphrite ; enfin, la *pyélonéphrite*, plus fréquente et plus tardive, se développe peu à peu. Elle tire ordinairement son origine de la vessie : les germes pathogènes pénètrent le plus souvent sous l'influence du cathétérisme ; à la cystite provoquée succède une suppuration ascendante. Quelquefois le rein non blessé est également envahi.

2° Les épanchements périrénaux *uro-hématiques* constituent une complication toute spéciale. Au moment de la contusion, il se produit dans l'atmosphère périrénale un épanchement constitué par un mélange de sang et d'urine qui augmente les jours suivants (Tuffier et Lévi). Les douleurs lombaires sont très vives et simulent parfois une colique néphrétique. On constate en outre une tuméfaction du volume du poing, faisant corps avec la fosse lombaire, immobile, dure, diffuse, se prolongeant vers la fosse iliaque. Enfin apparaît peu après une ecchymose inguino-scrotale.

Quand la poche liquide est soumise à une tension trop forte, il peut se faire qu'un caillot qui oblitérait une fissure de l'uretère ou du bassinet, cède; une décharge se produit alors par la vessie ; on croit à une hématurie secondaire qui dure de huit à quinze jours ; mais il s'agit en réalité de l'évacuation du foyer primitif.

Ces épanchements guérissent presque toujours spontanément ; quand ils s'infectent, la température s'élève et on assiste au développement des symptômes d'un *phlegmon périnéphrétique*. La *péritonite* a été observée.

3° *Complications tardives.* Il est démontré par quelques faits absolument probants qu'un traumatisme du rein peut être l'origine d'une *néphrite*, soit interstitielle, soit épithéliale qui peut devenir chronique. On a signalé aussi la production de *calculs* du rein consécutivement à un traumatisme ; mais si l'on analyse avec soin les observations, on se convainc que presque toujours, au moment de l'accident, il existait déjà des calculs soit dans le rein blessé, soit dans l'autre rein ; cependant dans plusieurs cas l'origine traumatique des calculs fut attestée par un caillot qui occupait leur centre. L'*hydronéphrose* traumatique peut résulter d'un rétrécissement de l'uretère, d'une compression urétérale par des adhérences, d'un déplacement du rein ; le *rein mobile* est plus fréquemment observé.

Diagnostic. — L'existence d'une lésion traumatique du rein s'établit facilement d'après les symptômes précédents. Il faut distinguer l'hématurie rénale d'une hématurie vésicale; en l'absence d'autres symptômes tels que la douleur lombaire, la tuméfaction ou la contracture on aurait recours à la cystoscopie ; les dangers du cathétérisme en restreignent l'emploi. Le degré en est plus difficile, parfois même impossible à apprécier : on tiendra compte de la présence ou de l'absence, et surtout de l'intermittence des hématuries. Enfin le diagnostic des complications infectieuses doit être établi d'une façon précoce, en surveillant l'état général et la fièvre.

Traitement. — On relèvera les forces du blessé pour lutter contre le choc. Localement il faut surveiller, attendre et *s'abstenir de toute intervention chirurgicale préventive* ou même primitive.

Le blessé gardera le repos. La région lombaire sera comprimée à l'aide d'un peu de ouate et d'une ceinture de flanelle; quant à l'application de glace sur les reins, elle est tout au moins inutile.

Des boissons abondantes seront administrées pour faciliter l'élimination des caillots. L'usage des antiseptiques à l'intérieur (urotropine, helmitol, etc.) est efficace ; toutefois, on ne donnera les médicaments internes qu'avec précaution, à cause de l'insuffisance du filtre rénal.

Si la vessie se remplit de caillots, le cathétérisme devient nécessaire. On n'y aura recours, en tout cas, que contraint et forcé, car la plupart des accidents de suppuration n'ont pas d'autre origine ; l'antisepsie la plus rigoureuse sera observée.

Lorsqu'une hémorragie grave menace à bref délai l'existence du malade, on ira à la recherche du foyer au moyen d'une incision lombaire. Là, suivant les circonstances, on fera, soit le tamponnement ou des ligatures, soit l'excision de lambeaux de rein contus ou déchirés, soit même, au besoin, si l'hémorragie est très considérable ou si l'on constate des lésions énormes, la néphrectomie, opération malheureusement très difficile et d'un pronostic peu favorable dans de telles conditions.

En général, l'intervention sera surtout nécessitée par l'apparition de complications suppuratives. Dans les cas de collection purulente, la ponction simple est insuffisante, mais une ponction exploratrice peut être justifiée dans certains cas.

B. — Plaies du rein

Étiologie. — Elles sont rares en dehors des faits de guerre, et beaucoup moins fréquentes que les contusions et ruptures.

Sur 78 cas signalés pendant la guerre de Sécession :

50	fois la	plaie atteignit	le rein seul ;
15	—	—	le rein droit et le foie ;
6	—	—	le rein gauche et la rate ;
7	—	—	le rein et l'intestin.

Des faits expérimentaux, dont nous empruntons l'exposé à Tuffier, confirmant les données cliniques, montrent que le parenchyme normal, une fois sectionné, donne lieu à une abondante hémorragie ; elle provient surtout du réseau sous-pyramidal, à la jonction des substances corticale et médullaire. Les bords de la plaie s'écartent peu et sont comme bridés ; à la surface de section l'urine ne s'écoule pas, ce qui s'explique par l'oblitération des tubuli par un caillot fibrineux ; ces plaies se réparent avec une grande facilité. Le sang épanché met à se résorber de deux à sept jours et au niveau de la surface de section on rencontre une mince bande fibreuse sans trace de régénération des éléments glandulaires. Le tissu rénal offre une remarquable tolérance pour les corps étrangers qui s'y enkystent et ne déterminent aucun trouble, à la condition d'être parfaitement aseptiques.

Les plaies par instruments piquants ne sont suivies d'aucune réaction, lorsque ces instruments sont aseptiques. Les plaies par instruments tranchants non infectées se cicatrisent rapidement; à moins qu'il n'y ait du sang interposé entre les deux lèvres de la plaie. Dans les plaies contuses par projectiles de guerre, la cicatrisation est retardée par l'irrégularité de la blessure et la fissure du parenchyme ; de plus, les balles entraînant avec elles des corps étrangers septiques, tels que des lambeaux de vêtements, la suppuration se produit presque constamment.

Symptômes. — La *plaie cutanée* n'offre aucune particularité, mais l'*abondance et la continuité de l'hémorragie* constituent une forte présomption en faveur de l'hypothèse d'une pénétration du rein. Parfois l'hémorragie est assez considérable pour entraîner une mort rapide ; aussi faut-il éviter d'explorer la plaie avec le stylet, à moins qu'on ne soit décidé à intervenir immédiatement. Des *hémorragies secondaires* peuvent se faire par la plaie jusqu'au quarante-huitième jour. Jamais la plaie ne livre passage à un *écoulement d'urine*, tant que le parenchyme glandulaire seul est intéressé ; cet écoulement, lorsqu'il existe, se rattache à une lésion du bassinet.

La *douleur* est variable. Provoquée, elle n'a aucune valeur, car les caractères en sont identiques, que les lésions soient extra ou intra-rénales. Spontanée, au contraire, elle indique la suppuration ou l'oblitération de l'uretère ; elle ne se produit que lorsque la partie centrale de l'organe est intéressée (Tuffier).

L'*hématurie* est fréquente, mais elle manque quelquefois dans les cas de plaie superficielle. Elle est ordinairement moins abondante qu'après les déchirures, et s'observe surtout dans les plaies par armes à feu. Des hémorragies secondaires se montrent du dixième au vingtième jour. La quantité d'urine est diminuée au début, il y a parfois même anurie ; les jours suivants, au contraire, on observe généralement de la polyurie.

Les *symptômes généraux* sont ceux du choc ou du collapsus : ils offrent une intensité variable suivant l'importance de l'hémorragie.

Complications. — La suppuration résulte d'une inoculation septique du foyer, soit par la plaie, soit par la vessie. L'inoculation peut se faire directement par la plaie où elle reconnaît presque toujours pour cause la présence de lambeaux de vêtements ; ceux-ci ont été quelquefois expulsés par l'urètre, au bout d'un temps plus ou moins long. Ailleurs, c'est le cathétérisme qui doit être incriminé et la vessie a servi de porte d'entrée. Comme après les ruptures, la suppuration est intra ou extra-rénale ; les fistules consécutives sont rares ; l'infiltration d'urine, exceptionnelle, ne se produit que lorsqu'il existe une plaie du bassinet. Quant à la hernie traumatique du rein, on n'en connaît que sept cas (Guyon) ; dans quatre, elle a succédé à une plaie par instrument tranchant. Le plus souvent la hernie est incomplète, et l'engagement très probablement secondaire. Quelquefois il se produit une rupture du bassinet. Enfin, on voit des complications tardives telles que des fistules lombaires, ou, plus souvent, la persistance de la pyurie, d'une cystite, de dépôts phosphatiques, etc. (Tuffier).

Traitement. — Le traitement a une grande importance et peut être dangereux ou efficace, selon la façon dont il est dirigé.

Il faut éviter de sonder les malades. Toutefois quand une rétention par caillots se produit, on doit intervenir ; mais le cathétérisme, même avec toutes les précautions antiseptiques, n'est pas exempt de grands dangers.

D'une façon générale, la conduite sera la même que pour les contusions. S'il existe une hémorragie inquiétante, primitive ou secondaire, on abordera le rein par la voie lombaire. On conservera le plus possible de substance rénale dont on sera souvent forcé d'exciser quelques lambeaux, mais on n'en laissera aucun qui ne soit en communication avec les voies d'excrétion.

C. — Lésions traumatiques de l'uretère

Elles consistent en contusions, en ruptures et en plaies.

Contusions. — La contusion simple (Vigneron) résulte d'un choc direct ; elle est possible malgré la situation profonde de l'uretère, car celui-ci ne peut fuir devant le corps contondant comme l'intestin ; les symptômes consistent en une douleur localisée spontanée et provoquée, un empâtement limité, et une hématurie qui dure deux ou trois jours.

Ruptures. — Elles résultent de traumatismes accidentels, analogues à ceux qui intéressent le rein, ou chirurgicaux, tels que des tractions exercées sur l'uretère au cours d'une ovariotomie ; ils surviennent surtout pendant les opérations pratiquées sur le petit bassin, telles que l'hystérectomie vaginale, l'extirpation de fibromes, d'annexes suppurées, etc. Avec Pozzi, on peut admettre les variétés suivantes de ruptures ; déchirure simple sans solution totale de continuité ; déchirure complète, mais sans déplacement des extrémités sectionnées ; rupture complète avec arrachement d'une des extrémités ; celles-ci se rétractent en sens inverse, en permettant à l'urine de s'infiltrer et de se creuser une cavité dans les tissus.

Les *symptômes immédiats* sont peu nombreux et assez vagues : une douleur vive existe à la région lombaire et probablement aussi sur le trajet du conduit, à la pression abdominale. L'hématurie manque dans la moitié des cas. Au bout de quelques jours apparaît une tumeur lombaire, due soit à un épanchement d'urine enkysté, soit plus souvent à son infiltration diffuse dans l'atmosphère périrénale. La réparation spontanée des ruptures de l'uretère est possible ; elle peut produire un rétrécissement et même l'oblitération de l'uretère ; on assiste au développement d'une hydronéphrose, puis, en cas d'oblitération, à l'atrophie du rein.

Le *traitement* varie suivant la forme de l'épanchement ; s'il est diffus, infiltré, et surtout s'il est infecté, ce qui est rare, une large incision est commandée ; si, au contraire, on à affaire à une tumeur liquide plus ou moins enkystée, l'expérience prouve que des ponctions répétées donnent de bons résultats. En cas contraire, on pratique une incision et l'on tente la suture des deux bouts, si la rupture est restée aseptique ; en cas d'infection on se contente d'inciser et de drainer. Plus tard il conviendra de traiter la fistule qui peut persister.

Plaies. — Les plaies accidentelles sont très rares et présentent un pronostic grave ; elles résultent d'un coup de feu ou de l'action d'un instrument tranchant. Dans un cas de plaie de la région lombaire, un écoulement liquide pris pour de l'urine venait de l'ouverture du canal rachidien.

Les plaies *chirurgicales* sont ordinairement accidentelles, au cours d'une hystérectomie vaginale, par exemple ; mais elles peuvent être intentionnelles et faites soit dans un but d'exploration (Agnew), soit pour amener l'excrétion de l'urine retenue dans le rein par la compression pelvienne d'un uretère (Le Dentu).

Traitement. — S'il y a épanchement uro-hématique septique ou infecté, on se comportera comme nous l'avons déjà indiqué. Il vaut mieux (Tuffier) aller à la recherche des extrémités de l'uretère et suturer ; en cas d'échec, il se forme une fistule urétérale lombaire.

CHAPITRE IV

INFECTIONS RÉNALES CHIRURGICALES

PYÉLONÉPHRITE. PYONÉPHROSE

BIBLIOGRAPHIE

HALLÉ. Urétérites et pyélites. Th. 1888. — ALBARRAN. Études sur le rein des urinaires. Th. 1889. — GUYON. Leçons cliniques. — SCHMIDT et ASCHOFF. Die Pyelonephritis..., Iena, 1893. — TUFFIER. *Traité de chir.* (Duplay-Reclus). — ALBARRAN. *Traité de chir.* (Le Dentu-Delbet). — GUYON et ALBARRAN. *Arch. de méd. expérim.*, 1897. — ALBARRAN. Traitement des pyélonéphrites par le lavage du bassinet. *Annales gén.-urin.*, 1898. — CASPER. Même sujet. *Wiener med. Presse*, 1895.— BAZY. Néphrotomie dans les pyonéphroses. *Cong. de chir.*, 1898. — GOSSET. Étude sur les pyonéphroses. Th. 1900. — LENNANDER. Uber Spaltung der Nieren mit Resektion des Nierengewebes bei acutes Pyelonephritis mit miliären Abszessen. *Nord. med. Ark.*, 1901. — WILMS. Même sujet. *Münch. med. Woch.*, 1902. — POUSSON. Même sujet. — LAMBERT. Abcès du rein. *Annales gén.-urin.* 1907. — KAPSAMMER. Nierendiag. u. Nierenchirurgie, 1907.

L'étude des infections suppuratives du rein ne peut être séparée de celle du bassinet. Si l'infection et l'inflammation n'apportent pas dans la paroi du bassinet et de l'uretère des modifications qui empêchent l'écoulement des liquides, on dit qu'il y a *pyélonéphrite ;* la *pyonéphrose* est constituée par la dilatation septique de ces parois.

ÉTIOLOGIE

L'infection rénale est toujours de cause microbienne, mais l'inflammation et la suppuration ne se produisent que si le rein et le bassinet se trouvent dans certaines conditions favorables ; ainsi l'on voit la filtration de bactéries au niveau des reins ne déterminer aucune lésion, dans certaines infections hématogènes, et ce fait a été reproduit expérimentalement par

Langerhans, Wissokowitch, Klecki, Biedl et Krauss, etc. L'étude des causes prédisposantes est donc très importante.

Mentionnons ici que les *toxines* suffisent à provoquer la suppuration : Schnitzler et Savor l'ont montré par l'injection de microbes morts dans l'uretère.

I. Causes prédisposantes. — Les reins les plus exposés à l'infection sont ceux qui présentent des *troubles congestifs* et ceux où la néphrite chronique non infectieuse a développé ses lésions ; nous devons au premier rang placer la *pyélonéphrite chronique aseptique des rétentionnistes*, rétrécis, médullaires et surtout prostatiques, qui tôt ou tard se complique d'infection avec la plus grande facilité et sans aucune cause apparente, celle que l'on observe au cours de la *lithiase rénale*, et où le traumatisme du bassinet est un appel de plus à l'infection, et celle qui accompagne l'*hydronéphrose*. Les *rétentions rénales* se compliquent facilement d'infection, même quand le rein n'est pas encore altéré par le processus de sclérose, par suite de la congestion qu'elles entretiennent dans le rein : telles sont les rétentions consécutives aux obstacles urétéraux (expérimentalement par ligature de l'uretère), au rein mobile, à la compression de l'uretère par les tumeurs pelviennes et par l'utérus gravide, en particulier par la tête du fœtus s'engageant dans le détroit supérieur, aux calculs du bassinet et de l'uretère. La congestion est très intense dans les *néoplasmes* du rein et du bassinet, qui, en outre, peuvent causer la rétention rénale, et surtout dans la *rétention complète aiguë* d'urine, où elle aboutit à des ecchymoses du bassinet, à des hémorragies interstitielles et tubulaires du rein. Albarran ajoute à ces causes l'*excès de fonctionnement* d'un rein.

La fréquence relative de ces diverses affections prédisposantes explique les différences étiologiques suivant l'*âge* et le *sexe*. Chez l'homme, elles se rencontrent à l'âge adulte, et aussi dans la vieillesse à cause de l'hypertrophie prostatique et de l'artério-sclérose ; chez la femme, elles coïncident avec la période d'activité génitale, où la grossesse intervient comme un facteur important.

Enfin des causes occasionnelles peuvent intervenir : ce sont les traumatismes, la congestion réflexe due au froid, aux brûlures étendues, la néphrite aseptique due aux vésicatoires, aux balsamiques, les injections vésicales massives, etc.

II. Bactériologie des pyélonéphrites. — Nous ne ferons qu'énumérer les formes bactériennes rencontrées dans les pyélonéphrites ; la plupart nous sont connues par la bactériologie des cystites, l'infection vésicale n'étant très souvent qu'une des localisations de l'infection totale de l'appareil urinaire. On rencontre surtout le *colibacille*, comme l'ont montré Albarran et Hallé en 1888. On le retrouve dans les deux tiers des cas (Küster) soit seul, soit associé ; Rovsing cependant le croit peu pyogène et attribue aux infections mixtes la plupart des suppurations rénales. Les autres bactéries rencontrées soit à l'état pur, soit associées les unes aux autres, sont le staphylocoque doré, le streptocoque, le proteus de Hauser, le bacille d'Eberth, des bactéries anaérobies (Albarran et Cottet), et à titre exceptionnel le gonocoque, le pneumocoque, le bacille de l'influenza, etc.

III. Voies d'accès de l'infection. — Ce sont la voie sanguine, la voie ascendante vésico-urétérale, la voie lymphatique ; en outre, une plaie du rein peut permettre l'accès direct des agents pathogènes.

1° *Infection hématogène ou descendante.* — Les bactéries amenées par le courant sanguin atteignent les capillaires de la couche corticale et s'arrêtent dans celles-ci ; d'après Rovsing, Bazy, etc., ce serait la voie habituelle ; la plupart des auteurs considèrent au contraire la voie ascendante comme le plus souvent suivie. La provenance des microbes varie suivant les affections causales ; tantôt il s'agit d'une maladie infectieuse générale, comme la fièvre typhoïde, la grippe, l'endocardite végétante, la pyohémie, la pneumonie, etc. ; tantôt le point de départ est une suppuration locale éloignée, parfois peu importante en apparence, comme le furoncle, le phlegmon amygdalien, la parotidite ; ailleurs cette suppuration siège même dans l'appareil urinaire, dans la prostate, la vessie, le rein opposé. Enfin l'origine peut être intestinale même sans suppuration : la pénétration du colibacille dans le sang a été observée cliniquement à l'occasion de troubles intestinaux, et expérimentalement après la ligature du rectum (voy. *Cystites*).

Parvenues dans le rein, les bactéries le traversent, dans certains cas, sans y déterminer aucune lésion ; nous avons vu qu'il en est de même au niveau de la vessie. Ainsi que dans le réservoir vésical, la flore microbienne peut pulluler dans l'urine au niveau des calices, du bassinet et de l'uretère, et l'on observe alors cliniquement la *bactériurie*, qui est alors d'origine rénale; le fait est fréquent, car bien des bactériuries en apparence vésicales sont en réalité rénales.

2° *Infection ascendante.* — L'infection débute par la vessie, à la suite d'un cathétérisme septique, par exemple, ou des autres causes de contamination (voy. *Cystites*). Dans les conditions normales, l'infection vésicale ne menace pas le rein, protégé par le courant descendant de l'urine et par la musculature et le trajet oblique de la portion vésicale de l'uretère. Celles qui permettent l'ascension des microbes sont les affections ulcératives du méat urétéral la tuberculose, le cancer, et surtout l'hypertension du liquide contenu dans la vessie. Cette hypertension qui dépend non de la quantité du liquide, mais de l'efficacité de la contraction vésicale, est causée dans les *cystites* par la contraction exagérée de la vessie, seule ou jointe à une rétention quelquefois méconnue. De même dans les *rétentions* aiguës et chroniques l'accumulation de l'urine distend non seulement la vessie, mais aussi les uretères et le bassinet, formant ainsi un lac pyélo-vésical où le courant descendant de l'urine n'existe plus, et où l'ascension microbienne se fait sans obstacles ; si la tonicité vésicale persiste, la pression est même plus forte dans la vessie que dans le bassinet. Le reflux de liquide, de particules colorés et de microbes, dans le bassinet par des injections forcées a été du reste démontré expérimentalement par Barette, Guiard, Albarran, Guyon et Courtade, Lewin et Goldschmidt, etc. Mais ce sont surtout les espérances et les recherches cliniques de Guyon et Albarran qui les ont mises en lumière. Souvent la même affection produit à la fois la congestion ou la rétention rénale et l'infection : c'est le cas de l'hypertrophie prostatique, des tumeurs vésicales, etc.

3° *Infection par voie lymphatique.* — Elle est rare, mais a été observée, par suite d'une suppuration périrénale, d'origine intestinale par exemple ; Albarran l'a démontrée expérimentalement par des injections de microbes dans la loge rénale.

ANATOMIE PATHOLOGIQUE

I. Pyélonéphrites. — Les lésions sont différentes dans les deux formes pathogéniques, descendante et ascendante, de la pyélonéphrite ; les deux formes anatomiques ainsi délimitées sont très fréquemment associées ; en outre on trouve souvent en même temps les modifications dues à la distension aseptique préexistante, que nous n'étudierons pas ici.

1° *Pyélonéphrite hématogène.* — Les lésions rénales diffuses forment trois variétés (Albarran) ; dans la forme *hémorragique* il n'existe qu'une congestion intense, avec ecchymoses sous-capillaires et hémorragies interstitielles : les lésions épithéliales sont peu marquées, surtout dans les cas suraigus qui peuvent entraîner la mort en quelques heures ; dans la forme à prédominance de *lésions épithéliales*, on observe la prolifération de l'endothélium glomérulaire et surtout le trouble granuleux et la desquamation des cellules des tubes contournés ; dans la forme *diapédétique*, on trouve, surtout autour des glomérules, des infiltrats leucocytaires.

Ces lésions peuvent se terminer par sclérose interstitielle ; plus souvent elles aboutissent à la *suppuration*, qui apparaît sous l'une des trois formes suivantes (Cornil et Ranvier) : abcès miliaires disséminés ; foyers purulents résultant de la confluence des précédents ; suppuration diffuse. Parfois il n'existe qu'un seul abcès cortical ; le plus souvent les abcès sont multiples.

Au bout d'un certain temps les lésions inflammatoires atteignent le bassinet et l'uretère, par exemple par ouverture d'abcès rénaux dans le bassinet. Quand il existe de l'hydronéphrose, elle se transforme rapidement en pyonéphrose.

2° *Pyélonéphrite ascendante.* — Albarran distingue : un type *scléreux*, rare, caractérisé par la dilatation et l'épaississement du bassinet et des uretères, qui contiennent de l'urine purulente, par la périnéphrite scléro-lipomateuse, la diminution d'épaisseur de la couche corticale, la sclérose glomérulaire, interstitielle et péri-vasculaire qui finit par étrangler les tubes et les canalicules ; un type *suppuré*, commun. A la coupe du rein, presque toujours augmenté de volume, on distingue tantôt des *stries rayonnantes*, des pyramides et de l'écorce, formées par des dépôts purulents ou ecchymotiques, tantôt (néphrite *diffuse infiltrée*) des plaques grisâtres dans la couche corticale rouge sombre, ou de petits foyers purulents, qui peuvent aussi former à la surface du rein, un semis d'abcès miliaires ; le sommet des *papilles* peut être nécrosé ; ces aspects correspondent, vus au microscope, à des foyers purulents et embryonnaires canaliculaires, glomérulaires ou plus rarement vasculaires. Les microbes farcissent les tubes et les canalicules d'où ils passent dans le tissu interstitiel, ainsi que les glomérules.

II. Pyonéphrose. — Quand l'infection rénale se produit dans un rein déjà atteint d'hydronéphrose ou quand au cours de la pyélonéphrite, survient un obstacle urétéral, le bassinet et le rein, souvent aussi l'uretère, sont en *distension* par de l'urine purulente : on dit qu'il y a pyonéphrose. Le terme « uropyonéphrose », moins souvent employé, est plus explicite et dans la plupart des cas plus exact.

1° *Uretères.* — Ils sont peu atteints dans la forme descendante, et présentent seulement quelques lésions inflammatoires à leur partie supérieure ; toutefois on trouve à leur niveau des coudures, des rétrécissements, ou un abouchement défectueux dans le bassinet, lésions décrites à propos de l'hydronéphrose.

Au contraire, dans l'*urétéro-pyélite ascendante* des urinaires (Hallé), qui est une cysto-urétéro-pyélite, les lésions urétérales sont considérables ; Hallé distingue deux types. Dans le premier, les deux uretères sont allongés et *dilatés* et présentent des bosselures et des parties rétrécies, qui à la section de l'organe apparaissent comme des plicatures valvulaires de la paroi, plus fréquentes vers l'extrémité supérieure ; cette paroi est amincie, comme dans la distension aseptique, et il s'agit alors d'une infection compliquant cette dernière ; la muqueuse est enflammée. Dans le second type, l'uretère est très *épaissi*, rigide, entouré d'une gangue de périnéphrite scléreuse ; le plus souvent les lésions sont *unilatérales ;* à la section, la dilatation est modérée, les parties rétrécies sont constituées par l'épaississement de la paroi, non par des plicatures ; ici l'infection a précédé la distension.

2° *Rein et bassinet.* — Parfois il existe seulement, avec les lésions de la pyélo-néphrite, une distension légère du bassinet, qui retient une petite quantité d'urine purulente. Plus souvent le bassinet et le rein forment une poche considérable (rein sacciforme), et parfois énorme, surtout dans les anciennes hydronéphroses infectées.

Le rein peut n'être que peu adhérent à la capsule (hydronéphroses infectées), mais plus souvent il existe une périnéphrite scléro-lipomateuse, parfois compliquée elle-même d'abcès, au milieu de laquelle le rein est difficile à libérer. Le rein et le bassinet forment une tumeur ovoïde, plus ou moins régulière, présentant en général des saillies d'apparence kystique séparées par des brides étroites, blanchâtres; le bassinet distendu peut aussi être séparé par un *sillon* du rein qui paraît le surmonter en cimier. Quand on incise le rein, du bord convexe jusqu'au bassinet, on trouve des cavités séparées les unes des autres par des cloisons, mais ouvertes dans le bassinet, soit largement, soit par un orifice assez étroit, plus rarement fermées; ces loges s'étendent du bassinet jusqu'au voisinage de la capsule; leur surface interne est lisse ou tomenteuse, parfois pseudo-membraneuse ou incrustée. Elles sont formées par la distension des calices, le refoulement où l'ulcération des pyramides, et parfois par des cavités d'abcès ouvertes dans le bassinet; les cloisons sont constituées par les colonnes de Bertin et, vers la capsule, par les tissus de la région corticale qui présentent des lésions de néphrite diffuse, et qui peuvent être le siège d'abcès (Tuffier). La substance rénale est réduite à une couche mince ou enfin disparaît; parfois on y trouve des canalicules bien conservés ou même de l'hypertrophie compensatrice (Albarran); les vaisseaux sont sclérosés.

Le contenu des poches est un mélange variable d'urine et de pus; il est seulement purulent, quand une poche a perdu toute aptitude sécrétoire et ne communique pas avec les voisines; Le Dentu a rencontré des gaz. Le liquide peut aussi être hématique. Les calculs, secondaires ou primitifs, ne sont pas rares, et peuvent oblitérer les orifices de communication des cavités avec le bassinet.

Au point de vue fonctionnel, la coque rénale conserve pendant longtemps le pouvoir de sécréter l'urine; toutefois la fonction rénale est très diminuée et peut se suspendre brusquement sous l'influence d'un réflexe réno-rénal, et surtout d'une oblitération de la poche. Dans ce dernier cas la *pyonéphrose ouverte* est transformée en pyonéphrose *fermée*, où la secrétion rénale ne tarde pas à se suspendre complètement, mais peut reparaître quand cesse l'oblitération; la fonction rénale est d'ailleurs moins bien conservée dans les pyonéphroses que dans les hydronéphroses, pour une même épaisseur de tissus conservés.

Parmi les causes de rétentions rénales, les unes entraînent habituellement la bilatéralité des lésions, telles sont la cystite douloureuse, l'hypertrophie prostatique; les autres sont unilatérales, comme dans l'hydronéphrose par compression, le rein mobile, la grossesse. La pyélonéphrite unilatérale est plus fréquente qu'on ne pourrait le croire : Goodhart l'a relevée dans 14,5 p. 100 des cas, et Weiz dans 17 p. 100.

SYMPTÔMES

I. Pyélonéphrites. — On peut décrire des formes aiguës et chroniques.

Formes aiguës. — Dans une forme *suraiguë*, qui correspond à la forme hémorragique de la pyélonéphrite hématogène, et qui survient à la suite d'une intervention sur les voies urinaires, par exemple, le malade est emporté en quelques heures après avoir présenté uniquement des symptômes généraux. Le début a lieu par un frisson violent ou une série de frissons, la température monte à 40°, le pouls est très rapide et devient bientôt petit et irrégulier, le visage s'altère rapidement ; il existe souvent de la dyspnée, du délire ; les urines sont très rares et épaisses, non purulentes à moins qu'elles ne l'aient été auparavant.

Le plus souvent la forme est *aiguë*. Ici encore les symptômes locaux très effacés sont réduits à la douleur lombaire provoquée par le palper, ou même spontanée, mais peu intense. Les symptômes généraux dominent la scène : ils débutent par un grand accès de fièvre urineuse, avec frissons suivis des stades de chaleur et de sueur : la fièvre persiste entre les accès, et la température oscille vers 38°, pour atteindre et dépasser subitement 39° au moment des poussées fébriles, irrégulières. Les urines sont troubles et légèrement purulentes ; on y trouve une quantité modérée d'albumine (0,50 à 1 gr.), des leucocytes, des cylindres et des bactéries. Il existe une dyspnée toxique, parfois des complications infectieuses du poumon. Le malade meurt en quelques jours, ou bien, mais rarement après un début très aigu, la maladie passe à l'état chronique, et à cette période de signes généraux succède la période de pyurie.

Ces symptômes répondent à la forme diapédétique de l'infection ascendante. Elle survient au cours de l'évolution d'une néphrite chronique ascendante, infectée ou aseptique ; c'est elle qu'on observe dans les maladies générales infectieuses à localisation rénale, telles que la fièvre typhoïde, la grippe, la blennorragie, etc.

Formes chroniques. — La forme chronique succède à la forme aiguë dans l'infection hématogène ; dans les infections ascendantes, elle est chronique d'emblée, mais traversée par des poussées aiguës. Nous prendrons comme type clinique la forme la plus communément observée, qui est la pyélonéphrite ascendante des urinaires, bien qu'elle soit intermédiaire entre la pyélonéphrite suppurée et la pyonéphrose.

Pyélonéphrite ascendante infectieuse des urinaires. — Elle débute par une symptomatologie analogue à celle des poussées aiguës que nous signalerons plus loin, ou au contraire d'une manière insidieuse, à la suite d'un cathétérisme par exemple ; l'acuité paraît en rapport avec la virulence et l'abondance des germes introduits dans la vessie, mais aussi avec le degré de dilatation et de sclérose de l'appareil urinaire.

On a décrit deux formes principales, suivant que l'infection, qui se produit au cours de la pyélonéphrite aseptique par rétention, s'accompagne ou non de suppuration. En fait, ces deux formes sont peu distinctes ; la pyélonéphrite infectieuse sans suppuration, qui peut d'ailleurs suppurer à un moment donné, a une symptomatologie atténuée, mais non différente de la pyélonéphrite suppurée, que nous prendrons comme type de notre description.

La *douleur* spontanée est inconstante et ordinairement légère, elle siège à la région lombaire et dans la fosse iliaque, avec ou sans irradiations. La douleur provoquée par le ballottement et par la palpation abdominale le long de l'uretère est plus intense.

La *polyurie trouble* est le signe principal : les malades émettent de deux à quatre litres d'urines troubles, lactescentes, qui ne s'éclaircissent pas par le repos et laissent un dépôt abondant, purulent et riche en bactéries. Cette pyurie présente des *intermittences* (Rayer) caractéristiques ; les décharges purulentes alternent avec des urines assez claires, à des intervalles de quelques heures ou de quelques jours, ou suivant la position et les mouvements du malade ; elles s'expliquent par l'accumulation momentanée du pus derrière les rétrécissements valvulaires. L'urine contient plus d'albumine que ne le comporte la pyurie, en général de $0^{gr},50$ à $1^{gr},50$ quand le pus est peu abondant ; le dépôt renferme des cylindres hyalins et granuleux, des leucocytes, des cellules épithéliales, de nombreuses bactéries, surtout des colibacilles. L'alcalinité de l'urine est la règle et la fermentation ammoniacale se produit rapidement ; le taux de l'urée diminue à mesure que le rein est plus altéré ; plus bas que dans la pyélonéphrite aseptique, il est en moyenne de $12^{gr},50$ (Albarran), et peut tomber bien au-dessous de ce chiffre.

L'*exploration du rein et de l'uretère* donne des résultats positifs : outre la douleur rénale et urétérale, on trouve une légère augmentation de volume du rein par la recherche du ballottement. Parfois l'uretère est assez distendu pour qu'on l'apprécie par la palpation au niveau du détroit supérieur.

Les *symptômes généraux* sont ceux de l'infection et de l'intoxication urineuses. Comme dans la forme scléreuse, ils consistent surtout en *troubles digestifs* : inappétence, dégoût de la viande, soif ardente, langue pâteuse mais humide, dyspepsie et constipation, parfois nausées et vomissements, enfin l'*amaigrissement* survient rapidement.

Ces symptômes s'aggravent pendant les *poussées aiguës* qui accompagnent cette forme clinique : on voit alors l'anorexie et la soif augmenter, la langue se dessécher et même se racornir (langue de perroquet), la bouche devenir inapte à préparer le bol alimentaire. Les urines se font rares, le taux de l'urée s'abaisse encore plus. En même temps la *fièvre* s'allume, parfois annoncée par un frisson intense ou une série de frissons, et caractérisée soit par une élévation modérée de la température (38°) sans grandes oscillations, soit par de grandes oscillations de 37° le matin à 39° et 40° le soir ; les forces déclinent rapidement ; le malade est obligé de garder le lit ; il présente de la somnolence, même du délire, et, dans les cas défavorables, tombe dans le coma ; les vieillards très affaiblis ne présentent pas d'élévation de température. Toutefois, la mort peut ne survenir qu'après plusieurs atteintes semblables.

Des poussées aiguës du pronostic le plus grave surviennent encore au cours de l'infection hématogène, ou quand la pyonéphrose vient compliquer la marche de l'affection.

A côté des cas que nous venons de décrire, il en est d'ailleurs de moins graves, où la pyurie dure plusieurs années sans que l'état général en souffre sensiblement ; les troubles digestifs sont légers ou ne surviennent que de temps en temps, sauf la constipation qui est habituelle ; les forces du malade se maintiennent ; la pyurie est d'ailleurs modérée ; la fonction sécrétoire des reins est peu diminuée. Sans doute cet état est précaire et prépare souvent de graves accidents ; mais avec un traitement approprié à l'importance de la rétention vésicale, quand elle existe, la situation demeure très longtemps stationnaire.

II. Pyonéphroses. — Le *début* varie suivant la violence de l'infection et suivant que la pyonéphrose succède à la pyélonéphrite aiguë ou chronique sans distension, ou que l'infection vient compliquer une rétention rénale aseptique ; on observe un début tantôt aigu, avec douleurs rénales et symptômes généraux fébriles, tantôt insidieux.

Symptômes fonctionnels. — La *douleur* peut manquer, ou n'exister qu'à la palpation ; encore celle-ci ne la provoquait-elle que dans 17 cas sur 26 examinés par M. Guyon. Très variable, vague ou intense, lombaire ou plus fréquemment irradiée à l'uretère, au côté opposé, aux membres inférieurs, elle est parfois augmentée par les mouvements ; on l'a vue limitée au côté sain. D'une manière générale et en dehors de la lithiase, elle est liée à la distension de la poche par l'urine et le pus, et cesse quand cette poche se vide régulièrement. La douleur est provoquée par la pression au niveau de l'uretère, soit en haut au niveau du bord externe du muscle droit, soit en bas au point de Hallé, soit enfin à l'extrémité vésicale (Bazy). La *pyurie* est *abondante et intermittente.* Les arrêts momentanés de l'excrétion du pus s'expliquent par l'oblitération des parties rétrécies de l'uretère et par son accumulation dans les parties dilatées ; si, à ce moment l'urine devient tout à fait limpide, c'est que le rein opposé est sain. Pendant ces périodes de limpidité, même relative, on observe en général une recrudescence des symptômes généraux, de la fièvre, de la douleur, et une augmentation de volume du rein, qui indiquent une rétention purulente. Puis, tout à coup, il se fait une décharge, et une quantité de pus parfois énorme est évacuée en quelques heures. Dans des cas rares, après des intermittences plus ou moins longues, l'excrétion du pus cesse tout à fait : la poche est définitivement oblitérée et la pyonéphrose fermée ; les symptômes de rétention disparaissent par suite de la suppression de la sécrétion.

L'urine purulente présente les mêmes caractères que dans les pyélonéphrites ; le pus est toujours très abondant pendant les décharges ; on l'a vu constituer à lui seul la moitié de la masse liquide. Tantôt il a l'aspect du pus d'un abcès chaud, tantôt il est visqueux et exhale une odeur ammoniacale. La *polyurie* est constante.

Dans son ensemble, la composition de l'urine n'est pas altérée quand la lésion est unilatérale ; pour le rein malade, le taux de l'urée et des sels se trouve abaissé proportionnellement à la destruction du tissu rénal. Il est remarquable qu'une mince coque rénale puisse sécréter une quantité d'urine encore très considérable, notion à retenir lorsque se pose l'indication d'une néphrectomie.

La *fréquence des mictions*, en particulier la nuit, accompagne la polyurie; elle n'est donc pas toujours due à la cystite, qui d'ailleurs manque, nous le verrons, dans les infections descendantes.

Signes physiques. Examen du rein. — Exceptionnellement on a vu des pyonéphroses assez volumineuses pour simuler une collection enkystée abdominale; le rein est alors accessible par le palper abdominal; même dans des reins moins volumineux, on reconnaît la forme générale de l'organe et la présence de l'intestin au-devant de la tuméfaction.

Dans les pyonéphroses de volume moyen, dans celles qui atteignent le volume d'une tête de fœtus, on sent par le palper bimanuel, plus ou moins aisément suivant que le rein est abaissé ou non, une tuméfaction de la région lombaire, rénitente, arrondie, que l'on peut faire ballotter, sauf dans certains cas de périnéphrite avec adhérences aux viscères voisins. Il est d'ailleurs difficile de se rendre un compte exact du volume de la tumeur, qui plonge dans la cage thoracique par son pôle supérieur. Le sillon est parfois très net, en coup de hache, entre le rein et le bassinet.

Quand la pyonéphrose est petite, elle peut échapper à la palpation. Si elle n'est pas fermée, le volume de la tumeur varie d'un jour à l'autre avec le degré de la rétention.

Examen de l'uretère. — Par le palper, on sent quelquefois l'uretère comme un cordon épais, quand il existe une dilatation urétérale, et surtout une périurétérite. C'est par le toucher vaginal ou rectal qu'on perçoit le cordon induré formé par l'uretère avant sa pénétration dans la paroi vésicale, dans le cul-de-sac antérieur chez la femme, en dedans des vésicules séminales chez l'homme.

Par la cystoscopie, on reconnaît la mobilité ou, au contraire, l'atonie du méat, et l'on voit des éjaculations d'urine purulente par cet orifice; plus souvent celles-ci sont remplacées par l'issue d'une urine purulente qui s'écoule en bavant, sous forme d'un ruban flexueux qui s'amasse dans le bas-fond. L'issue du pus augmente par le massage du rein et de l'uretère. En même temps la cystoscopie décèle les lésions vésicales au voisinage du méat uretéral. On découvre quelquefois aussi la cause adjuvante de la rétention rénale, telle qu'une tumeur implantée à l'extrémité de l'uretère, un calcul arrêté au méat urétéral.

Le cathétérisme urétéral renseigne sur la perméabilité de l'uretère, sur le siège des obstacles ; la sonde arrivée dans le bassinet, montre la quantité de l'urine purulente retenue qu'on apprécie directement en la recueillant, et indirectement en mesurant la quantité de liquide injecté que tolère le bassinet : toutefois cette dernière épreuve n'a de valeur que dans de petites rétentions pyéliques et ne peut être appliquée à l'évaluation de la capacité des poches multiples et spacieuses du rein. Enfin, le cathétérisme urétéral permet d'examiner l'urine des deux reins au point de vue de la détermination de leur valeur fonctionnelle.

Signes généraux. — La *fièvre*, rarement continue, procède presque toujours par intermittences qui coïncident avec les rétentions purulentes, ou encore avec un traumatisme urétral. Si elle persiste, elle amène une cachexie particulière dont les progrès sont accélérés par l'urémie.

L'état général peut se ressentir assez peu de ces lésions pendant longtemps. D'ordinaire on observe d'abord de l'amaigrissement et un changement de coloration de la peau qui devient jaune, pâle et sèche. Des troubles digestifs caractéristiques ne manquent jamais à un moment donné. L'appétit diminue, puis se perd ; la soif augmente ; la langue est sèche ; enfin, on assiste à l'apparition de la dysphagie buccale et des autres phénomènes de l'empoisonnement urineux.

MARCHE. PRONOSTIC. TERMINAISONS.

Il existe une différence capitale dans le pronostic suivant que la lésion est simple ou double. Dans ce dernier cas, l'affection est grave parce qu'elle compromet la dépuration de l'organisme par les reins, et parce qu'elle est l'indice d'une déchéance de tout l'appareil urinaire ; il s'agit, en effet, le plus souvent de suppurations survenant dans l'appareil urinaire préalablement distendu et sclérosé sous l'influence de la rétention d'urine par un obstacle urétral ou prostatique ; cependant la suppression de l'obstacle diminue leur gravité. La pyélite et la pyonéphrose unilatérales, bien qu'elles compromettent parfois le fonctionnement de l'autre rein, par réflexe ou par les toxines qu'elles déversent dans le sang, comportent d'ordinaire un pronostic favorable, car elles sont liées le plus souvent à des lésions de l'extrémité supérieure de l'uretère, et susceptibles d'un traitement chirurgical direct.

D'une manière générale, le pronostic d'une pyélonéphrite est moins grave que celui d'une pyonéphrose. Dans la première de ces affections la forme aiguë affecte, il est vrai, une marche très rapide et entraîne en quelques jours la mort par septicémie urinaire. Mais ordinairement on observe la forme chronique, qui a des allures très lentes ; certains malades excrètent pendant de nombreuses années de très grandes quantités de pus sans que leur santé générale en soit profondément atteinte.

Dans la pyonéphrose, le *pronostic*, grave, mais non fatalement mortel, dépend de l'intégrité de l'autre rein ; une des deux glandes paraît pouvoir disparaître complètement (Guillet). Il n'y a aucun élément pronostique à tirer du volume de la tumeur : les pyélites des vieillards, toujours graves, ne s'accompagnent ordinairement pas de dilatation.

Enfin, la marche et le pronostic dépendent de la permanence de la cause ; ainsi les pyélonéphrites et pyonéphroses causées par les tumeurs vésicales infiltrant l'uretère sont améliorées incomplètement par l'ouverture de la vessie ; celles qui succèdent aux transplantations de l'uretère dans l'intestin ou à la peau, progressent avec la sténose des nouveaux méats et ont une marche fatale ; les pyélonéphrites de la grossesse, d'un pronostic habituellement bénin, cessent ordinairement après l'accouchement qui fait disparaître la compression uretérale, et ne deviennent graves que si des lésions provoquant l'insuffisance rénale s'y ajoutent.

La *terminaison* n'est pas constamment fatale. Par le repos, un traitement convenable, l'on obtient parfois une diminution de la tumeur et une *restitutio ad integrum*. En dehors de ce processus réparateur, une guérison peut survenir par un des moyens suivants : par élimination de la substance rénale, après une longue période de suppuration ; par transformation fibro-lipomateuse du tissu péri et intra-rénal et oblitération consécutive des cavités suppurantes ; enfin par l'issue spontanée de la collection dans un organe voisin. Cette évacuation a lieu après que des adhérences se sont établies avec les organes environnants et ont fait communiquer la poche avec le côlon, l'estomac, l'intestin grêle, moins souvent avec la plèvre, le poumon ; mais si la guérison a été quelquefois observée, bien plus souvent l'état s'est aggravé par l'infection de l'organe contaminé. Dans des cas rares, on observe l'oblitération complète de l'uretère. Ailleurs le pus se répand dans le tissu cellulaire ambiant et produit un abcès périrénal.

DIAGNOSTIC

Le diagnostic des suppurations rénales et pyéliques se pose surtout dans les pyurics ; nous verrons les difficultés dont est entouré le diagnostic des pyonéphroses fermées.

En présence d'une pyurie, les questions à résoudre d'abord sont les suivantes : la pyurie est-elle pyélo-rénale ? la pyurie est-elle accompagnée de rétention rénale ?

I. On éliminera tout d'abord les autres causes de trouble des urines : la *phosphaturie*, qui disparaît par l'addition d'acide chlorhydrique, le trouble dû aux *urates* qui peut disparaître en chauffant l'urine quand leur abondance n'est pas excessive, les *bactériuries*, qui, au microscope, apparaissent pures de toute addition de pus, ou du moins ne s'accompagnent que de l'expulsion d'une faible quantité de leucocytes ; la *fibrinurie*, très rare, où les urines sont d'ailleurs limpides, mais contiennent des grumeaux analogues à des caillots anciens lavés, à du blanc d'œuf cuit, et se prennent, par le refroidissement, en une gelée translucide ; la *chylurie*, de cause parasitaire.

La présence du pus étant reconnue, on en recherche le foyer de production.

La pyurie qui accompagne les *urétro-prostatites*, la blennorragie en particulier, se présente dans des conditions très spéciales et déjà exposées qui conduisent au diagnostic. Il offre cependant des difficultés quand il s'agit de diagnostiquer une pyélonéphrite blennorragique : on y arrive par le palper rénal, et surtout par l'existence de signes généraux, au moins au début de la complication.

Les suppurations rénales se confondentassez facilement avec les *cystites* : dans les deux cas, en effet, il est fréquent d'observer les trois principaux symptômes de la cystite, douleur des mictions, fréquence et pyurie. Les deux premiers symptômes sont d cause réflexe dans les suppurations rénales, mais ils se distinguent de la cystite par une atténuation moindre sous l'influence du repos, ou même par une prédominance nocturne. L'abondance de la pyurie, qui dans les cystites n'est jamais extrêmement abondante, conduit parfois au diagnostic, qui est vérifié par l'injection de liquide dans la vessie ; on constate, en l'absence de cystite, une capacité normale, et la cystoscopie montre l'intégrité de la muqueuse et l'issue du pus par l'uretère.

Quand la cystite coïncide avec la pyélonéphrite, c'est par les mêmes moyens qu'on reconnaît les symptômes propres à chaque affection ; ce diagnostic est très important au point de vue du traitement, et renseigne, dans une certaine mesure, sur la pathogénie des accidents.

Dans des cas très rares, la pyurie provient de l'*ouverture dans la vessie* d'une collection, qui provoque ou non de la cystite. On se basera surtout sur les commémoratifs, la cystoscopie montre quelquefois l'orifice de communication avec l'abcès et l'évacuation de pus ; l'examen de l'abdomen et du bassin précise le siège de la cavité suppurée.

Quand l'élimination des causes précédentes a conduit au diagnostic de suppuration des voies supérieures, il faut établir si le siège est bilatéral ou unilatéral ; la cystoscopie, la séparation des urines ou le cathétérisme urétéral, la douleur à la palpation du rein et de l'uretère permettent de le faire. Il est exceptionnel que la pyurie constatée au niveau du méat urétéral ne provienne pas du rein : on a signalé, cependant, des abcès chauds ou froids, ouverts dans l'uretère, et même dans le bassinet ; le diagnostic en est extrêmement difficile avec les pyonéphroses quand ces abcès ne se manifestent pas par d'autres signes.

II. La suppuration rénale étant reconnue, ainsi que la bilatéralité ou l'unilatéralité, le diagnostic de rétention rénale, c'est-à-dire de pyonéphrose, se fait par le cathétérisme de l'uretère ou souvent plus simplement par la cystoscopie, par l'examen du rein, par le mode d'élimination du pus.

Le cathétérisme de l'uretère permet, quand la sonde parvient jusqu'au bassinet, l'évacuation de l'urine purulente stagnante, dans un certain nombre de cas qui répondent aux poches purulentes pyéliques, aux cavités mal cloisonnées et ouvertes largement dans le bassinet. Cette évacuation est aidée par la palpation du rein, qui montre en même temps la diminution de volume de la tumeur ; toutefois des symptômes aussi nets sont très inconstants.

En outre, le cathétérisme révèle l'oblitération totale ou partielle de l'uretère, et par conséquent, la cause d'une rétention rénale.

A défaut du cathétérisme de l'uretère, que la présence du pus vésical peut gêner, la cystoscopie montre, dans les rétentions rénales, l'absence d'éjaculation rythmique de l'urine par le méat urétéral ; la chromocystoscopie aide à cette appréciation, mais il existe une cause d'erreur, le pus décolorant l'urine. Le massage du bassinet et de l'uretère pendant la cystoscopie décèle aussi la rétention purulente ; nous avons vu que, même en l'absence de cystoscopie, l'importance et le siège de la rétention peuvent être diagnostiqués par ce massage (voy. *Examen fonctionnel des reins*).

Quand il existe une tuméfaction notable du rein en rétention, le diagnostic s'appuie sur les caractères des tumeurs rénales en général, sur les signes spéciaux que nous avons décrits, et surtout sur les variations de volume, suivant que le pus est retenu ou qu'il vient de se produire une débâcle.

La pyélonéphrite peut s'accompagner d'une augmentation de volume du rein sans rétention ; aussi lorsque l'un des deux reins est gros et douloureux, l'autre normal, il ne faut pas conclure à la pyonéphrose dans le rein douloureux, sans examen plus approfondi : le rein est souvent douloureux pour d'autres raisons qu'une suppuration : rein mobile, lithiase, tuberculose, etc., en particulier s'il existe une vive congestion rénale, ou une hypertrophie compensatrice.

Dans bien des cas, la marche des accidents suffit à prouver l'existence d'une rétention purulente : il en est ainsi dans les alternatives de pyurie abondante et d'urines limpides, surtout quand celles-ci coïncident avec l'apparition de la fièvre et des autres symptômes généraux, avec la douleur lombaire et urétérale, avec une augmentation de volume du rein.

Nous exposerons plus loin les caractères du phlegmon périnéphrétique qui sont nettement tranchés ; toutefois quand il y a coexistence de suppuration péri et intra-rénale, le diagnostic peut rester hésitant.

Quelle que soit la modalité de la suppuration, on doit toujours rechercher la *tuberculose rénale*, et cela pour chaque rein.

III. Les pyonéphroses fermées sont souvent méconnues ; on les confond avec l'hydronéphrose, avec un rein hypertrophié, avec une pyélonéphrite quand celle-ci évolue en même temps. Le diagnostic se basera sur les commémoratifs et sur la disparition durable de la pyurie succédant à une période de suppuration ouverte.

IV. Le diagnostic doit porter encore sur le mécanisme des accidents observés, le traitement dépendant le plus souvent de l'influence exercée par les lésions causales sur l'extension des lésions pyélorénales. On distinguera surtout les pyonéphroses consécutives à la dilatation bilatérale des uretères due à la rétention d'urine, de celles qu'ont occasionnées des lésions du bassinet ou de l'extrémité supérieure de l'uretère, une hydronéphrose préexistante, le rein mobile, la lithiase, etc. On se souviendra que dans les pyonéphroses descendantes, les lésions vésicales et urétérales manquent ordinairement.

V. Enfin, il est important, surtout dans les lésions unilatérales, ou à prédominance unilatérale, c'est-à-dire dans celles où l'on doit étudier l'indication opératoire, d'examiner la valeur fonctionnelle comparée des deux reins, sur laquelle nous n'avons pas à revenir.

TRAITEMENT

1° **Traitement médical.** — Dans les formes aiguës des pyélonéphrites le traitement vise la décongestion rénale et l'épuration de l'organisme, dont l'insuffisance entraîne des phénomènes urémiques. Ces indications sont réalisées, malheureusement d'une manière souvent imparfaite, par des émissions sanguines (ventouses scarifiées au niveau des reins, saignées), par des révulsifs et des dérivatifs répétés (sinapismes, ventouses, applications humides et chaudes), et par le régime diététique. On donnera des boissons abondantes et diurétiques, les eaux minérales à faible minéralisation, on instituera le régime lacté ; on rejettera les balsamiques et les antiseptiques internes. Les injections hypodermiques de sérum pourront être utiles ; mais on évitera de les faire trop abondantes afin de ménager le muscle cardiaque. Dans les formes chroniques bilatérales, et quand il existe des contre-indications opératoires, le traitement médical est le seul applicable. Le malade évitera toutes les fautes d'hygiène susceptibles de déterminer des accidents plus aigus, comme le refroidissement, la fatigue, les excès alimentaires, etc. Suivant l'état du tube digestif, le régime lacté sera intégral ou mitigé dans les formes graves ou avancées ; dans les formes légères il suffira d'exclure les mets épicés, le gibier, en modérant l'usage de la viande, en évitant soigneusement les boissons trop excitantes.

Les antiseptiques internes ont une action douteuse ; le salol, le benzoate de soude sont inférieurs à l'urotropine, qui d'ailleurs ne fait qu'enrayer la pullulation microbienne dans l'urine sans modifier les lésions ; on évitera de l'employer aux fortes doses qui déterminent des hématuries. Les balsamiques et les diurétiques qui agissent violemment sur l'épithélium rénal (scille, digitale, nitrate de potasse, etc.) sont à rejeter presque complètement.

Dans tous les cas où le traitement chirurgical ne peut être employé, on s'appliquera avec le plus grand soin à l'*évacuation régulière de la vessie*, afin de faciliter le drainage naturel du rein par les uretères dans la mesure où il est possible, et de prévenir l'infection vésicale qui retentirait à son tour sur l'état du rein. Dans le même but, on traitera la *cystite* par les moyens appropriés.

2° **Traitement chirurgical.** — Le traitement chirurgieal a été rarement appliqué aux formes suraiguës et aiguës ; parmi les formes chroniques nous distinguerons celles où il est contre-indiqué et celles où il doit être employé.

A. PYÉLONÉPHRITES SURAIGUES ET AIGUES. — Le traitement chirurgical est préconisé à l'étranger par Lennander, Wilms, en France par Pousson, qui le justifie par l'extrême gravité de ces cas et qui préfère la néphrotomie à la néphrectomie. Sur 23 opérations, il relève 18 guérisons et 5 morts, soit une mortalité de 21,7 p. 100 ; mais la néphrectomie à elle seule a donné 2 morts sur 6 cas. Le traitement chirurgical serait indiqué en particulier dans les *abcès du rein*, avec ou sans pyélite.

B. PYÉLONÉPHRITES CHRONIQUES ET PYONÉPHROSES. — Les indications varient suivant des conditions étiologiques et anatomiques, que nous passerons en revue successivement.

1° *Pyélonéphrites liées à la rétention d'urine (obstacles urétraux et prostatiques, affections médullaires, cystites membraneuses, etc.)*. — Ces pyélonéphrites sont presque toujours bilatérales. Dans une première catégorie de cas, la distension urétérale et rénale est ancienne et les lésions, que nous avons décrites plus haut, sont surtout des rétrécissements par valvules, des dilatations, et au niveau du rein une sclérose progressive. Ces lésions sont irrémédiables : en vain ouvrirait-on le rein, le cours régulier de l'urine ne se rétablirait pas par l'uretère ; en vain tenterait-on une néphrectomie : les lésions sont bilatérales et chaque rein ne pourrait suffire à une dépuration urinaire déjà compromise ; il ne peut donc être question d'un traitement chirurgical au niveau du rein. Souvent même les autres opérations sur l'appareil urinaire sont contre-indiquées, par crainte d'un retentissement fatal sur les reins.

Dans une seconde catégorie de cas, la situation est meilleure ; la distension urétéro-pyélique a été momentanée ; le traitement de la rétention d'urine l'a fait cesser et les phénomènes d'infection et d'intoxication ont disparu aussitôt ; mais la pyélonéphrite bilatérale persiste à l'état chronique, plus ou moins insidieuse, et le rein est prédisposé à des infections nouvelles. Ici encore il n'est pas question d'un traitement chirurgical portant sur le rein ; au contraire, toutes les opérations destinées à la suppression de l'obstacle à la miction, urétral, prostatique, ou vésical sont formellement indiquées : telles sont l'*urétrotomie* interne ou éventuellement l'urétrotomie externe qui n'ont pour ainsi dire aucune contre-indication, la *prostatectomie*, quand après avoir examiné l'état du cœur, celui de la sécrétion rénale, les maladies générales comme le diabète, l'âge du malade, on juge l'opération peu grave, ou, dans les cas graves et urgents, dans les tumeurs vésicales infiltrées, etc., la *cystostomie* sus-pubienne.

Si l'on doit se contenter du cathétérisme pour assurer l'évacuation régulière de la vessie, comme chez les prostatiques âgés, chez les ataxiques, etc., cette évacuation doit être assez fréquemment répétée pour qu'il n'y ait aucune mise en tension du contenu de la vessie, et la cystite, qui augmenterait la tension par l'exaspération de la contractilité vésicale, doit être combattue par des moyens énergiques. Nous avons vu ailleurs dans quelles circonstances la sonde à demeure peut ou doit remplacer le cathétérisme répété.

Enfin, dans une troisième catégorie se rangent les cas où la rétention a été passagère et disparaît définitivement ; la pyélonéphrite seule persiste, mais s'il n'existe pas de rétention rénale d'une autre cause, elle peut guérir spontanément par le traitement médical.

Dans tous ces cas, l'intervention chirurgicale sur le rein n'est donc pas indiquée, et la suppression de la rétention vésicale d'urine doit être le but principal du traitement. Cependant dans les cas où la substance rénale est peu atteinte et l'uretère de calibre assez régulier les *lavages du bassinet* au moyen du cathétérisme urétéral cystoscopique sont utiles et indiqués, mais ils seront employés avec prudence, car ils exposent parfois à des accidents fébriles, et restent d'ailleurs souvent insuffisants. On les pratiquerait tous les deux ou trois jours, avec une solution d'oxycyanure de mercure à 1/4000, d'acide borique, ou de nitrate d'argent à 1/2000.

2° *Pyélonéphrites et pyonéphroses compliquant les affections vésicales.* — Dans les calculs vésicaux, dans les tumeurs, dans les cystites, l'infection rénale, ascendante ou descendante, est souvent bilatérale, parfois cependant unilatérale : dans ces derniers cas l'obstacle à l'issue de l'urine siège souvent au niveau de l'un des orifices urétéraux.

En dehors des poussées aiguës fébriles de rétention rénale unilatérale, qui réclament un traitement chirurgical direct, comme toute collection suppurée quand l'évacuation spontanée se fait attendre, le traitement doit être dirigé surtout vers la vessie. Il consistera donc dans le traitement de la cause : ablation du calcul, excision de la tumeur, cystostomie si celle-ci est infiltrée, ou s'il s'agit de cystites douloureuses. L'obstacle enlevé, si la guérison ne survient pas par le traitement médical, on pratiquera les *lavages du bassinet* et de l'uretère (Kelly, Casper, Albarran, etc.), ou encore la *distension vésicale* (Pasteau) qui provoquerait, par voie réflexe, des contractions du bassinet et de l'uretère utiles pour l'expulsion du pus.

3° *Pyélonéphrites de la grossesse.* — La pyélonéphrite de la grossesse, unilatérale d'ordinaire et siégeant à droite, guérit le plus souvent spontanément après l'accouchement, parfois même au cours de la grossesse. Le traitement sera donc, en principe, expectatif. Si cependant l'infection rénale détermine de la fièvre, des symptômes généraux, qui persistent malgré le repos, les révulsifs, le régime lacté, l'antisepsie interne, on peut être amené à un traitement plus actif. Quand les phénomènes sont peu violents, on essaiera le traitement par les lavages du bassinet, ou par la distension vésicale ; quand il échoue, ou quand des symptômes aigus indiquent une intervention hâtive, on choisira entre deux modes de traitement, l'accouchement prématuré, ou la néphrotomie, qui ont été également recommandés. L'*accouchement prématuré* fait cesser les accidents; et, le plus souvent, sauf dans des cas exceptionnels, le traitement médical achève de guérir la pyélonéphrite, qui cependant persiste parfois ensuite à l'état chronique. La *néphrotomie* est un traitement plus difficile à faire accepter, et qui présente l'inconvénient de laisser une fistule jusqu'après l'accouchement, mais elle prévient mieux le passage à l'état chronique, et le plus souvent la grossesse est menée à terme. Quant à la néphrectomie, elle doit être rejetée, parce que le rein n'est pas définitivement compromis, et que l'intoxication gravidique serait plus dangereuse, le filtre rénal étant réduit ; en outre il est difficile d'apprécier le fonctionnement du rein du côté opposé.

4° On peut rapprocher, au point de vue du traitement, les suppurations rénales entretenues par la *compression* des uretères, par des adhérences, par des tumeurs pelviennes ou abdominales, de celles qui compliquent les

les affections de la vessie ; ici encore le traitement chirurgical portant sur le rein a pour principale indication la rétention rénale aiguë ; dans les rétentions rénales chroniques, on s'adresse d'abord à la cause de la rétention : extirpation des tumeurs, ouverture des collections enkystées, libération des adhérences péri-urétérales ; l'incision des reins est souvent utile comme complément de ces interventions.

En présence de calculs urétéraux et rénaux, dans le rein mobile, les indications sont particulières, et décrites à propos de ces affections.

Enfin le traitement des pyonéphroses dues à la présence de rétrécissements et de coudures de l'*extrémité supérieure* de l'uretère, et en général précédées par une phase d'hydronéphrose, consistera le plus souvent à assurer le drainage du rein par l'incision lombaire, puis par les voies naturelles rétablies.

Choix de l'intervention. — 1° *Dans les accidents aigus de rétention.* — Bien que la crise puisse se terminer spontanément et bien qu'on ait observé même la guérison complète de pyonéphroses non opérées, il faut *évacuer* le contenu du rein distendu, d'urgence quand les symptômes généraux sont graves, et sans trop tarder dans les cas d'apparence plus bénigne. Cependant on s'abstiendra chez les vieux urinaires qui ne supporteraient pas l'opération ou n'en tireraient aucun profit.

La *ponction* est insuffisante. On doit pratiquer la *néphrotomie* ; les accidents sont presque toujours unilatéraux, la néphrotomie sera donc unilatérale ; mais elle serait bilatérale si les accidents paraissaient imputables aux deux reins simultanément, ou encore si l'incision d'un rein faisait reconnaître une erreur de diagnostic quant au côté distendu.

La néphrotomie, mettant fin à la distension, suffit pour amener la cessation des accidents infectieux, quand la gravité de ceux-ci n'enlève pas le malade malgré l'intervention ; mais elle ne supprime la possibilité de la récidive que si le drainage du rein est prolongé, et s'il n'existe aucun obstacle urétéral ou vésical à l'excrétion.

Si la coque rénale est mince, on en suturera donc les lèvres à celles de l'incision cutanée (néphrostomie) ; si les tissus sont épais, si le bassinet seul est distendu par exemple, on se contentera de placer un drain dans le bassinet et l'on fermera l'incision autour du drain ; on prendra toujours soin de détruire les cloisons quand les cavités sont multiples.

Le drain devra vider le bassinet, ou la poche pyélorénale, en formant siphon d'une manière continue ; dans ce but, il est choisi d'un diamètre large, percé d'un seul œil latéral vers son extrémité, et réuni par un ajutage à un tube de caoutchouc qui plonge dans un vase aseptique placé sur un plan inférieur à celui du lit.

Les autres détails ne diffèrent pas de ceux de la néphrotomie en général.

La *néphrectomie* doit être rejetée dans les cas aigus, à cause de sa gravité immédiate, et de l'état du rein opposé que l'urgence de l'intervention ne permet pas d'apprécier avec certitude.

2° *En dehors des accidents aigus.* — Nous ne reviendrons pas sur les opérations qui amènent la disparition des pyélonéphrites ou des pyonéphroses en supprimant les lésions des voies inférieures, ou celles de l'uretère dans sa partie moyenne et inférieure, et nous négligerons aussi les opérations réclamées par un rein mobile, des calculs rénaux, des tumeurs du bassinet. N'étudiant que le traitement chirurgical direct du rein, du bassinet et de l'extrémité supérieure de l'uretère, nous avons à mettre en parallèle : la néphrectomie, la néphrotomie, les opérations plastiques.

Néphrectomie. — Elle n'est justifiée que si la suppuration rénale est unilatérale, si la valeur fonctionnelle de l'autre rein n'est pas diminuée par une altération quelconque, si l'infection a été descendante ou si l'infection vésicale a disparu définitivement. Les contre-indications sont donc fréquentes en pratique : le rein opposé présente en effet souvent des lésions de néphrite non suppurative, quoique un seul rein soit infecté, et la persistance de la cystite crée très souvent une menace pour le rein conservé, ou met dans l'impossibilité d'assurer le diagnostic fonctionnel de chaque rein.

Parfois, au cours d'une opération, on trouve le rein réduit à une coque si mince, que l'on est tenté de considérer comme nulle l'utilité de l'organe et de le supprimer. En tout cas, la néphrectomie ne serait permise qu'après détermination de la valeur du rein opposé ; mais même si celle-ci est intégrale, on doit se rappeler que la coque rénale, si mince qu'elle soit, sécrète une quantité notable d'urine, que la sécrétion de l'urée atteint un taux réduit mais non négligeable, que la fonction respectée n'est pas en rapport avec l'épaisseur des tissus et qu'en particulier, dans le cas d'hydronéphrose infectée secondairement, il persiste assez d'éléments anatomiques sains pour que l'organe mérite d'être conservé.

A la néphrectomie primitive, on préférera donc en général la *néphrectomie secondaire* qui trouve son indication quand la néphrotomie est suivie d'une fistule urinaire persistante, ou, au contraire, quand la valeur sécrétoire est démontrée nulle ou très faible après l'opération.

La *néphrectomie primitive* est indiquée surtout quand il existe du côté malade un obstacle incurable à l'évacuation du bassinet et du rein : cet obstacle est en général urétéral. La diminution de la valeur fonctionnelle du rein opposé est une contre-indication absolue à la néphrectomie. Celle-ci sera pratiquée par la voie lombaire ; les adhérences peuvent nécessiter la néphrectomie sous-capsulaire.

Nous ne ferons que mentionner, à côté de la néphrectomie, la *ligature atrophiante du pédicule rénal* qui peut être suivie d'accidents toxi-infectieux très graves ; l'atrophie rénale ne serait même pas toujours obtenue à cause de la circulation qui se fait par les adhérences périrénales (Gosset). La néphrectomie est donc l'opération d'exception, la néphrotomie la règle.

Néphrotomie. — Après avoir déterminé la valeur respective des deux reins par la séparation des urines ou par le cathétérisme des uretères, et autant que possible reconnu par ce dernier moyen les obstacles urétéraux, on pratique la néphrotomie suivant la technique ordinaire : une sonde urétérale est placée à demeure avant l'intervention.

Quelques particularités doivent être cependant signalées dans les divers temps de l'opération. Pendant la libération de la face externe du rein, en général très adhérente, sauf quand il s'agit d'une hydronéphrose infectée secondairement, on peut rencontrer une collection suppurée *sous-capsulaire* (Albarran), entre la capsule adipeuse et la capsule fibreuse ; on évitera de s'arrêter à cette collection, mais on continuera l'opération en incisant le rein lui-même jusqu'au bassinet. On libère aussi l'*uretère* de ses adhérences aux tissus voisins et, quand elles ne sont pas trop résistantes, de celles qu'il a contractées avec le bassinet et le pôle inférieur du rein. Le volume des poches purulentes ou uro-purulentes peut nécessiter d'abord leur ponction, afin de permettre d'attirer le rein au dehors, ou même d'en continuer la libération. On évite les tractions excessives sur le pédicule, dont les vaisseaux, déjà atrophiés, suffisent à peine à nourrir l'organe. L'incision, pratiquée sur le bord convexe du rein, sera très longue, étendue d'un pôle à l'autre, et atteindra le bassinet ; il est nécessaire de protéger les parois incisées contre le contact de l'urine et du pus ; dans ce même but, la suture de la poche à la peau est parfois recommandable. On évacue alors complètement le pus et éventuellement on extrait les calculs rénaux ; on s'attache, dans les reins très cloisonnés, à sectionner les cloisons quand elles empêchent le drainage des cavités ; bien qu'elles soient peu vasculaires, cependant des hémorragies ont nécessité la ligature de leurs vaisseaux. On recherche alors la perméabilité de l'uretère en essayant de le cathétériser, au besoin par tâtonnements, si déjà une sonde urétérale n'a pas été introduite de bas en haut, et l'on examine, par l'intérieur et par l'extérieur de la poche, la disposition de l'orifice pyélique de l'uretère, pour la traiter suivant les circonstances, de même que tout autre obstacle urétéral. On termine par le drainage du rein, comme nous l'avons indiqué ci-dessus pour la plaie lombaire.

A la néphrotomie nous rattacherons la *néphrectomie partielle*, rarement pratiquée, et qui consiste dans la résection partielle d'une poche rénale volumineuse, ou plus souvent dans la résection partielle du bassinet.

La néphrotomie doit être complétée par le traitement direct de l'obstacle à l'excrétion de l'urine : c'est-à-dire par l'enlèvement d'un calcul, la fixation d'un rein ectopié, la libération de l'uretère, etc.

On y parvient quelquefois simplement par la *sonde urétérale à demeure*, qui redresse les plicatures et dilate les rétrécissements de l'uretère ; bien placée, cette sonde peut suffire à drainer toute la sécrétion du rein.

Quand l'*uretère s'abouche à la partie supérieure* du bassinet, quand il reste des coudures ou des rétrécissements de la portion juxta-rénale de l'uretère, on agit comme nous l'exposerons à propos de l'hydronéphrose, mais les échecs sont ici plus fréquents à cause de l'infection ; aussi est-il avantageux parfois de ne pratiquer une opération plastique que dans une autre séance, après désinfection de la poche pyélorénale.

La gravité et l'efficacité comparées de ces opérations découlent des statistiques suivantes :

Mortalité. — Tuffier : néphrotomie, 13,3 p. 100 ; néphrectomie primitive, 37,5 p. 100 ; néphrectomie secondaire, 5,9 p. 100 ; néphrotomie transpéritonéale, 47,3 p. 100.

Küster : néphrotomie, 17 p. 100 ; néphrectomie lombaire, 16,7 p. 100 ; néphrectomie transpéritonéale, 57 p. 100.

Guérison. — D'après Küster, l'ensemble des opérations donne une proportion de 59,9 p. 100 de guérisons ; la néphrotomie laisse 35 p. 100 de fistules.

CHAPITRE V

NÉPHRITES DES URINAIRES

La majorité des néphrites des urinaires est constituée par les pyélonéphrites infectieuses suppurées étudiées précédemment. Nous devons ici rappeler seulement que d'autres formes de néphrite s'observent chez les urinaires. Ce sont la néphrite non infectieuse, et la néphrite infectieuse scléreuse non suppurée d'origine ascendante.

1° **Néphrite non infectieuse.** — Les lésions inflammatoires du rein qui ne sont pas sous la dépendance d'un microbe, résultent d'un obstacle au libre écoulement de l'urine ; l'oblitération d'un uretère par un calcul, par un bourgeon cancéreux, représente le type de ces sortes de lésions. On les rencontre à un degré moindre chez les prostatiques et les rétrécis dont les organes urinaires sont exempts d'infection, ce qui est rare.

Dans une première phase, la masse du parenchyme offre une augmentation de volume due surtout à de l'œdème (Cornil et Brault). Plus tard au contraire le rein diminue de volume et les éléments en paraissent tassés, rapprochés ; le processus aboutit à l'atrophie et à la disparition des glomérules et à la condensation du tissu cellulaire interstitiel.

2° **Sclérose simple d'origine microbienne.** — La présence de micro-organismes ne détermine pas fatalement des lésions suppuratives (Albarran) ; elle conduit souvent à la production de lésions scléreuses. Cette première forme, assez rarement trouvée à l'autopsie, paraît constante dans le processus des lésions infectieuses.

La surface du rein, un peu bosselée, est parfois creusée de sillons superficiels, et de dépressions ; on y aperçoit de petits kystes d'un contenu puriforme, ou plus souvent encore de petites masses graisseuses. A la coupe le tissu est ferme et résistant ; l'atrophie porte surtout sur la substance corticale ; les pyramides, de forme et d'apparence normales, sont séparées par des amas adipeux suivant le trajet des vaisseaux. Les bassinets sont dilatés par de l'urine où l'on rencontre de nombreuses bactéries.

Au microscope on trouve les tubes de la substance médullaire atrophiés et séparés par des bandes de tissu fibreux. Dans la substance corticale les tubes, tout d'abord dilatés, se laissent entourer par du tissu conjonctif et finissent par disparaître. Le glomérule est envahi lui-même par la sclérose ; sa capsule s'épaissit d'abord, puis les ramuscules vasculaires deviennent fibreux, de telle sorte qu'il se confond bientôt avec le tissu qui l'entoure. On trouve ces lésions inégalement réparties, et, dans certaines régions d'un rein sclérosé, existent des zones de tissu qui présentent une véritable hypertrophie compensatrice (Albarran).

Cette forme est quelquefois isolée ; le plus souvent la sclérose est associée à des lésions suppuratives ; quoi qu'il en soit, on peut en admettre l'existence, et les scléroses dues à la présence de microbes ne sont pas rares dans d'autres organes. Dans le rein, elles rendent compte du développement de ces lésions qui manquent dans les néphrites aseptiques : on comprend comment l'irritation provoquée soit par ces microbes eux-mêmes, soit par leurs toxines, produit une inflammation : celle-ci, selon la virulence du microbe, aboutira à une sclérose simple ou à une néphrite suppurée.

Symptômes. — Parmi les signes locaux, le plus important, et celui qui souvent reste longtemps unique, est la polyurie dont l'évolution varie suivant les conditions étiologiques, chez un rétréci, par exemple, ou chez un prostatique. Nous rappellerons seulement ici que dans ce cas, même en présence de lésions définitives du parenchyme rénal, cette polyurie a besoin d'un excitant spécial, qui est la stagnation dans le bas-fond vésical d'une certaine quantité de liquide urinaire : il faut qu'il y ait rétention incomplète. Celle-ci peut être considérable et atteindre plusieurs litres, mais elle reste dans ces cas toujours limpide et aucun dépôt ne se forme au fond du vase.

L'examen chimique de telles urines ne donne en général que des indications négatives ; l'albumine, ordinairement absente, ne s'y trouve jamais dans une proportion élevée ; les urines sont faiblement minéralisées, à cause de leur extrême dilution.

Ajoutons cependant que, dans la forme microbienne de cette néphrite non suppurée, trois symptômes permettraient, d'après Albarran, de faire un diagnostic hâtif, car ils existeraient en l'absence de la polyurie, ou avant elle. Ce sont : une légère albuminurie, une diminution du chiffre de l'urée, la présence de cylindres rénaux dans les urines. L'albumine n'y est jamais en quantité considérable et dépasse rarement le chiffre de $1^{gr},50$ par litre ; quand on en rencontre davantage, c'est qu'il y a coexistence d'une néphrite d'ordre médical. L'urée tombe en moyenne au chiffre de $12^{gr},5$ en vingt-quatre heures. Enfin, des cylindres granulo-graisseux se montrent dans la plupart des préparations, mais toujours en petite quantité.

L'examen local du rein est négatif ; on ne constate ni augmentation de volume, ni douleur spontanée ou provoquée. Les phénomèmes généraux sont nuls ou peu marqués : les troubles digestifs en particulier, qui deviennent caractérisques lorsque le rein suppure, ne consistent guère qu'en une augmentation de la soif, conséquence de la polyurie; mais l'appétit est conservé, la digestion régulière; il y a seulement un peu de tendance à la constipation (Bazy).

CHAPITRE VI

INTERVENTION CHIRURGICALE DANS LES NÉPHRITES MÉDICALES

BIBLIOGRAPHIE

EDEBOHLS. *Med. Record.*, 1901, 1902, 1903, 1904, etc. — POUSSON. *Assoc. fr. d'Urol.*, 1899, 1904; *Rapport au Congrès de Lisbonne*, 1906. — LE NOUENE. Thèse Paris, 1903. — ERTZBISCHOFF. Thèse Paris, 1906.

SUR L'ÉCLAMPSIE : POUSSON et CHAMBRELENT. *Acad. de méd.*, 1905. — DE BOVIS. *Annales gén.-urin.*, 1907. — PIERI. *Ibid.* — GAUSS. *Zentralbl. f. Gynäk.*, 1907.

L'intervention chirurgicale dans les néphrites médicales n'avait été pratiquée qu'à l'occasion d'erreurs de diagnostic, ou en présence d'hématuries et de douleurs rénales mal expliquées, et surtout contre le rein mobile, quand l'emploi méthodique en fut essayé et étudié par Harrison, Edebohls, en France surtout par Pousson ; depuis dix ans, le nombre des interventions s'est assez fortement accru pour que l'on puisse se faire une opinion sur leur gravité et leur valeur thérapeutique. Nous verrons cependant que cette question n'est pas complètement sortie de la période d'étude.

Nous passerons en revue : 1° les opérations pratiquées et leur mode d'action ; 2° les indications opératoires et le choix des opérations dans les néphrites aiguës et dans les néphrites chroniques, en nous appuyant sur les statistiques récentes.

1° Opérations : leur mode d'action. — Les opérations pratiquées sont la libération de la capsule adipeuse, la décapsulation, la néphrotomie, la néphrectomie partielle ou totale.

1. La *libération de la capsule adipeuse* sclérosée (néphrolyse) précède les autres opérations et a été rarement employée seule ; elle a peut-être une part dans l'amélioration de la néphrite après la néphropexie. Rovsing lui attribue une très grande importance, les adhérences qui causent les

douleurs par compression des nerfs de la capsule propre se trouvant ainsi rompues. Folet, Le Dentu en ont obtenu d'heureux résultats.

2. La *décapsulation*, employée pour la première fois dans le mal de Bright par Edebohls en 1898, et introduite en France par Sorel en 1902, consiste dans l'excision de la capsule propre du rein.

Technique. — Suivant les indications, la décapsulation est unilatérale ou bilatérale; dans ce dernier cas, on opère les deux reins dans la même séance; l'état général des malades commande d'opérer avec rapidité.

Le rein est découvert, isolé de sa capsule adipeuse et attiré dans la plaie comme pour une néphrotomie; exceptionnellement, si la libération trop difficile des adhérences ou la brièveté du pédicule l'imposent, on décortiquera le rein dans sa loge. On incise alors la capsule propre de l'un à l'autre pôle du rein, sur la convexité, puis on détache prudemment avec la sonde cannelée, jusqu'au voisinage du hile, chacun des volets capsulaires ainsi formés ; quand la capsule est très adhérente, on évite d'arracher la substance rénale. La capsule est alors réséquée de chaque côté, puis le rein est replacé dans sa loge, et le paroi refermée avec ou sans drainage.

Il vaut mieux ne pas faire la néphropexie; les fils coupent facilement le rein dépouillé de sa capsule et provoquent autour d'eux la formation d'une zone de sclérose. Mais on peut cependant fixer le rein par la capsule propre de la manière suivante que recommande Albarran ; la capsule est divisée, sur chaque face du rein, en deux lambeaux qui sont liés à leur base ; les fils ainsi solidarisés avec le rein sont noués ensemble après avoir passé à travers la paroi musculaire; la graisse capsulaire est refoulée au-dessous du pôle inférieur. On suture ensuite la paroi elle-même.

Mode d'action. — Pour Edebohls, le but principal de la décortication est la création d'une circulation rénale complémentaire ; elle supprime la barrière formée par cette capsule entre le rein et les vaisseaux de la capsule adipeuse; aussi, après l'opération, la couche corticale est richement vascularisée, irriguée par les vaisseaux artériels de la capsule adipeuse ; sous l'influence de cette nouvelle circulation, les exsudats inflammatoires rénaux sont résorbés et les tubes et glomérules décomprimés et irrigués régénèrent leur épithélium : dans les néphrites chroniques, on obtiendrait donc une guérison véritable.

L'expérimentation, et surtout l'examen des reins antérieurement décapsulés, soit au cours de nouvelles opérations, soit à l'autopsie, n'ont pas confirmé entièrement les idées d'Edebohls. La plupart des expérimentateurs ont observé la formation d'une nouvelle capsule fibreuse, possédant des vaisseaux néoformés qui dépendent de la capsule adipeuse, mais des divergences s'accusent quand il s'agit d'apprécier l'importance des connexions vasculaires réno-capsulaires ainsi établies, et la persistance de la nouvelle circulation. Claude et Balthazard, Asakura, Stursberg, Ferrarini, etc., constataient sur les animaux cette circulation au niveau des reins, les uns sains, les autres altérés avant la décapsulation, ou encore vérifiaient l'état de la sécrétion rénale et se prononçaient en faveur de la décapsulation; Claude et Balthazard, Gayet et Bassam, après ligature des pédicules rénaux parvenaient à injecter par l'aorte le rein décapsulé; Rovighi provoquait des néphrites expérimentales et observait l'action favorable de la décortication sur le rein décapsulé et même, par réflexe réno-rénal, sur l'autre rein. Au contraire, la nouvelle capsule s'est montrée, sinon au début, du moins tardivement, fibreuse, épaisse, peu vascularisée, inefficace à irriguer le rein dans les expériences d'Albarran et Bernard, d'Emerson, de Zondek, d'Illyès, d'Ertzbischoff, etc. Tuffier a montré que le rein décapsulé, et placé dans l'épiploon, si on lie plus tard l'artère rénale, se montre insuffisant quand on pratique la néphrectomie de l'autre côté.

La circulation artérielle réno-capsulaire n'expliquerait donc que partiellement les résultats obtenus en clinique par l'opération d'Edebohls : la circulation veineuse peut avoir aussi un effet utile (Mongone). La décapsulation agit sans doute momentanément par la décompression, par la saignée, et peut-être par les modifications de l'innervation vaso-motrice que causent les tiraillements des plexus sympathiques (Jaboulay); sauf le cas d'infection opératoire, elle ne produit aucune altération du parenchyme rénal.

3. La *néphrotomie* est défendue surtout par Harrison, qui l'a employée le premier, et par Pousson. Elle peut être combinée avec la décapsulation.

La technique n'offre rien de particulier; le drainage prolongé du rein est nécessaire dans les néphrites infectieuses.

La néphrotomie produit la *diminution de la tension* intra-rénale : celle-ci est exagérée dans les néphrites aiguës par suite de lésions proliféra-tives et d'infiltrats inflammatoires, dans les néphrites chroniques par les poussées congestives répétées, et, suivant les cas, par l'augmentation de volume du parenchyme et par la rétraction de la capsule ; l'augmentation de la tension rénale diminue la valeur fonctionnelle du rein (Guyon et Albarran) et peut conduire (expériences de Israël, Zuntz et Gotzl), à la suppression de la sécrétion, non seulement du rein en tension, mais même par réflexe réno-rénal, du rein opposé ; de plus, en se prolongeant, elle provoque des altérations anatomiques durables. C'est encore à la tension rénale excessive qu'on doit rapporter les hémorragies et les douleurs de certaines néphrites ; toutefois l'hypertension rénale n'est pas absolument constante. La néphrotomie agit encore par le drainage des déchets épithéliaux, l'évacuation de sang hypertoxique, la décongestion rénale et peut-être l'abaissement de la tension sanguine générale due à cette saignée, enfin, par les lavages antiseptiques qui la suivent. La néphrotomie unilatérale exerce même une heureuse influence dans les néphrites bilatérales par la cessation de réflexe réno-rénal et la diminution de l'apport des toxines au rein opposé.

4. La *néphrectomie* totale, qui n'est appliquable qu'à la néphrite unilatérale, supprime le foyer infectieux dans les néphrites aiguës, l'organe douloureux et la source de l'hémorragie dans les néphrites chroniques ; elle peut faire cesser les accidents généraux quand ceux-ci dépendent de troubles réflexes du rein opposé. La néphrectomie partielle, très rarement employée, s'applique aux néphrites infectieuses limitées à une partie du rein.

2° Indications opératoires et choix de l'opération. — *A*. Néphrites aigues. — Nous avons en vue ici les néphrites infectieuses médicales, et non les pyélonéphrites qui peuvent du reste les accompagner.

Les arguments produits contre la légitimité du traitement chirurgical dans les néphrites aiguës sont la bénignité habituelle des néphrites, la bilatéralité des lésions ou la possibilité de l'infection bilatérale ultérieure, la difficulté du diagnostic du côté malade. Aucun de ces arguments n'est décisif : l'unilatéralité des lésions infectieuses a été constatée expérimentalement par Forssner, cliniquement par Castaigne et Rathery, et du reste l'opération peut être bilatérale ; le diagnostic du côté malade est souvent fourni par l'exploration du rein, la douleur, la séparation des urines ; on n'opère évidemment que les cas très graves où le traitement médical s'est montré inefficace.

Les indications, de même que les contre-indications, ne sont pas définitivement établies ; les principales sont l'unilatéralité et la gravité des symptômes généraux. Dufour et Fortineau y ajoutent l'augmentation progressive des leucocytes dans l'urine, au milieu de symptômes généraux graves. On ne peut espérer que la décapsulation sera efficace dans les néphrites aiguës toxiques avec destruction des glomérules et des tubes.

L'opération de choix paraît être la *néphrotomie* (Pousson), que nous conseillons de faire d'un seul côté : elle donne la mortalité la moins élevée (10 p. 100) et les plus longues survies. Les résultats sont les suivants, d'après les 39 cas mentionnés par Pousson :

21 néphrotomies.	bilatérales	14 guérisons.
		2 sans améliorations.
		2 morts.
	unilatérales : 2 guérisons.	
7 néphrectomies partielles	6 guérisons.	
	1 mort.	
9 néphrectomies totales	7 guérisons.	
	2 morts.	
2 décapsulations	unilatérale (Edebohls) : 1 guérison.	
	bilatérale (Sorel) : 1 mort.	

B. Néphrites chroniques. — L'indication de l'intervention chirurgicale n'est plus contestée dans les *formes douloureuses* et *hématuriques* des néphrites chroniques ; elle est encore l'objet de discussions en ce qui concerne les accidents urémiques, dans l'éclampsie rénale, et comme traitement radical du mal de Bright.

1. *Néphrites douloureuses.* — Ce sont les néphrites chroniques qui s'accompagnent de crises douloureuses très violentes, ordinairement unilatérales, rappelant celles de la colique néphrétique ; ces crises peuvent être très rapprochées et la douleur lombaire persiste entre les crises. On les attribue à l'étranglement du rein dans la capsule, aux poussées congestives surtout (Pousson), aux adhérences péri-rénales, à un obstacle urétéral, à un état névropathique (Senator). La néphrotomie, la décapsulation, parfois la simple libération des reins font cesser les douleurs ; il n'est pas nécessaire ordinairement d'en venir à la néphrectomie.

En pareil cas, on choisira l'opération la plus conservatrice ; Pousson, recommande la néphrotomie jointe à la décapsulation ; la néphrotomie nous paraît préférable, afin de ne pas détruire les connexions vasculaires normales existant dans la capsule.

2° *Néphrites hématuriques.* — Dans les néphrites hématuriques rentrent un certain nombre des néphrites douloureuses, et en outre la plupart des hématuries dites essentielles qui ne sont pas accompagnées de douleurs; l'hématurie en est parfois le seul symptôme, plus souvent le symptôme dominant. Elle est expliquée par la congestion rénale, par l'hypertension artérielle générale et peut-être par des lésions vasculaires.

Les indications opératoires sont les mêmes que dans les néphrites douloureuses; on devra se rappeler, en faisant le diagnostic du côté malade, que le rein dont on observe l'hémorragie à un moment donné, peut n'être pas seul malade, et rechercher la valeur fonctionnelle de l'autre rein; pour la même raison, à la néphrectomie on préférera la néphrotomie qui suffit pour arrêter l'hémorragie.

3° *Accidents urémiques.* — Les accidents urémiques surviennent par suite de l'insuffisance de la dépuration sanguine par le filtre rénal; on sait que la saignée est un des moyens les plus puissants pour les faire cesser, parce qu'elle diminue la tension rénale et élimine une certaine quantité de produits toxiques. La néphrotomie (Pousson) remplit directement cette double indication, et en particulier décomprime le tissu rénal d'une manière durable; on comprend donc qu'elle ait donné des succès, en présence desquels tombe l'objection que, l'urémie ne pouvant se manifester que si les deux reins sont insuffisants, une néphrotomie unilatérale doit échouer. La fonction de l'un des reins n'est troublée parfois que par suite des lésions de son congénère : expérimentalement, Castaigne et Rathery, après avoir déterminé l'urémie par ligature d'un pédicule rénal, ont vu l'urémie disparaître par la néphrectomie du rein ligaturé.

Sur 72 observations relevées par Pousson, la mortalité opératoire est de 23,6 p. 100, en y comprenant les cas de malades opérés *in extremis;* mais il faut ajouter que 7 malades sur 72 moururent peu de temps après l'opération, et 3, plusieurs mois après, d'urémie. Les améliorations durables ont été suivies de plusieurs semaines à plusieurs mois, à un an, à cinq ans (Pousson), sans qu'on puisse parler de guérison complète. Cette statistique paraîtrait peu encourageante si on ne l'opposait à la gravité des cas opérés.

On n'opérera du reste les malades atteints d'urémie qu'à une période assez peu avancée, dès que la thérapeutique médicale aura paru définitivement impuissante ; l'état du cœur doit être considéré avant tout ; on n'opérera pas « le malade dont le cœur sera défaillant, le pouls petit, fuyant » (Pousson).

4° *Éclampsie.* — Les deux premières observations d'intervention dans l'éclampsie puerpérale sont celles d'Edebohls qui pratiqua la décapsulation bilatérale et sauva les malades : chez l'une, l'éclampsie avait débuté seize heures avant l'accouchement et persisté trois jours après. Pousson a obtenu un succès semblable par la néphrotomie combinée avec la décapsulation, et d'un seul côté, bien que la néphrite fût double. D'autres cas de décapsulation ont été publiés par Polano, de Bovis, Edebohls, Pieri, Gauss. Sur ces 9 cas il y eut 2 morts.

Autant qu'on en peut juger par un si petit nombre de faits, l'intervention dans l'éclampsie paraît donc indiquée après échec des autres moyens de traitement quand celle-ci est nettement rénale, c'est-à-dire quand on observe en même temps l'*anurie* ou l'oligurie avec diminution du taux de l'urée et des chlorures, et l'albuminurie.

5° *Décapsulation curatrice.* — Edebohls a demandé à la décapsulation, non seulement la cessation d'accidents survenus au cours du mal de Bright, mais la guérison du rein ; la régénération du rein serait due, nous l'avons vu, d'après le chirurgien américain, au rétablissement de la circulation par les vaisseaux de la capsule adipeuse. L'examen des résultats opératoires montre en effet de nombreuses améliorations au moins temporaires ; cependant cette intervention est rejetée par des chirurgiens tels que Israël, Rovsing, Kümmel ; Pousson lui est assez favorable à cause des améliorations observées : on constate en effet une augmentation de la diurèse, de l'urée et des sels, la disparition de divers autres symptômes, de l'albuminurie en particulier ; l'opération n'est pas grave (mortalité 6,66 p. 100), mais la guérison définitive est contestable.

CHAPITRE VII

FISTULES RÉNALES

BIBLIOGRAPHIE

MARQUÉZY. *Thèse* Paris, 1856. — TUFFIER. *Semaine méd.* 1889. — ALBARRAN. Sonde urétérale à demeure dans le traité prév. et cur. des fistules, *Revue de gynéc. et chir. abdom.*, 1901. — LEGUEU. Fist. urin. à la suite d'une néphrorraphie, *Assoc. fr. d'urol.*, 1903. — GARDNER. Fist. rén. consécut. à la néphropexie, *Annales gén. urin.*, 1905. — VANVERTS. Fist. conséc. à abcès appendic. ouvert dans le bassinet, *Annales gén.-urin.*, 1905.

ÉTIOLOGIE ET PATHOGÉNIE. — Les fistules rénales sont chirurgicales ou spontanées ; cette dernière classe comprend les cas, de beaucoup les moins nombreux actuellement, où les fistules se produisent en dehors de toute intervention sur le rein ou le bassinet.

Chirurgicales, les fistules suivent la néphrotomie ou la néphrostomie, la pyélotomie, quelquefois la néphrorraphie quand les sutures intéressent les calices ou s'infectent, la néphrectomie partielle, ou la néphrectomie totale quand il se produit un reflux d'urine de la vessie vers la plaie. Intermédiaires aux fistules chirurgicales et aux fistules spontanées, des fistules se produisent encore après des interventions pour une affection périrénale, quand celle-ci met en communication une cavité avec le bassinet, avant ou après l'opération, comme dans les abcès périnéphrétiques, les abcès d'origine appendiculaire, ou par suite de la suppuration périrénale après une opération sur le rein.

Mais plusieurs conditions sont nécessaires pour que l'incision du rein soit suivie de fistule : la première est que le bassinet ait été mis en communication avec la plaie ; une incision incomplète du rein n'intéressant que le parenchyme n'amène pas de fistule, et n'est même pas suivie d'un passage temporaire de l'urine, la tranche de section ne sécrétant jamais ; la deuxième est qu'un *obstacle existe à l'excrétion* facile de l'urine par les voies naturelles. Souvent cet obstacle a précisément motivé l'intervention ; telles sont les néphrotomies pour hydronéphrose et surtout pour pyonéphrose, pour lithiase rénale ou urétérale, mais la fistule n'apparaît que si l'opération n'a pas supprimé cet obstacle. La néphrostomie pour rétention rénale septique est l'opération le plus souvent compliquée de fistules, parce qu'elle obvie aux dangers de la rétention, mais ne s'attaque pas toujours à leur cause : un rétrécissement ou une coudure de l'uretère, une valvule pyélo-urétérale ; la néphrostomie doit donc être complétée par une intervention portant sur l'obstacle à l'excrétion. Quand la cause de distension est intra-rénale, quand par exemple la poche est trop vaste ou trop irrégulière, ou s'il s'agit d'une néphrolithotomie, il suffira de quelques cloisons respectées ou de graviers non extirpés pour entretenir la fistule, on s'efforcera donc de faire une opération très complète.

Les calculs prédisposent d'ailleurs à la fistulisation, même après extirpation complète, par les lésions qu'ils ont déterminées, et surtout par la formation des cloisonnements fibreux qui circonscrivent les loges déjà décrites, où la stagnation des liquides ne peut être supprimée.

Pour les mêmes raisons, une fistule rénale donnant passage à l'urine guérira *spontanément* si l'obstacle disparaît, si le calcul urétéral est expulsé, si l'urétérite en voie de guérison cesse d'oblitérer la lumière du canal, si une coudure temporaire disparaît. Il a suffi dans nombre de cas de drainer le bassinet par le cathétérisme urétéral, pour faire cesser immédiatement le passage de l'urine par les fistules et permettre à celles-ci de s'oblitérer.

A côté des calculs rénaux et des obstacles urétéraux à l'excrétion, il faut reconnaître à l'*infection* du rein une grande influence sur la persistance des fistules, soit que l'urine septique qui baigne la plaie s'oppose à sa réparation, soit que la vitalité des tissus ait été diminuée par l'infection antérieurement.

D'une manière générale, un rein non infecté et non dilaté ne devient pas le siège de fistules après l'opération. Une statistique de Tuffier a montré que dans ces conditions la néphrotomie ne laisse que 3,33 p. 100 de fistules, tandis que la proportion s'élève à 34,2 p. 100 dans la pyélite calculeuse et à 17 p. 100 dans la pyélite non calculeuse.

La pyélotomie expose plus que la néphrotomie aux fistules ; nous verrons à propos de la lithiase rénale que cette opinion, généralement acceptée, est peut-être trop exclusive, ainsi que le montrent les récents travaux de Rafin.

Spontanées, les fistules succèdent à plusieurs affections *rénales et péri-rénales*. Une blessure du rein lui-même, accompagnant une *plaie* lombaire, est rarement suivie d'une fistule qui se produit plutôt quand le bassinet ou l'uretère ont été atteints ; cependant la cicatrisation de la plaie rénale est parfois entravée par la présence d'un corps étranger d'origine traumatique, par des fragments nécrosés du rein contusionné, qui jouent le rôle de corps étranger (Monod). Toutes les suppurations rénales, mais surtout les *pyonéphroses*, peuvent amener la production de fistules ; le plus souvent, celles-ci sont précédées par la formation et l'ouverture d'un *abcès périnéphrétique*. C'est aussi de cette manière que se produisent les fistules consécutives à la tuberculose, aux néoplasmes rénaux, aux calculs du rein.

Dans un petit nombre de cas, une suppuration péri-rénale dont la cause est *indépendante du rein*, se met en communication avec le bassinet, et une fistule rénale peut en résulter.

ANATOMIE PATHOLOGIQUE. — Considérées dans leurs rapports avec l'excrétion rénale, les fistules doivent être divisées en *urinaires, uro-purulentes* et *purulentes*. Dans les deux premiers, les fistules donnent passage à l'urine ; elles diffèrent par la quantité de pus qui se mêle à celle-ci, les fistules urinaires donnant des urines claires où les éléments figurés du pus sont nuls ou peu abondants, tandis que dans les fistules uro-purulentes le liquide est comparable à celui des pyuries abondantes, si le rein est le siège d'une pyonéphrose, ou si la fistule se trouve en rapport à la fois avec un bassinet non suppurant et avec un abcès périrénal. Quand une fistule uro-purulente cesse d'être en communication avec le bassinet, il arrive qu'elle persiste à l'état de fistule purulente.

Les fistules rénales s'ouvrent à la peau ou dans des cavités viscérales ; on les divise à ce point de vue en fistules *réno-cutanées, réno-intestinales, réno-gastriques* et *réno-pulmonaires*.

Les fistules *réno-cutanées* aboutissent le plus souvent à la région lombaire, en traversant le triangle de J.-L. Petit ; exceptionnellement, l'orifice cutané occupait une région éloignée, au niveau de la crête iliaque (Dumay), à la fesse, à la cuisse, à la paroi abdominale. Quand la fistule succède à une opération, l'orifice est situé dans le sillon de la cicatrice ; il est tantôt lisse, tantôt bourgeonnant et d'aspect fongueux, dans la tuberculose par exemple. Le trajet est direct dans les fistules lombaires post-opératoires, mais la rétraction cicatricielle éloigne le rein des téguments, de sorte que sa longueur atteint 8 à 12 centimètres. S'il y a eu périnéphrite suppurée, le trajet est irrégulier, anfractueux, interrompu par des clapiers purulents, parfois très étendus. La paroi est épaisse, fibreuse et entourée de callosités Quant à l'orifice rénal, sa forme dépend du degré de destruction de l'organe.

Parmi les fistules viscérales, les fistules *réno-intestinales* sont les plus communes. L'ouverture se fait, par ordre de fréquence, au côlon descendant (Rayer), au duodénum, et même au rectum (Cruveilhier). On a publié quelques observations de fistules *réno-gastriques* (Marquezy, Morris, Chadwick), et *réno-pulmonaires ;* il peut exister en même temps un orifice cutané.

Symptômes. — Dans les fistules *cutanées, urinaires*, le symptôme principal est l'issue de l'urine qui souille les pansements ; son abondance est d'ailleurs très différente suivant les cas, et même parfois chez un individu, suivant les moments ; la quantité de liquide excrété par la fistule dépend en effet à la fois de l'état du parenchyme rénal, et de la facilité d'excrétion par l'uretère, elle-même très variable d'un jour à l'autre dans certains cas ; la quantité d'urine émise par la miction présente des variations inverses, et les urines vésicales sont souvent plus chargées de pus quand la fistule fonctionne moins abondamment. Il arrive aussi que cette fistule assure mal l'évacuation du rein, et qu'elle permette la persistance d'une pyonéphrose, avec accès de rétention, comme lorsqu'il n'existe pas de fistule. L'injection d'un liquide coloré dans le trajet est suivie de l'apparition rapide de la matière colorante dans l'urine vésicale, quand l'uretère est perméable. L'exploration de la perméabilité urétérale est rarement possible par le cathétérisme de haut en bas ; elle doit être pratiquée de bas en haut par le cathétérisme cystoscopique et rend alors les plus grands services pour la détermination de certaines indications opératoires. On reconnaît ainsi le siège des obstacles au passage de la sonde ; cependant la nature de l'obstacle, ici comme dans les hydronéphroses, reste souvent difficile à préciser.

Un stylet introduit dans le trajet peut atteindre le rein quand il est court et direct, et présenter des mouvements dus à l'inspiration et à l'expiration, si la mobilité rénale persiste. Cette exploration a parfois révélé l'existence de concrétions.

On ne doit pas négliger l'examen des fonctions du rein fistuleux, par les moyens habituels. Il est facile d'en recueillir les urines en totalité quand l'uretère est complètement oblitéré ; dans le cas contraire, la comparaison des analyses des urines de la vessie et de la fistule deviendrait une source d'erreurs, et l'on doit pratiquer le cathétérisme urétéral du côté non fistuleux, ou des deux côtés simultanément. On peut déceler ainsi la persistance d'une rétention rénale incomplète malgré la fistule.

Quand la fistule cutanée est *purulente*, ou uro-purulente, les caractères de l'urine sont établis par l'examen chimique et microscopique. L'exploration porte alors non seulement sur le trajet suivi par l'urine et sur l'uretère, mais aussi sur les régions voisines qui présenteraient les signes de collections suppurées chroniques.

Les symptômes généraux aussi bien que la douleur dépendent tantôt des accès de rétention qui peuvent se produire, tantôt de la destruction progressive du parenchyme rénal ; ce sont donc ceux de la septicémie et de l'infection urineuse, ou ceux de l'urémie chronique ; ils contribuent, dans les deux cas, à conduire le malade à la cachexie, mais celle-ci est très tardive quand la rétention rénale est incomplète ; le pronostic dépend d'ailleurs beaucoup de l'état du rein du côté opposé.

Les fistules *réno-intestinales* se manifestent par l'entérite due au passage des urines dans l'intestin ; on trouve des selles liquides, urineuses ; quand la quantité d'urine est grande, et quand l'orifice est bas placé dans l'intestin, l'urine peut être évacuée parfois sans mélange de matières. Les fistules réno-gastriques déterminent une gastrite aiguë ; celles qui s'ouvrent dans le poumon débutent par une vomique, qui se reproduit ensuite périodiquement ou devient presque continue. Toutes les fistules réno-viscérales comportent un pronostic grave.

Diagnostic. — Il se fait par les moyens d'exploration que nous avons mentionnés, mais il est souvent très difficile de savoir si la fistule est rénale ou urétérale. Nous avons dit que la perméabilité de l'uretère et les fonctions sécrétoires des reins doivent être soigneusement étudiées.

Traitement. — Le traitement *préventif* des fistules opératoires consiste dans le rétablissement de la perméabilité de l'uretère et dans les diverses opérations plastiques destinées à guérir les rétentions rénales ; il suffit souvent, pour les éviter, de faire suivre les néphrotomies de la mise à demeure d'une sonde urétérale.

Le traitement *curatif* doit être appliqué à la cause de la persistance de la fistule. On essayera d'abord de la combattre par le *cathétérisme urétéral* ; il agit de suite en évacuant la rétention rénale et en détournant les urines, plus tard en rétablissant la perméabilité urétérale, quand celle-ci est diminuée par une coudure temporaire, par un processus d'urétérite, par un léger degré de rétrécissement, qui parfois siège à l'extrémité vésicale de l'uretère, et peut être dilaté progressivement.

Quand le cathétérisme urétéral échoue, on doit, par l'intervention chirurgicale, *rechercher la suppression de l'obstacle* à l'écoulement de l'urine, comme on le fait dans le traitement des hydronéphroses et des pyonéphroses. L'intervention ne différera de celles qui s'adressent à ces rétentions que par l'extirpation préalable du trajet et des callosités qui l'entourent, par l'ouverture et le drainage des clapiers purulents périrénaux. Elle comporte les mêmes contre-indications, tirées surtout des lésions du rein congénère, et de l'état du malade.

Quand le rein opposé est sain, la *néphrectomie* sera préférée aux opérations conservatrices si celles-ci comportent de trop grandes difficultés opératoires, si l'infection est grave, si les fonctions du rein fistuleux sont très altérées, s'il existe un obstacle fixe et incurable à l'excrétion.

CHAPITRE VIII

TUBERCULOSE RÉNALE

BIBLIOGRAPHIE

RAYER. Traité des mal. des reins. Paris, 1841. — LANCEREAUX. *Atlas d'an. path.*, 1871. — BILLROTH. Ueber Nierenextirp., *Wien. med. Wochensch.*, 1884. — DURAND-FARDEL. Tubercul. rénale. Thèse Paris, 1886. — HAUSER. G. Beitrag zur Histog. des mil. Nierentub. *Deut. Arch. f. Klin. med.*, 1887. — CAYLA. Tuberc. des org. gén.-urin., Paris, 1887. — BORREL. *Ann. de l'Instit. Pasteur*, fév. 1894. — RAFIN. Néphrot. pour rein tuberc. *Lyon méd.*, 9 fév. 1896. — LAROCHE. De la tub. primit. du rein. Bordeaux, 1896. — WATSON. Cases illust. ren. surg. *Med. and surg. report Boston hosp.*, 1896. — CARLIER. De l'interv. chir. dans la tub. du rein. *Ass. fr. d'urol.*, 1897. — ALBARRAN et COTTET. Tub. rén. ascend. Double uretère pour le rein gauche. *Soc. anatom.*, mai 1898. — SIMON. Die Nierentub. und ihre chirurg. Behandl. *Beitrage zur klin. Chirurg.* Tubingen, 1900. — ROCHET. Chir. du rein et de l'uretère. Lyon, 1900; — *Soc. de chir.* 1901. — BRAULT. L'action de la tub. sur le rein. *Presse méd.* Paris, 1901. — BAUMGARTEN. Ueb. experim. Urogenitaltub. *Arch. f. Kl. Chir.* 1901. — LANDOUZY et BERNARD. La néphr. parenchym. chron. des tuberc. *Presse méd.*, 1901. — LEGUEU. Tub. rénale et indic. de la néphrect. *Annales gén.-urin.* 1901. — CARLIER. Rein tub. néphrect. *Soc. de chir.* 1902. — MICHON. Ind. et résult. de la néphrect. *Ass. franç. urol.*, 1902. — BERNARD et SALOMON. Sur les lés. du rein provoq. par l'extrait éthéré du bacille tub. *Soc. de Biol.* Paris, 1903. — LE FUR. De la guér. spont. de la tub. rén. *Ass. franç. urol.* Paris, 1903. — HANSEN. Rech. expér. sur la tub. génito-urin., surtout sur la tub. du rein. *Ann. gén.-ur.* 1903. — SUTER. Ein Beitrag zur Diagn. und Behandl. der Nierentub. *Kor. Bl. f. Schweiz. Aerzte.* Basel, 1903. — ALBARRAN. Néphrect. pour tub. rén. *Ass. franç. d'ur.* 1904. — BAZY. Tub. rén. *Soc. chir.* Paris, 1904. — BERNARD et SALOMON. Étude expér. sur la tub. rén. *Journ. de Phys. et de Path. génér.*, 1904. — TILDEN-BROWN. Some features of renal tuberc. *Med. News*, 1904. — KRÖNLEIN ; Ueber Nierentub. und die Result. ihrer operat. Behandl. *Arch. f. klin. Chir.* 1904. — KÜMMEL. Die Frühoper. der Nierentub. *Versam. d. deutsch. Gessellsch. f. Chir.* Berlin, 1904. — KUSTER. Traitement chir. de la tub. rénale. Berlin, 1904. — ALBARRAN et CATHELIN. Mode d'inf. second. de l'autre rein, dans la tub. rén. *Ass. franç. urol.*, 1905. — BERNARD. Les aff. tub. des reins. *Bull. méd.* Paris, 1905. — ISRAEL. De l'insuff. des méth. d'expl. sur les résult. de la néphrect. prat. pour tub. rén. *Congrès Soc. all. chirurgie.* Berlin, 1905. — KAPSAMMER. Expl. des fonct. rénales dans la tub. rénale. *Annales gén.-urin.*, 1905 ; — *Nierendiagnostik*, Vienne, 1907.

— POUSSON. Contrib. à l'étude de la tub. rénale. *Ann. gén.-ur.*, 1905. — RAFIN. La néphrect. dans la tub. rénale, étude sur une série de 20 observ. *Lyon méd.*, 1905. — ROVSING. Des indic. et résult. de la néphrect., partic. dans la tuberc. rénale. *Presse méd.* Paris, 1905. — CURTIS ET CARLIER. Nouvelle forme de rein tuberc., 1906. — FENWICK. *Brit. Med. Journ.*, 1906. — LEGUEU. De la tub. génit.-urin., *Presse méd.* Paris, 1906. — HALLÉ et MOTZ. Tub. rénale et vésicale. *Ann. gén.-urin.*, 1906. — ROSENSTEIN. Anat. path. de la tub. rénale. *Presse méd.* Paris, 1906. — REYNAUD. Contrib. à l'étude de la tuberc. rénale et de son traitement par la néphrect. *Thèse*, Lyon, 1906. — LUGARDO. La terapia chir. nella tuberc. renale. Venise, 1907. — POISSON. Cystoscopie dans la tub. rén. *Thèse*, Paris, 1906.

ETIOLOGIE. — Assez fréquente dans l'enfance, la tuberculose rénale s'observe surtout chez les sujets de dix-sept à quarante ans. Plus souvent chez les enfants que chez les adultes, elle se complique de lésions d'autres appareils. Billot et Bailly l'ont rencontrée 49 fois sur 312 enfants tuberculeux pulmonaires, tandis que Louis ne l'a vue que 3 fois sur 170 phtisiques adultes.

D'après les relevés de Kapsammer portant sur l'ensemble des cas publiés, l'homme serait plus souvent atteint que la femme, mais la proportion des opérations chez celle-ci est plus élevée, ce qui tient à ce que le diagnostic est plus facile chez elle. Kummel a opéré 50 femmes et 35 hommes, Krönlein, 38 femmes et 13 hommes. Küster, dans un relevé d'ensemble, trouve 255 femmes et 154 hommes, et Albarran, sur 203 cas, trouve 148 femmes et 55 hommes. Par rapport aux autres localisations tuberculeuses, voici les chiffres relevés par Fürbringer :

King et Chambers	18	p. 100.
Dickinson	5	—
Morris	1,67	—
Tilden Brown	2,95	—
Kuster	10	—
Institut anatomo-pathologique de Prague	5,6	—
Hospice de Friedrichshein	1	—

chiffres dont les écarts sont trop considérables pour autoriser à une conclusion.

Enfin Krönlein a trouvé une proportion de 29,8 p. 100 et Israël d'un tiers par rapport aux autres affections rénales chirurgicales. On a coutume d'invoquer ici les causes générales de la tuberculose, telles que le surmenage, les conditions défectueuses d'habitation, de nourriture, d'hygiène, etc.;

elles nous ont semblé beaucoup moins puissantes pour le rein que pour beaucoup d'autres organes. Il en est de même de l'hérédité au sujet de laquelle nous n'avons retrouvé d'indices ayant quelque valeur que dans un dixième de nos cas.

PATHOGÉNIE

Sans remonter jusqu'à Malpighi et à Morgagni qui donnent des descriptions de tuberculose urinaire incontestable, ni même à Chopart qui en a reconnu et décrit les symptômes, on peut dire que Rayer, et après lui Grisolle, isolèrent l'affection et créèrent le type nosologique. La tuberculose rénale rentrait alors, comme toutes les affections du rein, dans le domaine de la médecine, jusqu'en 1870, époque à laquelle presque simultanément Lancereaux séparait la forme miliaire de la forme nodulaire ou chirurgicale, et Thornton pratiquait la première néphrotomie pour tuberculose. Bien que Peters eût, deux ans après, pratiqué la même opération dans un cas semblable, ces tentatives n'eurent pas grand écho. Dix années s'étaient écoulées, lorsqu'en 1880 Clément Lucas fit avec succès la première néphrectomie pour un rein tuberculeux. Longtemps après, Brissaud, en 1886, accentua la dualité de la tuberculose médicale et chirurgicale. Mais ce n'est qu'avec les travaux de Cayla, Durand-Fardel, Baumgarten, Albarran, que la question fut présentée avec une réelle précision.

Depuis longtemps, on avait reconnu que, sur les pièces de tuberculose urinaire, des lésions du rein coexistaient presque constamment avec celles de la vessie et de la prostate. Comme, d'après l'observation clinique, les premiers symptômes observés étaient vésicaux et prostatiques, il était logique de conclure à un début inférieur, et de voir, dans les lésions rénales, la preuve d'une marche ascendante de l'infection comme dans d'autres pyélo-néphrites.

Mais des travaux, d'ordre général surtout, vinrent bientôt changer cette manière de voir. C'est ainsi que les expériences et les recherches de Cayla, puis les examens histologiques de Durand-Fardel démontrèrent la localisation primitive et exclusive de l'élément tuberculeux dans les vaisseaux glomérule. Ces constatations anatomiques devaient recevoir de l'expérimentation une signification plus précise. Baumgarten, puis Albarran, dès 1891, firent voir la possibilité de produire une tuberculose expérimentale par des injections intra-veineuses, alors que Vigneron n'avait pas réussi par les mêmes procédés.

En 1894, Borrel, après avoir injecté dans la carotide du lapin des cultures pures de bacilles de Koch, les vit s'arrêter dans les capillaires du rein, et produisit ainsi expérimentalement une tuberculose primitive du rein. Peu de temps après, Laroche, à l'instigation du professeur Pousson, injecte des cultures pures dans l'artère rénale et détermine deux formes de tuberculose ; l'une, primitive du rein, chez un sujet portant des tubercules dans d'autres organes, mais non dans les voies urinaires ; l'autre, tuberculose rénale primitive vraie, chez un sujet absolument sain.

En 1903, les mêmes expériences sont répétées par Hansen et confirmées par celles de Stahr ; elles démontrent d'une part la tuberculisation primitive du rein et, de l'autre, la réalité de l'infection descendante de la vessie et de la prostate, mécanisme sur lequel nous aurons à revenir.

Enfin, en 1904, Bernard et Salomon, reprenant une fois de plus les mêmes expériences avec un mélange de culture de bacilles de Koch et d'éther ou de chloroforme, font naître dans le rein des lésions à tendance caséeuse, ou, avec de l'éthéro-bacilline, des lésions ulcératives et caséeuses.

Ces expériences concordent toutes entre elles et avec les données de la clinique et de l'anatomie pathologique; elles nous montrent que le rein peut être envahi primitivement par la tuberculose, qu'il l'est dans la majorité des cas. Nous allons examiner s'il faut, avec des observateurs de plus en plus nombreux, admettre que c'est là le seul mode d'infection des voies urinaires, et si la tuberculose urinaire est toujours hématogène et descendante.

Au point de vue expérimental, les recherches de du Pasquier et d'Albarran prouvent que l'inoculation du rein par l'uretère et le bassinet n'est possible que lorsque l'uretère est ligaturé, mais qu'elle est alors réalisable ; le rôle de la congestion et celui du traumatisme sont ici considérables. Une dizaine d'années après, Hansen a repris ces expériences et a trouvé, lui aussi, que la ligature de l'uretère au-dessous du point inoculé était nécessaire à l'infection du bassinet, mais qu'en se plaçant dans ces conditions, on pouvait la réaliser. La tuberculisation de la vessie a permis de déterminer une fois sur six celle du rein : donc rareté, mais possibilité de l'infection par voie ascendante. Enfin, la vessie a résisté à toutes les tentatives d'inoculation par voie hématogène, même après traumatisme.

Plus élégantes sont les expériences toutes récentes de Bernard et Salomon, qui, injectant encore de l'éthéro-bacilline dans divers organes, n'ont pas réussi à faire naître la tuberculose par l'injection de produits tuberculeux dans la vessie ou dans le bassinet. Mais là encore l'infection a lieu après ligature de l'uretère. C'est une démonstration nouvelle, avec des expériences rigoureusement conduites, de la difficulté, mais aussi de la possibilité de l'inoculation du bassinet par voie ascendante.

L'anatomie pathologique et la clinique viennent en confirmer la rareté. Hallé et Motz, et avec eux plusieurs auteurs allemands, Israël, Kuster, etc., constatent que, sur le grand nombre de pièces qu'ils ont examinées, ils n'ont jamais vu une tuberculose de l'uretère sans lésions rénales de même nature ; de plus, sur une pièce de tuberculose très avancée de la vessie, un des uretères baignait dans un foyer de pus tuberculeux, sans que ce conduit ait été contaminé ; ils concluent donc à la non existence de l'infection des voies supérieures par marche ascendante.

Néanmoins des faits, rares, nous devons le reconnaître, semblent démontrer la possibilité de l'ascension par les uretères : l'un de nous a observé un malade chez lequel la tuberculose, prostatique d'abord, avait envahi la vessie, et était restée longtemps limitée à la région cervicale, permettant le cathétérisme des uretères sans danger de contamination, car le pourtour de cet orifice était absolument sain. Le cathétérisme des deux uretères donna des urines parfaitement normales, mais bientôt la cystite s'étendit et gagna l'orifice de l'uretère gauche. Très rapidement alors le rein augmenta de volume et des signes de tuberculose rénale apparurent ; une évolution rapide entraîna la mort en quelques mois.

D'autre part, une pièce présentée par Albarran et Cottet n'est pas moins probante. Il s'agit d'une tuberculose ayant envahi un appareil urinaire présentant une anomalie : un rein à deux bassinets et deux uretères avec deux orifices vésicaux. L'un de ceux-ci, correspondant à une partie saine de la vessie, était sain, ainsi que tout le segment correspondant du rein ; l'autre, au contraire, présentait des lésions d'urétérite aboutissant à un segment de rein creusé de cavernes. Enfin, les pièces assez nombreuses dans lesquelles on voit les lésions limitées à la pointe des pyramides trouveraient mal une interprétation si on n'admettait pas une progression du bacille de bas en haut (Pousson).

On peut aussi objecter que, dans les cas de tuberculose primitive des voies inférieures, l'infection gagne le rein, non pas en suivant le cours rétrograde de l'urine, mais par voie hématogène ; les produits tuberculeux repris par la circulation au niveau de la prostate ou de la vessie servant à infecter le glomérule, et créant un second foyer de tuberculose à tendance extensive. Enfin, comme le pense le professeur Guyon, il n'est pas improbable que les lésions tuberculeuses se développent dans divers organes simultanément ou à des intervalles rapprochés.

Quoi qu'il en soit, on doit admettre que, dans l'immense majorité des cas, la tuberculose rénale est hématogène, que la non-existence de la tuberculose ascendante n'est pas encore démontrée, car des faits probants existent, mais qu'elle constitue une grande exception et presque une curiosité pathologique.

Enfin, à titre d'exception, rappelons le cas cité par Pousson où le rein paraît avoir été contaminé par son contact avec un abcès par congestion provenant d'un mal de Pott.

Si l'on se reporte à ce que nous avons dit de l'étiologie de la tuberculose de la prostate, nous croyons qu'on peut conclure que la tuberculose urinaire ne se développe primitivement que dans deux organes, la prostate et le rein, et dans ce dernier avec une fréquence beaucoup plus grande. Elle contamine par voie descendante l'uretère, dont les lésions sont très précoces, puisque cliniquement, comme nous le verrons plus loin, les lésions de l'ostium urétéral sont appréciables dans les formes les plus légères de tuberculose rénale et restent longtemps limitées en ce point. Nous avons observé des tuberculoses ainsi localisées qui pendant plusieurs années semblaient ne pas augmenter ni s'étendre.

L'examen de la vessie dans la tuberculose rénale est très instructif : de nombreux cas nous ont montré que la propagation des lésions ne se fait pas par continuité de tissus. L'ostium urétéral et une région peu étendue autour de lui sont contaminés de bonne heure ; c'est ensuite le col vésical et la muqueuse prostatique qui sont envahis. Entre les deux, on constate presque toujours, dans les cas peu avancés, l'existence d'une bande de muqueuse saine. Pour que l'infection bacillaire s'étende, il n'est pas nécessaire que l'élément infectieux se propage en contaminant de proche en proche les éléments histologiques de la muqueuse, car l'urine en est ici le véhicule. Elle inocule surtout l'orifice urétéral, point rétréci et plus vasculaire sur lequel son action est plus directe, et enfin le col et l'urètre prostatique. Mais ici des conditions spéciales sont nécessaires.

On voit des tuberculoses rénales rester longtemps latentes et ne donner lieu à aucune complication du côté des voies inférieures ; d'autres, au contraire, sans offrir plus de signes *rénaux*, provoquent rapidement l'apparition d'une cystite ou d'une prostatite tuberculeuse. Celles-ci peuvent éclater spontanément, mais presque toujours une cause occasionnelle existe : un traumatisme par exemple, direct, comme le cathétérisme, indirect, comme un choc sur le périnée, bien plus souvent encore une urétrite soit aiguë, ce qui est rare, soit chronique, cas beaucoup plus fréquent et qui semble être une condition du développement du bacille dans le carrefour urétro-vésico-prostatique. Une fois installée en ce point, la tuberculose n'échappe pas à l'attention, car elle donne lieu à l'ensemble des symptômes de l'urétro-cystite parfois très douloureux, souvent très bruyants, toujours appréciables. C'est l'opposition entre la latence habituelle de la tuberculose rénale et l'intensité des symptômes vésicaux qui l'a laissé si longtemps méconnaître et qui a fait croire que la tuberculose vésicale était la première manifestation de l'infection bacillaire.

Enfin, la tuberculose rénale primitive peut contaminer la prostate par voie hématogène et non par l'intermédiaire de la muqueuse urétrale : chez un certain nombre de malades, nous avons assisté au développement de bosselures et à l'hypermégalie de l'organe, alors qu'aucun symptôme d'urétro-cystite ne se montrait et que les examens urétroscopique et cystoscopique ne décelaient pas de lésions de la région cervicale.

Par contre, l'infection prostatique primitive se développe par continuité : peu à peu la muqueuse urétrale est envahie, et enfin toute la muqueuse de la vessie depuis le col vésical ; l'infection rencontre au niveau du méat urétéral une barrière qu'elle franchit rarement. Mais nous ne connaissons pas de fait de propagation à distance, comme dans la tuberculose descendante qui, nous l'avons dit, infecte certaines régions en laissant entre elles une bande de tissu sain.

Lésions du côté opposé. — L'étude du développement des lésions rénales doit comprendre celles dont la coexistence avec les productions tuberculeuses est démontrée, nous voulons parler des néphrites non spécifiques, qui ont été l'objet d'études récentes, faites surtout par Albarran et Bernard, et dont la fréquence et la précocité sont à déterminer. Ces dernières se rencontrent non seulement dans le rein tuberculeux, soit en connexité avec le nodule, soit plus loin, mais aussi dans celui du côté opposé. Sans empiéter sur leur description anatomique, disons de suite qu'elles sont d'espèces diverses : congestives, épithéliales, interstitielles, amyloïdes ; mais elles paraissent reconnaître une même pathogénie.

Le mode de production de ces lésions a été l'objet d'interprétations diverses. Il était logique de penser avec Castaigne qu'elles sont dues à la présence de toxines rénales et plus particulièrement de cyto-toxines qui, reprises par la circulation, viendraient, en s'éliminant soit par les parties saines du rein tuberculeux, soit par l'autre rein, produire de nouvelles lésions, mais ni l'expérimentation, ni la clinique ne confirment cette hypothèse. Les inoculations de tuberculine pratiquées par Dujardin-Beaumetz et Dubief, puis par Bernard et Salomon, déterminent au niveau du rein des lésions banales et discrètes, sans reproduire les néphrites épithéliales. Au contraire, les injections de bacilles de Koch font naître dans les reins les lésions associées de la tuberculose, même non tuberculeuses. C'est donc le bacille et non ses toxines qu'il faut incriminer.

Ajoutons que la contamination du rein congénère nous semble favorisée par la présence du canal veineux réno-capsulo-diaphragmatique décrit par Albarran et Cathelin, qui, formé de la réunion des deux veines rénales et capsulaires, anastomosées avec l'arc exorénal de Testut, établit une large communication avec les veines intra-rénales.

Enfin, Albarran admet une action réflexe d'un rein sur l'autre, influence plus hypothétique, bien prouvée pour les douleurs et l'anurie, plus difficile à expliquer pour la production de lésions anatomiques. Il en est de même d'une surcharge de travail, le bon rein devant suppléer l'autre dans ses fonctions. Cette surcharge n'est que temporaire, une hypertrophie compensatrice se produisant progressivement à mesure qu'une plus grande partie du rein est détruite.

En tout cas, cette influence n'est plus à nier; elle est continue et progressive, et les lésions ne deviennent irrémédiables qu'après un temps plus ou moins long. La preuve en est fournie par des néphrectomies qui font disparaître symptômes et lésions, lorsqu'elles sont pratiquées d'une manière précoce, tandis qu'elles sont sans action dans les cas trop anciens.

Bien entendu, la production de ces lésions de néphrite banale consécutives à celles du côté opposé, n'exclut pas celle des lésions tuberculeuses infiltrées ou nodulaires; mais ici l'apport direct des bacilles peut seul être invoqué, soit par les anastomoses veineuses ou lymphatiques des deux reins, soit plutôt par la circulation générale. Constatons que la lésion reste longtemps unilatérale, et qu'on voit des tuberculeux rénaux parvenir à une période ultime et succomber en conservant un de leurs reins indemne.

Convient-il d'établir une connexité étroite entre le développement des lésions rénales banales et celui de l'élément tuberculeux ? Les premières sont-elles toujours préexistantes, favorisant l'arrêt et le développement du bacille ?

Ce sont autant d'hypothèses très séduisantes, mais dont les recherches expérimentales et anatomiques n'ont pas encore permis d'établir le degré de probabilité.

Voies d'accès. — Si, après avoir établi le mode de développement de la tuberculose dans l'appareil urinaire, nous recherchons quel est le point de départ du bacille, nous serons conduits à des considérations plus spéculatives. L'expérimentation nous prouve que les bacilles émanant d'un organe quelconque de l'organisme peuvent se fixer, s'implanter dans le rein et y produire des lésions spécifiques. Cette condition nécessaire semble en contradiction avec les données de la clinique, car souvent une tuberculose urinaire débute, se développe, arrive à une période avancée sans que d'autres appareils de l'économie présentent aucune trace de tuberculose ; les malades succombent même à cette localisation, sans qu'on reconnaisse aucun foyer antérieur, contemporain ou postérieur à l'affection rénale. La thérapeutique parle dans le même sens : l'ablation d'un rein tuberculeux laisse presque toujours le malade dans des conditions telles que non seulement on assiste à la guérison des lésions urinaires, mais qu'aucune autre manifestation tuberculeuse ne se produit. Le relèvement et le maintien de l'état général en sont la preuve.

Enfin, l'influence de l'hérédité est d'ordinaire bien vague et n'est retrouvée avec quelque précision que dans des cas assez rares ; il en est de même des conditions de milieu : on observe la tuberculose rénale dans des pays où cette infection semble absente ou fort rare. L'un de nous a enlevé un rein atteint de tuberculose massive chez un jeune homme qui n'avait jamais quitté une petite localité de l'Algérie, où, de mémoire d'habitants et de médecins, la tuberculose était totalement inconnue.

Ces objections n'ont qu'une valeur apparente : il est nécessaire que le bacille pénètre par l'intermédiaire d'un autre appareil. Écartons de suite l'appareil génital, car les faits de contagion de la tuberculose par le coït ne sont rien moins que prouvés ; les assertions de Cohnheim n'ont pas résisté à une observation rigoureuse. Mais les portes d'entrée par d'autres appareils et en particulier par les voies respiratoires sont nombreuses. Il ne suffit pas d'un simple contact d'une juxtaposition des micro-organismes avec un de nos organes pour que celui-ci se tuberculise. Des examens ont fait découvrir des bacilles dans le pharynx de la plupart des enfants des grandes villes, sans que des lésions tuberculeuses soient manifestes. On peut donc admettre que l'organisme spécifique pénètre dans la circulation sans contaminer les voies d'accès et vienne se fixer dans le rein ; quelquefois même il le traverse sans s'y fixer ; les cas de bacillurie, bien que discutés aujourd'hui, reposent sur une réalité et montrent la possibilité de cette diapédèse.

Plus fréquemment, l'origine nous paraît résider en des foyers tuberculeux, cliniquement méconnus, presque toujours situés dans des ganglions. Ce sont des adénopathies cervicales, rétro-pharyngiennes, thoraciques, mésentériques qui relèvent de l'action du bacille de Koch, qui évoluent pendant un certain temps et disparaissent sans laisser de traces. Enfin, on assiste souvent à des infections tuberculeuses généralisées et caractérisées par une fièvre continue et un dépérissement que rien n'explique, qui durent pendant plusieurs mois et même plus d'une année, sans qu'aucune localisation apparaisse ; puis elles se jugent par une adénite ou un foyer osseux. Le mode d'invasion de l'appareil urinaire est analogue.

Le développement de la tuberculose primitive du rein n'a donc rien de mystérieux, mais elle n'est primitive qu'au point de vue clinique. Si nous ne pouvons en découvrir les portes d'entrée, c'est que nos moyens d'investigation sont imparfaits ; une lésion tuberculeuse minime, latente, absolument indolente et non perceptible, sans le moindre caractère virulent et destinée souvent à disparaître spontanément, peut être le point de départ du bacille qui, localisé dans le parenchyme rénal, y devient la cause des graves lésions qu'il nous reste à étudier.

ANATOMIE PATHOLOGIQUE

Les lésions tuberculeuses du rein affectent deux formes principales : la tuberculose miliaire et la tuberculose nodulaire ou infiltrée.

Tuberculose miliaire. — Dans la forme aiguë, ordinairement bilatérale, on trouve le rein gros, rouge à la surface ; la capsule est adhérente et on voit à la coupe, surtout à la périphérie, des granulations plus ou moins confluentes, jaunes ou translucides ; les lésions marchent rapidement dans cette forme qui échappe à la chirurgie.

Mais il en existe (Albarran) une variété chronique ou lente, unilatérale le plus souvent, qui se caractérise par un semis de petites taches de la grosseur d'une tête d'épingle, jaunâtres, un peu translucides, assez difficiles à voir sur le vivant pendant une néphrectomie, bien plus visibles sur le rein exsangue. Cette tuberculose miliaire discrète paraît être le stade initial de la tuberculose nodulaire, et nous en avons vu des exemples sur des reins occupés dans une autre région par des lésions plus avancées.

Tuberculose nodulaire. — De beaucoup la plus fréquente, elle se présente sous des aspects divers, suivant l'âge des lésions, suivant que le nodule est cru, caséifié ou ramolli, ou complètement suppuré.

Au début, le rein, parfois sans modifications de volume, est ordinairement rouge, vascularisé, tuméfié. On aperçoit le plus souvent, de préférence au niveau des pôles sous la capsule, une ou plusieurs masses blanc jaunâtre, variant du volume d'un gros pois à celui d'une noix et au-dessus, enchâssées dans le parenchyme, fermes au toucher. Toutefois, la surface peut être normale, même avec des lésions centrales avancées. A la coupe, le nodule tuberculeux fait une légère saillie et apparaît comme une masse blanchâtre sillonnée de tractus. Le parenchyme rénal peu modifié est souvent un peu vascularisé. En général, à cette période, l'uretère paraît indemne au moins à sa partie moyenne, mais présente cependant, à ses deux extrémités, un peu de desquamation et une vascularisation exagérée, surtout au niveau de son abouchement vésical ; cette dernière lésion est plus visible sur le vivant à l'aide de la cystoscopie. Il en est de même du bassinet dont les lésions semblent toujours moins avancées que celles de l'uretère.

A la période de *caséification*, ce nodule se ramollit, donne à la surface un aspect blanc bleuâtre sillonné de tractus rougeâtres ; une matière caséeuse s'en échappe à la coupe et la membrane qui l'isole du parenchyme est peu épaisse.

Le ramollissement augmente, la masse caséeuse se liquéfie pendant que la membrane d'enkystement augmente d'épaisseur. Elle cède cependant à un moment donné, au niveau d'une des pyramides, laisse échapper son contenu purulent dans le bassinet et la *caverne* est constituée (fig. 244 et Planche V). Ces cavernules ou cavernes peuvent cependant rester plus ou moins longtemps enkystés et sans communication avec les bassinets ; c'est la tuberculose fermée. Ces abcès froids du rein (Pousson) affectent des formes très variables, tantôt de petite dimension et disséminés dans tout l'organe (fig. 245), tantôt n'occupant qu'un seul pôle entièrement trans-

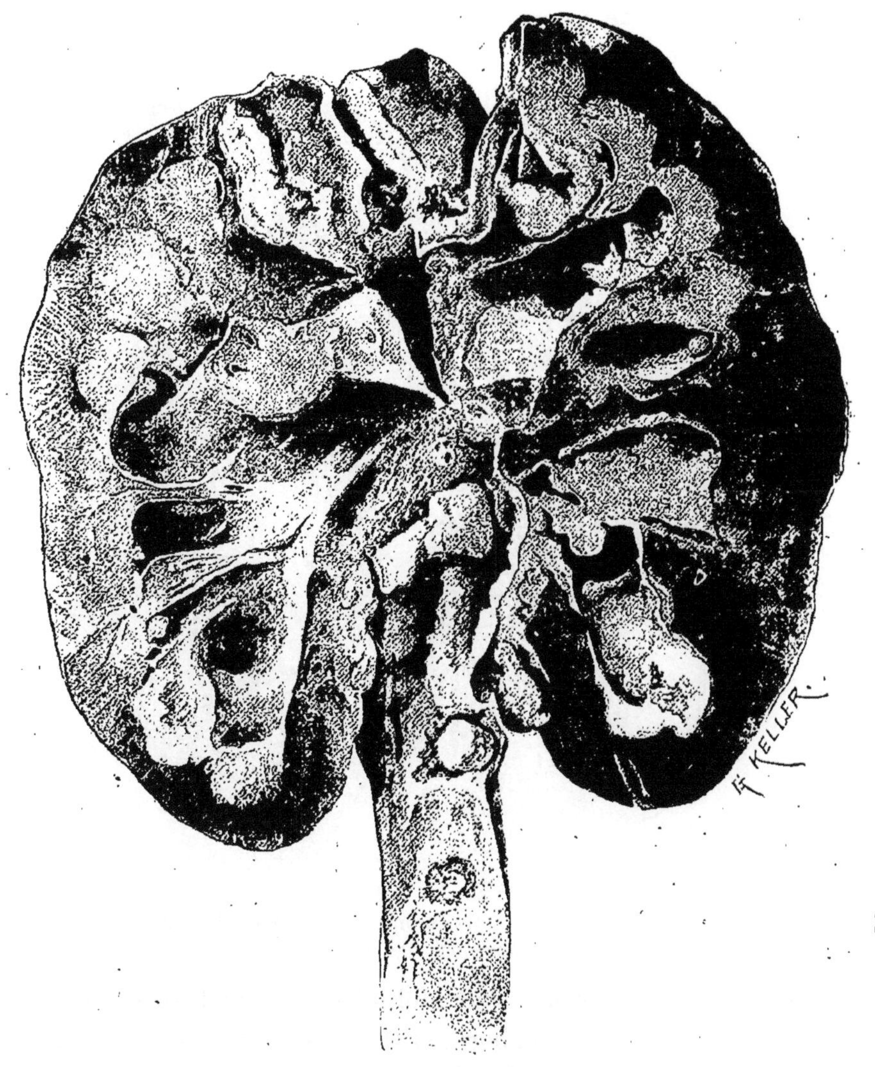

Fig. 244. — Rein caverneux, avec lésions ulcératives du bassinet et de l'uretère. (Collection du Dr Letulle.)

formé en un kyste protégé par une membrane épaisse, à parois irrégulières avec des tractus fibreux, ailleurs, au contraire, entièrement lisse, ainsi que le représente la figure 249. Elle cède, en général, à un moment donné, et le liquide se fait jour dans le bassinet : la rupture paraît susceptible de réparation. On voit sur la figure 149 un épaississement cicatriciel de cette paroi qui paraît correspondre aux évacuations purulentes intermittentes suivies de périodes de guérison apparente que le malade avait présentées avant d'être opéré.

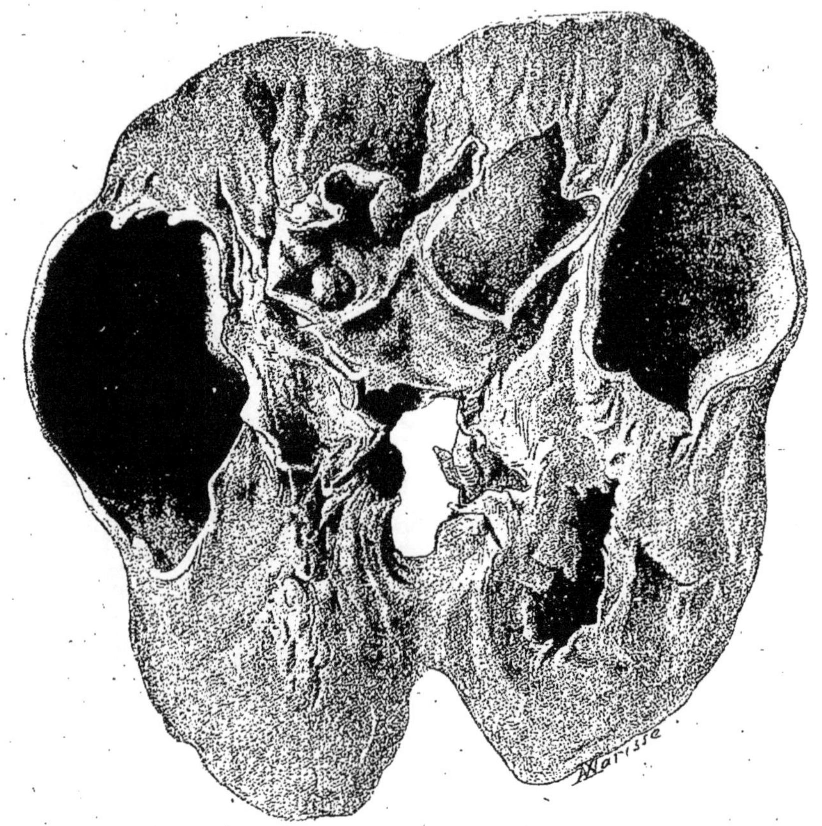

Fig. 245. — Abcès froid du rein sans communication actuelle avec le bassinet ; nombreuses cavernules.

En général, les cavernes sont multiples et anfractueuses ; de dimensions petites ou moyennes d'abord, elles finissent par communiquer ; très souvent elles occupent les pôles du rein séparées par du tissu rénal qui peut conserver son aspect normal, mais qui, ordinairement, est vascularisé, semé par places de points jaunâtres ou blancs grisâtres, ou présentant de petits foyers hémorragiques. Ces lésions ne sont nullement systématiques ; certaines pyramides restent intactes, d'autres sont entièrement détruites sans qu'aucune règle préside à cette marche.

Le contenu des cavernes est variable ; en général, caséeux, assez épais, grumeleux lorsqu'elles sont fermées, il devient tout à fait liquide et uro-purulent lorsqu'elles communiquent avec le bassinet. On y rencontre des bacilles de Koch en nombre d'autant plus grand qu'elles sont plus jeunes, et à l'état de pureté quand elles sont restées enkystées. Dans les cavernes ouvertes, les microbes des autres infections urinaires y sont associés.

On y a trouvé souvent des calculs qui sont de deux sortes : les uns, de grandes dimensions, phosphatiques, siègent au milieu de grandes cavi-

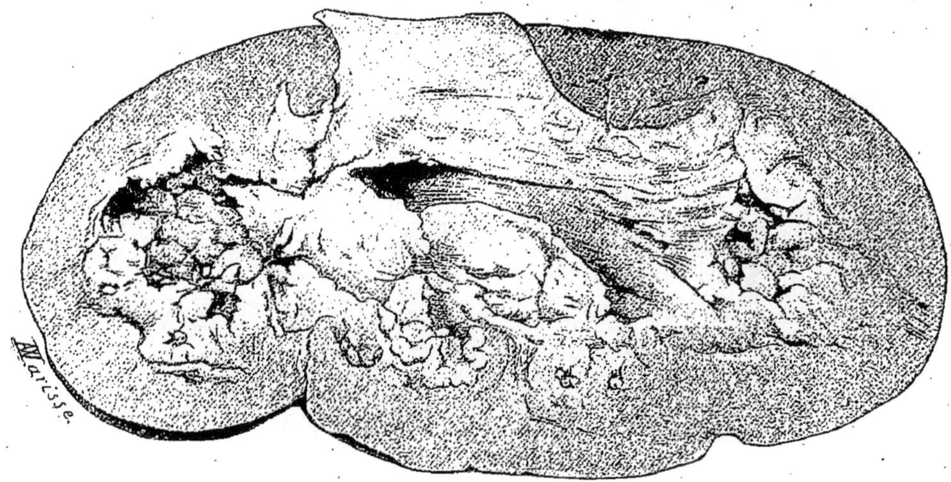

Fig. 246. — Tuberculose ulcéreuse du rein et du bassinet ; de petits calculs rougeâtres variant de la grosseur d'une tête d'épingle à celle d'un grain de chènevis sont enchassés principalement à la base des pyramides.

tés et sont semblables à ceux qu'on rencontre dans les pyonéphroses. D'autres calculs, très petits, d'un volume d'un grain de chènevis à une lentille, occupent les petites cavernes ou sont logés, et, pour ainsi dire, incrustés au sommet vers la base (fig. 246) ; ils sont uratiques, paraissent primitifs et peut-être leur présence est-elle un appel à la localisation bacillaire.

Quoi qu'il en soit, cette marche appartient aux formes hématogènes de la tuberculose rénale : la tuberculose ascendante procède différemment. D'après Pousson, les lésions du bassinet arrivent au contact des pyramides de Malpighi en traversant les calices et forment à leur tour des noyaux caséeux qui évoluent. Il s'agit alors d'une pyélonéphrite tuberculeuse d'emblée dans laquelle aux bacilles de Koch sont associés des micro-organismes des infections secondaires. D'où ulcérations du sommet, puis de la base des pyramides, et formation de cavernes anfractueuses : la pyonéphrose est constituée.

Pyonéphrose. — Le processus que nous venons de décrire amène presque toujours une distension du bassinet, puis des cavités rénales que l'infection a creusées et cela d'autant plus rapidement qu'il existe à ce moment des lésions urétérales toujours profondes, épaississement et rétré-

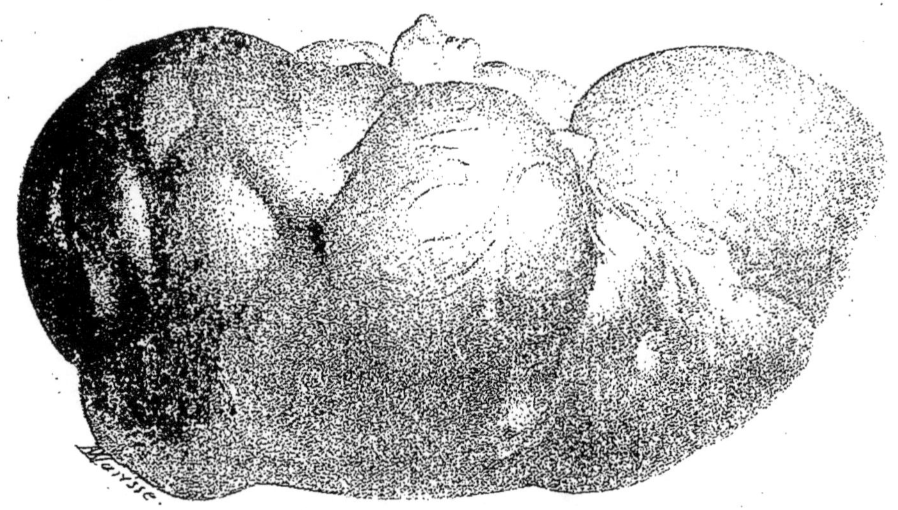

Fig. 247. — Pyonéphrose tuberculeuse. Aspect extérieur du rein ; bosselures caractéristiques.

cissement : elles concourent à la retenue de l'urine en amont et à l'agrandissement des cavités rénales. Ce sont les pyonéphroses vraies dont le mécanisme diffère peu de celles qui sont d'une autre nature.

Mais sous le même nom on décrit des augmentations de volume du rein dépendant de dilatations intra-rénales, plus fréquentes, qui ne sont autres que des cavernes multiples réunies en une seule cavité ; leur distension a été secondairement déterminée par les lésions oblitérantes de l'uretère. Cette pyonéphrose est souvent intermittente.

Quelle qu'en soit l'origine, la pyonéphrose tuberculeuse atteint rarement d'énormes dimensions, elle est ordinairement cloisonnée, de sorte que l'évacuation n'en est pas complète. De grosses masses saillantes se dessinent à la surface qui est violacée avec tractus blanchâtres (fig. 247). Les parois soumises à la compression et ulcérées s'atrophient et la destruction peut devenir telle que toute trace de tissu rénal disparaît. Dans ces cas, la poche n'est plus qu'un foyer de suppuration plus ou moins vaste qui tend

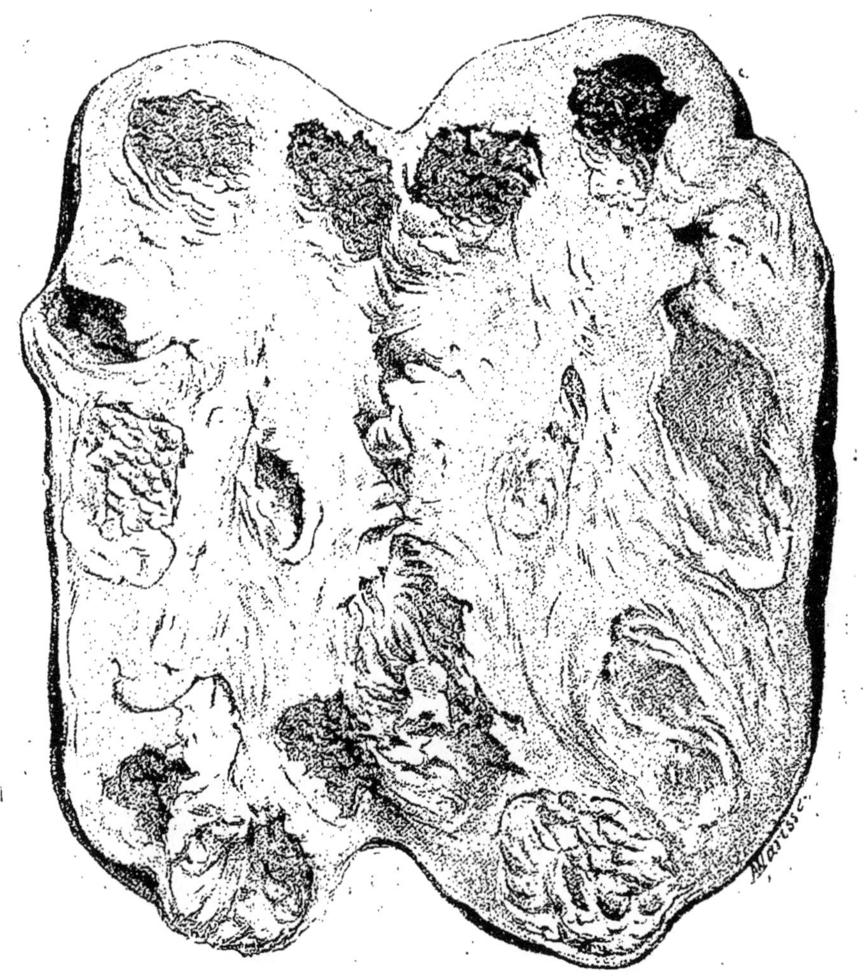

Fig. 248. — Tuberculose massive du rein ; quelques vestiges des éléments rénaux se retrouvent encore entre les foyers de matière caséeuse.

à diminuer et à disparaître si la durée de la survie est assez longue; les bacilles y sont rares ou même plus souvent absents.

Accompagnant quelquefois les simples rétrécissements de l'uretère, cette forme s'observe surtout dans les cas d'oblitération complète de ce conduit (Planche VI). Dans ces cas les parois de la poche sont lisses et régulières, blanc jaunâtre, tapissées de grosses colonnes où l'on ne

PLANCHE V

Tuberculose rénale.

Cavernes confluentes remplies de matière caséeuse, circonscrites par des cloisons contenant du parenchyme rénal macroscopiquement normal.

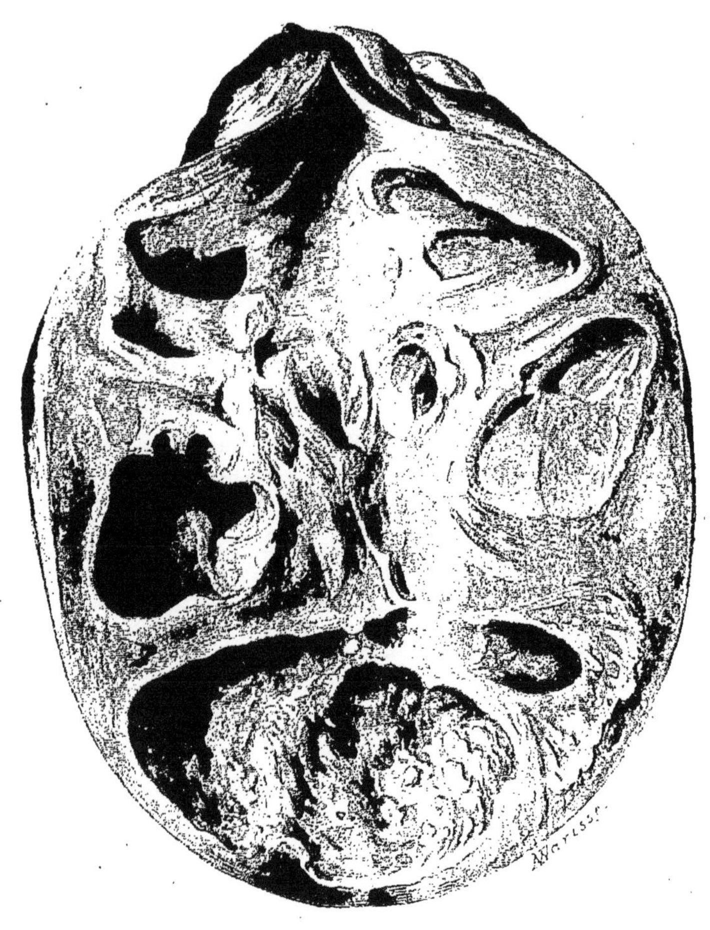

trouve plus trace de parenchyme rénal; les bacilles de Koch disparaissent, et après eux les autres micro-organismes. C'est une véritable forme de guérison de la tuberculose rénale, anatomiquement démontrée. Le bénéfice est d'ailleurs médiocre pour le malade, car elle ne se produit que dans les cas très anciens, alors que la tuberculisation de l'autre rein s'est presque fatalement produite.

C'est à des lésions de ce genre que se rapporte la forme que Lancereaux a décrite sous le nom d'*hydronéphrose* tuberculeuse et pour la production de laquelle l'oblitération complète de l'uretère est nécessaire ; on n'y retrouve plus ni bacilles ni éléments du rein.

Il nous reste à décrire deux formes exceptionnelles : la tuberculose massive et le rein polykystique.

Dans la tuberculose massive, les masses caséeuses sont confluentes et le parenchyme rénal est en tout ou partie transformé en une matière molle, pâteuse, grisâtre, analogue à du mastic, isolée du reste de l'appareil urinaire, soit par des lésions urétérales, soit parce qu'elle ne peut d'elle-même s'évacuer dans le bassinet, en raison de sa masse et de sa consistance. Le rein, dans ce cas aussi, est réduit à l'état de coque fibreuse dans laquelle tous les éléments du parenchyme normal ont disparu. Toutefois, dans une forme, de transition sans doute, que représente la figure 248, des cloisons existent encore, vestiges des colonnes et des pyramides, et la matière pâteuse n'est pas homogène.

Dans un autre processus beaucoup plus rare, décrit par Carlier et Curtis, sous le nom de rein polykystique tuberculeux, il s'agit de lésions complexes débutant par des embolies et produisant une tuberculose corticale ; l'invasion des pyramides est secondaire et aboutit à une transformation scléro-épithéliale et kystique. Ces kystes ont des dimensions qui varient de 40 μ jusqu'à 3 ou 5 millimètres et même un centimètre de diamètre.

Processus curatif. — Des faits ont été publiés comme exemples de guérison des tubercules et se rangent sous quatre chefs : transformation crétacée ; transformation scléreuse ; évacuation du tissu caséeux ; oblitération fibreuse des uretères. Avant de discuter la valeur des faits publiés, nous croyons devoir établir que le mot guérison ne peut s'appliquer qu'à une transformation des lésions telle que toute trace de tuberculose, et en particulier les bacilles de Koch, aient disparu de *tout l'organe envahi;* la démonstration en est difficile en clinique.

Telles ne paraissent pas être les observations de transformation crétacée.

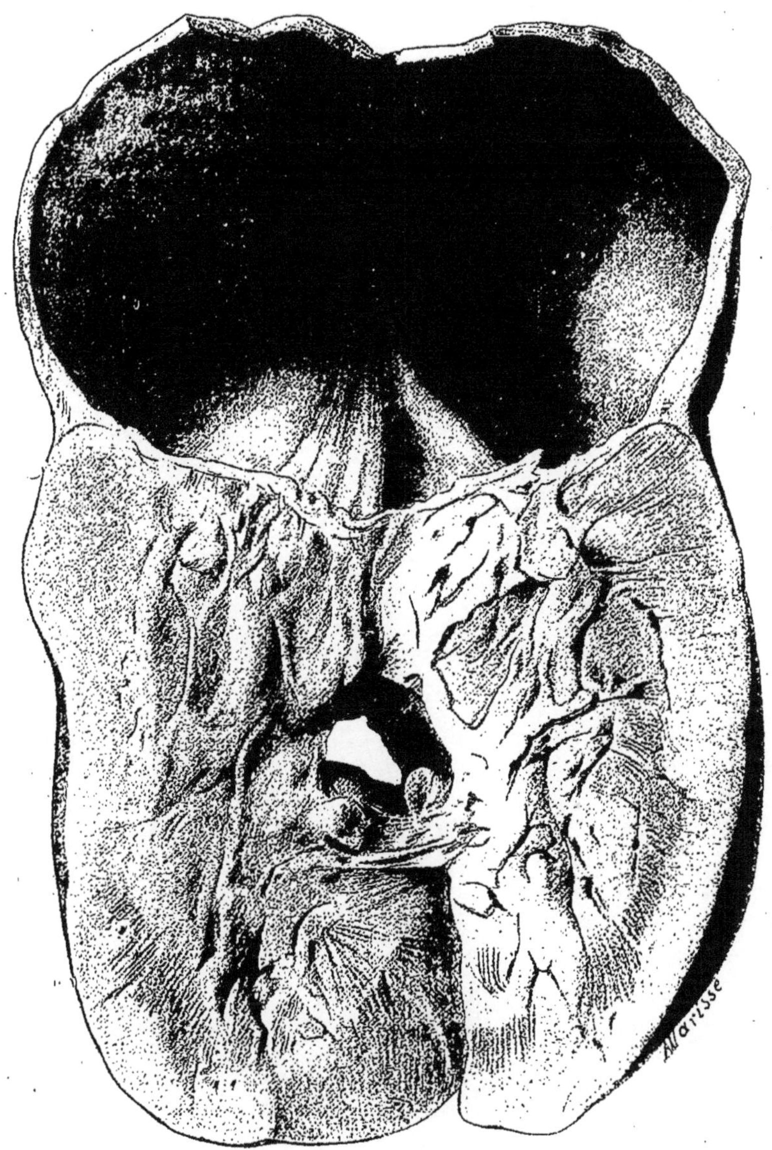

Fig. 249. — Énorme abcès froid du rein occupant le pôle supérieur ; le reste de l'organe est peu altéré.

Le Fùr a trouvé des tubercules crétacés, avec une coque fibreuse, épaisse ; mais rien n'indique que le reste du rein était exempt de tubercules. La

PLANCHE VI

Tuberculose du rein et de l'uretère. Oblitération ancienne et complète de l'uretère; dilatation kystique du rein; disparition de tout élément du parenchyme rénal.

Grandeur naturelle.

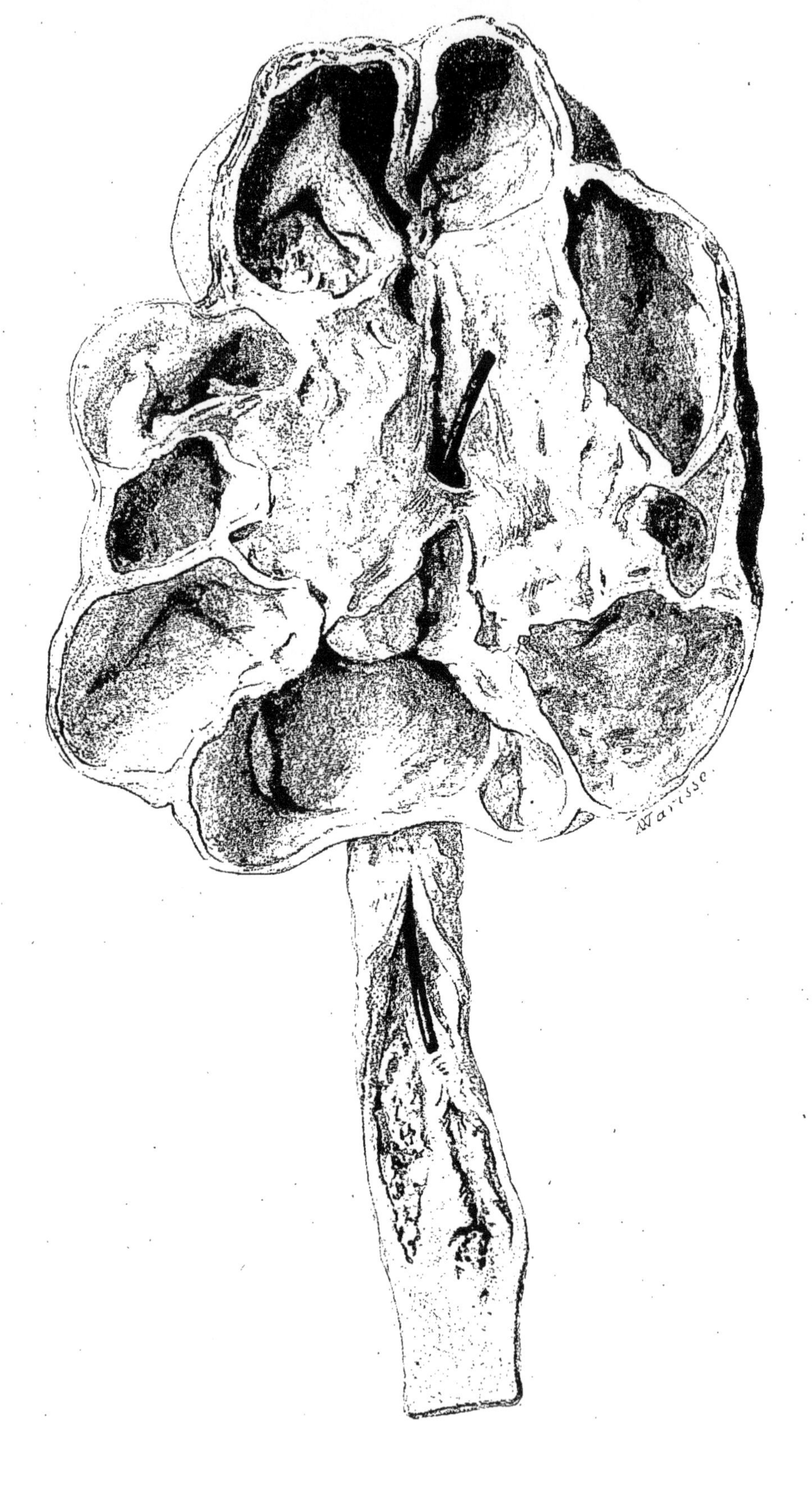

transformation scléreuse (Rafin, Pousson) est plus fréquente, mais les mêmes objections peuvent être faites aux cas publiés et des éléments tuberculeux existent autour des parois scléreuses, tout prêts à évoluer de nouveau. « Nous n'avons jamais rencontré au niveau des reins de tubercules de guérison, de tubercules fibreux ou crétacés, et la caséose paraît être le terme nécessaire de la tuberculose rénale. » (Léon Bernard). Il en est de même dans les faits de la troisième variété, celle où l'on observe le ramollissement des cavernes avec évacuation complète du contenu caséeux, dont Suter et Pousson ont rapporté des exemples, car là aussi on trouvait autour des cavernes complètement vidées une infiltration tuberculeuse de tout le parenchyme.

Nous croyons donc avec Paul Delbet qu'il s'agit là de guérisons partielles et, qu'à côté de lésions transformées, cicatrisées et guéries par enkystement, des éléments tuberculeux persistent à évoluer à la périphérie : ces cas ne répondent pas au desideratum d'une guérison complète.

Comme variété de guérison incomplète, nous avons observé un type de guérison intermittente chez le malade dont le rein est représenté (fig. 249). Il s'agit d'un jeune homme qui pendant une période de cinq années avait présenté des intermittences de guérison et d'infection rénale et vésicale. Une néphrectomie fut pratiquée : un des pôles du rein était occupé par une collection purulente fermée à ce moment, mais en contact avec le bassinet, au niveau duquel un épaississement de la paroi faisait reconnaître les traces d'orifices oblitérés qui correspondaient aux évacuations successives ; enfin, autour de cette coque, de nombreuses colonies bacillaires criblaient le parenchyme. On voit donc que la période d'activité de ces foyers infectieux n'était pas terminée.

Nous arrivons à la seule forme de guérison anatomique démontrée : l'oblitération fibreuse d'un uretère. Celle-ci serait très fréquente puisque Hallé l'a rencontrée 16 fois sur 103 pièces de tuberculose rénale. Mais cette fréquence, plus grande ici d'ailleurs que dans d'autres statistiques, est loin de représenter la réalité clinique puisqu'Albarran ne l'a rencontrée qu'une fois sur 60 néphrectomies : nos relevés personnels se rapprochent de ce dernier chiffre, ainsi que ceux de Kapsammer et de Burckhardt.

Cette oblitération, résultat de processus variés mais surtout ulcératifs, est lente et s'établit peu à peu en enkystant le rein, le bassinet et la partie supérieure de l'uretère ; non seulement il en résulte une atrophie par compression, puis une disparition de tout élément glandulaire, mais les bacilles

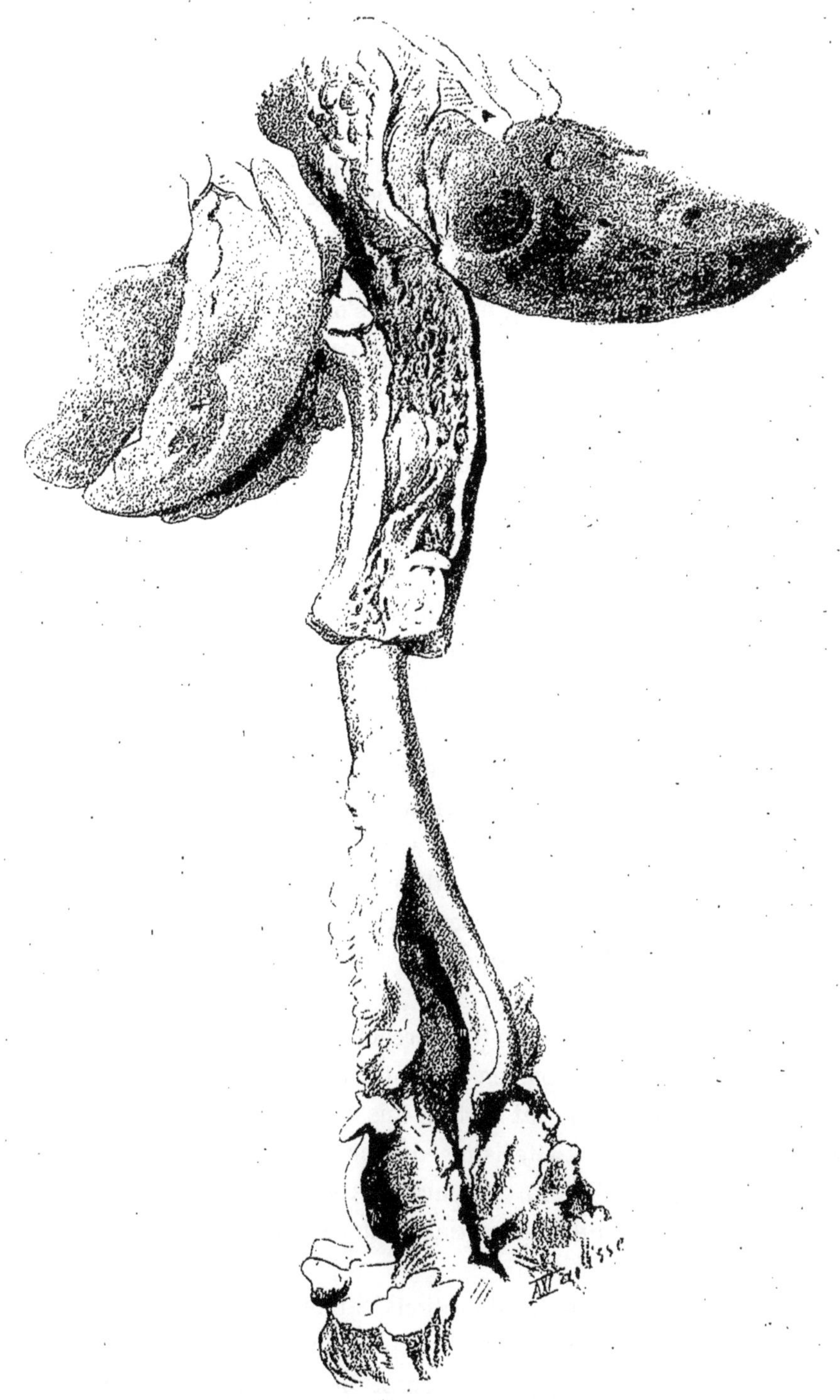

Fig. 250. — Tuberculose de l'uretère, secondaire à la tuberculose rénale. En haut, la muqueuse est bourgeonnante et présente des ulcérations; la paroi très épaissie tend à l'oblitération du conduit. Ulcérations à l'extrémité vésicale de l'uretère (Coll. du Dr R. Marie).

eux-mêmes s'éliminent. C'est une guérison anatomique et physiologique au sens rigoureux du mot (voy. Pl. VI).

Mais une telle guérison ne s'obtient qu'après un temps toujours long, après que l'évolution de la tuberculose a amené des désordres étendus; les risques de généralisation ou d'infection de l'autre rein sont donc considérables, et pendant cette évolution le malade succombe dans l'immense majorité des cas. De plus, la guérison ne s'obtient que par la perte d'un rein qui, oblitéré, sans fonctionnement, n'est plus qu'un organe inutile; c'est, physiologiquement, une néphrectomie spontanée.

Unilatéralité, lésions du rein du côté opposé. — La tuberculose rénale est dans la majorité des cas unilatérale. Mais les proportions indiquées par les divers auteurs sont très variables.

Krönlein trouve l'unilatéralité dans 98 p. 100 des cas; Israël, 88 p. 100; Mirabeau (de Munich), 50 p. 100; Steinhal, 52 sur 108 cas; Kapsammer, 48 sur 62; Hallé et Motz, 89 sur 131. Nous-même, sur 120 observations basées sur la cystoscopie et les diverses explorations rénales, avons trouvé 102 fois le rein et l'uretère congénères exempts de lésions. Les différences s'expliquent d'après le mode d'exploration et le degré des lésions. Steinhal, Hallé et Motz par exemple, se basant sur des pièces anatomiques, arrivent à une proportion de bilatéralité plus forte que Krönlein observant cliniquement des lésions plus jeunes. Cette circonstance vient confirmer l'opinion d'après laquelle la tuberculose serait presque toujours unilatérale au début. Elle est un peu plus fréquente à droite, dans une faible proportion (Küster, Krönlein, Kapsammer).

Mais de ce que le rein congénère reste pendant longtemps exempt de tuberculose, il ne faudrait pas en conclure à son intégrité constante. Des travaux récents d'Albarran ont surtout mis ces faits en lumière. Cet auteur, en s'appuyant sur le cathétérisme des uretères, aidé de l'épreuve du bleu de méthylène et de la polyurie expérimentale, a constaté qu'il se produit des lésions multiples variables dans leur nature et leur importance.

D'une manière générale, les altérations pathologiques voisines des foyers tuberculeux que nous avons décrites plus haut, peuvent également se produire dans le rein congénère exempt de tubercules et présenter la même évolution que dans le rein tuberculeux, en y préparant, peut-être, l'éclosion des lésions tuberculeuses.

Plus particulièrement, Albarran est arrivé à isoler les formes d'altérations pathologiques suivantes dans le rein congénère :

Des poussées congestives avec bacillurie ;

L'albuminurie simple des tuberculeux, décrite par Bernard et par Castaigne, albuminurie qui persiste pendant des années sans aucun autre symptôme, sans troubles de la perméabilité rénale ;

Les néphrites parenchymateuses, à type de gros rein blanc ;

Le rein amyloïde.

Lésions du bassinet et de l'uretère. — Ce canal, qui conduit si rarement l'infection de la vessie au rein (forme ascendante), se trouve très rapidement envahi dans la forme hématogène. Au début, on voit un semis de granulations donnant à la muqueuse un aspect chagriné (Hallé et Motz). Le stade d'ulcérations arrive bientôt, ulcérations d'abord discrètes, limitées, peu profondes, puis polycycliques, cupuliformes, à bords festonnés. Bientôt une infiltration se produit dans la paroi qui augmente d'épaisseur irrégulièrement et par segments aussi rétrécis, entre lesquels se font des dilatations et où des cavernes peuvent même se creuser ; ailleurs la dilatation occupe toute l'étendue de l'uretère. Cette infiltration est habituelle, et c'est sous cette forme qu'on rencontre le plus souvent les uretères tuberculeux, à l'autopsie ou pendant les opérations. L'uretère apparaît comme un gros conduit du volume d'un crayon, d'un doigt, parfois même d'une anse intestinale. Les parois sont épaissies ; la couche musculaire est amincie, des masses caséeuses s'infiltrent profondément (fig. 250). La lumière du canal est irrégulière, presque toujours rétrécie, au moins par places ; dans la tuberculose ascendante, on peut constater des dilatations ampullaires considérables (Hallé et Motz).

Au microscope, on voit de petites masses caséeuses au centre, des follicules tuberculeux et des cellules géantes disséminées dans le tissu fibroconjonctif, lésions limitées au début à la couche sous-épithéliale, atteignant ensuite la couche musculaire qui est bientôt englobée et détruite par l'infiltration massive.

Enfin, l'élément tuberculeux peut s'éliminer, faire place à un travail de cicatrisation aboutissant au rétrécissement et à l'oblitération définitive de l'uretère (voy. pl. VI).

Les lésions ostiales, à l'un des orifices de l'uretère, sont fréquentes et prédominantes. Au méat urétéral, c'est, au début, un simple semis de granulations, plus tard, des altérations qui gagnent en profondeur et en étendue, mais ont bien nettement l'orifice urétéral pour centre. Dans des cas très exceptionnels, la muqueuse vésicale s'ulcère, se détruit, tandis que le méat et l'uretère restent sains ainsi que le rein correspondant (Hallé).

Les lésions de l'orifice supérieur sont liées à celles du bassinet et du rein : elles les accompagnent constamment et deviennent facilement ulcéreuses.

Dans tous les cas un peu avancés, des lésions périurétérales existent ;

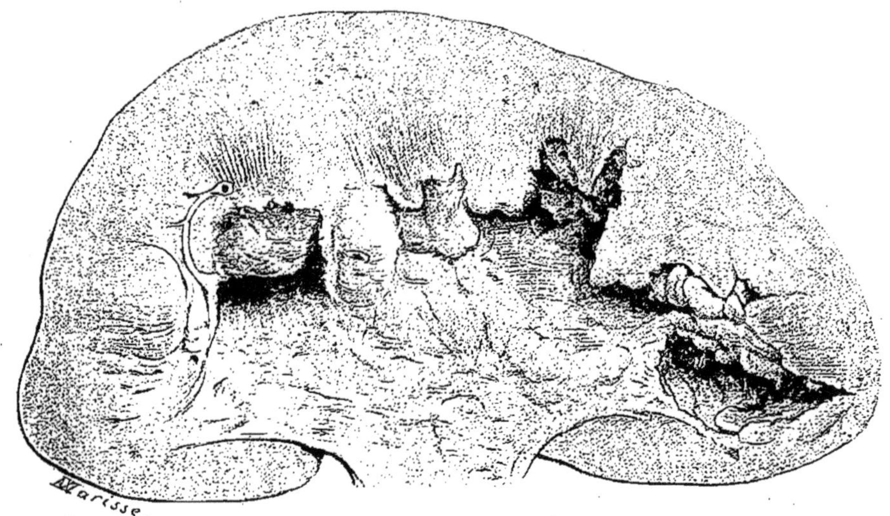

Fig. 251. — Tuberculose du rein. Au pôle supérieur caverne ouverte ; le bassinet et les calices sont tomenteux et velvétiques. Du bassinet, le processus ulcératif gagne le sillon des papilles, et par là, le parenchyme rénal.

le tissu cellulaire s'épaissit, adhère aux organes voisins : en haut au bassinet et aux éléments du hile, plus bas aux vaisseaux spermatiques, en avant au péritoine, en arrière au psoas, souvent même à l'aorte et à la veine cave. Enfin, on y observe parfois le même processus fibro-lipomateux ou suppuratif qu'autour du rein, toutes notions importantes à retenir en présence d'une détermination opératoire sur l'uretère.

Dans le *bassinet*, on retrouve des lésions analogues à celles de l'uretère : au début une congestion et un piqueté hémorragique. Quelquefois de dimension normale, il est souvent dilaté dès ce moment. Plus tard, ses parois s'épaississent, sa surface devient inégale, tomenteuse, ulcérée par places (fig. 251). Il contient parfois de la matière caséeuse en quantité telle qu'elle oblitère momentanément l'orifice urétéral. Les mêmes lésions existent sur les pyramides. Cependant, en général, les lésions du bassinet sont moins avancées que celles de l'uretère et du rein. Mais on ne peut pas en conclure, comme l'ont fait quelques auteurs, à une tuberculose primitive hématogène de l'uretère.

Périnéphrite. — L'atmosphère périrénale est presque toujours altérée. La capsule propre est toujours adhérente : tantôt on voit de simples tractus plus ou moins résistants, tantôt des masses considérables, épaisses, feuilletées, parfois fusionnées avec les organes voisins à un point tel que le décollement n'en est pas possible. Plus souvent, on rencontre une masse graisseuse, la lipomatose périrénale, déjà décrite dans les suppurations rénales non tuberculeuses, formée d'une graisse jaune, sillonnée de tractus blanchâtres caractéristiques. Ces lésions sont plus rares et souvent beaucoup moins accentuées que dans les autres suppurations rénales (Pousson), et même en présence de reins creusés de cavernes on trouve alors la décortication facile.

Enfin, on observe des abcès périnéphrétiques qui se développent, soit par propagation lymphatique (il s'agit presque toujours alors d'une infection secondaire), soit par rupture d'une caverne rénale en dehors de la capsule. Ces collections peuvent alors prendre un développement considérable, s'étendre du bassin au diaphragme qu'elles perforent rarement. Le pus qu'elles contiennent est quelquefois mélangé à de l'urine. Nous avons opéré un malade chez lequel l'incision lombaire donna issue à près de 2 litres d'un liquide infect, mélange d'urine, de pus, de débris sphacélés, semblable à celui des infiltrations périnéales.

Des ganglions volumineux entourent souvent le hile auxquels ils adhèrent fortement.

Lésions histologiques. — Dans la forme hématogène, les bacilles se fixent au niveau du glomérule et dans les capillaires ; les cellules du tissu conjonctif se multiplient et obstruent la lumière des tubes voisins. L'infiltration embryonnaire gagne de proche en proche et deux éléments voisins se rejoignent. Plus tard, les tubes et les autres éléments rénaux sont étouffés dans un tissu conjonctif infiltré de leucocytes ; l'épithélium des tubes contournés est altéré ; ailleurs ceux-ci sont complètement atrophiés. Autour des cavernes se trouvent des follicules tuberculeux, on y rencontre des cellules géantes solitaires, ou conglomérées. C'est dans cette zone qu'il faut chercher les nodules tuberculeux typiques, soit par groupes, soit en traînées envahissantes. Plus tard, le nodule caséeux (fig. 252) est directement enserré dans une gaine fibreuse banale (Hallé).

Les bacilles sont peu abondants excepté dans la tuberculose ascendante où ils encombrent les canalicules dilatés (Albarran).

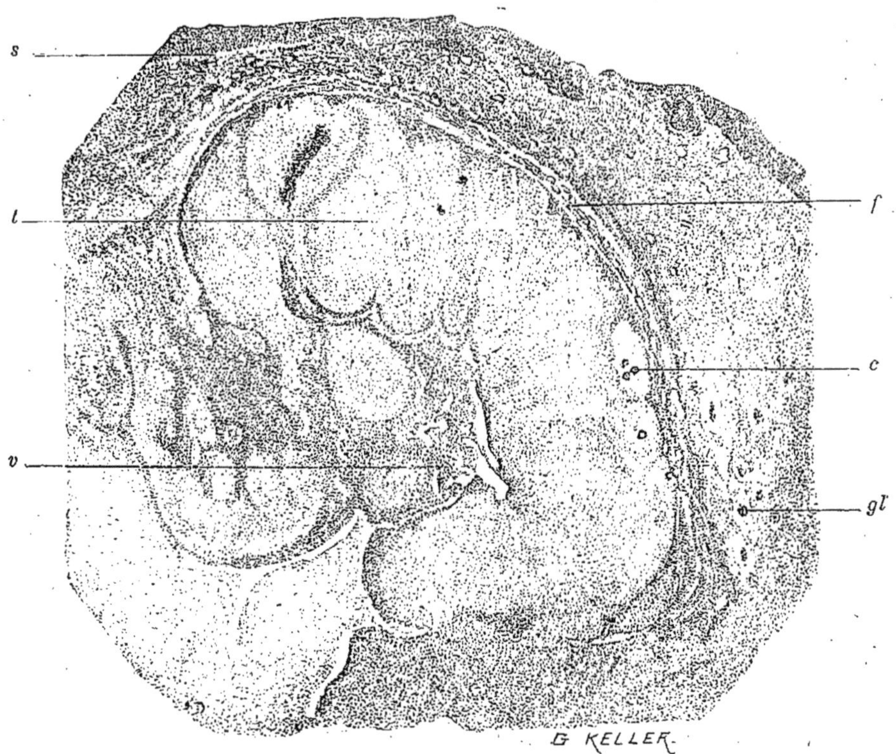

Fig. 252. — Tuberculose du rein. Coupe à un faible grossissement (13/1). d'une masse caséeuse incluse dans la substance rénale. (Dr Letulle.)

s, capsule d'enveloppe du rein, sclérosée, entourée de pelotons adipeux en voie d'atrophie. — *f*, bande de tissu fibreux formant coque au pourtour du gros tubercule caséeux qu'elle entoure à peu près complètement. — *gl*, quelques glomérules de Malpighi de la substance corticale du rein encore reconnaissables bien qu'en voie d'atrophie. — *t*, masse caséeuse d'aspect réniforme, développée au pourtour d'un calice et l'ayant infiltré de tubercules. — *c*, cellules géantes bacillifères à la périphérie de la masse tuberculeuse. — *v*, cavité du calice, remplie de détritus puriformes et commençant à former une cavernule.

Ajoutons que presque toujours dans les parties du rein d'apparence macroscopique normale existent des lésions de néphrite banale, épithéliales, chroniques, interstitielles, amyloïdes (Brault, Landouzy et Bernard) qui, considérées en elles-mêmes, ne présentent ici rien de spécial.

Ces lésions où manque l'élément tuberculeux sont constantes, à des degrés divers, dans le parenchyme des reins où siègent des tubercules. Leur importance varie depuis une simple congestion pouvant produire des albuminuries intermittentes, l'albuminurie prétuberculeuse de Teissier, l'albu-

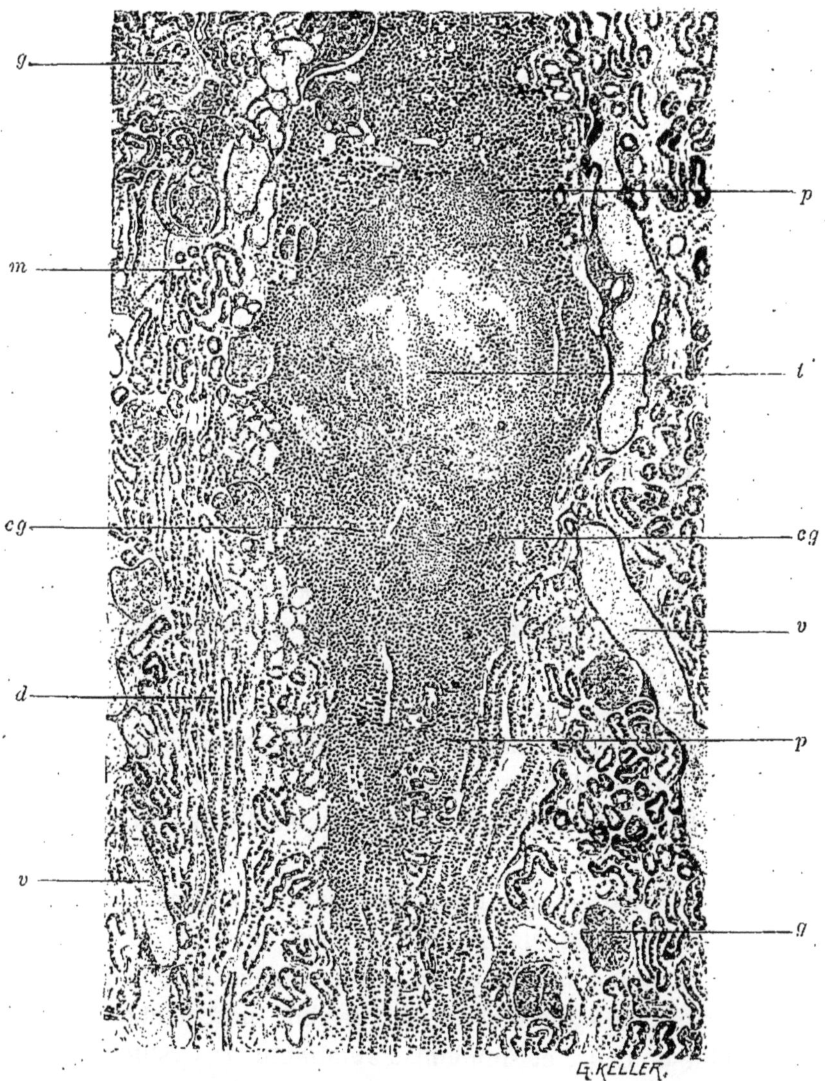

Fig. 253. — Néphrite tuberculeuse. Grossissement 45/1. (Dr Letulle.)

t, nodule tuberculeux développé dans la substance corticale du rein. La dégénérescence caséeuse est déjà très marquée au centre du tubercule. — *p,p*, tissu inflammatoire, nodulaire, péri-caséeux, zone d'envahissement centrifuge bacillifère. — *cg,cg*, cellule géante tuberculeuse parsemant le nodule spécifique né aux dépens d'une embolie intra-vasculaire de bacille tuberculeux. — *v,v*, vaisseaux veineux, distendus par le sang (hypérémie péri-tuberculeuse). — *g,g*, glomérule de Malpighi en réaction sub-inflammatoire au pourtour du foyer de néphrite tuberculeuse. — *d*, tubes urinifères irrités par contiguïté de lésions inflammatoires de voisinage.

minurie solitaire des tuberculeux (Bernard), jusqu'à la dégénérescence complète de tous les éléments du rein.

SYMPTÔMES

Phénomènes sensitifs. — La *douleur* spontanée dans la tuberculose rénale est des plus variables. L'affection peut débuter silencieusement ; sans provoquer de douleurs pendant longtemps et quelquefois jusqu'à la période ultime ; d'ordinaire, le malade accuse une sensation de lourdeur, de pesanteur mal délimitée des régions lombaire et iliaque avec irradiation douloureuse et élancements intermittents. Des douleurs très vives sont exceptionnelles ; parfois constantes, ne cessant ni le jour ni la nuit, elles peuvent acquérir une intensité telle qu'elles commandent par elles-mêmes une détermination opératoire. Le plus souvent elles procèdent par crises plus ou moins analogues à des coliques néphrétiques, qui sont provoquées par l'engagement et le cheminement dans l'uretère de caillots sanguins ou de masses purulentes. Ces douleurs sont spontanées, et il est bien rare que la marche, la fatigue, les secousses influent sur leur production.

Elles occupent ordinairement les régions rénale et urétérale ; mais elles donnent aussi lieu à des réflexes, d'abord sur le rein du côté opposé ; le réflexe réno-rénal, signalé par le professeur Guyon, conduit souvent à une erreur que l'examen direct peut seul, dans certains cas, faire disparaître. L'un de nous a observé un fait de ce genre, et pratiqué dernièrement, après cathétérisme urétéral, une néphrectomie droite, chez un malade qui accusait depuis longtemps des douleurs lombaires gauches et chez lequel ces douleurs ont immédiatement disparu après l'opération.

Le réflexe vésical est plus fréquent et dans la majorité des cas, ce sont les phénomènes mictionnels qui mettent sur la voie de la tuberculose rénale. Il s'agit d'une fréquence exagérée, qui se produit la nuit autant que le jour, s'accompagne d'abord d'une gêne post-mictionnelle, bientôt d'une véritable douleur, et simulant d'autant plus la cystite que les urines sont alors purulentes ; très souvent, dans l'intervalle des mictions, persiste un vague sentiment de besoin incomplètement satisfait.

Chez l'enfant ou les adolescents jeunes, cette irritabilité vésicale peut prendre un caractère particulier, celui de l'incontinence nocturne de l'urine, qui, lorsqu'elle se produit ou se prolonge à cet âge, doit toujours éveiller l'idée de la tuberculose rénale. On voit aussi, chez l'adulte, le réflexe affecter la forme d'un spasme urétral parfois tel qu'il s'oppose au cathétérisme, ou, au contraire, un relâchement du sphincter et une incontinence plus ou moins complète.

Cependant la vessie est encore indemne ; sa capacité physiologique est diminuée, mais une injection poussée avec certaines précautions permet d'y introduire une quantité normale de liquide qui est tolérée assez longtemps, et le contact des instruments n'est pas douloureux ; la vessie est donc saine encore, ce que l'examen cystoscopique nous a maintes fois fait constater ; les symptômes observés, de nature réflexe, sont l'expression des lésions rénales. Mais cet état va cesser à un moment donné ; la vessie s'infectera par voie descendante et alors s'ajouteront aux symptômes précédents les douleurs d'une cystite vraie qui rendront plus pénible la situation du patient : un cathétérisme intempestif risque d'accélérer la marche des lésions.

Enfin les douleurs associées peuvent siéger le long de l'uretère dans des points déterminés, ou même plus loin, sur le trajet de l'urètre ou au gland, simulant la douleur réflexe de la lithiase.

La douleur *in situ* est exagérée ou provoquée par la pression ; il faut la rechercher par les manœuvres habituelles de l'exploration rénale ; les doigts d'une main, enfoncés sous la dernière côte dans l'angle costo-vertébral, déterminent une douleur ou tout au moins une sensibilité presque constante (Guyon); ailleurs, c'est au contraire la main abdominale qui éveille la sensibilité lorsque la dépression de la paroi abdominale l'amène en contact avec l'organe. Le ballottement rénal la fait naître également. Les manœuvres d'exploration provoquent souvent une douleur peu intense au point impressionné; ils déterminent plutôt des réflexes aux points où ils se produisent spontanément.

La pression sur le trajet de l'uretère est ordinairement douloureuse parce que cet organe est lui-même envahi ; cette douleur existe à peu près partout où l'uretère est accessible à la pression : à sa partie supérieure, à la région para-ombilicale où la douleur se confond avec celle du bassinet, au niveau du détroit supérieur du bassin, enfin et surtout au niveau des méats urétéraux, où la pression peut s'exercer par le rectum ou le vagin (Bazy) ; mais en ce point elle n'existe qu'en présence de lésions du méat urétéral dont le cystoscope rend mieux compte.

On constate souvent une douleur au niveau de l'uretère alors que l'exploration du rein lui-même n'en provoque aucune ; en effet l'urétérite concomitante donne lieu à des symptômes douloureux très précoces et presque constants, alors que la douleur du rein est ordinairement peu marquée et manque même quelquefois jusqu'à la période terminale.

On provoquera encore les points douloureux vésicaux, très facilement chez la femme, d'une manière moins nette chez l'homme, par le palper vagino ou recto-hypogastrique. L'absence de douleur vive à la pression est un signe précieux qui permet d'éliminer la cystite en présence de douleurs ou de fréquence mictionnelles.

Tuméfaction rénale. — Ce n'est pas un phénomène de début ; l'affection peut même évoluer jusqu'à produire des cavernes sans que l'augmentation de volume soit appréciable. Elle apparaît à un moment donné, mais rien n'est plus variable et la constatation en est ordinairement difficile. La manœuvre du ballottement permet souvent de l'apprécier dans un certain nombre de reins tuberculeux qui n'ont pas contracté d'adhérences. Ailleurs, surtout dans la forme pyonéphrotique ou même avec de petites rétentions rénales, la tuméfaction est rapidement reconnue. Le volume peut devenir considérable, tel que, chez des sujets amaigris, la simple pression de la région lombaire imprime par l'intermédiaire de la tumeur un soulèvement de la paroi abdominale appréciable à la vue.

Dans les cas rares d'infiltration périrénale le palper permet de percevoir un soulèvement en masse de la région qui est transmis à la paroi abdominale, mais sans qu'on puisse délimiter une tumeur rénale.

En même temps, en suivant le trajet de l'uretère, on remarquera si ce conduit est épaissi ; il est fréquent de trouver un cordon dur, douloureux, de l'épaisseur du petit doigt dans les points ci-dessus indiqués ; il dénote l'existence d'une urétérite parenchymateuse avec épaississement des parois, c'est-à-dire un degré déjà avancé de l'infiltration bacillaire.

Modifications des urines. — Il est fréquent de voir la *quantité* d'urine se modifier. Au début on observe généralement de la *polyurie* qui, d'après Bazy, serait plus abondante pendant la nuit ; elle reconnaît plusieurs causes : la congestion périglomérulaire, les lésions de néphrite, et souvent une cause réflexe due aux sensations douloureuses. Nous l'avons observée dans des cas de tuberculose exclusivement prostatique et vésicale ; dans l'un d'eux, l'abondance de l'urine coïncidait avec l'apparition des crises douloureuses vésicales. A une période plus avancée, la quantité redevient normale, puis diminue aux périodes terminales. Des faits d'anurie (Minet, Le Für) ont été signalés ; dans un cas d'Albarran il s'agissait d'un rein unique.

Mais la lésion rénale paraît jouer le rôle principal ; la séparation des urines, le cathétérisme des uretères nous ont montré qu'au début le rein malade fournissait une quantité d'urine plus grande, tandis que, dans des formes plus avancées, Albarran et nous-même avons constaté le contraire ; c'est alors le rein opposé qui est polyurique et surtout impressionnable aux agents qui provoquent de la polyurie : ingestion d'eau minérale, diurétiques tels que la spartéine, la digitale, la théobromine.

Hématurie. — C'est un des symptômes des plus importants et les plus précoces ; ordinairement spontanée, elle ne semble obéir à aucune règle et se présente aussi bien le jour que la nuit, sans être influencée par les conditions extérieures, sauf peut-être par les refroidissements. Elle est souvent la première et reste longtemps l'unique manifestation de la maladie : on l'a comparée à l'hémoptysie prémonitoire (Brissaud), comparaison très juste car le mécanisme semble en être le même et relève de poussées congestives autour des foyers tuberculeux du début.

Elle est également très variable dans son abondance : mais les urines ont ce caractère commun que la coloration, plus ou moins prononcée, est uniforme dans toute la durée d'une même miction. Cependant dans les hématuries abondantes des caillots se déposent au fond de la vessie et en sont expulsés en grande quantité à la fin de la miction. On voit alors exceptionnellement des caillots allongés, véritables moulages de l'uretère.

Parfois tellement peu prononcée qu'elle est à peine appréciable à l'œil nu, la coloration rouge, à un degré moindre encore, manque tout à fait. Ces hématuries ne sont reconnaissables qu'au microscope qui seul fait découvrir des globules rouges ; elles sont très fréquentes, presque constantes dans les formes du début et constituent un bon signe diagnostique.

La durée en est variable ; elles procèdent par intermittences. Ces crises hématuriques sont d'ordinaire assez courtes et ne dépassent pas une ou deux semaines ; cependant nous les avons vues durer sans interruption pendant plusieurs mois; dans un cas le saignement a constitué le seul symptôme pendant sept mois. Il est rare que ces poussées coïncident avec les crises douloureuses, excepté dans les hémorragies abondantes où des caillots urétéraux produisent des douleurs d'expulsion tantôt légères, tantôt telles qu'elles simulent une colique néphrétique et peuvent égarer le diagnostic.

L'abondance de l'hématurie est-elle en rapport avec la forme ou l'intensité des lésions? D'après Pousson, les hématuries abondantes existent surtout dans la tuberculose corticale où les follicules se développent dans une zone plus vasculaire. Bernard a montré qu'elles sont souvent dues aux lésions des néphrites soit interstitielles soit plus souvent épithéliales qui accompagnent l'infection du rein; elles sont alors spontanées, apparaissent chez un sujet en pleine santé, durent à peine quelques jours et disparaissent comme elles sont venues, semblables aux hématuries des néoplasmes avec lesquelles elles ont, rarement d'ailleurs, un autre caractère commun, l'abondance. Enfin on en a observé qui n'apparaissaient qu'une fois et ne se renouvelaient pas.

Ces formes anatomiques prédisposent donc aux hématuries profuses, mais Albarran en a vu dans une tuberculose miliaire, Routier dans une tuberculose limitée aux papilles, Czerny dans un rein caverneux. Ce sont des exceptions et d'une manière générale les hématuries, surtout profuses, appartiennent aux formes légères et de début. Enfin dans les formes ascendantes, elles paraissent assez rares, mais il est difficile d'en reconnaître l'évolution au milieu de celle des lésions vésicales et urétérales.

Pyurie. — Presque toujours, au début, dans l'intervalle des périodes hématuriques l'urine est claire. Cependant, même alors, il n'est pas rare de constater des leucocytes sous le microscope. Mais au bout d'un certain temps un trouble apparaît : par transparence on aperçoit dans l'urine fraîchement émise une très légère opalescence; ou bien l'aspect en est granité, un peu réfringent parfois, avec un semis granuleux à peine perceptible et qu'il faut rechercher dans le liquide. A un degré plus avancé, de petites masses peu considérables, comme de fines hachures de paille, flottent dans le liquide; enfin, à un degré plus avancé encore, on trouve des corpuscules très visibles, plus ou moins allongés en forme de filaments : ceux-ci doivent faire penser à la coexistence des lésions vésicales et surtout prostatiques, mais nous en avons observé d'assez volumineux dans des tuberculoses rénales non compliquées. Par le repos, une quantité de pus plus ou moins grumeleux se dépose au fond du verre, parfois mélangé à de petits caillots sanguins, plus rarement stratifié : la masse d'urine qui le surnage s'éclaircit, sans devenir tout à fait limpide.

A mesure que la lésion augmente, le dépôt purulent s'accroît, excepté aux périodes ultimes. En général, la sécrétion purulente est continue et uniforme; mais diverses causes la rendent intermittente. Tantôt les lésions de l'uretère ou du bassinet produisent des rétentions rénales passagères, plus ou moins prolongées, qui se vident à intervalles irréguliers. On voit alors des décharges purulentes qui durent assez longtemps, surtout lorsque la répétition de ces crises de rétention a amené la production de la forme anatomique rare de pyonéphrose tuberculeuse. Ailleurs l'emmagasinement du pus se fait dans des cavernes rénales. Dans ces cas, les périodes de purulence sont plus longues et séparées par des intervalles plus prolongés : nous avons observé des malades dont les urines restaient à peu près complètement limpides; brusquement elles redevenaient purulentes pendant un temps variable pour s'éclaircir ensuite.

Quoi qu'il en soit la présence du pus constitue un élément considérable pour le diagnostic et on peut dire avec le professeur Guyon que toute pyurie spontanée, constante et durable, est un signe de grande probabilité de la tuberculose.

A l'examen clinique des urines doivent s'ajouter les examens chimique, histologique et bactériologique.

Analyse chimique. — L'analyse chimique montre presque constamment la présence d'une certaine quantité d'albumine, excepté dans certaines formes de début où cet élément est impossible à découvrir. Elle augmente progressivement sans atteindre jamais une proportion considérable : 2 grammes sont un maximum dans les formes d'infiltration nodulaire, tout au moins en ce qui concerne l'albumine vraie qui dans ces cas est difficile à dissocier de la pyine.

Les éléments minéraux présentent en général un taux assez bas; l'urée et les chlorures en particulier diminuent : le cathétérisme de l'uretère montre que le rein malade en fournit une quantité beaucoup plus faible que le rein opposé; parfois l'abaissement est de plus de moitié.

Examen histologique. — Au microscope les éléments histologiques constamment observés sont des leucocytes et des hématies en proportion très diverses suivant les sujets et surtout selon les périodes. D'après Colombino (de Turin), les leucocytes auraient, dans la tuberculose, un contour irrégulier, déchiqueté et les noyaux se coloreraient moins facilement; ces caractères sont loin d'être constants et méritent un contrôle nouveau. On découvre en plus des cellules épithéliales en grand nombre, souvent en placards, qui sont l'expression des lésions des bassinets. Quant aux cylindres granuleux et cellulaires, ils sont fréquents, commme le font supposer les lésions concomitantes déjà étudiées.

Examen bactériologique. — L'examen bactériologique est d'une importance capitale et nous devons nous étendre sur son étude. Le pus provenant d'une tuberculose rénale peut contenir un grand nombre de micro-organismes, car, si à la période de début, le bacille de Koch existe à l'état de pureté, des infections associées s'y développent à la période d'état ou à une période ultime : elles masquent souvent la présence des bacilles tuberculeux quand ils sont en petit nombre; nous ne nous arrêterons pas à leur description. D'après Suter, ces infections associées ne se développeraient jamais qu'après un cathétérisme.

Ainsi que nous le verrons, la présence du bacille tuberculeux dans les sédiments d'une urine examinée directement est rare à toutes les périodes. A la période de début, l'urine ne contient pas d'autres micro-organismes; elle paraît donc aseptique. Aussi peut-on dire avec Albarran et Bernard que toute pyurie aseptique doit faire soupçonner la tuberculose. Ces réserves ne diminuent pas l'importance de la recherche des bacilles de Koch.

Nous nous abstiendrons de reproduire ici, après les traités de bactériologie, la technique de la recherche microscopique du bacille de Koch : mais nous insisterons, d'après Hallion, sur quelques détails de technique et surtout sur les causes d'erreur qui peuvent fausser l'interprétation.

Le prélèvement de l'urine à analyser appelle quelques remarques. Autant que possible, le malade urinera directement dans un récipient stérilisé ou tout au moins ébouillanté au préalable. Le méat sera préalablement lavé à l'eau bouillie et essuyé aseptiquement : d'abord parce que le smegma contient de nombreux microbes qui, entraînés avec l'urine, hâtent sa décomposition, ensuite parce qu'il est souvent riche en bacilles acido-résistants, qu'on pourrait confondre, à l'examen microscopique, avec des bacilles de Koch.

Il importe d'opérer sur de l'urine acide pour la recherche des bacilles de Koch. Ceux-ci sont très peu abondants, souvent même extrêmement rares, si bien qu'il faut un examen prolongé pour les déceler. D'autre part, on sait qu'il est fréquent de rencontrer dans l'urine, surtout chez la femme, des *microbes acido-résistants*, simples saprophytes, provenant presque toujours du smegma, et que l'on risque de prendre pour des bacilles de Koch.

Par quels caractères s'en distinguent-ils ? Souvent ils n'ont pas l'aspect typique du bacille de Koch ; ils sont plus courts, plus trapus, ou bien encore beaucoup plus longs ; de plus ils sont plutôt homogènes que granuleux. Mais les caractères morphologiques différentiels sont inconstants ; certains acido-résistants ont tout à fait l'apparence de bacilles tuberculeux et inversement. Quand on les rencontre en nombre considérable, cela suffirait à faire soupçonner leur vraie nature, car les bacilles de Koch sont généralement peu nombreux. La suspicion se renforcera si les leucocytes sont rares et les cellules épithéliales du type pavimenteux relativement abondantes. Enfin l'on se méfiera des préparations où les bacilles qui ont gardé la coloration de Ziehl se trouvent accolés à des cellules épithéliales pavimenteuses ou inclus dans des blocs de matière amorphe ayant gardé une teinte légèrement rosée ; cette matière est généralement du smegma, imparfaitement décoloré.

F. Bezançon et A. Philibert ont consacré récemment une étude intéressante aux bacilles acido-résistants ; ils ont constaté que dans l'énorme majorité des cas, le bacille tuberculeux seul résiste à une décoloration par l'acide nitrique au $\frac{1}{3}$ durant deux minutes, suivie de décoloration par l'alcool absolu durant cinq minutes, opinion que partage M. Hallion. Cette décoloration, relativement intensive, respecte par contre le bacille de Koch authentique ; toutefois il semble qu'elle ne le respecte pas toujours, du moins lorsqu'il s'agit de l'urine.

Aussi n'est-il pas inutile d'employer parallèlement des décolorations systématiquement graduées. On peut d'ailleurs, à cet effet, décolorer inégalement les diverses parties d'un même frottis sur lame de verre ; pour cela, il suffit d'immerger la lame lentement et progressivement dans le liquide décolorant (Hallion).

On comprend sans peine que, dans ces conditions, un résultat positif acquiert d'autant plus de valeur qu'on aura eu recours à la décoloration intensive.

Pratiquée avec une patience suffisante et interprétée d'après les données que nous venons d'indiquer, la recherche directe du bacille de Koch dans l'urine fournit des résultats importants, capables de guider le diagnostic dans les cas difficiles. Par elle-même, toutefois, et à elle seule, elle ne confère pas la certitude absolue ; cela ressort de ce qui vient d'être dit.

La recherche des bacilles de Koch par *inoculation* est beaucoup plus sûre. Avec le dépôt de l'urine suspecte il convient d'inoculer copieusement deux cobayes, l'un dans le péritoine, l'autre sous la peau d'une cuisse. On sacrifie les animaux au bout de trois semaines au moins. Dans les cas positifs, on constate, à l'autopsie, des lésions dont la localisation est en rapport avec le lieu d'inoculation. Parfois, à la simple autopsie, des lésions d'infection banale, dues à la présence de microbes variés, pourraient à la rigueur donner le change ; mais la recherche microscopique du bacille de Koch dans les tissus malades trancherait la difficulté. Il peut arriver cependant que pour plus de certitude on doive inoculer, avec ces tissus, deux nouveaux cobayes.

La valeur diagnostique des inoculations est énorme. Quand le résultat en est positif, toute cause d'erreur écartée, on peut affirmer qu'il existait des bacilles de Koch dans l'urine inoculée, et ces bacilles, dans l'immense majorité des cas, attestent des lésions tuberculeuses des voies urinaires. Mais il faut convenir, par contre, que de telles lésions peuvent exister sans que l'inoculation soit nécessairement positive. On doit, en effet, distinguer à ce point de vue les lésions ouvertes, avec ulcérations plus ou moins étendues, des lésions dites fermées. Dans le cas de lésions ouvertes, en général, on trouve dans l'urine une quantité notable de pus, décelable tout au moins à l'examen microscopique par une abondance de globules blancs altérés qui tendent à s'agglomérer en amas. L'inoculation à résultat négatif est alors à peu près décisive. Cela se conçoit : plus il y a de pus dans l'urine, plus il y a de bacilles de Koch, quand le pus est tuberculeux. Dans le cas de tuberculose fermée, alors même, parfois, que les lésions sont fort étendues et occupent, par exemple, une partie très notable du parenchyme rénal, les noyaux caséeux peuvent être entourés d'une zone de sclérose isolante ; l'urine renferme alors peu de leucocytes, elle n'est point purulente à proprement parler, même sous l'examen microscopique, et souvent aussi elle ne charrie pas de bacilles, au moins d'une façon continue. Dans nos examens nous n'avons rencontré le bacille, par l'examen direct, que 14 fois sur 100. Suter est arrivé à une proportion plus faible encore et ne l'a vu que 9 fois sur 49. Quant aux inoculations, nous avons vu qu'elles peuvent aussi tromper : nous considérons donc comme exagérée l'opinion de Kummel qui n'opère que lorsque la présence du bacille de Koch a été constatée.

La présence des bacilles est très souvent intermittente. D'après Motz leur absence momentanée prouve l'extension des lésions en profondeur.

En opposition à ces faits nous signalerons le passage des bacilles de

Koch dans l'urine, chez les tuberculeux pulmonaires sans lésions rénales (Kuster, Fournier, Beaufumé et Jousset) qui ont été récemment signalés ; de nouvelles observations seraient nécessaires pour admettre définitivement cette filtration ; en tous cas elle ne s'accompagne pas d'éléments purulents et cette absence suffirait pour faire écarter une tuberculose rénale en évolution.

Cystoscopie. — Une ressource précieuse pour le diagnostic est l'examen cystoscopique, surtout au début, car les modifications de l'orifice urétéral prennent ici la plus grande importance. La lésion minima consiste en une vascularisation légère, peu accentuée, mais bien nettement limitée au pourtour de l'orifice dont les lèvres paraissent un peu élargies, un peu plus épaisses, quelquefois plus rouges, et c'est tout. A un degré un peu plus avancé, à cette rougeur s'ajoute une légère desquamation des bords qui deviennent imperceptiblement frangés, tout au moins un peu irréguliers ; l'orifice est alors agrandi. Dans une autre forme, toujours au début, les bords commencent à s'éverser, laissent voir, surtout pendant les éjaculations urétérales, un peu de la muqueuse de l'uretère, elle-même rouge et congestionnée. Ces lésions initiales sont, d'après notre observation, presque toujours unilatérales, et, quand elles sont légères, on les apprécie mieux en les comparant avec l'aspect de l'uretère opposé qui est sain (Planche III, fig. 3, 4, 5, 6).

On ne saurait trop insister sur l'importance de ces lésions minuscules pour le diagnostic précoce de la tuberculose rénale dont elles constituent, à nos yeux, le signe le plus constant. M. Rafin et ses élèves l'ont également signalé et mis en lumière.

Puis les lésions s'étendent à la vessie par une traînée congestive et inflammatoire dans le sens du col vésical. Celui-ci est souvent pris indépendamment et on voit alors un pont de muqueuse saine entre le foyer du méat urétéral et celui du col vésical.

Enfin les lésions de l'uretère s'accentuent ; les orifices s'élargissent et deviennent quelquefois béants ; les bords se desquament de plus en plus et s'ulcèrent, parfois on y voit la trace de petites hémorragies sous-muqueuses. Ailleurs des lésions œdémateuses s'élèvent tout autour, et un bourrelet en masque l'orifice.

La cystoscopie permet aussi de considérer la nature du liquide qui s'échappe des uretères. Celui-ci, au lieu d'être parfaitement limpide, charrie, même au début, de petites particules purulentes parfaitement reconnaissables ; ailleurs, il présente un aspect légèrement trouble qu'un œil exercé ne saurait méconnaître ; ailleurs encore, le liquide est rosé.

Hurry Fenwick est allé plus loin : considérant qu'un orifice urétéral, que le cystoscope montre atteint de lésions tuberculeuses, est toujours épaissi et rétréci, il conclut à une augmentation de pression intra-urétérale et intra-pyélique et, suivant l'intensité et les dispositions des lésions urétérales, il diagnostique la topographie et l'importance des lésions rénales. Notre observation nous a prouvé qu'il y a là une exagération, mais cette opinion vient confirmer nos propres constatations.

La cystoscopie n'est pas toujours possible : à une période avancée de la tuberculose, la vessie ne permet plus ni la distension, ni le contact; cependant, même dans ces cas, sous le chloroforme tout au moins, on arrive à remplir suffisamment la vessie pour l'éclairer et faire, sinon une observation complète, du moins une comparaison des orifices des uretères. La cystoscopie à vision directe rend aussi des services dans des cas exceptionnels.

Cathétérisme urétéral. — L'indication du cathétérisme de l'uretère existe dans tous les cas où une intervention s'impose. On a dit que dans la crainte d'une contamination il valait mieux cathétériser l'uretère malade. En exposant la technique générale du cathétérisme, nous nous sommes expliqués sur le bien fondé de ces craintes. Nous ajouterons que, dans les cas de tuberculose au début, ce danger est presque nul : en prenant des précautions suffisantes pour laver et aseptiser la vessie, on peut, lorsque celle-ci est tolérante et qu'on a l'habitude de ce cathétérisme, manœuvrer de telle sorte que l'extrémité de la sonde urétérale pénètre directement dans l'orifice urétéral sans risquer de se contaminer en touchant la muqueuse vésicale, qui d'ailleurs est saine, dans la grande majorité des cas de tuberculose au début.

En principe donc, et quand on a la certitude de ne pas infecter l'uretère sain, c'est lui qu'il faut cathétériser, car c'est l'urine de ce côté qu'il faut recueillir, en vue d'un examen clinique et bactériologique, et ce procédé donne seul une certitude absolue. Mais si l'infection de la muqueuse vésicale fait craindre de contaminer un uretère supposé sain, on cathétérisera l'autre et on recueillera l'urine supposée normale directement dans la vessie. Lorsque celle-ci est bien lavée, l'urine, pénétrant dans la sonde vésicale, à sa sortie immédiate de l'uretère, risque très peu de s'infecter dans son court passage sur la muqueuse vésicale, et ce procédé, quoique comportant quelques causes d'incertitude, conduit à une approximation plus précise que la séparation intravésicale.

Les objections que nous avons faites plus haut, à la *séparation intravésicale* des urines se retrouvent donc ici au plus haut degré, excepté dans les formes initiales dans lesquelles la vessie est indemne. Mais, dès que le carrefour cervico-prostatique est envahi, l'urine entraîne des produits morbides en s'écoulant de l'orifice de l'uretère vers l'instrument diviseur, avec d'autant plus de facilité que celui-ci appuie sur la muqueuse vésicale et en détache des couches d'épithélium infecté.

Troubles de l'état général. — L'état général peut rester, et le plus souvent reste bon pendant longtemps. La tuberculose, longtemps stationnaire et à l'état latent, ne donne lieu qu'à quelques symptômes peu accentués. Ce n'est d'ordinaire que lorsque les lésions ont pris une intensité et une étendue considérables que l'état général est atteint. Encore avons-nous observé des cas dans lesquels la santé générale s'est maintenue parfaite jusqu'au jour où le second rein a été envahi.

Le malade commence alors à maigrir, il perd l'appétit, ses forces diminuent, puis disparaissent, la diarrhée s'établit et ces signes de la cachexie des tuberculeux se montrent d'autant plus vite que souvent des foyers secondaires de tuberculose se sont déjà développés dans le poumon, l'intestin ou ailleurs.

La fièvre reconnaît deux facteurs : la production tuberculeuse rénale et les toxines qu'elle produit d'une part, et d'autre part les infections secondaires. La tuberculose peut par elle-même, mais dans des cas exceptionnels, donner lieu à une fièvre continue, parfois élevée. Dans des cas observés par nous, deux petites malades ont présenté l'une pendant sept mois, l'autre pendant plus d'un an une fièvre continue et régulière que rien n'expliquait et qui ne cédait à aucune médication ; une pyurie vint seule faire le diagnostic : chez l'une une néphrectomie fit tomber instantanément la fièvre et guérit la malade ; l'autre avait les deux reins pris : la fièvre continua et longtemps après seulement des infections secondaires amenèrent rapidement la mort.

Ordinairement les lésions tuberculeuses rénales ne produisent pas elles-mêmes une forte élévation de température à la période initiale ou à celle de ramollissement, il est rare que le thermomètre marque plus de 38°. Il en est de même quand les cavernes s'ouvrent assez rapidement pour amener une décharge suffisante de pus infecté.

Au contraire en présence de cavernes fermées ou mal ouvertes, on observe des élévations de température intermittentes, atteignant jusqu'à 40° : la chute indique une évacuation spontanée du foyer. Ajoutons que des infections secondaires se sont développées presque toujours à ce moment et qu'il convient de leur attribuer une part dans la production abondante du pus et de la fièvre.

Évolution. Terminaison. — L'évolution de la tuberculose rénale est essentiellement variable et il est difficile d'assigner un cycle défini à la succession des symptômes. Celui qui apparaît le premier est ordinairement une légère pyurie, un aspect un peu opalescent de l'urine ou la présence de corpuscules flottants. Presque aussi souvent, on voit par intermittences une coloration rose de l'urine, et bien plus souvent encore, presque constamment, des hématies constatées au microscope. La douleur lombaire est plus rare au début ; par contre, le réflexe vésical se produit parfois dès les premières semaines.

A la période confirmée, on ne voit pas les symptômes marcher de pair, mais l'un d'eux devient prédominant et des formes spéciales se constituent. Dans la forme hématurique, le saignement continu peut acquérir l'intensité de celui des néoplasmes. Bien plus souvent l'hématurie est continue, dure parfois plusieurs semaines ou plusieurs mois, peu abondante. La forme douloureuse est caractérisée par des souffrances, qui, variables dans leur intensité, sont de deux ordres : tantôt elles consistent en une pesanteur mal limitée, constante, tantôt intermittentes, elles procèdent par crises simulant une colique néphrétique. Nous en avons vu exceptionnellement qui étaient provoquées par la marche, comme s'il s'agissait d'un calcul. Les réflexes vésicaux sont aussi très marqués dans cette forme. Dans la forme pyurique, certains malades urinent du pus en abondance, soit d'une manière à peu près continue quand il y a pyonéphrose, soit par intermittences quand une caverne se vide.

Enfin et surtout il faut être prévenu que dans un très grand nombre de cas la maladie ne se manifeste que par un ou deux symptômes, hématurie ou pyurie par exemple; ces formes frustes très fréquentes peuvent persister avec cet aspect jusqu'à la période ultime.

Dans la plupart des observations où une évolution rapide est signalée, on fait dater la maladie du jour où le diagnostic est certain, et du moment où plusieurs symptômes réunis ne permettent pas de doute ; mais l'évolution initiale est presque toujours très lente. Il nous a été donné de surprendre le début de plusieurs tuberculoses rénales, soit au moyen d'analyses bactériologiques, soit, plus souvent, par des examens cystoscopiques, et nous avons ainsi suivi des malades pendant plusieurs années ; l'un d'eux est en observation depuis six ans, et commence seulement à présenter des signes de cachexie. Ces cas n'étonneront plus quand les moyens de diagnostic précoce se seront multipliés.

Les intermittences de la maladie ajoutent encore à la durée, certains malades présentant des signes de guérison apparente pendant plusieurs mois. Une pièce que représente la figure 249 en donne l'explication. On voit une caverne très ancienne circonscrite par des couches fibreuses concentriques très épaisses avec des cicatrices multiples, traces des orifices des évacuations successives de la poche purulente dans le bassinet. Ces périodes de guérison apparente donnent une fausse sécurité et entretiennent l'illusion d'une guérison impossible.

D'une manière générale on peut dire que la durée moyenne d'une tuberculose rénale confirmée est de un à trois ans. La marche peut en être précipitée par la fièvre, par la production de lésions dans d'autres organes ou des infections secondaires du rein et aussi par des accidents tels que des hématuries profuses qui souvent mettent immédiatement en danger la vie du malade. Ces accidents sont rares.

Abandonnée à elle-même la tuberculose rénale aboutit à la mort. La seule exception, le seul mode de guérison consiste dans l'atrophie et la disparition des éléments du rein à la suite d'une oblitération de l'uretère au cours d'une urétérite. Nous nous sommes expliqués sur la valeur de cette transformation. Les développements dans lesquels nous sommes entrés pour l'anatomie pathologique nous dispensent d'insister : on sait que les faits anatomiques de guérison sont contestables.

En clinique les observations rapportées par Le Dentu, Israël, Bazy, Le Für, ne nous paraissent pas à l'abri de toute objection et ne peuvent être admises sans réserves. Dans plusieurs d'entre elles, les malades continuent à uriner du pus, et même des bacilles, ou présentent une tumeur rénale ; ou encore ils n'ont été considérés comme guéris que sur leur affirmation ou sur des indications à distance.

Et surtout, dans presque toutes les observations de ce genre, les malades n'ont pas été suivis assez longtemps. Pour des raisons multiples et surtout par suite de l'enkystement d'une collection purulente dont nous rapportons un exemple, on observe des guérisons intermittentes ; le malade ne présente plus aucun symptôme pendant plusieurs mois, pendant plus d'une année même, puis les accidents reparaissent. Quant aux guérisons véritables après oblitération de l'uretère amenant l'exclusion physiologique du rein, nous connaissons sa valeur et les illusions qu'elle donne, car elle aboutit au même résultat qu'une néphrectomie, après avoir exposé le malade à une série d'accidents auxquels il succombe presque toujours.

La mort est produite par la généralisation, par l'envahissement du second rein atteint soit de lésions de tuberculose, soit de néphrite secondaire, par des localisations secondaires, toutes causes qui provoquent et accélèrent la cachexie. Il est rare que le malade succombe au milieu d'une poussée aiguë, ou soit emporté par une hématurie profuse.

DIAGNOSTIC

Le diagnostic de la tuberculose rénale est toujours difficile lorsqu'on s'attache à le faire complet, c'est-à-dire quand on veut reconnaître : 1° son existence ; 2° l'unilatéralité ou la bilatéralité ; 3° la participation des autres organes de l'appareil urinaire ; 4° les complications éloignées.

Si l'on trouve réunis les symptômes fonctionnels et physiques que nous avons décrits, le diagnostic s'impose : mais un tel ensemble ne se rencontre presque jamais, même aux périodes avancées ; un ou plusieurs d'entre eux sont prédominants et au début ce n'est que sur de faibles indices qu'on peut se fonder. Il importe donc de les étudier avec soin, lorsque l'un d'eux apparaît, tel qu'une légère hématurie, ou la pollakiurie par exemple, et de rechercher alors avec méthode les signes de certitude. Ce sont ces formes frustes qu'il importe le plus de diagnostiquer de bonne heure, car les lésions sont alors peu avancées, localisées, presque toujours guérissables : aussi faut-il savoir saisir et interpréter le moindre indice.

Aucun symptôme n'est pathognomonique : les hématuries précoces sont en général discrètes, à peine perceptibles à l'œil nu, mais presque toujours assez prolongées ; elles apparaissent spontanément comme celles des néoplasmes qui en diffèrent par leur abondance, celle-ci est rarement grande dans la tuberculose. L'influence de la marche, de la fatigue, des efforts sur leur retour est à peu près nulle, ce qui la distingue de celles des calculs ou de la lithiase. Quant aux hématuries des néphrites non tuberculeuses, elles ont d'autres caractères et accompagnent souvent les poussées fébriles.

La pyurie, recherchée au début, ne consiste qu'en un léger trouble de l'urine ou en particules blanchâtres flottant dans un liquide plus ou moins clair, qu'on n'aperçoit qu'en examinant l'urine par transparence. A la période d'état elle est en général moins abondante dans la tuberculose rénale que dans les suppurations calculeuses du rein et du bassinet, excepté dans les cas de pyonéphrose tuberculeuse, elle procède alors par intermittence et par décharge. Les signes de calcul rénal sont importants à rechercher.

Il est difficile de faire le départ du pus fourni par le rein ou l'uretère d'une part et par la vessie ou la prostate d'autre part, dans les cas d'envahissement des voies inférieures. L'expérience des trois verres donnera cependant une approximation très grande ; des urines uniformément purulentes au commencement, au milieu et à la fin d'une miction, indiquent une suppuration rénale. Quand on y trouve, en plus de l'aspect trouble uniforme, une augmentation du dépôt purulent dans le dernier verre, il est probable que du pus secrété par la vessie s'est accumulé dans le bas-fond. Mais quand la suppuration est abondante, il est difficile d'acquérir ainsi une certitude et c'est surtout sur les signes physiques tirés de l'examen vésical et prostatique qu'il faut se baser.

Les phénomènes sensitifs ont plus d'importance : une pollakiurie avec intégrité de la vessie doit faire penser soit à une affection d'origine médullaire, ce qui est rare, soit à la tuberculose. La lithiase y donne lieu aussi quelquefois, mais ce symptôme est influencé par les mouvements et les efforts. Ce réflexe se produisant spontanément a donc une véritable signification et doit retenir l'attention.

Quand les douleurs ont le rein pour siège, elles sont d'ordinaire assez tardives ; on constate une pesanteur, une sensation de gêne dans la région rénale et urétérale. Ailleurs au contraire, plus rarement, la douleur est le symptôme capital et commande par elle-même une intervention.

Le réflexe réno-rénal s'observe très souvent et la production d'une douleur bilatérale ne veut pas dire que les deux reins soient envahis ; dans certains cas les douleurs siègent uniquement dans le rein sain.

Provoquées, les douleurs ont plus de valeur : à la palpation, une résistance est souvent opposée par les parois musculaires abdominales à la main exploratrice ; cette défense musculaire empêche une bonne exploration, mais n'est pas sans valeur comme indication d'une lésion rénale.

La constatation d'une tumeur rénale n'a d'importance que lorsqu'elle est associée à d'autres symptômes. Elle ne se produit qu'assez tardivement dans la tuberculose et ne constitue pas un signe de certitude ; non seulement une congestion habituelle ou intermittente peut se produire, mais du côté du rein sain on observe parfois une hypertrophie compensatrice quand la substance rénale de l'autre rein est détruite en tout ou partie.

On voit que parmi ces symptômes aucun ne présente des caractères assez constants pour donner par lui-même une certitude ; toutefois la coexistence de plusieurs d'entre eux constitue déjà une forte présomption en faveur de la tuberculose. Dès qu'on les rencontre, il est nécessaire de procéder à une investigation complémentaire au moyen des examens bactériologiques, de la cystoscopie et du cathétérisme de l'uretère.

Pour l'examen bactériologique, nous n'avons qu'à renvoyer à la description que nous en avons faite ; seul le résultat positif d'une inoculation à des animaux donne une certitude, car les erreurs sont possibles, quoique moins fréquentes qu'on ne l'a dit, dans la constatation directe des bacilles acidorésistants. La certitude est encore plus grande si on opère sur de l'urine recueillie directement par une sonde urétérale. Ce cathétérisme n'est pas indispensable dans un certain nombre de cas : quand la cystoscopie a montré l'intégrité de la muqueuse vésicale, sauf au niveau des uretères, on peut en pratique considérer la tuberculose rénale comme établie si l'analyse de l'urine y décèle des bacilles. En outre si, dans le même examen, l'un ou l'autre méat urétéral est normal, les plus grandes probabilités existent en faveur de l'unilatéralité des lésions.

La seule cause d'erreur consiste à entraîner par les sondes urétérales des bacilles dans le bassinet d'où ils seraient recueillis consécutivement : les précautions générales indiquées plus haut permettent d'éviter cette erreur.

Par contre il faudrait bien se garder de tirer une conclusion opposée d'un résultat bactériologique négatif et admettre l'intégrité d'un rein si les examens directs et même les inoculations étaient restées négatives. Nous avons expliqué les raisons et les dispositions anatomiques qui rendent compte de l'absence momentanée de bacilles dans les produits d'un rein tuberculeux. Mais la clinique ne perd pas ses droits et si les résultats de ces examens de laboratoires sont en contradiction avec une évidence clinique, on est en droit de porter, avec quelques réserves il est vrai, un diagnostic positif.

Jamais, en dehors des contre-indications générales, on ne négligera l'*examen cystoscopique*, nécessaire surtout à la période initiale, et grâce auquel on recueillera le signe le plus constant d'une tuberculose rénale au début, c'est-à-dire les modifications visibles au niveau de l'orifice urétéral. Elles sont de deux ordres : l'urine qu'on voit jaillir entraîne de petites particules blanchâtres dont l'existence chez un sujet exempt d'autres infections des voies urinaires ne peut guère s'expliquer que par la tuberculose. De plus, ces éléments contaminent rapidement le méat urétéral, de sorte que la première manifestation d'une infection secondaire se produit en ce point, quelquefois à une époque presque contemporaine de l'éclosion de la lésion rénale. Il en résulte une série d'altérations visibles au cystoscope et dont la planche III rendra compte.

Le cathétérisme de l'uretère donne une certitude plus grande en séparant l'urine contaminée ; pendant ce temps on recueillera l'urine de l'autre rein soit directement dans la vessie, soit au moyen d'un cathétérisme double des uretères, complication inutile dans la grande majorité des cas. C'est l'exploration rénale la plus sûre pour la connaissance de l'état du rein opposé, qui est capitale dans une détermination opératoire. Aussi le diagnostic est-il entravé quand l'état d'une vessie enflammée et intolérante l'interdit ; le cathétérisme par vision directe rend alors des services, mais dans ces cas il est lui-même entouré des difficultés énumérées plus haut.

Les différents procédés de division, de séparation des urines ne présentent pas les mêmes garanties que le cathétérisme urétéral, car les deux urines se mélangent souvent. Les résultats positifs de ces examens ont seuls de la valeur : la présence de bacilles, par exemple, dans l'urine des deux côtés n'implique nullement l'existence d'une tuberculose bilatérale si d'autres signes ne l'indiquent. A plus forte raison fera-t-on des réserves sur les analyses chimiques comparatives des deux urines recueillies par séparation, car rien ne prouve ici que le mélange ne s'est pas fait dans la vessie.

Un moyen précieux de diagnostic est l'emploi de la tuberculine par la méthode de Calmette. L'ophtalmo-réaction consiste à instiller dans l'œil d'un sujet suspect une goutte d'une solution de tuberculine au centième ; en cas de tuberculose une conjonctivite se manifeste trois ou quatre heures après et cesse en général le lendemain ou le surlendemain ; malheureusement elle persiste quelquefois plus longtemps. Cet inconvénient est évité par la cuti-réaction, ou vaccination avec la même tuberculine : la réaction est plus lente et ne se produit qu'au bout de vingt-quatre heures, quelquefois un peu plus longtemps.

Cette réaction à la tuberculine, qui jusqu'à présent paraît avoir été inoffensive, ne devra jamais être négligée lorsqu'un doute persiste. Elle est passible de l'objection générale d'être d'une sensibilité trop grande et lorsqu'un point quelconque de l'économie porte une minuscule lésion tuberculeuse, dans un ganglion superficiel ou profond par exemple, la réaction devient positive et quelquefois intense. Ce n'est donc que si un résultat positif est associé à d'autres signes d'infection de l'appareil urinaire que le diagnostic de tuberculose rénale sera certain.

Quant aux autres localisations de l'infection tuberculeuse dans l'appareil urinaire, elles sont diagnostiquées par leurs signes propres. Nous avons vu combien facilement on confond la névralgie réflexe due aux lésions rénales et la cystite vraie. Un examen local de la vessie lève seul les doutes : une vessie qui présente elle-même des lésions tuberculeuses sera sensible au contact exercé, soit sur sa face externe par le palper hypogastrique, le toucher rectal ou vaginal, soit par le cathétérisme qui éveillera parfois des douleurs atroces. Il en sera de même de la distension : certaines vessies infectées supportent à peine quelques grammes de liquide.

Enfin on ne terminera jamais l'examen d'un malade sans explorer les appareils digestif et respiratoire. Nos observations nous montrent que ce n'est qu'à une période avancée que la tuberculose pulmonaire se développe ; très souvent même les tuberculeux rénaux meurent cachectiques sans participation de l'appareil pulmonaire.

On s'aidera aussi de l'examen direct : palpation, pression sur le rein et l'uretère ; la douleur provoquée sur l'un des points a seule une très grande importance.

Enfin l'épreuve du bleu de méthylène ou de la phlorydzine viendra compléter le diagnostic ; ses indications sont les mêmes que pour les autres lésions rénales.

Diagnostic de la bilatéralité des lésions. — Le diagnostic des lésions du rein du côté opposé ne peut être demandé à l'exploration de la douleur spontanée ou provoquée au niveau de ce rein ou à l'examen de l'augmentation de son volume, phénomènes qui ne se produisent guère que dans les formes avancées. C'est l'analyse séparée des urines qui donne les seuls renseignements précis.

Souvent on ne constate que des traces d'albumine, qui est sécrétée par intermittences. On en dose de 10 à 15 centigrammes par litre; dans des cas exceptionnels la quantité augmente jusqu'à plusieurs grammes. Cette forme d'albuminurie correspond à des poussées congestives ou à des formes épithéliales très légères: elle se rattache à l'albuminurie solitaire des tuberculeux (L. Bernard) qui a beaucoup d'analogies avec l'albuminurie prétuberculeuse de Teissier.

Presque toujours de ce côté existe de la polyurie, très variable dans son abondance, atteignant 1 100 grammes pour un seul rein dans un cas d'Albarran : c'est un bon signe de la tuberculose au début. Elle fait place à de l'oliguric dans les cas avancés. Voici d'ailleurs le relevé des observations d'Albarran sur 45 malades :

Polyurie du côté sain	26 cas
— — malade.	14 —
Égalité des deux côtés.	3 —
Variable suivant l'examen	2 —

Très rarement on assiste à l'évolution d'une néphrite parenchymateuse qui emporte le malade au milieu d'un syndrome brightique et qui est due aux lésions classiques du gros rein blanc.

Le microscope ne montre en général que peu d'éléments figurés, cependant des globules blancs s'y rencontrent en général ainsi que quelques cylindres hyalins dans les formes d'une certaine intensité. Leur abondance est d'un pronostic sérieux et impose des réserves dans les indications thérapeutiques, malgré la persistance de la perméabilité rénale. La minéralisation de l'urine de ce côté est modifiée ; en général plus élevée, elle compense les différences en sens inverse du côté opposé. Quant à la cryoscopie ses résultats sont inconstants et de peu de valeur. Le Δ des urines du rein sain est ordinairement plus élevé.

Les hématuries s'observent dans les néphrites du rein congénère, fait à prévoir si on se rappelle que la plupart des hématuries de la tuberculose rénale sont dues non au tubercule lui-même, mais à la néphrite concomitante ; dans ce cas elles sont légères, et souvent ne manifestent leur présence que par quelques globules sanguins appréciables au microscope seulement ; intermittentes, elles ont quelques rapports avec les poussées d'albuminurie. Dans des cas rares elles prennent une intensité réelle, toujours prémonitoire alors de l'apparition des bacilles tuberculeux.

A part ces cas exceptionnels, le rein congénère d'un rein tuberculeux atteint lui-même de lésions inflammatoires non tuberculeuses, fournit des urines claires, limpides, d'aspect normal. Lorsqu'il se tuberculise à son tour, elles se troublent en masse, présentent des filaments, des particules blanchâtres, quelquefois rougeâtres, en un mot, affectent les caractères déjà décrits des urines tuberculeuses. Ce point de diagnostic différentiel est des plus importants.

Presque toujours ces lésions surprises au début sont guérissables, car il s'agit de lésions épithéliales légères ou simplement congestives : la preuve en est donnée par les néphrectomies après lesquelles on observe, d'abord une augmentation légère, puis une diminution rapide et la disparition de toute trace d'albumine, dans un délai de quelques semaines à trois ou quatre mois. D'ailleurs la disparition de l'albumine paraît en relation avec le degré des lésions ; quelques albuminuries restent définitives ou tout au moins persistent après sept ou huit ans, compatibles avec un état général excellent.

La persistance de ces lésions épithéliales ou interstitielles est-elle un appel à de nouvelles productions tuberculeuses ? Les recherches sur ce point sont encore trop récentes et les faits trop peu nombreux pour permettre une réponse. Mais il convient d'opposer la résistance à la tuberculose d'un rein atteint de néphrite, lorsque le congénère tuberculeux a été enlevé, à la facilité de sa tuberculisation dans les mêmes conditions quand il existe un foyer tuberculeux de l'autre côté. C'est un argument de plus en faveur de la néphrectomie précoce.

TRAITEMENT

Traitement chirurgical. — Le traitement de la tuberculose rénale est essentiellement chirurgical.

Indications opératoires. — Deux faits dominent ces indications : d'une part la non-curabilité spontanée de cette tuberculose, et de l'autre la bénignité des opérations.

Nous n'avons pas à revenir sur les preuves que nous avons fournies de l'extrême rareté de la guérison de cette tuberculose. Les observations de guérison ont vu s'élever contre elles des arguments de plus en plus puissants et peuvent être mises en doute, abstraction faite des processus qui aboutissent à la guérison après suppuration et par l'élimination progressive de la glande. Pendant toute la longue période de cette évolution éclatent des infections secondaires soit prochaines, soit à distance, l'autre rein se tuberculise ou devient le siège de néphrites.

En conséquence, l'indication d'une intervention existe toutes les fois que le diagnostic de tuberculose rénale unilatérale est certain. Sauf les contre-indications étudiées plus loin, nous nous rallions à cette conception de la thérapeutique indiquée, brillamment défendue et imposée par Israël, par Albarran et par Pousson. L'intervention est possible à toutes les époques de la maladie, mais il est évident qu'elle donnera les plus beaux résultats à la période initiale ; c'est donc surtout à cette période qu'il faut tâcher de surprendre les lésions tuberculeuses et les supprimer.

Ici les objections sont nombreuses : on invoque des faits cliniques de guérison, sur la valeur desquels nous nous sommes expliqués. Le maintien d'un bon état général malgré l'existence d'un foyer de suppuration a amené à considérer ce dernier comme peu important. Dans quelques cas, en effet, la santé reste satisfaisante pendant une longue période lorsqu'un seul rein est atteint : mais tôt ou tard cet équilibre est rompu et des accidents graves locaux et généraux se précipitent alors avec une rapidité telle qu'on ne peut plus intervenir. C'est donc au contraire de cette phase d'intégrité de la santé qu'il faut s'empresser de profiter.

On a tiré argument de la possibilité de la tuberculisation ultérieure de l'autre rein. Rien n'indique qu'il ne s'infectera pas à son tour, mais la meilleure manière de l'y exposer est de laisser à côté de lui, en connexité par le système circulatoire, un foyer de tuberculose en activité. Aussi la préservation consiste-t-elle, là encore, dans l'ablation du foyer, et si l'autre rein se tuberculise à son tour, ce sera malgré et non pas à cause de l'opération. D'ailleurs une mutilation telle qu'une néphrectomie ne met pas le sujet dans un état d'infériorité physiologique. Des expériences déjà anciennes de Tuffier, reprises depuis, ont montré qu'une hypertrophie compensatrice s'effectue très rapidement dans l'autre rein après une néphrectomie : le malade récupère donc bientôt une quantité de substance rénale égale à celle qu'il a perdue.

Un argument plus sérieux, le seul à nos yeux qui ait une réelle valeur, est la longue durée de la maladie. On a cité des cas où après un diagnostic précis, les malades ont vécu six, huit et douze ans, quinze ans même avec une santé générale assez bonne, et parfois nullement altérée. Nous en avons donné l'explication. On retrouve sur certaines pièces anatomiques (fig. 249) les traces d'arrêt dans l'évolution de l'infection dû à l'enkystement du foyer. Mais par quel signe peut-on reconnaître, au début de cette suppuration, qu'elle suivra une marche de ce genre ? Ce sont des exceptions qui n'infirment pas une règle générale de thérapeutique basée sur des faits infiniment plus nombreux.

Nous reconnaissons aussi que dans beaucoup de cas les poussées aiguës, subites, sont rares, et que lorsque la maladie, après une évolution lente, reprend une marche rapide, on arrive quelquefois à temps pour opérer. Nous admettons donc exceptionnellement l'expectation, mais à la condition qu'elle soit attentive et éclairée, pour ne pas laisser passer le moment où une opération peut donner tous ses résultats.

A la période de pleine suppuration, l'accord commence à se faire parmi les médecins et les chirurgiens et l'indication opératoire est acceptée en principe ; cependant beaucoup attendent un retentissement sur l'état général, temporisation fâcheuse, car même à cette période la tuberculose rénale est souvent unilatérale.

Enfin, tout à fait à la troisième période, l'intervention est encore commandée par des accidents prédominants tels qu'une hématurie prolongée, qui est rare à ce moment, des douleurs vives et surtout la fièvre. Le rein complètement détruit à cette période ne joue pas d'autre rôle que celui de foyer d'infection, aussi quand l'état général n'est pas trop précaire, on doit tenter une opération, peut-être plus parcimonieuse que dans les conditions inverses.

Certains malades ont une température élevée et un état infectieux sans signes rénaux bien nets, état qui semble contre-indiquer une opération et qui cependant a pour cause une suppuration plus ou moins enkystée du rein. Albarran a signalé très justement ces faits et nous-même avons publié trois observations où des néphrectomies pratiquées dans ces conditions avaient amené une chute immédiate de la fièvre. On n'hésite plus en chirurgie générale à donner issue à du pus collecté, dans quelque région que ce soit ; une caverne ou une pyonéphrose tuberculeuse, à évolution aiguë, ne doit pas échapper à cette règle.

Plus délicate est la conduite à tenir en présence des *lésions bilatérales*. Si elles ont débuté simultanément, et semblent avoir marché de pair, l'abstention s'impose; mais on sait que c'est une exception. Dans les autres cas, et d'une manière générale, la bilatéralité des lésions n'est pas forcément une contre-indication opératoire; mais on doit ne se décider qu'après avoir recueilli, par les moyens connus d'exploration, les renseignements les plus précis. On est, par exemple, autorisé à intervenir quand on constate de grandes différences dans le degré des lésions rénales, l'un des reins étant caverneux et presque détruit et l'autre à peine touché par un noyau tuberculeux. Il faut alors observer si des symptômes alarmants, fièvre ou douleurs intenses, hématurie, retentissement sur l'état général, paraissent dépendre du gros foyer rénal. Nous avons vu la chute de la fièvre et un relèvement de l'état général chez des malades opérés dans ces conditions, et dans deux cas une survie de deux et quatre années; deux autres malades opérés il y a quatre ans ont une existence très supportable malgré la tuberculose de leur rein unique.

La présence de l'*albumine* dans l'urine conduit à des déterminations différentes suivant qu'elle existe en grande ou en petite quantité. Si on trouve une albuminurie abondante, 2 grammes d'albumine par litre et au-dessus, avec ou sans cylindres granuleux, avec ou sans leucocytes, si cette albuminurie est persistante, il s'agit de lésions rénales profondes et incurables et il faut s'abstenir.

Tout autre est la signification d'une petite quantité d'albumine tantôt passagère, fugace, tantôt persistante, telle que l'albuminurie solitaire des tuberculeux; elle constitue un signe précoce d'une lésion rénale, légère et peu accentuée, qui peut guérir et qui guérira si elle n'est pas entretenue par l'apport incessant de toxines et de bacilles qui lui viennent de l'autre rein. Aussi ces petites albuminuries constituent-elles une indication opératoire.

Les épreuves du bleu de méthylène et de la phloridzine sont soumises aux mêmes lois que dans la pathologie rénale générale; une mauvaise perméabilité rénale doit faire reculer devant une intervention opératoire, à condition que l'épreuve ait été renouvelée, car une seule est souvent infidèle (Rovsing).

La cryoscopie (Koranyi) soulève encore plus d'objections et a peu de valeur (Rovsing). Kummel estime que, en ce qui concerne la cryoscopie du sang, si Δ s'abaisse au-dessous de 0,60, il faut s'abstenir.

Au contraire on tiendra le plus grand compte de la *proportion des éléments minéraux*. Une déminéralisation globale est un mauvais signe, de même qu'un abaissement du taux de l'urée qui contre-indique toute intervention (Rovsing, Tuffier). Toutefois une alimentation spéciale et en particulier la diète lactée diminue l'élimination de l'urée qui peut tomber au-dessous de 15 grammes avec un fonctionnement rénal parfait; mais si l'alimentation est normale ce chiffre constitue la limite de l'opérabilité. Après l'urée, l'abaissement du taux des chlorures sera surtout à considérer.

Quant aux modifications de la *quantité de l'urine* sécrétée, elles seront surtout appréciées sur l'urine globale vésicale, car les procédés de séparation ne peuvent être prolongés assez longtemps pour obtenir un résultat certain et ils changent trop les conditions de la sécrétion normale pour qu'on puisse baser ainsi une appréciation.

A part ce dernier caractère, c'est par cathétérisme ou séparation que l'urine destinée à ces examens sera recueillie. L'importance de cette dernière est démontrée par les chiffres de Casper : la mortalité opératoire qui pour la tuberculose rénale était de 14 p. 100 en 1901, alors qu'il n'employait pas ce mode d'investigation, est tombée à 3 p. 100 après qu'il y a eu recours.

La *tuberculisation des voies inférieures* est bien rarement une contre-indication opératoire. Nous avons montré l'envahissement progressif des voies inférieures de haut en bas; et la cystoscopie nous fait suivre pas à pas cette contamination des muqueuses vésicale et prostatique. On pouvait donc logiquement penser que la suppression du foyer supérieur, primitif, mettrait les voies inférieures dans de bonnes conditions pour guérir ou s'améliorer, et l'expérience a prouvé qu'il en est ainsi. En effet, dans la plupart des cas, l'ablation du rein, source permanente d'inoculations et de réinoculations, a rendu possible la guérison des lésions vésicales, qui a été souvent obtenue.

Celle-ci se produit souvent d'une manière spontanée après la néphrectomie, mais surtout les médications locales sont alors suivies d'un succès plus ou moins rapide, et l'amélioration des symptômes vésicaux est parfois immédiate.

Ces remarques ne s'appliquent pas aux lésions graves et anciennes, qui amènent une destruction étendue de la muqueuse vésicale, car ces foyers tuberculeux évoluent par eux-mêmes. Mais dans le retentissement sur l'état général, ces lésions des voies inférieures jouent un rôle secondaire et on voit souvent un relèvement de la santé après une néphrectomie pratiquée lorsque la vessie et la prostate sont profondément atteintes. Une intervention est donc presque toujours possible en présence de lésions des voies inférieures.

On ne saurait tracer de règle générale pour la coexistence de *tubercules dans d'autres appareils* de l'économie, dans le poumon en particulier. En présence de lésions avancées, de cavernes profondes et surtout dans les formes de dissémination et d'infiltration tuberculeuse du poumon, on ne saurait songer à une intervention radicale, surtout à une néphrectomie. Il n'en est pas de même lorsqu'on ne constate qu'un peu d'induration ou des lésions à forme torpide. Une néphrectomie peut alors être d'autant plus efficace que la présence d'un foyer tuberculeux rénal est une source d'aggravation et de réinfection continuelle à distance. Il faut distinguer d'ailleurs les cas où la tuberculose pulmonaire est antérieure ou consécutive à la lésion rénale. Dans ce dernier cas, l'influence salutaire de la néphrectomie est bien plus manifeste. Des remarques analogues s'appliquent aux tuberculoses des autres appareils.

Dans tous ces cas, d'ailleurs, la résistance de l'*état général* est surtout à considérer ; et lorsque l'amaigrissement, la perte des forces, la déchéance générale sont manifestes, il faut s'abstenir. L'analyse de l'urine est un guide précieux dans la détermination de cette résistance. En présence d'une fièvre continue, on en recherchera l'origine, surtout dans le poumon ; s'il existe des lésions qui paraissent être la cause de l'élévation de température, on écartera toute intervention rénale. Au contraire, si rien ne l'explique, la cause en est souvent dans la lésion rénale, foyer d'infection pour la santé générale. Nous avons assisté plusieurs fois à une chute brusque de la température dès que la source d'infection a été tarie par la néphrectomie.

Traitement opératoire. — Deux opérations peuvent être pratiquées contre la tuberculose rénale : la néphrotomie et la néphrectomie.

Une discussion des indications de l'une et de l'autre paraît aujourd'hui un anachronisme, car l'accord est fait entre tous les chirurgiens sur les avantages de la néphrectomie primitive. L'incision simple du rein ne vit donc que des contre-indications de son extirpation.

La gravité de la *néphrotomie* simple est supérieure à celle de la néphrectomie et des statistiques relevées par Albarran au temps où ces deux opérations étaient discutées, opposent 17 p. 100 de mortalité à 12 p. 100 pour la néphrectomie. Les résultats sont constamment médiocres ou insuffisants. Un coup d'œil jeté sur les pièces de tuberculose rénale en montre la diffusion habituelle dans un même rein ; même en présence d'un foyer unique, des lésions infiltrées coexistent, aussi est-il presque impossible de donner une issue complète aux produits de suppuration ; la fièvre et les accidents généraux persistent presque toujours. Enfin la guérison ne s'obtient qu'avec la création et la persistance d'une fistule purulente et urinaire et oblige à une néphrectomie secondaire. Or cette dernière offre une gravité supérieure à celle des néphrectomies primitives en raison des difficultés opératoires.

On a proposé comme interventions d'une importance intermédiaire la néphrotomie avec curettage des cavernes, et les néphrectomies partielles. Un curettage est quelquefois réalisable, comme un temps accessoire qui ne saurait servir de base à une opération systématique. L'ablation partielle du rein a semblé rationnelle à plusieurs chirurgiens, car l'on est tenté parfois de regretter d'avoir enlevé un rein entier lorsqu'on ne trouve sur une pièce qu'un abcès limité à l'un des pôles ; mais il y a toujours tuberculisation du bassinet et de l'uretère et danger presque certain de réinoculation de la substance rénale (Paul Delbet). Ajoutons que les dangers opératoires, la crainte d'une hémorragie difficile à maîtriser sont considérables.

Les indications de la néphrotomie sont donc des plus restreintes ; elle peut être utile dans des cas rares de pyonéphroses tuberculeuses vraies, très exceptionnelles, et lorsque l'état du malade est si précaire que la durée de l'opération doit être réduite au minimum. Elle constitue aussi quelquefois une nécessité opératoire, quand les adhérences périrénales sont telles qu'une néphrectomie ne peut être achevée.

Dans ces cas une *néphrectomie secondaire* est rendue nécessaire quand l'état général le permet ; elle est en général d'une exécution difficile, se juge par une statistique plus mauvaise que la néphrectomie primitive ; mais les résultats éloignés sont comparables à ceux de cette dernière.

Néphrectomie. — La technique est celle que nous avons exposée plus haut. Les manœuvres sont d'ordinaire simples dans les cas de début ; le rein se laisse facilement extérioriser, et les ligatures se placent sans incident. Au contraire, les difficultés deviennent grandes, parfois insurmontables dans les cas très avancés, où les adhérences sont intimes et solides. Le décollement est alors presque irréalisable : quand on parvient à le faire, le pédicule est entouré d'amas fibro-adipeux épais, infectés, sur lesquels une ligature en masse se place difficilement et ne présente pas de sécurité : comme d'autre part la saisie des branches de l'artère rénale, après excision de la glande, est malaisée, des dangers d'hémorragie persistent. On a, il est vrai, la ressource de faire la néphrectomie sous-capsulaire, mais on laisse alors, dans la plaie, la capsule infectée qui est une source de suppuration et d'auto-infection.

Toutes les fois qu'on le peut, il faut saisir l'uretère isolément, le disséquer et en faire l'excision le plus bas possible. Certains chirurgiens, Zuckerkandl, entre autres, attachent une grande importance à cette exérèse et conseillent de poursuivre l'uretère jusqu'à la vessie pour éviter l'infection de la plaie. Dans ce but, la logique exigerait aussi la résection de la portion de la vessie adjacente à l'uretère, car elle est toujours envahie. La certitude d'une asepsie absolue de la plaie opératoire, après une néphrectomie pour tuberculose rénale, n'existe pas ; mais, en pratique, celle-ci est réalisée dans la plupart des cas peu avancés, et jamais dans les autres. Lorsqu'une tuberculose urinaire est ancienne, les lésions occupent toute l'étendue de l'uretère, dont il restera toujours une portion suffisante pour infecter la plaie. Celle-ci est d'autant plus profonde qu'on aura poursuivi plus loin l'uretère, et en cas d'infection secondaire, elle sera d'autant plus longue à guérir. Nous avons coutume de lier l'uretère à sa partie moyenne ou supérieure, et de le sectionner au thermo-cautère ; les guérisons aseptiques de nos plaies opératoires sont fréquentes.

On peut aussi invaginer et enfouir le bout de l'uretère sous une suture (Küster) ou suturer le moignon urétéral à la peau (Rovsing).

Bien que des réunions par première intention aient été obtenues (von Eiselsberg, Zuckerkandl) après simple résection de la portion avoisinante du bassinet, nous conseillons de ne pas chercher la fermeture de la plaie ; on assurera le drainage par un tamponnement à la Mikulicz, drain et mèches de gaze stérile, en laissant la plaie plus ou moins ouverte.

La néphrectomie est l'opération de choix. L'objection qu'on lui fait de supprimer un organe essentiel tombe pour les cas avancés, car, presque toute cette substance est remplacée par des cavernes ou caséifiée. On ne supprime, en réalité, que des produits d'infection dont la présence est un danger pour toute l'économie. Au début, la nécessité d'une exérèse complète est la même, car l'ensemencement latent de cette substance est fait ou imminent et la réinoculation de la substance rénale a lieu par la muqueuse du bassinet et de l'uretère.

Par contre, les avantages sont considérables ; la néphrectomie supprime tous les foyers infectieux, tout retentissement sur l'organisme. Le choc opératoire est léger et des malades épuisés et parvenus à une période avancée, même avec généralisation à d'autres organes, le ressentent à peine.

Suites opératoires. Résultats immédiats et éloignés. — Les suites immédiates sont en général des plus simples ; les mèches sont retirées du deuxième au troisième jour ; le drain maintenu plus longtemps ; la suppuration peu considérable en général, est assez variable dans son abondance. Il ne faut pas se hâter de provoquer l'occlusion de la plaie. On surveillera le bourgeonnement du fond vers la superficie, pour éviter la production d'une fistule.

Malgré tout, celle-ci se rencontre assez fréquemment et peut durer longtemps ; dans la plupart des cas, la guérison est obtenue spontanément, sans nouvelle intervention : souvent un curettage facilite la cicatrisation.

Les suites éloignées et les conséquences sur l'état général ne sont pas moins remarquables. La santé générale, l'appétit, les forces reviennent rapidement ; un des premiers résultats est l'augmentation de poids ; nous avons vu des malades gagner, dans les six premiers mois, 6, 7, 9, jusqu'à 15 kilogrammes. D'Hœnens a observé un gain de 31 kilog. en trois mois.

Au point de vue local, l'hématurie cesse immédiatement ; les douleurs s'atténuent ou disparaissent. Les urines ne deviennent pas toujours claires aussitôt après l'opération quand il y a, ce qui est le cas le plus fréquent, coexistence d'une urétérite, ou d'une cystite ; mais, même dans ce cas, elles deviennent rapidement limpides.

En effet, un phénomène des plus remarquables est la diminution, puis la disparition des symptômes du côté des voies inférieures, qui s'effectue ordinairement en deux stades : d'abord, un amendement, quelquefois même la cessation de la fréquence a lieu aussitôt après la néphrectomie, démonstration de l'action réflexe du rein sur la vessie. Mais après cette atténuation du début, on voit persister à un certain degré la cystite, qui disparaît progressivement. Chez bon nombre de malades, elle guérit, au sens absolu du mot, sans aucune médication locale, dès que la source d'infection a été supprimée par la néphrectomie. En tout cas, une thérapeutique locale produit alors un résultat constant et rapide.

Les lésions secondaires de la prostate sont plus rebelles, lorsqu'elles ont dépassé les limites de la muqueuse urétérale. Mais, si tenaces qu'elles soient, la tuberculose des voies inférieures n'empêche pas le relèvement de l'état général qui suit la néphrectomie.

Enfin, les lésions du rein opposé, devenu rein unique, paraissent très rapidement améliorées. Nous avons constaté deux fois, dans les premiers jours, une augmentation légère de l'albumine qui fit place à une diminution d'autant plus rapide que les lésions du rein enlevé étaient plus avancées et surtout plus aiguës.

Le relevé statistique suivant, établi d'après les cas publiés et d'après ceux qui nous ont été obligeamment transmis, indique la mortalité globale.

Néphrectomies pour tuberculose rénale.

NOM DE L'OPÉRATEUR	NOMBRE	GUÉRISONS	DÉCÈS
Albarran	108	105	3
André	17	16	1
Barth	27	25	2
Brongersma	58	3	»
Buckhardt	14	12	2
Casper	51	46	5
Cathelin	17	16	1
Czerny	35	29	6
Desnos	53	51	2
Duhot	16	16	0
Fenwick	45	42	3
Frisch	56	50	6
Israël	107	91	16
Kapsammer	11	11	0
Kelly	62	53	9
König	18	12	6
Krönlein	34	27	7
Kümnel	62	3	6
Legueu	29	27	2
Nicolich	30	23	7
Noble	10	9	1
Pousson	41	36	5
Rafin	63	56	7
Rochet	20	17	3
Rovsing	106	100	6
Tuffier	31	30	1
Verhoogen	46	41	5
Zuckerkandl	31	27	4
Divers	66	56	10
TOTAL	1364	1238	126

Soit une mortalité de 9,23 p. 100; le pourcentage est encore assez élevé, mais nous rappelons que cette statistique est globale et porte sur un ensemble des cas publiés ou communiqués pendant une période de près de dix années.

Au début la mortalité était considérable comme en témoigne le relevé suivant.

Dans une série de 475 opérations, antérieures aux cinq dernières années, Giordano trouve 102 morts dues :

9 fois à l'anurie.
37 — à l'insuffisance rénale.
15 — à la généralisation.
17 — au choc.
8 — à la septicémie.
2 — à des blessures de la veine cave.
16 — à des causes inconnues.

Mais cette mortalité s'abaisse constamment depuis l'emploi des nouvelles méthodes d'exploration rénale. Casper oppose une statistique des chirurgiens qui ont opéré sans faire le cathétérisme des uretères et qui ont une mortalité de 21,7 p. 100, à une statistique de cas plus récents et se présentant dans les conditions inverses, où la mortalité s'abaisse à 10 p. 100. Tout récemment Brongersma relève les résultats des chirurgiens qui font couramment usage de ces méthodes, déduction faite des opérations pratiquées anciennement, et arrive à une mortalité de 2,85 p. 100 alors que la pratique globale des autres chirurgiens donne 7,18 p. 100.

Traitement médical. — Par tout ce qui précède, on voit qu'il occupe la seconde place dans la thérapeutique de la tuberculose rénale. Les ressources qu'il offre, si faibles qu'elles soient, doivent cependant être connues, comme adjuvant du traitement chirurgical et post-opératoire, puis comme étant le seul applicable aux malades qui ne peuvent être opérés en raison de l'étendue de leurs lésions, de leur refus ou de celui de leur famille, et, trop souvent aussi, il faut bien le dire, parce qu'ils se heurtent à des opinions médicales insuffisamment éclairées.

On sera aussi sobre que possible de médicaments, pour ménager le filtre rénal. La créosote, le gaïacol qui visent surtout un processus de crétification n'ont pas d'indications et peuvent être dangereux pour les fonctions rénales; il en est de même de l'huile de foie de morue. Par contre, l'arsenic donne de bons résultats, surtout sous la forme d'arrhénal, de cacodylate en injections hypodermiques, ou encore contenu dans des eaux minérales, telles que la Bourboule. Les phosphates et glycéro-phosphates trouvent aussi leur indication, ainsi que les toniques, le quinquina, la kola, la coca, plutôt sous forme d'extraits que de préparations alcooliques.

Le traitement par la tuberculine, si désastreux au moment des premières tentatives de Koch, a été amélioré par le professeur Denys (de Louvain); De Keersmacker et Hermann ont appliqué à la tuberculose urinaire le « bouillon filtré du bacille de la tuberculose » en injections sous-cutanées. Plus de la moitié des malades traités ont « guéri », surtout de leurs lésions vésicales. Rosenfeld a vu un malade rester deux ans guéri après application de cette méthode. Ces cas sont encore trop rares pour permettre une appréciation.

Les règles du traitement général des tuberculoses sont applicables ici, avec quelques modifications. La suralimentation trouve une limite dans l'état des reins. On a vu combien fréquentes sont les lésions de néphrite, soit dans la substance rénale non envahie par les tubercules, soit dans le rein congénère. Il faut éviter d'activer leur évolution par une suractivité fonctionnelle; aussi le régime lacté est-il indiqué dans ces cas, mais rarement absolu; la rigueur de son application sera réglée par l'état des urines dont on dosera très fréquemment l'albumine. Dès qu'on le pourra, on reviendra à une alimentation plus tonique.

Un régime de sanatorium donne de bons résultats et retarde les progrès du mal; la vie constante au grand air est indiquée, mais en se gardant à tout prix des refroidissements; c'est dire qu'on choisira un climat chaud et à l'abri des variations brusques de température. Le séjour au bord de la mer n'est pas contre-indiqué, mais les précautions doivent redoubler.

On activera les fonctions cutanées au moyen de frictions sèches ou à l'alcool; on surveillera l'état de l'intestin et on combattra surtout la constipation; enfin, les localisations dans d'autres appareils seront surveillées de très près.

CHAPITRE IX

TUMEURS DU REIN

BIBLIOGRAPHIE

GUILLET. *Thèse*, 1888. — CHEVALIER. *Thèse*, 1891. — ALBARRAN et IMBERT. Les tumeurs du rein, 1903. — HÉRESCO. Intervention sanglante dans les tumeurs malignes du rein. *Thèse*, 1899. — GRAWITZ. *Virchow. Archiws*, 1883. — LECÈNE. Étude sur les tumeurs solides du rein (*in* Hartmann. *Travaux de chirurgie anatomo-clinique*), 1904. — ALBRECHT. Contrib. à l'hypernéphrome malin. *Arch. f. Klin Chir.*, 1905, Bd 77. — NEUHAUSER. Le carcinome et le sarcome hypernéphroïdes. *Arch. f. Klin chir.*, Bd 79, 1907. — MOUCHET. Tumeurs du rein chez l'enfant. Rapport au Congrès de gynéc., obst. et péd., 1907. *Annales gén.-urin.*, 1907. — TÉDÉNAT. Hypernéphrome du rein. *Annales gén.-urin.*, 1907. — GRÉGOIRE. Propag. du cancer du rein. *Soc. anat.*, 1903. — FORGUE. La néphrectomie dans les tumeurs malignes du rein. Rapport. *Assoc. fr. d'Urol.*, 1902.

ÉTIOLOGIE

Les tumeurs du parenchyme rénal semblent plus fréquentes chez l'homme que chez la femme; dans la statistique de Küster qui porte sur 601 cas, on trouve 348 hommes et 253 femmes; dans celle d'Albarran et Imbert, 227 hommes et 175 femmes; dans celle d'Israël, 45 hommes et 23 femmes.

L'enfance est très souvent atteinte : suivant Döderlein, 38 p. 100 des cancers de l'enfance frappent les reins ; sur l'ensemble des tumeurs rénales, Guillet trouve 87 adultes et 45 enfants; Albarran et Imbert, 416 adultes contre 173 enfants ; la majorité des néoplasmes de l'enfant se montre avant quatre ans : on a trouvé des tumeurs même pendant la vie intra-utérine.

Le côté droit paraît un peu plus fréquemment atteint ; en réunissant les statistiques de Küster, Lothersen, Kapsammer, Albarran et Imbert, Albrecht, nous trouvons 525 cas à droite, 470 à gauche. Guillet n'a réuni que 5 cas bilatéraux sur 103 ; chez l'enfant, la bilatéralité est moins rare.

Au niveau du rein comme dans les autres viscères, la pathogénie des tumeurs reste obscure. Comme causes prédisposantes, on a incriminé l'hérédité, la lithiase qui peut aussi être secondaire à la tumeur, les traumatismes, les inflammations chroniques qui, suivant Sabourin et Œttinger, se transforment en adénome, puis en épithéliome.

ANATOMIE PATHOLOGIQUE

Dans la plupart des cas, l'aspect extérieur n'est pas différent suivant la nature de la tumeur ; la forme de l'organe est arrondie, lisse ou lobulée, mais ne présente jamais le bord tranchant caractéristique des tumeurs hépatiques ou spléniques. Généralement la tumeur est enkystée par la capsule propre, sur laquelle rampent de nombreuses veines, très dilatées si le néoplasme est de grandes dimensions. Cette capsule est épaissie par endroits et envoie vers la profondeur des tissus malades des tractus fibreux qui rendent impossible la néphrectomie sous-capsulaire.

A la coupe, les tumeurs malignes se présentent soit sous la forme *nodulaire*, par îlots néoplasiques entourés de parenchyme rénal, sans aucune prédilection pour une région de l'organe ; soit sous la forme *infiltrée*, où les tissus néoplasiques sont mal limités et envahissent presque tout l'organe (planche VII), prenant tantôt l'apparence d'un tissu lisse, consistant (forme squirreuse), tantôt celle d'une substance molle, cérébriforme, plus ou moins tachetée de sang (forme encéphaloïde).

Souvent le rein cancéreux a contracté des adhérences avec les parties voisines et peut comprimer les gros vaisseaux et même les envahir.

Nous décrirons des tumeurs épithéliales : adénome, épithéliome, auxquelles nous joindrons l'hypernéphrome, et des tumeurs conjonctives : sarcomes, fibromes, etc.

1° **Adénomes.** — En 1882, Sabourin montrait, dans les néphrites interstitielles, la fréquence de petites tumeurs adénomateuses du volume d'un grain de mil et n'ayant aucune tendance à proliférer, sauf dans certains cas où elles pourraient devenir énormes et même se transformer en cancer. Les recherches histologiques de Brault, Toupet, Pilliet sont également en faveur de la transformation possible de l'adénome en cancer.

Tandis que l'épithéliome prédomine de un à cinq ans (Albarran, Küster), c'est à partir de soixante-dix ans qu'on trouve le plus d'adénomes.

On distingue, depuis Albarran, trois variétés parmi ces tumeurs : *a*) Le

PLANCHE VII

Cancer du rein. Foyer hémorragique du tissu néoplasique ayant donné lieu à une hémorragie très prolongée et très abondante.

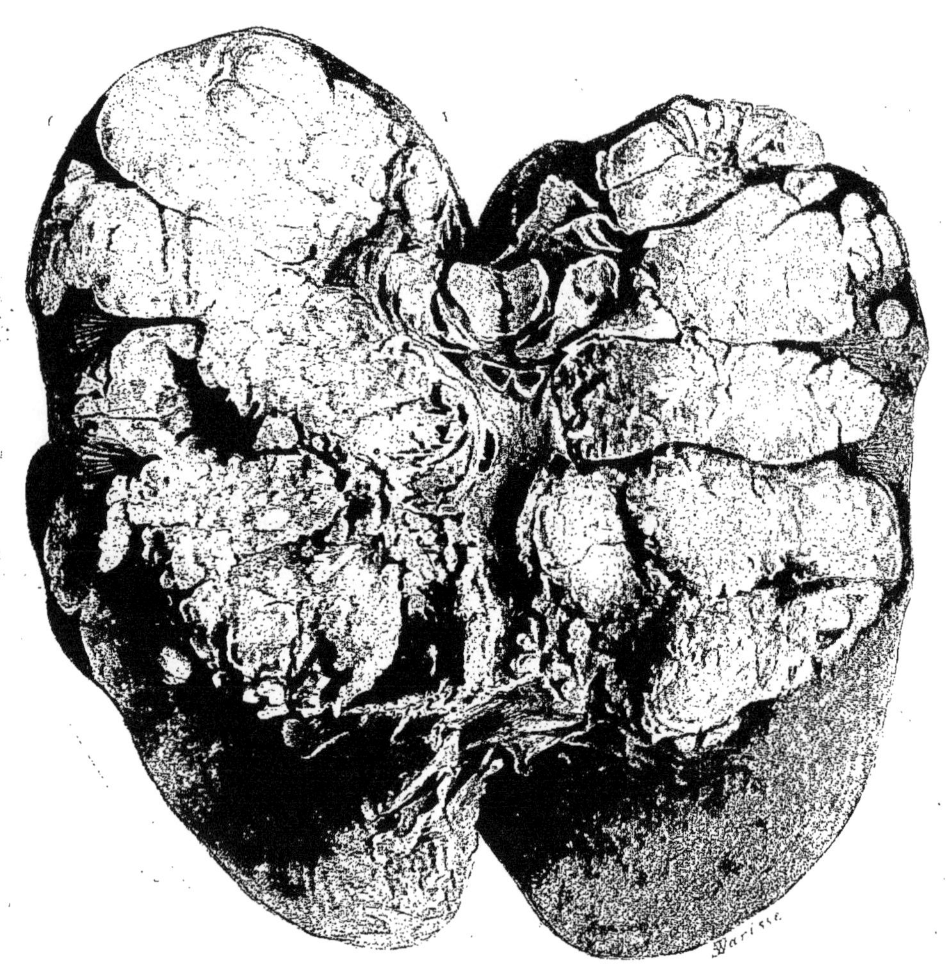
Varisse

type canaliculaire, le plus rare, reproduit les canalicules rénaux séparés par un fin stroma ; *b*) le type cavitaire, adénomes papillaires de Greenich et Weichselbaum, adénomes à cellules cubiques de Sabourin, comprend des tumeurs multiples, très petites, formées des cavités plus ou moins cylindriques, bordées de cellules cubiques ; *c*) le type alvéolaire est constitué par

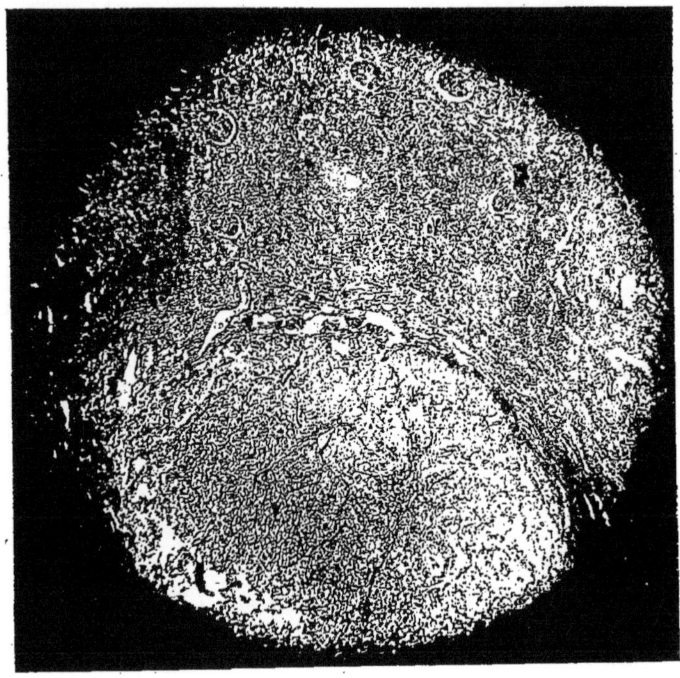

Fig. 254. — Épithélioma du rein à cellules claires. La préparation est prise à la limite de la tumeur et du parenchyme rénal.

de grosses tumeurs ordinairement uniques, à cellules cylindriques, qui contiennent souvent des gouttelettes graisseuses ou du glycogène. Les cellules sont groupées en petits amas par des travées qui se réunissent pour former à la tumeur une membrane d'enveloppe. Dans certains cas on trouve cette structure à côté de portions tout à fait carcinomateuses.

2° **Épithéliomes.** — L'épithélioma du rein, suivant Neuhauser, ne se retrouverait que 7 fois sur 102 néoplasies de l'organe ; entre le carcinome typique et l'adénome canaliculaire, on rencontre des variétés intermédiaires.

Waldeyer, Lancereaux, Brault attribuent comme cause à toutes ces tumeurs une même prolifération des cellules des tubes urinifères. Pour Albarran, ce carcinome pourrait dériver du corps de Wolf par inclusion

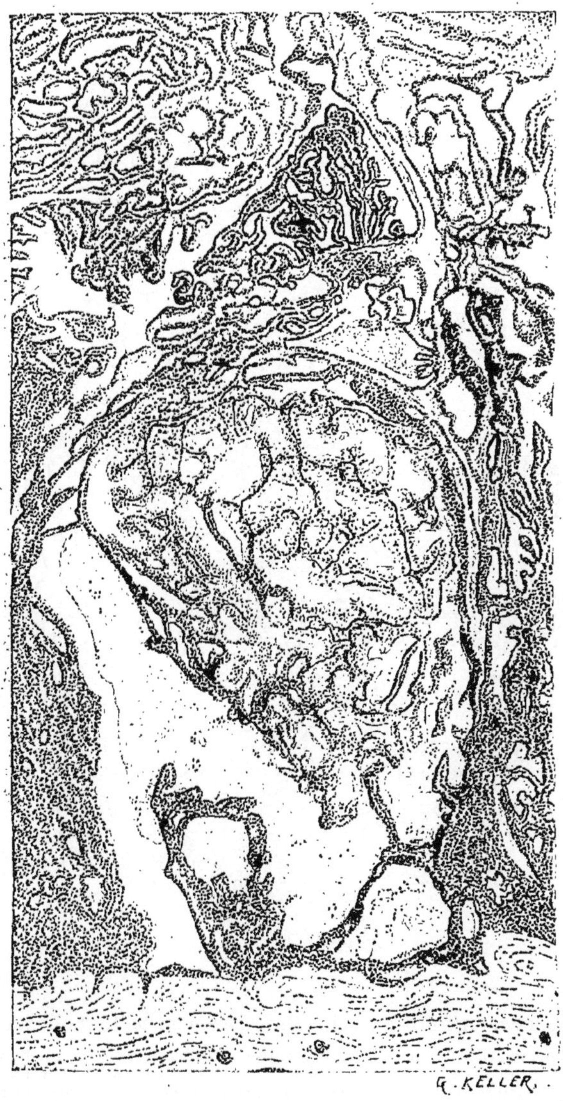

Fig. 255. — Cancer primitif du rein. (Collect. du Dr Letulle.)

Le tissu rénal est, dans son ensemble, transformé en un nombre incalculable de cavités ramifiées tapissées d'une couche unique de cellules cubiques claires ; il est impossible de retrouver trace de la structure glomérulo-tubulaire du frein. Au bas de la figure, masse bourgeonnante plus largement cavitaire et dans laquelle les reliefs conjonctivo-vasculaires apparaissent, à ce faible grossissement de 30/1, coiffés de belles colonies de cellules épithéliales plus hautes et plus claires que dans le reste de la préparation (Dr Letulle).

sous-capsulaire de débris rénaux embryonnaires, processus analogue à celui qu'ont invoqué Malassez et de Sinety pour les kystes de l'ovaire,

Malassez et Albarran pour certains épithéliomes des mâchoires, Imbert et Jeanbrau pour certaines grenouillettes ; Cohneim avait déjà émis l'hypo-

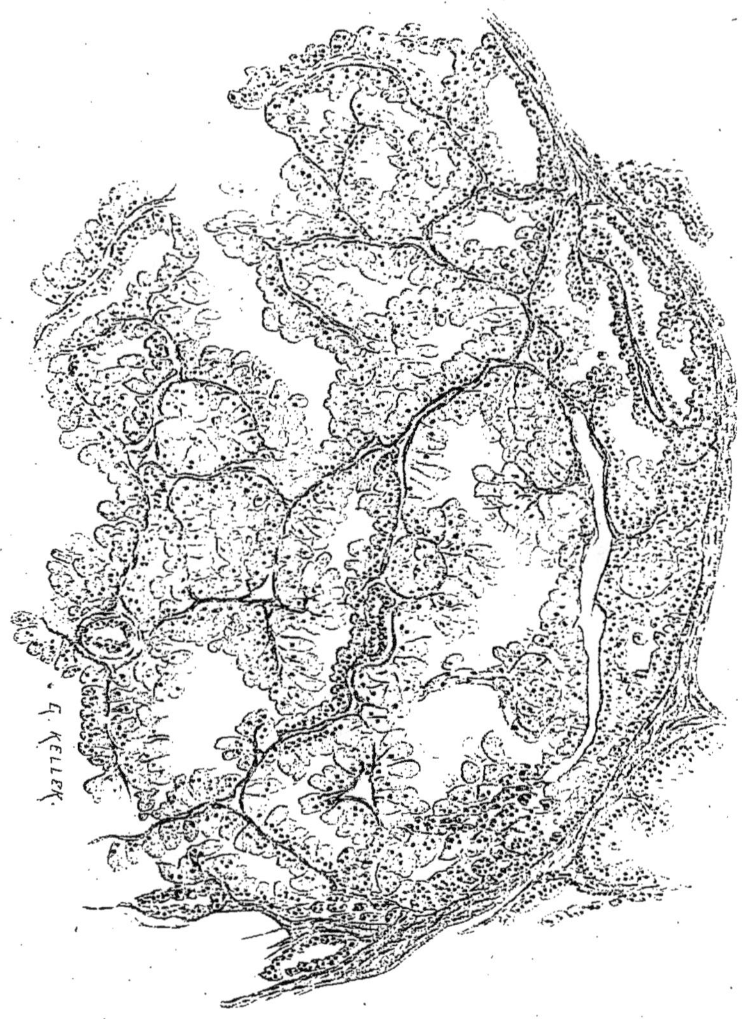

Fig. 256. — Cancer primitif du rein. Grossissement 80/1. (Collection du Dr Letulle.)

Même préparation que figure 252. Les cellules se montrent sous l'aspect d'éléments polymorphes, cuboïdes d'une façon générale, mais à protoplasma très clair et muni d'un ou plusieurs petits noyaux vivement teintés par les réactifs. La gangue conjonctivo-vasculaire elle-même hyperplasiée, délimite de véritables alvéoles carcinomateux, dans lesquels il est impossible de reconnaître et de différencier le système tubulaire fondamental des appareils urinifères (Dr Letulle).

thèse que des débris d'organes embryonnaires peuvent devenir le point de départ des tumeurs. Pour Paoli et Driessen il n'y aurait aucune différence entre l'épithéliome à cellules claires et l'angio-sarcome, qui seraient deux variétés d'endothéliomes.

Les plus fréquentes des tumeurs épithéliales malignes sont les épithéliomas à cellules claires ; leur disposition rappelle celle des adénomes du type alvéolaire d'Albarran : une trame conjonctive, à travées fines, limite des alvéoles eux-mêmes cloisonnés par des trabécules ; ces alvéoles sont remplis de cellules claires, en réalité riches en gouttelettes graisseuses qui ont disparu de la préparation. Nous en donnons l'aspect micro-photographique dans une préparation prise à la limite de la tumeur et du parenchyme rénal (fig. 254) ; on voit que celui-ci est lui-même le siège de phénomènes inflammatoires, et en particulier d'infiltrats embryonnaires interstitiels ; la tumeur est bien limitée par une capsule conjonctive assez mince ; en d'autres points de l'écorce, on trouvait d'ailleurs des nodules épithéliomateux en plein parenchyme. Les figures 255 et 256 montrent également ce type d'épithéliome à un plus fort grossissement.

3° **Hypernéphromes**. — Cette catégorie de tumeurs, considérées d'abord comme des lipomes, puis comme d'origine surrénale depuis Grawitz, s'enrichit de cas de plus en plus nombreux, et l'on a été jusqu'à les considérer comme formant le plus grand nombre des tumeurs rénales ; ainsi Neuhauser, dans le service d'Israël, en relève 69 cas sur 103 tumeurs rénales. Elles engloberaient donc non seulement les tumeurs graisseuses, mais aussi des tumeurs bénignes et malignes de plusieurs types histologiques.

Tantôt, la tumeur, très petite, grise ou jaunâtre, ne représente qu'une inclusion de tissu surrénal non proliférant, tantôt au contraire le tissu prend des caractères néoplasiques et rappelle les adénomes surrénaux : on trouve alors une tumeur encapsulée de la grosseur d'une noix ou d'un œuf, grise ou jaune, ordinairement molle, et formée de cordons de cellules épithéliales cubiques, polygonales ou arrondies, avec un ou deux gros noyaux, et distendues par la graisse ; ces cordons épithéliaux sont séparés par un stroma vasculaire. Enfin, dans d'autres cas, la structure rappelle plutôt celle des sarcomes ou du cancer, mais on retrouve, en quelques points, du tissu surrénal encore reconnaissable.

4° **Sarcomes**. — Le sarcome du rein peut acquérir un volume énorme, formant une tumeur abdominale lisse ou lobulée, ferme ou ramollie. Dans certains cas, malgré son volume, la tumeur reste limitée et ne se propage pas aux organes voisins ; dans d'autres, elle envahit la veine rénale, l'uretère, et se généralise, surtout au poumon ou au foie. A la coupe on trouve souvent des portions ramollies, des hémorragies ou des kystes. Suivant Albarran, la variété à petites cellules arrondies est la plus commune : on la rencontre dans 50 p. 100 des cas; le sarcome à cellules fusiformes est moins fréquent. Chez l'enfant on observe de préférence un type mixte : l'adéno-sarcome embryonnaire (Birsch-Hirschfeld). On a signalé des adénomes kystiques (Kahlden), des fibro-adénomes kystiques (Krönlein), des myo-sarcomes à fibres striées (Eberth), un lipo-sarcome mélanique (Heele), des angio-sarcomes (Hanoux et Driessen), des chondro-ostéo-sarcomes; presque toutes ces formes mixtes sont riches en glycogène et en lécithine.

Les sarcomes même mixtes prendraient leur origine dans les éléments normaux du rein, d'après Grawitz et Beneke, dans des noyaux aberrants du corps de Wolf, d'après Birsch-Hirschfeld, ou, d'après Wilms, dans des éléments embryonnaires non différenciés jusqu'au moment où la tumeur se développe; ainsi s'expliqueraient les tumeurs mixtes.

5° **Fibromes.** — Sabourin a signalé dans les néphrites interstitielles de très petites tumeurs fibreuses, siégeant dans la substance corticale à laquelle elles adhèrent; elles ressemblent histologiquement au sarcome fuso-cellulaire dont elles n'ont pas la malignité. Chez l'enfant la production de tissu conjonctif jeune aboutirait au sarcome, chez le vieillard et l'adulte au fibrome, la vitalité de la tumeur étant diminuée par la tendance à la sclérose.

Les fibromes acquièrent très rarement de grandes dimensions; cependant Heyden cite trois cas de fibromes volumineux dont l'un atteignait 48 kilogrammes.

6° **Néoplasmes de la capsule adipeuse.** — La capsule graisseuse du rein devient parfois l'origine de tumeurs à développement paranéphrétique, les unes épithéliales, la plupart conjonctives, telles que les fibromes, myxomes, sarcomes et souvent des tumeurs mixtes. Ces tumeurs peuvent acquérir un gros volume; Von Eiselsberg en cite une de 4 kilogrammes, Tillmann une de 10 kilogrammes, Salzer une de 29 kilogrammes.

Propagation et généralisation. — Les néoplasmes rénaux peuvent se propager par continuité, par greffes, par les voies lymphatique ou sanguine.

L'envahissement par continuité est fréquent; on a noté la propagation à la capsule surrénale, aux vertèbres, à la moelle épinière, à l'intestin.

Contrairement à l'opinion de Rayer, le bassinet est souvent envahi, et son obstruction peut amener une hydronéphrose ou une hématonéphrose. Fréquemment, la capsule surrénale et l'atmosphère périrénale sont prises ; l'envahissement de l'intestin et du péritoine a produit l'occlusion intestinale.

On trouve parfois dans le bassinet ou l'uretère des noyaux néoplasiques qui ne sont pas en continuité avec la tumeur rénale : Pasteau a rapporté un cas de véritable greffe sur la paroi du bassinet en contact avec le néoplasme ; dans une observation d'Israël la greffe siège au point d'abouchement de l'uretère dans la vessie.

Sur 51 cas de tumeur maligne du rein, Roberts a noté l'adénopathie 15 fois ; sur 19 cas Dickson l'a trouvée 9 fois ; sur 115 cas Rohrer l'a vue 6 fois. Souvent elle n'est visible que lorsque la tumeur est décortiquée ou même enlevée. L'engorgement des ganglions de l'aine, de l'aisselle, ou des ganglions sus-claviculaires est exceptionnel.

Du côté des veines il se produit soit des phénomènes de compression, soit un envahissement véritable. La compression peut ralentir la circulation au point de permettre la formation de caillots. En cas de propagation on trouve un bourgeon néoplasique qui pénètre dans l'intérieur de la veine rénale (Lebert, Troisier et Coyne, Myler). La propagation aux veines a pu faire dire que les tumeurs du rein se comportaient comme des sarcomes plutôt que comme des épithéliomes ; elle explique la généralisation par voie sanguine et la formation d'embolies :

Le tableau suivant montre que les auteurs apprécient différemment la fréquence de la généralisation :

	Cancer du rein.	Métastase.
Guillet	294	108
Lebert	12	7
Nicolle	41	17

D'après Dickson, Roberts, Guillet, les ganglions lombaires et mésentériques sont le plus souvent envahis, ensuite la veine rénale et la veine cave, le foie, les poumons, la plèvre. Parfois les noyaux secondaires sont très nombreux (Bacaloglu, Israël).

Ce sont les carcinomes qui ont la tendance la plus marquée aux généralisations ; cependant Sabourin et Brault ont vu des adénomes se propager et même se généraliser. Les hypernéphromes ainsi que les sarcomes envahissent surtout les veines.

Modifications du parenchyme rénal. — Le développement d'une tumeur rénale amène des modifications secondaires soit dans le rein malade, soit du côté opposé.

Du côté malade. — Les productions néoplasiques peuvent obstruer le bassinet, d'où *hydronéphrose* ou hydrohématonéphrose, qui ne se développent généralement que dans une partie limitée du bassinet ; on voit rarement de grandes hydronéphroses sans noyau secondaire urétéral. L'obstruction est due soit à la prolifération de la tumeur dans la cavité pyélique, soit à la formation d'un caillot qui obstrue l'uretère (Lépine), soit à la compression de ce dernier ; enfin on a vu des rétentions dues à des calculs qui compliquaient la néoplasie. La figure 257 montre un cancer infiltré avec des dilatations hydronéphrotiques multiples.

Albarran a décrit des *néphrites* du rein cancéreux et parfois du côté opposé. Ces lésions se trouvaient même dans des portions éloignées de la tumeur qui paraissaient saines à première vue. Les cellules épithéliales sont troubles avec un noyau à peine visible ; certains tubes contiennent des cylindres granuleux, d'autres sont remplis de cellules embryonnaires; le tissu interstitiel est sclérosé par places. Ces altérations sont très fréquentes ; par contre, l'hypertrophie compensatrice est rare et peu étendue.

La tumeur rénale ne semble pas créer un point d'appel à l'infection, pour Albarran qui ne signale que deux cas de pyélonéphrite associée aux néoplasmes ; Ferraro et Hubershon en citent deux autres; nous en avons observé récemment un cas. A une période avancée, et surtout s'il y a rétention rénale, l'infection nous a paru assez fréquente.

Du côté opposé. — Souvent il existe de la *néphrite* ; la rareté de l'hypertrophie compensatrice explique la gravité de la néphrectomie dans les cancers du rein.

Cancer et tuberculose. — Rayer avait déjà signalé la coexistence possible de la tuberculose et du cancer. Albarran et Rosenstein en ont signalé quelques cas.

Cancer et lithiase. — On a publié de nombreuses observations de cancers rénaux compliqués de lithiase. Albarran et Imbert en 1903 en avaient réuni 25 cas, et frappés de la fréquente association du cancer et de la lithiase ils pensent que l'irritation déterminée par le calcul peut jouer un rôle dans le développement du cancer.

Tumeurs primitives du bassinet et de l'uretère. — Elles ont une double origine épithéliale ou conjonctive.

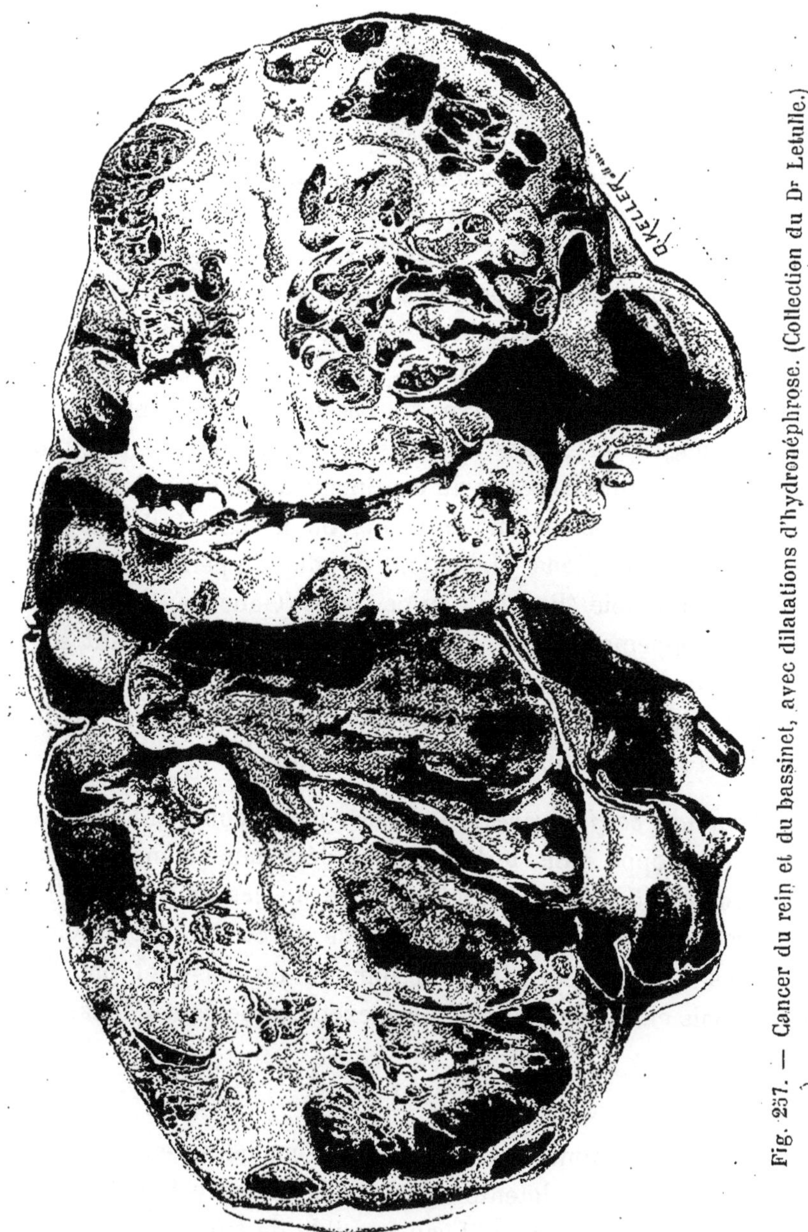

Fig. 237. — Cancer du rein et du bassinet, avec dilatations d'hydronéphrose. (Collection du Dr Letulle.)

1° *Tumeurs épithéliales.* — Albarran a réuni 54 tumeurs épithéliales primitives du bassinet parmi lesquelles il a trouvé 22 papillomes vrais;

ceux-ci se développent ordinairement au niveau du bassinet et se propagent ensuite à l'uretère ; cependant on a trouvé 6 fois une localisation primitivement urétérale. Les papillomes sont en général constitués par des masses arborescentes et ce n'est qu'après immersion dans l'eau qu'on aperçoit de fines villosités. D'autres fois ce sont de petits polypes pédiculés assez souvent uniques, à surface plus ou moins irrégulière. La transformation carcinomateuse serait possible.

Les épithéliomes papillaires sont moins finement villeux que les papillomes et plus largement implantés ; à première vue certains pourraient être confondus avec ces derniers, mais l'examen histologique montre à leur base le processus d'infiltration ; ce sont en effet des tumeurs malignes, qui peuvent se propager par continuité à l'uretère, à la vessie, au rein ; on a noté l'envahissement ganglionnaire.

Les cancers non papillaires du bassinet s'observent sous forme de nodosités rouges ou grises, friables et même ulcérées, de consistance ferme ; leur structure est celle du carcinome alvéolaire ; dans la moitié des cas le rein est envahi secondairement ; on a signalé l'envahissement de la vessie et des ganglions (Henckten, Rundle) du péritoine, des métastases au poumon et au foie (Rundle), au pancréas (Gaucher), à la plèvre (Nehr).

Le développement d'une tumeur dans le bassinet aboutit souvent à la formation d'une hydronéphrose (fig. 257) ou d'une hématonéphrose (Neelsen, Pantaloni). Ces rétentions rénales peuvent même s'infecter et devenir des pyonéphroses (Hartmann, Dreu, Kauffmann).

2° *Tumeurs conjonctives.* — Frisch a fait connaître un cas d'angiosarcome développé dans le bassinet et déterminant une hématonéphrose par obstruction de l'uretère ; Martin cite un cas de sarcome, Perthes un cas de myosarcome, Fecchi un cas de sarcome double. Ces tumeurs lorsqu'elles s'implantent dans la lumière du bassinet ont l'aspect de polypes, mais elles peuvent s'étendre excentriquement (Manasse, Martin).

SYMPTÔMES

1° **Tumeurs malignes.** — Chez certains malades, le cancer du rein a pu évoluer d'une manière latente : le malade présente tous les signes de la cachexie cancéreuse sans qu'il soit possible de trouver le point de départ, et à l'autopsie on découvre un cancer du rein. Mais en général, on observe deux grands symptômes, hématurie et tumeur, associés ou non.

Tumeur. — C'est le signe le plus constant du cancer du rein ; suivant Heresco, elle existe dans 22 p. 100 des cas. A une époque où les autres symptômes du rein étaient encore mal connus, Guillet l'a trouvée signalée 129 fois sur 133 observations.

Lorsque la tumeur est volumineuse, comme dans certains cas où elle emplit plus de la moitié de l'abdomen, *l'inspection* permet de voir la saillie qu'elle y forme, la région rénale peut paraître moins creuse du côté malade. Dans les tumeurs de moyen volume, le flanc est rarement déformé, ou asymétrique, quelques veines sous-cutanées indiquent parfois une gêne de la circulation profonde ; mais ces tumeurs sont perceptibles à la *palpation bimanuelle*. Celle-ci permet de délimiter une tumeur allongée qui se continue sous les fausses côtes, lisse ou bosselée suivant les cas. La recherche du ballottement rénal complète les données de la palpation ; ce procédé permet de reconnaître surtout la mobilité du rein, ou, au contraire, ses adhérences, sa consistance et sa sensibilité. Le ballottement lombo-abdominal n'est cependant pas pathognomonique des tumeurs du rein : Albarran l'a constaté dans un cancer du jéjunum, Broca et Le Dentu dans un carcinome du foie et dans la distension de la vésicule biliaire, Reclus dans l'appendicite, Hartmann dans un kyste du pancréas. Lorsque la tumeur est franchement abdominale, le volume de la tumeur l'empêche de ballotter, mais elle transmet l'impulsion d'une main à l'autre, et on en constate l'abaissement à chaque inspiration. On observe souvent des modifications assez importantes du volume dues soit à des congestions, soit à des distensions plus ou moins passagères par une hémorragie ou de l'urine retenue.

La percussion abdominale donne une sonorité antérieure qui ne manque que dans les cas de très grosses tumeurs : la percussion lombaire fait constater une matité qui s'étend jusqu'à la colonne vertébrale, contrairement à ce qui se produit pour les tumeurs de la rate, pour lesquelles existe une zone sonore entre elles et la colonne vertébrale (Dickson Morris). Mais Guyon a fait remarquer qu'il suffisait d'une contraction musculaire pour modifier la matité. La radiographie jusqu'à présent peu utile indique cependant dans quelques cas une obscurité suspecte.

Hématurie. — Si l'hématurie est le signe le plus fréquent des tumeurs malignes du rein chez l'adulte, elle est, au contraire, exceptionnelle chez l'enfant. Sur 83 cas d'adultes, l'hématurie est apparue avant tout autre symptôme 41 fois : Israël l'a notée 70 fois sur 100 ; Denoclara 65 fois sur

100 ; Albarran et Imbert 54 fois sur 100 ; Kronlein 17 fois sur 100 ; Albrecht 39 fois sur 100 ; Kuster 52 fois sur 100 pour les adultes et 16 fois pour les enfants. Elle est due à la congestion rénale, et, suivant les cas, se produit dans le parenchyme rénal sain ou en pleine tumeur par rupture d'un vaisseau distendu ou ulcéré (Planche VII).

Les caractères de l'hématurie rénale ont été mis en évidence par Guyon. Elle est *indolore et abondante, survient spontanément par crises, colore uniformément l'urine, n'est pas modifiable par le repos ou le mouvement.* Rarement le début de l'hématurie est annoncé par de la pesanteur lombaire ou par des douleurs urétéro-rénales simulant la colique néphrétique ; dans ce dernier cas elle s'accompagne souvent d'expulsion de caillots moulés dans l'uretère. En général, la crise survient sans que rien la fasse prévoir.

Ordinairement la durée de l'hématurie ne dépasse pas quatre jours : souvent alors elle cesse pour ne reparaître que plusieurs mois plus tard. Les crises deviennent plus fréquentes à mesure que la tumeur progresse. Il arrive que l'hématurie acquière une périodicité presque régulière ; dans ces formes intermittentes, il s'agit presque toujours d'une tumeur du bassinet obstruant l'uretère et produisant ainsi une urohématonéphrose qui s'établit à intervalles réguliers (Tuffier). Pendant une crise hématurique, des urines sanglantes peuvent alterner avec des urines claires, parce que, un caillot bouche momentanément l'uretère malade.

L'urine hématurique est fortement colorée en rouge et peut contenir des caillots ainsi que des cylindres de fibrine et des débris de tumeur ; l'abondance des caillots dans la vessie est parfois telle qu'elle produit une rétention. Malgré leur répétition, ces pissements de sang mettent rarement la vie du malade en danger, il est pourtant des cas dans lesquels on a dû intervenir d'urgence (Albarran, Delbet).

Quand l'urine est uniformément colorée du commencement à la fin de la miction, l'hématurie est dite *totale* par opposition aux hématuries *initiales* ou *terminales* qui sont presque toujours d'origine prostatique ou vésicale (Guyon). Pour saisir le moment de la miction pendant lequel a lieu le saignement, Guyon conseille une triple exploration :

a) On fait uriner le malade dans trois verres ; dans le premier on ne recueille que les premières gouttes et dans le troisième les dernières ; la prédominance du sang dans le premier verre indiquerait une lésion prostatique ou un néoplasme placé près du col.

b) On introduit une sonde molle dans la vessie et on recueille de nouveau l'urine dans trois verres ; lorsque la différence de coloration n'est pas tranchée, on laisse la sonde en place un moment après évacuation complète de la vessie, en la fermant avec un fausset, et si le doute persiste, on retire la sonde en pinçant son extrémité et après qu'elle est sortie de l'urètre on laisse écouler son contenu dans un verre propre. On est sûr d'avoir ainsi les dernières gouttes du liquide contenu dans la vessie.

c) On complète par un lavage de la vessie ; les dernières gouttes sont toujours plus teintées dans les hémorragies terminales. Albarran a observé que dans certaines hématuries rénales les dernières gouttes contenaient plus de sang que le reste du contenu vésical ; il attribue ce fait à une éjaculation urétérale sanglante alors que l'évacuation vésicale touche à sa fin.

Les néoplasmes du rein sont en général tellement vasculaires qu'il est facile d'admettre la rupture de capillaires pour expliquer les hématuries ; notre planche VII montre deux cavités qui étaient le siège de l'hémorragie ; cependant, dans certains cas, c'est le parenchyme rénal et non la tumeur qui saigne ; Rovsing admet que parfois le sang vient du côté opposé congestionné par réflexe et en hyperactivité fonctionnelle.

Douleur. — La douleur dans le cancer du rein n'est ni constante, ni caractéristique. Son apparition est généralement tardive ; dans la statistique d'Albarran et Imbert qui porte sur 257 observations, elle est notée dans 45 p. 100 des cas. D'après Heresco, elle est très rare chez l'enfant. La nature histologique de la tumeur ne semble pas l'influencer. L'intensité de ces douleurs est très variable ; dans plusieurs cas vives et tenaces, (Wagner, Brault, Péan), elles sont le plus souvent sourdes, spontanées, non influencées par la marche ni les mouvements. Les douleurs rachidiennes doivent faire penser à un envahissement des vertèbres tandis que les compressions nerveuses se traduisent par des douleurs névralgiques analogues aux névralgies lombo-abdominales. L'expulsion de caillots vermiformes et les phénomènes d'hydronéphrose intermittente s'accompagnent de pseudo-coliques néphrétiques qui, dans certains cas, ont permis de localiser les lésions. Rarement on a rencontré des troubles vésicaux réflexes.

Modifications de l'urine. — La quantité d'urine n'est généralement pas modifiée : l'oligurie et la diminution de l'urée indiquent soit une cachexie avancée, soit des lésions bilatérales. Souvent les urines contiennent de l'albumine, dont la présence est liée soit aux hémorragies antérieures, soit à des lésions de néphrite interstitielle périnéoplasique. Il est rare qu'elle dépasse quelques centigrammes par litre. L'examen microscopique décèle des hématies et, dans des cas très rares, l'existence d'une pyélonéphrite concomitante. La recherche des cellules dégénérées dans le dépôt des urines doit être pratiquée. En dehors des crises d'hématuries et même souvent pendant leur durée, la fréquence des mictions est normale.

Troubles de compression. — Les néoplasmes rénaux, même de grandes dimensions, produisent peu de compressions nerveuses. Plus souvent le développement de la tumeur arrive à oblitérer l'uretère et à produire une hématonéphrose intermittente.

Guyon, en 1881, engage à examiner les reins des malades porteurs de varicocèles : pour lui, et c'est aussi l'opinion d'Albrecht, le varicocèle est souvent le premier signe d'une néoplasie rénale. Pour Legueu, le varicocèle dit symptomatique indique non pas une grosse tumeur rénale, mais de volumineuses masses ganglionnaires ; ce n'est pas l'opinion d'Heresco qui a essayé de démontrer l'existence du varicocèle sans ganglions et l'existence de ganglions sans varicocèle.

Kapsammer a remarqué dans 4 cas sur 20 de la gêne circulatoire des membres inférieurs et de la paroi abdominale. Mais la circulation collatérale n'est pas pathognomonique ; elle se retrouve dans de vastes hydronéphroses et dans la plupart des tumeurs de la cavité abdominale. Jeannel a publié un cas d'occlusion intestinale au cours d'une tumeur rénale.

Signes accessoires. — A titre de raretés, Kapsammer et Clairmont ont signalé dans plusieurs cas d'hypernéphromes des pigmentations cutanées du genre des éphélides.

En général, les tumeurs rénales évoluent sans fièvre; cependant, Israël et Mac Jordan nous ont fait connaître chacun un cas de néoplasme s'accompagnant d'état fébrile qui disparut après néphrectomie : dans l'observation d'Israël, la récidive ramena la température. Nous avons observé assez souvent des phénomènes d'infection rénale qui nous ont paru toujours être l'expression de l'ascension d'une infection vésicale; il faut en être prévenu car une tumeur volumineuse, souvent lisse, douloureuse, avec pyurie et fièvre, conduit plutôt à l'idée de pyonéphrose calculeuse ou non.

Comme à la période cachectique de tous les cancers, on a vu se produire de l'œdème des membres inférieurs, de l'anasarque, de la dyspnée : phénomènes résultant les uns de troubles toxiques, les autres de thromboses.

2° **Tumeurs bénignes.** — Elles passent bien souvent inaperçues, quand elles ne provoquent que des douleurs lombaires vagues, et quelquefois une hématurie isolée que le malade ne tarde pas à oublier. Le symptôme principal, à un certain degré de leur développement, est la tumeur, qui, cependant, n'atteint pas le volume des tumeurs malignes et laisse au rein toute sa mobilité. Dans la plupart des cas les symptômes ne permettent pas le diagnostic de la bénignité ou de la malignité.

MARCHE, DURÉE, TERMINAISON

Suivant que la néoplasie rénale s'accompagne de ses trois grands symptômes : tumeur, hématurie, douleur ou seulement de l'un d'eux, Guyon distingue des formes complète et incomplète ; il reconnaît aussi la forme latente pour certains fibromes ou adénomes qui ont une marche insidieuse.

Chez l'adulte, c'est tantôt l'hématurie et tantôt la tumeur qu'on perçoit en premier lieu (Guillet) ; dans la statistique d'Albarran portant sur 257 cas et dans celle d'Héresco, c'est l'hématurie qui paraît la plus fréquente au début, 54 fois pour 100 et 41 fois pour 100 ; puis vient ensuite la douleur dans 45 p. 100 et 35 p. 100 des cas, et enfin la tumeur : 20 p. 100 et 23 p. 100. Chez l'enfant, au contraire, la tumeur est constatée au début 18 fois sur 29 observations.

Parfois des phénomènes de généralisation surviennent alors que la tumeur rénale est encore très petite et n'a donné lieu à aucun signe (Brault, Lowenhardt).

Le cancer du rein a une évolution ordinairement lente, d'une durée difficile à apprécier exactement, car la période de début, presque toujours latente, ne peut être évaluée ; quatre ans, six ans sont souvent atteints (Guillet, Buisson) après les premières constatations ; dans de rares cas elle subit un temps d'arrêt, huit ans dans un cas d'Hildebrandt, trente-trois ans dans un autre d'Askanassy. La durée totale de la maladie a atteint dix ans (cas de Quenu, Lange), une fois douze ans (Rupprecht), une fois dix-sept ans (Jerzikovsky).

DIAGNOSTIC.

Les renseignements que l'on obtient du malade sont en général d'un médiocre intérêt pour le diagnostic ; dans plus de la moitié des cas il n'a jamais souffert et c'est un pissement de sang qui appelle son attention ; parfois il a remarqué une diminution de son appétit et de son poids, mais déjà à ce moment l'évolution de la tumeur est souvent avancée. Cette disproportion entre l'étendue des lésions du rein et les symptômes généraux n'est pas spéciale au cancer, on la retrouve dans la tuberculose.

Une hématurie qui survient brusquement, sans cause, dont le malade ne s'aperçoit que par la coloration de l'urine, qui dure pendant plusieurs mictions, cesse spontanément et ne reparaît qu'au bout d'un temps plus ou moins long, doit faire penser à un néoplasme des voies urinaires (Guyon). Le retour n'en est influencé ni par la marche, ni par les secousses, ni par les excès. Il s'agit d'établir s'il est rénal ou vésical. Il existe peu de signes de nature à indiquer si le sang provient de la vessie ou des reins. En général, les hématuries vésicales sont de plus longue durée et se prolongent de plus en plus à mesure que le néoplasme se développe. Dans le rein, on peut voir au cours d'une même crise hématurique des intervalles pendant lesquels l'urine redevient limpide ; mais les crises elles-mêmes sont plus espacées. Quant aux caillots, ils n'ont de valeur que s'ils sont très longs et d'une forme particulière représentant un moulage de l'uretère. Ce caractère de spontanéité absolue se rencontre aussi chez les prostatiques. C'est également un signe de début de la tuberculose rénale.

A. *Origine de l'hématurie.* — Le procédé des trois verres indiqué plus haut pour caractériser l'hématurie totale et la recherche du saignement terminal de la vessie donnera de précieux renseignements ; mais seul un examen cystoscopique prouvera qu'il n'existe pas de lésion vésicale capable d'expliquer l'hématurie. Cet examen est en général facile, car il est rare qu'une tumeur rénale s'accompagne d'intolérance vésicale ; il est indispensable, car la plupart des tumeurs de la vessie déterminent des hématuries abondantes, indolores. D'autres causes d'erreur existent. Des hématuries rénales peuvent d'ailleurs avoir une cause vésicale ou urétérale, toutes les fois qu'il existe de la distension pyélo-rénale, ainsi, en ce qui concerne les tumeurs, Albarran et Broca ont publié deux observations de tumeurs, situées à l'orifice des uretères, qui donnaient lieu à de l'hydronéphrose par compression urétérale et à des hématuries totales. On emploiera un cystoscope à irrigation pour vider la vessie dès que son contenu sera teinté en rouge et la remplir, et l'on verra se produire des éjaculations sanglantes à l'orifice d'un uretère. La cystoscopie permet en outre de reconnaître le côté d'où provient l'hémorragie. Les crises d'hématuries sont presque toujours assez prolongées pour qu'il soit donné au médecin d'assister à l'une d'elles.

B. *L'hématurie existe seule.* — La constatation d'un saignement localisé dans un rein est précieuse mais ne permet pas de faire tout le diagnostic; la tuberculose rénale dans sa forme nucléaire peut provoquer des hématuries assez longues que souvent rien ne distingue des hématuries néoplasiques; car les bacilles sont parfois difficiles à mettre en évidence. C'est alors qu'il faut explorer soigneusement tout l'appareil génito-urinaire, la présence d'un noyau bacillaire prostatique ou épididymaire pouvant faire incliner au diagnostic de tuberculose. Certains calculs rénaux donnent aussi lieu à des saignements continus sans autres symptômes. D'autre part Senator et Klemperer ont décrit des hématuries rénales essentielles : dans ce groupe rentrent les hématuries hémophiliques (Senator), celles de la grossesse (Guyon) et celles de certaines néphrites chroniques bien étudiées par Pousson. Ce sont là des exceptions et les caractères décrits ci-dessus conduisent ordinairement au diagnostic. En cas contraire, il a fallu parfois avoir recours à l'incision exploratrice. Cette intervention est inoffensive et souvent salutaire. Soit que l'on se contente comme Broca d'explorer la surface du rein, soit que l'on pratique une néphrotomie, on a presque toujours vu les hémorragies cesser après cette exploration.

Il sera plus facile de reconnaître les hématuries rénales congestives qui suivent les rétentions d'urine, quelquefois chez les rétrécis et surtout chez les prostatiques.

C. *L'hématurie s'accompagne de douleur.* — Il faut penser aux hématuries de migration observées dans la lithiase et dues au passage de graviers; la soudaineté de la crise, sa courte durée habituelle, les antécédents du malade permettront de porter le diagnostic de colique néphrétique.

D. *L'hématurie s'accompagne de tumeur.* — Même si le rein qui saigne est reconnu augmenté de volume, on peut rencontrer des difficultés de diagnostic; Albarran à vu chez un malade atteint d'hydronéphrose non calculeuse des hématuries assez abondantes pour être attribuées à un néoplasme : la néphrotomie montre l'absence du cancer. Dans l'uronéphrose calculeuse, l'hématurie est douloureuse et provoquée par les mouvements ; le rein est ordinairement très sensible à la pression et les urines sont plus souvent infectées que dans le cancer. La confusion avec une tuberculose avancée n'est guère possible ; il est vrai que le rein tuberculeux, kystique ou non, atteint parfois le volume d'un rein cancéreux : mais l'âge, le facies pu malade, l'aspect des urines, les modifications des orifices urétéraux constatées au cystoscope éclaireront le diagnostic.

E. *L'hématurie manque complètement.* — Quand on ne constate qu'une augmentation de volume du rein sans hématuries, la tumeur peut dépendre d'un cancer moins que d'une pyonéphrose ou d'une hydronéphrose. Le cathétérisme des uretères fournit alors les renseignements les plus précis. On s'appuiera aussi sur les commémoratifs et l'infection des urines; on ne négligera jamais leur examen microscopique; on y trouve souvent des cellules atypiques en cas de cancer.

Des néoplasmes de la paroi abdominale, du foie, de la rate ont été pris pour de volumineuses tumeurs rénales. Certains cancers du côlon surtout de l'angle supérieur, droit ou gauche, ont parfois la forme, les rapports, la sonorité des cancers du rein. Les tumeurs du mésentère qui débutent au voisinage de l'ombilic sont médianes, symétriques, et jouissent d'une grande mobilité dans tous les sens; en raison de leur siège en arrière de l'intestin, elles ne donnent pas lieu à de la matité.

Les tumeurs de l'ovaire et de l'utérus se reconnaissent à leur siège, à leur développement de bas en haut et aux sensations fournies par le toucher vaginal.

TRAITEMENT

La thérapeutique médicale n'intervient ici que pour calmer la douleur ; elle est impuissante à arrêter l'hématurie rénale : comme pour tous les cancers le seul remède est l'ablation précoce. Pour que l'intervention soit justifiée, il faut que l'opération puisse être complète; tout signe de généralisation ou de propagation constitue une contre-indication.

D'une façon générale, l'intervention doit être précoce, car plus la tumeur est volumineuse, plus l'opération sera grave; il faut aussi tenir compte des hématuries qui par leur intensité peuvent légitimer l'opération, quel que soit l'âge de la tumeur.

Avant 1891, l'énorme mortalité était due surtout à des néphrectomies transpéritonéales : Guillet trouve 72 morts sur 100 opérations, Gross 61 p. 100; Brodeur 64 p. 100; Tuffier 66 p. 100; Siegrist 52 p. 100; Chevalier 58 p. 100. A partir de 1891 les résultats obtenus sont moins décevants, de 1890 à 1895 la mortalité s'abaisse à 25 p. 100 dans la statistique de Wagner et à 20 p. 100 dans celle de Rovsing. Kuster en 1896 la trouve de 24 p. 100. La thèse d'Heresco en 1898 réunit 165 observations sur lesquelles il compte 32 morts, soit 19,5 p. 100. Sur ces 165 néphrectomies, 52 ont été pratiquées chez l'enfant avec une mortalité de 17 p. 100. La voie suivie est notée dans 144 cas; sur 74 interventions par voie transpéritonéale il trouve une mortalité de 21,5 p. 100 et sur 70 interventions par une lombaire une mortalité de 20 p. 100.

La statistique d'Héresco est moins probante en ce qui concerne les résultats éloignés : ils sont connus dans 24 cas sur 53 enfants opérés : 16 d'entre eux furent suivis de mort; 8 n'avaient pas récidivé après un temps variant de neuf mois à six ans et demi. En ce qui concerne les 112 adultes opérés, 89 ont survécu, sur lesquels 62 ont été suivis; 36 d'entre eux vivaient après un intervalle variant de deux mois à sept ans.

Dans son important rapport présenté à la 6e session de l'Association française d'Urologie, Forgue réunissant toutes les statistiques antérieures trouve que la mortalité n'est plus que de 20 p. 100 dans ces dernières années. Dans le sixième ou le septième des cas de récidive, celle-ci ne s'est produite que dans le cours de la deuxième année. Quant à la guérison ou survie au bout de quatre ans, Forgue n'en a trouvé que 28 cas. Un malade de Krönlein opéré depuis seize ans, un de Rovsing depuis sept ans, plusieurs d'Israël depuis quinze, onze, huit, six ans n'auraient pas récidivé.

Le devoir du chirurgien est donc d'intervenir aussitôt que le diagnostic est porté s'il n'existe pas d'adhérences trop étendues, d'infiltrations ganglionnaires considérables, de propagations métastatiques, et surtout si le rein opposé a un fonctionnement suffisant. Les crises douloureuses et les hémorragies graves à elles seules justifient un débridement (Le Dentu) qui aura l'avantage probable d'arrêter le sang et de supprimer la douleur, et que nous avons vu suivi de survies inespérées.

Presque tous les chirurgiens préfèrent actuellement la voie lombaire, la voie transpéritonéale ne devant être réservée qu'aux tumeurs très volumineuses. Grégoire conseille l'ablation, en un bloc, du rein, de la capsule adipeuse et des ganglions voisins de la colonne vertébrale s'ils sont envahis.

La néphrectomie malgré le perfectionnement des méthodes et une asepsie rigoureuse demeure une opération grave : il faudra en attendre de bons résultats, surtout dans le cas de petites tumeurs non adhérentes et sans envahissement ganglionnaire. Lorsqu'on n'est pas certain de pratiquer l'opération dans de bonnes conditions, il vaut mieux se contenter d'une incision exploratrice que d'exposer les malades à une hémorragie post-opératoire presque toujours fatale.

Contrairement à ce qu'on voit pour l'adulte, la voie transpéritonéale est moins grave pour l'enfant que la voie lombaire. Albarran a trouvé une mortalité de 21 p. 100 pour la première et de 29 p. 100 pour la seconde.

On connaît 5 observations de néphrectomies partielles dues à Czerny, Kümmel, Block, Tuffier, Albarran. Les résultats ne furent pas encourageants et, à moins que la nature bénigne de la tumeur ne soit absolument prouvée, il vaut mieux avoir recours à la néphrectomie totale.

Dans les formes kystiques du cancer, la ponction simple est plus dangereuse que la néphrectomie ; sur 4 malades ponctionnés, 3 mouraient quelques jours plus tard ; seul un malade de Léopold qui fut néphrectomisé dans la même séance survécut.

CHAPITRE X

LITHIASE RÉNALE

BIBLIOGRAPHIE

LEGUEU. Calculs du rein et de l'uretère. *Thèse*, 1891. — ALBARRAN, TUFFIER. *Traités de chirurgie*. — GUYON. Leç. cliniques. — Diag. des calculs du rein et de l'uretère. *Annales gén.-urin.*, 1903. — SOURDILLE. Contrit. à l'ét. clin. de la lithiase rénale. *Thèse*, 1907. — BÉCLÈRE. *Assoc. pour l'avancement des sciences*, 1903 ; — Radiographie stéréoscopique... *Soc. méd. hôp.*, 1903. — PASTEAU. *Assoc. fr. d'Urol.*, 1903. — RAFIN. *Assoc. fr. d'Urol.*, 1906 et 1907. — ARCELIN. *Assoc. fr. d'Urol.*, 1907. — MICHAÏLOFF. *Thèse*, Lyon, 1907. — MERKLEN. De l'anurie. *Thèse*, 1880. — DEMONS et POUSSON. *Annales gén.-urin.*, 1894. — LEGUEU. *Annales gén.-urin.*, 1895. — Thèses : DONNADIEU Bordeaux, 1895 ; — HUCK, Nancy, 1904. — IMBERT. *Assoc. fr. d'Urol.*, 1905. — BADIN. Valeur de la pyélotomie. *Thèse*, Lyon, 1908. — WAGNER. Art. *Steinkrankheit d. N.* in *Handbuch der Urologie*, 1905. — POUSSON. Trait. de la lithiase suppurée. *Assoc. fr. d'Urol.*, 1906. — LEGUEU. Calculs bilatéraux des reins. *Assoc. fr. d'Urol.*, 1907.

Les conditions étiologiques générales sont les mêmes pour les calculs rénaux que pour ceux de la vessie et ont été étudiées à propos de ces derniers. Cependant ils sont plus fréquents chez la femme que chez l'homme, contrairement aux calculs vésicaux, et s'observent à tout âge, même chez le nouveau-né. D'après Monsseaux, chez les enfants, les garçons sont atteints dans 66 p. 100 des cas, et surtout de sept à treize ans.

ANATOMIE PATHOLOGIQUE

1° *Calculs*. — Au point de vue de la pathogénie et de la composition chimique, les calculs doivent être divisés en *primitifs* et *secondaires*. Les calculs primitifs, en rapport avec la composition hyperacide de l'urine, sont constitués en général par de l'acide urique ou des urates, plus rarement par des oxalates, par de la xanthine ou de la cystine. Les calculs secondaires se produisent dans le rein infecté ; ils sont composés de phosphate de chaux, de phosphate ammoniaco-magnésien, parfois de carbonate de chaux. La composition chimique en a été étudiée en détail à propos des calculs vésicaux.

Les calculs rénaux sont uniques ou multiples, et leur volume est en général inverse de leur nombre. D'après Legueu, dans la moitié des cas il y a plusieurs calculs ; le nombre peut être considérable : on a trouvé 100, 200 calculs ; Bland-Sutton aurait trouvé 40 000 calculs sphériques, ou à

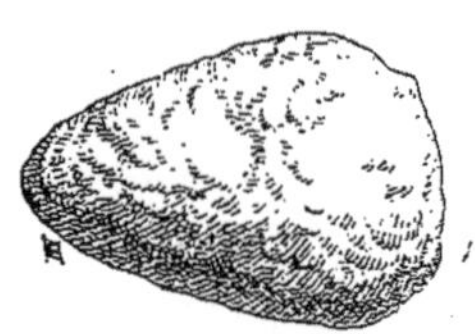

Fig. 258. — Calcul uratique du bassinet.

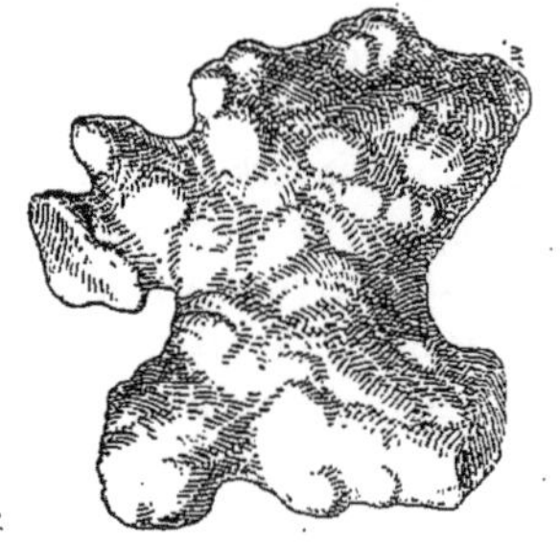

Fig. 259. — Calcul uratique du bassinet (néphrolitotomie).

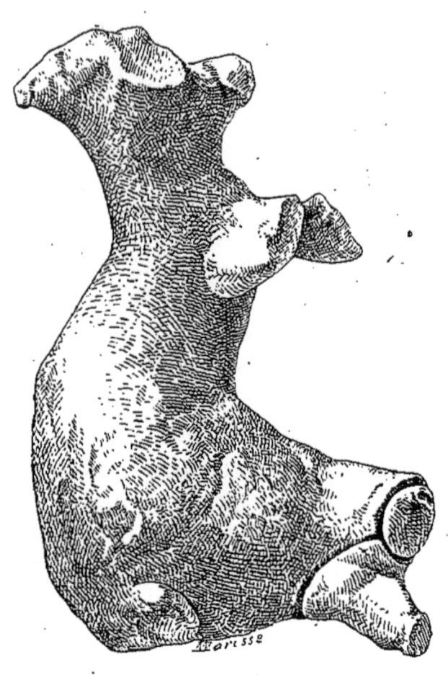

Fig. 260. — Gros calcul du bassinet et de l'uretère avec prolongement dans la corne supérieure du rein ; extrait par la néphrolitomie.

facettes, de coloration vieil or, à reflet métallique, et composés d'oxalate et de phosphate de chaux. Le *volume* varie depuis celui d'un grain de millet jusqu'à celui d'un œuf, ou même au delà ; le poids présente les mêmes variations ; un calcul de Le Dentu pesait plus de 1000 grammes, celui de Letulle et Brun plus de 2 kilogrammes. Il peut inversement n'exister qu'une boue uratique blanchâtre (Jeanbrau et Forgue). Leur surface est tantôt lisse, tantôt grenue et rarement hérissée d'aspérités comme dans les calculs uratiques et surtout oxaliques (fig. 258).

La *configuration* est très différente suivant les cas ; elle se rattache à des types principaux, et présentent d'ailleurs d'infinies variétés : ce sont les calculs arrondis, sphériques, ovalaires, ou polygonaux ; les calculs de forme *allongée*, cylindrique ou prismatique, comme les calculs triangulaires du bassinet, les calculs longs et *irréguliers* comparés à divers objets dans les descriptions ; les calculs *ramifiés ou coralliformes*, dont la forme s'explique par leur disposition dans le bassinet et dans les calices. Ces ramifications s'observent dans les calculs phosphatiques aussi bien que dans les uratiques comme le montrent les figures 259 et 260.

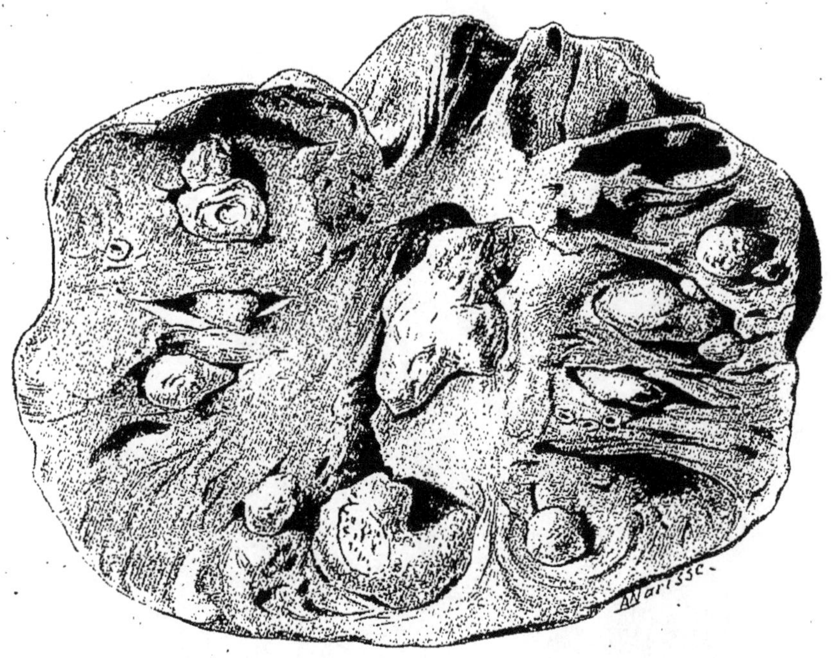

Fig. 261. — Calculs multiples aseptiques siégeant à la fois dans le bassinet et creusés dans la substance rénale qui présente des signes de sclérose sans infection.

Le *siège* a été discuté ; la prédominance est notée à droite ou à gauche suivant les statistiques ; il est plus important de remarquer la *bilatéralité fréquente* des calculs, qui, d'après Legueu, se rencontre dans la moitié des cas. Les calculs siègent ordinairement dans le bassinet ou dans les calices (fig. 261) ; cependant on trouve aussi dans la substance rénale elle-même des concrétions en général petites, dont nous reproduisons un cas dans une de nos figures (voy. fig. 246. Tub. rénale). Tantôt le calcul est mobile dans sa loge et par suite facile à extraire ; tantôt au contraire il est très adhérent, surtout par les extrémités des prolongements dans les calices, qui, dans les calculs phosphatiques, sont en même temps friables, d'où naissent d'extrêmes difficultés opératoires. En même temps que ces concrétions des bassinets, il s'en forme souvent à l'un et à l'autre pôle du rein, surtout au pôle supérieur, dilatant la substance rénale pour former des cavités en forme de *cornes* (Guyon) de l'existence desquelles il faut être prévenu.

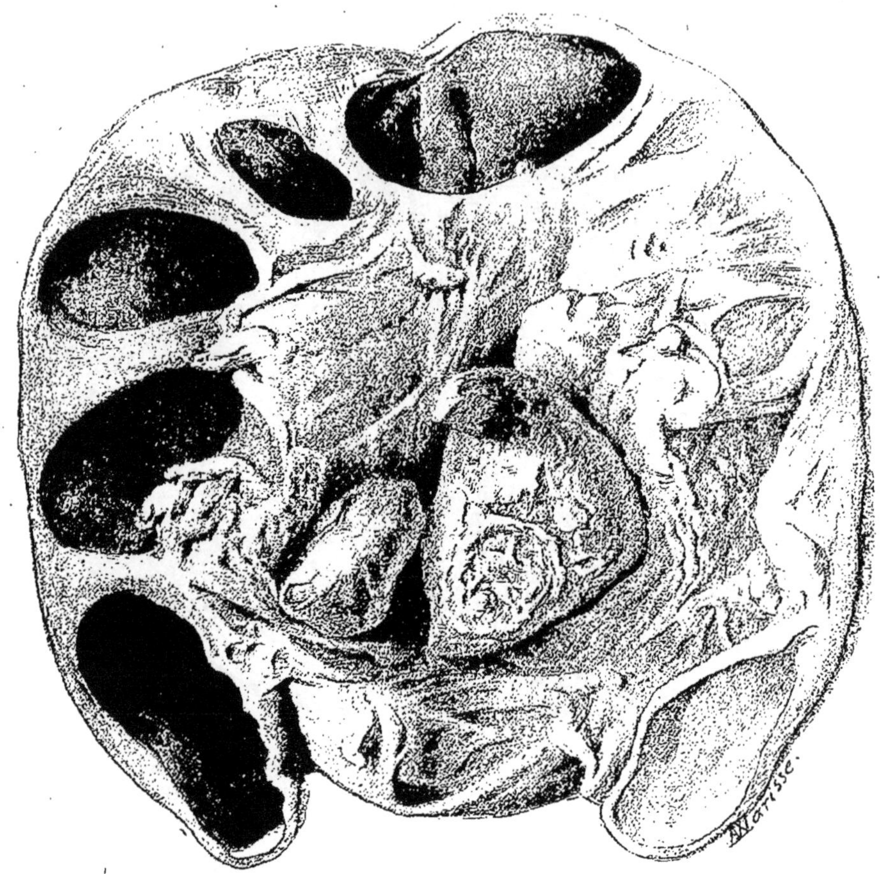

Fig. 262. — Gros calcul phosphatique du bassinet ayant provoqué une faible dilatation du bassinet, mais de grosses et multiples cavités kystiques de la substance rénale.

2° *Lésions du rein*. — Elles diffèrent suivant que la lithiase est, ou non accompagnée d'infection.

Quand le calcul est *aseptique*, le rein peut rester sain ; dans d'autres cas il présente des lésions dues à la cause générale qui a produit des formations uratiques, c'est-à-dire celles du rein goutteux ; la présence du calcul provoque en outre des phénomènes de congestion puis d'inflammation chronique qui aboutissent à la sclérose. Souvent le calcul, même petit, détermine des rétentions aseptiques rénales, soit dans tout le rein, soit au niveau d'un calice ou d'un tube collecteur ; il en résulte tantôt la distension totale ou partielle du rein (hydronéphrose calculeuse), tantôt des dilatations multiples (rein lithiasique polykystique), tantôt enfin l'atrophie d'un lobule rénal ou de toute une portion du rein ; celle-ci survient par suite de l'oblitération complète d'une poche : la sécrétion s'arrête, comme dans les expériences de Strauss et Germont après la ligature atrophiante de l'uretère.

Quand l'*infection* précède ou complique la lithiase, on observe les lésions de la pyélonéphrite ou de la pyonéphrose. Aux lésions déjà décrites (chap. III) s'ajoutent souvent des ulcérations quelquefois profondes; tantôt le rein est creusé de cavités secondaires qui contiennent un ou plusieurs calculs, tantôt un seul calcul existe (fig. 262) oblitérant l'orifice de l'uretère et déterminant une dilatation kystique parfois énorme non seulement du bassinet mais de tout le rein réduit à l'état de coque fibreuse : on y voit souvent des lambeaux sphacélés, une odeur infecte s'échappe souvent après l'incision de cette poche, soit à l'autopsie, soit pendant une néphrotomie.

Le rein opposé, dans les cas de lésions aseptiques tout au moins, présente de l'hypertrophie compensatrice, mais il peut aussi évoluer vers la sclérose ; nous avons vu que la lithiase est souvent bilatérale.

Autour du rein, la périnéphrite fibrolipomateuse est fréquente ; la pyélonéphrite calculeuse est une des causes les plus importantes des phlegmons périnéphrétiques, et l'on trouve alors quelquefois le calcul tombé dans la collection périrénale.

SYMPTOMES ET FORMES CLINIQUES

Nous avons vu que les productions lithiasiques se présentent sous la forme tantôt de sable plus ou moins fin, tantôt de concrétions d'un volume variable : ces dernières sont elles-mêmes ou mobiles ou fixes dans le bassinet ou le rein.

Dans le premier cas, tout se borne à l'expulsion intermittente d'une quantité de *sable* quelquefois à peine appréciable, ailleurs formant un dépôt épais au fond du vase. Il est rare que ces expulsions soient continues ; elles subissent facilement l'influence des écarts de régime et d'hygiène, ne provoquant aucun symptôme pendant leur passage dans l'uretère, si ce n'est parfois une vague douleur lombaire, ou plutôt un lumbago habituel, qui se trouve amélioré après une décharge de sable urinaire. Chez certains sujets, les goutteux, en particulier, on observe souvent un retentissement sur l'état général, certaines crises de la maladie générale coïncidant ou alternant avec les décharges de sable urique.

Lorsque les dépôts lithiasiques se sont agglomérés, ils restent ordinairement mobiles, atteignent une dimension qui varie de celle d'un grain de millet à celle que représente la figure 263, puis s'engagent dans l'uretère en produisant les phénomènes de la *colique néphrétique*. Suivant un autre processus, leur situation, leur forme, leurs aspérités les empêchent de se mobiliser ; ou bien ils se développent dans le parenchyme rénal et atteignent le volume parfois considérable que nous venons de décrire. C'est le *calcul rénal* proprement dit, la pierre du rein (Guyon).

Nous décrirons successivement ces deux formes :

A. — Colique néphrétique

Un calcul primitif est susceptible de rester ignoré pendant longtemps sans donner lieu au moindre symptôme, puis un jour, il s'engage dans le bassinet et détermine un ensemble de symptômes qui constitue la colique néphrétique. Celle-ci a un début brusque, brutal même ; quelquefois elle est précédée de douleurs lombaires simulant un lumbago ou de douleurs réflexes dans la vessie ou les membres inférieurs.

Elle éclate le plus souvent après les repas, au moment où l'appareil circulatoire s'exonère par le rein du trop-plein qu'y ont apporté les boissons ingérées. Les secousses ont peu d'influence sur sa production ; il est même assez fréquent qu'elle apparaisse la nuit.

Un vomissement est d'ordinaire le premier symptôme. Après lui, ou tout à fait d'emblée, survient une douleur lombaire d'une extrême violence, habituellement unilatérale. Elle a son foyer principal dans les lombes, mais elle se prolonge *en biais* (Guyon) le long de l'uretère ; elle irradie au pli de l'aine, au testicule, à la grande lèvre et peut même descendre jusqu'à la cuisse suivant le trajet du nerf génito-crural, remonter vers l'épaule, suivre les directions les plus variées.

Des réflexes sont fréquemment provoqués par elle du côté de la vessie :

les besoins sont fréquents, la miction est difficile et douloureuse à la fin. L'urine est émise en petite quantité, peut-être parce qu'elle ne vient que

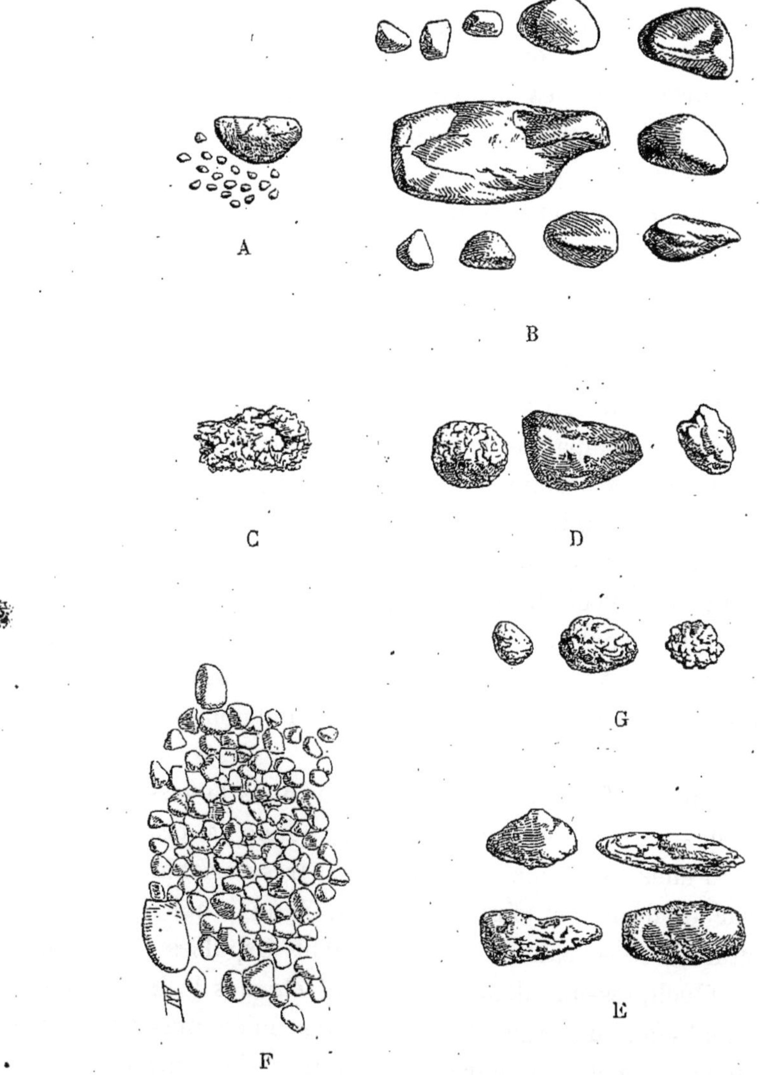

Fig. 263. — A, phosphate de chaux : B, phosphates de chaux et ammoniaco-magnésien ; C et G, oxalate de chaux ; D, acide urique ; E, acide urique et urates ; F, cystine. (Collection du Dr Boursier).

d'une seule glande, surtout parce que la sécrétion du côté sain, aussi bien que celle du côté obstrué, subit un arrêt réflexe.

Le plus souvent l'urine présente une coloration foncée, rougeâtre, due soit à sa concentration, soit au mélange d'une petite quantité de sang, par excoriation du bassinet ou de l'uretère. Une fois le calcul descendu dans la vessie, ce liquide deviendra au contraire abondant, clair et très dilué.

A ces symptômes s'ajoutent des troubles digestifs ; outre les vomissements qui sont presque constants, généralement précoces, et qui durent souvent autant que l'accès, on observe une constipation si opiniâtre quelquefois que la circulation des gaz eux-mêmes est entravée et qu'on assiste à des accidents d'obstruction intestinale. Le météorisme, considérable, paraît surtout occuper le côlon (Guyon).

En même temps on constate une agitation extrême, un pouls petit, de la pâleur, du refroidissement des extrémités. La fièvre manque, ou bien elle est l'indice d'une complication inflammatoire.

Un tel accès de colique néphrétique, d'intensité variable, est habituellement entrecoupé de rémissions plus ou moins longues, et rarement continu. Il dure de quelques heures à plusieurs jours : dans ce dernier cas, il est en général grave et s'accompagne de troubles de sécrétion qui finissent par entraîner des accidents urémiques. Il cesse comme il a débuté, brusquement, quand le calcul tombe dans la vessie.

Il s'en faut que tout calcul qui accomplit cette migration du rein à la vessie donne lieu à une colique néphrétique : souvent la descente s'effectue silencieusement, soit parce que le calcul est petit, soit parce que l'uretère est très dilaté, condition qui est loin d'être avantageuse, car elle favorisera ultérieurement la progression des lésions inflammatoires de la vessie au rein.

Généralement le calcul, une fois descendu dans la vessie, est expulsé pendant une des plus prochaines mictions, quand la prostate n'est pas volumineuse ou chez la femme. Le volume est très variable, comme on en peut juger par les figures ci-jointes (fig. 263, A à G) qui représentent en grandeur naturelle des calculs spontanément expulsés (collection du Dr Boursier). Quelques-uns d'entre eux l'ont été dès le lendemain de la colique, tels sont ceux des figures D et F, sans qu'on puisse penser à un accroissement dans la vessie. Par contre, celui de la figure B a été rendu par une femme après un long séjour dans l'urètre.

B. — Calculs rénaux

1° Symptômes fonctionnels. — Lorsque le calcul est de trop gros volume pour s'engager dans l'uretère, il constitue une véritable *pierre du* *rein* et détermine une série de symptômes dont les principaux sont des douleurs lombaires, des hématuries. des phénomènes digestifs, des troubles de la miction.

Il faut distinguer deux sortes de douleurs, *provoquées* ou *spontanées*. Celles-ci, variables dans leur mode d'apparition et dans leur intensité apparaissent parfois la nuit (Jacobson); continues et sourdes elles sont rarement calmées par le repos; presque toujours on constate tout au moins un certain degré d'endolorissement de la région lombaire, et souvent une irradiation urétérale, de sorte que le malade se plaint en même temps d'un point abdominal; elles reconnaissent comme cause la congestion du rein. Ordinairement c'est par crises, par accès que les douleurs provoquées se montrent et elles peuvent alors acquérir une intensité extrême; les accès sont amenés par les secousses et les mouvements susceptibles de déplacer le calcul; tels sont ceux que produisent les courses en voiture, l'équitation et surtout les efforts et la marche; cependant on observe aussi des crises spontanées, même nocturnes. Ces douleurs présentent des irradiations caractéristiques : les plus constantes sont des douleurs réflexes dans la région inguinale et inguino-scrotale d'abord, puis dans la région lombo-abdominale; on les observe encore au niveau de la vessie et elles simulent alors la présence d'un calcul vésical; à ce réflexe réno-vésical, il faut joindre le réflexe réno-rénal (Guyon) la douleur existant du côté opposé, et le réflexe réno-urétéral. Enfin il y a des douleurs plus éloignées, au membre inférieur, au pied, à l'épaule, etc. Parfois à une longue période de crises succèdent des mois, des années sans accès, malgré la reproduction des causes qui les provoquaient habituellement.

Quoique habituelle, l'*hématurie* peut manquer, tout au moins à l'examen de l'urine à l'œil nu, car le microscope y fait ordinairement retrouver des globules sanguins. Elle se présente rarement sous la forme d'urines rouge vif; celles-ci sont presque toujours brunâtres et la quantité de sang reste peu considérable, parfois il y a cependant une hémorragie assez abondante pour que l'on assiste à l'expulsion de caillots moulés dans l'uretère. Elle cesse par le repos, se réveille sous l'influence de la marche, de la course, de la voiture, etc., parfois avec une netteté qui en fait un signe pathognomonique; mais elle peut aussi se produire en dehors des mouvements comme la douleur qui l'accompagne souvent, et reconnaît alors pour cause l'influence congestive du calcul sur le rein, ou la rétention rénale. C'est ainsi que Bierhoff considère comme un signe de calcul la production d'une hématurie par suite de la distension du bassinet au moyen de la sonde urétérale ; nous n'acceptons pas ce signe comme pathognomonique, l'hémorragie étant parfois provoquée par le cathétérisme luimême. Elle peut être influencée par la digestion (Rayer).

Exceptionnellement, les calculs du rein déterminent des hématuries profuses. Contrairement à ce qu'on supposerait, celles-ci sont plus fréquentes en présence de calculs aseptiques que dans les reins infectés ; dans ces derniers cas d'ailleurs, lorsque la substance rénale est profondément altérée et détruite en grande partie, tous les symptômes dus au calcul, hématurie et douleur en particulier, tendent à disparaître.

Les *troubles digestifs réflexes* ne sont pas rares : ils consistent en de l'inappétence, des nausées, des vomissements, en troubles simulant l'entéro-colite et quelquefois même en symptômes d'obstruction intestinale passagers. Bien plus souvent ces crises font penser à l'appendicite ; en particulier les douleurs constantes et fixes, d'ordre réflexe et siégeant le long de l'uretère, rendent parfois extrêmement difficile le diagnostic de l'appendicite chronique avec le calcul rénal.

Fréquents, les *troubles de la miction* peuvent se montrer à l'exclusion de tout autre symptôme ; presque toujours il existe de la douleur pendant et surtout après la miction ; les besoins sont fréquents et incomplètement satisfaits ; il n'y a pas de cystite, car le cathétérisme, la pression sur la vessie exercée soit par l'hypogastre, soit par le rectum ou le vagin, ne provoquent pas de douleur ; il s'agit d'une cystalgie d'origine réflexe. Elle peut même aller jusqu'à l'incontinence.

Quand le rein est aseptique, la composition chimique des *urines* est à peu près normale ou seulement trop riche en urates. Elles sont souvent chargées de sable ; ordinairement le malade a déjà rendu des calculs ou du sable. Quand le rein suppure, la quantité de pus est accrue par la présence du calcul et atteint alors dans certains cas des proportions considérables, jusqu'à la moitié du liquide expulsé.

Forme latente ou fruste. — Les signes fonctionnels peuvent au contraire manquer complètement, de sorte que le calcul demeure ignoré ; le volume du calcul est alors souvent assez gros. Parfois des symptômes existent, mais n'attirent pas l'attention immédiatement sur le rein : tels sont les troubles gastro-intestinaux, le zona lombaire (Desnos). Il est rare cependant que l'on ne reconnaisse pas, par une interrogation minutieuse, l'existence de quelques douleurs, de troubles passagers de la miction, d'antécédents de gravelle, etc.

2° Signes physiques. — *Examen du rein.* — Le *palper bimanuel*

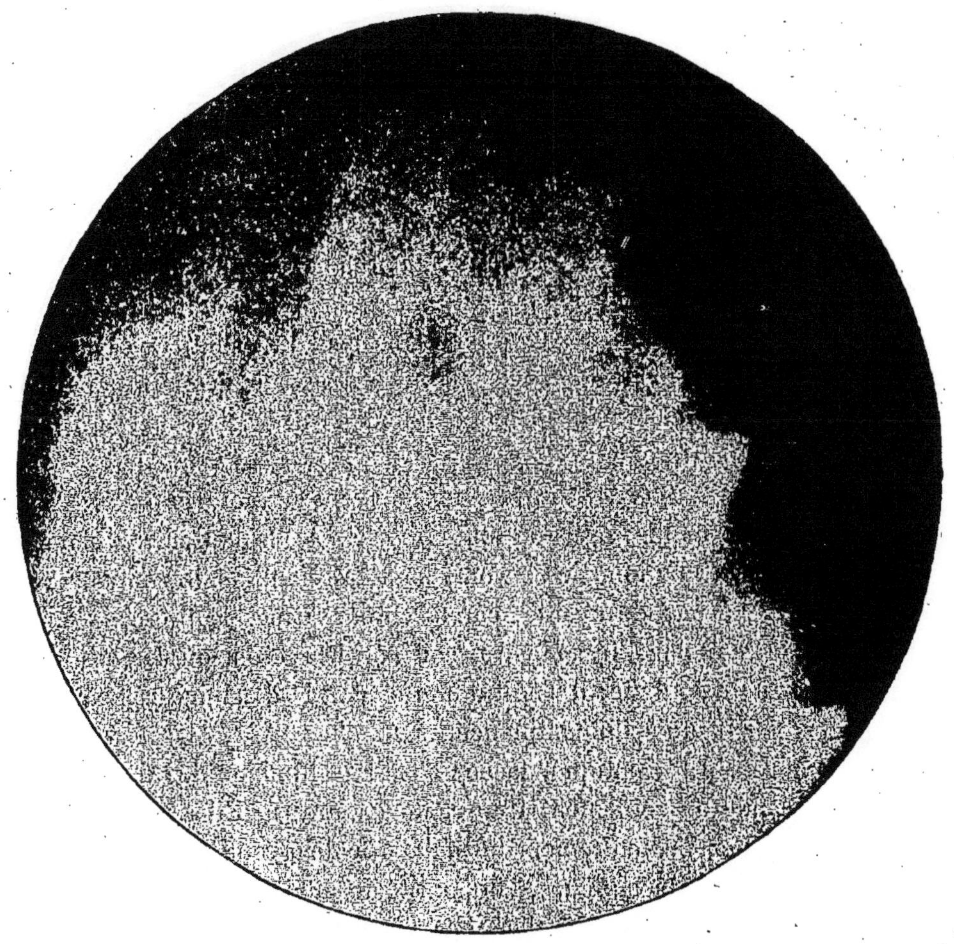

Fig. 264. — Radiographie d'un calcul urique du bassinet. (Dr Béclère).

donne des résultats différents suivant les cas; il provoque la *douleur* d'une manière constante ou presque constante, et parfois réveille une douleur réflexe du côté opposé (Guyon et Albarran); le rein peut n'être pas appréciable à la palpation, qu'il soit atrophié, ou qu'il présente un volume normal; il le devient quand la rétention ou la congestion rénale augmentent son volume, ou quand il est abaissé; la diminution de la mobilité rénale est un bon signe de lithiase (Albarran). Le palper détermine parfois une hématurie. Dans des cas de Le Dentu, de Lichteim, le calcul était perceptible à travers la paroi abdominale ; on a pu même percevoir la crépitation de calculs multiples (Guyon).

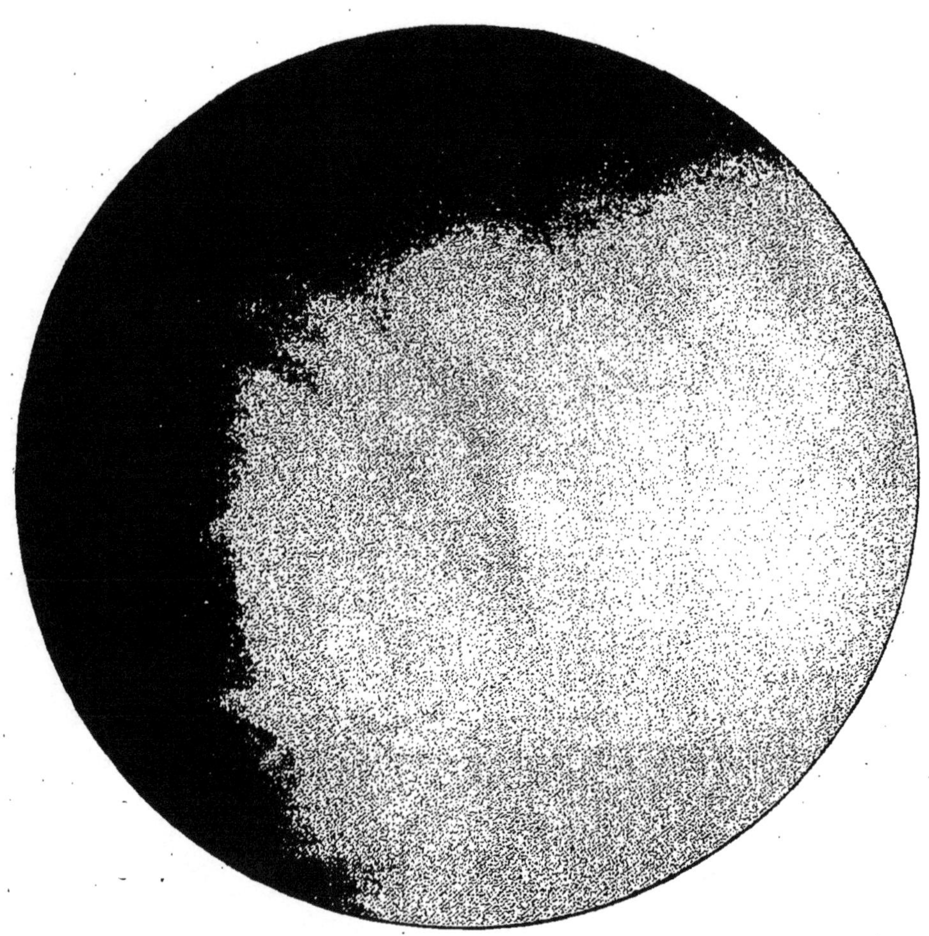

Fig. 265. — Gros calcul urique du rein et du bassinet (Dr Béclère).

La *cystoscopie* est négative, ou ne montre que l'absence de l'éjaculation urétérale rythmique quand il y a rétention rénale légère, parfois un orifice urétéral œdémateux ; elle est utile en cas d'hématurie pour le diagnostic du côté atteint ; comme souvent la douleur réflexe se produit du côté opposé et manque du côté malade, on ne négligera pas cette exploration.

Le *cathétérisme urétéral*, qui devra être pratiqué en dernier lieu avant une intervention projetée et avec une asepsie parfaite, nous a donné quelquefois la sensation d'un arrêt, ou d'un frottement contre un corps dur; mais cette sensation manque souvent malgré l'existence d'un calcul, et elle est difficile à apprécier et à distinguer de l'arrêt par un rétrécissement; il ne s'agit donc pas là d'un moyen usuel d'investigation. Il en est de même de la recherche d'empreintes sur des bougies urétérales enduites de cire (Kelly) qui peut être trompeuse, de celle du bruit produit par le choc contre le calcul (phonotoscope de Eaton), et de quelques autres procédés d'ailleurs très ingénieux.

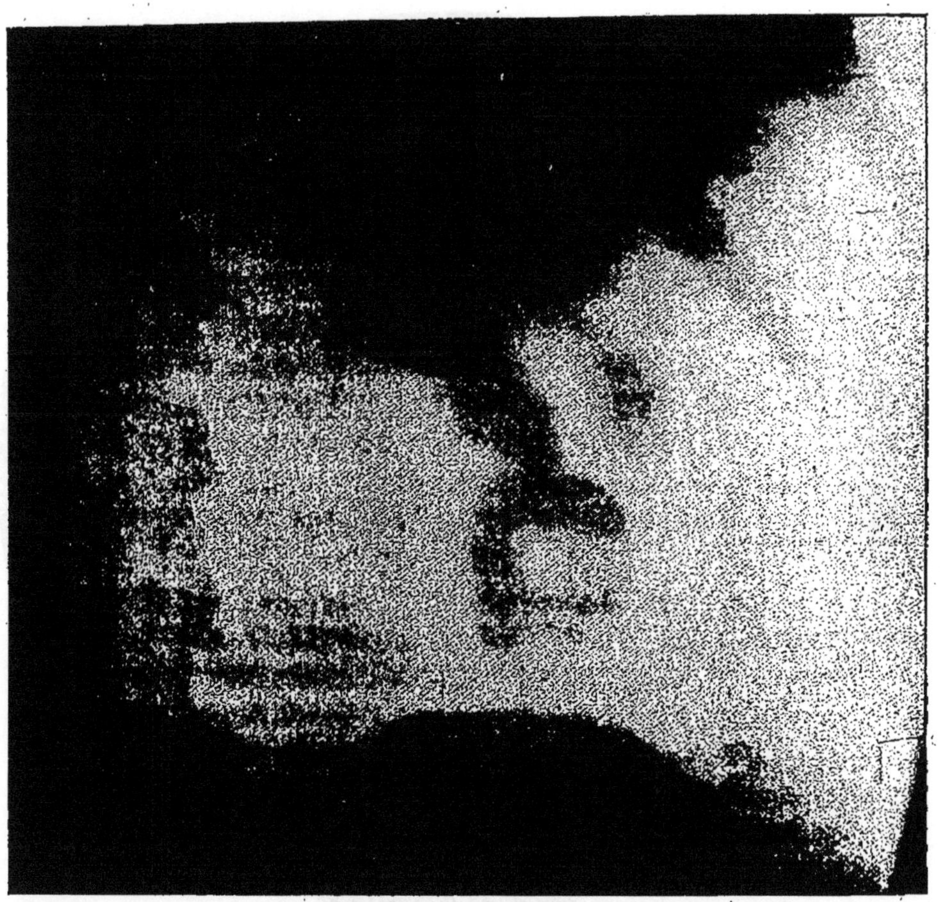

Fig. 266. — Gros calcul phosphatique du rein et du bassinet très distendus (Dr Béclère).

La *radiographie* est actuellement le plus exact des moyens de diagnostic des calculs rénaux ; elle ne doit jamais être négligée quand il existe un doute sur leur existence ; elle sera toujours bilatérale. Cependant sa valeur n'est pas absolue, l'examen clinique et l'examen radiographique doivent se contrôler mutuellement.

Les erreurs, de plus en plus rares, proviennent : 1° de la transparence

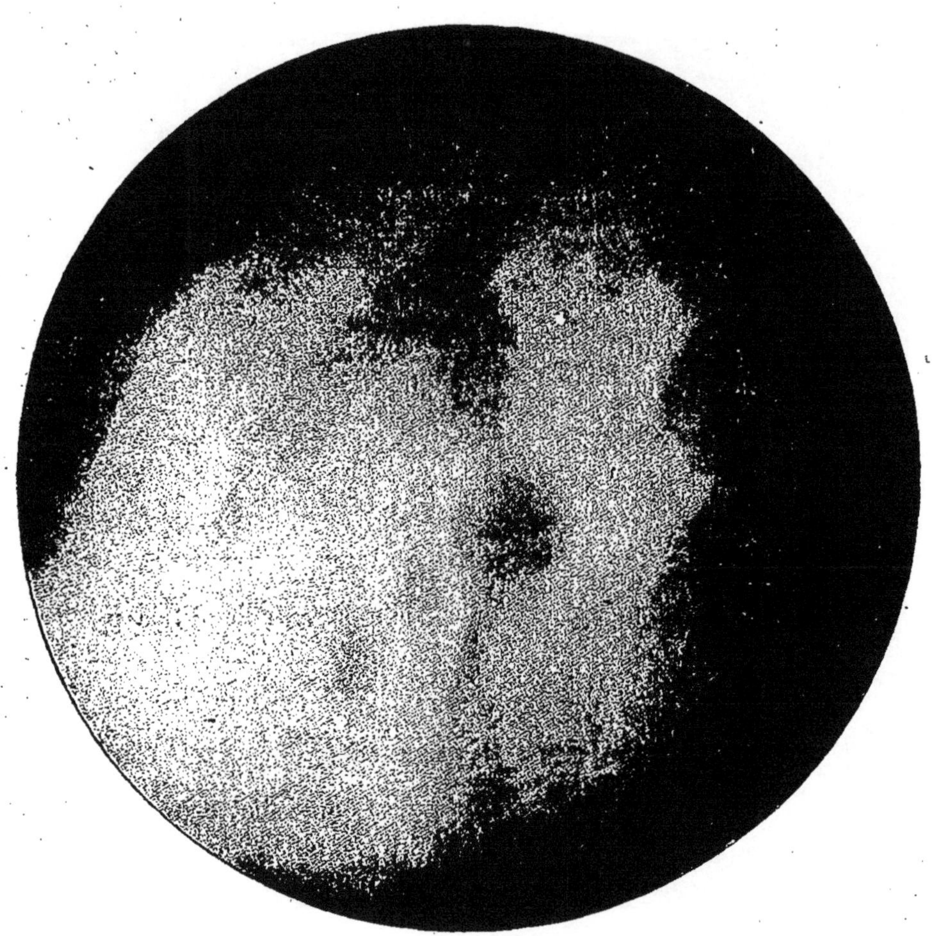

Fig. 267. — Calculs du rein et de l'uretère. (Dr Béclère.)

aux rayons X des calculs composés d'acide urique ; cette cause d'erreur est rare ; 2° d'une interprétation inexacte des parties opaques ; les rayons peuvent avoir été interceptés, non par un calcul rénal ou urétéral, mais par une concrétion intestinale, par un phlébolithe, par des ligaments ossifiés, par un tubercule crétacé ou fibreux, et sans doute par d'autres causes encore mal définies, que la stéréophotographie permet d'éviter (Béclère) ; 3° d'une mauvaise instrumentation ; la compression de la région et l'immobilisation du rein doivent être parfaites, faute de quoi les calculs peuvent échapper à l'examen ; les progrès réalisés par Albers-Schönberg, Béclère, Arcelin et Rafin, etc., ont diminué considérablement ces causes d'erreurs ; 4° de l'obésité excessive du malade ; 5° de l'exiguïté des calculs ; d'après Schönberg, on peut cependant déceler des calculs de la grosseur d'un pois.

La radioscopie suffit dans un petit nombre de cas ; on suit ainsi le déplacement du calcul avec les mouvements respiratoires, ou même avec les changements de position du malade.

En raison des erreurs possibles, une radiographie négative ne permet pas de conclure à l'absence certaine de calcul ; seule une radiographie positive conduit à un diagnostic positif, avec quelques réserves. Il est utile de répéter l'épreuve ; on peut même s'assurer ainsi des déplacements du calcul.

L'*incision exploratrice* du rein peut être nécessaire ; la palpation simple de l'organe libéré, permet de sentir le plus souvent les calculs du bassinet et les gros calculs du rein, mais se montre d'ordinaire infidèle pour le diagnostic des calculs du rein petits ou moyens.

ACCIDENTS ET COMPLICATIONS DE LA LITHIASE RÉNALE

Ce sont, au niveau du rein, l'hydronéphrose calculeuse, la pyélonéphrite et la pyonéphrose, le phlegmon périnéphrétique. En outre, la migration du calcul dans l'uretère peut être arrêtée et causer dans des cas déterminés l'anurie calculeuse.

Hydronéphrose calculeuse. — Les symptômes sont ceux de l'hydronéphrose, réunis à ceux de la lithiase : l'augmentation de volume du rein d'une part, le défaut d'éjaculation urétérale et l'évacuation d'urine récidivelle par le cathétérisme urétéral, d'autre part, permettent de faire le diagnostic. L'hydronéphrose peut être intermittente quand un petit calcul mobile s'engage dans l'uretère, pour retomber ensuite dans le bassinet ; de petits graviers amoncelés autour d'un calcul principal peuvent produire la même oblitération temporaire qui s'observe encore dans le cas de calcul urétéral.

Les troubles de la sécrétion urinaire du côté malade et du côté opposé sont ceux que nous étudierons à propos de l'hydronéphrose en général.

Pyélonéphrite et pyonéphrose. — Quand l'infection n'est pas accompagnée de rétention rénale, le symptôme principal est la *polyurie trouble*, comme dans toute pyélonéphrite ; les autres symptômes fonctionnels sont ceux du calcul rénal, mais au début la *douleur* est beaucoup plus vive que dans le calcul non infecté ; plus tard au contraire elle est d'une intensité d'autant moins vive que la lésion est plus avancée. Les symptômes généraux peuvent manquer, mais dans d'autres cas il existe des signes d'infection urineuse. La sécrétion rénale est augmentée, mais en réalité l'élimination est pauvre, et quand les deux reins sont atteints, l'ensemble de la fonction rénale est assez compromis pour qu'un incident quelconque puisse la suspendre tout à fait.

Quand il y a *pyonéphrose,* on observe les *débâcles purulentes* alternant avec des périodes de limpidité relative, pendant lesquelles des phénomènes généraux infectieux graves se produisent ; le rein est *gros,* mais variable suivant ces alternatives, et douloureux surtout pendant les phases de distension rénale. Parfois l'issue du pus est assez régulière et les symptômes généraux se réduisent, comme dans les pyélonéphrites calculeuses chroniques, à l'amaigrissement et à des troubles dyspeptiques.

Phlegmon périnéphrétique. — On a signalé, comme particularité, son évolution parfois latente. Ouvert, il se termine par la fistulisation si un calcul est tombé dans sa cavité ou persiste dans le rein, ce que la radiographie permet d'établir.

Anurie calculeuse. — Elle frappe surtout les hommes (62 contre 17 femmes, d'après Donnadieu), et principalement à l'âge adulte ; elle est produite par l'oblitération complète de l'uretère, et se manifeste ordinairement à l'occasion d'une fatigue, d'une course, d'un traumatisme, d'une émotion, du froid. Il existe une anurie calculeuse *sans obstruction,* rare, due à l'insuffisance rénale, et qui est presque toujours fatale.

L'oblitération résulte parfois du volume considérable du calcul, ou d'un engravement par des concrétions agglomérées en amont d'un calcul de moyen volume arrêté dans l'uretère ; plus souvent elle est due à la congestion de la muqueuse et à la contraction spasmodique des fibres musculaires ; des rétrécissements de l'uretère y contribuent. Le bassinet et l'uretère, en amont de l'obstacle, qui siège presque toujours au voisinage de la vessie ou du bassinet, c'est-à-dire vers les extrémités de l'uretère, ne sont pas distendus et contiennent seulement une petite quantité d'urine. Le rein est gros, extrêmement congestionné ; la substance médullaire, rouge sombre, parfois infiltrée de sang, contraste avec la substance corticale qui est anémiée. Parfois cependant, on trouve une pyonéphrose ou une hydronéphrose.

L'oblitération brusque de l'uretère détermine, du même côté, l'arrêt de la sécrétion rénale par réflexe urétéro-rénal, ou plus souvent par augmentation de la tension intra-rénale ; puis, en un temps variable, l'épithélium rénal dégénère si la tension persiste. Quant à l'absence de la sécrétion du côté opposé, elle peut être due à un réflexe inhibitoire parti de l'uretère ou du rein atteints, mais, bien plus fréquemment, elle tient à l'absence du rein, ou à sa destruction par un processus infectieux, néoplasique, tuberculeux, etc., ou par la lithiase rénale bilatérale (24 fois sur 30, Huck), ou bien à l'oblitération bilatérale de l'uretère. L'existence de l'anurie réflexe est toutefois certaine ; Donnadieu la démontre dans 4 cas sur 46, Huck dans 1 seulement sur 30.

Symptômes. — L'anurie est précédée ordinairement par les douleurs de la colique néphrétique, qui parfois ont cessé depuis plusieurs jours, au par un point douloureux lombaire, par une hématurie prémonitoire (Guyon) ; elle peut encore survenir sans symptômes précurseurs, ce qui rend difficile le diagnostic du côté atteint. Parfois elle a été précédée d'autres accès d'anurie terminés spontanément ; cette *anurie intermittente* rappelle l'hydronéphrose intermittente.

Pendant une première période de *tolérance*, en dehors des vomissements qui ne tardent pas à cesser, il n'existe aucun symptôme autre que l'anurie ; ou bien on note quelques symptômes vésicaux, une anxiété qui n'a rien de morbide. Cette période dure en moyenne de cinq à six jours, parfois beaucoup moins ; dans des cas très exceptionnels on l'a vue attendre dix et douze jours.

La période d'*urémie* s'annonce par une sensation d'affaiblissement, ou encore par l'inappétence, la céphalée, les sueurs abondantes. Puis apparaissent des troubles digestifs : soif, vomissements, sécheresse de la langue, et plus tard les signes de l'urémie dyspnéique, les œdèmes, les tressaillements musculaires, rarement les convulsions. La mort survient après une période de coma, ou très rapidement, au bout de un à trois jours d'accidents urémiques.

Toutefois la guérison spontanée est possible ; elle survient dans 20 à 30 p. 100 environ des cas, mais peut être suivie d'un nouvel accès mortel. La mortalité, sans opération, varie un peu d'après les statistiques : 82 p. 100 (Merklen), 71 p. 100 (Legueu), 67 p. 100 (Donnadieu), 56 p. 100 (Huck).

Diagnostic. — On ne confondra pas l'anurie avec la rétention d'urine ; il faut surtout en chercher la cause, en s'informant des commémoratifs, en éliminant l'anurie par compression de l'uretère (cancer et fibrome de l'utérus, kystes et tumeurs pelviennes, etc.), qui du reste demande le même traitement, et l'anurie du mal de Bright ou de la néphrite aiguë. L'anurie hystérique a pu causer des erreurs, mais elle est rarement absolue et prolongée. On a vu encore l'anurie par torsion d'un rein mobile (Clairmont), dans le tabes, etc.

Le diagnostic du côté à opérer se fait par le palper des deux reins qui peut montrer un rein douloureux et gros tandis que l'autre ne présente rien de semblable, par la douleur lombaire spontanée, par le siège de coliques néphrétiques survenues auparavant, par la contracture de la paroi ; en l'absence de tout signe fonctionnel, la cystoscopie montre (Pasteau) l'œdème du méat urétéral et même un état ecchymotique. Le cathétérisme urétéral doit aussi être employé.

DIAGNOSTIC DES CALCULS RÉNAUX

1° Diagnostic différentiel. — La douleur pourrait faire penser à une *névralgie lombaire*, à un *lumbago*, mais on reconnaîtra les points douloureux de l'une, la bilatéralité et le siège musculaire de l'autre ; le *zona* présente en outre une éruption caractéristique ; quelquefois, mais rarement, il est symptomatique de la lithiase.

On observe des *névralgies rénales* chez les ataxiques, les hystériques, certains paludéens, les goutteux, etc. ; chez ces derniers elles sont parfois accompagnées d'hématuries, ce qui rend le diagnostic très difficile. L'influence du repos et des mouvements sur la douleur et l'hématurie feront reconnaître le calcul. Toutefois il sera toujours prudent de contrôler le diagnostic par la radiographie.

Les *néphrites douloureuses et hématuriques* présentent des douleurs et des hématuries spontanées et des modifications de la composition de l'urine (albumine, cylindres). Les douleurs du *rein mobile* prêtent parfois à confusion, mais bien rarement on observe des hématuries, à moins qu'il ne coexiste un calcul.

Dans les *néoplasmes* du rein on constate une tumeur rénale appréciable ; les hématuries sont spontanées, abondantes, durables ; elles se reproduisent par crises séparées par des intervalles très longs au début ; l'état général est plus profondément altéré.

On confond facilement la pyélonéphrite calculeuse avec la *tuberculose rénale*, par exemple dans les cas de pyurie sans autre symptôme de l'une ou de l'autre affection. La recherche des bacilles, l'inoculation du dépôt, la radiographie sont les moyens d'établir le diagnostic quand les symptômes sont mal différenciés.

On doit songer encore aux douleurs de la colique hépatique, de l'appendicite, de la psoïtis, etc. ; on ne confondra pas les signes vésicaux réflexes de l'affection rénale avec ceux de la *cystite*.

Enfin le siège de la douleur, parfois la cystoscopie et le cathétérisme des uretères, la radiographie empêcheront de prendre un calcul rénal pour un calcul urétéral. Cette dernière doit être employée dans tous les cas douteux, elle diminue beaucoup les indications de l'incision exploratrice, qui cependant reste parfois nécessaire, et qui s'impose dans des cas déterminés, lorsqu'un symptôme prédominant tel que l'hématurie ou la douleur commande une intervention et que l'ensemble des moyens ci-dessus décrits a conduit au résultat négatif. Le rein mis à nu ne révèle pas toujours un calcul qu'il contient, la palpation de la surface permet ordinairement de sentir des calculs du bassinet, ou de très gros calculs du rein, mais des concrétions petites ou moyennes échappent presque toujours, de même qu'à l'acupuncture.

2° **Diagnostic de l'état respectif des deux reins.** — L'examen direct aura permis de ne pas confondre le rein calculeux avec son congénère devenu douloureux par réflexe réno-rénal.

Il faut de plus s'efforcer de reconnaître le degré d'intégrité du rein calculeux : la palpation, qui montre le rein gros dans le cas d'hydronéphrose ou de pyonéphrose, la cystoscopie qui décèle la rétention rénale et la pyurie unilatérale sont utiles ; mais on s'attachera surtout à pratiquer le cathétérisme de l'uretère qui permet l'analyse de l'urine du côté en observation, et fournit seul les moyens de préciser les lésions et la valeur fonctionnelle du rein calculeux. Quant au rein opposé, on doit systématiquement y rechercher la présence de calculs et en examiner la valeur fonctionnelle ; trop souvent on le trouvera également lithiasique ; on constatera parfois l'absence de toute sécrétion ou l'absence du méat urétéral. On comprend donc que l'examen bilatéral des reins s'impose avant toute intervention.

TRAITEMENT

1° Traitement médical. — Les principales règles que nous avons exposées en parlant des calculs de la vessie trouvent ici leur application. Elles ne sont efficaces que pour les calculs primitifs ; on sait qu'on se propose un double but, c'est d'une part d'empêcher l'accumulation et la précipitation de l'acide urique, d'autre part de faciliter l'expulsion des concrétions déjà formées. Celle-ci est favorisée par l'ingestion des boissons diurétiques et surtout d'eaux faiblement minéralisées, telles que Contrexéville, Vittel, Martigny, Evian ; leur action dissolvante est discutable, elles paraissent jouir d'un pouvoir antiphlogistique sur les parois du bassinet et de l'uretère et détachent les mucosités qui empêchent la descente du calcul vers les voies inférieures.

La pipérazine (Lépine), le lycétol, à la dose de 1 à 3 grammes par jour, le sidonal et surtout le benzoate et le carbonate de lithine, l'urotropine, donnent des résultats satisfaisants. Il en est de même de la glycérine qui, à la dose de 50 à 100 centimètres cubes par jour, provoque presque toujours une crise douloureuse suivie de l'expulsion de graviers (Hermann).

2° Traitement de la colique néphrétique. — Il s'adresse surtout à la *douleur*, qui sera calmée par des applications émollientes, par des révulsifs, par des dérivatifs comme les grands lavements d'eau chaude, enfin par les médicaments sédatifs de la douleur : lavements d'antipyrine et de laudanum, injections hypodermiques de morphine, inhalations de chloroforme (Trousseau). Pour favoriser la *progression du calcul*, on ordonne les tisanes et les eaux minérales diurétiques ; le massage abdominal, la galvanisation de l'uretère ont été recommandés. On peut encore chercher à faire rentrer le calcul dans le bassinet en plaçant le malade en position déclive, la tête beaucoup plus basse que le bassin (Simpson, Cabot, etc.) ;

la mobilité de certains calculs, constatée par la radiographie et la radioscopie, explique les succès de cette méthode.

Dans des crises extrêmement douloureuses et répétées on interviendrait chirurgicalement (Pousson).

3° Traitement chirurgical. — Le traitement chirurgical doit toujours être précédé de la recherche de l'existence des deux reins et de l'examen de la valeur fonctionnelle de chacun d'eux ; en outre on aura fait le diagnostic de la bilatéralité de la lithiase, et celui des affections rénales qui peuvent coïncider avec la lithiase de l'un ou de l'autre côté, telles que la tuberculose, l'hydronéphrose, etc. Exceptionnellement, on interviendrait malgré un diagnostic incomplet, en cas d'infection où de pyonéphrose avec frissons répétés, mais on se contenterait alors de la néphrotomie.

Quand le diagnostic est précisé comme nous venons de l'indiquer, les indications opératoires sont d'ordinaire faciles à poser. Nous les examinerons, ainsi que le choix de l'opération, dans la lithiase aseptique, dans la lithiase suppurée, dans l'anurie calculeuse.

I. Lithiase aseptique. — Bien que le calcul aseptique puisse être longtemps toléré sans douleur et sans désorganisation profonde du parenchyme rénal, il doit être considéré comme une menace permanente de distension et de sclérose rénales et d'infection. Les petits calculs eux-mêmes exposant à la rétention rénale, le volume du calcul ne peut être pris en considération pour faire renoncer à l'intervention dès que la radiographie en a démontré l'existence.

L'opération doit aboutir à l'*extraction du calcul* et à la *conservation du rein ;* dans la plupart des cas on y parvient aisément par la néphrotomie ou encore par la pyélotomie. Cependant la décision à prendre est parfois moins simple : nous l'examinerons dans l'hydronéphrose calculeuse et dans la lithiase bilatérale.

Dans l'hydronéphrose calculeuse, quand les lésions du rein sont peu étendues, on agit comme quand il n'existe pas de rétention rénale ; quand elles ont abouti à la disparition presque complète du tissu rénal et quand, en même temps, la valeur fonctionnelle du rein calculeux est très diminuée tandis que l'autre rein la compense parfaitement, la *néphrectomie* est indiquée. Entre ces cas extrêmes existent tous les intermédiaires, mais c'est à la néphrotomie qu'on doit donner la préférence tant que le rein calculeux ne peut pas être considéré comme sans valeur. La disparition du calcul peut être suivie d'un relèvement de la fonction rénale. S'il existe un *obstacle urétéral* on l'abordera dans la même ou dans une autre séance, suivant les difficultés que l'opération présente (voir *Hydronéphrose*). Dans le rein polykystique lithiasique on pourra compléter la néphrotomie par la décapsulation (Pousson).

En présence de calculs bilatéraux et aseptiques, on doit traiter *les deux reins* d'après les règles qui précèdent. Si le malade est résistant, on pratiquera la néphrotomie double dans la même séance ; plus souvent il sera prudent de laisser entre les deux opérations quelques semaines. On interviendra d'abord sur le rein qui paraît le mieux capable d'assurer la fonction rénale à moins que l'intensité des douleurs et de l'hématurie ne commande le choix inverse ; le volume du calcul est moins important à considérer que l'existence de l'hydronéphrose ou que le taux de l'urée et la perméabilité. La néphrectomie sera réservée, plus encore que dans les calculs unilatéraux, aux reins fonctionnellement inexistants ; l'anurie, l'urémie et les autres troubles de la fonction rénale sont possibles en effet après la néphrectomie, toutes les fois que le rein opposé n'est pas sain.

Les *suites opératoires* varient avec la nature de l'intervention. La *néphrotomie avec suture complète* assure la guérison rapide sans fistule consécutive et sans infection ; expérimentalement, on a montré qu'elle laisse une cloison cicatricielle dans le rein, mais que la sclérose a peu de tendance à envahir les tissus voisins ; toutefois il faut compter avec les déchirures opératoires et avec les lésions préparant à la sclérose que le calcul a pu déterminer et qui expliquent sans doute les cas de sclérose disséminée observés longtemps après une néphrotomie (Greiffenhagen). Quand la crainte d'une hémorragie, quand les dimensions très grandes ou l'irrégularité de la poche rénale nécessitent le *drainage*, celui-ci devra être rigoureusement aseptique et peu prolongé, afin de ne pas créer une voie d'entrée à l'infection.

La néphrotomie est l'opération de choix dans la lithiase aseptique ; elle donne une *mortalité* de 9,37 p. 100 (Küster), tandis que l'ensemble des opérations dans la lithiase aseptique donne 15,7 p. 100 ; dans une statistique de Rovsing elle n'est que de 6,08 p. 100.

La *pyélotomie* ou incision du bassinet a l'avantage de ne créer aucune cicatrice dans le rein ; on lui reproche la persistance fréquente d'une fistule ordinairement transitoire, l'impossibilité de bien explorer le rein dans certains cas : la radiographie diminue maintenant ce dernier désavantage, et des faits de Rafin et Badin montrent que la fistule est peu à craindre. On pourra pratiquer la pyélotomie dans les cas de petits calculs du bassinet, si l'uretère ne présente aucun obstacle à l'évacuation de l'urine. D'après les chiffres cités par Wagner portant sur 34 pyélotomies, la guérison est observée dans 66 p. 100 des cas, la mort dans 11 p. 100, une fistule dans 22 p. 100.

La *néphrectomie* présente le même pronostic opératoire que dans les hydronéphroses.

II. Lithiase suppurée. — 1° On *s'abstiendra* dans la lithiase chronique suppurée bilatérale, sauf le cas d'accidents pressants, si la valeur fonctionnelle des reins est trop diminuée ou si l'âge, l'affaiblissement des malades rendent toute opération trop dangereuse.

2° La *néphrotomie* s'impose quand la pyonéphrose calculeuse détermine des symptômes *infectieux graves*. L'indication urgente est de faire cesser les accidents infectieux liés à la rétention rénale ; cette indication est parfaitement remplie par la néphrotomie. En pareil cas, la néphrectomie doit être rejetée complètement parce que le malade ne pourrait pas la supporter.

Elle s'impose également quand il n'existe qu'*un seul rein*, ou quand le deuxième rein, au cours de l'examen anatomique et fonctionnel, s'est montré lésé et insuffisant. On agira de même dans la lithiase *bilatérale*.

La néphrotomie est indiscutablement préférable à la néphrectomie quand le calcul a déterminé des *lésions peu avancées*, par exemple quand il n'existe que peu ou pas de distension pyélo-rénale, quand le parenchyme rénal est plus enflammé que sclérosé. Il s'agit alors surtout de calculs primitifs, infectés secondairement. Le calcul enlevé et, s'il y a lieu, l'uretère rendu perméable, ou encore le bas-fond pyélique supprimé par une opération appropriée le rein peut se désinfecter complètement ; le cathétérisme à demeure de l'uretère après l'opération aide puissamment à ce résultat.

3° En face des autres cas, les opinions sont partagées et nous exposerons d'abord les raisons qui font préférer tantôt l'une, tantôt l'autre opération.

La *néphrotomie* a comme avantages : le danger immédiat moindre qui l'impose dans les cas graves dont nous avons déjà parlé ; la possibilité de faire une néphrectomie secondaire, moins grave que la primitive, si la suppuration persiste après l'opération ; la conservation du rein qui, même altéré, n'est pas toujours sans valeur. Ses inconvénients sont la lenteur de la guérison et la fréquence des fistules.

Il arrive en effet que, après la néphrotomie, le rein reste creusé de cavités suppurantes, parfois compliquées ultérieurement de calculs secondaires, et les pansements auxquels est condamné le patient pendant des mois et parfois indéfiniment sont continuellement souillés de pus et d'urine ; certains malades ont été néphrotomisés à plusieurs reprises, le rétrécissement du trajet fistuleux ramenant les mêmes accidents de pyonéphrose. Les fistules constituent donc une infirmité et un danger. Mais elles sont loin d'être constantes même à la suite de volumineuses distensions, on les a vues se tarir et devenir aseptiques.

La *néphrectomie* donne au contraire une guérison immédiate et complète ; la pyurie cesse aussitôt et nulle récidive de suppuration n'est à craindre. Cependant ces résultats sont parfois amoindris par l'infection de la loge rénale, lente à guérir, ou par la production de fistules urétérales ; une seconde opération peut être nécessaire alors, comme après une néphrotomie, mais ici pour l'extirpation de l'uretère.

Pour ces motifs, la néphrectomie est recommandable quand le deuxième rein est sain, si l'opération conduit sur une poche très anfractueuse, cloisonnée, dont on ne peut guère espérer le drainage parfait par la plaie ou par l'uretère, quand le tissu rénal est réduit à une coque fibreuse, ou quand l'organe est atrophié. Toutefois, en présence d'une poche mince, on se gardera d'évaluer la valeur sécrétoire d'une façon trop pessimiste. Dans les autres cas, et en particulier s'il y a des lésions de l'autre rein, comme une lithiase *bilatérale*, on préférera la *néphrotomie*.

Les statistiques viennent à l'appui de ces indications générales de l'intervention. Elles montrent en effet que la néphrectomie est plus grave que la néphrotomie, que la néphrectomie secondaire l'est moins que la néphrectomie primitive.

Ainsi Albarran, réunissant en 1898 plusieurs statistiques, donnait les chiffres suivants :

Néphrectomie primitive :	mortalité opératoire.	33	p. 100	(22 contre 44)
	réduite depuis 1871 à	20	—	
Néphrectomie secondaire :	mortalité opératoire.	23	—	(3 contre 13)
Néphrotomie.	mortalité opératoire.	20	—	(19 contre 102)

D'après Küster, l'ensemble des opérations dans la lithiase septique donne une mortalité opératoire de 21,3 p. 100.

Cependant Pousson fait remarquer qu'il ne faut pas considérer seulement la mortalité opératoire, mais aussi les résultats et la mortalité éloignés; il arrive ainsi à préférer la néphrectomie à la néphrotomie, malgré les apparences de gravité plus grande de la première. Ses 12 interventions sur 10 malades lui donnent :

		Mortalité opér.	Guérisons
Néphrotomies.	5	0	1
Néphrectomies primitives. . . .	5	2	3
Néphrectomies secondaires . . .	2	»	2

Ajoutons que sur 211 néphrotomies, Wagner mentionne 28 « guérisons avec fistules » et 17 néphrectomies secondaires; ensemble 21 p. 100.

La néphrotomie bilatérale donne les résultats suivants :

Sur 7 malades (Legueu), 1 mort d'anurie post-opératoire à la première opération; 2 morts un an après la deuxième opération; 2 récidives; 2 guérisons;

Sur 20 malades (Küster) 10 guérisons, 3 fistules, 7 morts à la suite de la deuxième opération.

Nous pensons qu'il faut réserver à la néphrotomie, comme nous l'avons dit, les calculs bilatéraux et les cas très graves ou très légers; les statistiques futures trancheront la question du choix de l'opération dans les autres cas.

Enfin la néphrotomie abdominale a donné 3 morts sur 3 cas (Brodeur) et est depuis longtemps délaissée.

Quant à la néphrectomie transpéritonéale, elle est aussi beaucoup plus grave que la néphrectomie lombaire (mortalité 37 p. 100 d'après Albarran), et la néphrotomie lombaire doit lui être préférée dans les pyonéphroses volumineuses.

III. Anurie calculeuse. — On ne s'attardera pas au *traitement médical;* il n'est pas prouvé que l'on soit jamais arrivé par des moyens médicaux à faire cesser l'obstruction calculeuse, et l'on a trop souvent déploré l'insuccès d'opérations tardives. Cependant on luttera contre l'intoxication en réduisant l'alimentation au lait, aux tisanes, à l'eau de Vichy, qui rendront en même temps les vomissements moins pénibles, et en remplaçant les éliminations urinaires par les éliminations cutanées (sudorifiques), intestinales (purgatifs drastiques et lavements purgatifs) et par les émissions sanguines. Les vomissements fréquents seraient diminués par les boissons gazeuses, la glace, etc., mais ils indiquent plutôt l'urgence de l'intervention.

Le seul moyen médical puissant est la *chloroformisation* (Israël), mais il n'est pas sans danger ; on sait que même sur le rein sain le chloroforme peut produire des lésions, qui ont parfois entraîné la mort après la néphrectomie. La distension vésicale par une *injection froide* pourra être tentée.

L'intervention chirurgicale est la *néphrotomie*. Nous mentionnerons cependant d'abord le *cathétérisme urétéral* qui a donné des guérisons (Apolant, Imbert, etc.).

La pyélotomie, l'urétérotomie ont été pratiquées avec des succès ; on leur préfère la *néphrotomie* (Demons et Pousson). La néphrotomie diminuant la tension rénale, fait d'ordinaire reparaître la sécrétion, mais si le rein est trop altéré, cette sécrétion est insuffisante pour faire cesser l'urémie et le malade meurt, bien qu'il ait mouillé son pansement, ou bien elle ne reparaît pas. Dans les cas graves, et même en règle générale, la néphrotomie doit être conduite très rapidement ; on n'extirpera le calcul pyélique que s'il se présente immédiatement au doigt ou à la pince, d'autant plus qu'il pourrait en exister aussi dans l'uretère, et on limitera le traumatisme rénal autant que possible pour son extraction. Si le calcul ne vient pas immédiatement, on ne le recherchera pas ; de même on ne s'inquiétera pas des calculs urétéraux ; toute opération prolongée augmente les risques de mort. On se contente de drainer largement le rein, de le suturer et de fermer la paroi. Lorsque la sécrétion a reparu et assez longtemps après, on complétera l'opération par la recherche du calcul dans l'uretère ou dans le rein ou, lorsque la substance rénale présente des lésions très avancées, par une néphrectomie si l'état de l'autre rein la permet.

Si au contraire le calcul est extrait facilement d'un rein aseptique, on pourra suturer celui-ci complètement, mais il est plus prudent de laisser un drainage rénal.

Les statistiques montrent que la mortalité est élevée malgré l'opération (45, 4 p. 100, Donnadieu) ; qu'elle est moindre avant le cinquième jour (22 p. 100, Legueu), qu'il n'est jamais trop tard pour intervenir (Nicolich quinze jours, Chevalier seize jours) ; par contre, la mort peut survenir après une opération faite avant tout symptôme d'urémie ; dans ces cas on est presque toujours en présence de lésions bilatérales avancées.

Nous estimons qu'il ne faut pas attendre pour pratiquer une néphrotomie au delà du troisième ou du quatrième jour ; mais on n'aura jamais négligé de tenter auparavant le cathétérisme de l'uretère ; une asepsie parfaite autorise à le pratiquer dès les premières heures de l'anurie.

CHAPITRE XI

HYDRONÉPHROSE

BIBLIOGRAPHIE

Rayer. Maladies des reins, 1841. — Simon. Chir. der Nieren, 1872. — Strauss et Germont. *Arch. de physiol.*, 1882. — Landau. *Berl. Klin. Woch.*, 1888. — Terrier et Baudoin. Hydron. interm. *Revue de chirurgie*, 1891. — Fenger. Surgery of Ureter. Phil., 1898. — Legueu. Pathog. et trait. de l'hydronéphrose. *Assoc. fr. d'Urol.*, 1re session, 1896. — Rôle des vaisseaux anormaux dans la pathog. de l'hydron. *Annales gén.-urin.*, 1904 ; — Pathog. de l'hydron. intermittente. *Soc. de chirurgie*, 1904. — Albarran. Physiologie pathol. de l'augm. de vol. du rein, etc. *Assoc. fr. d'Urol.*, 1re session, 1896. — Guyon et Albarran. Physiologie pathologique des rétentions rénales. *Assoc. fr. d'Urol.*, 2e session, 1897. — Bazy. Contrib. à la pathog. de l'hydron. intermittente. *Revue de chirurgie*, 1903. — Des conditions de l'hydronéphrose. *Soc. de chirurgie*, 1906. — Kuster, Fenger, Bazy. Opérations conservatrices dans les rétentions rénales (Rapport). *Congrès internat. de méd.* Paris, 1900. — Duval et Grégoire. Pathog. et traitement, des hydronéphroses. *Assoc. fr. d'Urol.*, 10e session (Rapport). — F. Gardner. Opérations plastiques et anastom. du bassinet et de l'uret. etc. *Thèse Paris*, 1904. — Pasteau. Pathog. et trait. de l'hydron. *Assoc. fr. d'Urol.*, 1906.

L'*hydronéphrose* (Rayer), ou *uronéphrose*, est la distension du rein et du bassinet par l'urine aseptique. Elle constitue l'une des deux grandes classes de rétentions rénales ; nous avons étudié plus haut, en effet, les rétentions rénales suppuratives ou pyonéphroses. Ces deux classes sont réunies sous le nom de rein sacciforme (*Sacknire*), depuis Küster, par les auteurs allemands.

Entre les uronéphroses et les pyonéphroses, Guyon place une troisième classe de rétentions rénales, les uropyonéphroses, qui la plupart du temps sont des uronéphroses secondairement infectées.

ÉTIOLOGIE ET PATHOGÉNIE

Suivant que la cause qui fait obstacle au libre cours de l'urine et entraîne ainsi la distension rénale ou pyélique, existe avant la naissance ou n'apparaît que plus tard, l'hydronéphrose est congénitale ou acquise.

1° Hydronéphrose congénitale. — Tantôt l'hydronéphrose existe au moment de la naissance, tantôt il n'existe que la malformation qui déterminera ultérieurement l'hydronéphrose ; à la première variété appartiendrait le plus grand nombre des cas : d'après Roberts, sur 52 hydronéphroses congénitales, 6 se rencontraient après l'âge de cinq ans.

L'obstacle à l'écoulement des urines est le plus souvent *urétéral*, et l'on a retrouvé les anomalies suivantes : l'absence (Englisch, Madge) ou l'imperforation totale ou partielle de l'uretère (Billard, Thurnam, etc.), malformations qui s'accompagnent plutôt de l'atrophie du rein ; les rétrécissements, qui siègent au voisinage de ses deux extrémités (Englisch) ; les coudures, qui sont sans doute le plus souvent secondaires au déplacement du rein ; l'abouchement de l'uretère à une partie trop haut placée du bassinet (Virchow) et la présence d'une haute valvule urétéro-pyélique ; l'excès d'obliquité et de longueur de la portion intra-vésicale de l'uretère, les abouchements anormaux de l'extrémité inférieure dans le rectum, l'urètre, le vagin, etc. L'orifice urétéral anormalement situé est en même temps le plus souvent atrésié et la partie sus-jacente de l'uretère est dilatée. Parfois il s'agit d'un uretère surnuméraire.

Dans d'autres cas, l'uretère est comprimé par un organe voisin : une branche de l'artère rénale (Boogard, LeDentu, etc.), une veine (Decressac), un kyste développé aux dépens des vestiges du canal de Müller (Reliquet) ; la vessie exstrophiée pourrait comprimer un uretère et déterminer la rétention rénale (Albarran).

Enfin des anomalies du prépuce, de l'*urètre*, peuvent faire obstacle au cours de l'urine et causer l'hydronéphrose.

2° Hydronéphrose acquise. — De même que l'hydronéphrose congénitale, elle est quelquefois consécutive à un obstacle placé sur les voies urinaires inférieures, qui détermine la rétention chronique d'urine dans la vessie, par exemple chez les prostatiques et les rétrécis ; à une période peu avancée, la rétention n'agit que par compression de la portion intravésicale de l'urètre par l'urine, plus tard par un véritable reflux de l'urine à travers l'orifice urétéral dont le sphincter devient insuffisant (Guyon et Albarran).

Le plus souvent, l'oblitération siège sur l'uretère lui-même. Avec Tuffier, nous décrirons des causes siégeant : en dehors des parois ; dans l'épaisseur des parois ; dans la lumière du conduit.

Les causes qui siègent en dehors des parois déterminent la *compression* de l'uretère ; chez la femme où elles sont le plus fréquentes, ce sont le cancer et le fibrome de l'utérus, les tumeurs des annexes, comme les kystes de l'ovaire, et en général les tumeurs pelviennes, la grossesse, les déviations et le prolapsus de l'utérus, les hématocèles, les pelvi-péritonites ; chez l'homme, les tumeurs pelviennes, les affections des vésicules séminales et de la prostate. On a vu la compression par la partie étroite d'une cystocèle, l'orifice urétéral faisant partie de la poche. La constriction de l'uretère par les contractions de la vessie dans les cystites intenses explique certaines hydronéphroses (Albarran), mieux que le reflux de l'urine.

Les lésions de *la paroi même* sont les rétrécissements et les néoplasmes d'une part, les déviations d'autre part. Les rétrécissements cicatriciels (Wagner) sont exceptionnels ; on a cependant trouvé à l'autopsie une cicatrice urétérale post-traumatique dans les cas de Pye Smith, de Soller ; les hydronéphroses traumatiques, dont on a contesté l'existence, peuvent être produites aussi par l'organisation d'un épanchement péri-urétéral comprimant l'uretère, mais plus souvent il s'agit d'une fausse hydronéphrose traumatique. Aux rétrécissements proprement dits, on peut joindre l'oblitération partielle par la péri-urétérite ; nous avons vu celle-ci former des épaississements fibreux du tissu cellulaire qui étouffent l'uretère, adhérent aux organes voisins, au bassinet et au pôle inférieur du rein par exemple.

Les néoplasmes, la tuberculose de l'uretère ont produit l'hydronéphrose. Les néoplasmes vésicaux avoisinant l'uretère la déterminent de plusieurs manières ; il peut arriver qu'une tumeur pédiculée ou sessile repose sur l'orifice urétéral et l'oblitère partiellement, ou que le pédicule produise sur la muqueuse des tiraillements qui ferment l'orifice ; plus souvent il s'agit de tumeurs infiltrées dans la paroi vésicale, qui compriment la portion intra-pariétale de l'uretère, et l'envahissent quelquefois.

Les *déviations* sont la torsion, qui est rare, et les coudures ; celles-ci peuvent être dues à des adhérences de péri-urétérite, ou se former secondairement à un obstacle urétéral situé plus bas (Albarran et Legueu). Ces déviations compliquent en général le *rein mobile*, qui est une des causes les plus fréquentes d'hydronéphrose, d'où la prédominance de cette affection dans le sexe féminin, et du côté droit ; cependant il peut exister en même temps un rein malade et un obstacle à l'excrétion d'une autre origine. Les rapports de cause à effet entre le rein mobile et les coudures ont été décrits par Landau, par Terrier et Baudoin, de la manière suivante : le rein se portant en avant et en bas, entraîne avec lui l'uretère qui se coude ; il en résulte l'oblitération de la lumière et la distension pyélo-rénale, jusqu'au moment où le degré atteint par celle-ci redresse le rein et l'évacue : l'alternance de ces périodes de distension et d'évacuation explique les phénomènes de l'hydronéphrose intermittente. On a souvent pu vérifier au moment de l'opération la réalité de la coudure due au rein mobile ; elle se produit surtout quand le pédicule rénal est long (Pasteau); d'autre part, il est prouvé que l'hydronéphrose peut résulter de ces coudures : Tuffier l'a produite expérimentalement dans ces conditions; la guérison de l'hydronéphrose par la néphropexie en est encore une preuve. Toutefois une disposition spéciale est nécessaire pour que l'obstruction de l'uretère détermine le développement de l'hydronéphrose ; c'est la fixité de la coudure. Celle-ci se produit par suite de la formation d'adhérences, peut-être par la présence d'un ligament entre le rachis et l'uretère (Landau), ou d'un ligament pyélo-réno-urétéral (Novaro) qui cause la compression de l'uretère par le pôle inférieur du rein abaissé ; dans les autres cas, la mobilité rénale ne forme qu'un obstacle insuffisant à sa production.

Cependant l'hydronéphrose par coudure due au rein mobile a été contestée. Bazy attribue même la mobilité rénale à l'uronéphrose. Duval et Grégoire pensent que le rein mobile cause seulement de petites rétentions pyéliques, et que, s'il en était autrement, on s'expliquerait mal le peu de fréquence de l'hydronéphrose par rapport à celle du rein mobile, l'absence d'une prédominance à droite, la fréquence relative chez l'enfant où le rein mobile est rare.

On a attribué aussi à la mobilité rénale la production indirecte d'une valvule à l'orifice supérieur de l'uretère ; cette valvule peut à juste titre être considérée, au moins dans bien des cas, comme la conséquence et non comme la cause de l'hydronéphrose (Fenger) : la distension du bassinet se faisant surtout en bas, est favorisée par la rétention, d'abord légère, due au rein mobile.

Enfin, dans un petit nombre de cas, l'hydronéphrose au cours du rein mobile est due à l'inflexion du bassinet où de l'uretère sur une artère anormalement disposée.

Une dernière classe d'obstacles au cours des urines comprend ceux qui *occupent la lumière* même de l'uretère ; on y décrit les caillots, les corps étrangers, et surtout les calculs. Ceux-ci, d'après Duval et Grégoire, ne produiraient une hydronéphrose que s'il existe en même temps une lésion de la paroi urétérale.

ANATOMIE PATHOLOGIQUE

L'hydronéphrose est unilatérale ou bilatérale ; elle est plus souvent bilatérale, qu'il s'agisse d'hydronéphrose congénitale (13 fois sur 20, d'après Roberts), ou acquise (106 sur 142, d'après Morris).

Suivant que l'obstacle siège sur l'uretère ou à l'ouverture d'un calice, la distension porte sur le bassinet et le rein entiers (hydronéphrose totale), ou au contraire sur la partie du rein qui correspond au calice oblitéré (hydronéphrose partielle) : celle-ci est rare, et notre description s'appliquera d'abord à l'hydronéphrose totale.

Au début, la distension ne porte que sur le bassinet ; on trouve alors le rein augmenté de volume dans son ensemble, surtout par suite de la congestion rénale, mais la cavité pyélo-rénale est de petites dimensions ; la rétention rénale est peu considérable. Quand la distension a pris tout son développement, on trouve les lésions suivantes (fig. 268).

La poche, formée au début par le bassinet et par les calices se creuse peu à peu dans le rein lui-même ; sa paroi est alors *pyélo-rénale*. Le volume de la poche atteint quelquefois les dimensions d'une tête d'adulte et même celles des plus grosses tumeurs liquides de l'abdomen ; sa surface est le plus souvent lisse, mais bosselée, chaque bosselure correspondant à une des loges creusées dans la substance rénale ; quoique sa forme devienne globuleuse, on reconnaît encore la configuration de l'organe ; mais à la fin la coloration est d'un blanc ou d'un gris bleuâtre, et la paroi semble translucide : cette paroi est réduite à une mince couche presque uniquement fibreuse.

Les rapports de la poche avec les organes voisins diffèrent suivant que le rein occupe la région lombaire, ou que mobile, il descend plus bas ; les viscères sont repoussés comme par les autres tumeurs rénales ; les *adhérences* à ces viscères sont rares, mais la capsule adipeuse est souvent épaissie et très adhérente à la capsule rénale.

Si l'on pratique une coupe de l'organe, on voit que la poche est subdivisée en un grand nombre de *loges* rayonnant autour du bassinet dilaté, par des cloisons minces, lisses, blanchâtres, qui représentent les colonnes de Bertin ; la surface interne de ces loges est quelquefois incrustée de sels calcaires ; la coque pyélo-rénale amincie parfois au point d'être prête à la rupture, est dans d'autres cas plus épaisse, quand une certaine quantité de tissu rénal persiste, ou même cartilagineuse.

Ailleurs la disposition est différente, toute une partie du rein est à peu

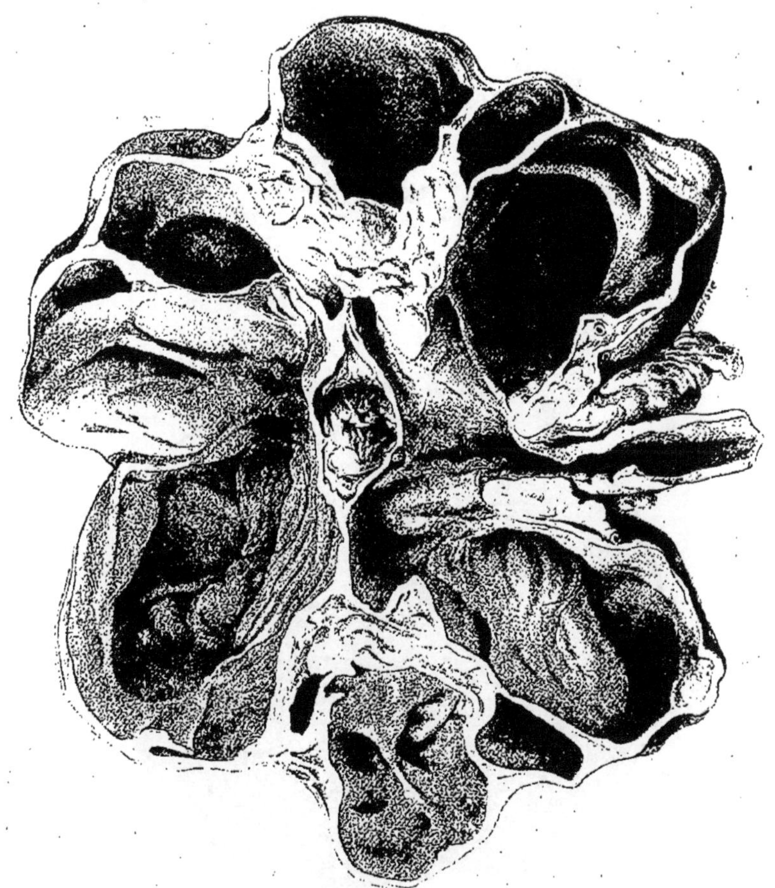

Fig. 268. — Hydronéphrose. Rétrécissement de l'extrémité supérieure de l'uretère. (Collection du Dr R. Marie.)

près conservée ou ne présentera que de petites cavités, tandis que tout un pôle du rein prend un développement énorme, que ses parois s'amincissent et deviennent lisses. Telle est la pièce représentée figure 269, réduite des $\frac{2}{3}$ de sa grandeur naturelle, qui a trait à une vaste hydronéphrose d'origine calculeuse.

Même quand elle a l'apparence fibreuse, la paroi n'est pas toujours entièrement sclérosée, et l'on y retrouve des éléments des reins, plus ou moins altérés. Ces lésions, étudiées expérimentalement par Strauss et Germont, Albarran, Tuffier, etc., après ligature aseptique de l'uretère, sont progressives. Pendant une première période, la pression intra-canalicu-

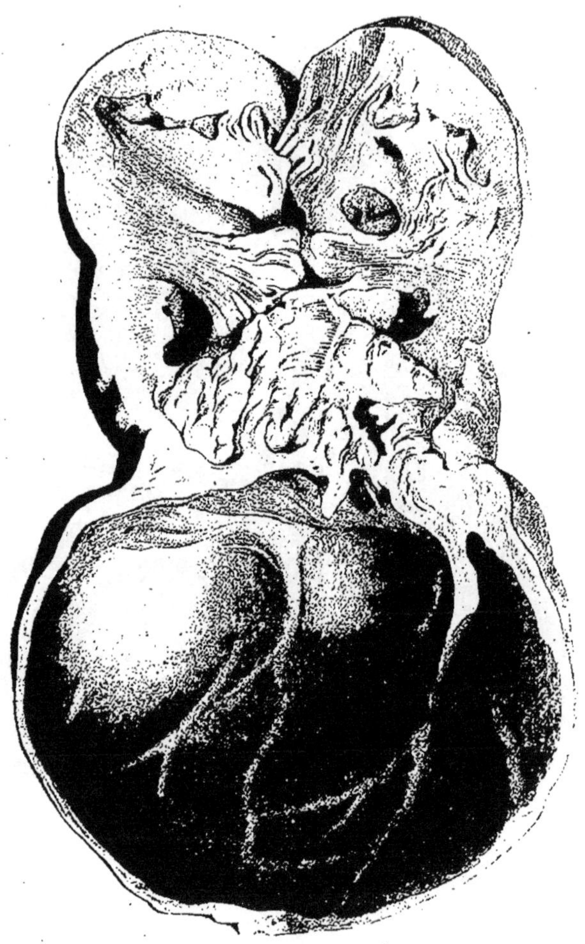

Fig. 269. — Hydronéphrose partielle, ayant pris un développement considérable par suite de l'oblitération d'un calice.

laire produit la dilatation des conduits urinifères et des glomérules, l'aplatissement de leur épithélium, l'œdème interstitiel ; pendant une deuxième période, le tissu interstitiel *se sclérose*, les glomérules et les tubes subissent des altérations qui aboutissent à l'atrophie du parenchyme ; nous avons dit que cette atrophie ménage le plus souvent quelques points de la substance rénale.

L'*uretère* peut être flexueux et dilaté (voir Chap. IV, pyélites et urétérites), ou présenter des rétrécissements, être le siège d'un calcul, comme nous l'avons vu à propos de la pathogénie. On doit insister surtout sur le mode d'abouchement de l'uretère au bassinet : on trouve en effet l'orifice urétéral tantôt rétréci, tantôt de calibre normal, et plus souvent placé haut sur la paroi latérale du bassinet, dont il n'assure plus l'évacuation, parce qu'il n'est pas au point déclive. Cette situation est due à la dilatation du bassinet ; celle-ci est inégale, et porte surtout sur la partie inférieure qui se creuse en cul-de-sac de plus en plus profond (Fenger), tandis que la partie supérieure, se dilatant peu, maintient l'uretère à un niveau élevé. Il en résulte, entre la cavité pyélique inférieure et le conduit urétéral, une valvule, un éperon, qui constitue une cause nouvelle de stagnation de l'urine, et dont le traitement a préoccupé à juste titre les chirurgiens modernes.

PHYSIOLOGIE PATHOLOGIQUE

Nous étudierons la sécrétion rénale, le mode d'excrétion, le retentissement sur le rein opposé.

1° *Sécrétion rénale.* — A ce point de vue il faut distinguer (Guyon et Albarran) les poches de rétention rénale *complète*, où tout le liquide sécrété est retenu, et les poches de rétention rénale *incomplète*, où la stagnation existe en même temps que l'écoulement partiel de l'urine. On dit encore que les poches sont *fermées* dans le premier cas, *ouvertes* dans le deuxième.

Quand la poche est *fermée*, comme après la ligature expérimentale de l'uretère, on observe d'abord la congestion rénale, et pendant cette période de début, la quantité d'urine sécrétée et le taux de l'urée diminuent. Plus tard, bien que la quantité d'urine sécrétée soit très réduite, se produit la distension du bassinet et du rein par un liquide où le taux de l'urée et des sels s'affaiblit de plus en plus. Dans les vieilles poches, ces substances n'existent qu'en très petite quantité ; on y a signalé quelquefois des substances albuminoïdes et colloïdes, de la cholestérine. La perméabilité rénale est modifiée parallèlement à la sécrétion.

Dans les *hydronéphroses ouvertes*, nous avons vu que tantôt il s'agit de petites rétentions, tantôt, au contraire, de poches volumineuses ; le rein se laisse, en effet, dilater au plus haut point, bien que l'oblitération ne soit pas complète, et l'on a même prétendu, à tort, que l'hydronéphrose ne se produisait pas quand l'oblitération est complète d'emblée (Le Dentu). La sécrétion rénale diffère totalement de celle des hydronéphroses fermées; la quantité est, en effet, sensiblement égale à celle du rein sain, ainsi que le taux de l'urée et des sels ou du moins elle représente le tiers ou le quart de la quantité totale.

En résumé, la rétention complète annihile temporairement, puis définitivement la sécrétion rénale; la rétention incomplète abaisse lentement la valeur fonctionnelle du rein, et toute rétention rénale diminue le taux des substances dissoutes dans l'urine.

2° *Mode d'excrétion de l'urine.* — Dans certains cas, l'excrétion de l'urine passe alternativement par des phases de diminution ou de suppression et de rétablissement brusqué; celui-ci est marqué par l'expulsion d'une grande quantité d'urines. Tout se passe donc comme si l'urine s'accumulait dans la poche rénale, jusqu'au moment où celle-ci se vide brusquement; cette succession de phénomènes caractérise l'*hydronéphrose intermittente.*

En réalité, pendant la période d'oligurie, on a constaté que l'augmentation de volume du rein est due souvent beaucoup plus à la congestion rénale qu'à la distension; la rétention rénale peut même être minime. La débâcle urinaire qui termine l'accès doit donc être attribuée, dans ces cas, à une polyurie abondante, et le rein sain y participe par suite d'une action réflexe.

La cystoscopie montre que, dans les cas de rétention rénale, le jet urétéral est faible et continu; l'absence d'éjaculation urétérale est due à l'affaiblissement des mouvements péristaltiques et de la contractilité de l'uretère, qui produit une diminution de la pression intra-urétérale.

3° *Retentissement sur le rein opposé.* — Quand le rein opposé n'est pas lui-même atteint d'une hydronéphrose il devient le siège d'une *hypertrophie compensatrice;* nous avons vu qu'il en est autrement dans les pyonéphroses.

SYMPTÔMES

Le *début* est insidieux et ne donne souvent lieu à aucun symptôme fonctionnel ou physique. Cependant, le cathétérisme urétéral permet de dépister de minimes rétentions rénales, qui s'évacuent dès que la sonde a atteint le bassinet ; elles existent dans le rein mobile, dans divers cas de compression pelvienne de l'uretère, etc. Quand l'hydronéphrose a atteint un certain volume, elle se révèle par la présence d'une tumeur abdominale et par des troubles fonctionnels.

La *tumeur* est plus ou moins volumineuse, et, à mesure qu'elle grossit, elle proémine dans l'abdomen : au début, on perçoit seulement un gros rein, débordant à peine les fausses côtes, et on le reconnaît à sa forme et au ballottement qu'il présente. Plus tard, la tumeur occupe l'hypochondre et le flanc, puis la fosse iliaque elle-même et se met en rapport avec la paroi antérieure de l'abdomen. Elle est arrondie, lisse, ou légèrement bosselée ; on provoque facilement le ballottement, à cause de sa mobilité ; à la percussion, on trouve de la sonorité, à cause de la présence du côlon, repoussé comme dans les tumeurs rénales. Les hydronéphroses de moyen volume sont d'une consistance rénitente : les grandes poches abdominales présentent, au contraire, de la mollesse et de la fluctuation.

De grandes variations s'observent dans les *troubles fonctionnels*. La *douleur*, longtemps réduite à une sensation de courbature ou de pesanteur lombaire, augmente peu à peu, mais reste en général sourde et gravative. Dans certains cas, la tumeur est habituellement indolente, puis se produisent des *crises paroxystiques*, où la douleur, très violente, s'irradie de la région lombaire vers la fosse iliaque, l'aîne, le testicule, simulant alors une colique néphrétique, d'autant plus qu'en même temps apparaissent des vomissements, ou un état nauséeux, l'accélération du pouls ; il n'y a pas de fièvre quand la rétention rénale est aseptique. Pendant la crise, la tumeur rénale augmente notablement de volume, pour diminuer, ou même disparaître avec les douleurs. Les urines sont sécrétées en quantité normale, pendant l'accès, sans doute par suite d'une suppléance de l'autre rein, mais après l'accès survient une polyurie caractéristique. Tel est l'aspect clinique de l'*hydronéphrose intermittente*, qui se reproduit parfois d'une façon périodique, comme dans le cas partout cité de Tulpius, « à chaque époque de pleine lune », ou plus fréquemment encore, et cède quelquefois à la palpation, à la mobilisation du rein, à un changement de position du malade.

La douleur, due à la distension rénale, la polyurie caractéristique de la fin de la crise, s'expliquent bien, si l'on considère celle-ci comme produite par l'oblitération temporaire des voies d'excrétion de l'urine, suivie du rétablissement brusque de leur perméabilité, et depuis Landau et Baudoin, cette hydronéphrose intermittente est considérée comme liée au rein mobile et aux coudures qu'il provoque. Cependant cette symptomatologie n'est pas toujours due à la distension rénale rapide, puisqu'au cours d'opérations on a trouvé le rein simplement congestionné; elle n'est pas produite, d'ailleurs, seulement par des coudures de l'uretère, mais aussi par les rétrécissements, les calculs, la tuberculose.

C'est par congestion que se produisent les *hématuries*, quelquefois observées dans l'hydronéphrose ; quand le sang s'amasse dans la poche, on dit qu'il y a urohématonéphrose.

MARCHE. DURÉE. TERMINAISON

La marche est *chronique ;* parcourue dans certains cas par les accès aigus de l'hydronéphrose intermittente, dans d'autres elle reste progressive ; peu à peu la tumeur vient occuper tout l'abdomen et détermine des troubles de compression analogues à ceux des volumineuses tumeurs abdominales. Cette progression est longtemps compatible avec l'existence.

On a vu la *rupture* de la poche se produire, souvent sous l'influence d'un traumatisme, quand la distension est considérable, soit à l'extérieur, soit dans le péritoine (Taylor), ou dans la région rétrocæcale et le cæcum (Chaput). Elle est le plus souvent mortelle, cependant l'intervention chirurgicale a été suivie d'une terminaison favorable.

La mort peut encore survenir par *urémie*, quand les lésions rénales dues à l'hydronéphrose sont bilatérales. Plus souvent, l'infection transforme la rétention aseptique en *pyonéphrose*.

DIAGNOSTIC

Les *petites hydronéphroses*, qui ne se manifestent que par une légère augmentation de volume du rein, ne peuvent guère être reconnues que par le cathétérisme urétéral (Michon et Pasteau). Elles ne sont jamais idiopathiques et compliquent d'autres affections telles que le rein mobile, la tuberculose, les calculs du rein.

Les *hydronéphroses* volumineuses doivent être distinguées des autres tumeurs abdominales au moyen des signes propres aux tumeurs rénales. Les plus volumineuses ont été souvent confondues avec les kystes de l'ovaire, à cause de leur siège abdominal, de leur rénitence ou de leur fluctuation; la ponction exploratrice lèvera les doutes en permettant de constater la présence d'urée dans le liquide, mais dans de très anciennes poches, l'urée peut manquer.

Très important au point de vue du traitement, le diagnostic *étiologique* s'appuiera sur la mobilité rénale ou les causes de compression pelvienne; la radiographie décèlera les calculs urétéraux, le cathétérisme urétéral les rétrécissements, ou du moins, les obstacles urétéraux. Souvent le diagnostic exact ne sera fait qu'au moment de l'opération quand il existe des brides comprimant l'uretère, des adhérences péri-urétérales, une valvule urétéro-pyélique, etc.

TRAITEMENT

Les palliatifs sont, pour ainsi dire, sans action contre l'hydronéphose, sauf quand elle a pour cause la mobilité du rein, chapitre auquel nous renvoyons le lecteur. Pendant les crises, on atténuera les douleurs par les moyens habituels, en particulier par des suppositoires et des lavements d'antipyrine. Les accès de rétention cessent souvent par le cathétérisme de l'uretère, mais ce procédé a des indications plus étendues et nous y reviendrons.

En réalité, le traitement de l'hydronéphrose est exclusivement chirurgical. Les indications sont variables suivant les causes productrices, d'où la nécessité d'un diagnostic précis. En second lieu, une considération paraît ne devoir jamais être oubliée; c'est que même lorsque le rein semble complètement détruit, la poche hydronéphrotique peut avoir une valeur sécrétoire, et il faut la garder quand ce sera possible. De nombreux malades ont vécu avec un seul rein qui, malgré l'hydronéphrose, suffisait à la sécrétion de l'urine. Il faut en conclure que le traitement doit être aussi conservateur que possible.

Il y a peu de temps encore la thérapeutique chirurgicale n'avait à choisir qu'entre la néphrostomie et la néphrectomie; l'une et l'autre conservent d'ailleurs encore des indications générales qui sont les suivantes :

La *néphrostomie* est indiquée dans les cas de lésions doubles, et, à plus forte raison, quand l'autre rein est oblitéré ou détruit, et aussi comme opération transitoire, quand des considérations tirées de l'état général ou local empêchent de pratiquer une néphrectomie d'emblée. Ajoutons que nous avons pratiqué, avec un plein succès, des néphrostomies temporaires dans des cas où la poche, considérable, est revenue sur elle-même sans autre opération.

A la *néphrectomie* sont réservés les cas où le rein a perdu tout pouvoir fonctionnel et ceux où l'oblitération de l'uretère est définitive et irrémédiable.

Aujourd'hui les chirurgiens ont à leur disposition des ressources thérapeutiques plus variées et meilleures.

Dans presque tous les cas, la première intervention à essayer doit être le *cathétérisme urétéral* cystoscopique. Par ce moyen non seulement on recueillera des renseignements intéressants au point de vue du diagnostic, mais encore il sera possible d'obtenir la guérison. Le cathétérisme urétéral à demeure est facilement supporté par les malades, même pendant plusieurs semaines. En changeant la sonde tous les huit jours environ on arrive à monter des n°s 6 et 7, par lesquels on a commencé, aux n°s 10 et 12. De la sorte la guérison peut se produire soit du fait de la dilatation de l'uretère, soit par le redressement de certaines coudures. Lorsque l'hydronéphrose est augmentée par la pression de la poche distendue sur l'uretère, la sonde en la vidant facilite la guérison.

Ce procédé donne rarement un bon résultat dans les grosses lésions, tandis que les petites rétentions rénales, bien décrites par Michon et Pasteau, guérissent par un cathétérisme méthodique. D'autre part il est des cas où la sonde ne peut pénétrer dans le bassinet, enfin, très souvent le cathétérisme n'empêche pas la rétention de se reproduire. On devra alors utiliser d'autres procédés qui diffèrent suivant que l'hydronéphrose a pour cause un traumatisme, la mobilité rénale, un calcul, une coudure de l'uretère, par exemple, sur un vaisseau anormal, une lésion de l'uretère congénitale ou acquise.

Une hydronéphrose *traumatique* est la seule variété où la *ponction* soit indiquée : pratiquée autrefois systématiquement, puis abandonnée, elle revient en honneur depuis quelque temps et semble avoir produit de bons effets. Par ce moyen l'on agit en empêchant la poche distendue de comprimer l'uretère ; un cathétérisme urétéral aurait donc de grandes chances de réussir aussi bien en évacuant le liquide. Toutefois l'objectif principal doit être de ne pas infecter la poche ; on est certain d'y parvenir par la ponction ; on peut être également certain de l'asepsie des manœuvres du cathétérisme urétéral, mais non de celle de la vessie du blessé : la ponction offre donc plus de garanties. Ajoutons cependant que le cathétérisme est précieux pour le diagnostic, car si l'uretère ne laisse pas passer la sonde il est plus logique d'agir directement sur la cause de la rétention.

Lorsque l'hydronéphrose est *calculeuse*, on pratiquera une néphrolithotomie pour enlever les calculs.

Assez souvent l'uretère présente des *rétrécissements*. On les découvrira grâce au cathétérisme et leur traitement sera, suivant les indications, la sonde à demeure, l'urétérotomie ou une opération plastique.

Si c'est sur un *vaisseau anormal* que vient se couder l'uretère, la section de ce vaisseau, le redressement et la fixation du rein s'imposent et suffisent le plus souvent à faire cesser la rétention rénale.

Dans les hydronéphroses du *rein mobile*, la guérison devra être cherchée par la néphrorraphie. Guyon a eu le mérite d'employer le premier cette méthode qui ne se montre efficace que si la coudure urétérale n'est pas fixe. Il faut de plus se rappeler que l'hydronéphrose intermittente n'est pas forcément liée à la mobilité du rein ; si donc on pratiquait la néphropexie systématiquement dans l'hydronéphrose intermittente, on s'exposerait à des échecs.

Il faudra, ainsi que le conseille Albarran, commencer par placer une sonde dans l'uretère. Puis par une incision lombaire on explorera le rein et l'uretère. Si en soulevant le rein avec la main on fait disparaître la coudure urétérale, la néphropexie sera indiquée. Sinon, c'est que la coudure est fixe et alors cette opération serait insuffisante. Il en est de même lorsque l'uretère ne s'insère pas au point le plus déclive de la poche d'hydronéphrose.

Dans les autres cas il s'agit de lésions du bassinet et de l'uretère dont la plupart sont justiciables d'une opération plastique.

OPÉRATIONS PLASTIQUES SUR LE BASSINET ET L'URETÈRE

Les procédés destinés à assurer la conservation du rein sont nombreux : avant de les décrire il est nécessaire d'entrer dans quelques considérations générales et de fixer quelques règles qui s'appliquent à l'ensemble de ces procédés (Gardner).

Dans tous les cas il est utile, parfois indispensable, d'introduire une sonde dans l'uretère par la vessie avant l'opération. Si elle pénètre jusque dans le bassinet, elle est d'un précieux secours pour découvrir l'orifice pyélique de l'uretère, temps que la lecture de certaines observations nous montre entouré de difficultés telles que des chirurgiens n'ont pu achever l'opération. Si la coudure de l'uretère empêche la progression de la sonde jusqu'au rein, elle facilite encore la découverte de ce conduit à travers les parois duquel on la sent au-dessous de la coudure. Enfin ce cathétérisme renseigne exactement sur l'état de l'uretère dans sa partie inférieure.

La voie abdominale a été suivie quelquefois, soit de propos délibéré, soit par suite d'une erreur de diagnostic. Les résultats en sont déplorables : sur 8 cas relevés par Gardner 3 malades sont morts, 2 ont subi une néphectomie ultérieure. Elle serait indiquée dans les cas de diagnostic douteux ; mais là le cathétérisme urétéral bien conduit et bien interprété donne déjà des renseignements suffisants.

C'est donc la voie lombaire qu'on suivra en traçant une grande incision courbe lombo-abdominale qu'on prolongera au besoin en bas et en avant. En présence d'un trajet fistuleux, l'incision le contournera pour le réséquer avec la cicatrice cutanée. On arrive dans l'atmosphère graisseuse du rein. Ce temps est quelquefois très laborieux en présence de fistules anciennes et de trajets multiples qui obligent à traverser des tissus lardacés : on parvient par tâtonnement au plan de clivage du rein qu'on contourne et qu'on isole avec les plus grands ménagements. Quoi qu'il en soit, on amène au dehors toute la poche, rein dilaté et bassinet que l'on extériorise pour faciliter l'exploration. Dans ce but, on saisit le pédicule entre le pouce et l'index et on le palpe doucement et minutieusement ; la présence d'une sonde dans l'uretère abrège et facilite l'opération. Même si la sonde a buté et n'a pas pénétré dans le bassinet, on en découvre l'extrémité arrêtée dans l'uretère à une petite distance au-dessous et elle sert encore de guide. La recherche et la libération de l'uretère et du bassinet doit alors être faite avec le plus grand soin. L'inspection sera minutieuse.

Les résultats de cette première exploration indiquent à ce moment seulement quelle est exactement l'opération à pratiquer. Faut-il tout d'abord inciser ou non le rein ? Si on est en présence d'une hydronéphrose intermittente, le rein se vide parfois par simple redressement : l'opération se borne alors à une néphropexie. Il en est de même si on rencontre une bride vasculaire comprimant l'uretère à son origine : on la résèque entre deux ligatures ; on peut aussi trouver une coudure fixée par des adhérences dont la destruction suffit pour libérer l'uretère et le rein. Dans tous ces cas, la fixation du rein à la paroi suffit pour faire cesser les accidents. Mais souvent la technique est moins simple.

En présence de toutes les autres dispositions du rein et de l'uretère que nous avons déjà étudiées, il faut ouvrir la cavité rénale. L'incision doit-elle porter sur le bassinet ou sur le rein? Quoiqu'on ait tenté une réhabilitation de la pyélotomie, cette opération n'offre guère que des désavantages. Elle ne permet pas une exploration suffisante des cavités rénales, l'incision est mal placée pour le drainage et enfin la suture du bassinet, qui est d'une exécution difficile, manque souvent et expose à une fistule qui elle-même conduit parfois à la nécessité d'une néphrectomie. Cependant pour l'exploration de l'orifice urétéral elle offre souvent une grande facilité.

En règle générale, c'est donc une néphrotomie sur le bord convexe qu'on pratiquera : l'incision portant bien exactement sur la ligne médiane n'expose pas à une hémorragie persistante ; elle ouvre largement les cavités rénales; en permet un examen minutieux, fait voir les brides et les cloisons. Enfin elle livre une voie aux opérations plastiques qui se font mieux par l'intérieur de la cavité, et fait quelquefois découvrir un calcul non soupçonné (Albarran).

On a conseillé de pratiquer l'opération en deux temps, de créer d'abord une néphrostomie, de laisser le rein ouvert pendant quelques semaines ou quelques mois. Cette conduite n'est justifiée qu'en face d'une pyonéphrose. Mais dans la rétention primitivement aseptique, il n'y a aucune raison pour agir ainsi, on risquerait même de voir la poche s'infecter secondairement par sa communication avec un pansement négligé.

Le rein étant largement ouvert, le temps capital consiste dans la découverte l'orifice urétéral. Si un conducteur a pénétré de la vessie dans le bassinet, ce temps est supprimé, mais on n'a pas toujours cette bonne fortune et la recherche de l'orifice urétéral est souvent très laborieuse. Fenger y a passé plus de deux heures dans une de ses opérations : ce chirurgien a conseillé l'éversion méthodique et graduelle du sac mettant successivement à nu toutes les parties de la poche pyélitique. La libération préalable de l'uretère apparaît ici comme de toute nécessité : en comprimant celui-ci, en le suivant de bas en haut, on parvient généralement au niveau de son orifice supérieur. Enfin on a la ressource de faire une petite boutonnière à l'uretère et, au moyen d'un stylet, de le cathétériser de bas en haut.

Ces manœuvres peuvent être considérées comme préliminaires. Suivant les dispositions de la poche on procédera à l'une des opérations suivantes.

A. *Section de l'éperon* (Fenger, Israël). — Cette opération, la plus ancienne des interventions conservatrices pour rétentions rénales, est fort simple. Elle se pratique par l'intérieur de la poche pyélique. Une sonde à demeure est placée dans l'uretère, puis, la main gauche tend l'éperon, qui est sectionné aux ciseaux dans toute sa hauteur. On suture alors les deux muqueuses pyélique et urétérale sur toute l'étendue des deux lèvres de l'incision. Par ce moyen, on empêche toute reconstitution de l'éperon. Si l'éperon est très mince, on peut se dispenser de toute suture.

B. *Urétéro-pyéloplastie* (Bardenheuer, Albarran). — C'est surtout dans les cas où l'orifice pyélique est rétréci par une coudure que l'on a recours

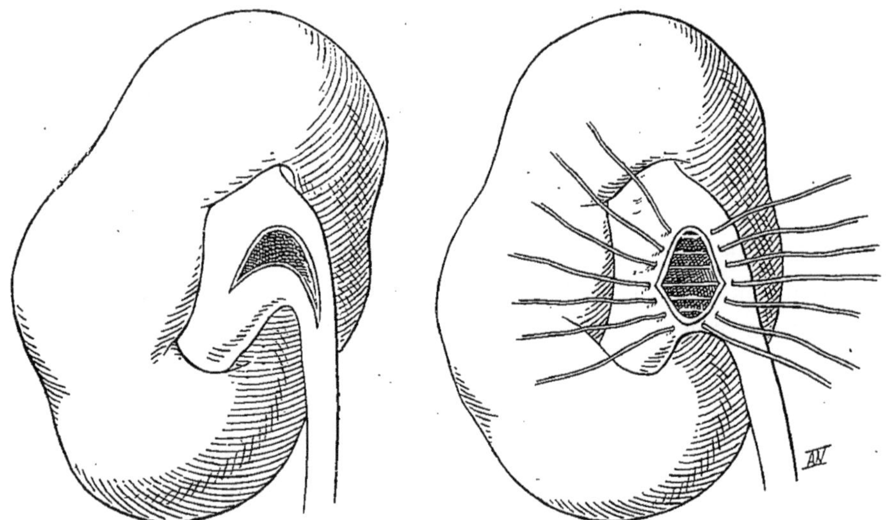

Fig. 270. — Urétéro-pyéloplastie. Section externe longitudinale portant sur la concavité de la courbure.

Fig. 271. — Urétéro-pyéloplastie. Suture au moyen de points placés transversalement.

(D'après Gardner.)

à cette technique. On sectionne longitudinalement le bourrelet plus ou moins saillant que cette coudure forme dans la lumière de l'orifice. Puis, se basant sur ce principe qu'un organe creux s'élargit lorsque l'on suture transversalement une incision faite longitudinalement, on fait une suture perpendiculaire au sens de l'incision, c'est-à-dire tranversale. Cette opération peut se pratiquer soit par l'extérieur de la poche (fig. 270 et 271) sans ouverture du rein, soit après pyélotomie simple, soit enfin par l'intérieur de la poche.

Par la voie extérieure, l'incision passe sur le point rétreci de l'uretère en cas de rétrécissement vrai, sur l'angle rentrant de la courbure dans le second cas. Puis on suture.

Par la voie intérieure, il est plus facile de bien affronter les muqueuses, ce qui s'oppose à la production de sténoses secondaires.

C. *Capitonnage de la poche.* — Une fois la poche évacuée par ponction ou par incision, on refoule vers l'intérieur les parties exubérantes et l'on fixe les plis ainsi formés par des sutures non perforantes, de façon à donner à la poche la forme d'un entonnoir sans laisser de bas-fond. C'est la pyéloplication d'Israël. Cet auteur redresse l'uretère par un catgut non perforant s'il suit à son origine une courbure ascendante.

D. *Résection orthopédique du rein* (Albarran). — C'est l'opération la

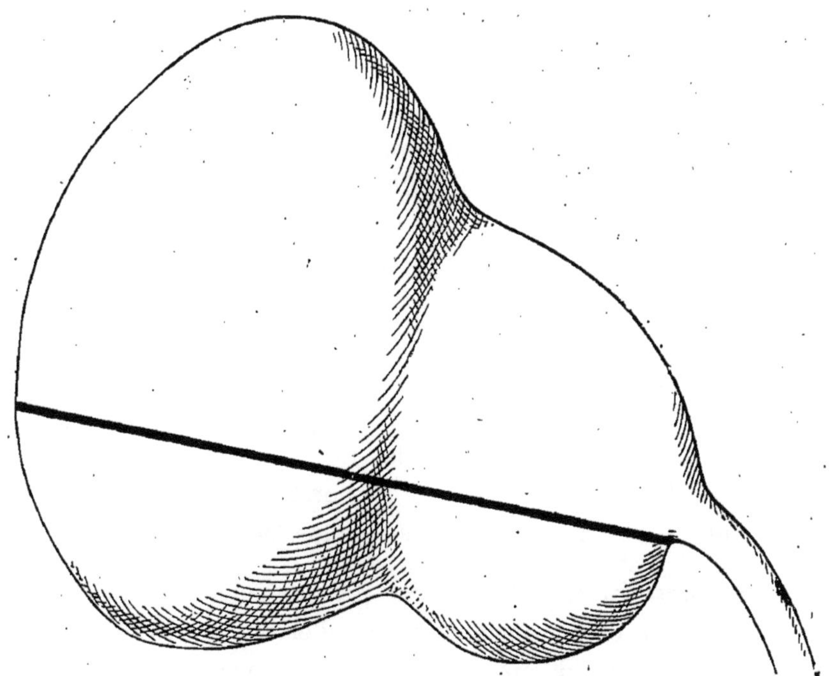

Fig. 272. — Résection orthopédique du rein. Tracé de l'incision. (D'après Gardner.)

plus simple et la mieux réglée. Après néphrotomie large et examen de la poche, on place un drain urétéral, puis un coup de ciseaux sur chaque valve rénale abat le bas-fond de la poche. Avec le bassinet on enlève un segment du tissu rénal. Un surjet reconstitue le bassinet, et par des points séparés on suture les deux valves rénales. On fixe le rein en le faisant au besoin basculer, après avoir laissé un drain de moyen volume et non perforé dans le bassinet (fig. 272 et 273).

E. *Urétéro-pyélonéostomie* (Küster, Bazy, Bardenheuer). — On sectionne l'uretère aussi près que possible de sa partie déclive. De préférence la section doit être en bec de flûte. Si on la fait circulaire, il faut l'agrandir par une fente longitudinale qui élargira l'orifice et empêchera ainsi les rétrécissements cicatriciels qui sont à redouter. De même sur la portion déclive de la poche on fait une incision, puis l'on rapproche les lèvres des incisions de la poche et de l'uretère et l'on suture. Après un premier plan qui ne comprend que les muqueuses, on fait un second plan de sutures non perforantes des tuniques externes que l'on renforcera même avec les tissus périrénaux (fig. 274 et 275).

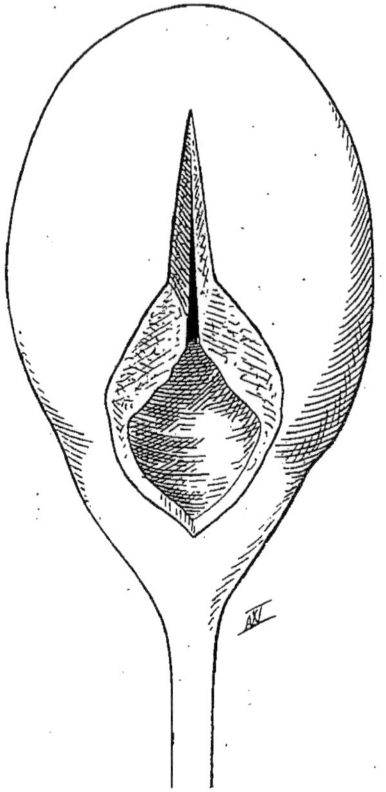

Fig. 273. — Résection orthopédique. Aspect des valves résultant de la résection. (D'après Gardner.)

Krogius conseille de remplacer la simple incision de la poche par la résection d'une surface triangulaire par laquelle on attire l'extrémité supérieure de l'uretère. Cette pratique a l'avantage de donner une réunion plus solide et plus facile.

F. *Anastomose latérale de l'uretère* (Bardenheuer). — Cette opération est destinée à tourner un obstacle situé à l'orifice de l'uretère. On peut anastomoser l'uretère soit au bassinet (urétéro-pyélo-anastomose), soit au rein (urétéro-néphro-anastomose), mais, dans les deux cas, la technique est la même. Au-dessous de la portion rétrécie de l'uretère, on fait une ouverture longitudinale de 1 centimètre et demi, on voit si la portion inférieure de l'uretère est libre. Puis on fait à la portion la plus déclive de la poche une incision transversale de 1 centimètre et demi. La suture de ces deux ouvertures donne un orifice losangique, béant, qui ne tend pas à se fermer. On assure le drainage de l'uretère et l'on suture les deux lèvres de la plaie. On fait un manchon protecteur avec les tissus périrénaux, et enfin on suture le rein non sans laisser un drain dans le bassinet.

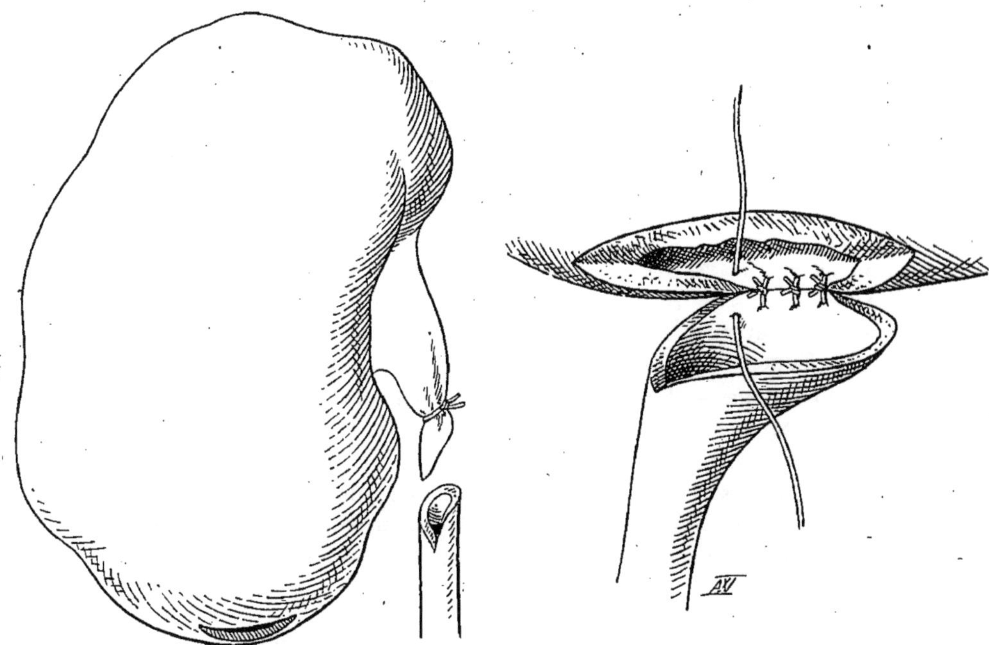

Fig. 274. — Urétéro-pyélotomie. L'uretère a été sectionné obliquement, et la partie déclive de la poche pyélorénale incisée pour recevoir le bout inférieur de l'uretère.

Fig. 275. — Suture de l'uretère à l'incision pyélo-rénale. (D'après Gardner.)

G. *Néphrocystoanastomose*.— Cette intervention qui est intrapéritonéale ne peut être pratiquée que par la laparotomie. Une de ses conditions est un rapprochement entre le rein ectopié et la vessie, en sorte que la suture ne soit pas tiraillée. On commence par ponctionner la poche. Puis on regarde si le point le plus déclive de cette poche peut s'adosser à la vessie. Une ouverture de 1 centimètre et demi est pratiquée sur la vessie, puis à la poche. Un surjet traversant tout le tissu réunit les deux orifices. On recouvre le tout de péritoine par un demi-surjet. Une sonde vésicale à demeure de gros calibre est introduite.

Quant à la technique de Witzel (de Bonn) ou pyélocystoanastomose, qui consiste dans l'étirement de la vessie jusqu'au contact du bassinet, elle apparaît comme devant fatalement donner des insuccès.

CHAPITRE XII

KYSTES DU REIN

BIBLIOGRAPHIE

GRANDS KYSTES. — *Thèses*, GUINSBOURG, 1903 ; J. SIMON, 1906. — POUSSON. Opérabilité des kystes du rein. *Assoc. fr. d'Urol.*, 1907. — SOULIGOUX et GOUGET. Grands kystes hématiques simples du rein. *Annales gén.-urin.*, 1906. — ALBARRAN et IMBERT. Tumeurs du rein. Paris 1900.

REIN POLYKYSTIQUE. — LEJARS. Du gros rein polykystique de l'adulte. *Thèse*, 1888. — POUSSON. *Loc. cit.* — BARTRINA et PASCUAL. Bibliographie de cas récents. *Annales gén.-urin.*, 1907.

KYSTES HYDATIQUES. — BÉRAUD. *Thèse*, 1861. — J. BOECKEL. 1887. — HOUZEL. *Revue de Chir.*, 1898. — NICAISE. *Thèse* Paris, 1905 et *Assoc. fr. d'Urol.*, 1907.

KYSTES PARANÉPHRÉTIQUES. — VIGNARD. *Assoc. f. d'Urol.* 1901.

Nous passerons en revue les kystes des néphrites, les grands kystes séreux, le rein polykystique, les kystes hydatiques ; nous éliminerons, au contraire les kystes hématiques des néoplasiques et nous ne ferons que mentionner brièvement les kystes para-rénaux et signaler l'existence des kystes dermoïdes qui sont d'une extrême rareté et n'ont pas d'histoire clinique.

1° KYSTES DANS LES NÉPHRITES

On observe fréquemment, dans les reins atteints de néphrite interstitielles, de petits kystes parfois très nombreux, situés principalement à la surface du rein, mais aussi dans le parenchyme rénal ; ce sont des kystes par rétention de produits sécrétés dans les glomérules et les canalicules, la sclérose ayant oblitéré les canaux excréteurs. Cliniquement, leurs symptômes sont nuls, ou plutôt ce sont ceux de la néphrite elle-même ; cependant on trouve souvent de petits kystes dans les formes douloureuses et hématuriques des néphrites (Pousson) ; à ce titre ils peuvent relever de la chirurgie, comme nous l'avons vu.

Mais au point de vue pathogénique il semble que la néphrite interstitielle scléreuse intervient non seulement dans ces petits kystes, mais aussi dans les variétés que nous allons décrire : grands kystes séreux et maladie polykystique ; de sorte que le titre de kystes par néphrite est peut-être destiné à englober la plupart des kystes rénaux.

2° Kystes séreux uni ou pauciloculaires

Anatomie pathologique. — Ils sont rares, moins cependant que ne l'indique la statistique d'Israël qui, sur 297 opérations rénales, n'en rencontra qu'une fois. Ces kystes que la plupart des auteurs ont trouvé ordinairement unilatéraux, mais qui seraient plus souvent bilatéraux d'après Albarran et Imbert, se rencontrent isolément, ou en petit nombre, dans le rein atteint, et surtout au niveau des extrémités. Ils apparaissent, au moment de la libération du rein, comme des saillies arrondies, régulières, lisses, d'une teinte bleuâtre, presque transparentes, qui s'élèvent de la surface du rein ; leur volume varie : on le trouve surtout du volume d'un gros œuf, d'un citron, mais ils peuvent atteindre aussi un énorme développement. A l'ouverture du kyste, s'écoule un liquide incolore ou citrin, parfois hématique, contenant de l'urée, mais non constamment, des sels et une forte proportion d'albumine ; la paroi est mince ; la surface interne est moins lisse que l'externe, elle peut présenter de fines stries blanchâtres dues à des faisceaux fibreux, parfois assez saillantes et présentant une brillante irisation comme dans le kyste que représente la planche VIII. Du côté où elle s'adosse au parenchyme rénal, celui-ci est déprimé en forme d'une cupule dont les bords se continuent avec la paroi du kyste ; on a vu la poche faire saillie jusque dans le bassinet (Bonneau et Hartmann). Au microscope la paroi se montre formée d'une couche fibreuse revêtue en dedans par un épithélium plat ou cubique, et dans laquelle on retrouve parfois des éléments du parenchyme rénal. Le rein lui-même ne présente qu'une mince zone de sclérose au niveau du kyste.

Pathogénie. — Le mode de formation de ces kystes est très obscur ; on les a attribués à la dilatation des tubes urinifères ou à celle de la capsule de Bowmann, et la présence d'urée dans ce liquide vient à l'appui de l'opi-

PLANCHE VIII

Kyste uniloculaire du rein. (Réduct. de 1/3.)

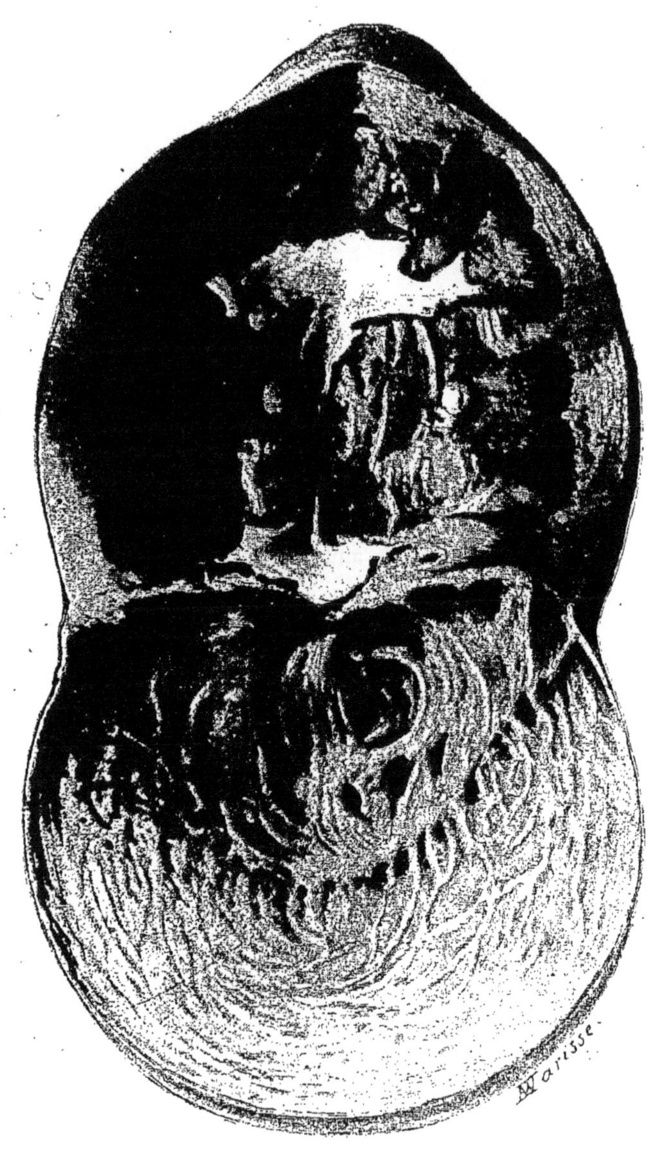
Warisse

nion qu'il s'agit là de kystes par rétention. Pousson pense que la limitation de la sclérose à une zone mince peut être rapprochée des autres néphrites parcellaires. Albarran et Imbert croient à un néoplasme kystique, et le rapprochent du rein polykystique.

La pathogénie des kystes hématiques, dont on a observé 7 cas seulement d'après Souligoux et Gouget, n'est pas élucidée.

Symptômes. — Les symptômes fonctionnels se réduisent à une douleur vague, ou à des troubles de compression quand le volume de la tumeur est assez considérable pour retentir sur les organes voisins. Les petits kystes n'attirent pas l'attention ; plus gros, ils apparaissent comme une tumeur de la région rénale, lisse, mobile, rénitente ; très volumineux, ils simulent un kyste abdominal, parfois fluctuant. Le rein atteint n'est pas troublé dans son fonctionnement ; il n'y a pas d'hématuries (Pousson) sauf en cas de kyste hématique ; pourtant le fonctionnement était très défectueux dans un cas récent de Pousson.

Ces kystes ne sont dangereux que par les troubles de compression qu'ils déterminent et par la possibilité de la suppuration.

Traitement. — En dehors de la suppuration, on n'est amené à l'intervention que s'il existe des douleurs ou des troubles de compression, si la tumeur atteint un volume exagéré.

On rejettera la ponction, l'injection iodée, inutiles ou dangereuses, et l'incision, qui expose aux fistules. On ne se résoudra à la néphrectomie que si une difficulté opératoire y contraint, ou encore si la fonction du rein est très diminuée tandis que celle du rein opposé est montrée intacte. Il est préférable de pratiquer la *résection du kyste*, avec ou sans résection partielle du rein, suivant les conditions anatomiques : d'après Albarran, 8 opérations de ce genre ont donné 8 guérisons.

L'opération est grave dans les kystes hématiques ; on a observé la mort par hémorragie après la résection incomplète (Souligoux et Gouget).

3° Rein polykystique

Cette affection est caractérisée par le développement de nombreux kystes aboutissant à la disparition du tissu rénal ; décrite sous le nom de dégénérescence kystique du rein (Rayer), de maladie kystique, de kystes conglomérés, de gros rein polykystique, elle englobe sans doute des productions de pathogénie différente. On les observe *chez le fœtus* et *à l'âge adulte* ; il s'agit souvent d'enfants d'une même famille, de jumeaux (Carbonnel).

Anatomie pathologique. — L'affection est ordinairement *bilatérale*, mais plus prononcée d'un côté ; le rein, très augmenté de volume, jusqu'à peser 1 kilogramme, est recouvert d'une grande quantité de kystes transparents, ou brunâtres, qui ont fait comparer son aspect à celui d'une grappe de raisin ; ils sont surtout nombreux, et plus petits, au voisinage du hile. Le contenu est limpide et sa composition rappelle plus ou moins celle de l'urine avec une forte proportion d'albumine ; il peut être encore hématique, présenter des particules de cholestérine, des corpuscules à stries radiées (Laveran) ou une matière caséeuse. Dans l'intervalle des kystes, le tissu rénal, sain au début, est aminci peu à peu par le processus de sclérose (fig. 276) ; en même temps la valeur sécrétoire du rein diminue de plus en plus. La paroi est formée d'une coque fibreuse doublée d'un revêtement épithélial aplati.

Pathogénie. — Les principales théories émises sont les suivantes. Pour les uns (Virchow, Arnold, Thorn et Durlach, Lichtenstern), il s'agit d'un *processus de sclérose* (atrésie des papilles pour Virchow, sclérose péritubulaire pour les autres), qui détermine la formation de kystes par rétention dans les canalicules ; on a cité contre cette théorie le fait que la sclérose est limitée, et consécutive à la présence des kystes (Laveran). Par contre, certains reins de néphrite présentent un grand nombre de kystes qui rappellent le rein polykystique (Pousson). Pour Bard et Lemoine, il s'agit d'une dilatation de canalicules sous la pression de l'urine (angiome glandulaire) ; pour Virchow, d'une malformation congénitale consistant dans le défaut de jonction des canalicules avec les tubes excréteurs.

La théorie la plus communément admise en France est celle de Brault et Malassez, Gombaut, Lejars, etc. : il s'agirait d'une néoplasie fibro-épithéliale, analogue à celle de la mamelle et du testicule, et souvent observée d'ailleurs conjointement avec la dégénérescence kystique du foie, de la rate ; des examens de Kahlden, de Nauwerck et Hufschmid paraissent appuyer la théorie de l'adéno-kystome.

Pousson admet plusieurs sortes de reins polykystiques, les uns congénitaux, d'autres néoplasiques, les autres dus à la sclérose et souvent unilatéraux : ainsi dans la *lithiase*, on peut voir aussi se former un rein poly-

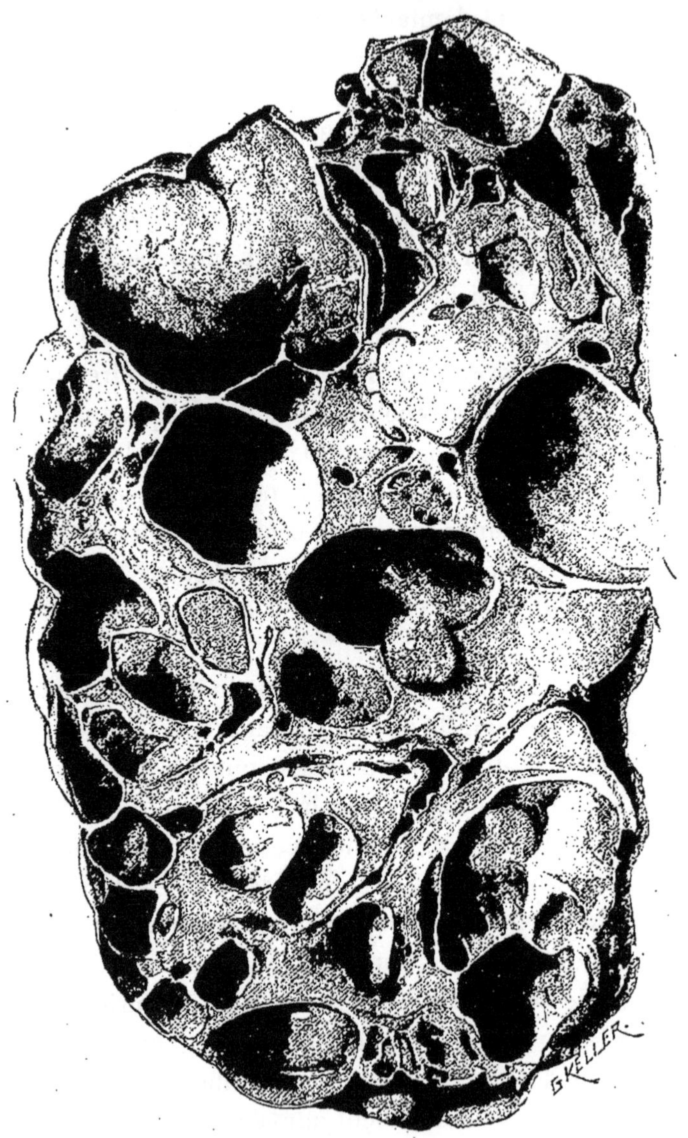

Fig. 276. — Coupe d'un rein polykystique.
(Collection du Dr Letulle).

kystique par distension des canalicules en amont des lésions épithéliales ou scléreuses dues au passage du sable ; c'est encore par sclérose que les kystes se seraient produits dans les cas d'hydronéphrose de Rochet, dans ceux de tuberculose rénale de Carlier et Curtis ; des kystes ont été produits expérimentalement par injection de teinture d'iode dans le bassinet du lapin par Luzzato. Pousson distingue ces *faux reins polykystiques*, par sclérose, chirurgicaux, des autres reins polykystiques qui restent au-dessus des ressources de la chirurgie.

Symptômes. — On a signalé la fréquence des mictions, la polyurie, l'albuminurie qui est presque constante, l'hématurie. Les symptômes sont surtout ceux de la *néphrite interstitielle* ; les symptômes d'urémie chronique augmentent peu à peu jusqu'à la terminaison fatale qui survient par anurie, par mort subite, ou par cachexie. La suppuration des kystes est une complication rare et fatale.

Outre ces symptômes, il peut exister des *douleurs* lombaires tantôt sourdes, tantôt survenant par crises analogues aux coliques néphrétiques.

Le rein, à la palpation, forme une tumeur plus ou moins volumineuse, douloureuse à la succussion, irrégulière et bosselée ; ces signes sont bilatéraux, fait de la plus haute importance diagnostique.

La marche est lente, mais fatale.

Traitement. — Le traitement du vrai rein polykystique bilatéral est uniquement médical ; si une erreur de diagnostic conduit sur un rein polykystique, ou s'il s'agit d'une anurie, d'une suppuration des kystes, le traitement ne consistera que dans la néphrotomie et la décapsulation. L'examen comparé de la valeur fonctionnelle des reins aura d'ailleurs montré des altérations bilatérales.

Au contraire, quand il s'agit du faux rein polykystique, unilatéral, le traitement chirurgical s'impose dès que les accidents se produisent, et peut devenir urgent, en cas d'anurie, par exemple. On choisira entre la néphrectomie, la néphrotomie, la décapsulation jointe à la néphrotomie ; ces deux dernières méthodes, moins graves, seront préférées en général.

4° Kystes hydatiques

Étiologie. — Les kystes hydatiques du rein sont rares ; d'après Houzel, ils représentent 5,4 p. 100 des kystes hydatiques en général, et d'après Bogoluboff, 4,5 p. 100 ; Nicaise en a réuni 515 observations, dont 384 figurent dans sa thèse. La femme est un peu plus souvent atteinte que l'homme; aucun âge n'en est exempt, mais le maximum est observé de vingt à quarante ans; le côté gauche serait plus souvent atteint (Boeckel).

Anatomie pathologique. — Les embryons ingérés sont transportés par la circulation dans la substance corticale du rein où ils se fixent, parfois aussi dans la substance médullaire (Lancereaux); le kyste se développe lentement en repoussant, atrophiant et sclérosant autour de lui le parenchyme rénal, et en faisant saillie à la surface du rein où on l'a même trouvé pédiculisé. Son volume peut dépasser celui du rein lui-même qui paraît appendu au kyste, et qui quelquefois ne semble être qu'un épaississement de la paroi du kyste. Celui-ci proémine surtout du côté de l'abdomen; la surface en est lisse, blanchâtre, la forme arrondie et plus ou moins régulière. Le kyste contracte des adhérences avec les viscères voisins : foie, rate, estomac, intestin et mésentère, et peut se rompre dans leur cavité ; mais plus souvent, 147 fois sur 382 (Nicaise) la *rupture* se fait dans le bassinet. Exceptionnellement on a vu l'ouverture dans le poumon, à la région lombaire, dans le péritoine.

Le liquide contenu dans le kyste est limpide ; on y a trouvé, outre des crochets, de l'acide urique, des cristaux de phosphate de soude et de magnésie, d'oxalate de chaux, pas d'albumine. A la paroi interne sont appendues des vésicules filles qui s'en échappent dans le cas de rupture et peuvent être éliminées avec l'urine.

La suppuration se produit surtout à la suite de la rupture du kyste ; elle n'a été trouvée que 28 fois par Nicaise.

Symptômes. — Les symptômes peuvent être nuls ; dans 47 des cas relevés par Nicaise le kyste ne fut découvert qu'à l'autopsie. Ils apparaissent seulement quand la tumeur détermine, par son volume, la compression des organes voisins, ou quand le kyste, rompu dans le bassinet, y déverse les hydatides. La *compression* détermine des symptômes vagues, comme la dyspepsie, une gêne de la région lombaire. Le passage des *hydatides* dans l'uretère, parfois silencieux, peut déterminer au contraire des coliques néphrétiques ; la rétention d'urine a été observée par suite de l'obstruction de l'urètre.

Si l'on explore le rein suivant la technique habituelle, on trouve une tumeur arrondie, régulière, tantôt fluctuante, tantôt rénitente, ou même de consistance analogue à celle d'une tumeur solide (Houzel). Outre les signes qui lui sont communs avec les autres tumeurs rénales, on remarque l'indolence à la pression ; le frémissement hydatique est exceptionnel.

La *rupture* dans le bassinet s'annonce par une douleur localisée et irradiée, parfois de l'urticaire et même de la fièvre ; on la diagnostique aisément quand les urines contiennent des vésicules ou des membranes. Tantôt elle ne s'accompagne d'aucun signe fâcheux ou même perceptible, tantôt elle détermine des douleurs néphrétiques et de la rétention d'urine.

L'*infection* de la poche est accompagnée de signes de septicémie avec ou sans pyurie, suivant qu''il y a ou non rupture ; la gravité de cette complication, en cas de rupture, serait minime, d'après Nicaise ; mais les cas que nous avons observés nous font penser différemment.

Nicaise a trouvé 2 cas d'urémie dans des kystes bilatéraux.

Pronostic. — La bénignité relative de cette affection est due à la *lenteur de son évolution*, qui se compte par années et peut atteindre dix, vingt et trente ans, à l'*unilatéralité* habituelle, et par suite à l'*intégrité de la sécrétion* urinaire. Sur 170 cas sans intervention, Nicaise relève 77 décès dont 10 seulement imputables au kyste ; mais les cas opérés auraient été plus meurtriers.

Diagnostic. — Les petits kystes hydatiques prêtent à confusion avec les autres tumeurs rénales de petit et moyen volume ; la ponction, qui du reste n'est pas sans danger, devient même parfois une cause d'erreur car la composition du liquide peut tromper quand il y a communication avec le bassinet. On se basera sur la consistance de la tumeur, l'absence de signes fonctionnels, la lenteur de l'évolution : mais très souvent le diagnostic est impossible, et c'est au cours d'une opération pratiquée pour un rein mobile, pour une tumeur indéterminée, qu'on découvrira l'erreur.

Les grands kystes sont difficilement distingués des autres tumeurs enkystées abdominales, des grands kystes séreux du rein, des hydronéphroses, et la difficulté augmente encore quand la poche est suppurée.

Dans d'autres cas l'expulsion d'hydatides par la miction facilite le diagnostic, mais il faut éliminer les kystes ouverts dans les voies urinaires inférieures.

Traitement. — En l'absence de symptômes fonctionnels et de tumeur assez volumineuse, l'expectation sera commandée d'autant plus souvent que le diagnostic restera en suspens; c'est parfois au cours d'une incision exploratrice ou dirigée contre une autre affection rénale qu'on reconnaîtra le kyste kydatique : il ne restera qu'à le supprimer.

La ponction simple, la ponction suivie du trocart à demeure (Simon), l'ouverture par application de caustiques (Récamier) n'ont plus qu'un intérêt historique. Restent en présence trois opérations principales : la marsupialisation, la néphrectomie, la néphrectomie partielle.

Le tableau suivant, emprunté à Nicaise, montre la mortalité opératoire de ces diverses opérations :

		Mortalité.
Marsupialisation	100 cas	6 p. 100
Néphrectomie	40 —	20 —
Néphrectomie partielle	14 —	0 —

La *marsupialisation* a l'avantage de la rapidité et de la facilité d'exécution ; on incise et on évacue le kyste, on extirpe la membrane interne, on résèque la paroi dans toute l'étendue où sa dissection est facile; enfin on suture à la peau les lèvres de la poche ainsi diminuée d'étendue. Le bourgeonnement complet demande de deux à trois mois. Cette lenteur de la guérison fait repousser la marsupialisation toutes les fois qu'il n'est pas impossible de disséquer complètement la poche, ou que la suppuration ne contre-indique pas tout avivement des tissus.

La *néphrectomie totale* est grave; de plus, elle prive l'organisme d'une quantité de substance rénale qu'il est toujours désirable de conserver. On ne s'y résoudra donc que si le rein est détruit par la tumeur kystique à un point tel qu'on reconnaisse à peine sa présence sur la paroi ; encore, en pareil cas, la marsupialisation peut-elle être préférée à cause de sa bénignité. Une autre affection rénale concomitante indiquerait cependant la néphrectomie.

La *néphrectomie partielle* est actuellement le procédé de choix ; elle est indiquée dans les kystes non suppurés, siègeant sur un rein sain ou peu altéré. Pour les kystes volumineux on emploie la voie transpéritonéale, mais tant qu'il est possible, on préfère la voie lombaire, beaucoup moins dangereuse. La technique varie suivant les rapports du kyste avec le parenchyme rénal. Elle doit réaliser l'extirpation complète de la membrane-mère et l'extirpation de l'adventice aussi parfaitement que possible ; celle de la membrane-mère est facile quand l'énucléation simple suffit, ou difficile et souvent incomplète quand le curettage de la cavité est nécessaire;

il en est de même de la résection de la membrane adventice, mais, de toute façon, elle doit être pratiquée de manière à permettre un bon avivement.

L'extirpation faite, on peut ou tenter le capitonnage de la poche, ou bien la draîner, ce qui expose aux fistules, ou bien refermer le rein comme après une néphrotomie.

L'idéal serait d'extirper la poche sans l'ouvrir et de suturer ensuite complètement les deux tranches de la cavité rénale ; Sorel a ainsi énucléé un kyste, sans enlever l'adventice ; Kümmel fait la résection cunéiforme du pôle rénal atteint ; souvent, les tranches rénales s'appliquant mal l'une à l'autre, on ne pourra pas réaliser ainsi la réunion complète, mais on la tentera et on suturera les lèvres de l'incision rénale l'une à l'autre, en laissant un drainage de sûreté pendant quelques jours. L'ouverture du kyste dans le bassinet ne contre-indique pas la fermeture complète du rein.

KYSTES PARARÉNAUX

Les kystes pararénaux, quelquefois difficiles à distinguer de ceux qui ont pris naissance sur le rein, sont de nature très différente : outre les kystes hydatiques nés dans l'atmosphère graisseuse du rein ou dans la graisse sous-péritonéale et les kystes d'origine traumatique, on a trouvé des kystes hématiques spontanés et mal expliqués, des kystes séreux développés vraisemblablement aux dépens des débris du corps de Wolff et dont il existerait une dizaine de cas connus (Krogius).

Le diagnostic de toutes les variétés est le plus souvent presque impossible ; tout au plus reconnaît-on l'existence d'un kyste, sans pouvoir préciser son origine, ni son siège d'origine.

CHAPITRE XIII

REIN MOBILE

BIBLIOGRAPHIE

GLÉNARD. *Lyon méd.*, 1885. — GUILLET. Pathogénie et indicat. opératoires du rein mobile. *Assoc. fr. d'Urol.*, 1901. — PASTEAU. Période vasculaire dans le rein mobile. *Assoc. fr. d'Urol.*, 1901. — CHEVALIER. Rapport. *Ibid.* — DUPOUX. Rein mobile chez l'enfant. *Thèse*, 1902. — HAHN. Ueb. Wanderniere u. chir. Behandl. derselb. *Deut. Zeitsch. f. Chir.*, 1903.— MOSNY. Albuminurie et mobilité rénale. *Soc. méd. des hôp.*, 1904. — TUFFIER. Douleur dans le rein mobile. *Presse méd.*, 1904, et *Annales gén.-urinaires*, 1905. — LEGUEU. Le rein mobile. Paris, 1906.— ERTZBISCHOFF. Rein mobile et néphrite. *Assoc. fr. d'Urol.*, 1907. — ALGLAVE. Contrib. à l'ét. des accidents prov. p. l'abaissement du rein dr. au 3e degré. *Annales gén.-urinaires*, 1907. — (V. aussi Hydronéphrose.)

A cette affection ont été appliquées des dénominations multiples, ectopie rénale, néphroptose, rein flottant, rein mobile. Sous le nom d'ectopie nous étudierons plus loin les situations anormales du rein qui n'impliquent pas la mobilité. L'usage a limité le terme de néphroptose à une chute du rein liée à celle d'autres organes ; enfin le rein flottant indique un degré très prononcé que l'affection n'atteint pas toujours. Nous croyons que le terme rein mobile, plus vague, s'applique mieux aux diverses formes cliniques et anatomiques.

Signalée déjà par Riolan, la mobilité anormale du rein ne fut bien étudiée au point de vue des accidents qu'elle détermine que par Rayer, dont la description fut reproduite sans grandes modifications jusqu'au moment où la thérapeutique chirurgicale put intervenir. C'est en 1881 que Hahn, de Berlin, pratiqua la première néphrorraphie et cette affection a été depuis cette époque l'objet de nombreux travaux.

SITUATION NORMALE DU REIN

Les déplacements du rein ne peuvent se comprendre si on n'a pas une notion exacte de l'anatomie normale que nous rappellerons brièvement. A l'état normal, le rein est situé dans la région dorso-lombaire de la gouttière latéro-vertébrale, correspondant à la 12e dorsale et aux deux premières lombaires ; atteignant la 11e côte par son pôle supérieur, il affleure l'apophyse costiforme de la 3e vertèbre lombaire par son pôle inférieur. L'axe transversal du rein est oblique en dedans et en avant, de sorte que sa face antérieure regarde en dehors et que sa face postérieure regarde en dedans.

Son axe vertical est oblique en bas et en dehors, de sorte que son pôle inférieur est plus éloigné de la colonne vertébrale que son pôle supérieur de 1 centimètre environ.

Les deux tiers supérieurs de sa face postérieure sont recouverts par les deux dernières côtes ou, si la 12e côte est très courte, par la 11e seule. Néanmoins à l'état normal on ne peut sentir le rein par la face postérieure ; il faut le palper en avant, car il est recouvert en arrière par le ligament vertébro-costal décrit par Henle et Récamier. Parti des apophyses transverses de la 1re et de la 2e lombaire, ce trousseau fibreux s'épanouit en dehors et en haut pour venir s'insérer sur le bord inférieur de la 12e côte, ou, si celle-ci est courte, sur la 11e et la 12e côte. Le pôle inférieur du rein dépasse donc à peine le bord inférieur de ce ligament vertébro-costal. La recherche du ballottement de Guyon, de même que le procédé de Glénard pour l'exploration rénale, donnent des résultats négatifs à l'état normal ainsi que nous l'avons déjà indiqué.

Moyens de fixité du rein. — Le rein jouit de quelque mobilité dans sa loge. Il s'abaisse pendant l'inspiration et dans la station debout. Au contraire, l'expiration et la position assise ou couchée le font remonter. Mais cette mobilité est restreinte, la course du rein ne dépasse guère en moyenne 4 ou 5 centimètres. En effet, divers éléments servent à le maintenir dans sa situation normale : l'atmosphère celluló-adipeuse et l'aponévrose périrénale, le péritoine, les adhérences à la capsule surrénale, le pédicule vasculaire, la pression abdominale.

Le rein est enveloppé immédiatement par une capsule fibro-élastique, qui au niveau du pédicule se continue avec la gaine adventice des vaisseaux, et qui lui est faiblement adhérente à l'état normal; entouré de cette capsule, le rein est plongé dans une atmosphère graisseuse limitée par le fascia périrénal. Ce fascia, gaine cellulo-fibreuse étudiée par Zuckerkandl, Gerota, Glantenay et Gosset, se compose d'un feuillet antérieur qui passe en avant du rein et d'un feuillet postérieur qui passe en arrière de cet organe.

Le feuillet postérieur réno-rénal s'insère en dedans sur la face antérieure des corps vertébraux et des disques intervertébraux. De là, il se dirige en dehors et en arrière, tapissant la face antérieure du psoas et du carré des lombes recouvert par son aponévrose et vient se réunir avec le feuillet antérieur au niveau du bord externe du rein ; puis, à sa partie interne, il s'épaissit en dehors et se continue après sa réunion avec le feuillet antérieur pour former le fascia propria sous-péritonéal.

Beaucoup plus mince, le feuillet antérieur prérénal double le péritoine tapissant la face antérieure du rein, le pédicule vasculaire, la face antérieure des gros vaisseaux et se continue avec son homologue du côté opposé. Comme l'a bien montré Zuckerkandl, l'accolement du mésentère le rend plus épais à gauche qu'à droite.

Ces deux feuillets forment ainsi une loge de chaque côté de la colonne vertébrale. En dehors et en haut cette loge est fermée et ne permet pas le déplacement de l'organe. En dedans, au contraire, elle communique largement avec celle du feuillet opposé, de sorte qu'on peut repousser le rein. Ce sont les capsules de Haller.

Le fascia périrénal enveloppe à la fois le rein et la capsule surrénale au-dessus de laquelle ses deux feuillets se réunissent pour s'insérer fortement sur le diaphragme.

En bas, les deux feuillets se perdent dans le tissu cellulaire de la fosse iliaque, de sorte que c'est dans cette direction que le rein peut se déplacer.

La couche graisseuse qui entoure le rein dans cette loge périrénale est très épaisse au niveau du hile et du bord externe du rein. Son épaisseur est de 2 à 3 centimètres en arrière du rein, tandis qu'elle n'existe presque pas entre le fascia prérénal et le rein. C'est une graisse molle diffluente, dont les lobules sont séparés par des fibres cellulaires allant du fascia périrénal à la capsule propre et dont l'aspect particulier est un guide dans toutes les opérations où l'on se propose d'aborder le rein. D'autres moyens de fixité ont aussi une grande importance pour maintenir le rein dans sa loge. C'est tout d'abord le pédicule vasculaire qui entrave dans une certaine mesure les déplacements du rein en dehors et en bas. D'après Glantenay et Gosset le rein est séparé de l'aorte par 5 centimètres à droite et 7 à gauche, et de la veine rénale par 4 centimètres à droite et 8 à gauche. Nous verrons plus loin le rôle considérable des anomalies et des lésions de ces vaisseaux sur les déplacements du rein.

En avant, le rein est recouvert par le péritoine auquel il adhère. Aussi, lorsque des mouvements du rein sont trop étendus, le péritoine se déplace et se plisse.

La capsule surrénale, adhérente chez l'enfant, se sépare du rein chez l'adulte où l'on trouve un plan de clivage très net. Dans la néphroptose la capsule ne suit pas le rein.

Enfin, la pression abdominale a une grosse influence sur la mobilité du rein, comme l'ont montré les expériences de Deletzine et Volkoff, expériences qui, faites sur le cadavre, sont d'ailleurs loin d'avoir une valeur absolue.

ÉTIOLOGIE

Les chiffres qui établissent la fréquence de la mobilité rénale varient suivant que les recherches ont été faites sur le cadavre ou sur le vivant. Dans le premier cas, elle paraît être d'une grande rareté. Ebstein l'a rencontré 5 fois sur 3.658 autopsies, Neumann 11 fois sur 11 000, Rollet 22 fois sur 5 500. Cette rareté s'explique, à l'autopsie, parce que de petites lésions passent facilement inaperçues et que seuls des déplacements considérables sont signalés. Elle est en contradiction avec la fréquence observée sur le vivant.

C'est surtout chez la femme qu'on l'observe. Suivant Kuster la fréquence chez l'homme serait de 1 pour 207 et de 1 pour 22 chez la femme. Sur 97 cas Rayer n'en signale que 10 chez l'homme. Landau trouve 273 femmes contre 41 hommes, Lancereaux 55 contre 2, Guyon 27 contre 3. Glénard estime que 22 p. 100 des femmes qu'on examine présentent un rein flottant, Mathieu 27 p. 100, Godard et Verhoogen 46 p. 100. Pour Lindner et Kutner, la femme serait atteinte 22 fois sur 100; Albarran n'a trouvé la mobilité que dans 12 p. 100 des cas.

Dans la grande majorité des cas la lésion est unilatérale, mais sa bilatéralité s'observe souvent; sur 100 reins déplacés, 80 ou 90 siègent à droite. La présence du foie, la situation normalement plus basse du rein droit prédisposent à la mobilité, de même que l'existence d'un ligament du cæcum décrit par Tuffier, qui suspend cet intestin au tissu cellulaire préréna l. Au contraire, à gauche, la disposition de la veine surrénale et enfin la présence d'un feuillet aponévrotique décrit par Zuckerkandl constituent des moyens de fixité.

Le maximum de fréquence est de vingt à quarante ans. Toutefois on observe le rein mobile chez l'enfant et notamment chez les fillettes. Rosenthal en a signalé 22 cas, Dupoux 38, dont 31 chez des fillettes entre onze et quinze ans. Enfin Comby en a relevé six en quelques mois et il pense que, dans une grande proportion, les cas vus chez l'adulte datent de l'enfance où ils n'ont pas été constatés.

PATHOGÉNIE

A. *Ectopie congénitale.* — Presque toujours unilatérale, l'ectopie rénale se rencontre aussi souvent à droite qu'à gauche; on la trouve en avant de la colonne vertébrale, au détroit supérieur, au niveau de l'angle sacro-vertébral. Elle est toujours liée à des anomalies vasculaires que Pasteau a rangées en 4 catégories :

1° Les vaisseaux sont implantés à une hauteur anormale sur l'aorte et la veine cave, comme dans l'ectopie pelvienne.

2° Leur insertion est anormale, mais on peut faire remonter le rein dans la loge lombaire.

3° Leur insertion est normale, mais leur longueur est considérable, d'où résultent l'abaissement et la mobilité.

4° Au contraire le pédicule est très court et la brièveté inégale des vaisseaux entraîne une position oblique vicieuse du rein. Ces dispositions favorisent le développement de l'hydronéphrose : elles forment des types de transition entre le rein mobile congénital et le rein mobile simple (Pasteau).

B. *Ectopie acquise.* — En dehors des malformations congénitales ci-dessus signalées, la plupart des auteurs admettent uue prédisposition congénitale au déplacement du rein, et Albarran en a fait l'agent principal du rein mobile. Se basant sur la coexistence d'autres malformations (ptoses viscérales, hernies, ectopies testiculaires), il en fait un stigmate de dégénérescence. A ce titre le rein mobile peut être héréditaire.

Glénard, se basant sur un grand nombre d'observations a émis une théorie séduisante de laquelle relèvent, selon nous, un certain nombre d'ectopies, mais qui n'explique pas tous les cas. Pour lui, la néphroptose ne serait qu'un acte d'un processus plus général, la chute ou la descente des organes abdominaux. La plupart de ces viscères, l'intestin, le foie, la rate, l'utérus, etc., sont entraînés dans un mouvement d'abaissement que facilite le relâchement de la sangle des muscles abdominaux. Ces faits sont bien observés et réels, mais ne paraissent pas constituer la règle. Chez beaucoup de femmes dont la paroi abdominale est normale, on observe une mobilité rénale parfois très marquée et très douloureuse et inversement nous avons vu des prolapsus utérins ou intestinaux alors que le rein restait parfaitement fixé. La thérapeutique vient à l'appui de cette manière de voir et une néphrorraphie remédie parfois à tous les symptômes rénaux sans récidive.

On a invoqué l'influence des grossesses répétées qui agissent en affaiblissant la résistance des parois abdominales ; peut-être aussi l'accouchement, en diminuant brusquement la pression abdominale, joue-t-il un rôle dans cette production. Il en est de même de l'extirpation d'une tumeur abdominale. Le port du corset chez la femme, l'absence de graisse périrénale chez l'enfant, un amaigrissement rapide, ont été invoqués comme causes prédisposantes.

Pour Bouchard, les congestions du foie répétées, avec augmentation du volume de cet organe, pourraient contribuer à chasser le rein de sa loge. Il invoque d'ailleurs en même temps le développement du foie qui appuie sur le rein et la congestion concomitante des reins. Il est évident que l'augmentation de poids de ces derniers a une influence sur leur fixité.

A ces conditions diverses, qui jouent le rôle de causes prédisposantes viennent s'ajouter des causes déterminantes vagues le plus souvent, quelquefois très nettes ; c'est ainsi qu'on a invoqué de petits traumatismes, des chocs répétés comme la trépidation causée par de fréquents voyages en voiture, ou les efforts fréquents d'une toux habituelle.

Quand le traumatisme est important et résulte d'un coup violent porté sur la région lombaire, d'un accident de voiture ou autre, le rein est projeté hors de sa loge ; une rupture des enveloppes se produit, et le rapprochement des bords de la solution de continuité forme boutonnière et empêche la rentrée du rein dans sa loge. Cette cause particulière, assez rare, constitue une classe à part aux points de vue de l'anatomie pathologique, des symptômes et du traitement chirurgical ; celui-ci, appliqué à propos et à temps est aussi efficace ici qu'il est incertain dans les autres cas.

ANATOMIE PATHOLOGIQUE

Son étude toute récente a fait l'objet de travaux de Legueu, Watson, Pasteau, Glantenay et Gosset basés sur des faits recueillis à la fois au cours d'opérations et d'autopsies.

Le rein mobilisé occupe trois positions principales (Glénard).

A. Il peut être simplement descendu de sorte que son pôle supérieur est encore en rapport avec les côtes.

B. Toujours situé dans la loge, il est néanmoins au-dessous des côtes.

C. Il a quitté sa loge, et s'est placé entièrement dans l'abdomen ou même dans le bassin ; c'est le rein flottant.

Dans cette migration, le rein affecte diverses positions. Après être descendu verticalement, il effectue, en entraînant son pédicule qui le retient, un mouvement de rotation autour de son axe transversal, son extrémité supérieure se renversant en arrière. Il peut également tourner autour de son axe vertical (Watson), son bord externe devenant alors antérieur. Si le pôle inférieur du rein est fixé et le pôle supérieur libre, le rein s'incline en avant, c'est l'antéversion de Potain, ou, en arrière, c'est la rétroversion.

Le déplacement du rein est progressif, et on doit lui considérer trois phases pendant lesquels il est d'abord déplacé, puis mobile, et enfin vraiment flottant dans l'abdomen (Hermann), coiffé du péritoine, mésonéphros sur la fréquence duquel nous reviendrons.

Dans sa migration, le rein entraîne son pédicule vasculaire. Tantôt ce déplacement des vaisseaux se fait à la faveur d'une anomalie préexistante (insertion ou longueur anormale), tantôt le rein, en tirant sur les vaisseaux les allonge et diminue leur calibre. Dans certains cas, l'artère peut atteindre 12 centimètres. Parfois, la veine ne s'allonge pas, mais tire sur la veine cave qui décrit une courbe à convexité regardant le rein descendu.

L'uretère est le plus souvent modifié. Il est coudé, soit que son extrémité supérieure fixe ne suive pas le rein dans son déplacement, soit que le canal ayant suivi la glande devienne trop long pour son trajet et alors se coude, devienne flexueux. Dans le premier cas, la coudure est brusque et lâche dans le second.

Pendant longtemps on avait cru pouvoir attribuer la rétention rénale de l'urine à cette coudure de l'uretère, mais Albarran s'est attaché à démontrer que les inflexions de ce canal étaient souvent secondaires à l'hydronéphrose. De plus, les adhérences de l'uretère résultent parfois aussi de la courbure du canal et sont loin d'en être cause, notamment dans les cas de coudures lâches.

La lumière du canal n'est pas toujours oblitérée par le fait d'une coudure. Elle reste intacte lorsque l'uretère n'est pas fixe. Nous renvoyons d'ailleurs pour la pathogénie de la rétention rénale à la description des hydronéphroses.

Certains auteurs admettent comme constante l'existence d'un mésonéphros constitué aux dépens du péritoine ; ce dernier paraît au contraire être exceptionnel. Toutefois, le péritoine contracte avec le rein des adhérences plus ou moins intimes.

L'atmosphère adipeuse peut manquer ou être raréfiée, mais ce fait est inconstant. C'est même à cette absence de graisse que l'on a attribué la mobilité de certains reins, notamment ceux des enfants, chez qui, ainsi qu'on le sait, la graisse périrénale est peu abondante.

Au cours de cette migration, le rein subit une série de modifications, et il n'est pas rare d'y constater des altérations importantes.

Il peut être déformé soit qu'il reste lobulé comme chez le fœtus, soit que certaines de ses parties prennent un développement anormal. Si la pyélonéphrite est rare, il n'en est pas de même des lésions inflammatoires du parenchyme qui, sans être constantes comme le veut Tait, se rencontrent cependant très souvent. La périnéphrite ne manque pour ainsi dire jamais ; elle établit avec le péritoine des adhérences plus ou moins solides, parfois un véritable feutrage avec les organes voisins qui expliquent la fixation secondaire dans des positions vicieuses. La lithiase rénale coexiste assez souvent.

SYMPTÔMES ET MARCHE

Le début de cette affection est en général insidieux et parfois ce n'est qu'accidentellement, au cours d'un examen abdominal, que la néphroptose sera reconnue. Ailleurs, au contraire, le début est brusque ; à l'occasion d'un effort ou d'un traumatisme, le malade éprouve dans la région du rein la sensation d'un déplacement violent, de « quelque chose de décroché » suivi tout au moins d'une gêne des mouvements.

Signes fonctionnels. — Le plus constant des symptômes consiste en une sensation pénible, parfois une simple gêne continue ou intermittente, revenant tantôt sans cause appréciable, tantôt sous l'influence de mouvements et surtout de positions toujours les mêmes : certains malades souffrent debout, d'autres couchés, même lorsque contre toute attente le rein rentre dans sa loge. Ailleurs la douleur revêt une intensité telle qu'elle force le malade au repos absolu et trouble sa santé. En général assez vague, mal localisée, elle s'explique par les tiraillements exercés sur les plexus nerveux par le rein déplacé.

A cette douleur viennent s'ajouter des crises paroxystiques à irradiations variables, rénales ou parfois vésicales, semblables à celles de la colique néphrétique dont le tableau clinique est parfois complété par des vomissements, des syncopes et un état général impressionnant (Guyon). Ces crises sont provoquées par des causes variables : marche, toux, secousses et parfois des troubles menstruels ; elles cessent le plus souvent lorsque le rein rentre dans sa loge. On les a attribuées aux tiraillements dont nous avons déjà parlé, pour d'autres auteurs, il s'agit de péritonisme. Mais nous pensons avec Laveran, Pousson, Albarran, qu'elles sont dues à la coudure de l'uretère consécutive aux déplacements du rein.

En effet, ces crises revêtent les caractères de l'hydronéphrose intermittente, provoquées par une coudure ou une compression de l'uretère. Elles s'accompagnent d'une augmentation du volume du rein subitement ou rapidement appréciable, et de douleurs violentes. Elles simulent, nous le répétons, les coliques néphrétiques, avec les mêmes phénomènes généraux et les mêmes réflexes ; elles cessent brusquement après l'expulsion non pas d'un calcul, mais d'une quantité d'urine plus ou moins considérable faisant irruption brusque dans la vessie et provoquant un besoin intense d'uriner. Cette débâcle urineuse marque la fin de la crise. On voit quelquefois ces crises reproduites expérimentalement quand la sonde urétérale se bouche pendant un cathétérisme de l'uretère.

Le retour de ces accès de rétentions rénales échappe à toute règle ; quelquefois à répétitions rapprochées, ils peuvent ne se reproduire qu'après de longs mois ; ordinairement, ils ne restent pas isolés et deviennent de plus en plus fréquents.

Telle est la cause la plus ordinaire, suivant nous, des douleurs dans le rein mobile, constantes ou intermittentes. Cependant, quelques crises paraissent indépendantes de toute rétention rénale et simulent les phénomènes de l'étranglement herniaire. On les a décrits sous le nom d'étranglement rénal sans en donner une explication pathogénique satisfaisante.

Des *troubles digestifs* s'observent fréquemment au cours du rein mobile. Tantôt ils disparaissent lorsque le rein ectopié se trouve réduit, tantôt ils résistent à toute médication et à toute intervention. Ils reconnaissent plusieurs causes. Le rein situé anormalement comprime certains organes du système digestif et alors se produisent des phénomènes d'obstruction intestinale, d'ictère, de dilatation stomacale quand le duodénum est comprimé (Bartels, Landau et Linder).

Plus souvent les troubles digestifs sont d'origine nerveuse, dyspepsie, gastralgie avec hyperchlorydrie sur lesquels a insisté Mathieu. Enfin l'entéroptose qui existe en même temps que la néphroptose est une source fréquente de troubles digestifs. Dans ces cas, la néphroptose n'est qu'un symptôme de la maladie générale : l'entéroptose agit par elle-même et suffit pour expliquer les phénomènes digestifs.

Les troubles nerveux sont fréquents; bien souvent ils sont antérieurs à l'apparition de l'ectopie rénale, ce qui vient confirmer la théorie d'Albarran qui en fait un stigmate de dégénérescence. Leur intensité est diverse et ils varient d'une excitabilité nerveuse à des désordres psychiques systématisés. Le développement de la mobilité rénale augmente alors la violence des symptômes préexistants.

Plus souvent ce sont les phénomènes dus à l'ectopie rénale qui font éclater les troubles nerveux. Ceux-ci offrent différents degrés et restent limités à un simple nervosisme ou aboutissent à la neurasthénie ou à l'hystérie. Les malades sont irritables, impressionnables, se plaignent de bouffées de chaleur, de palpitations, de névralgies vagues et mal localisées. Ailleurs des lésions restées silencieuses jusque-là, utérines en particulier, deviennent douloureuses; d'autres douleurs siègeant dans divers viscères alternent ou s'associent avec celles du rein. Dans d'autres cas l'hystérie trouve son point de départ dans les crises rénales plus ou moins prolongées, phénomènes rapprochés par Potain et par Albarran des faits d'hystéro-traumatisme.

Signes physiques. — L'*inspection* permet quelquefois de reconnaître une dépression de la région costo-iliaque dans la position debout. Quant à la *percussion*, les renseignements qu'elle fournit sont ordinairement négatifs : on a prétendu qu'elle faisait entendre, suivant les régions occupées par le rein ectopié, soit de la matité, soit, plus souvent, une sonorité due à la présence de l'intestin grêle, ou plus souvent du côlon, au-devant de lui. Ces signes sont extrêmement vagues.

Par contre, la *palpation* donne des renseignements précieux. Le rein quitte la région lombaire, mais reste en rapport avec elle par une de ses extrémités, ou bien il peut y être ramené. Si le déplacement est faible, il n'est appréciable que par le ballottement. Ordinairement il existe une tumeur franchement abdominale, le plus souvent au niveau du flanc droit. L'abdomen étant mis dans le relâchement, une main est placée sur la région lombaire ou un peu en dehors, l'autre est appliquée sur le ventre comme pour la recherche du ballottement. On peut saisir et retenir ainsi un organe mobile, ayant plus ou moins nettement la forme d'un rein. Cette mobilité, spontanée ou provoquée, est pathognomonique ; l'organe échappe-t-il, il est difficile de le retrouver ; il fuit à la façon des corps étrangers articulaires. Toutefois, il semble fixé à la colonne vertébrale, dont il ne peut s'écarter beaucoup. Le procédé de Glénard permet parfois de faire une exploration meilleure, dans les cas de grande mobilité ; on sent le rein, pendant les grandes inspirations, venir se placer entre les deux doigts et souvent il est possible de le saisir. La pression exercée sur lui éveille une douleur quelquefois atroce, s'irradiant vers la vessie, la verge et les membres inférieurs ; dans d'autres cas, très médiocre, et même absolument nulle.

Le rein peut revenir dans sa situation normale, surtout après un décubitus horizontal prolongé : il descend sous l'influence de la marche, de la station debout ; souvent aussi dans des positions bizarres que le malade indique. D'ailleurs, à ce point de vue, on doit ranger les reins mobiles en trois catégories ; ceux qui rentrent facilement dans la fosse lombaire et qui sont peu douloureux ; les reins difficilement réductibles, qui sont le siège d'exacerbations douloureuses coïncidant avec les congestions de l'organe ; enfin les reins qui ont définitivement quitté leur loge normale. Cette irréductibilité est de règle quand l'ectopie dure depuis longtemps, en raison des adhérences consécutives aux poussées de périnéphrite qui se sont produites.

L'examen de la fosse lombaire par la palpation donnerait une sensation de dépressibilité, et la percussion révélerait une certaine sonorité (Le Dentu) ; ces renseignements sont toutefois très difficiles à recueillir.

Durée, terminaison. — Le rein mobile est une affection de longue durée, mais dont les symptômes semblent s'atténuer après la ménopause. Elle peut pendant longtemps ne pas retentir sur l'état général, mais tôt ou tard celui-ci se trouve atteint, tant en raison des douleurs violentes que par suite de l'altération et des troubles de nutrition du rein ectopié. Le pronostic s'aggrave lorsque la mobilité produit l'hydronéphrose intermittente qui détermine à son tour des lésions profondes du rein. Il en est de même lorsque la mobilité du rein n'est qu'une manifestation de la ptose de tous les viscères ; dans ces cas chacun d'eux présente des troubles de fonctionnement et la santé générale s'altère bientôt.

DIAGNOSTIC

Ordinairement facile, le diagnostic du rein mobile est parfois épineux au début. Suivant que l'un des symptômes est prédominant, la physionomie de la maladie est différente : aussi peut-on avec Tuffier reconnaître trois formes de l'ectopie, douloureuse, dyspeptique et nerveuse, la première étant la plus fréquente. Les douleurs sont rarement rapportées à leur vraie cause : on les prend pour des névralgies, malgré l'absence des points douloureux lorsqu'elles sont continues. Au contraire les crises font croire à une colique néphrétique, erreur qu'une observation attentive peut seule faire éviter. C'est ici qu'il importe de rechercher l'existence de la tumeur et d'en déterminer les caractères pathognomoniques : la mobilité et le ballottement.

Les tumeurs des autres organes : foie, vésicule biliaire, rate, intestin, mésentère, ovaire, etc., ont des caractères propres ; elles ne sont pas réductibles et n'offrent pas les signes pathognomoniques du rein flottant. Toutefois le diagnostic est très difficile, si le rein échappe ou si le sujet est obèse. Dans ces cas, à la ponction exploratrice qui n'est pas sans danger, on préférera la méthode d'exploration de Minkowsky et Naunyn qui consiste à distendre l'estomac par des gaz et l'intestin par de l'eau.

Il est très important de reconnaître si le rein déplacé est sain ou s'il est malade : en effet les indications thérapeutiques sont différentes dans les deux cas. Pour apprécier cet état du rein, on tiendra compte de la douleur, de l'état général, des caractères des urines, mais c'est surtout le cathétérisme urétéral qui fournira les plus précieuses indications.

Sans aller avec plusieurs auteurs jusqu'à dire que tout rein ectopié est un rein malade, on doit reconnaître la fréquence des lésions qui par elles-mêmes commandent une intervention chirurgicale.

TRAITEMENT

Suivant l'intensité des symptômes et les complications produites, on se contentera de contenir le rein et de limiter son déplacement, ou bien on aura recours à un traitement chirurgical. Le traitement est donc tantôt palliatif, tantôt curatif.

A. **Traitement palliatif**. — Le traitement de l'ectopie rénale reconnaît des indications diverses suivant la nature des accidents. Si la gêne est modérée, on se contentera de palliatifs : on évitera la fatigue, les chutes, les efforts, les excès de coït, et toutes les circonstances de nature à accentuer la lésion ou à faire naître des douleurs. Dans ce but on tâchera d'obtenir la réduction du rein : le plus souvent on y arrive au moyen de pressions douces, le malade étant dans la position horizontale ; un relâchement complet des muscles est nécessaire et l'anesthésie chloroformique doit quelquefois être employée. D'ailleurs le malade indique ordinairement lui-même la position dans laquelle le rein se réduit.

On a conseillé l'emploi du massage abdominal dans le but d'obtenir la disparition des adhérences du rein au péritoine et aux organes voisins, conception théorique, non démontrée par les faits ; néanmoins le massage donne parfois quelques résultats, en tonifiant les parois abdominales.

Il faut alors maintenir la réduction au moyen d'un appareil contentif ; il consistera soit en une ceinture à pelote, ou en un bandage à ressort analogue à un bandage herniaire : une simple ceinture élastique, large et souple, produit souvent un meilleur résultat, mais d'une manière générale la mobilité du rein rend ces moyens peu efficaces. C'est cependant le seul remède à employer dans les cas d'entéroptose généralisée, car aucune opération ne réussit alors. S'il y a étranglement rénal et hydronéphrose intermittente on essaiera la réduction au moyen d'un lit à renversement et au besoin du chloroforme, mais il ne faut pas opérer en pleine crise, autant que possible. Une opération est rarement utile chez les hystériques, et seulement quand l'hystérie a été consécutive à la mobilité rénale.

Ajoutons qu'on ne négligera jamais l'emploi des moyens médicaux et hygiéniques destinés à atténuer les symptômes. Au moment des crises on prescrira le repos horizontal et une compression abdominale serrée pour maintenir le rein dans sa loge. On y joindra les bains chauds longtemps prolongés, les applications chaudes, des calmants à l'intérieur ainsi qu'en suppositoires et surtout en injections hypodermiques. Enfin si les crises affectent une forme particulière, dyspeptique, ou névropathique, le traitement symptomatique de ces phénomènes sera appliqué.

B. Traitement curatif. — L'intervention chirurgicale est indiquée quand il existe des douleurs violentes ou d'autres troubles fonctionnels ou réflexes graves; et lorsque les moyens médicaux auront échoué. Deux opérations s'offrent alors : l'extirpation du rein ou néphrectomie ; sa fixation ou néphrorraphie.

La néphrectomie doit être pratiquée lorsque au cours de l'intervention, la libération du rein fait constater qu'il est le siège d'altérations profondes, et quand la brièveté du pédicule vasculaire ou son implantation trop basse s'opposent à la réduction. Parfois elle devient nécessaire, après une néphrorraphie, quand celle-ci n'a pas fait disparaître les douleurs rénales ; il s'agit alors souvent d'une affection complexe, où la mobilité rénale coïncide avec des rétrécissements urétéraux, avec une néphrite, avec la lithiase, etc. Cette opération doit avoir été précédée de l'examen de la valeur fonctionnelle du rein opposé.

La néphrorraphie est bien plus souvent pratiquée et suivie ordinairement de bons résultats. Sur 175 opérés, Tuffier a relevé les résultats suivants : guérison opératoire 168 ; morts 8 ; résultat inconnu 1. On trouvera plus loin la technique de cette opération.

CHAPITRE XIV

PÉRINÉPHRITES ET PLEGMON PÉRINÉPHRÉTIQUE

BIBLIOGRAPHIE

Fischer. *Samml. Klin. Vorträge.* — Tuffier. La capsule adipeuse du rein. *Rev. de Chir*, 1890. — Maas. Die eiterig. Entzünd. der Nierenfettkaps, *Volkmanns. Klin. Vortr.* 1896.

L'inflammation du tissu cellulo-adipeux périrénal se présente sous les formes scléreuse, fibro-lipomateuse, suppurée (Tuffier).

I. — Périnéphrites scléreuse et fibro-lipomateuse

Dans la première de ces formes, l'inflammation chronique aboutit à la formation d'une gangue périrénale fibreuse, blanche, dure, criant sous le scalpel, très adhérente au rein et aux viscères voisins, étouffant le rein et le pédicule rénal, et qui ne permet que très difficilement la néphrectomie. Les symptômes sont ceux d'une tumeur rénale de petit volume, dure et sans ballottement.

Dans la forme fibro-lipomateuse, qui peut compliquer presque toutes les inflammations rénales, la graisse périrénale est transformée en un tissu ferme, dense, très épaissi, formé de lobules graisseux traversés par des bandes fibreuses; cette périnéphrite peut être localisée (Hartmann) aux pôles, au bassinet (lipomes péripyéliques), au hile où elle comprime l'uretère et les vaisseaux, ou entourer tout l'organe et même descendre autour de l'uretère jusqu'à la veine. L'examen clinique permet rarement de la soupçonner, quand on trouve un rein gros et adhérent. Pendant une opération, cette périnéphrite rend le rein difficile à libérer et à attirer.

II. — Phlegmon périnéphrétique

Étiologie

Le phlegmon périnéphrétique atteint presque toujours des sujets de plus de vingt ans. Il est plus fréquent chez l'homme, soumis plus souvent aux conditions qui en favorisent le développement ; la même remarque s'applique aux professions. Il est primitif ou secondaire.

Primitif, ou par *cause directe*, il peut être le résultat d'un traumatisme. Ainsi les plaies de la région, même si elles intéressent le rein et l'atmosphère périrénale, guérissent en général ; mais si un élément septique s'y est introduit, une inflammation à la fois intra et extra-parenchymateuse se développe. Il en est de même des contusions rénales par chutes, coups, chocs violents, efforts, ruptures musculaires ; la suppuration ne se produit quelquefois qu'au bout d'un temps très long, alors que des éléments parasitaires ont envahi le foyer par la voie descendante de la circulation générale, ou ascendante en passant de la vessie au rein et de celui-ci à son enveloppe par les lymphatiques. Telle est l'origine probable d'un grand nombre de phlegmons prétendus *spontanés* : dans tous ces cas il est probable qu'on a affaire à un foyer sanguin qui s'est infecté ultérieurement et, malgré l'autorité de Trousseau, nous croyons qu'il ne faut admettre cette catégorie qu'avec réserve.

Secondaire, le phlegmon périnéphrétique peut compliquer des infections générales ou locales. On l'a observé à la suite de l'infection venue des voies urinaires inférieures, à l'occasion d'un cathétérisme, d'une urétrotomie, d'une lithotritie, etc. ; ces causes interviennent de plus en plus rarement depuis l'ère antiseptique. Les maladies infectieuses générales peuvent aussi infecter la graisse périrénale, telles sont l'infection puerpérale, la fièvre typhoïde, la pyohémie, la variole, la scarlatine ; on a même vu le phlegmon succéder à des infections locales éloignées comme l'eczéma, la furonculose, etc.

Parmi les lésions *du rein* il faut citer les tubercules qui, accusés par Rayer, n'en sont que rarement la cause (Guyon) ; nous en dirons autant des *hydatides*. Beaucoup plus importante est l'influence des *calculs* lorsqu'ils ont donné lieu à une pyélo-néphrite suppurée ; l'inflammation intrarénale se propage alors assez souvent à l'enveloppe cellulo-graisseuse soit par continuité de tissus, soit par la voie lymphatique, mais très rarement (Lancereaux) par perforation du bassinet ou de l'uretère. D'autres *pyélonéphrites* peuvent aussi devenir, par propagation, le point de départ d'un phlegmon périnéphrétique (Albarran).

Il se voit encore à la suite d'une affection biliaire, hépatique, duodénale, intestinale, d'une appendicite par perforation, ou encore par propagation d'une suppuration de la colonne vertébrale, du poumon ou de la plèvre, du muscle psoas ou du ligament large.

Parmi les causes adjuvantes, il faut citer le *froid* qui prédispose à l'infection par la congestion intense du rein et des vaisseaux de la capsule adipeuse.

ANATOMIE PATHOLOGIQUE

La capsule adipeuse du rein, développée surtout chez l'adulte, est en rapport en bas avec le tissu cellulo-adipeux sous-péritonéal et médiatement en continuité avec celui du bassin ; en arrière avec l'aponévrose du transverse et le carré des lombes. Remarquons avec Tuffier la richesse vasculaire de cette région traversée par des vaisseaux qui anastomosent la circulation périrénale et la circulation pariétale.

Les connexions de la capsule adipeuse avec les tissus et les organes ambiants, les rapports plus ou moins immédiats qu'elle affecte avec les bassinets, les uretères, le côlon, le foie, etc., expliquent la diversité des lésions.

Le phlegmon périnéphrétique est partiel ou total ; *partiel*, il ne se rencontre guère que dans les cas d'inflammation propagée du foie et du côlon : il occupe de préférence la partie supérieure de la loge. Le *phlegmon total* est le plus fréquent surtout lorsque l'affection est primitive. Il débute ordinairement en arrière du rein sous forme d'une tuméfaction constituée d'abord par de l'infiltration séreuse, puis par de petits foyers purulents qui se réunissent peu à peu.

Alors seulement une tumeur véritable est produite. Celle-ci envoie toujours de bonne heure des prolongements en bas vers la fosse iliaque, d'où l'œdème de la cuisse et d'autres symptômes que nous étudierons ; plus tard la région lombaire est soulevée par l'abcès (Guyon) ; un prolongement se fait du côté du triangle de J.-L. Petit, où la fluctuation se reconnaît d'abord.

Les dimensions de l'abcès, variables d'ailleurs, sont toujours considérables dans le phlegmon total ; il n'est pas rare de le voir s'étendre de la face inférieure du foie à la fosse iliaque. Les parois en sont indurées, épaisses, tomenteuses, irrégulières. Ordinairement le contenu est du pus de bonne nature, lorsque le phlegmon est primitif et récent ; s'il est ancien ou s'il résulte d'une perforation, on y trouve des lambeaux sphacélés, grisâtres, des corps étrangers (calculs, hydatides, fèces, etc.). Dans le cas de communication avec les voies urinaires, le pus est mélangé d'urine. Albarran y a rencontré le bacterium coli et Tuffier le pneumocoque.

Presque toujours refoulé vers la paroi antérieure, le rein est à peu près respecté, grâce à la capsule fibreuse qui forme une barrière solide à l'inflammation ; quelquefois cependant il est enflammé et présente de petits abcès. D'ordinaire les altérations sont primitives et les petits abcès sous-capsulaires constituent les causes du phlegmon périnéphrétique. On peut y trouver en outre des lésions indépendantes de la collection périrénale, des calculs, des poches purulentes, etc.

Le péritoine situé au-devant du foyer est habituellement indemne ; des traces d'une inflammation localisée s'y voient dans de rares circonstances : une perforation est exceptionnelle, car une péritonite adhésive limitée s'y développe de bonne heure.

Les muscles qui constituent les parois de la loge, protégés par des aponévroses résistantes, ne sont altérés que lorsque l'abcès est ancien ; on les trouve alors infiltrés et ramollis. Ceux de la partie inférieure peuvent être lésés d'une façon précoce quand le pus fuse en bas du côté du psoas et de la fosse iliaque. Quelquefois la collection remonte jusqu'au diaphragme ; celui-ci tantôt l'arrête et tantôt se laisse perforer par le pus qui s'évacue alors par les bronches ; parfois il s'épanche dans la cavité pleurale, mais ce fait est rare, grâce aux adhérences établies entre les deux feuillets de la séreuse.

SYMPTÔMES

Un fait domine la symptomatologie du phlegmon périnéphrétique, surtout primitif, c'est la *lenteur* avec laquelle il évolue d'abord.

Au début, il existe une *douleur* dont le foyer principal est la *région lombaire*, mais qui très souvent présente des *irradiations* soit en ceinture, soit dans l'abdomen, soit vers les organes génitaux ou les membres inférieurs, la hanche, la cuisse, etc. Cette douleur inconstante et irrégulière peut disparaître pendant plusieurs jours et même plusieurs semaines, pour reparaître ailleurs. Elle est exaspérée par la pression, la toux, les mouvements, surtout ceux de flexion et d'adduction de la cuisse. En même temps, et quelquefois d'une façon très précoce, se produit une *rétraction de la cuisse*, qui se porte tantôt en abduction, tantôt en adduction. Plus tard, de continues, vagues, profondes qu'elles étaient, les douleurs deviennent aiguës, lancinantes, pulsatives.

Alors seulement apparaît une *tuméfaction de la région lombaire ;* elle n'est jamais précoce et reste longtemps peu appréciable ; elle doit cependant être recherchée de bonne heure. On constate comme premier signe un manque de souplesse ; l'œdème est peu marqué et l'on ne sent pas encore de fluctuation. Celle-ci apparaît d'abord au niveau du triangle de J.-L. Petit (Guyon), mais elle est rarement franche, et, comme il est difficile de la percevoir, on ne doit pas l'attendre pour intervenir.

Au bout d'un temps variable on découvre, par la même manœuvre que pour le ballottement rénal, une *tumeur profonde* plus ou moins volumineuse, munie de prolongements inférieurs, proéminant peu vers la paroi abdominale antérieure, fixe et *non mobilisable.*

Enfin la région lombaire bombe et devient le siège d'une tuméfaction large, diffuse ; l'œdème plus ou moins marqué peut s'étendre vers la région dorsale ; il apparaît aussi au niveau du tiers postérieur de la cuisse, point où il est quelquefois très précoce. La tuméfaction est rarement assez limitée pour rendre la fluctuation manifeste dans la région lombaire : sauf dans les cas où le pus, fusant à travers une éraillure musculo-aponévrotique, vient former un second foyer sous les téguments et constitue un véritable abcès en bouton de chemise.

Très variable, la *fièvre* manque souvent dans la période du début ; pourtant elle accompagne généralement les poussées douloureuses qu'on observe à cette époque. A la période d'état, elle revêt le type continu avec exacerbations vespérales atteignant 40 et 41°, et présentant souvent les trois stades de frisson, chaleur et sueur ; elle cède quelquefois presque complètement ; puis survient un nouveau paroxysme. Ailleurs elle prend le type intermittent.

Concurremment avec la fièvre, on observe les autres symptômes généraux des pyrexies : les *nausées* et les vomissements sont fréquents ; la *constipation,* habituelle au début, fait place à la diarrhée quand arrive la période ultime.

Il n'y a *pas de modifications des urines*, à moins que le phlegmon ne soit consécutif à une affection rénale.

Marche, durée, terminaisons. — Le phlegmon périnéphrétique est une affection des plus insidieuses, lorsqu'il est primitif; aussi peut-il durer des semaines, des mois, des années même (Chassaignac). Dans les cas exceptionnels de phlegmons traumatiques, sa marche est au contraire rapide.

On peut en somme lui considérer deux périodes : 1° une période latente où tous les signes se bornent à des douleurs vagues, à quelques malaises avec ou sans fièvre; 2° une période confirmée dans laquelle les symptômes généraux, puis la tuméfaction, viennent s'ajouter à la douleur.

La durée moyenne de trois à cinq mois qu'on assigne à la maladie (Lancereaux) ne s'entend que de l'affection confirmée : elle varie selon la cause du phlegmon et son mode d'évolution. La *résolution* du phlegmon est exceptionnelle : la suppuration est la règle; encore ne se produit-elle qu'à une époque généralement tardive.

Une fois formé, l'*abcès* peut s'ouvrir spontanément à la peau : cette terminaison est rare (5 p. 100, Guyon). Plus fréquemment il s'ouvre dans le tube digestif, dans le côlon surtout, quelquefois dans l'estomac et le duodénum. Dans les cas de phlegmon par perforation consécutive à l'issue de calculs rénaux, c'est par les voies urinaires que le pus se fait jour, mais l'évacuation en est difficile et la suppuration s'éternise. Quant à l'irruption du pus dans le péritoine, cette terminaison est heureusement peu commune.

Il n'est pas habituel de voir le foyer se renfermer dans les limites de la loge lombaire; lorsqu'il les dépasse, son extension se fait tantôt de haut en bas, tantôt de bas en haut. Le pus fuse rarement en bas, bien que l'on constate parfois dans la fosse iliaque la production d'une poussée phlegmoneuse se traduisant par des symptômes précoces. Un peu plus souvent la collection s'ouvre à l'ombilic (21 p. 100), mais très rarement (4 p. 100) dans le péritoine. Dans quelques cas seulement il suit l'aponévrose du psoas et se montre soit au-dessus de l'arcade de Fallope, soit à la base du triangle de Scarpa; ou bien il fuse dans le bassin et y provoque le développement d'une cellulite pelvienne. Très exceptionnellement l'abcès s'ouvre dans l'urètre, la vessie, le vagin, l'articulation coxo-fémorale.

Plus fréquente est la propagation de bas en haut vers le diaphragme ; à la suite d'adhérences pleurales, une perforation se fait et détermine l'établissement d'une fistule réno-pulmonaire; cette ouverture est suivie de guérison dans 40 p. 100 des cas. L'ouverture dans le péricarde est très rare.

Lorsque, pour une cause quelconque, telle que l'irruption de matières fécales dans la loge, le phlegmon se complique de septicémie gangréneuse, la terminaison mortelle est rapide.

Pronostic. — Le pronostic dépend d'abord de la cause. Si le phlegmon est primitif, il guérit presque toujours; s'il est secondaire, sa gravité est liée à celle de la lésion primitive. Le phlegmon partiel est par lui-même moins grave que le phlegmon total. De tous les modes de terminaison, l'ouverture spontanée à la peau paraît être le plus favorable; pourtant une cicatrisation trop rapide peut donner lieu à la production de foyers secondaires et devenir ainsi la cause d'accidents ultérieurs. L'ouverture par le poumon est relativement heureuse. Par contre, la propagation pelvienne est dangereuse à cause de la multiplicité des trajets, et des fistules intarissables qui en résultent. Enfin, l'ouverture d'une pyélite calculeuse entraîne une suppuration interminable, mais contre laquelle le traitement est efficace.

C'est surtout de celui-ci que dépend le pronostic : l'ouverture hâtive et large assure la guérison d'un abcès qui, abandonné à lui-même, expose à de graves complications.

Diagnostic. — Le phlegmon périnéphrétique est d'un diagnostic difficile au début. On peut le confondre avec toutes les pyrexies, en particulier avec la fièvre typhoïde et les fièvres palustres; l'étude attentive du tracé thermométrique, la recherche de la douleur à la pression lombaire mettront le chirurgien sur la voie. Plus tard, lorsque la fosse lombaire est tendue, rénitente ou fluctuante, le diagnostic est généralement facile.

On évitera la confusion avec une pyonéphrose, une hydronéphrose ou un cancer du rein, en se rappelant que toute production périnéphrétique tend à devenir lombaire, que toute tumeur du rein au contraire tend à devenir abdominale (Guyon). Le diagnostic est plus délicat lorsqu'un foyer de pyélite calculeuse s'est ouvert dans le tissu cellulaire périrénal; dans ce cas, aux signes urinaires préexistants, est venue se joindre la tuméfaction lombaire.

Les tumeurs du foie, de la rate, de l'ovaire, du cæcum ont leurs signes propres qui les feront reconnaître.

Les fistules réno-pulmonaires s'annoncent par une vomique coïncidant avec une diminution de la douleur lombaire chez un sujet qui jusque-là ne présentait aucun signe d'affection thoracique.

TRAITEMENT. — Les révulsifs appliqués sur la région lombaire sont d'une efficacité douteuse comme traitement préventif.

Dès qu'on soupçonne l'existence d'un foyer, il est indiqué de l'évacuer. La *ponction* est insuffisante, bien qu'on ait vu dans quelques cas la guérison suivre des ponctions répétées.

L'*incision* suit le bord externe du muscle sacro-lombaire, depuis l'angle costo-lombaire jusqu'à la crête iliaque ; couche par couche, on atteint l'aponévrose du transverse qui est incisée. Lorsque l'étude des symptômes et des causes fait penser qu'une intervention sur le rein lui-même est nécessaire, il est préférable de pratiquer une des incisions que nous décrirons en même temps que les opérations sur le rein en général. Le doigt, introduit dans la plaie, explore d'abord le foyer, détachant et arrachant les brides et les lambeaux sphacélés qu'il y rencontre, puis la face postérieure du rein qui échappe à la vue, en raison de sa situation profonde vers la colonne vertébrale et des exsudats qui la recouvrent. On recherche si le foyer et le rein ne renferment pas de calculs. Si le phlegmon est le résultat d'une perforation par calculs et si l'ouverture rénale qui a livré passage à ces corps étrangers est large, facile à découvrir, on tâchera d'extraire du rein les calculs qu'il peut encore renfermer. Sinon, il sera sage de renoncer à faire une néphrotomie en pleine suppuration, et l'on s'occupera seulement du foyer périnéphrétique, en se réservant d'entreprendre plus tard une opération secondaire dans de meilleures conditions.

Le pus évacué, on lave à l'eau oxygénée la cavité, ou bien on en éponge les parois ; lorsqu'elles paraissent indurées et infiltrées, il est indiqué de procéder à un curettage. La plaie sera ensuite suturée en haut, et maintenue ouverte en bas pour laisser un passage à deux gros drains. Les lavages seront continués pendant plusieurs semaines, et les drains raccourcis peu à peu, à mesure que se fera l'accolement des parois.

Souvent, à la suite de l'opération, il persiste un petit trajet fistuleux qui finit par s'oblitérer. La réouverture de la cicatrice est un accident sans danger.

CHAPITRE XV

URÉTÉRITE ET PÉRIURÉTÉRITE

BIBLIOGRAPHIE

Tourneur. Urétérite et périurétérite. *Thèse*, 1886. — N. Hallé. Urétérites et pyélites. *Thèse*, 1887. — Marckwald. Die multiple Zystenbildung in den Ureteren und der Harnblase. *Münchn. med. Woch.*, 1898. — Nattan-Larrier. *Soc. Anat.*, 1898. — Herxheimer. Kystes des voies urinaires. Résumé in *Centralbl.*, 1906.

Les développements dans lesquels nous sommes entrés à propos des urétérites qui accompagnent les pyélonéphrites, infections et inflammations dont l'étude ne peut se dissocier, nous laissent peu de chose à dire des autres urétérites.

Étiologie. — L'urétérite est rarement *primitive ;* elle est due alors aux traumatismes, aux calculs de l'uretère ; Israël a publié un cas d'urétérite primitive que ces affections n'avaient pas préparée. L'urétérite *secondaire* est descendante ou ascendante ; nous avons exposé ses causes et sa pathogénie à propos des pyélonéphrites.

Anatomie pathologique. — Dans les cas aigus, on distingue l'urétérite catarrale et l'urétérite phlegmoneuse ; celle-ci est caractérisée par l'épaississement inflammatoire de la paroi avec production de foyers hémorragiques, le gonflement de la muqueuse, la présence de pus et de sang dans la lumière de l'uretère ; il existe le plus souvent de la péri-urétérite ; le tissu cellulaire enflammé augmente l'épaisseur du conduit et peut aboutir à la suppuration. Pariétal ou péri-urétéral, le processus inflammatoire tend à la production de *rétrécissements ;* la péri-urétérite se termine parfois par l'incarcération de l'uretère dans une gangue scléreuse qui le comprime sur une grande étendue ; ailleurs elle forme simplement des nodosités circonscrites.

L'urétérite *chronique* a lieu *avec ou sans dilatation*, comme nous l'avons exposé précédemment. Signalons l'urétérite *pseudo-membraneuse* (Israël, White, Stern et Viertel) ; la *leucoplasie*, généralement étendue en même temps au bassinet et à la vessie, et la production de *kystes multiples* miliaires à la surface de la muqueuse (ureteritis cystica) rappelant les kystes analogues de la vessie (Marckwald, Nattan-Larrier, Herxheimer), qui peuvent être rattachés à un processus inflammatoire chronique, mais il est difficile de savoir si ces kystes précèdent ou suivent la pyélonéphrite que l'on trouve souvent en même temps.

Symptômes. — La *douleur* urétérale peut acquérir une importance assez grande pour déceler l'urétérite, au cours d'une pyélonéphrite qui l'accompagne dans la grande majorité des cas et qui en masque les symptômes ; elle existait, avec *l'hématurie*, chez le malade d'Israël, qui subit la néphrectomie et l'urétérectomie, la néphrotomie étant demeurée sans résultat ; sur la pièce, on ne trouva au niveau du rein que la dilatation du bassinet, mais l'uretère était épaissi, et la muqueuse présentait des érosions inflammatoires.

Le traitement se confond avec celui des infections pyélorénales.

CHAPITRE XVI

FISTULES DE L'URETÈRE

BIBLIOGRAPHIE

Marquézy. *Thèse*, 1856. — Glantenay. Chirurgie de l'uretère. *Thèse*, 1895. — Biard. *Thèse* Bordeaux. — Maubert. Blessures de l'uretère, etc. *Thèse*, 1902. — Bazy. De l'urétéro-cystonéostomie. *Annales gén.-urin.*, 1894. — Discussion sur les anastomoses urétérales. *Bull. de la Société de Chirurgie*, 1903, 1904, 1905, 1907.

Étiologie. — Les fistules acquises sont spontanées ou traumatiques.

Les fistules *spontanées* résultent de l'ulcération de la paroi urétérale, soit au cours d'une affection urétérale, comme la tuberculose, le cancer, les calculs urétéraux, soit par suite d'une affection du voisinage, comme le cancer de l'intestin et de l'utérus, les abcès froids vertébraux, les suppurations pelviennes. A la suite d'accouchements laborieux, il peut se produire des fistules résultant de la compression de l'uretère fixé par des adhérences anciennes ; ces fistules seraient plus fréquentes à gauche (Biard).

Les fistules *traumatiques* sont *accidentelles* ou *chirurgicales ;* dans la première catégorie rentrent celles qui suivent les ruptures et les plaies de l'uretère ; dans la seconde, celles qui sont dues à une blessure de l'uretère pendant une opération, soit que cette blessure ait passé inaperçue, soit qu'une suppuration consécutive à l'opération ait ulcéré l'uretère déjà traumatisé ou altéré, soit enfin que la réparation de la plaie urétérale, tentée immédiatement après le traumatisme, ait échoué. Il s'agit le plus souvent d'opérations sur l'utérus et les annexes, parfois sur le rectum. Dans tous les cas, les plaies longitudinales y exposent moins que les plaies transversales.

Anatomie pathologique. — Au point de vue de la situation de l'orifice externe, on les divise en fistules *urétéro-cutanées* et *urétéro-viscérales*. A la peau, l'orifice a été observé à la paroi antérieure de l'abdomen, à la région lombaire, à l'ombilic, à l'aine ; il peut exister deux orifices différents

(Le Fort). Les fistules viscérales s'ouvrent le plus souvent dans le *vagin* ou l'*utérus*, ou encore dans l'*intestin*, et même dans l'estomac (1 cas de Marquézy).

Le *trajet* intermédiaire peut être nul dans les fistules urétéro-vaginales, urétéro-utérines, urétéro-intestinales ; plus souvent il existe un trajet irrégulier et anfractueux, entouré de tissu scléreux, et contenant du pus mélangé à l'urine.

L'*orifice urétéral* est tantôt une perforation latérale de la paroi, tantôt le bout supérieur de l'uretère sectionné.

Le *rein* continue à fonctionner normalement, au moins pendant un certain temps ; des observations anciennes de Bérard, de Le Fort mentionnent que la quantité d'urine recueillie par la fistule différait peu de celle du côté opposé. Biard a trouvé une diminution de l'urée. Plus tard, l'infection ascendante et la distension rénale consécutive à l'atrésie de l'uretère compromettent la fonction rénale.

Symptômes et marche. — On observe l'écoulement continuel de l'urine par l'orifice externe de la fistule, ou par une cavité viscérale ; quand celle-ci est accessible à l'examen direct, on y aperçoit l'orifice de la fistule d'où s'échappe l'urine ; à la suite de l'ingestion médicamenteuse ou de l'injection sous-cutanée de substances colorées, le liquide recueilli par la fistule présente, quand le rein fonctionne normalement, les modifications habituelles de l'urine en pareil cas. L'urine peut rester limpide ; dans d'autres cas, elle présente un aspect pyurique.

Après la néphrectomie, des fistules purulentes mais non urinaires sont entretenues par le moignon urétéral ; il s'agit le plus souvent de tuberculose. Plus rarement on y observe le reflux de l'urine vésicale.

Les fistules urétérales ne présentent pas de tendance à la guérison spontanée qui cependant a été observée (Tuffier) dans des cas récents ; souvent bien supportées, malgré l'infirmité qu'elle occasionnent, elles peuvent aussi devenir dangereuses en préparant la pyélonéphrite ou la pyonéphrose ; les fistules cutanées compromettent moins la santé que les fistules viscérales et surtout intestinales.

Diagnostic. — Quand on a constaté l'issue de l'urine par un orifice fistuleux ou par le vagin, le diagnostic doit être fait avec les fistules rénales et vésicales, et parfois avec l'abouchement anormal de l'uretère.

Souvent il n'est pas possible d'établir la provenance rénale ou urétérale de l'urine, par exemple à la suite de l'incision d'une collection paranéphrétique ; on déduira quelques probabilités de la direction de la fistule explorée avec un stylet, des résultats du cathétérisme urétéral, par exemple de l'arrêt de la sonde dans le trajet de l'uretère.

Les fistules urétéro-vaginales et urétéro-utérines doivent être distinguées des fistules de provenance vésicale. On reconnaît ces dernières, soit par la cystoscopie, soit par les injections vésicales colorées qui sont suivies du passage du liquide coloré dans le vagin, soit par l'introduction dans l'orifice fistuleux d'une sonde urétérale qui, en général, bute dans la vessie et progresse quand elle est engagée dans l'uretère, ou mieux encore, que le cystoscope permet d'apercevoir.

Le cathétérisme urétéral cystoscopique sera également tenté, il pourra réussir si la fistule est vésicale, ou si une solution de continuité incomplète de l'uretère n'en modifie pas la direction. Il est bon de savoir que l'orifice fistuleux vaginal peut être placé du côté opposé à la blessure de l'uretère (Delbet).

C'est par la cystoscopie combinée avec l'examen de l'orifice anormal et par le cathétérisme des divers orifices, que l'on diagnostique les abouchements anormaux des uretères, dont les commémoratifs établissent l'existence congénitale.

Traitement. — Quand la fonction rénale du côté fistuleux est très altérée et contraste avec l'intégrité du rein opposé, on pratique la *néphrectomie*. Il ne s'agit jamais alors de cas récents.

Ceux où le traitement chirurgical conservateur doit être tenté comprennent toutes les fistules urétérales autres que celles qui résultent de la tuberculose ou du cancer. On essaiera cependant d'abord le cathétérisme permanent de l'uretère, qui a été suivi de guérison (Albarran). Dans un cas personnel, cette guérison est survenue après une durée très courte de cathétérisme à demeure. L'intervention diffère suivant la variété de la fistule, mais dans tous les cas le placement d'une sonde urétérale à demeure s'impose.

Pour les fistules *urétéro-cutanées*, on doit d'abord découvrir les deux bouts de l'uretère. Glantenay a montré que les conditions de réparation sont meilleures que dans le traitement des plaies, à cause de l'épaississement des parois, de la dilatation du calibre et de la fixité de l'uretère.

Si le bout supérieur est peu éloigné de la vessie, on choisit entre l'anastomose des deux bouts de l'uretère et l'urétéro-néo-cystostomie ; si la solution de continuité est éloignée de la vessie, on anastomose les deux bouts de l'uretère, ou, en cas d'impossibilité, le bout supérieur à l'uretère du côté opposé (Wissinger). L'abouchement à l'intestin est peu recommandable, malgré les cas heureux connus, à cause de la gravité du pronostic tardif ; si donc toute anastomose avec la vessie ou l'uretère paraissait impraticable, on se contenterait d'aboucher l'uretère à la peau ; cette opération supprime au moins les clapiers purulents.

Les fistules *urétéro-vaginales* et *urétéro-utérines* seront traitées non par l'ancienne méthode du colpocléisis, mais par la recherche des bouts de l'uretère et leur anastomose, ou par l'urétéro-cystostomie. Pour les fistules vaginales, le trajet étant nul, il suffit, à l'exemple de Simon, d'introduire par la vessie une sonde urétérale qui, parcourant le bout inférieur, apparaît dans le vagin, d'où on l'insinue dans le bout supérieur ; on avive alors ou on dédouble la paroi vaginale autour de l'orifice fistuleux et on suture les lèvres de l'incision. Si cette technique est impraticable, le bout supérieur de l'uretère, disséqué dans une courte étendue, est implanté dans une boutonnière vésicale, après incision de la paroi vaginale pour découvrir la paroi de la vessie. On peut aussi pratiquer l'urétéro-cysto-néostomie par les voies sous-péritonéale et transpéritonéale, et par la voie transvésicale.

Les résultats éloignés de la greffe urétérale dans la vessie ou l'intestin sont d'ailleurs inégalement favorables ; à côté des cas heureux, il en est d'autres où l'atrésie du nouvel orifice a été suivie tardivement de l'infection ou de la sclérose et de l'atrophie rénales. L'anastomose des deux bouts de l'uretère elle-même a donné lieu souvent à des rétrécissements ou encore à des calculs, parfois formés autour des fils (Rochard).

Contre les fistules consécutives à la *néphrectomie*, il est parfois nécessaire d'extirper le bout inférieur de l'uretère, opération laborieuse, qui serait facilitée par la fixation de l'uretère à la plaie au moment de la néphrectomie.

CHAPITRE XVII

CALCULS DE L'URETÈRE

BIBLIOGRAPHIE

CHOPART. Traité des maladies des voies urinaires, 1792. — MORRIS. Surgical Diseases of the kidney and ureter; *Am. Journ. of. med. sc.*, 1884. — TUFFIER. *Soc. de Chirurgie*, 1892 et Traité de Chirurgie. — LEGUEU. Calculs du rein et de l'uretère. *Thèse*, 1891. — GLANTENAY. Chirurgie de l'uretère, 1895. — ISRAEL. Die Operation der Steinverstopfung des Ureter. *Berl. Klin. Woch.*, 1896. — PICQUÉ. Calculs de l'extr. inf. de l'uretère. *Soc. Chir.*, 1905. — TENNEY. *Boston med. and surg. Journ.*, 1905. — ALBARRAN. Calculs de la p. pelvienne de l'uret. *Congrès de Lisbonne*, 1906. — TEISSEIRE. Calculs de l'uretère pelvien. *Thèse*, 1906.

Sous le nom de calculs de l'uretère, on n'étudie ni les calculs qui effectuent leur migration du rein à la vessie, ni ceux qui, oblitérant brusquement la lumière du conduit, produisent l'anurie calculeuse, mais les calculs qui, nés ou arrêtés dans l'uretère, y acquièrent leur développement.

ÉTIOLOGIE. — Les calculs proviennent ordinairement du rein et s'arrêtent dans l'uretère, soit en amont d'un rétrécissement ou d'une coudure, soit par suite de leur propre volume ou des aspérités de leur surface. Des couches phosphatiques secondaires peuvent s'ajouter ensuite au calcul primitif.

Il existe de rares exemples de calculs développés autour de corps étrangers de l'uretère : coquille (Peirce), tuyau de pipe (Trélat), épingle (Bayle).

ANATOMIE PATHOLOGIQUE. — Les calculs se fixent le plus souvent à l'une des extrémités de l'uretère (Morris) et surtout au voisinage du bassinet, parties normalement les plus étroites du conduit, puis au niveau du détroit supérieur, à cause de l'inflexion (Chopart) ou des flexuosités (Glantenay) et de la forme cylindrique (Albarran) qu'il présente à cet endroit.

Le calcul urétéral est d'ordinaire unique ; en général ovoïde et de petit volume, comme un haricot, une petite noisette, il acquiert exceptionnellement de grandes dimensions, comme dans les cas de Bovée (87 grammes), de Schacht (225 grammes), sans s'opposer cependant au cours de l'urine. La couleur et l'aspect de la surface varient suivant sa composition. Les calculs sont rarement multiples ; exceptionnellement Cruveilher et Morris ont trouvé l'uretère rempli de petits calculs.

Au niveau du calcul l'uretère est enflammé et épaissi, ou, au contraire, aminci et sclérosé ; la muqueuse est bourgeonnante, parfois ulcérée ou cornée ; autour de l'uretère évoluent les lésions de la péri-urétérite de l'épaississement, sa paroi rend très rare la perforation et, en aval, diminue sa lumière ; souvent un rétrécissement inflammatoire se produit au voisinage du calcul ; il est exceptionnel de le voir se réduire à un cordon fibreux à peine perméable. En amont, l'uretère est d'ordinaire modérément dilaté, ce qui permet de faire rétrograder le calcul vers le bassinet par pression pendant l'intervention ; la production d'une distension plus grande, d'une hydronéphrose ou d'une pyonéphrose, dépend du degré et de la rapidité de l'oblitération, comme nous l'avons déjà vu.

Symptômes. — Suivant les cas, le calcul arrêté dans l'uretère reste *latent* ou donne lieu à des *symptômes fonctionnels* assez variables. Le plus souvent, ces symptômes sont *rénaux*, et reconnaissent pour cause l'infection ou la rétention rénales. Le principal symptôme local est la *douleur urétérale :* spontanée, elle se produit par crises ou reste presque à l'état permanent, occupant l'une des portions de l'uretère, rarement lombaire, plus généralement iliaque ou même pelvienne. Ces crises, qui s'accompagnent d'irradiations au rein et à la vessie simulant la colique néphrétique, prennent parfois la forme de l'hydronéphrose intermittente. La douleur est provoquée par les mouvements du tronc, par la pression le long du trajet et à l'extrémité de l'uretère : on la recherche, sur le malade couché et dans le relâchement musculaire, en déprimant progressivement l'abdomen le long du bord externe du muscle grand droit, et surtout au niveau du détroit supérieur, quand le calcul s'y est arrêté ; par le toucher vaginal ou rectal, on provoque aussi la douleur en comprimant le méat urétéral, même quand le calcul ne siège pas à la partie inférieure. Une hématurie se produit fréquemment au moment des crises.

Par le palper, et plus souvent par le toucher vaginal ou rectal, on reconnaît l'épaississement de l'uretère, mais une sensation nette de calcul est bien rarement perçue, même par le vagin, à cause de la mobilité de l'uretère et de l'absence de plan résistant. Legueu insiste sur la contracture de la paroi abdominale.

Quand le calcul occupe la portion intra-vésicale de l'uretère, il a pu

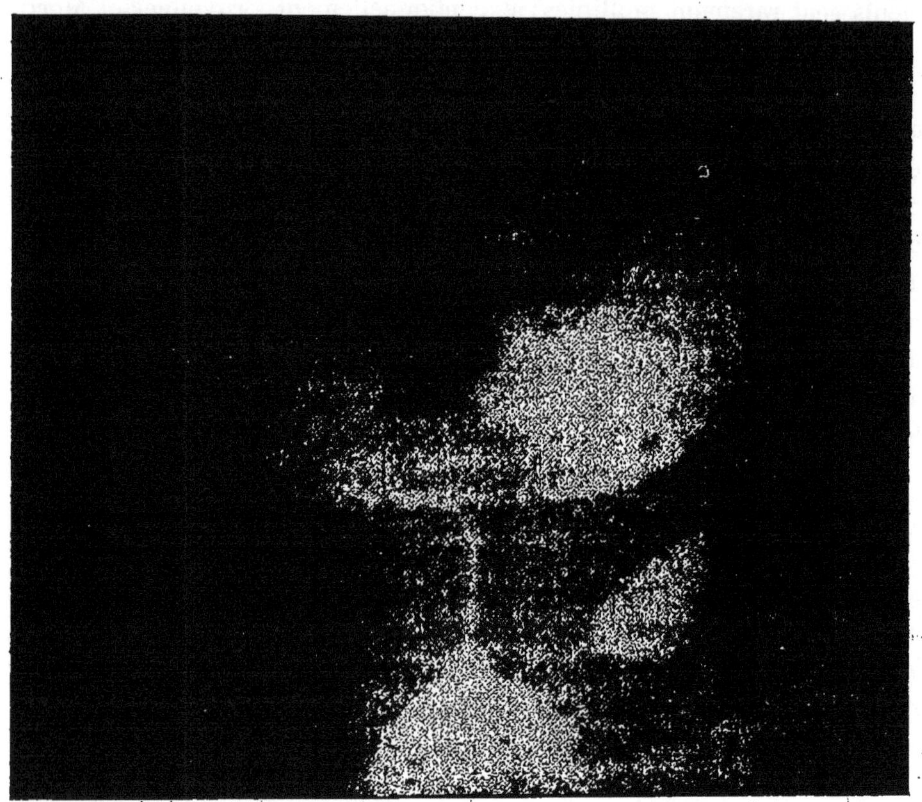

Fig. 277. — Calcul de l'uretère gauche (Dr Béclère).

être perçu pendant le cathétérisme métallique comme à travers une membrane molle (Morris); c'est par la cystoscopie, qui s'impose chaque fois qu'on soupçonne l'existence d'un calcul urétéral, qu'on pourra faire le diagnostic; il est des plus simples quand le calcul, repoussant devant lui le méat urétéral trop étroit, forme une saillie intra-vésicale, recouverte partiellement de muqueuse. Les calculs plus haut situés sont reconnus, mais d'une façon inconstante, par le cathétérisme urétéral, soit que la sonde communique une sensation de frottement rugueux, soit qu'elle s'arrête complètement; on a cherché à préciser ce diagnostic en employant des bougies urétérales enduites de cire sur lesquelles le calcul marque son empreinte (Kelly), ou des bougies métalliques reliées à un phonendoscope (Cabot). L'aspect du méat urétéral, dans les cas de calculs haut situés, sans être pathognomonique, présente parfois des modifications, comme la béance et l'évasement des bords ou une vascularisation exagérée. La *radiographie* donne des résultats plus précis (fig. 277) et doit être considérée comme nécessaire, bien qu'il existe des causes d'erreurs, des taches indépendantes de tout calcul n'étant pas très rares vers la portion pelvienne de l'uretère (matières fécales, phlébolithes); la radioscopie, pratiquée dans diverses positions du malade, peut montrer la mobilité du calcul (Legueu).

Marche et complications. — Le calcul urétéral, après avoir séjourné longtemps au même point, est quelquefois expulsé spontanément. Plus souvent, son séjour devient définitif et provoque tôt ou tard soit la rétention rénale aseptique, soit l'infection pyélorénale.

Quand une suppuration péri-urétérale se produit, on l'a vue se faire jour à la région lombaire, ou fuser dans la cavité de Retzius, dans la région prostatique. Le calcul peut être éliminé au moment de l'évacuation du pus, ou par la fistule consécutive.

Diagnostic. — Quand la douleur urétérale attire l'attention du chirurgien, soit au cours d'une affection rénale, comme la rétention septique, soit sans autre trouble, il importe de préciser d'abord son siège, en la provoquant par la palpation abdominale de l'uretère, par la pression exercée sur son extrémité vésicale au moyen du toucher rectal ou vaginal; toutefois celui-ci serait douloureux dans les affections rénales, sans altération de l'uretère (Bazy). On ne confondra pas la douleur urétérale avec celle de l'appendicite, de l'entérocolite, de la colique hépatique, de la salpingite; le doute n'est cependant pas toujours évité, surtout en ce qui concerne l'appendicite qui, parfois, présente des irradiations analogues à celles de la colique néphrétique.

La douleur urétérale étant reconnue, le diagnostic se pose entre les affections rénales et les affections urétérales; s'il existe des antécédents de lithiase, on devra donc penser à rechercher les symptômes objectifs de la lithiase rénale et de la lithiase urétérale; nous avons vu ce qu'on peut attendre de la palpation, du cathétérisme métallique, de la cystoscopie du cathétérisme urétéral. On contrôlera toujours ces résultats au moyen de la radiographie et de la radioscopie ; de même, il est sage de radiographier l'uretère, chaque fois que semblable examen est nécessité par le diagnostic d'un calcul rénal. Une dernière ressource serait la découverte sous-péritonéale de l'uretère.

Traitement. — On essaiera d'abord de faciliter l'expulsion naturelle du calcul, au moyen de boissons diurétiques; le cathétérisme urétéral pourrait aussi être tenté. Mais on ne s'attardera à ces moyens que si les symptômes sont sans gravité, et si le séjour des calculs dans l'uretère paraît peu ancien, ce qu'il est difficile de préciser.

Au contraire, quand on constate la persistance des douleurs urétérales, quand il se produit des complications comme la pyélonéphrite ou la pyonéphrose, ou des crises d' « hydronéphrose intermittente », à plus forte raison l'anurie, parfois récidivante, ou encore des suppurations périurétérales et des fistules, on doit extraire le calcul.

1° Les calculs qui font saillie *dans la cavité vésicale* sont extraits par un simple débridement du méat urétéral qui, chez l'homme, nécessitera la taille, mais qui pourrait être pratiqué, chez la femme, à l'aide d'un tube cystoscopique sans partie optique, comme le tube de Kelly, les instruments de Luys et de Cathelin, ou même un spéculum urétral bivalve. On s'assurera, par le cathétérisme urétéral, qu'on n'a pas simplement fragmenté un calcul en sablier, et qu'il n'existe pas d'autres calculs en amont.

2° Les calculs de la portion *juxta-vésicale* de l'uretère peuvent être extraits, chez la femme, par une *incision du cul-de-sac antérieur* du vagin, mais il faut que le calcul soit perceptible par le toucher ; cette opération a réussi entre les mains de Emmet, Cabot, Garceau, Jaboulay, Gradenwitz, etc. On a même extrait le calcul par une incision *rectale* (Ceci). Toutefois, ces calculs comportent la même intervention que ceux de la portion pelvienne en général.

3° Les calculs de la portion *pelvienne*, qu'ils soient arrêtés vers la vessie ou au détroit supérieur, sont extraits par l'urétérotomie (voy. chapitre XXI), pratiquée de préférence par voie extra-péritonéale. La voie sacrée a été proposée par Cabot, Delbet, et tentée, sans succès d'ailleurs, par Reynier et par Sick ; Fenwick a utilisé la voie périnéale.

4° A la partie supérieure de l'uretère, on pratique l'urétéro-lithotomie en suivant la technique que nous exposerons plus loin (voy. Opérations sur l'uretère). Il est utile d'essayer de faire rétrograder le calcul dans le bassinet, où l'incision et la suture sont plus faciles. Après l'extraction, on s'assure qu'il n'existe pas de rétrécissement de l'uretère; Albarran conseille de traiter celui-ci par l'urétérotomie externe, et quand le rétrécissement est éloigné du calcul, par l'urétérotomie interne pratiquée avec un urétrotome ordinaire. En tous cas, on laisse à demeure une sonde urétérale n° 10.

La gravité du pronostic suivant la voie employée peut être appréciée par la statistique suivante (Teisseire) portant sur 19 cas de calculs paraischiatiques :

Voie intravésicale . .	9 cas	3 non notés	6 guérisons.
— périnéale	1 —	»	1 —
— rectale	1 —	1 mort	»
— iliaque	8 —	2 —	6 —

La statistique de Tenney relève 134 cas, sur lesquels il note 13 guérisons spontanées, 98 guérisons par intervention et 23 décès.

CHAPITRE XVIII

TUMEURS PRIMITIVES DE L'URETÈRE

BIBLIOGRAPHIE

ALBARRAN. Néoplasmes primitifs du bassinet et de l'uretère. *Annales gén.-urin.*, 1900. — ALBARRAN et IMBERT. Les tumeurs du rein, 1903. — ADLER. Tumeurs primitives de l'uretère. *Monatsb. f. Urol.*, 1905.

La plupart des tumeurs de l'uretère sont propagées du bassinet en haut, de la vessie à l'extrémité inférieure. Leur étude est mieux placée avec les tumeurs du bassinet, aussi n'en ferons-nous ici qu'un bref exposé. Les tumeurs primitives sont rares ; on peut assez fréquemment rattacher leur présence à celle d'un calcul urétéral.

Les plus fréquentes sont les *tumeurs villeuses*, que nous avons déjà déjà étudiées au niveau du bassinet. Albarran et Imbert citent 6 cas de papillomes à localisation primitivement urétérale ; on a aussi observé l'épithélioma (Toupet et Guéniot, Volcker, Jona), le carcinome (Bundle, Adler, Metcalf et Saffort), et des tumeurs conjonctives, exceptionnelles (Willutzki, cité dans Albarran et Imbert). Les symptômes consistent en hématuries, parfois profuses, en douleurs très variables comme intensité et comme fréquence ; enfin, on retrouve l'ensemble des signes ordinaires des rétentions rénales.

Le traitement a consisté dans la néphrectomie combinée à l'urétérectomie ; Mackenrodt a pratiqué la résection suivie de greffe urétérale.

CHAPITRE XIX

DILATATION KYSTIQUE ET PROLAPSUS DE L'EXTRÉMITÉ INFÉRIEURE DE L'URETÈRE

BIBLIOGRAPHIE

SCHWARTZ. Ueber abnorme Ausmündungen der Ureteren. *Beitr. z. klin. Chir.*, 1896. — ENGLISCH. Ueber cystenartige Erweiterung des Blasenendes des Harnleiters, *Centralblatt f. die K. der H. u. Sex. Org.*, 1898. — COHN. *Beitr. z. klin. Chir.*, 1903. — ALBARRAN. Prolapsus intra-vésical de l'uretère. *Assoc. fr. d'Urol.*, 1904. — PASTEAU, Dilatation intra-vésicale de l'extr. inf. de l'uretère. *Assoc. fr. d'Urol.*, 1904. — ROCHET. Prolapsus de l'extr. inf. de l'uretère dans la vessie. *Soc. de méd. de Lyon*, 1905. — GEIPEL u. WOLLENBERG. Prolapsus de l'extrémité oblitérée de l'uretère dans la vessie et l'urètre. *Arch. f. Kinderheilk.* 1904. — M. SIMON. Vorfall u. Gangrän des erweiterten Ureterendes. *Z. f. Gynec*, 1905. — TILP. 3 Fälle von cyst. Erweiterung des Blasenendes überzähliger Ureteren. *Prag. med. Woch.*, 1906.

Ces deux affections ne doivent pas être confondues l'une avec l'autre ; la dilatation kystique est produite par la distension de la lumière de la portion intravésicale de l'uretère en arrière du méat, parfois rétréci, tandis que le prolapsus de la muqueuse urétérale consiste dans un glissement de cette muqueuse par l'orifice élargi, comparable au prolapsus de l'urètre. De nouvelles observations sont d'ailleurs nécessaires pour établir la pathogénie et l'histoire clinique de ces lésions.

1° DILATATION KYSTIQUE INTRA-VÉSICALE DE L'URETÈRE. — Cette affection n'est pas rare ; Cohn en mentionne 40 cas connus en 1903, Pasteau en donne plusieurs cas personnels en 1905 ; cependant les observations cystoscopiques sont encore peu nombreuses.

A l'examen cystoscopique, on trouve, à la place de l'orifice urétéral, une tumeur cylindrique ou piriforme, recouverte par la muqueuse vésicale, saine dans la plupart des observations, et à l'extrémité libre de laquelle on aperçoit la fente urétérale (pl. IV, fig. 6), qui livre passage à l'urine par éjaculations intermittentes, ou sans saccades. Cette tumeur est permanente, c'est-à-dire qu'elle se montre sous le même aspect à des examens répétés, de même qu'au moment de la taille hypogastrique ; cependant, sa distension présente souvent des *intermittences :* chaque éjaculation urétérale est en effet précédée d'un accroissement de volume de la tumeur et suivie d'un certain degré d'affaissement ; dans d'autres observations, le volume changeait même en l'absence d'éjaculations urétérales.

Tantôt l'orifice urétéral est rétréci, tantôt on le trouve normal et perméable à la sonde. Une distinction plus importante doit être faite entre ces dilatations urétérales, suivant qu'elles contiennent ou non un *calcul*. On a vu la dilatation se produire sur un uretère surnuméraire (Tilp) ; dans un de ces cas, le kyste atteignait 8 centimètres de long.

Les symptômes peuvent manquer, et la tumeur n'est découverte que par hasard grâce à la cystoscopie ; le plus grand nombre des observations connues, du moins jusqu'à ces dernières années, concernait des trouvailles d'autopsie. Dans d'autres cas, il existe une dilatation pyélo-rénale en amont de la dilatation kystique, et le malade présente des symptômes douloureux en rapport avec la rétention rénale, ou avec la présence d'un calcul.

La pathogénie est encore obscure, du moins quand la poche ne renferme pas de calcul ; l'atrésie du méat urétéral expliquerait la dilatation en amont, si elle n'était inconstante ; pour Pasteau c'est cependant la cause habituelle, de sorte qu'on doit considérer cette affection comme congénitale. Rochet pense qu'il s'agit d'un prolapsus de la totalité de la paroi urétérale, dû à l'allongement hypertrophique de l'uretère sous l'influence des contractions énergiques et répétées de ce conduit : on trouverait en effet souvent une affection rénale concomitante, par exemple la lithiase ou la tuberculose, qui expliquerait l'hypertrophie fonctionnelle de l'uretère.

La coïncidence de la dilatation kystique avec d'autres anomalies permet de supposer qu'il s'agit d'une affection congénitale, au moins dans un certain nombre de cas ; à défaut de l'imperforation, de l'atrésie du méat, nous incriminerons l'affaiblissement congénital de la musculature qui forme le sphincter normal de l'uretère ; dans le cas de calculs, cet affaiblissement serait secondaire à leur présence.

Le diagnostic est facile en général, surtout quand le méat urétéral est visible au sommet de la tumeur, ou quand celle-ci présente des variations de volume. Dans un cas personnel, il était rendu plus difficile par la présence de lésions de cystite proliférante, chez une femme atteinte de tuberculose rénale ; la sonde urétérale était arrêtée peu après son engagement.

Le traitement chirurgical n'apparaît comme nécessaire que s'il existe un calcul, ou si l'on observe des douleurs ou des signes de distension rénale. Il consiste dans l'hémisection de la tumeur, qui facilite la résection de chacune des valves ainsi formées, et que l'on fait suivre de la suture des deux lèvres muqueuses.

2° Prolapsus de la muqueuse urétérale. — Beaucoup plus rare que la dilatation intra-vésicale, le prolapsus de l'uretère a été confondu avec elle dans un certain nombre de cas. Il s'en distingue cliniquement, parfois par des dimensions plus considérables, plus souvent par l'absence de distension précédant l'éjaculation urétérale, par sa réductibilité quand on cherche à y faire pénétrer une sonde, par l'aspect anormal de l'orifice qu'il présente à son sommet. Comme la dilatation, le prolapsus entraîne parfois des symptômes de distension urétéro-rénale, et doit être réséqué.

Dans des cas plus rares, le prolapsus de la muqueuse urétérale atteignait de telles proportions, qu'il s'engageait dans l'urètre et apparaissait à l'extérieur sous la forme d'une tumeur pédiculée, sphacélée dans le cas de Simon, imperforée dans celui de Geipel et Wollenberg.

CHAPITRE XX

VICES DE CONFORMATION DU REIN ET DE L'URETÈRE

BIBLIOGRAPHIE

BALLOWITZ. Ueber angeborenen einseitigen vollkom. Nierenmangel. *Virchows Arch.* CXLI, 1895. — MANKIEWICZ. Ueber Nierenoperationen bei Mangel oder Erkrank. der zweiten Niere. *Monatsberichte...*, 1900. — TANTON, F. DAINVILLE, KATZ, etc. *In Soc. Anatomique* 1901 et suiv. — HORAND. *Lyon méd.*, 1905. — DELORE. De l'ectopie congénitale du rein. *Rev. de Chirurgie*, 1902. — CATHELIN. Le rein ectopique croisé. *Annales gén.-urin.*, 1903. — BARTH. Ueber operationen an Hufeisennieren. *Deut. Gesellsch. fur Chir.*, 1904. — LACASSE, VOISIN et GALIPPE, DARCANNE et FRIEDEL, FREDET, LAIGNEL-LAVASTINE et BLOCH, etc. Reins en fer à cheval. *In Soc. anatomique*, 1902 et suiv. — MORRIS. Surgical diseases of the kidney and ureter. London, 1901. — SPALETTA. Anomalics de l'uretère. *Thèse*, 1895. — SCHWARZ. Ueber abnorme Ausmündungen der Ureteren. *Beitr. Z. Klin. Chir.*, 1895. HERBET. Diverticule de l'uretère. *Soc. Anat.*, 1904. — C. DANIEL, GORRON, etc. Duplicité de l'uretère. *Soc. Anat.*, 1900 et suiv. — DESNOS. Uretère surnuméraire ouvert dans le vagin. *Annales gén.-urin.*, 1907.

A. — ANOMALIES DU REIN

ABSENCE DU REIN. — L'absence congénitale des deux reins est extrêmement rare ainsi que leur atrophie congénitale. Le *rein unique* est peu commun ; la statistique la plus importante est celle de Ballowitz qui en 1895 réunit 213 cas, dont 3 personnels, et celle de Mankiewicz qui englobe 234 cas ; d'après ces auteurs, le rein absent est le plus souvent le gauche, et l'anomalie a été plus souvent observée dans le sexe masculin. Le rein présent est presque toujours hypertrophié. Du côté de l'anomalie, l'uretère manque le plus souvent, de sorte que quand un uretère existe, on peut être à peu près certain qu'il existe aussi un rein au moins rudimentaire ; c'est exceptionnellement qu'on trouve de ce côté un orifice urétéral, puis un court trajet perméable qui se termine en cul-de-sac. Parfois du côté opposé, le bassinet est double (Glosebrook).

Dans le cas de Horand, il n'existait que le rein gauche, qui était desservi par l'uretère droit.

Le diagnostic est impossible, si ce n'est quand on constate au cystocope l'absence de l'orifice urétéral. Quand on observe d'un côté l'absence du testicule et de la vésicule séminale, on peut supposer absent le rein du même côté.

On comprend l'importance de ce diagnostic quand on doit poser les indications d'une néphrectomie ; on a pratiqué avec succès la néphrotomie sur des reins uniques.

Parmi les cas les plus récemment publiés en France, citons ceux de Tanton, Bauer, François Dainille, Katz, Calmette et Campana, etc.

Reins surnuméraires. — Cette anomalie est excessivement rare ; elle peut coïncider avec la soudure du rein surnuméraire aux deux autres, mais alors on a admis qu'il s'agissait d'un rein trilobé (Lacasse).

Reins en fer a cheval. — Quand les deux reins, respectivement situés à droite et à gauche de la ligne médiane, se fusionnent par leurs extrémités, ils ne forment plus qu'un seul organe, le rein en fer à cheval, mais en réalité les deux parties se distinguent nettement ; en effet la fusion n'a pas lieu toujours exactement par l'extrémité des pôles ; il existe en général une portion rétrécie, un isthme parfois très mince entre les deux reins ; souvent même on a trouvé l'un des deux reins beaucoup plus gros que l'autre, ou malade (calcul, tuberculose, tumeur) sans que son congénère participe à son affection. En général, on trouve les deux reins coalescents formant une tumeur incurvée, à concavité supérieure, présentant en bas une portion rétrécie en isthme, et deux hiles d'où partent deux bassinets, l'un à droite, l'autre à gauche ; les uretères passent en avant de l'isthme, et sont parfois doubles pendant une certaine partie de leur trajet.

On a vu plus rarement la coalescence par les pôles supérieurs. Les vaisseaux présentent souvent des anomalies de nombre, et l'isthme reçoit des vaisseaux supplémentaires. Cette anomalie n'étant pas très rare, on a pratiqué un certain nombre d'opérations sur des reins en fer à cheval, néphrotomies ou néphrectomies partielles ; ces opérations sont assez peu dangereuses, les deux parties du rein ayant chacune leur uretère et restant indépendantes dans leur fonctionnement. En revanche, la mort a suivi des interventions où pareille anomalie avait été méconnue.

Le diagnostic n'a été que rarement fait avant l'opération ; on penserait au rein en fer à cheval si l'on observait une tumeur médiane qui en présente la forme, et d'une manière générale quand on constate une ectopie rénale voisine de la ligne médiane. La radiographie d'un calcul placé dans cette région conduirait à la même hypothèse (Kümmel).

Ectopie rénale. — Le rein est ectopié quand on le trouve fixé dans une situation anormale ; la fixation peut être congénitale, ou au contraire tardive, la mobilité congénitale du rein l'ayant précédée.

Suivant les cas, l'ectopie est *abdominale* ou *pelvienne ;* un siège fréquemment observé est le voisinage du détroit supérieur. Quand le rein est fixé tardivement, le pédicule vasculaire peut être long et aboutir aux points d'implantation normale ; le rein fixé congénitalement a au contraire un pédicule court, et les vaisseaux proviennent des gros vaisseaux de la région, par exemple de l'aorte abdominale, de l'iliaque primitive, de l'hypogastrique. Le hile regarde en général en avant. Nous avons exposé ces faits à propos du rein mobile.

Enfin le rein déplacé peut occuper l'autre moitié du corps (*ectopie croisée*). A ces cas se rattachent le rein en fer à cheval, décrit plus haut, et surtout les cas où les deux reins, situés du même côté de la colonne vertébrale, sont fusionnés par leurs extrémités ; il arrive que l'un d'eux soit le siège d'une hydronéphrose volumineuse.

Le diagnostic en est ordinairement impossible; on doit penser à un rein ectopié quand on trouve une tumeur oblongue, lisse, convexe au niveau du détroit supérieur, ou dans le petit bassin ; la pénétration d'un cathéter urétéral se trouve limitée assez vite ; cependant nous avons vu ce signe en défaut dans un cas d'ectopie iliaque. Les symptômes sont nuls dans bien des cas ; ailleurs ils se bornent à la compression de l'intestin, et, dans l'ectopie pelvienne, peuvent causer de la constipation ; les rapports avec l'utérus sont parfois assez intimes pour que l'on croie à une salpingite, à une rétroflexion, ou à d'autres affections génitales.

Quand le rein ectopié cause des accidents, après s'être assuré de l'état de son congénère, on pratique la néphrectomie ; la face antérieure du rein est revêtue par le péritoine; on peut donc l'aborder facilement par la voie transpéritonale. Il serait cependant préférable de suivre la voie para-péritonéale.

Hydronéphroses congénitales. — Cette anomalie a été étudiée précédemment (voir Hydronéphrose).

B. — Anomalies de l'uretère

Anomalies de nombre. — L'absence des deux uretères est très rare ; celle d'un uretère, liée à l'absence du rein du même côté, ou (Horand) du côté opposé, a été assez fréquemment observée.

La *duplicité* se présenterait 3 fois sur 100 d'après Poirier ; Spaletta en a réuni une trentaine de cas. Elle est incomplète ou complète, suivant que les deux conduits restent ou non indépendants pendant tout leur trajet ; incomplète ou complète, elle peut être bilatérale ; cependant la duplicité incomplète serait habituellement unilatérale (Spaletta), et le côté gauche est le plus souvent atteint ; ces anomalies sont plus fréquentes chez la femme.

Quand la duplicité est incomplète, les deux uretères naissent de deux bassinets superposés, ou, plus rarement, placés l'un derrière l'autre. Ils se réunissent plus ou moins loin de la vessie, formant ainsi un uretère en Y, avec un seul orifice vésical. Les uretères doubles dans toute leur longueur naissent également de deux bassinets, et cheminent parallèlement dans la même gaine jusqu'à la vessie où ils s'ouvrent par deux orifices distincts, voisins l'un de l'autre ou distants de 1 centimètre et demi (Pilate) ; Griffon a vu l'orifice vésical inférieur, qui était situé à la place normale du méat urétéral, correspondre à l'uretère provenant du bassinet supérieur. Quand la dualité est bilatérale, il existe quatre méats urétéraux dans la vessie ; Spaletta en réunit 5 cas ; les orifices des uretères provenant de la partie inférieure des reins sont situés en dedans des autres, entre ceux-ci et l'orifice urétral. Les uretères peuvent s'entre-croiser pendant leur trajet.

Quand deux uretères partent d'un rein unique, il s'agit le plus souvent de deux reins soudés, comme nous l'avons vu déjà, mais le rein peut être réellement unique (Picqué, Perregaux, Pochon). L'un des uretères peut s'aboucher anormalement hors de la vessie. On a signalé quelques cas d'*uretères triples*. De ces cas on peut rapprocher des *diverticules* ouverts dans l'uretère ; dans le cas d'Herbet, un diverticule de 3 centimètres de long s'ouvrait dans l'uretère à peu de distance de la vessie, et se dirigeait en dedans, en arrière et en haut.

Anomalies de l'abouchement au bassinet ; anomalies de la paroi urétérale. — Elles ont été étudiées avec les hydronéphroses.

Anomalies de l'abouchement inférieur. — On a signalé l'imperforation de l'extrémité *vésicale* de l'uretère, la membrane oblitérante étant formée par les deux muqueuses adossées ; l'uretère peut encore s'aboucher dans le *rectum ;* chez la femme, dans le *vagin* comme dans un cas personnel, dans l'*utérus*, dans les *trompes*, dans l'urètre et le vestibule ; chez l'homme, dans l'*urètre prostatique*, les canaux éjaculateurs, l'utricule prostatique, les vésicules séminales ou le canal déférent.

Le traitement de ces abouchements consistera dans l'implantation de l'uretère anormal dans la vessie, quand on peut, au moyen du cathétérisme, reconnaître une partie juxta-vésicale de son trajet. Si une pareille tentative était impossible, on pratiquerait la néphrectomie après s'être assuré de l'origine de l'uretère anormal, et de l'état du rein opposé.

CHAPITRE XXI

TECHNIQUE DES OPÉRATIONS SUR LE REIN ET L'URETÈRE

A. — OPÉRATIONS SUR LE REIN

Certaines opérations sur le rein, le bassinet et l'extrémité inférieure de l'uretère nous sont déjà connues, comme la pyélotomie, la décapsulation rénale, les opérations conservatrices des hydronéphroses, et les indications des autres sont posées à propos des affections contre lesquelles on les pratique. Nous exposerons ici la technique de la néphropexie, de la néphrotomie, de la néphrectomie. Auparavant nous décrirons un temps opératoire commun à la plupart des opérations pratiquées par la voie lombaire, la découverte et la libération du rein.

1° Découverte et libération du rein par voie lombaire

La voie lombaire, moins dangereuse que la voie transpéritonéale, et plus courte à franchir pour aborder le rein, est préférée toutes les fois qu'une indication spéciale n'oblige pas à employer la voie abdominale, comme pour la néphrectomie dans certains cas que nous indiquerons plus loin. La région sur laquelle porte l'opération est limitée en haut par la douzième ou la onzième côte, en bas par la crête iliaque, en dedans et arrière par le bord externe de la masse sacro-lombaire ; à ce niveau, le rein n'est séparé des téguments que par des plans musculo-aponévrotiques d'une épaisseur assez faible ; cependant la face postérieure du rein n'est pas tout entière en rapport avec cette région, quand l'organe n'est pas abaissé : surtout du côté gauche, le rein occupe une situation intra-thoracique et ne déborde la dernière côte que par son quart inférieur ; souvent même, il faut aller le chercher au-dessus de cette côte. Dans les cas pathologiques, le rein se met souvent en rapport exact avec l'espace costo-iliaque, soit par augmentation de volume, soit par abaissement; il arrive même qu'il ait une situation plus basse encore : s'il est mobile, on le repousse en haut pour l'aborder au lieu d'élection; s'il est fixé dans une position anormale, la voie d'accès n'est plus lombaire, mais sous-péritonéale, comme nous le verrons pour l'uretère.

1° **Position du malade.** — On couche le malade sur le côté sain ; un billot cylindrique, placé transversalement sous l'espace costo-iliaque sain,

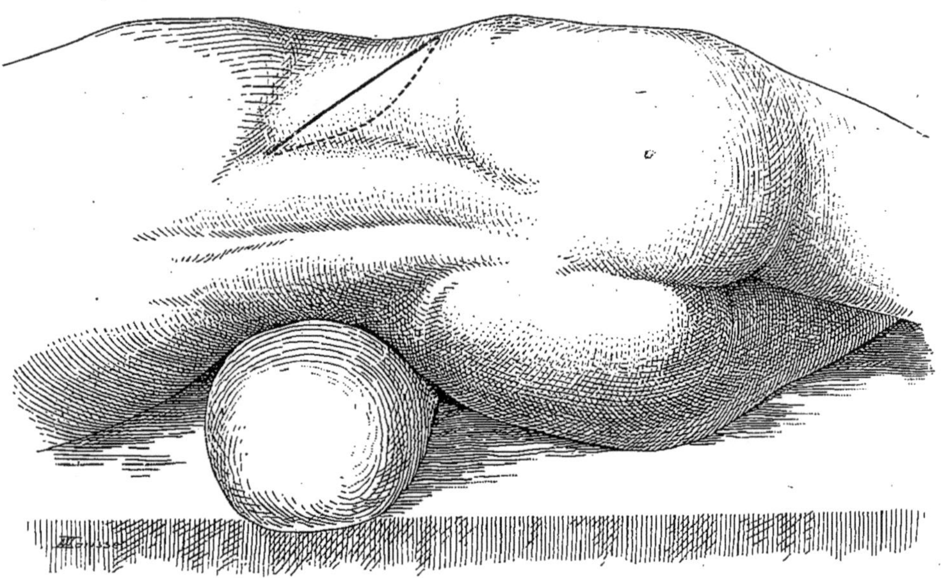

Fig. 278. — Tracés de l'incision oblique et de l'incision curviligne.

soulève la colonne vertébrale et augmente la hauteur de l'espace correspondant, du côté opéré, donnant une voie d'accès plus large; les dimensions du billot doivent être assez grandes pour porter au maximum l'écartement du thorax et de la crête iliaque, sans que l'opéré cesse cependant de reposer sur la table par l'épaule et la hanche (fig. 278). On évite l'inclinaison du corps en avant ou en arrière, en fléchissant la cuisse du côté sain, et en plaçant dans l'extension le membre inférieur du côté opéré; un aide veillera au maintien de cette position; on évitera aussi que la respiration soit gênée par l'inclinaison du thorax en avant et par le poids du bras.

2° **Incision des téguments** (fig. 278). — L'opérateur, placé du côté du dos, cherche les points de repère pour l'incision ; ce sont, en haut, la dernière côte et l'angle qu'elle forme avec le bord externe de la masse sacro-lombaire, en général à quatre travers de doigts des apophyses épineuses ; en bas, la partie la plus élevée de la crête iliaque ; en arrière, le bord externe de la masse sacro-lombaire, ordinairement facile à reconnaître par la palpation à la limite de l'espace dépressible où l'on tracera l'incision, qui se dirige parallèlement à la colonne vertébrale, à quatre travers de doigt (7 à 8 centimètres) des apophyses épineuses.

On a proposé divers tracés pour l'incision des téguments : les principales sont l'incision verticale ou *légèrement oblique* en bas et en avant, et l'incision précédente prolongée, parallèlement à la crête iliaque et à peu de distance d'elle, de manière à suivre un tracé *curviligne*.

C'est cette dernière que le professeur Guyon a proposée et que nous avons coutume d'employer à son exemple.

L'incision commence, en haut, sur la dernière côte, au niveau de l'angle costo-musculaire qui sert de repère, et descend un peu obliquement en bas et en avant, pour se recourber enfin le long de la crête iliaque dont elle reste distante d'un travers de doigt ; l'incision se rapprochera plus ou moins de l'épine iliaque antéro-supérieure, suivant qu'on devra pousser plus ou moins loin la libération du côté de l'uretère.

Du côté gauche, l'incision suit le même trajet de bas en haut.

3° **Incision des plans musculo-aponévrotiques.** — Suivant le même tracé que pour les téguments, on incise les plans musculaires ; le premier plan est formé en arrière par le grand dorsal, en avant par le grand oblique, qui limitent le triangle de J.-L. Petit ; le plan qu'on aborde ensuite est formé en arrière et en haut par le petit dentelé, en avant par le petit oblique ; on incise alors l'aponévrose du transverse et l'on récline en bas et en arrière le nerf abdomino-génital au moment où on l'aperçoit ; en avant, l'incision sera prudente afin de ne pas ouvrir le péritoine, surtout chez les jeunes sujets où la graisse est peu abondante. On complète alors l'incision, au niveau de son extrémité supérieure, par la section du ligament de Henle, étendu entre l'apophyse transverse de la deuxième vertèbre lombaire et la douzième côte, ou, quand celle-ci est courte, la onzième ; le cul-de-sac pleural passant transversalement en avant de ce ligament, il convient, surtout si la douzième côte est courte, de refouler d'abord en haut les parties molles situées en arrière du ligament, et de ne l'inciser pour ainsi dire que fibre par fibre; quant à l'intercostale qui longe le bord inférieur de la dernière côte, on la sectionne entre deux pinces placées jusqu'au contact de l'os.

Lorsque l'espace costo-iliaque est trop étroit pour qu'on mène à bien l'intervention, il est souvent utile de réséquer la dernière côte; dans ce but, après avoir refoulé la plèvre, on incise longitudinalement les parties molles qui revêtent sa face externe, le périoste compris, et l'on dénude l'os en haut et en bas, jusqu'à ses bords, puis sur sa face profonde, au moyen d'une rugine ; le costotome est placé le plus près possible de l'extrémité postérieure de la côte, qui est alors sectionnée ; il est facile ensuite d'attirer le fragment antérieur, de le dénuder jusqu'à son extrémité, et de l'extirper.

Dès l'incision de l'aponévrose, la graisse périrénale fait hernie à travers ses lèvres; elle est facilement reconnaissable à son aspect jaune beurre frais caractéristique.

4° **Incision de la capsule adipeuse** (fig. 279). — La graisse qui enveloppe le rein ne doit pas être incisée aussitôt au niveau de l'incision pariétale ; laissant le bistouri, on commence par décoller la graisse de la paroi, d'avant en arrière, sous la lèvre postérieure de l'incision, jusqu'au voisinage de la colonne vertébrale ; c'est dans cette partie de la capsule que les doigts pénètrent pour l'effondrer, et agrandissent peu à peu la brèche du tissu adipeux, en haut et en bas, pour atteindre le rein. Celui-ci doit être cherché en général assez haut, surtout du côté gauche ; quand il est volumineux ou modérément abaissé, les doigts ne tardent pas à en reconnaître la forme arrondie et régulière et la consistance ferme. A ce moment peuvent se présenter cependant des difficultés, si l'on ne trouve pas immédiatement le rein ; quand il est mobile et très abaissé en bas et en avant, il suffit qu'un aide repousse du poing les viscères abdominaux pour que l'organe vienne se présenter aux doigts de l'opérateur ; dans d'autres cas il doit être cherché au contraire très haut sous le thorax ; enfin, en cas d'anomalies, il peut être encore plus éloigné de la région opératoire : ce n'est plus alors la capsule rénale qui se présente, mais la graisse sous-péritonéale, et l'incision conduirait directement dans la séreuse ; on évitera de l'ouvrir quand on aura constaté la présence du bord mince du foie, ou les mouvements de l'intestin ; on chercherait alors le rein dans la fosse iliaque, en décollant prudemment l'espace sous-péritonéal. Il s'agit là de cas exceptionnels, et plus souvent on aura craint à tort d'ouvrir le péritoine en apercevant, à travers le fascia rétro-rénal, les mouvements de la graisse périrénale. Celle-ci constitue un moyen de protection pour le péritoine ; chez les jeunes sujets, son développement insuffisant expose davantage l'opérateur à blesser la séreuse.

Quand le rein occupe sa situation normale, la capsule adipeuse une fois effondrée jusqu'à sa paroi postérieure, on voit sa surface convexe, assez lisse, grisâtre, et l'on constate les mouvements communiqués par la respiration.

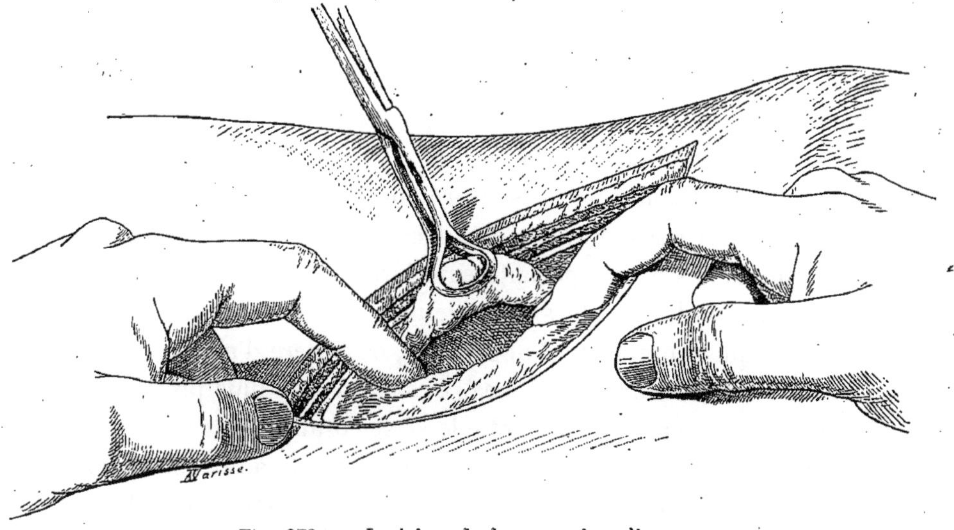

Fig. 279. — Incision de la capsule adipeuse.

5° **Libération du rein.** — L'organe se présente alors par son bord convexe plutôt que par sa face postérieure, et la région qu'on aperçoit au fond de la plaie est, à l'état normal, voisine du pôle inférieur. Il s'agit alors de séparer la capsule propre du rein de sa capsule adipeuse ; dans ce but, le bout du doigt s'insinue dans leur intervalle, successivement sous chaque lèvre de la plaie, et décolle les adhérences, faibles à l'état normal, parfois au contraire très fortes en cas d'inflammation ou de suppuration, qui fixent le rein ; le décollement est poussé très loin en avant et en arrière, puis en bas, tout autour du pôle inférieur ; une traction modérée, exercée par l'aide sur la lèvre antérieure de la capsule adipeuse, saisie au moyen d'une pince à cadre, attire le rein, et lui donne un certain degré de fixité.

Ce temps est long et difficile quand les adhérences sont anormalement développées, et en particulier, dans les cas de périnéphrite fibro-adipeuse. Lorsque le doigt est impuissant à les rompre, on les sectionne aux ciseaux plutôt que d'arracher la capsule propre. Il est assez fréquent de rencontrer alors dans les brides fibreuses des vaisseaux néoformés, qui doivent être pincés et liés à mesure qu'on les rencontre ; au niveau des pôles du rein, ces vaisseaux sont plus souvent des artères surnuméraires, desservant un territoire du rein ; on s'efforce de les respecter quand l'opération est conservatrice, afin de ne pas amener la nécrose de la zone irriguée par ces artères, qui sont terminales ; quand la libération doit être complète, comme avant une néphrectomie, on les lie avec soin.

Parfois la périnéphrite scléreuse est telle que la libération en dehors de la capsule propre est impossible ; si le but de l'opération est la néphrotomie, on arrête quelquefois la dissection à ce moment, ce qui n'est d'ailleurs pas sans inconvénients ; s'il s'agit d'une néphrectomie, on procède à la libération sous-capsulaire (voir plus loin).

Le rein libéré de toutes parts est attiré dans les lèvres de la plaie (fig. 280), entouré de compresses et examiné. Cependant la brièveté du pédicule s'oppose quelquefois à une parfaite extériorisation.

S'il y a lieu, on libère alors le pédicule lui-même ; des tractions douces sur la graisse qui l'entoure font apparaître, en arrière d'abord le bassinet et l'uretère, que l'on suit de haut en bas, et sur un plan plus profond les vaisseaux du hile, en avant la veine rénale et ses branches.

6° L'examen ou l'opération terminés, on procède à la *réparation de la plaie opératoire*, avec ou sans drainage, suivant la nature de l'intervention. Quand on cherche la suture totale de l'incision, la graisse périrénale est attirée en arrière du rein remis en place ; un premier plan de sutures au catgut, n°s 3 ou 4, rapproche en masse les deux plans musculaires incisés ; la peau est ensuite suturée au moyen de crins de Florence.

2° Néphropexie

Les premiers temps de l'opération sont ceux que nous venons de décrire ; l'incision est courte ; le rein parfaitement libéré, on résèque une partie de la graisse périrénale, on procède à la réintégration de l'organe dans ses rapports normaux pour s'assurer du degré d'élévation à obtenir, enfin on procède à la fixation.

Les fils, qui perforent le rein de part en part à 1 centimètre et demi du bord convexe, pour ne pas atteindre les calices ni couper trop facilement les tissus, sont au nombre de 3 ou 4 ; ils doivent occuper toute la longueur du bord convexe ; la fixation doit en effet porter sur toute la hauteur de l'organe, pour éviter les plicatures du rein (Walther) ou de nouveaux déplacements. Les chefs postérieurs passent à travers le carré des lombes, en évitant d'enserrer le nerf abdomino-génital ; les chefs antérieurs perforent l'aponévrose du transverse, et pour le fil supérieur, les parties molles voisines de la dernière côte, en évitant de piquer l'intercostale. Ces fils sont noués alors, de telle sorte qu'ils n'exercent qu'une traction modérée, insuffisante pour couper le tissu friable du rein.

Une autre technique est celle du professeur Guyon ; elle ménage le rein et utilise la dernière côte comme moyen de fixation. A cet effet, on passe à travers le rein trois fils doubles ; à la face antérieure, comme à la face postérieure, les deux fils de chaque paire sont noués ensemble ; les 4 chefs de la paire supérieure sont passés autour de la dernière côte, en évitant la plèvre, et noués deux à deux, après que le rein a été mis en place ; les deux paires inférieures sont passées, comme dans le procédé précédent, à travers le transverse en avant, le carré des lombes en arrière, mais nouées d'une manière différente, les chefs antérieurs entre eux, de même que les chefs postérieurs. Le rapprochement des lèvres de l'incision musculaire est obtenu ensuite par une suture en un plan, suivie de la suture des téguments.

Tuffier a recommandé d'augmenter les moyens de fixité du rein en excisant une partie de la capsule propre du bord convexe pour y créer une surface adhérente ; d'autres dissèquent de minces bandelettes de la capsule qui sont ensuite enclavées dans la suture musculaire, ou suturent à la paroi les lèvres de la capsule incisée longitudinalement (Edebohls, Jonnesco). Ces procédés excellents n'ont guère d'autre inconvénient que d'allonger un peu l'opération, mais ils assurent l'adhérence du rein aux parois de sa loge.

3° Néphrotomie et néphrostomie

La néphrotomie est l'incision du rein jusqu'au bassinet ; elle est pratiquée dans un but explorateur (néphrotomie exploratrice), et parfois suivie immédiatement d'une intervention plus complète, ou dans un but curatif, qu'il s'agisse soit d'extraire un calcul (néphrolithotomie), soit d'évacuer et de drainer une collection aseptique ou septique. Il existe d'assez grandes différences dans la technique suivant le but recherché ; aussi, après avoir décrit la néphrolithotomie, qui peut servir de type à la description de toute néphrotomie, nous exposerons ensuite ce qu'est cette opération dans les pyonéphroses, où un drainage efficace et prolongé nécessite la néphrostomie.

Néphrolithotomie. — La libération du rein est faite le plus complètement possible, et le rein extériorisé, autant que la longueur du pédicule le

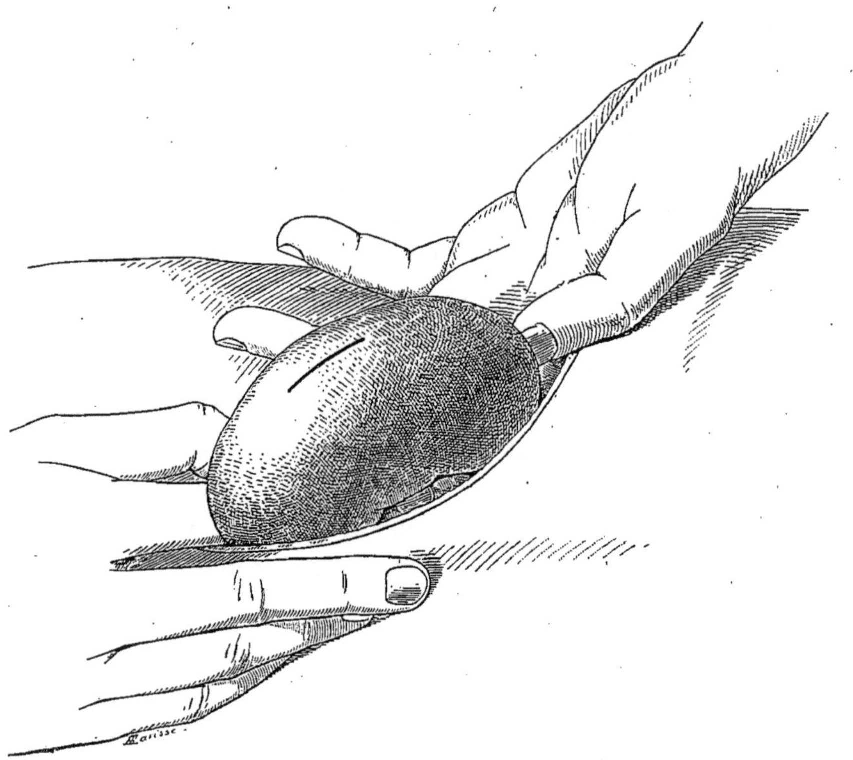

Fig. 280. — Compression du pédicule. Tracé de l'incision du rein.

permet; à ce moment l'aide est chargé de *comprimer les vaisseaux du pédicule*. Pour y arriver (fig. 280), il introduit soit par en haut, soit par en bas, suivant le cas particulier, de part et d'autre du pédicule, l'index et le médius, de manière à comprimer entre ces doigts le pédicule ; de l'autre main, vers le pôle opposé, il complète la compression, en évitant toute traction excessive, qui risquerait de rompre les vaisseaux et d'amener une hémorragie, ou qui compromettrait ultérieurement leur perméabilité. Parfois l'hémostase est réalisée en comprimant le pédicule contre le rebord costal. L'hémostase instrumentale offre moins de sécurité, et ne permet pas une exploration aussi facile du bassinet et de l'uretère. Dans les cas exceptionnels où la compression est impossible à réaliser parfaitement, on devrait opérer très rapidement, et s'opposer à l'hémorragie en comprimant directement les deux faces du rein.

Des compresses sont placées tout autour du rein, pour empêcher le contact avec la peau, et protéger la plaie elle-même contre les liquides issus de l'incision.

L'*incision* pratiquée à la partie moyenne du rein et sur le bord convexe, présente l'avantage de ne pas sectionner transversalement les tubes urinifères et de ne rencontrer que peu de vaisseaux (Guyon, Gerdy); pratiquée un peu en arrière de la convexité, l'incision passerait exactement entre le système vasculaire de la partie antérieure du rein et celui de la partie postérieure (Kelly); la partie antérieure, plus vasculaire, doit être surtout évitée. Le bistouri incise la pulpe rénale à 2 centimètres de profondeur, puis on complète la division au moyen du doigt ou d'une sonde cannelée, jusqu'au bassinet. Parfois l'incision doit s'étendre au delà de la partie moyenne, jusqu'au voisinage du pôle rénal.

L'*extraction* d'un calcul est parfois très aisée, quand celui-ci n'envoie de prolongements dans les calices et occupe franchement le bassinet; on le saisit avec une tenette, et on se préoccupe seulement de ménager les lèvres de l'incision pendant l'extraction; au besoin on agrandit à ce moment l'incision du parenchyme pour éviter une déchirure. Les calculs rameux, coralliformes, seront abordés par une longue incision, et extraits avec prudence; souvent les prolongements seront fragmentés, et l'on veillera surtout à n'en pas laisser; dans ce but, après l'extraction, le doigt vérifie l'état des calices en haut et en bas du bassinet, car très souvent des calculs se sont creusés une loge dans l'un des pôles, ce sont ces cornes (Guyon) qu'il s'agit d'explorer; la palpation des deux tranches rénales entre les doigts est utile. On termine par l'exploration de l'uretère de haut en bas au moyen d'une bougie, et aussi par la palpation au voisinage du hile. Quand le bassinet et les calices sont engravés par du sable et de menus fragments, ceux-ci sont expulsés pendant une forte irrigation du bassinet, pratiquée au moyen d'un tube.

Sans cesser la compression du pédicule, ou en la remplaçant alors par celle du rein saisi en masse entre les deux mains, on procède alors à la *suture du rein*. Un seul plan de sutures suffit ordinairement : de gros fils de catgut sont passés à travers le rein, à 3 à 4 centimètres des lèvres de l'incision, et noués sans constriction excessive; des fils moins profonds peuvent être placés dans l'intervalle des précédents ; on évite de multiplier leur nombre à l'excès, de les passer trop près du hile et de couper le parenchyme. A ce moment la compression est suspendue ; le rein devient turgescent et fait saillie entre les fils ; l'hémorragie ne se produit pas, ou cède facilement à la compression du rein. Quand toute crainte a disparu, on

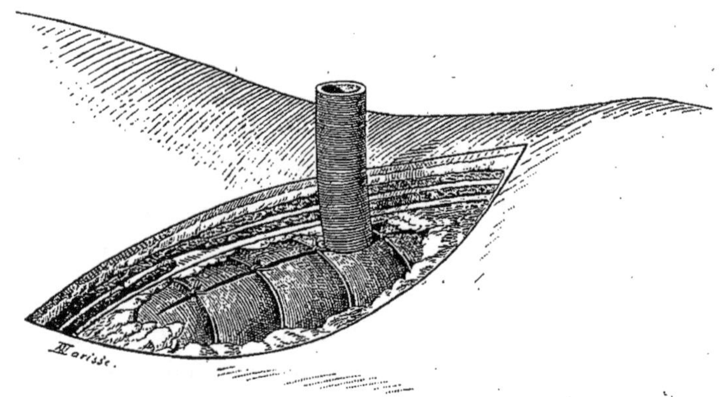

Fig. 281. — Suture et drainage du rein néphrotomisé.

replace le rein dans sa loge, on place un petit drain dans l'angle inférieur de la plaie et l'on suture la paroi comme après la néphropexie.

S'il y a infection, il est nécessaire de drainer le bassinet pendant quelque temps ; un drain, perforé d'un seul trou latéral vers son extrémité, est placé dans le bassinet, avant la suture rénale, et fixé aux lèvres de l'incision, dès que le rein est abandonné dans sa loge ; deux mèches limitent en haut et en bas le trajet, et la paroi est suturée incomplètement. Après l'opération, le drain est relié par un ajutage à un tube de caoutchouc stérilisé plongeant par son extrémité dans un récipient placé à terre ; le siphon ainsi réalisé fonctionne bien en général et les urines recueillies en totalité ne mouillent pas le pansement.

Néphrostomie dans les pyonéphroses. — On effectue une néphrostomie en laissant simplement un drainage permanent du bassinet après la néphrotomie ; la véritable néphrostomie, nécessaire dans les grandes pyonéphroses (Albarran et Guyon), comporte la suture des lèvres de l'incision rénale à celles de la boutonnière musculaire.

Il est ordinairement nécessaire de placer avant l'opération une sonde dans l'uretère, afin d'éviter la formation d'une fistule rénale consécutive; cette mesure est indiquée d'ailleurs dans toutes les néphrotomies quand il existe une cause urétérale ou pyélique de rétention rénale : nous avons vu, en effet, que la sonde urétérale, drainant exactement le bassinet, supprime par là même la principale cause de fistulisation. L'introduction de la sonde de haut en bas, au cours de l'opération, étant parfois difficile et même impossible, surtout dans les grandes poches rénales, il vaut mieux la placer d'avance au moyen du cathétérisme cystoscopique. Si cependant on devait en introduire une pendant l'opération, on profiterait de cette circonstance pour la choisir d'un plus gros diamètre. Quand on estime qu'il est nécessaire d'assurer le drainage de l'uretère à l'aide d'une grosse sonde n° 10 ou 11, on peut souvent employer comme conducteur la petite sonde introduite par la vessie.

Même au cours de l'incision et de l'évacuation du rein, certains détails impriment à l'opération des caractères particuliers. Ainsi la protection de la plaie nécessite une attention extrême ; des compresses isolent le rein, recueillent les produits septiques, évitent la contamination de la loge rénale et de la paroi. En outre il est très utile de suturer, autour de la ligne choisie pour l'incision, la capsule rénale à la paroi musculo-aponévrotique (aponévrose du transverse) comme s'il s'agissait du premier temps d'une gastrostomie, par exemple ; on aura évité d'ailleurs de libérer à l'excès le rein sur ses faces latérales, pour ne pas créer d'espaces morts. La ponction préalable de la poche est recommandable quand celle-ci est considérable. Ces précautions prises, on incise la poche, soit au point le plus aminci qui se présente, soit plutôt au voisinage du pôle inférieur pour obtenir un drainage en déclivité ; l'incision, d'abord peu étendue, est agrandie aux ciseaux après que le doigt a commencé l'exploration intérieure de la poche.

La régularisation de la poche est obtenue par l'effondrement des cloisons à l'aide du doigt ; elle doit être complète ; si des cloisons résistent au doigt, il convient de les inciser, mais le contrôle de la vue est alors nécessaire pour éviter des hémorragies ; l'incision large du rein permettra d'y placer des écarteurs, d'assécher la poche, de pincer les vaisseaux au moment de l'incision des cloisons. L'incision de la poche est complétée, s'il y a lieu, vers la partie déclive.

A ce moment, l'opération est presque terminée; si l'on n'a pas suturé le rein à l'aponévrose du transverse avant l'incision, on suture alors les lèvres de l'incision rénale à celles des muscles incisés ; des mèches drainent la loge rénale au delà de chaque pôle ; un gros drain placé au fond de la poche rénale sera relié ensuite à un tube formant siphon, comme nous l'avons indiqué plus haut.

On termine par une suture incomplète de la paroi.

4° Néphrectomie lombaire

Nous ne ferons que mentionner la *néphrectomie partielle*, qui consiste dans l'excision d'un fragment cunéiforme du rein, le sommet dirigé vers le hile ; on suture ensuite les deux valves ainsi formées.

La néphrectomie *totale* comporte les mêmes temps initiaux que la néphrotomie, jusqu'à la libération complète du rein inclusivement ; mais cette libération doit être poussée jusqu'au pédicule lui-même, condition souvent indispensable pour qu'un rein altéré et retenu par des adhérences anciennes puisse être extériorisé. On protège le champ opératoire comme pour une néphrotomie.

Quand l'extériorisation est facile, la technique est la suivante : en avant du pédicule, on met à nu, par des manœuvres très douces, la veine rénale ; en arrière, on procède de même, de manière à bien voir le bassinet, puis on dénude peu à peu, avec les doigts ou une compresse, l'uretère, sur une longueur aussi grande que le permet l'incision de la paroi, c'est-à-dire de 4 à 8 centimètres environ ; ce conduit est enfin sectionné au thermocautère entre deux ligatures et les deux extrémités sont abandonnées à elles-mêmes. On place alors un clamp courbe et puissant sur le pédicule, et l'on vérifie soigneusement sa position ; il est bon qu'il soit éloigné de 1 centimètre à 1 centimètre et demi du hile, pour laisser les vaisseaux nettement apparents après la section ; on veille à ce que le bassinet, et surtout la capsule adipeuse n'y soient pas pris. On sectionne le pédicule, au ras du hile, et on enlève le rein. Si les vaisseaux sont bien visibles, il est possible alors de lier séparément la veine et l'artère ; on retire ensuite le clamp, et l'on vérifie l'efficacité des ligatures.

Dans les cas les plus simples, au lieu de placer un clamp, on pince, vaisseau par vaisseau, l'artère et la veine, ou leurs branches, et on les lie séparément ; mais il est rare que la technique puisse être aussi simplifiée.

Dans la plupart des cas, l'épaississement et la brièveté du pédicule imposent une autre technique. L'uretère est accroché avec le doigt et sectionné comme précédemment; le pédicule est libéré le plus possible, mais les vaisseaux ne sont pas facilement isolés. Il convient alors : 1° de placer un clamp ; 2° après la section et l'extirpation du rein, de lier le pédicule au-dessous du clamp; 3° de lier enfin séparément chacune des branches des vaisseaux qui au-dessus du clamp émergent à la surface de section.

Le placement du clamp est fait comme nous l'avons dit, à une certaine distance du hile ; le plus souvent, deux clamps sont nécessaires (fig. 282),

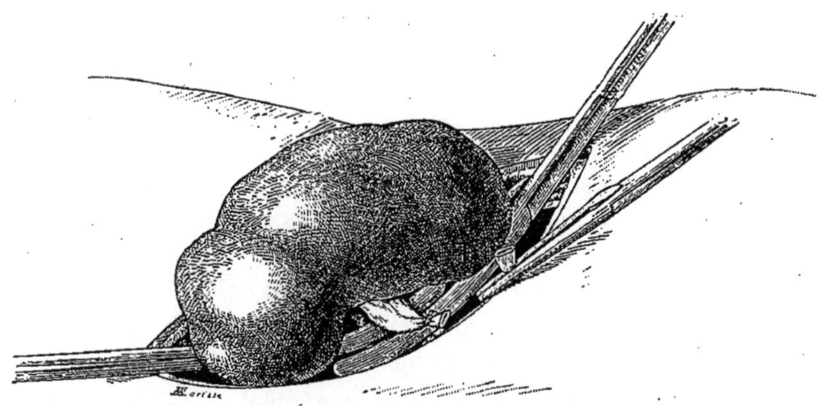

Fig. 282. — Les clamps en place pour la néphrectomie. Section préalable de l'uretère.

l'un en haut, l'autre en bas; on s'assure que leurs branches chevauchent parallèlement sans que l'un soit saisi par l'autre; les mors en sont serrés à fond, puis le pédicule est sectionné. Au moyen d'une aiguille mousse à petite courbure, introduite doucement au-dessous du clamp dans l'intervalle des éléments du pédicule, on place un long catgut double, de gros diamètre (n° 5) mais souple; ces deux fils sont croisés, puis placés autour de chaque moitié du pédicule qu'ils enserrent, et noués. Les chefs sont pincés et conservés longs. On a reproché, non sans raison, à cette transfixion du pédicule de constituer une manœuvre aveugle; on peut cependant agir presque à coup sûr en reconnaissant avec soin les vaisseaux saisis entre le pouce et l'index, et en interrogeant leurs battements; on les isole à l'aide de pressions douces et on prépare ainsi, dans leurs interstices, le chemin à la pointe mousse de l'aiguille.

On dégage alors, le plus soigneusement possible, les extrémités des vaisseaux qui émergent des mors, on saisit chacun d'eux avec une fine pince de Kocher, et on les lie avec un catgut n° 1 ou 2. Quand tous les vaisseaux sont liés, il ne reste qu'à enlever les clamps, en se tenant prêt à pincer rapidement le pédicule, si l'hémostase se montrait insuffisante, malgré la double ligature ainsi réalisée.

Dans des cas rendus très laborieux par la brièveté du pédicule, on peut être amené à laisser à demeure les clamps sur le pédicule. Il convient de les isoler de la plaie par des compresses, d'éviter que les branches ne plongent profondément, et, à la fin du pansement, de s'opposer à toute pression extérieure par d'énormes tampons d'ouate stérilisée interposés aux clamps. Loumeau a présenté dans ce but une pince démontable dont la partie extérieure peut être facilement retirée en laissant les clamps eux-mêmes sur le pédicule.

Dans tous les cas, le rein extirpé et les ligatures terminées, on draine la loge rénale au moyen d'un tube et de quelques mèches, et l'on suture presque complètement la paroi musculaire, puis les téguments.

Néphrectomie sous-capsulaire. — De fortes adhérences obligent quelquefois à arracher la capsule propre pendant les essais de libération externe du rein ; on est alors forcé de continuer le décollement en passant entre la capsule propre et le parenchyme rénal ; c'est la néphrectomie sous-capsulaire. On poursuit la dissection jusqu'au hile ; là il est impossible de voir et d'isoler les vaisseaux ; des clamps sont donc placés sur le pédicule, et la ligature est pratiquée en masse avec deux catguts entre-croisés.

Néphrectomie par morcellement. — Dans des cas exceptionnels, on a dû renoncer même à la néphrectomie sous-capsulaire, et extirper le rein sclérosé, par morcellement. On a cherché à rendre cette opération moins dangereuse par l'hémisection préalable du rein (Le Dentu), par le placement de clamps progressivement plus rapprochés du hile (Tuffier). L'hémostase est généralement assurée par les clamps à demeure.

Néphrectomie secondaire. — C'est celle qu'on pratique sur un rein naguère néphrotomisé, et demeuré fistuleux. Les difficultés parfois extrêmes qu'elle présente sont dues à la disparition des plans successifs qui forment la paroi normale, remplacés par du tissu cicatriciel, aux adhérences du rein aux viscères et au péritoine, ainsi qu'à la capsule fibreuse, qui nécessitent souvent la néphrectomie sous-capsulaire. Au lieu d'inciser sur la fistule, on la circonscrira à distance par une incision curviligne, qu'on approfondira peu à peu jusqu'au rein, de manière à opérer en tissu sain.

5° Néphrectomie transpéritonéale. — La néphrectomie transpéritonéale, ou abdominale, est à peu près la seule opération qui soit pratiquée par cette voie sur le rein; cependant, exceptionnellement, on a ainsi abordé le rein dans des cas de poche volumineuse occupant tout l'abdomen et dans certaines ectopies rénales.

La technique de la néphrectomie transpéritonéale a été réglée par Terrier.

Incision de la paroi. — L'incision des téguments est faite sur le bord externe du grand droit, depuis le rebord de la dixième côte jusqu'au dessous du niveau de l'ombilic ; on incise ensuite la paroi abdominale, exclusivement aponévrotique à ce niveau, et adhérente au péritoine qui se trouve donc ouvert du même coup ; on agrandit l'incision aux ciseaux.

Si l'on a pénétré dans la gaine du muscle droit, on le récline et on incise le feuillet postérieur de la gaine et le péritoine.

Hartmann recommande en outre une incision transversale partant du milieu de l'incision verticale, quand il s'agit d'une tumeur très volumineuse.

Aussitôt que le péritoine est ouvert, on place sur ses lèvres des pinces à forcipressure pour le repérer.

Incision du péritoine postérieur. — Une compresse récline en bas les anses intestinales et le côlon ; celui-ci, comme l'on sait, croise en avant le pôle inférieur du rein droit, tandis qu'à gauche il remonte plus haut sur la face antérieure du rein, et longe en descendant le bord convexe sur une grande étendue ; à droite le pôle supérieur est en outre recouvert par le foie. Dans les cas de tumeur rénale, à gauche, les rapports avec le côlon sont encore plus étendus qu'à l'état normal, l'angle splénique occupant une situation plus élevée que le droit ; c'est donc surtout à gauche que le côlon est difficile à éviter.

A droite, on incise le péritoine verticalement entre le foie et l'angle côlique ; à gauche, l'incision est curviligne et placée en dehors du côlon que l'on récline en dedans ; en aucun cas l'incision ne doit passer en dedans des côlons, pour ménager les vaisseaux mésentériques. Le péritoine incisé, ses lèvres sont aussitôt repérées par des pinces.

Extirpation du rein. — Le rein mis à nu est alors libéré par décollement digital, comme dans la néphrectomie lombaire ; le hile isolé, les vaisseaux pris dans un clamp et sectionnés, on coupe l'uretère à son tour entre deux pinces : le rein est alors extrait. On évite soigneusement toute contamination péritonéale.

Le pédicule vasculaire est lié comme par la voie lombaire, soit en masse, soit par vaisseaux isolés ; l'uretère est lié également, et en cas d'infection, suturé à la paroi abdominale.

Marsupialisation. Suture séro-séreuse. — A l'aide des pinces placées sur les lèvres des incisions péritonéales, on rapproche alors les deux lèvres du péritoine postérieur des lèvres correspondantes du péritoine antérieur, et on les suture par un surjet au catgut, après avoir rétréci chacune des incisions par une suture préalable.

Drainage. — Un drain et des mèches assurent l'issue des liquides épanchés dans la loge spacieuse qui résulte de la néphrectomie; le péritoine refermé ne peut être infecté.

Suture pariétale. — Enfin on termine en réunissant incomplètement la paroi antérieure en un ou plusieurs plans.

B. — OPÉRATIONS SUR L'URETÈRE

Parmi ces opérations, nous avons étudié, à propos des hydronéphroses, celles qui intéressent l'extrémité supérieure de l'uretère; nous exposerons ici celles qui s'adressent à la partie lombaire et pelvienne de son trajet, et celles qui portent sur son extrémité vésicale. Ce sont l'urétérotomie, l'urétéroplastie, l'urétérectomie, les opérations anastomotiques ; elles ont comme temps initial la découverte de l'uretère (fig. 283).

DÉCOUVERTE DE L'URETÈRE

Avant toute opération, on doit placer une sonde dans l'uretère ; en dehors des cas d'anomalies où cette sonde peut être introduite par un abouchement anormal, on emploie le cathétérisme cystoscopique. Quand celui-ci est impossible on ne place la sonde qu'après avoir incisé l'uretère ; le cathétérisme est alors rétrograde jusqu'à la vessie, où la sonde est saisie avec un petit lithotriteur et attirée au méat.

1° *Voie extra-péritonéale.* — Pour découvrir la totalité de l'uretère, l'incision commence, comme pour les opérations rénales, dans l'espace costo-iliaque, à 8 centimètres de la ligne médiane, descend obliquement

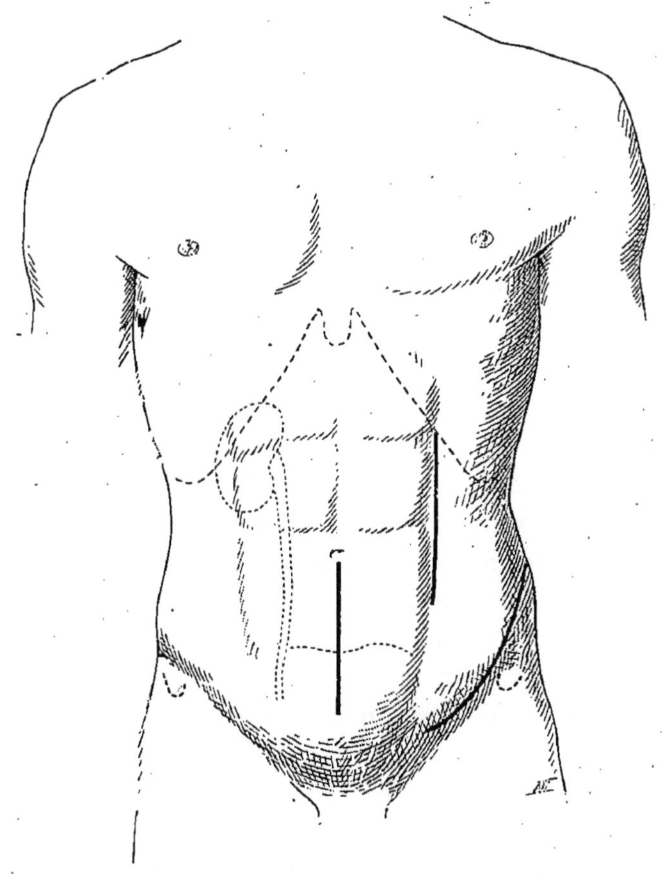

Fig. 283. — Tracé des incisions : 1° médiane sous-ombilicale pour la découverte transpéritonéale de l'uretère; 2° sur le bord externe du grand droit pour la néphrectomie transpéritonéale; 3° parallèle à la crête iliaque et à l'arcade crurale pour la découverte extra-péritonéale de l'uretère.

en bas et en avant, devient parallèle à la crête iliaque jusqu'à l'épine iliaque antéro-supérieure, puis à l'arcade de Fallope dont elle est distante de 1 travers de doigt. Elle peut être prolongée jusque vers le bord externe du grand droit, suivant le niveau où l'on doit intéresser l'uretère ; si l'on n'en recherche que la portion pelvienne, l'incision commence en dedans de l'épine iliaque et s'arrête non loin du bord de la gaine du muscle droit. Le malade est dans ce cas placé en position de Trendelenburg.

On sectionne ensuite les plans musculaires ; pour le grand oblique, la direction des fibres permet de les écarter ; à la partie la plus inférieure de l'incision pelvienne, on évitera l'artère épigastrique, le canal déférent et l'ouverture du péritoine adhérent à l'aponévrose au niveau du bord externe du grand droit.

Le péritoine est alors décollé prudemment, les doigts suivant la paroi du bassin jusqu'au psoas ; on le maintient enfin écarté par une large valve. Dans l'incision pelvienne on rencontre l'épigastrique, qui peut être sectionnée entre deux ligatures ; le canal déférent qu'elle embrasse dans sa courbe est récliné.

Quand on recherche la portion lombaire de l'uretère, c'est sur le pôle inférieur du rein qu'on doit se guider ; on le trouve facilement, et il ne reste qu'à le libérer, à la sonde cannelée, de sa gaine accolée au péritoine ; on évite de blesser les vaisseaux spermatiques qui l'accompagnent.

C'est au niveau de la bifurcation de l'iliaque primitive qu'on recherche l'uretère pelvien ; on découvre d'abord les vaisseaux, les artères iliaque primitive, iliaques externe et interne, puis l'uretère en avant de la bifurcation, accolé au péritoine ; on l'isole de sa gaine à la sonde cannelée, en évitant encore ici les vaisseaux spermatiques, et l'on continue la libération de proche en proche jusqu'à la vessie. Au voisinage de celle-ci on rencontre chez l'homme le canal déférent et la vésicule séminale, qu'on refoule, chez la femme, l'artère utérine qui d'abord accolée à son bord externe, croise sa face antérieure pour se porter vers l'utérus.

2° *Voie transpéritonéale.* — Pour la partie supérieure de l'uretère, qui du reste est rarement recherchée par cette voie, on procède comme nous l'avons vu à propos de la néphrectomie transpéritonéale.

L'*uretère lombaire* est abordé par une incision verticale pratiquée le long du bord externe du muscle grand droit et dont le milieu se trouve au niveau de l'ombilic. Le péritoine ouvert, on écarte l'intestin grêle en dedans, et l'on aperçoit l'uretère sur la paroi postérieure, croisé en avant par les vaisseaux du côlon ; on incise le péritoine postérieur entre les vaisseaux en les ménageant.

Pour découvrir l'*uretère pelvien*, on place le malade dans la position de Trendelenburg, et l'on pratique la laparotomie médiane sous-ombilicale. L'intestin refoulé vers le diaphragme est protégé par des compresses ; c'est au détroit supérieur qu'on recherche l'uretère, en se guidant sur la bifurcation de l'artère iliaque primitive : à droite, l'uretère croise l'iliaque externe à 1 centimètre en dehors de la bifurcation, qu'il croise à gauche et qu'on recherche avec grand soin ; on le reconnaît alors, par la palpation, sous la forme d'un cordon de consistance ferme, et sans battements. A droite, il est facile de le rencontrer, d'inciser le péritoine au-devant de lui ; à gauche, il faut d'abord relever l'anse sigmoïde, et l'on tombe alors sur l'uretère au fond de la fossette formée par son méso, mais quand celui-ci est court, le relèvement du côlon est impossible, et on doit inciser le méso entre deux artères pour atteindre l'uretère, qui passe à 4 centimètres et demi de la ligne médiane.

On le dégage alors de ses adhérences au péritoine pariétal.

URÉTÉROTOMIE ET URÉTÉROPLASTIE

On pratique cette opération surtout pour extraire un calcul, parfois pour

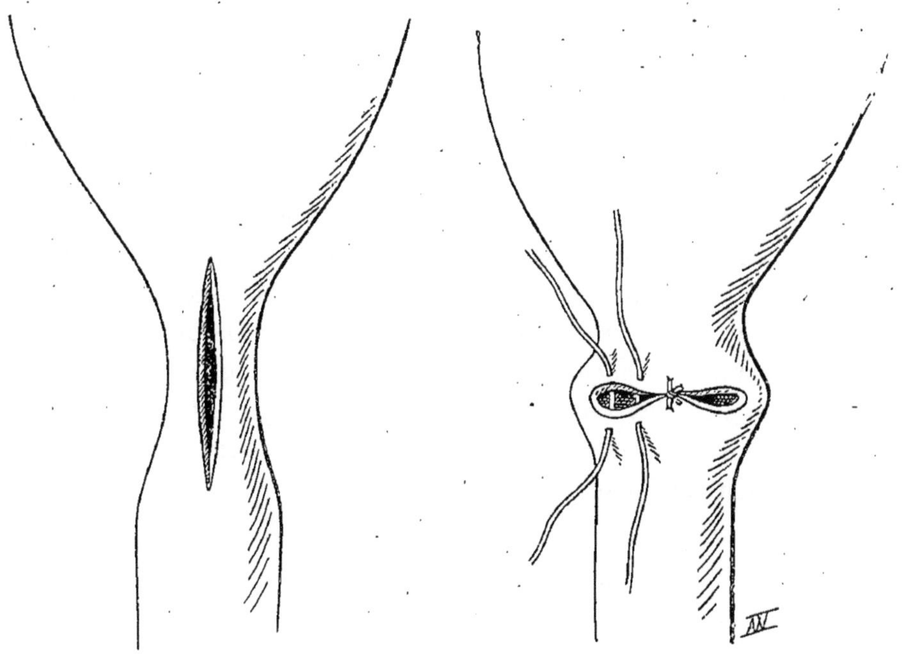

Fig. 284. Fig. 285.
Urétéroplastie. Incision longitudinale et réunion transversale.

inciser un rétrécissement. Dans le premier cas, on incise longitudinalement l'uretère, jusqu'à la sonde urétérale, si on a pu l'introduire ; il est bon de faire porter l'incision dans le segment sus-jacent au calcul, où la paroi n'est pas altérée. On extrait alors le ou les calculs ; s'ils sont petits et multiples, on les fait progresser jusqu'à l'incision ; si le calcul est unique ou volumineux, l'incision est faite directement à son niveau. Après l'extraction, on place une sonde urétérale à demeure.

On procède alors à la suture de la paroi urétérale ; on y arrive avec quelques points de catgut fin, non perforants, autant que possible, et placés au moyen d'une fine aiguille ronde. Quand il s'agit d'un rétrécissement, la réunion de la paroi incisée se fait transversalement, pour obtenir un accroissement de calibre : c'est l'urétéroplastie (fig. 284 et 285). On draine ensuite l'espace décollé autour de l'uretère et l'on suture la paroi abdominale.

On a réussi à enlever un calcul en découvrant la partie inférieure de l'uretère par le *vagin*.

URÉTÉRECTOMIE

Elle est pratiquée comme complément de la néphrectomie, ou secondairement, quand une fistule persiste après cette opération. Dans le premier cas, il suffit de libérer l'uretère le plus loin possible, en agrandissant l'incision cutanée et pariétale autant qu'il est nécessaire ; on le lie enfin et on le sectionne au thermo-cautère. Au contraire, l'urétérectomie secondaire est souvent très laborieuse ; le rein étant enlevé, aux difficultés dues à la présence de tissu cicatriciel se joint l'absence d'un point de repère pour trouver l'uretère rétracté ; le cathétérisme urétéral cystoscopique fait diminuer beaucoup la difficulté ; dans les autres cas on peut, soit disséquer en bloc les tissus qui entourent le trajet fistuleux jusqu'à ce qu'on parvienne à l'uretère, soit rechercher celui-ci, par une incision basse, dans sa portion pelvienne.

OPÉRATIONS ANASTOMOTIQUES

Nous décrirons d'abord la technique de la *suture des plaies* de l'uretère. Cette suture ne diffère de celle qui suit l'urétérotomie que quand la section est complète ; elle est précédée par le placement d'une sonde urétérale à demeure. La *suture bout à bout* est difficile à réaliser et expose au rétrécissement ; on la facilite en invaginant (Poggi) le bout supérieur dans le bout inférieur, dont le bord aura été incisé longitudinalement pour agrandir le diamètre du conduit; deux fils sont passés dans le bout supérieur, puis de dedans en dehors perforent la paroi du bout inférieur; on attire au moyen de ces fils le bout supérieur, et on le fixe en les nouant sur l'uretère. D'autres fils sont appliqués circulairement (fig. 286). L'*anastomose latérale* (Monari) est pratiquée au moyen d'une technique qui rappelle celle

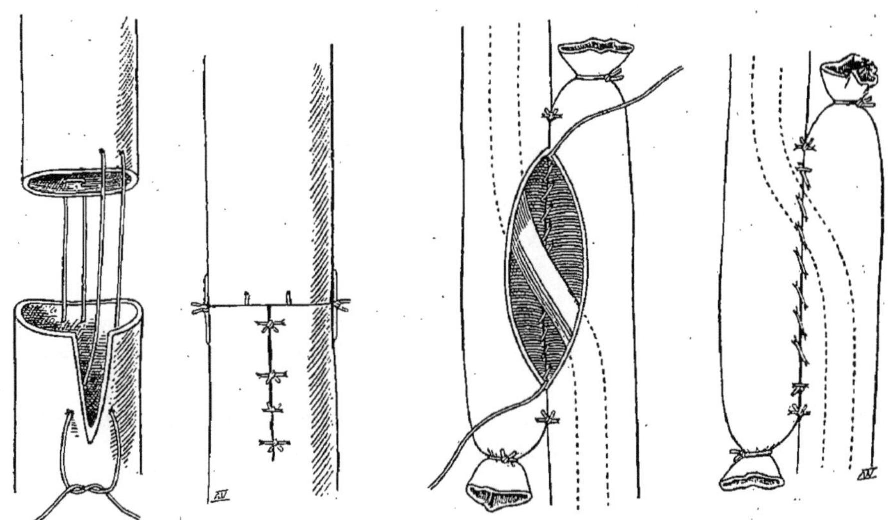

Fig 286. — Suture circulaire des deux bouts de l'uretère (d'après Duval).

Fig. 287. — Anastomose latérale des deux bouts de l'uretère (d'après Duval).

de l'anastomose de l'intestin (fig. 287). On a réalisé aussi l'anastomose latérale d'un uretère avec celui du côté opposé.

Les autres implantations de l'uretère ont été faites à la peau, au vagin, et surtout dans la vessie et dans l'intestin; nous avons vu, à propos des tumeurs vésicales et de l'exstrophie, quelques-unes de leurs indications. Parmi ces *greffes,* nous décrirons ici l'*urétéro-cystostomie* et l'*urétéro-entérostomie*.

Urétéro-cystostomie. — L'extrémité inférieure de l'uretère sectionné est implantée dans une boutonnière que l'on pratique dans la paroi vésicale. Cette opération a été faite par les voies transpéritonéale, extrapéritonéale et transvésicale.

Voie transpéritonéale. — L'uretère étant découvert au croisement du détroit supérieur et le péritoine incisé, on suit l'uretère et on le libère jusqu'au niveau où portera la section ; du côté de la vessie, on pratique une boutonnière de 1 centimètre et demi sur la saillie que forme une sonde

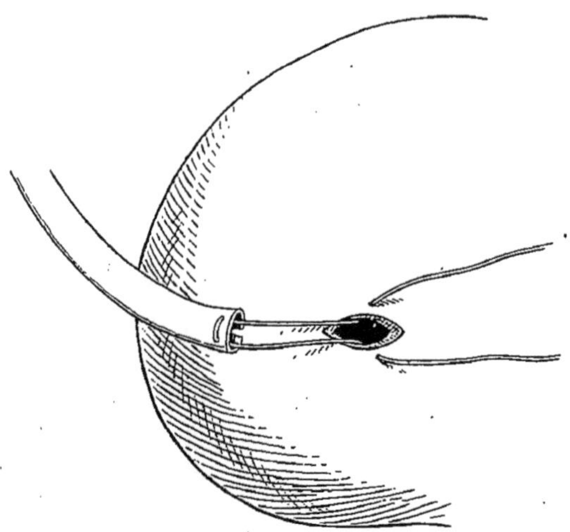

Fig. 288. — Urétéro-cystostomie. L'uretère est attiré dans la boutonnière vésicale.

métallique tenue par un aide. L'uretère comprimé en amont est sectionné, engagé dans cette boutonnière et suturé.

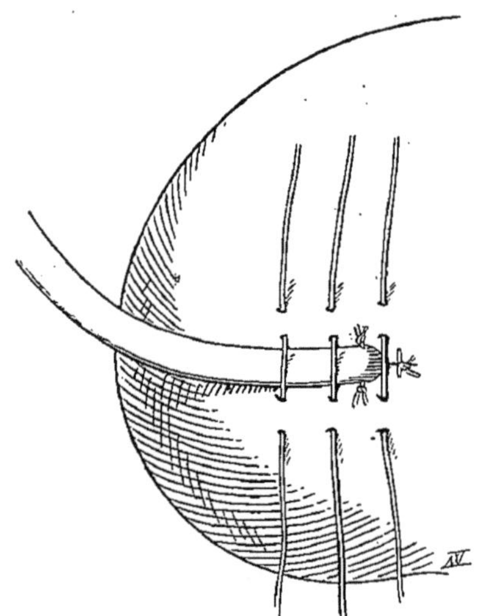

Fig. 289. — L'uretère a été suturé aux bords de la boutonnière vésicale ; des points superficiels recouvrent cette suture et donnent à l'uretère un trajet oblique.

Voie extrapéritonéale. — On aborde l'uretère en décollant progressivement le péritoine comme nous l'avons exposé plus haut ; on le libère, ainsi que la face latérale correspondante de la vessie, on choisit le lieu d'implantation, et on le sectionne après l'avoir comprimé; la section est circulaire, mais une petite incision longitudinale échancre l'orifice circulaire ainsi produit, pour lui donner de plus grandes dimensions et s'opposer au rétrécissement. La boutonnière vésicale est créée à ce moment; un fil passe dans la paroi urétérale, puis pénètre dans la boutonnière pour perforer ensuite, les deux chefs séparément, la paroi vésicale de dedans en dehors; il sert à attirer l'uretère dans la vessie et à le fixer dans cette position (fig. 288). Ricard retourne d'abord le bout de l'uretère en doigt de gant.

On suture alors circulairement l'uretère aux bords de l'incision vésicale, par des points séparés, non perforants, au catgut. Si l'incision vésicale est trop grande, on la ferme à son tour, sans comprimer l'uretère. On peut compléter la suture par la formation de deux plis vésicaux (fig. 289), que l'on adosse l'un à l'autre de chaque côté de l'uretère.

Boari a inventé un bouton de petites dimensions qui remplace les sutures urétéro-vésicales, comme le bouton de Murphy remplace celles des anastomoses intestinales. Plus tard ce bouton est extrait par les voies naturelles (chez la femme).

La voie extrapéritonéale est la plus recommandable.

Voie transvésicale. — Après avoir pratiqué une taille hypogastrique et fait le cathétérisme urétéral, on circonscrit l'orifice urétéral et la portion intra-vésicale de l'uretère au moyen d'une incision circulaire; la paroi vésicale étant incisée complètement, et l'incision agrandie s'il y a lieu en forme de raquette, on libère avec le doigt la portion pelvienne de l'uretère jusqu'au point voulu, et on attire dans la vessie le tronçon libéré pour le sectionner, après avoir lié les vaisseaux qui lui arrivent du côté externe.

La section est circulaire, avec encoche latérale. On suture alors par des points séparés la muqueuse urétérale à la muqueuse vésicale, puis on rapproche les bords de l'incision vésicale dans la partie qui n'est pas en rapport avec l'uretère.

Quand il s'agit d'un uretère anormalement abouché, par exemple dans le vagin, la sonde urétérale de Pawlick est placée dans cet uretère, de manière à lui faire produire un relief dans la cavité vésicale, qui est incisée sur cette saillie; on atteint et on libère l'uretère qui est attiré, sectionné et suturé comme précédemment.

Urétéro-entérostomie. — Nous n'envisageons pas ici les indications qui font porter l'anastomose sur telle ou telle partie de l'intestin; il s'agit le plus souvent du côlon.

La laparotomie ayant permis de découvrir le côlon et l'uretère, on incise le péritoine postérieur en dehors du côlon, et l'on repère les lèvres de la séreuse. Le péritoine est décollé de dehors en dedans jusqu'à l'uretère qui est attiré et libéré assez loin pour qu'on l'adosse à la face antérieure du côlon sans tiraillements.

L'uretère est alors suturé longitudinalement à l'intestin par une rangée de points à la soie fine, non perforants, en avant de laquelle est pratiquée l'incision longitudinale de l'uretère d'une part, de l'intestin d'autre part. Un surjet à la soie adosse les lèvres des muqueuses tout autour de l'orifice de communication ainsi créé; on le renforce enfin par un nouveau surjet non perforant en avant de la ligne antérieure de sutures; on vérifie soigneusement ces sutures surtout vers les deux extrémités, puis on enfouit la suture sous quelques points séro-séreux.

Le bouton de Boari peut remplacer les sutures et présente une plus grande facilité d'application.

On peut encore faire déboucher l'uretère obliquement sous une valvule muqueuse artificielle. Dans ce but un lambeau quadrilatéral à implantation supérieure est taillé sur la face antérieure du côlon, et la muqueuse en est disséquée, puis repliée en haut sur elle-même et suturée dans cette position pour former un repli valvulaire; l'uretère est amené sous le repli et fixé, puis l'intestin est refermé par une suture des bords du lambeau.

L'utilité de conserver le sphincter de l'uretère réimplanté a conduit dans certains cas à une technique différente. Ce n'est plus l'extrémité du bout supérieur de l'uretère sectionné qu'on implante, mais l'*extrémité inférieure de l'uretère avec son méat vésical* (Maydl). L'anastomose avec l'intestin est donc précédée par la libération de la partie intra-vésicale de l'uretère, comme nous l'avons décrite pour l'urétéro-cystostomie par la voie transvésicale. On peut aussi procéder à cette dissection de dehors en dedans sans ouvrir la vessie.

OPÉRATIONS SUR L'EXTRÉMITÉ VÉSICALE DE L'URETÈRE

Outre la *résection* du tronçon inférieur de l'uretère, que nous venons de décrire plus haut, on pratique parfois celle de l'extrémité intra-vésicale, quand celle-ci porte une très petite tumeur, quand il existe une dilatation kystique, ou un prolapsus de l'uretère. L'opération diffère de la précédente en ce que la dissection de l'uretère respecte la paroi vésicale elle-même. La perte de substance est réparée par la suture de la muqueuse urétérale à la muqueuse vésicale.

On est amené encore à *inciser* l'orifice urétéral rétréci, par exemple pour dégager un calcul.

CHAPITRE XXII

INFECTION URINAIRE

L'infection des voies urinaires se manifeste par des phénomènes locaux, qui font l'objet d'un grand nombre des chapitres de ce livre, et par des phénomènes généraux qui résultent de la pénétration dans le sang des micro-organismes développés dans l'appareil urinaire ou de leurs toxines.

Nous avons déjà décrit ces micro-organismes et étudié les conditions dans lesquelles ils infectent les voies urinaires et celles qui sont nécessaires à la production de l'inflammation ; on trouvera ces notions aux chapitres qui concernent les cystites et les pyélonéphrites. Nous avons également mentionné alors la possibilité d'une infection générale due à ces organismes, et les données expérimentales qui l'établissent ; la physionomie clinique de cette infection a été ébauchée, c'est sur elle que nous avons à insister ici.

Intoxication urineuse. — Des phénomènes infectieux, il convient de séparer d'abord l'intoxication urineuse, caractérisée par des symptômes d'ordre médical.

L'intoxication urineuse est produite par le défaut d'élimination des éléments toxiques que contient le sang à l'état normal, bien différente, par conséquent, de l'infection qui est sous la dépendance d'éléments non physiologiques. Le fait qui domine la pathogénie de l'intoxication est que la quantité de poison retenu ou injecté dans la circulation doit être considérable pour déterminer des accidents. Feltz et Ritter avaient démontré depuis longtemps qu'il fallait, pour produire la mort d'un animal, injecter dans ses veines un volume d'urine égal à $\frac{1}{15}$ de son poids. Le professeur Bouchard a repris ces études d'une manière plus précise et a trouvé qu'il fallait à l'homme deux jours et quatre heures pour fabriquer la dose mortelle de poison urinaire. D'après lui l'urine contient sept substances toxiques dont cinq ont été reconnues par leur propriétés physiologiques (substances hypothermisante, convulsivante, antimydriatique, sialogène et narcotique) et deux déterminées chimiquement, la potasse et l'urée. L'étude de ce dernier élément est particulièrement intéressante, car on sait aujourd'hui que ce n'est pas à l'urée seule qu'il faut rapporter les phénomènes d'urémie, et que bien au contraire elle possède un pouvoir diurétique que la thérapeutique a utilisé.

C'est, nous venons déjà de l'indiquer, la combinaison et la réunion de substances toxiques multiples qui déterminent les accidents conduisant à l'urémie. Tout phénomène, qui dans l'économie peut produire des toxines, augmente la toxicité de l'urine ; le fait est surtout démontré par les matières fécales et le professeur Bouchard a prouvé qu'on abaisse la toxicité urinaire en réalisant l'antisepsie intestinale.

Quoi qu'il en soit, si l'on peut expérimentalement produire l'intoxication par une injection d'urine dans les veines, si même certains faits peuvent en clinique être rapprochés de ces expériences, c'est bien plutôt quand des voies d'élimination sont atteintes que les accidents se montrent.

La cause de la rétention des matériaux de l'urine réside dans des altérations du rein qui le rendent impropre à effectuer la filtration normale du sang. Ce fait est démontré par les expériences qui établissent la faible toxicité des urines émises par les malades atteints de néphrite et de lésions avancées du rein.

Il n'entre pas, dans le cadre restreint de ce livre, d'étudier les phénomènes cliniques de l'urémie qui sont du ressort de la pathologie interne ; mais nous ne pouvions passer sous silence les principales données pathogéniques de l'intoxication urineuse, car elles interviennent presque toujours et s'associent à un moment donné aux accidents d'infection que nous allons étudier.

ÉTIOLOGIE

La fièvre urineuse se développe tantôt en dehors de toute intervention, tantôt à la suite d'une manœuvre chirurgicale : dans le premier cas, elle est spontanée, provoquée dans le second (Guyon).

Fièvre spontanée. — En l'absence de complication, l'urétrite et la cystite ne produisent pas d'infection générale et ne déterminent jamais de fièvre. Certaines collections purulentes développées au voisinage de ces organes, tels qu'un abcès de la prostate, un abcès périurétral, s'accompagnent, suivant les cas, ou bien d'un appareil fébrile banal commun à toute phlegmasie, ou des accidents très nettement caractérisés de la fièvre urineuse, ou même d'une élévation thermique à peine sensible ; ces différences s'expliquent par la présence dans ces collections de micro-organismes qui tantôt pénètrent dans l'économie, tantôt ne se répandent pas en dehors de la poche purulente.

Dans les *rétentions d'urine*, les accidents fébriles se développent dans des conditions très diverses. Longtemps la rétention peut rester apyrétique, quand, sous une des influences multiples déterminées ailleurs, la fièvre apparaît. Cela est vrai surtout pour la rétention des rétrécis ; celle des prostatiques peut se comporter de même, cependant elle devient bien plus vite fébrile et est plus facilement influencée par les conditions extérieures. A ce titre, nous le verrons, il faut surtout incriminer les manœuvres du cathétérisme. On doit admettre en effet que pendant longtemps l'urine reste aseptique dans toute l'étendue de l'appareil urinaire : mais la stagnation chez les rétentionnistes constitue un milieu favorable au développement des organismes. Or, leur transport est des plus faciles au moyen des sondes ou des bougies. Et de même la production subite et brusque de la rétention favorise l'apparition des accidents fébriles.

Mentionnons encore les *abcès urineux*, l'*infiltration d'urine* qui sont la cause d'accidents déjà étudiés et dans lesquels la présence de lésions concomitantes de l'appareil urinaire donne surtout la forme *urineuse* aux accidents fébriles.

Les néoplasmes de la vessie ne déterminent pas de fièvre. Il en est de même des calculs vésicaux qui restent le plus souvent apyrétiques ; toutefois, en présence de calculs secondaires, on observe souvent une élévation de température, due, non au calcul ni à la lésion vésicale, mais à l'ascension rénale de l'infection.

Fièvre provoquée. — Le plus souvent, c'est après une *intervention* ou une *opération* que les accidents prennent naissance. Toutes les manœuvres pratiquées sur l'urètre et la vessie peuvent être suivies de symptômes d'infection ; parmi celles-ci, nous citerons en particulier les suivantes : la *dilatation progressive* de l'urètre, même lorsqu'elle est conduite très doucement et qu'il n'y a pas d'éraillure macroscopiquement appréciable du canal ; après l'*urétrotomie interne*, on l'observait souvent autrefois ;

elle éclate surtout au moment où, la sonde à demeure étant retirée, la plaie est exposée à la pénétration de l'urine. Jadis, la *lithotritie* était suivie de fréquents accidents infectieux, alors qu'on abandonnait des calculs dans la vessie qui était exposée ainsi à des traumatismes constants et à la pénétration de l'urine ; elle est des plus rares aujourd'hui que l'évacuation faite en une séance ne laisse plus séjourner de fragments offensifs et susceptibles de s'engager dans l'urètre.

Le cathétérisme évacuateur est souvent suivi d'accidents fébriles, soit lorsqu'il a été conduit trop vite dans une vessie déjà infectée, chez des prostatiques, soit plus souvent lorsqu'il a été pratiqué sans une antisepsie suffisante. Les *traumatismes*, les ruptures, les déchirures du rein ne sont pas forcément suivis d'accidents infectieux ; ceux-ci manquent quand l'urine est aseptique et ne se montrent guère que lorsqu'un cathétérisme a apporté des éléments infectieux. Quant aux larges plaies de la vessie et du périnée, elles restent d'ordinaire sans complications, quoique l'urine passe constamment à leur surface ; c'est que dans ce cas il y a simple contact et non pénétration.

PATHOGÉNIE

Nous rappellerons rapidement quelques-unes des théories nombreuses qui ont été proposées pour expliquer le développement des accidents urineux avant que les progrès de la bactériologie aient permis d'en établir scientifiquement la nature.

Il en est deux que nous ne ferons que signaler : la théorie de Chassaignac, qui admettait l'existence d'une *phlébite* dont le point de départ serait le tissu spongieux urétral et périurétral. Les autopsies ne confirment pas cette manière de voir. Il en est de même de la *théorie nerveuse* proposée par Reybard, Bonnet (de Lyon), Perrève, qui invoquaient un ébranlement de l'organisme, une sorte de choc traumatique. Ces hypothèses sont abandonnées aujourd'hui.

La théorie de l'*absorption de l'urine* par la circulation, énoncée tout d'abord par Velpeau, qui le premier signalait le rapport de certains accidents suppuratifs avec la lésion urinaire et en même temps cherchait à les expliquer, fut reprise, envisagée sous divers aspects et défendue successivement par Perdrigeon, Sédillot, Maisonneuve, Saint-Germain, Reliquet, etc. Pour ces auteurs, la pénétration dans l'économie d'une certaine quantité d'urine, altérée ou non altérée, est la cause des accidents, et les différences symptomatiques tiennent aux différences de qualité ou de quantité de l'urine. Les arguments ne manquent pas et nombreux sont les faits de traumatismes des voies urinaires, suivis à bref délai d'accidents d'intoxication dès que l'urine a pénétré dans les vaisseaux ouverts.

En face de cette explication, il faut placer la *théorie rénale*, d'après laquelle les accidents se produisent, non parce que les éléments de l'urine ont été introduits en excès dans la circulation, mais parce que leur élimination est entravée par des altérations rénales soit anciennes, soit immédiates, survenues sous l'influence de lésions inflammatoires ou congestives de l'appareil urinaire. Ce rôle de la néphrite, démontré par Verneuil, a trouvé des défenseurs dans Marx, Dolbeau, Philips, etc. Les adversaires de cette théorie ont objecté avec raison que, dans un certain nombre d'autopsies de sujets morts d'infection urineuse, il n'y avait pas de lésions rénales, et, par contre, on rencontre souvent dans des autopsies des reins farcis d'abcès chez des sujets qui n'avaient jamais présenté de fièvre. L'étude que nous avons faite de la néphrite des urinaires nous dispensera d'insister.

En clinique, on sait que les accidents se développent, non pas quand l'urine est en contact simple avec une plaie ou des vaisseaux ouverts, mais quand des conditions pathologiques la forcent à y pénétrer, par exemple lorsqu'elle est soumise à une pression plus ou moins forte par les contractions vésicales, et qu'elle est ainsi poussée dans l'urètre dont la muqueuse est divisée. On voit dans ces cas un accès suivre une miction, à très bref délai, et même quelquefois presque instantanément; souvent, il faut une ou plusieurs mictions pour que cet accès apparaisse. On peut donc admettre que le *contact* de l'urine ne suffit pas ; la *pénétration* dans les tissus d'une certaine *quantité* est nécessaire au développement des accidents : la *question de dose est capitale* (Guyon).

Des lésions rénales préexistantes précipiteront la marche des accidents. On sait en effet que les accidents urémiques consécutifs à l'injection intraveineuse d'urine apparaissent avec une quantité plus faible quand on a lié les vaisseaux rénaux.

Mais il est un autre point d'une importance plus grande, qui est le rôle joué par l'*altération* de l'urine. Gosselin et Robin, entre autres, avaient montré que l'urine fermentée, ammoniacale, tue toujours à des doses moindres que l'urine normale. On se demandait déjà si à la notion de dose, ne s'ajoutait pas une autre condition pathogénique, à savoir des éléments morbides contenus dans l'urine. Ces éléments sont aujourd'hui connus; ce sont les micro-organismes dont la découverte a éclairé d'une vive lumière la pathogénie de l'infection urineuse. Nous renvoyons pour l'exposé et l'historique de cette question aux chapitres : *Cystite et Pyélonéphrite.*

SYMPTÔMES

Les phénomènes d'infection se traduisent si souvent par de la fièvre que la dénomination de fièvre urineuse, de fièvre urétrale, a servi pendant longtemps et sert encore à désigner l'ensemble des accidents que nous allons décrire. En réalité, chez les urinaires, la fièvre résulte de l'ensemble des réactions de l'organisme contre l'invasion microbienne (Albarran). Elle existe dans les cas de néphrite aussi bien lorsqu'il y a inflammation simple que dans les cas de suppuration. Mais il faut bien savoir que l'empoisonnement urineux peut avoir lieu sans que l'on constate une élévation de température. Cette apparente anomalie ne tient pas à la nature du microbe, car la plupart des espèces ont été retrouvées chez différents malades avec une température tantôt basse et tantôt élevée. C'est surtout la réaction de l'organisme qui varie : lorsque celui-ci est épuisé, par l'effet soit d'un âge avancé, soit d'une maladie quelconque, lorsqu'il s'agit, en un mot, d'une cachexie, la fièvre sera nulle ou peu intense, même s'il y a suppuration rénale.

FIÈVRE URINEUSE

Les accidents fébriles développés sous l'influence des causes que nous venons de signaler se montrent dans des conditions et sous des formes essentiellement différentes et sont tantôt aiguës, tantôt chroniques. Nous les ramènerons à trois types distincts, à l'exemple du professeur Guyon, qui les définit ainsi :

Forme aiguë. — 1° *Accès franc et intense*, à évolution rapide, généralement unique (1er type) ;

2° *Accès prolongés ou répétés*, souvent intenses, avec ou sans rémissions (2e type) ;

Forme chronique. — 3° *Fièvre continue plus ou moins marquée*, à durée indéterminée, avec ou sans accès intercurrents.

1° Accès franc. — *Premier type de la forme aiguë.*

Rarement spontané, ordinairement provoqué par une manœuvre ou un accident intra-urétral, l'accès franc se caractérise par trois stades, de frisson, de chaleur et de sueur, qu'on a assimilés à ceux de la fièvre paludéenne. Le *frisson* est subit, violent; le malade est pris d'un tremblement général dont les secousses se transmettent jusqu'au lit sur lequel il repose; les dents claquent, la parole est entre-coupée. Le facies s'altère, on voit les traits tirés, grippés, le nez pincé, la face pâle, parfois parsemée de plaques violacées. L'anxiété est très grande et le malade éprouve une sensation de malaise des plus pénibles, vraiment douloureuse parfois. La durée des frissons, variable, est ordinairement de vingt à vingt-cinq minutes, rarement moindre; elle peut atteindre une ou plusieurs heures.

Au frisson succède le stade de *chaleur*. La face devient rouge, les yeux brillent; la peau sèche, aride, donne à la main l'impression d'une chaleur intense, mordicante. L'anxiété a diminué ainsi que le malaise; mais le sentiment de bien-être n'existe pas encore, l'agitation persiste en changeant de caractère et le malade paraît se défendre contre une impression de chaleur excessive (Guyon).

Survient alors le troisième stade, celui de *sueur*. La peau, d'abord un peu plus humide, est bientôt recouverte d'une sécrétion sudorale abondante qui apparaît sur tout le corps, mouille le linge du malade et souvent son lit dont elle imprègne le matelas. L'anxiété, l'agitation, le malaise disparaissent alors.

Pendant cet accès, la marche de la température est des plus caractéristiques. L'ascension thermique est subite comme l'accès et en quelques minutes le thermomètre s'élève à 39°, 40°, 41°. Ce fastigium reste fixe pendant la durée de l'accès et la température baisse progressivement et rapidement, comme elle a monté; elle redescend à 37°.

Le *pouls*, généralement petit pendant le frisson, plein pendant les stades de chaleur et de sueur, est fréquent et on compte ordinairement de 110 à 130 pulsations. Ses irrégularités sont remarquables et les intermittences presque constantes, même en l'absence de lésions cardiaques. Lorsque celles-ci existent, on observe une aggravation des symptômes : l'irrégularité devient extrême, les secousses imprimées par le muscle cardiaque à la paroi thoracique sont appréciables à la vue; les signes d'auscultation, souffles, dédoublements, etc., augmentent d'intensité.

Les mouvements *respiratoires* sont plus précipités; la dyspnée est parfois considérable ; le malade se plaint d'une constriction thoracique plus gênante que douloureuse.

Un tel accès est ordinairement de courte durée. Au bout de vingt-quatre heures la température est redevenue normale : elle ne reste à un degré élevé que pendant six ou huit heures ; le plus souvent la diminution est graduelle. Dans un tiers des cas environ la fièvre persiste le lendemain ; mais elle est très exceptionnelle le troisième jour.

La *sécrétion urinaire* cesse pendant l'accès ; cette suppression n'est pas de longue durée, l'urine reparaît au moment du stade de sueur, quelquefois un peu avant.

Du côté du tube digestif, les troubles sont constants : langue large, étalée, recouverte d'un enduit blanchâtre, épaisse, mais humide : ce caractère distingue cette forme des suivantes. La bouche est pâteuse et amère ; si l'accès est intense et violent, des fuliginosités se montrent ; la salive est acide (Guyon).

Il existe toujours un état nauséeux plus ou moins accentué ; ordinairement des *vomissements* accompagnent l'accès et se prolongent même, mais plus rarement, deux ou trois jours après. La diarrhée est la règle.

Dans la grande majorité des cas l'accès reste unique ; quelquefois il s'en montre un second avec les mêmes caractères, soit le lendemain, soit, plus rarement encore, quelques jours après. Si la défervescence a été brusque, si la nouvelle ascension est rapide et franche, le pronostic n'est pas aggravé ; habituellement d'ailleurs ce nouvel accès succède à la répétition de la même cause.

La guérison est la règle et les symptômes s'amendent peu à peu. La violence de l'accès du début, de même que l'élévation considérable de la température initiale, ne sont pas d'un mauvais pronostic. Il est très rare de voir un malade succomber dans ces conditions. Dans les quelques cas de morts signalés, des lésions rénales préexistaient. C'est surtout sur le mode de défervescence qu'on basera le pronostic ; en présence d'une chute indécise présentant des oscillations, on doit faire des réserves.

2° Accès répétés. — *Deuxième type de la forme aiguë.*

Les trois stades de frisson, de chaleur et de sueur se retrouvent ici moins nettement caractérisés et ne présentent plus la même succession régulière. Le frisson, ordinairement intense, l'est quelquefois beaucoup moins ; mais sa durée est plus longue, il persiste souvent pendant plusieurs heures. Le stade de chaleur ne lui succède pas immédiatement; le malade se réchauffe mal, l'anxiété reste la même. Enfin le troisième stade peut manquer; en tout cas, il est rare de voir des sueurs profuses et surtout un bien-être nettement accusé par les malades.

La température dépasse rarement le chiffre de 40° et d'une façon générale le fastigium est moindre que dans le premier type. La défervescence n'est pas franche; après l'accès, pendant les jours suivants, le thermomètre s'arrête à 38° ou au-dessus, avec de légères exacerbations vespérales; puis, au bout d'un temps qui varie de quelques heures à plusieurs jours, nouveaux frissons, nouvel accès dont la défervescence est tout aussi lente et irrégulière.

Il existe constamment des phénomènes du côté des divers appareils; la respiration et la circulation présentent les mêmes troubles que dans la première forme, mais les accidents du côté des poumons persistent, affectant une forme congestive et même pneumonique.

L'accès ne provoque pas l'apparition de l'albumine dans les *urines*; la densité de celle-ci est plus grande, parce que leur quantité est moindre : on n'y constate pas non plus de tubuli ni de sang. Elles sont rares pendant l'accès, mais elles reparaissent aussitôt après et même en quantité considérable. Une suppression de longue durée est exceptionnelle, mais elle s'observe dans les cas où les accès se précipitent et comporte le pronostic le plus grave. Quant à l'odeur urineuse qu'exhaleraient certains malades, elle tient à ce que ceux-ci laissent échapper, pendant l'accès, quelques gouttes qui mouillent leur linge.

Les douleurs spontanées de la région rénale sont rares; il n'en est pas de même des douleurs provoquées; la manœuvre bimanuelle, qui sert à la recherche du ballottement rénal, nous a permis de les provoquer dans plus de la moitié des cas : elles sont bilatérales et siègent au niveau des fausses côtes et dans l'espace costo-iliaque.

Ici encore, le tube digestif est le siège de symptômes d'une grande valeur clinique. La langue n'est plus humide; sèche, et comme vernissée, elle devient, si l'accès se prolonge, rouge noirâtre, écailleuse, et se recouvre de fuliginosités qui s'étendent à toute la cavité buccale. La salive, rare, est acide; cette réaction explique le développement facile du muguet qu'on observe assez souvent dans cette forme, comme dans les autres d'ailleurs. L'extension des lésions au pharynx donne lieu à une douleur et à des troubles de la déglutition. Des vomissements accompagnent ordinairement les accès et se prolongent plus ou moins longtemps après ; en tout cas il existe constamment un état nauséeux et une inappétence complète.

D'autres phénomènes plus bizarres et d'une interprétation plus difficile se montrent à la peau et au niveau des membres. Ce sont des éruptions qui consistent soit en un érythème léger et fugace, soit, plus rarement, en une éruption pustuleuse ; ces accidents sont des plus rares.

Ailleurs, et un peu plus souvent, il n'y a pas de changement de coloration de la peau, mais les malades accusent, dans la continuité des membres, des douleurs très violentes, spontanées et exagérées par la pression ; leur siège de prédilection est le membre inférieur et surtout le mollet.

Plus fréquemment encore on observe des indurations phlegmoneuses du tissu cellulaire dans la continuité des membres : ce sont des plaques ou plutôt des masses indurées ordinairement peu adhérentes aux parties profondes : elles parviennent rarement à la suppuration. Cependant on a signalé des abcès développés dans le tissu cellulaire et les muscles ; d'après Malherbe, les régions envahies sont, par ordre de fréquence, la jambe, la cuisse, la région fessière, l'hypogastre, l'avant-bras, le bras, à titre d'exception la région précordiale, la fosse iliaque et plus rarement encore les articulations du genou, de l'épaule.

Ces accidents sont peu fréquents. Civiale en rapporte vingt-six cas, tandis que le professeur Guyon n'en a observé que trois exemples. Cette rareté devient de plus en plus grande à mesure que l'antisepsie est mieux observée dans la pratique du cathétérisme.

La durée de cette forme est variable. Ordinairement la défervescence est lente, incomplète, l'état général reste mauvais ; la diarrhée, l'inappétence persistent, les accès se renouvellent à intervalles irréguliers, et la température se maintient à un degré élevé (38 à 39°).

Il est rare de voir la chute de la fièvre avant six ou sept jours, parfois elle ne cède pas avant le vingtième ou le vingt-cinquième jour. La guérison est assez fréquente et survient au bout de la première semaine. Cette période passée, le pronostic s'aggrave ; il est d'une façon générale, d'autant plus sévère que les accès sont plus nombreux et plus prolongés.

Quand la guérison doit avoir lieu, la défervescence se fait d'une façon plus régulière ; ailleurs les accès se précipitent, l'état devient des plus graves, les urines sont rares ou se suppriment, et le malade succombe au bout de deux ou trois jours, après quelques heures même dans certaines observations. Cette forme, heureusement rare, ne se montre guère que lorsque les lésions rénales préexistent ou lorsqu'un traumatisme important a porté sur les voies urinaires ; aujourd'hui, on est surtout en droit d'invoquer la présence de microbes d'une virulence particulière et déterminant une néphrite suraiguë (Albarran).

3° Forme chronique ou lente. — On pourrait dire également fièvre sans accès. La fièvre est permanente, la courbe thermométrique ne présente qu'un petit nombre d'oscillations, mais le plateau reste sensiblement au-dessus du chiffre normal, entre 38° et 39°.

Ici l'état fébrile ne se traduit pas par des manifestations bruyantes. On voit quelquefois la régularité de la courbe thermique interrompue par une ascension brusque : il s'agit d'un accès intercurrent survenu sous l'influence d'une cause provocatrice et qui affecte le premier ou, plus souvent, le second type de la forme aiguë.

D'ordinaire, le malade ne se doute pas qu'il a de la fièvre; mais il éprouve des malaises plus ou moins prononcés ; l'amaigrissement s'accentue rapidement ; le teint change et prend une coloration jaune pâle caractéristique ; les yeux s'excavent, la face se ride, mais le trait dominant consiste en des troubles digestifs, dont le professeur Guyon a signalé la grande valeur séméiologique et sur lesquels nous insisterons bientôt.

La *durée* de cette fièvre est très variable; toujours longue, elle se compte par semaines et par mois. Lorsque les lésions sont abandonnées à elles-mêmes, on voit les oscillations thermométriques diminuer d'amplitudes, et la température se rapproche du chiffre normal.

Il ne faut pas se hâter de croire à une guérison, car l'état général devient de plus en plus mauvais ; à la dernière période, les malades peuvent être dans un état non seulement d'*apyrexie*, mais d'*hypothermie* caractérisant une des formes de l'urémie ; c'est par insuffisance rénale que succombent ces malades. Un tel état d'hypothermie n'est pas primitif ; il succède à des troubles divers où la fièvre a joué un rôle, mais parfois tellement effacé qu'elle a passé inaperçue. Il dénote une *quatrième forme d'intoxication* urineuse, qui se distingue des deux précédentes par une *apyrexie complète*.

A cette période ultime, l'altération du facies, l'amaigrissement, et surtout les *troubles digestifs* constituent en apparence toute la symptomatologie, dont nous devons nous occuper maintenant.

Ces troubles digestifs sont le corollaire obligé de toute phlegmasie prolongée de l'appareil urinaire. Leur intensité est si variable qu'on peut les diviser en cas graves et en cas légers (Guyon).

Cas graves (grands dyspeptiques). — L'aspect de la langue est caractéristique et le nom de *langue urinaire* (Guyon) mérite de lui être appliqué. Une rougeur scarlatiniforme des plus marquées se voit à la pointe et sur les bords, tandis que le reste de l'organe est recouvert d'un enduit épais, un peu visqueux ; ce contraste est pathognomonique.

Elle est sèche et aride, comme toute la cavité buccale. A une période avancée, au lieu d'une surface rouge et vernissée, on rencontre vers son centre des sillons noirâtres, qui lui donnent un aspect fendillé ; la même rougeur occupe le voile du palais, le pharynx. Les mouvements de la langue sont difficiles, et rendent la parole hésitante et confuse. Un tel aspect est bien différent de ce qu'on voit dans l'état aigu, où la langue est épaisse, large, étalée, humide. Mais, ainsi que dans l'état aigu, on voit souvent survenir une complication locale : le muguet. La sécrétion salivaire est diminuée et paraît suspendue dans certains cas ; la salive est toujours acide.

Comme conséquence de cette sécheresse de la cavité buccale résulte une difficulté particulière de la déglutition, une *dysphagie buccale* (Guyon) tout à fait spéciale. Au premier abord, la déglutition pharyngienne ne semble pas être entravée, mais l'absence de salive, la gêne des mouvements de la langue, sa grande sensibilité sont autant de raisons qui gênent l'élaboration du bol alimentaire ; aussi les aliments solides, et en particulier le pain et la viande, sont-ils repoussés. Par contre, les boissons sont acceptées et même demandées ardemment. C'est là une précieuse ressource pour ces malades qu'on alimente à l'aide de lait, d'œufs, de jus de viande, etc.

L'état nauséeux que nous avons signalé dans la forme aiguë existe ici avec des modifications ; la répugnance pour les aliments est telle que les nausées apparaissent souvent à la seule pensée d'un aliment solide. Les vomissements sont habituels dans la période avancée, tantôt intermittents, tantôt constants et incoercibles. De même que la fièvre, ces troubles digestifs présentent des oscillations soit spontanées, soit provoquées par une manœuvre.

La constipation est la règle ; dans la forme grave on observe de la diarrhée ; qu'il s'agisse d'une forme aiguë ou chronique, elle est l'indice d'une intoxication profonde de l'organisme, surtout lorsqu'elle succède sans transition à la constipation.

L'existence de pareils troubles n'implique pas forcément un pronostic fatal; beaucoup de ces malades parviennent à la guérison dans les cas, par exemple, où l'état inflammatoire des voies urinaires est entretenu par une lésion telle qu'un calcul, aisément justiciable de la chirurgie.

Cas légers (petits dyspeptiques). — Dans ces cas, on n'observe qu'un peu d'inappétence, des digestions longues et pénibles, parfois des douleurs, mais plus souvent des pesanteurs stomacales. Plus tard, si les mêmes causes persistent du côté des voies urinaires, on constate des vomissements survenant à la suite d'un état nauséeux plus ou moins prolongé, affectant l'apparence d'une indigestion. La langue, chargée, est recouverte d'un enduit épais, blanchâtre ; la salive est moins abondante, acide ; mais on n'observe pas une sécheresse, une aridité extrême de la bouche, qui reste pâteuse et amère. La constipation est la règle, comme chez tous les malades qui vident mal leur vessie (Guyon). Elle entrave la circulation et augmente la congestion des organes pelviens.

Du côté du système nerveux on n'observe guère qu'un peu de somnolence après les repas ; et souvent aussi des accès de céphalalgie paroxystique affectant le type de la migraine.

Tantôt ces états légers cèdent facilement à un traitement convenable, tantôt ils ne sont qu'un acheminement vers une forme grave, dans une affection à marche fatalement progressive.

TRAITEMENT

Le traitement s'adressera tout d'abord à la cause, qu'on s'efforcera de supprimer : c'est, par exemple, une rétention complète ou incomplète chez un prostatique ou un rétréci, une infiltration d'urine, etc.

Le traitement *préventif* est surtout utile lorsqu'il s'agit d'une manœuvre opératoire ; le cathétérisme qu'on employait autrefois pour préparer le canal, fait courir des risques d'infection et doit être évité, excepté lorsqu'il s'agit, par exemple, de dilater l'urètre avant une lithotritie. C'est surtout l'infection vésicale qu'il s'agit de combattre. Il sera toujours utile de s'éclairer à ce sujet, et l'analyse bactériologique de l'urine ne devra jamais être négligée, non seulement avant une opération de quelque importance, mais même avant une simple exploration, si on a des raisons pour redouter l'infection.

Pendant l'opération les manœuvres seront aussi douces et aussi peu prolongées que possible. S'il s'agit d'un simple cathétérisme explorateur, on fera bien d'éviter au malade la fatigue ; dans quelques cas, on lui fera observer un repos de quelque durée avant et après une première exploration. La douleur peut retentir sur l'état général ; le chloroforme, la cocaïne trouvent leur indication chez certains sujets et surtout l'injection sous-cutanée de morphine, qui prolonge plus longtemps son action. Enfin, après une intervention telle qu'une urétrotomie, une lithotritie, et même un simple cathétérisme, il faut soustraire la muqueuse urétrale au contact de l'urine infectée ; aussi l'emploi de la *sonde à demeure* est-il souvent indiqué.

Une médication interne préventive est également utile. Le fonctionnement du tube digestif sera régularisé au moyen de purgatifs, de laxatifs, ou même, plus simplement, à l'aide de lavements. Les douleurs, surtout les douleurs vésicales, trouvent un calmant dans les opiacés, en potions, en suppositoires, en injections hypodermiques. On avait coutume, autrefois, d'administrer avant la plupart des opérations, la veille ou le matin même, une petite quantité de sulfate de quinine (0gr,50), qui ne présente une certaine utilité, discutable d'ailleurs, que s'il y a eu déjà des accès de fièvre.

A l'intérieur, l'usage des antiseptiques rend quelques services. L'acide borique (2 à 3 grammes), le salol, l'urotropine, diminuent la septicité d'une urine infectée ; mais ils sont souvent mal tolérés par la muqueuse stomacale.

Le traitement curatif diffère au moment des accès ou dans leur intervalle. Pendant l'accès, on réchauffera le malade en l'entourant de couvertures, de boules d'eau chaude placées le long du corps et à ses pieds. Il ne faut pas le laisser exposé à l'air, ne fût-ce qu'un instant. Le refroidissement est redoutable à tous les moments de l'accès, aussi le malade restera-t-il couvert jusqu'à la fin du stade de sueur.

En même temps on donnera des boissons chaudes et stimulantes. Le thé au rhum est la préparation consacrée : 100 grammes de rhum ou d'eau-de-vie dans un litre d'une tisane quelconque, très chaude, sont nécessaires. Il est d'usage de faire prendre du sulfate de quinine dès la fin de l'accès ; des doses un peu élevées sont seules efficaces ; on administrera 1gr,50 en trois fois à une heure d'intervalle. Malheureusement ce médicament, par suite de l'état nauséeux du malade, est souvent rejeté avec les vomissements qu'il provoque ou qu'il exagère ; aussi préférons-nous supprimer tous les médicaments internes qui masquent plutôt qu'ils ne guérissent l'état fébrile ; tout au plus aurions-nous recours au chlorhydrate de quinine qui peut être donné en injection hypodermique. L'antipyrine possède, dans ces cas, une puissance antithermique inférieure à celle du sulfate de quinine et produit une dépression des forces.

Lorsque cette dernière est très prononcée on fait utilement une injection hypodermique d'huile camphrée, d'éther ou de caféine ($0^{gr},60$ à 1 gramme) et, si elle persiste, une injection de sérum est une ressource des plus précieuses.

L'accès une fois terminé, on laissera reposer le malade. On ne cherchera à provoquer le sommeil à l'aide de calmants que dans le cas de douleurs vives. Dès le lendemain, le malade prendra un léger purgatif salin, de façon à provoquer trois ou quatre garde-robes au plus.

S'il s'agit d'un accès franc, tout est ordinairement terminé alors, mais par prudence on continue l'usage du sulfate de quinine à faible dose ($0^{gr},50$ à 1 gramme). Lorsque le deuxième type s'installera, on insistera sur l'emploi de ce médicament, auquel on associera le quinquina (25 grammes de teinture ou 5 grammes d'extrait mou) ; les stimulants généraux et en particulier l'alcool sont indispensables (Guyon).

Les tisanes prises en grande quantité rendent l'urine moins toxique en la diluant. Le chiendent, la queue de cerise, les stigmates de maïs, la pariétaire, jouissent de la réputation d'être diurétiques, qu'ils ne justifient pas toujours : ils peuvent être remplacés par toute autre infusion qui plairait mieux au malade. Certains médicaments diurétiques tels que la digitale, la scille, l'urée, le calomel (20 à 30 centigrammes) ne doivent être donnés qu'avec beaucoup de prudence et lorsqu'on est certain du fonctionnement des reins. La caféine, moins toxique, est plus souvent indiquée et constitue, en outre, un stimulant énergique.

Une infusion de jaborandi ou une injection sous-cutanée de pilocarpine aideraient à l'élimination des toxines, mais ce serait au prix d'une dépression des forces, qu'il convient au contraire de relever. On répétera les purgatifs, à dose faible, les lavements, en se laissant guider par l'état du tube digestif et surtout par l'aspect de la langue, dont l'enduit saburral ne disparaît qu'avec la cessation de l'intoxication.

Dans la deuxième forme on voit souvent se produire des congestions viscérales. Les congestions rénale et pulmonaire seront combattues au moyen de ventouses, appliquées sur le thorax et à la région lombaire. Au niveau des reins, en particulier, cette médication sera instituée de bonne heure et, s'il reste de la douleur, on y joindra des scarifications.

L'alimentation est en général difficile et les solides sont acceptés avec répugnance. Le lait trouve ici son indication et est pris avec plaisir : on y ajoute du rhum ou de l'eau-de-vie. S'il est digéré avec peine et s'il existe des vomissements, une eau alcaline, l'eau de Vichy par exemple, servira à le couper. Plus tard, dès que les voies digestives le permettront, on reviendra à une nourriture plus stimulante et à une médication tonique.

Dans la forme lente ou chronique, on sait que l'élévation de la température joue un rôle effacé et que la plupart des symptômes sont tirés du tube digestif. Aussi ne fera-t-on que rarement usage du sulfate de quinine et seulement en face de poussées aiguës ou d'une élévation thermométrique sensible. Les préparations de quinquina, de kola, de coca, sont préférables à tous égards.

On favorisera l'élimination du toxique. Des purgatifs légers, des laxatifs seront donnés tous les jours, tels que les eaux de Sedlitz, de Pullna, de Hunyadi-Janos, à la dose d'un verre, de Rubinat, de Carabana, à la dose d'un demi-verre, ou bien 10 ou 15 grammes d'huile de ricin; on évitera les drastiques. Ces agents sont d'autant plus utiles qu'il existe ordinairement de la constipation. Ce sont de bons moyens de décongestion; des lavements aideront au déblaiement de l'intestin.

On a conseillé de donner des boissons diurétiques ou du moins des boissons abondantes : on n'en usera qu'avec beaucoup de modération, dans la crainte d'augmenter la congestion rénale. Les fonctions de la peau seront stimulées à l'aide de frictions sèches, de massages, de bains de vapeur sèche administrés au lit, bien plutôt que par de grands bains qui exposent aux refroidissements. Quand l'état général le permettra, un exercice modéré sera recommandé.

Il est important de surveiller l'alimentation. Le régime lacté est bon en principe; mais il faut se garder de faire éliminer par le rein une trop grande quantité de liquide; on préférera un régime lacté mitigé avec usage des œufs, de la viande sous forme soit d'extrait, soit de viande crue, et surtout de céréales et de farineux sous forme de bouillies ou de pâtes. Le vin et un régime tonique ne seront exclus que pendant les poussées aiguës, car il faut avant tout relever et stimuler les forces du malade.

TABLE ALPHABÉTIQUE

TABLE DES PLANCHES HORS TEXTE

TABLE DES MATIÈRES

PREMIÈRE PARTIE

MALADIES DE L'URÈTRE

DEUXIÈME PARTIE

MALADIES DE LA PROSTATE

TROISIÈME PARTIE

MALADIES DE LA VESSIE

QUATRIÈME PARTIE

MALADIES DU REIN ET DE L'URETÈRE

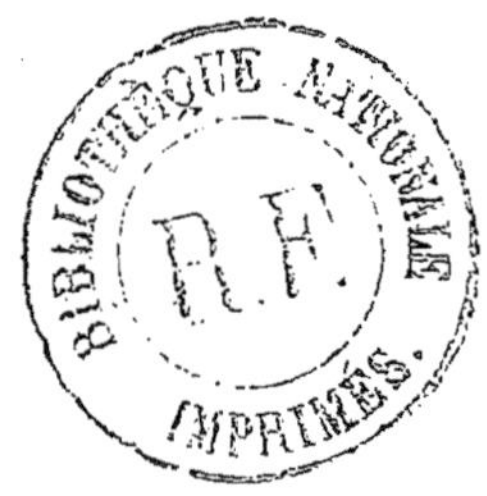

ÉVREUX, IMPRIMERIE CH. HÉRISSEY ET FILS

www.ingramcontent.com/pod-product-compliance
Ingram Content Group UK Ltd.
Pitfield, Milton Keynes, MK11 3LW, UK
UKHW022314190726
13856UKWH00001B/1

9 782011 758101